I. Richter

Atlas für Heilpraktikerinnen und Heilpraktiker

Isolde Richter

Atlas für Heilpraktikerinnen und Heilpraktiker

Anatomie – Physiologie – Krankheitsbilder

7. Auflage

ELSEVIER

Elsevier GmbH, Bernhard-Wicki-Str. 5, 80636 München, Deutschland
Wir freuen uns über Ihr Feedback und Ihre Anregungen an kundendienst@elsevier.com

ISBN 978-3-437-55055-3
eISBN 978-3-437-05652-9

7. Auflage 2025

Wichtiger Hinweis
Die medizinischen Wissenschaften unterliegen einem sehr schnellen Wissenszuwachs. Der stetige Wandel von Methoden, Wirkstoffen und Erkenntnissen ist allen an diesem Werk Beteiligten bewusst. Sowohl der Verlag als auch die Autorinnen und Autoren und alle, die an der Entstehung dieses Werkes beteiligt waren, haben große Sorgfalt darauf verwandt, dass die Angaben zu Methoden, Anweisungen, Produkten, Anwendungen oder Konzepten dem aktuellen Wissensstand zum Zeitpunkt der Fertigstellung des Werkes entsprechen.
Der Verlag kann jedoch keine Gewähr für Angaben zu Dosierung und Applikationsformen übernehmen. Es sollte stets eine unabhängige und sorgfältige Überprüfung von Diagnosen und Arzneimitteldosierungen sowie möglicher Kontraindikationen erfolgen. Jede Dosierung oder Applikation liegt in der Verantwortung der Anwenderin oder des Anwenders. Die Elsevier GmbH, die Autorinnen und Autoren und alle, die an der Entstehung des Werkes mitgewirkt haben, können keinerlei Haftung in Bezug auf jegliche Verletzung und/oder Schäden an Personen oder Eigentum, im Rahmen von Produkthaftung, Fahrlässigkeit oder anderweitig übernehmen.

Für die Vollständigkeit und Auswahl der aufgeführten Medikamente übernimmt der Verlag keine Gewähr.
Geschützte Warennamen (Warenzeichen) werden in der Regel besonders kenntlich gemacht (®). Aus dem Fehlen eines solchen Hinweises kann jedoch nicht automatisch geschlossen werden, dass es sich um einen freien Warennamen handelt.

Bibliografische Information der Deutschen Nationalbibliothek
Die Deutsche Nationalbibliothek verzeichnet diese Publikation in der Deutschen Nationalbibliografie; detaillierte bibliografische Daten sind im Internet über https://www.dnb.de abrufbar.

25 26 27 28 29 5 4 3 2 1

In ihren Veröffentlichungen verfolgt die Elsevier GmbH das Ziel, genderneutrale Formulierungen für Personengruppen zu verwenden. Um jedoch den Textfluss nicht zu stören sowie die gestalterische Freiheit nicht einzuschränken, wurden bisweilen Kompromisse eingegangen. Selbstverständlich sind **immer alle Geschlechter** gemeint.

Planung: Stefanie Schröder, München
Projektmanagement: Ulrike Schmidt, München
Redaktion: Dr. Nikola Schmidt, Berlin
Herstellung: Dietmar Radünz, Leipzig
Satz: Thomson Digital, Noida/Indien
Druck und Bindung: Drukarnia Dimograf Sp. z o. o., Bielsko-Biała/Polen
Umschlaggestaltung: SpieszDesign, Neu-Ulm
Titelfotografie: Kopf: © Oksana – stock.adobe.com, Icons: © colourbox.de

Aktuelle Informationen finden Sie im Internet unter **www.elsevier.de**

Vorwort zur 7. Auflage

Ich freue mich sehr, dass der Atlas seit nunmehr 18 Jahren auf dem Markt ist und von zahlreichen Heilpraktikeranwärterinnen und -anwärtern ungebrochen für ihre Ausbildung genutzt wird. Diese anhaltende Beliebtheit bestätigt seine Bedeutung als unverzichtbares Rüstzeug für die Ausbildung.

In dieser 7. Auflage wurden viele Bilder durch zeitgemäßere Darstellungen ersetzt, um die Lerninhalte noch anschaulicher zu vermitteln.

Der Atlas bietet vielfältige Nutzungsmöglichkeiten:

- **Ergänzung zum Lehrbuch:** Die bildliche Darstellung erleichtert die Erarbeitung des Lehrstoffes, weshalb die Kapitelstruktur der des Lehrbuchs entspricht.
- **Eigenständiges Nachschlagewerk:** Wichtige medizinische Sachverhalte werden klar und einfach dargestellt und bildlich beschrieben.
- **Klarheit durch Fachbegriffe:** Durch die durchgängige Verwendung deutscher und fachlicher Bezeichnungen wird große Klarheit geschaffen und die Zusammenarbeit mit anderer Literatur erleichtert.

Der Atlas für Heilpraktiker wurde, ebenso wie das Lehrbuch und der Prüfungstrainer, an die aktuellen Prüfungsrichtlinien angepasst. Ich wünsche Ihnen viel Freude und Erfolg bei Ihrer Arbeit mit diesem Buch.

Kenzingen, im Dezember 2024,

Isolde Richter

Abbildungsverzeichnis

Der Verweis auf die jeweilige Abbildungsquelle befindet sich bei allen Abbildungen im Werk am Ende des Legendentextes in eckigen Klammern.

A400	Reihe Pflege konkret, Elsevier/Urban & Fischer
E179-165	Reiss G in: Lippert H. Anatomie. Text und Atlas. Urban & Schwarzenberg, 6. Aufl. 1995
E179-166	von Rautenfeld DB In: Lippert H. Anatomie. Text und Atlas. Urban & Schwarzenberg, 6. Aufl. 1995
E273	Mir AM. Atlas of Clinical Diagnosis. Saunders, 2nd ed. 2003
E283	Mettler. Essentials of Radiology. Saunders, 2nd ed. 2004
E316	Forbes CD. Color Atlas and Text of Clinical Medicine. Mosby, 3rd ed. 2003
E321	Cohen J. Infectious Diseases. Mosby, 3rd ed. 2010
E325	Kumar P. Kumar and Clark's Clinical Medicine (MRCP Study Guides). Saunders, 7th ed. 2009
E355	Goldmann L. Cecil Medicine. Saunders, 23rd revised ed. 2007
E360	Avery JK. Essentials of Oral Histology and Embryology: A Clinical Approach. Elsevier Health, 3rd ed. 2005, p. 177–194
E371	Patton K. Anatomy and Physiology. Mosby, 7st ed. 2009
E383	Monahan FD. Phipps' Medical-Surgical Nursing: Health and Illness Perspectives. Mosby, 8th rev. Edition 2006
E384	Ignatavicius D, Workman L. Medical-Surgical Nursing: Critical Thinking for Collaborative Care. +Elsevier, 5. Aufl. 2006
E385	Habif TP. Clinical Dermatology – A Color Guide to Diagnosis and Therapy. Mosby, 5th revised ed. 2009
E386	Seidel H. Mosby's Guide to Physical Examination. Mosby, 6th ed. 2006
E393	Adam AN. Grainger and Allison's Diagnostic Radiology – A Textbook of Medical Imaging. Churchill Livingstone, 5th revised ed. 2007
E394	Yanoff M. Ophthalmology. Mosby, 3rd ed. 2008
E402	Drake RL et al. Gray's Anatomy for Students. Elsevier/Churchill-Livingstone, 1st ed. 2005
E414	James WD et al. Andrew's Diseases of the Skin Clinical Dermatology. Saunders, 2006, p. 725–748
E422	Weston WL et al. Color Textbook of Pediatric Dermatology. Mosby, 4th ed. 2007
E426	Kanski JJ. Clinical Diagnosis in Ophthalmology. Mosby, 1st ed. 2005
E433	Neville BW. Oral and Maxillofacial Pathology. Saunders, 3rd ed. 2008
E437	Salvo SG. Mosby's Pathology for Message Therapists. Mosby, 2nd ed. 2008, p. 217–259
E444	Cook GC. Manson's Tropical Diseases. Saunders, 22nd ed. 2008
E460	Drake RL et al. Grey's Atlas of Anatomy, Elsevier Churchill Livingstone, 2008
E475	Baren JM. Pediatric Emergency Medicine. Saunders, 1st ed. 2007
E478	Bolognia J. Dermatology. Mosby, 2nd ed. 2007
E484	Weir J, Abrahams PH. Imaging Atlas of Human Anatomy. Mosby, 3rd ed. 2003
E503	Kliegman RM. Nelson Textbook of Pediatrics. Saunders, 18th ed. 2007
E508	Swartz M. Textbook of Physical Diagnosis – History and Examination. Saunders, 5th ed. 2005
E513	Herring W. Learning Radiology – Recognizing the Basics. Mosby, 2007
E518	Carr JH. Clinical Hematology Atlas. Saunders, 3rd ed. 2008
E527	Brooker C. Mosby's Dictionary of medicine, Nursing and Health Professions. Mosby, 2010
E530	Frank ED. Merrill's Atlas of Radiographic Positioning and Procedures: 3-Volume Set. Mosby, 11th ed. 2007
E537	Naish J, Revest P, Court SD. Medical Sciences. Saunders, 1st 2009
E547	Gartner LP. Color Textbook of Histology. Saunders, 3rd ed. 2006
E553	Gattuso P. Differential Diagnosis in Surgical Pathology. Saunders, 2nd revised ed. 2009
E554	Kumar V, Abbas AK, Fausto N, Aster JC et al. Robbins and Cotran Pathologic Basis of Disease. Elsevier/Saunders, 8. Aufl. 2010

E570 Colledge NR. Davidson's Principles and Practice of Medicine. Churchill Livingstone, 21. revised ed. 2010

E576 Sapp JP. Contemporary Oral and Maxillofacial Pathology. Mosby, 2nd ed. 2003

E574 Collins P. Gastroenterology. Mosby, 3rd revised ed. 2008

E577 Habif TP. Clinical Dermatology – A Color Guide to Diagnosis and Therapy. Mosby, 4th ed. 2003

E580 Drake RL et al. Gray's Anatomy for Students. Churchill Livingstone, 2nd ed. 2010

E592 Hansell DM. Imaging of Diseases of the Chest. Mosby, 4th revised ed. 2004

E626 Cobourne: Handbook of Orthodontics, Mosby, 2010

E645 Telser AG. Elsevier's Integrated Histology. Mosby, 1st ed. 2007

E673 Mahon CR. Textbook of Diagnostic Microbiology. Saunders, 4th ed. 2010

E676 Hochberg MC. Rheumatology. Mosby, 4th revised ed. 2007

E677 Kradin RL. Diagnostic Pathology of Infectious Disease. Saunders, 2010

E681 Busam KJ: Dermatopathology. Saunders 2009

E684 Herrick AL. Orthopaedics and Rheumatology in Focus. Churchill Livingstone, 1st ed. 2006

E719 Skarin AT. Atlas of Diagnostic Oncology. Mosby, 4th ed. 2010

E733-1 Ehrenhofer-Murray A. DNA Structure and Function. In: Encyclopedia of Respiratory Medicine. Elsevier, 2006. p. 37–44, fg. 2 the structure of DNA

E744 Bowman DD. Georgis' Parasitology for Veterinarians. Saunders, 9th ed. 2008

E770 Warekois RS. Phlebotomy: Worktext and Procedures Manual. Saunders, 2nd ed. 2007

E772 Regezi JA. Oral Pathology – Clinical Pathologic Correlations. Saunders, 5th revised ed. 2007, p. 107–125

E773 Taylor D. Pediatric Ophthalmology and Strabismus. Saunders, 3rd ed. 2004, p. 734–744

E774 Grosfeld JL. Pediatric Surgery – 2. Mosby, 6th ed. 2006

E775 Townsend CM. Sabiston Textbook of Surgery. Saunders, 18th revised ed. 2007

E778 Hall JE. Guyton and Hall Textbook of Medical Physiology. Saunders, 12th ed. 2010

E779 Lauritsen B. Foundations and Adult Health Nursing. Mosby, 5th ed. 2005

E780 Ell PJ. Nuclear Medicine in Clinical Diagnosis and Treatment. Churchill Livingstone, 3rd ed. 2004

E781 Kryger MH. Atlas of Clinical Sleep Medicine. Saunders, 2009

E782 Facone T. Clinical Reproductive Medicine and Surgery. Mosby, 1st ed. 2007

E783 Morison MJ (editor). Chronic Wound Care: A Problem-Based Learning Approach. Mosby, 2004

E784 Gearhart JP. Pediatric Urology. Saunders, 2nd ed. 2009

E785 Hammond DC. Atlas of Aesthetic Breast Surgery. Saunders, 1st ed. 2008

E786 Leifer G. Maternity Nursing – A Introductory Text. Saunders, 10th ed. 2007

E787 Standring S. Gray's Anatomy. Churchill Livingstone. 39th ed. 2005

E788 Maitland G. Maitland's Vertebral Manipulation. Butterworth Heinemann, 7th ed 2005

E790 Palay DA. Primary Care Ophthalmology. Mosby, 2nd ed. 2005

E791 Krachmer JH. Cornea, 2 Vols. with DVD. Mosby, 2nd ed. 2004

E792 Cote CJ. A Practice of Anesthesia for Infants and Children. Saunders, 4th ed. 2008

E793 Thibodeau GA. Structure & Function of the Body. Mosby, 13th ed. 2008

E794 Adkinson, NF. Middleton's Allergy: Principles and Practice, 2 Volumes. Mosby, 7th ed. 2008

E795 Rigel DS. Cancer of the Skin. Saunders, 2004

E797 Christensen B. Foundations of Nursing. Elsevier Mosby, 6th ed. 2010

E805 Feldmann M. Sleisinger & Fordtran's Gastrointestinal and Liver Disease 2 vol set. Pathophysiology, Diagnosis, Management. Saunders, 8th ed. 2006

E922 Thomas G, Schofield PM, Grace A. Cardiology in Focus. Churchill Livingstone, 1st ed. 2005.

E1022 Rubin JP. Body Contouring and Liposuction: Expert Consult. Saunders, 2012

E1043 Radlanski RJ, Wesker KH. Das Gesicht. Bildatlas klinische Anatomie. 2. Aufl., KVM, 2012

F283 George B. Anal and perianal disorders. Medicine 2007; 35(3): 147–152

F390 Neira R, Toledo L, Arroyave J et al. Low-level laser-assisted liposuction: the Neira 4 L technique. Clinics in Plastic Surgery 2006; 33(1): 117–vii

F391	Nguyen TT, Maartens NF. Complication of subacute bacterial endocarditis. J Clin Neurosci 2004; 11(8): 872–889
F392	Kahn SR, Ginsberg JS. The post-thrombotic syndrome: current knowledge, controversies, and directions for future research. Blood Rev. 2002; 16(3): 155–165
F393	Schneider A, Merikhi A, Frank BB. Autoimmune disorders: gastrointestinal manifestations and endoscopic findings. Gastrointest Endosc Clin N Am 2006; 16(1): 133–151
F394	Wong R. Risk Stratification of Nonvariceal UGI Hemorrhage for the Practicing Endoscopist. Techniques in Gastrointestinal Endoscopy 2005; 7(3): 118–123
F395	Akahoshi K, Yoshinaga S, Fujimaru T et al. Endoscopic resection with hypertonic saline-solution-epinephrine injection plus band ligation for large pedunculated or semipedunculated gastric polyp. Gastrointest Endosc 2006; 63(2): 312–316
F396	Hytiroglou P, Park YN, Krinsky G, Theise ND. Hepatic precancerous lesions and small hepatocellular carcinoma. Gastroenterol Clin North Am 2007; 36(4): 867–vii
F398	Benoit S, Hamm H. Childhood psoriasis. Clin Dermatol 2007; 25(6): 555–562
F399	Abdel-Naser MB, Verma SB, Abdallah MA. Common dermatoses in moderately pigmented skin: uncommon presentations. Clin Dermatol 2005; 23(5): 4464–56
F400	Bastawrous A, Chaudhry V. Specific pruritus ani. Seminars in Colon and Rectal Surgery 2003; 14(4): 203–212
F401	de Berker D. Childhood nail diseases. Dermatol Clin 2006; 24(3): 355–363
F402	Richert B. Basic nail surgery. Dermatol Clin 2006; 24(3): 313–322
F403	Schofield J. Benign skin tumors. Medicine 2009; 37(6): 309–311
F404	Kenneaster DG. Introduction to skin cancer. Oral Maxillofac Surg Clin North Am 2005; 17(2): 133-v.
F405	Singletary SE, Cristofanilli M. Defining the clinical diagnosis of inflammatory breast cancer. Semin Oncol 2008; 35(1): 7–10
F406	Sack DA, Sack RB, Nair GB, Siddique AK. Cholera. Lancet 2004; 363(9404): 223–233
F407	Polat A, Işık Balcı Y, Candemir M et al. Facial paralysis in an infant with infectious mononucleosis. International Journal of Pediatric Otorhinolaryngology Extra 2007: 31–33
F408	Bravo FG, Gotuzzo E. Cutaneous tuberculosis. Clin Dermatol 2007; 25(2): 173–180
G1076	Schiebler TH, Korf HW. Anatomie. Steinkopff bei Springer, 10. Aufl. 2007
G1083	Braus H, Elze C. Anatomie des Menschen, Bd. 3. Periphere Leitungsbahnen II, Zentrales Nervensystem, Sinnesorgane. Springer, 1960
H008-001	Dean S, Garrett N, Tyrrell J. Management of enlarged cervical lymph nodes. Paediatrics and Child Health 2008; 18(3): 118–122
J748	Adobe Stock
J787	Colourbox.com
K115	Andreas Walle, Hamburg
K116	Gudrun Kaiser, München
K183	Eckhard Weimer, Würselen
L106	Henriette Rintelen, Velbert
L107	Michael Budowick, Atlanta, USA
L108	Henriette Rintelen, Velbert
L127	Jörg Mair, Illustration, München
L138	Martha Kosthorst, Borken
L141	Stefan Elsberger, Planegg
L143	Heike Hübner, Berlin
L157	Susanne Adler, Lübeck
L190	Gerda Raichle
L231	Stefan Dangl
L234	Helmut Holtermann, Dannenberg
L238	Sonja Klebe
L239	Otto Nehren, Achern
L255	Irina Kart, Berlin
M104	Prof. Dr. med. Jörg Braun, Großhansdorf
M107	Prof. Dr. Christoph Dodt, München
M108	Dr. med. Hans Joachim Frercks, Malente
M114	Dr. med. Matthias Braun, Cuxhaven
M117	Prof. Dr. G. Grevers, Unterföhring
M123	Prof. Dr. med. Thomas Dirschka, Wuppertal
M180	Prof. Dr. med. Viola Hach-Wunderle, Frankfurt
M291	Kerstin Protz, Hamburg
M375	Prof. Dr. med. Dr. rer. nat. Ulrich Welsch, München
M431	Prof. Dr. Susanne Pitz, Mainz
M432	Prof. Dr. Norbert Pfeiffer, Mainz
M433	Prof. Dr. Alireza Mirshahi, Mainz
M443	Prof. Dr. med. Olav Jansen, Kiel
M448	Dr. med. Roberto Kurzeja, Potsdam
M466	Dr. med. Rainer Sander, München
M475	Prof. Dr. Ernst R. Tamm, Regensburg
M477	Dr. med. Achim Franzen, Ruppiner Kliniken GmbH, Klinik für Hals-Nasen-Ohrenkrankheiten/Plastische Operationen, Neuruppin

M478	Prof. Dr. med. Wolfgang A. Weber, Freiburg
M500	Prof. Dr. med. G. W. Kauffmann, Heidelberg
M506	PD Dr. med. Siegfried Tuengerthal, Walldorf
M551	Prof. Dr.med. Dr. h.c. Enno Christophers, Kiel
M553	Isolde Richter, Kenzingen
M559	Prof. Dr. Thomas Pufe, Aachen
O530	Prof. Dr. Christoph Klein, München
O545	Martin Bergmann, Bad Münder
O568	Prof. Dr. Gunther Wennemuth
O618	Stephanie Grimm, Thaleischweiler-Fröschen
R132	Prof. Dr. Dr. h.c. Meinard Classen in: Classen et al.: Innere Medizin. Elsevier, 5. Aufl. 2004
R232	Mayatepek E. Pädiatrie. Elsevier/Urban & Fischer, 1. Aufl. 2007
R246	Gruber G, Hansch A. Kompaktatlas Blickdiagnosen in der Inneren Medizin. Elsevier/Urban & Fischer, 2. Aufl. 2009
R275	Prof. Dr. med. Andreas Bernau und Prof. Dr. med. Klaus Bohndorf. Röntgendiagnostik in Örthopädie und Traumatologie – Einstelltechnik und Röntgenanatomie. Elsevier/Urban & Fischer, 5. Aufl. 2010
S002-9	Lippert H et al. Lehrbuch Anatomie. Elsevier/Urban & Fischer, 9. Aufl. 2010
S021	Prof. Dr. med. Dr. phil. Lippert in: Lippert H. Anatomie Text und Atlas. Urban & Schwarzenberg, 5. Aufl. 1989
S700	Sobotta-Archiv aus Paulsen/Waschke. Sobotta Atlas der Anatomie. 25. Aufl. 2022 © Elsevier GmbH
S700-L126	K. Dalkowski aus Paulsen/Waschke. Sobotta Atlas der Anatomie. 25. Aufl. 2022 © Elsevier GmbH
S700-L126/ B500~M492 /L316	K. Dalkowski aus Paulsen/Waschke. Sobotta Atlas der Anatomie. 25. Aufl. 2022 mod. von P. Kugler/R. Vogtmann aus Benninghoff/Drenckhahn. Anatomie. 16. Aufl. 2004 © Elsevier GmbH © Elsevier GmbH nach Vorlage von Braus 1960
S700-L127	J. Mair aus Paulsen/Waschke. Sobotta Atlas der Anatomie. 25. Aufl. 2022 © Elsevier GmbH
S700-L238	S. Klebe aus Paulsen/Waschke. Sobotta Atlas der Anatomie. 25. Aufl. 2022 © Elsevier GmbH
S700-L238/ S700-L275	S. Klebe/M. Hoffmann aus Paulsen/Waschke. Sobotta Atlas der Anatomie. 25. Aufl. 2022 © Elsevier GmbH
S700-L266	S. Winkler aus Paulsen/Waschke. Sobotta Atlas der Anatomie. 25. Aufl. 2022 © Elsevier GmbH
S700-L275	M. Hoffmann aus Paulsen/Waschke. Sobotta Atlas der Anatomie. 25. Aufl. 2022 © Elsevier GmbH
S700-L284	M. Davidis aus Paulsen/Waschke. Sobotta Atlas der Anatomie. 25. Aufl. 2022 © Elsevier GmbH
S700-L285	A.-K. Hermanns aus Paulsen/Waschke. Sobotta Atlas der Anatomie. 25. Aufl. 2022 © Elsevier GmbH
S702-L127	J. Mair aus Waschke/Böckers/Paulsen. Sobotta Anatomie: Das Lehrbuch. 2. Aufl. 2019 © Elsevier GmbH
T127	Prof. Dr. med. Dr. h.c. Peter C. Scriba, München
T170	Dr. med. Eduard M. Walthers, Marburg
T173	Dr. Ulrich Vogel, Tübingen
T195	Roman Bühler, Giengen
T197	Dr. med. Burkhardt Danz, Ulm
T351	Dr. Heinrich Rasokat, Universitätshautklinik Köln
T464	Uniklinik Frankfurt am Main, Institut für Diagnostische und Interventionelle Radiologie
T473	Prof. Dr. Dr. Hans-Dietrich Röher, Chirurg. Universitätsklinik, Düsseldorf
T475	Prof. Dr. med. Gerhard Aumüller, Marburg
T476	Prof. Dr. Andreas Meinhardt, Institut für Anatomie und Zellbiologie, Justus-Liebig-Universität Gießen
T477	Prof. Dr. med. Müller-Schimpfle, Frankfurt am Main
T478	Prof. Dr. Robert Fischer, Institut für Pathologie, Universität zu Köln
U378	© Sigma Laborzentrifugen GmbH
V492	abavo GmbH, Buchloe
W829	Brook Yockey, Centers for Disease Control and Prevention, Atlanta, USA
Q300	Pernkopf-Archiv: Atlas der topgraphischen und angewandten Anatomie des Menschen, div. Bd. und Aufl., Elsevier Urban & Fischer
X243	H. G. Beer, L. Filgueira, Labor für experimentelle Mikroskopie, Oberasbach

Abkürzungsverzeichnis

A.	Arteria	Schlagader
Aa.	Arteriae	Schlagadern
Abb.	Abbildung	
AGS	adrenogenitales	Syndrom
AIDS	acquired immune deficiency syndrome	erworbenes Immundefektsyndrom
ant.	anterior	vorderer
Art.	Articulatio	Gelenk
Artt.	Articulationes	Gelenke
BKS	Blutkörperchensenkung	
caud.	caudalis	unten
CRP	C-reaktives Protein	
CP	Cor pulmonale	Lungenherz
CT	Computertomografie	
CVI	chronisch-venöse	Insuffizienz
dext.	dexter	rechts
DNS	Desoxyribonukleinsäure	
dors.	dorsalis	hinten (rückwärts)
ERCP	endoskopisch retrograde Cholangiopankreatikografie	
ext.	externus	außen (oberflächlich)
HIV	humanes Immundefizienz-Virus	
i.c.	intrakutan	in die Haut
i.m.	intramuskulär	in den Muskel
inf.	inferior	unterer
int.	internus	innen (tief)
i.v.	intravenös	in die Vene
i.w.S.	im weiteren Sinn	
lat.	lateralis	außen (seitlich)
LE	Lupus erythematodes	
Lig.	Ligamentum	Band
Ligg.	Ligamenta	Bänder
LP	Lumbalpunktion	
M.	Musculus	Muskel
med.	medialis	innen (im Gegensatz zu seitlich)
	medius	mittlerer (von drei)
Mm.	Musculi	Muskeln
MRT	Magnetresonanztomografie	
N.	Nervus	Nerv
NHL	Non-Hodgkin-Lymphom	
Nn.	Nervi	Nerven
post.	posterior	hinterer
prof.	profundus	tief
R.	Ramus	Ast
Rr.	Rami	Äste
s.c.	subkutan	unter die Haut
sin.	sinister	links
sup.	superior	oberer
superf.	superficialis	oberflächlich
V.	Vena	Vene
ventr.	ventralis	vorn (bauchwärts)
Vv.	Venae	Venen
ZNS	Zentralnervensystem	

Fehler gefunden?

An unsere Inhalte haben wir sehr hohe Ansprüche. Trotz aller Sorgfalt kann es jedoch passieren, dass sich ein Fehler einschleicht oder fachlich-inhaltliche Aktualisierungen notwendig geworden sind.
Sobald ein relevanter Fehler entdeckt wird, stellen wir eine Korrektur zur Verfügung. Mit diesem QR-Code gelingt der schnelle Zugriff.

https://else4.de/978-3-437-55055-3

Wir sind dankbar für jeden Hinweis, der uns hilft, dieses Werk zu verbessern. Bitte richten Sie Ihre Anregungen, Lob und Kritik an folgende E-Mail-Adresse: kundendienst@elsevier.com

Inhaltsverzeichnis

KAPITEL

1 Allgemeines

➢ Abb. 1.1 Richtungsbegriffe

a Sagittalebene . . . . Symmetrieebene des Körpers
b Transversalebene . . . . Horizontalebene
c Frontalebene . . . . parallel zur Stirn

1 Sagittalebene
2 Mediansagittalebene
3 Frontalebene
4 Transversalebene
5 Sagittalachse
6 Transversalachse
7 Longitudinalachse

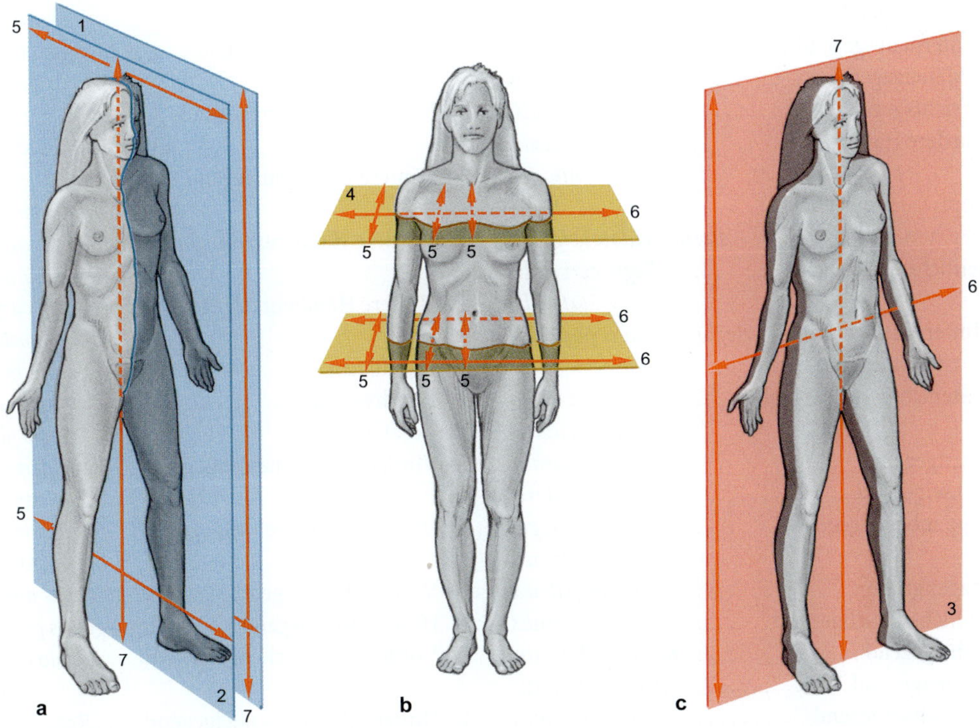

Abb. 1.1 [S702-L127]

➢ Abb. 1.2 Körpergegenden

Die Körpergegenden wurden in einen Holzschnitt aus Vesals Anatomie eingezeichnet. Andreas Vesal gilt als Begründer der neuzeitlichen Anatomie. Er lebte von 1515 bis 1564.

a Ansicht von dorsal
b Ansicht von ventral

1 Stirngegend .... *Regio frontalis*
2 Scheitelgegend .... *Regio parietalis*
3 Hinterhauptgegend .... *Regio occipitalis*
4 Schläfengegend............. *Regio temporalis*
5 Gesichtsgegend................ *Regio facialis*
6 Vordere Halsgegend........... *Regio cervicalis anterior*
7 Kopfwendergegend .... *Regio sternocleidomastoidea*
8 Seitliche Halsgegend .... *Regio cervicalis lateralis*
9 Hintere Halsgegend ... *Regio cervicalis posterior*
10 Brustbeingegend.......... *Regio praesternalis*
11 Unterschlüsselbeingrube............... *Fossa infraclavicularis*
12 Brustgegend .... *Regio pectoralis*
13 Achselgegend .... *Regio axillaris*
14 Rippenbogengegend .... *Regio hypochondriaca*
15 Magengrube .... *Regio epigastrica*
16 Seitliche Bauchgegend.......... *Regio lateralis*
17 Nabelgegend .... *Regio umbilicalis*
18 Leistengegend................ *Regio inguinalis*
19 Schamhaargegend .... *Regio pubica*
20 Schamgegend .... *Regio urogenitalis*
21 Wirbelsäulengegend .... *Regio vertebralis*
22 Kreuzbeingegend .... *Regio sacralis*
23 Lendengegend...... *Regio lumbalis (lumbaris)*
24 Schulterblattgegend........... *Regio scapularis*
25 Unterschulterblattgegend............... *Regio infrascapularis*
26 Deltamuskelgegend .... *Regio deltoidea*
27 Vordere Oberarmgegend....... *Regio brachialis anterior*
28 Hintere Oberarmgegend .... *Regio brachialis posterior*
29 Vordere Ellbogengegend........ *Regio cubitalis anterior*
30 Hintere Ellbogengegend .... *Regio cubitalis posterior*
31 Vordere Unterarmgegend............... *Regio antebrachialis anterior*
32 Hintere Unterarmgegend .... *Regio antebrachialis posterior*
33 Vordere Handwurzelgegend...... *Regio carpalis anterior*
34 Hintere Handwurzelgegend ...... *Regio carpalis posterior*
35 Handfläche .... *Palma manus*
36 Handrücken .... *Dorsum manus*
37 Gesäßgegend.................... *Regio glutea*
38 Vordere Oberschenkelgegend ...*Regio femoralis anterior*
39 Hintere Oberschenkelgegend ....*Regio femoralis posterior*
40 Vordere Kniegegend ...... *Regio genus anterior*
41 Hintere Kniegegend.......*Regio genus posterior*
42 Vordere Unterschenkelgegend.... *Regio cruralis anterior*
43 Hintere Unterschenkelgegend .... *Regio cruralis posterior*
44 Fersengegend .... *Regio calcanea*
45 Fußrücken..................... *Dorsum pedis*
46 Fußsohle .... *Planta pedis*

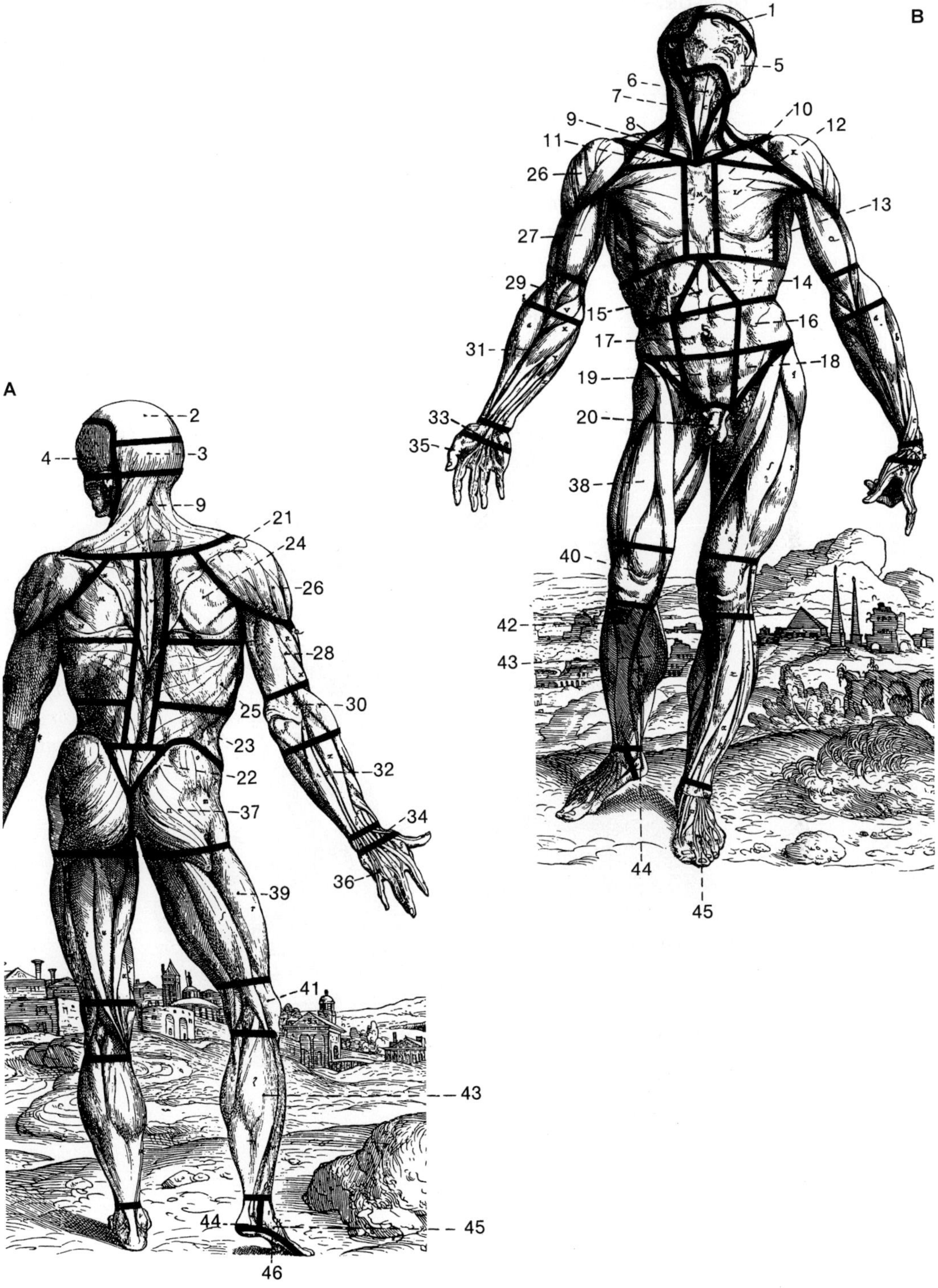
B
1
5
6
7
9
8
10
12
11
26
13
27
14
29
15
16
31
17
18
19
33
20
35
38
40
42
43
44
45
A
2
4
3
9
21
24
26
28
30
25
23
32
22
37
34
36
39
41
43
44
45
46

Abb. 1.2 [S021]

➢ Abb. 1.3 Richtungsbezeichnungen

1 oben .... *superior*
kranial .... *cranialis*
2 unten .... *inferior*
kaudal .... *caudalis*
3 längs:
longitudinal .... *longitudinalis*
4 vorn .... *anterior*
ventral .... *ventralis*
5 hinten .... *posterior*
dorsal .... *dorsalis*
6 sagittal (in Pfeilrichtung) .... *sagittalis*
7 seitlich:
lateral .... *lateralis*
8 zur Mitte zu:
medial .... *medialis*
9 in der Mittelebene gelegen:
median .... *medianus*
10 quer:
transversal .... *transversalis*

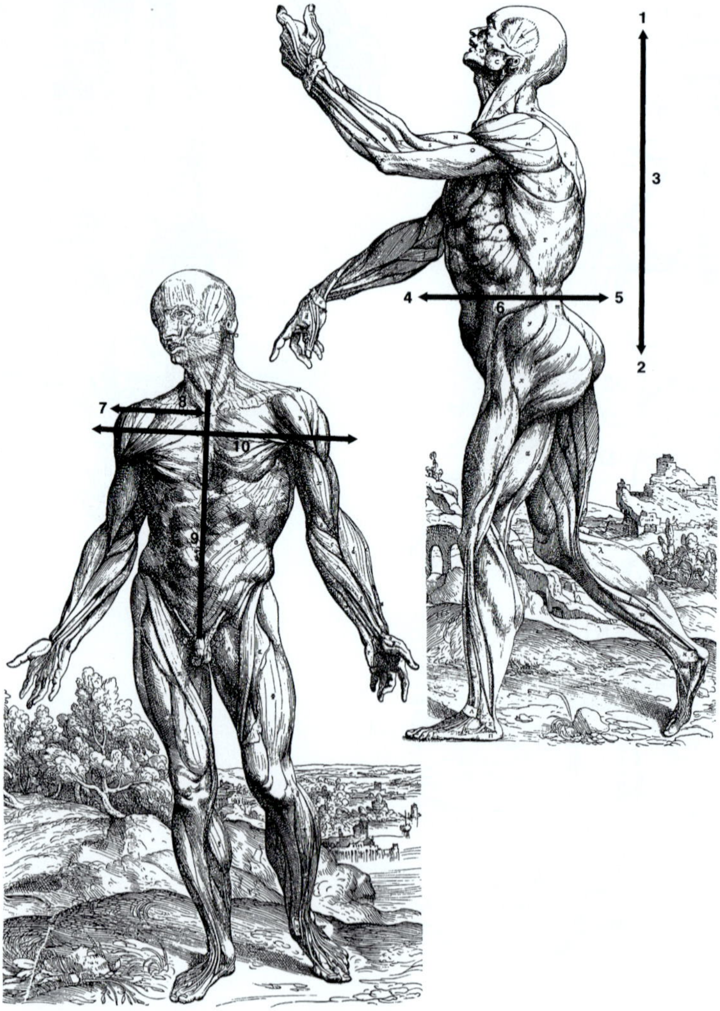

Abb. 1.3 [S021]

➢ Abb. 1.4 Projektion innerer Organe auf die vordere Rumpfwand

1 Leber .... *Hepar*
2 Dickdarm........................... *Colon*
3 Blinddarm .... *Caecum*
4 Wurmfortsatz .... *Appendix vermiformis*
5 Schilddrüse .... *Glandula thyreoidea*
6 Lunge .... *Pulmo*
7 Herzbeutel......................... *Perikard*
8 Magen .... *Ventriculus (Gaster)*
9 Milz .... *Splen (Lien)*
10 Zwerchfell .... *Diaphragma*
11 Bauchspeicheldrüse .... *Pancreas*
12 Zwölffingerdarm.................. *Duodenum*
13 Leerdarm .... *Jejunum*
14 Krummdarm.......................... *Ileum*
15 Mastdarm .... *Rectum*

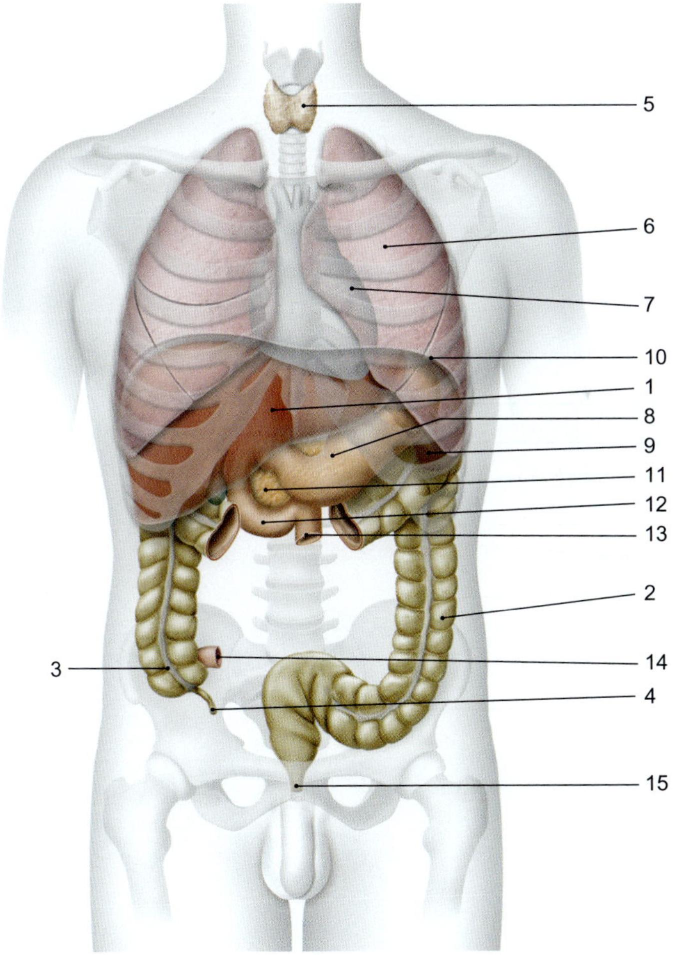

Abb. 1.4 [S700-L275]

➢ Abb. 1.5 Projektion innerer Organe auf die hintere Rumpfwand

1 Milz .... *Splen (Lien)*
2 Bauchspeicheldrüse .... *Pancreas*
3 Niere.................................. *Ren*
4 Dickdarm............................ *Colon*
5 Krummdarm.......................... *Ileum*
6 Wurmfortsatz .... *Appendix vermiformis*
7 Lunge................................ *Pulmo*
8 Herz .... *Cor*
9 Zwerchfell .... *Diaphragma*
10 Leber .... *Hepar*
11 Zwölffingerdarm.................. *Duodenum*
12 Mastdarm .... *Rectum*

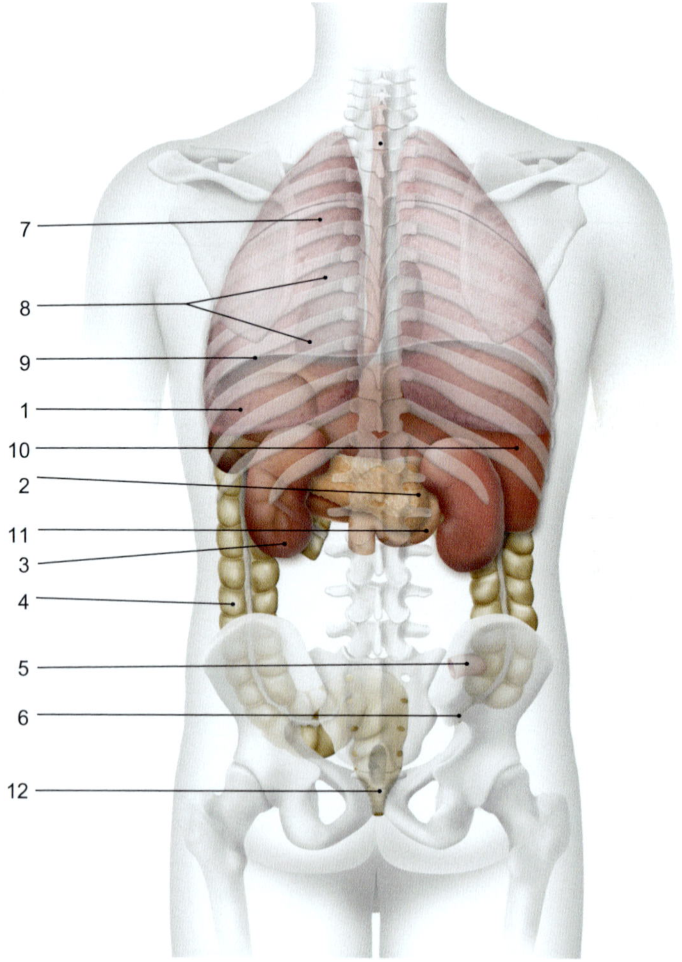

Abb. 1.5 [S700-L275]

➢ Abb. 1.6 Projektion innerer Organe auf die seitlichen Rumpfwände

a Projektion innerer Organe auf die rechte Rumpfwand
b Projektion innerer Organe auf die linke Rumpfwand

1 Lunge ... *Pulmo*
2 Herz ... *Cor*
3 Zwerchfell ... *Diaphragma*
4 Leber ... *Hepar*
5 Magen ... *Ventriculus (Gaster)*
6 Gallenblase ... *Vesica biliaris*
7 Milz ... *Splen (Lien)*
8 Dickdarm ... *Colon*
9 Niere ... *Ren*
10 Dünndarm ... *Intestinum tenue*
11 Wurmfortsatz ... *Appendix vermiformis*
12 Mastdarm ... *Rectum*

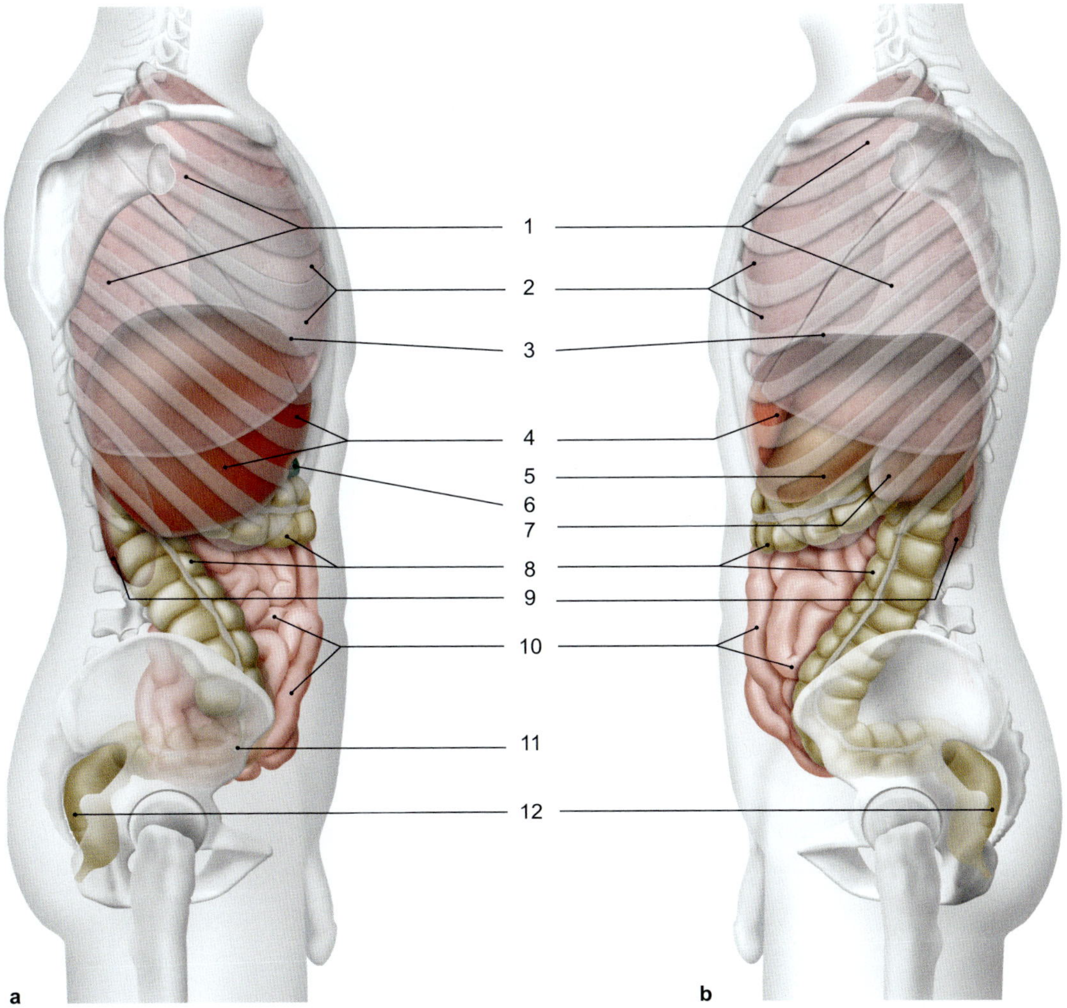

Abb. 1.6 [S700-L275]

KAPITEL

2 Zelle

➢ Abb. 2.1 Zelle

Die Zelle ist die kleinste Einheit des Lebendigen. Sie besitzt einen Stoffwechsel, kann wachsen, ist reizbar, leitend, beweglich, anpassungsfähig und besitzt die Fähigkeit zu Neubildung und Fortpflanzung.

1 Zellkern (Nukleus) Abgebildet ist der Zellkern mit einem Kernkörperchen (Nukleolus). Der Zellkern speichert das Erbgut mittels der DNS (Desoxyribonukleinsäure).

2/3 Glattes endoplasmatisches Retikulum (2) und raues endoplasmatisches Retikulum mit Ribosomen (3) Das endoplasmatische Retikulum ist ein kompliziert aufgebautes Hohlraumsystem, das aus mehreren Gängen, Bläschen und Kanälen besteht. Es unterteilt das Zellinnere in verschiedene Stoffwechselräume und dient der Oberflächenvergrößerung für enzymatische Reaktionen. Man unterscheidet ein glattes und ein raues endoplasmatisches Retikulum:

- Das **glatte endoplasmatische Retikulum** enthält keine Ribosomen. Im Inneren des endoplasmatischen Retikulums werden verschiedene Stoffwechselleistungen erbracht. Es tritt besonders zahlreich in quergestreiften Muskelfasern auf und in Zellen, die Steroidhormone produzieren.
- Das **raue endoplasmatische Retikulum** ist außen mit **Ribosomen** besetzt und spielt eine wichtige Rolle bei der Eiweißherstellung. Die Ribosomen kommen allerdings nicht nur außen auf dem endoplasmatischen Retikulum vor, sondern auch frei im Zytoplasma. Ribosomen bestehen aus Eiweißen und enthalten RNS (Ribonukleinsäure). An ihnen findet die Eiweißherstellung statt.

4 Golgi-Apparat Der Golgi-Apparat transportiert die im rauen endoplasmatischen Retikulum gebildeten Eiweiße zur Zellmembran, wo sie nach außen abgegeben werden. Dazu nimmt er an seiner konvexen Seite Sekrete vom endoplasmatischen Retikulum auf, kondensiert und umhüllt sie, um sie dann an der Zellmembran als Granula abzugeben.

5 Mitochondrium Die Mitochondrien sind die „Kraftwerke“ der Zelle. Ihre Aufgabe liegt in der Energiegewinnung, Energiespeicherung und Energieabgabe. Man nimmt an, dass sich die Mitochondrien aus intrazellulären Symbionten entwickelt haben, das heißt aus Bakterien, die ursprünglich mit der Zelle in Symbiose lebten. Ein Hinweis darauf ist, dass Mitochondrien eine eigene DNS enthalten und

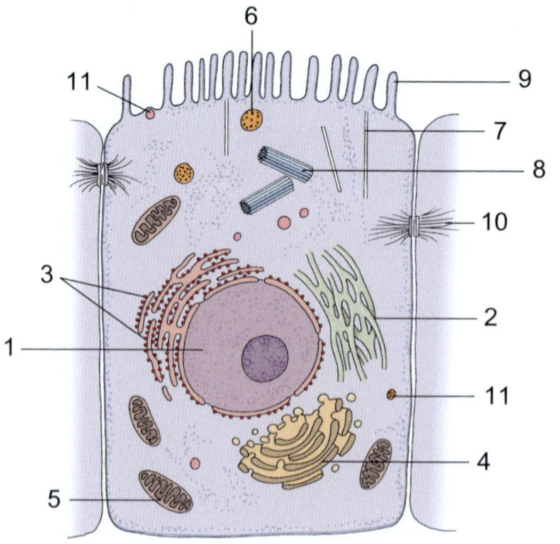

Abb. 2.1 [L190]

spezielle Ribosomen, die bakteriologischen Ribosomen nahe stehen. Außerdem deutet ihre Fähigkeit zur Selbstverdoppelung darauf hin.

6 Lysosomen Lysosomen werden im Golgi-Apparat gebildet. Sie enthalten Enzyme und sind somit der Ort der intrazellulären Verdauung von Stoffen, die durch Phagozytose und Pinozytose in die Zelle aufgenommen wurden. Werden diese verdauenden Enzyme in der Zelle freigesetzt, z. B. bei Zelltod oder durch Medikamente, kommt es zur Selbstverdauung (Autolyse) der Zelle.

7 Mikrotubuli Mikrotubuli sind ein Röhrensystem, das der Zellstabilisierung (Zellskelett) dient. In Nervenzellen spielen sie auch eine Rolle beim intrazellulären Transport.

8 Zentriolen Die Zentriolen bilden bei der Zellteilung den Spindelapparat (Kernspindel) aus.

9 Mikrovilli (Kleinzotten, Bürstensaum) Bei den Mikrovilli handelt es sich um unbewegliche, fingerförmige Ausstülpungen der Zelloberfläche wie sie z. B. bei den Epithelzellen der Darmzotten vorkommen, um die Resorptionsoberfläche zu vergrößern. Können Mikrovilli rhythmische Bewegungen ausführen, werden sie als Flimmerhaare (Kinozilien) bezeichnet. Ein Flimmerhaar besteht aus einer Plasmahülle und aus elf längsverlaufenden Fibrillen, von denen neun kreisförmig und zwei im Zentrum gelagert sind.

Flimmerhaare kommen z. B. an den Epithelzellen des Atemtrakts und in den Eileitern vor. Ihre Bewegungen bestehen aus einem schnellen Schlag und aus einer langsamen Rückholbewegung, die wellenartig über die Zelloberfläche verläuft, ähnlich wie die Welle eines wogenden Kornfeldes. Pro Sekunde können bis 25 solcher Wellen über die Zelloberfläche verlaufen.

10 Haftstelle (Desmosom) Benachbarte Zellen sind durch bestimmte Haftstellen (Desmosomen) miteinander verbunden. Dadurch kann die Tätigkeit benachbarter Zellen aufeinander abgestimmt werden. Zudem ermöglichen die Haftstellen den Zusammenschluss der Zellen zu größeren Funktionseinheiten und erleichtern somit sowohl den Stofftransport von Zelle zu Zelle als auch die Übertragung der elektrischen Reizleitung (z. B. bei der glatten Muskulatur).

Desmosomen erscheinen als knötchenförmige Gebilde, da die jeweils gegenüberliegenden Zellmembranen verdickt sind. In diese Verdickung strahlen Zellfilamente ein.

11 Zelleinschlüsse Als geformte Einschlüsse finden sich in der Zellsubstanz eingelagert Körper sehr verschiedener Natur:

- **Glykogen**
- **Fetttröpfchen**
- **Vesikel** (Bläschen)

➢ Abb. 2.2 DNS

Der Aufbau der DNS wird gerne mit einer Strickleiter verglichen. Die Holme dieser Strickleiter bestehen aus zwei langen, parallel verlaufenden Ketten von abwechselnd einer Zucker- (Desoxyribose) und einer Phosphatgruppe (P). Die Holme werden über ihre gesamte Länge durch Querverbindungen (Sprossen) zusammengehalten. Die Strickleiter ist spiralig gewunden **(a).**

Die Sprossen der Strickleiter werden von je zwei Nukleinbasen gebildet, die in einer Wasserstoffbrücke miteinander verbunden sind. Insgesamt gibt es vier Basen: Cytosin (C), Guanin (G), Thymin (T) und Adenin (A). Diese vier Basen sind jedoch nicht beliebig miteinander kombiniert, sondern es kommt nur Cytosin mit Guanin und Adenin mit Thymin vor **(b).** Die Reihenfolge dieser vier Basen entlang der Holme stellen die „Buchstaben des genetischen Codes“ dar. Damit ist diese Abfolge der vier Basen gewissermaßen der Bauplan für die Herstellung der Eiweiße. Der erste Schritt der Eiweißherstellung ist die Kopie eines Gens und seiner Sequenz von Basentripletts unter Verwendung eines ähnlichen, aber kürzeren Moleküls (➢ Abb. 2.3): Besitzt jemand das Erbmerkmal „schwarzes Haar“, so produzieren seine Zellen bestimmte Eiweiße, die bei der Herstellung von schwarzem Haarpigment benötigt werden.

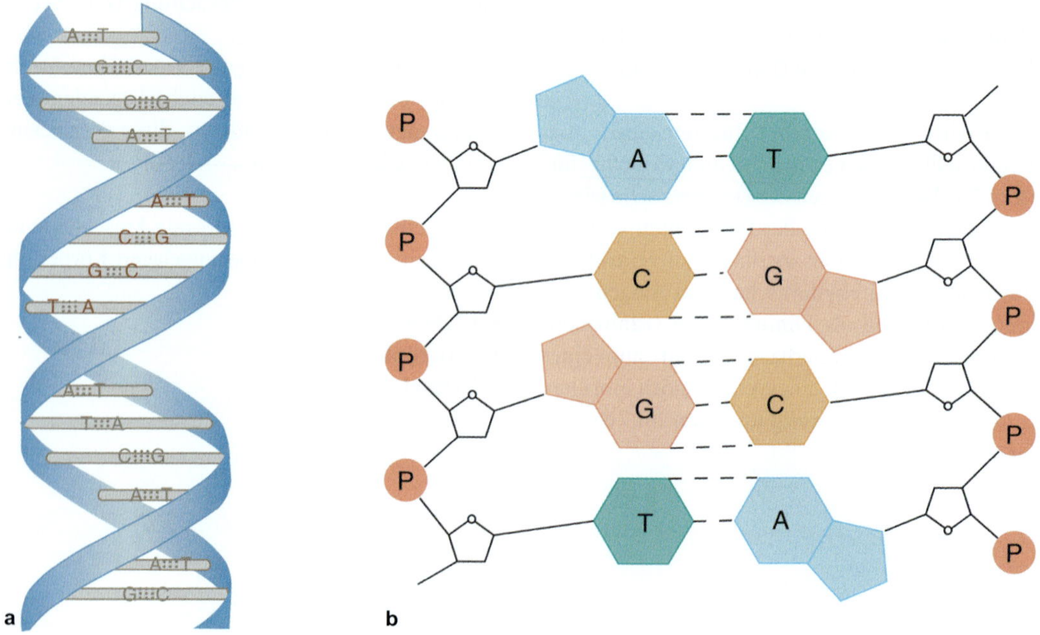

Abb. 2.2 [a: E733-1, b: V492]

➢ Abb. 2.3 Eiweißherstellung

Der Bauplan (DNS) verbleibt immer im Zellkern. Sollen nun im Zellleib bestimmte Eiweiße hergestellt werden, so reißt die DNS wie ein Reißverschluss auf. Die entsprechende Stelle wird von RNS-Molekülen kopiert. Nur die Kopien (mRNS) verlassen den Zellkern, wandern in den Zellleib und legen sich an die Ribosomen an. Hier werden nun nach der Vorgabe des Bauplanes die entsprechenden Aminosäuren angelagert. Dies geschieht mit einer fast unvorstellbaren Geschwindigkeit. In 1 Minute können Eiweiße gebildet werden, die aus 150 Aminosäuren bestehen.

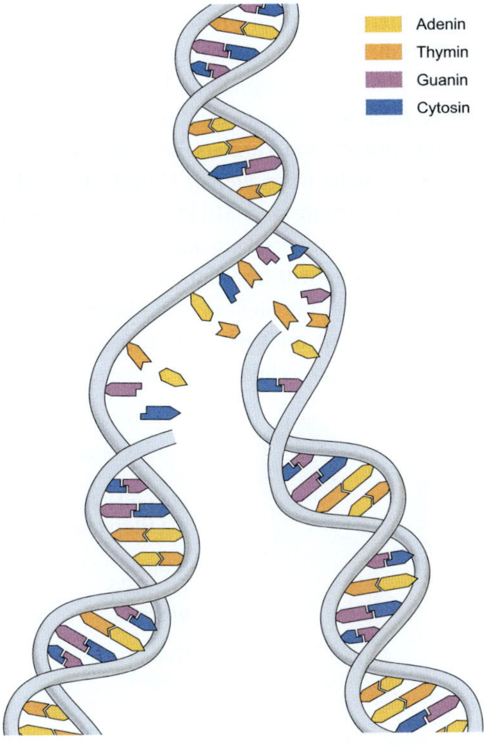

Abb. 2.3 [L190]

➢ Abb. 2.4 Down-Syndrom (Trisomie 21)

Bei der Trisomie 21 liegen in allen Körperzellen 47 Chromosomen vor, anstatt 46 wie in den Körperzellen eines Gesunden. Das Krankheitsbild ist äußerlich an folgenden Merkmalen zu erkennen: an der schrägen Augenstellung mit der verschmälerten Lidspalte, dem offen stehenden Mund, der vergrößerten Zunge, auffallend tief am Kopf sitzenden und wenig plastisch ausgebildeten Ohren sowie an einer rötlichen, manchmal bläulichen, fleckigen Gesichtsfärbung. Oft besteht im Vergleich zur Durchschnittsbevölkerung eine geringere Körpergröße, was sich schon im Kindesalter und später im Erwachsenenalter zeigen kann. In der Regel liegt eine milde bis moderate kognitive Beeinträchtigung vor, die das Lernen, die Fähigkeit Probleme zu lösen, die Sprache und das Gedächtnis betrifft. Es gibt allerdings große Unterschiede. So können einige Betroffene relativ selbstständig leben, während andere mehr Unterstützung benötigen.

Eine Therapie der Chromosomenabweichung ist nicht möglich. Durch intensive Zuwendung und Schulung der Betroffenen kann jedoch eine erhebliche Verbesserung der Symptome erzielt werden.

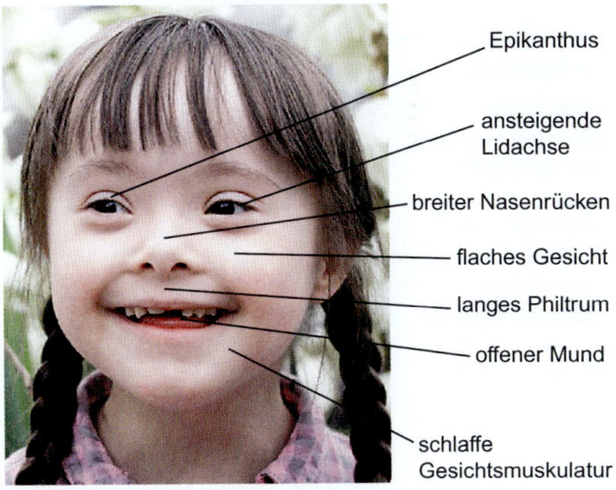

Abb. 2.4 [J748]

➤ Abb. 2.5 Klinefelter-Syndrom

Beim Klinefelter-Syndrom liegt meist die Geschlechtschromosomenkombination XXY vor, das heißt, dass in allen Zellen ein X-Chromosom zu viel vorhanden ist. Als Folge dieser Chromosomenabweichung entwickelt sich eine Hodenhypoplasie mit Unfruchtbarkeit. Zudem kann es beim unbehandelten Klinefelter-Syndrom zu einer weiblichen Brustentwicklung, weiblichem Behaarungstyp und weiblichem Fettverteilungsmuster kommen. Durch einen verzögerten Schluss der Epiphysenwachstumszonen kann sich Hochwuchs mit langen Extremitäten einstellen. Weitere Auffälligkeiten dieser numerischen Chromosomenaberration zeigt ➤ Abb. 2.5.

Die Erkrankung wird heute durch Hormongabe behandelt.

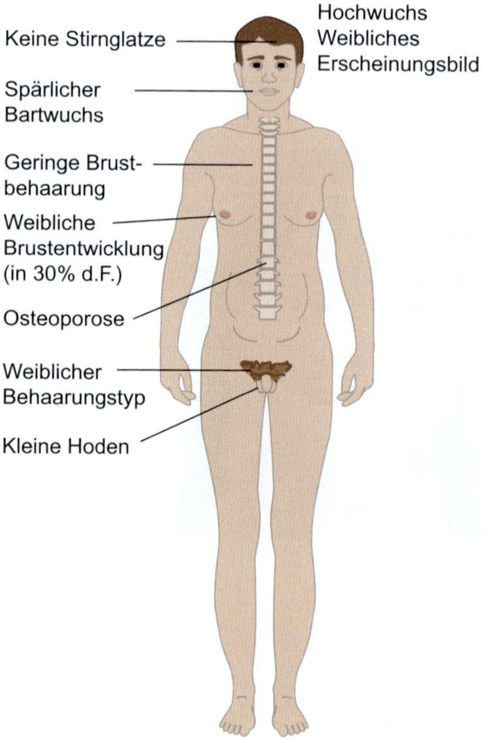

Abb. 2.5 [E1387]

➤ Abb. 2.6 Turner-Syndrom

Frauen, bei denen ein Turner-Syndrom (Ullrich-Turner-Syndrom, Monosomie X) besteht, haben entweder statt der Geschlechtschromosomenkombination XX nur ein X-Chromosom oder es ist zwar ein zweites X-Chromosom vorhanden, das ist aber fehlerhaft. Die Folgen sind Kleinwuchs und sexueller Infantilismus mit Amenorrhö. Durch die Gabe von Östrogenen entwickeln sich die sekundären weiblichen Geschlechtsmerkmale und die Regelblutung setzt ein. Ein Wachstumsrückstand kann mit dem Wachstumshormon (STH, somatotropes Hormon) therapiert werden.

Oft bestehen Fehlbildungen an inneren Organen wie Herz und Niere, z. B. Aortenisthmusstenose oder Hufeisenniere. Auch ein breiter Abstand zwischen den Mamillen und ein kurzer Hals können beim Turner-Syndrom auftreten können.

Siehe auch ➤ Abb. 2.6: Mit Sphinxgesicht meint man eine breiter und kurz erscheinende Kopfform, eine breite, flache Nase, kleiner Unterkiefer und einen großer Augenabstand. Mit Pterygium bezeichnet man eine flügelartig erscheinende Hautfalte, die am seitlichen Hals auftritt und Cubitus valgus bedeutet eine anatomische Fehlstellung des Ellenbogens, bei der der Unterarm im Verhältnis zum Oberarm in einem vergrößerten Winkel nach außen abweicht.

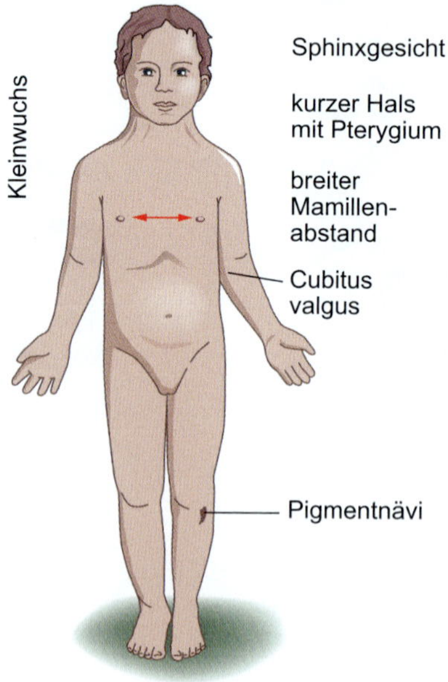

Abb. 2.6 [L157]

KAPITEL

3 Gewebearten

➢ Abb. 3.1 Epithelgewebe (Deckgewebe)

Das Epithel- oder Deckgewebe besteht aus flächenhaft angeordneten Zellen, die alle inneren und äußeren Körperoberflächen auskleiden (Haut- und Schleimhäute). Je nach Funktion sind die Zellen plattenförmig, kubisch oder zylindrisch, ein- oder mehrschichtig bzw. mehrreihig.

Deckgewebe, das Blut- und Lymphgefäße und das Herz von innen auskleidet, wird als **Endothel** bezeichnet.

a Einschichtiges Plattenepithel Diese relativ dünne Gewebsschicht begünstigt, aufgrund der geringen Dicke, den Durchtritt von Gasen und Flüssigkeiten. Es kommt deshalb in den Lungenbläschen, dem Bauch- und Brustfell sowie an der Herzinnenwand und den Gefäßinnenwänden vor.

b Einschichtiges kubisches Epithel Es kommt in den Sammelrohren der Nierenkanälchen und in einigen Ausführungsgängen von Drüsen vor. Sonst ist es im Körper nur selten vertreten.

c Einschichtiges Zylinderepithel (Säulenepithel, hochprismatisches Epithel) Es spielt bei der Stoffaufnahme und der Stoffabgabe eine wichtige Rolle. Man findet es ohne Flimmerhärchen (rechter Teil des Bildes) in den Dünndarmzotten, in den Magendrüsen und in der Gallenblase. Mit Flimmerepithel (linker Teil des Bildes) kommt es in den Atemwegen vor.

d Mehrreihiges kinozilientragendes Epithel (Atemepithel, respiratorisches Epithel) Es kommt in den Atemwegen vor, und zwar in den Bronchien, der Luftröhre, dem Kehlkopf und in der Nasenhöhle. An seiner Oberfläche befinden sich Flimmerhärchen (Kinozilien), die die Aufgabe haben, Schmutzteilchen und Schleim nach außen zu befördern.

Wie man aus den Abbildungen a–c ersieht, besteht einschichtiges Epithelgewebe nur aus einer Lage Epithelzellen. Dabei kann es sich um Plattenepithel, kubisches Epithel oder Zylinderepithel handeln. Mehrschichtiges Epithelgewebe dagegen besteht aus mehreren Lagen Epithelzellen.

Beim *mehrreihigen* Epithelgewebe erreichen alle Zellen die Basalmembran, jedoch nicht die Epitheloberfläche, denn die Zellen sind unterschiedlich hoch.

Mehrschichtiges Epithel dagegen liegt in mehreren Lagen übereinander. Nun die unterste Schicht erreicht die Basalmembran.

e Übergangsepithel Übergangsepithel ist mehrschichtig. Es kleidet die Hohlräume der Harnwege aus, und zwar das Nierenbecken, den Harnleiter und die Harnblase. Grund ist, dass es die Fähigkeit besitzt, sich gut unterschiedlichen Füllungszuständen anpassen zu können, indem die hohen (oft zylinderförmigen) Zellen in eine plattere Form übergehen.

Dem Übergangsepithel sitzt eine Lage großer Deckzellen auf, die die Aufgabe haben, die darunter liegenden Zellen vor den im Harn enthaltenen Stoffen zu schützen.

f Mehrschichtiges verhornendes Plattenepithel Die Haut besteht aus einem mehrschichtigen, verhornenden Plattenepithel. Hier wird als zusätzlicher Schutz aus abgestorbenen Epithelzellen eine Hornschicht gebildet.

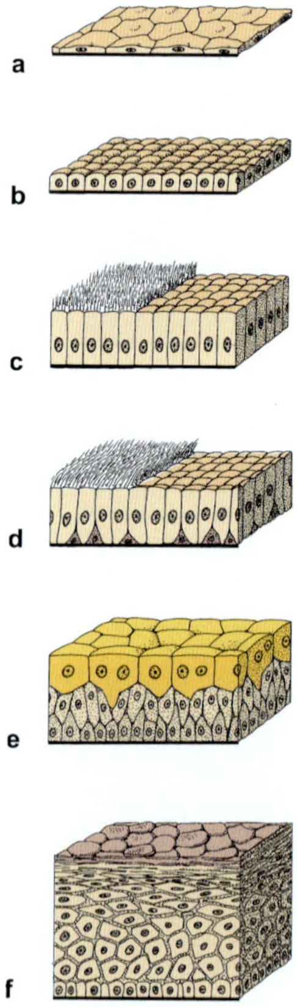

Abb. 3.1 [L190]

➢ Abb. 3.2 Auskleidung der Ohrtrompete mit Epithelgewebe

Epithelzellen, die an der Oberfläche von Schleimhäuten sitzen, können feine Fortsätze tragen, die, wie die Abbildung zeigt, kurz oder lang sein können.

Sind die Zellfortsätze aktiv beweglich, so nennt man sie Flimmerhaare (Kinozilien). Sie haben die Aufgabe Schmutzteilchen und Sekret nach außen zu befördern. Solche Zilien kommen z. B. im Atemtrakt vor. Dagegen sitzen an den Schleimhautzellen des Dünndarms kurze, sehr dicht stehende, unbewegliche Fortsätze. Man bezeichnet sie als Mikrovilli oder Mikrozotten. Dem Betrachter drängt sich hier der Vergleich mit einer Bürste auf, weshalb sie auch als Bürstensaum bezeichnet werden.

Auf der Abbildung (8300-fache Vergrößerung) ist die Innenauskleidung der Ohrtrompete zu sehen. Hier findet man sowohl die eigenbeweglichen Kinozilien als auch die unbeweglichen Mikrovilli. Die Kinozilien stehen hier in kleinen Gruppen als Büschel zusammen, die Mikrovilli bilden den „Bürstensaum".

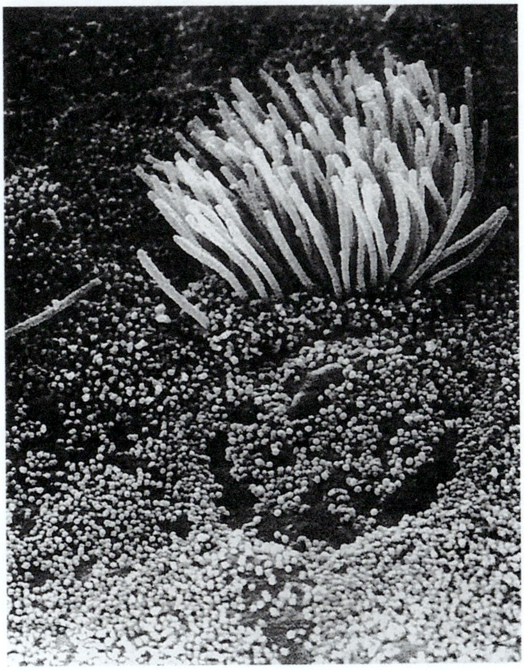

Abb. 3.2 [E179-165]

➢ Abb. 3.3 Formen des Drüsengewebes

Drüsengewebe stellt eine Sonderform des Epithelgewebes dar. Nach dem Bau des Endstücks des Drüsengewebes unterscheidet man schlauch-, beeren- und bläschenförmige Drüsen. Beim Gangsystem der Drüsen unterscheidet man einfache, verzweigte und zusammengesetzte Systeme.

a Schlauchförmige Drüse......... *tubulöse Drüse*
b Beerenförmige Drüse............ *azinöse Drüse*
c Bläschenförmige Drüse........ *alveoläre Drüse*
d Einfaches Gangsystem
e Verzweigtes Gangsystem
f Zusammengesetztes Gangsystem

1 Sekretfluss
2 Gangsystem
3 Drüsenendstück

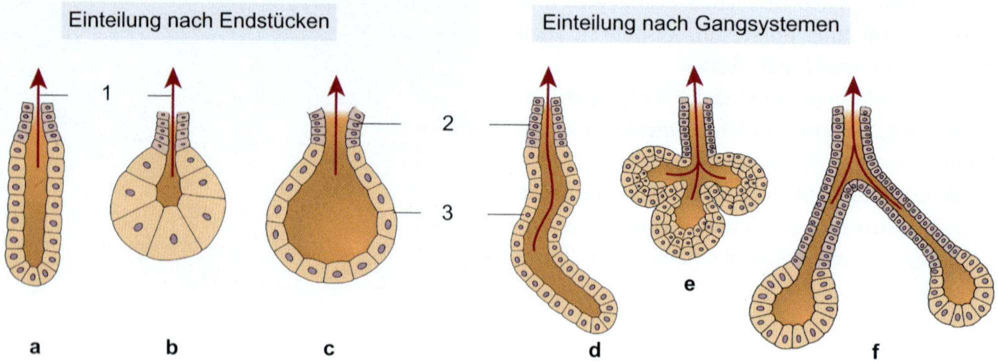

Abb. 3.3 [L190]

➢ Abb. 3.4 Schematische Darstellung einer exokrinen Drüse

Am Beispiel der Unterkieferspeicheldrüse (Glandula submandibularis) wird der Aufbau einer komplex gebauten exokrinen Drüse gezeigt. Die Unterkieferspeicheldrüse ist eine gemischte Drüse, die sowohl seröses (dünnflüssiges) als auch muköses (dickflüssiges, schleimiges) Sekret herstellt. Am Ende der Ausführungsgänge des mukösen Sekrets befinden sich jeweils einige seröse Zellen, die dafür sorgen, dass das dickflüssige Sekret vorangetrieben wird.

1 Gangsystem
2 Seröse Drüsenzellen
(dünnflüssiges Sekret bildend)......... *Serocyti*
3 Muköse Drüsenzelle
(dickflüssiges Sekret bildend)......... *Mucocyti*
4 Oberflächenepithel

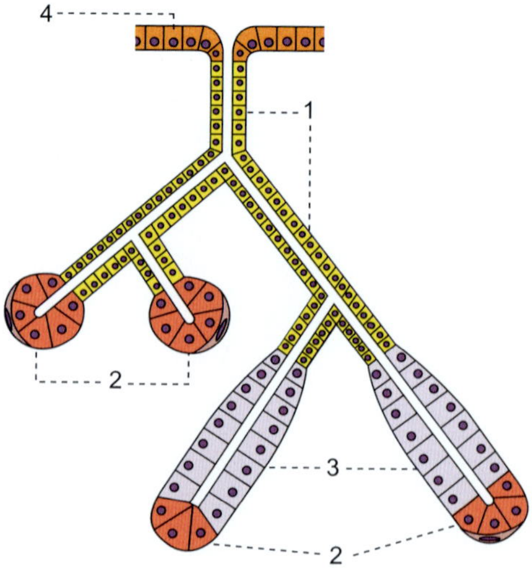

Abb. 3.4 [L107]

➢ Abb. 3.5 Sehne

Dargestellt ist der Aufbau einer Sehne. Die äußere Sehnenhülle (Epitenon) besteht aus straffem Bindegewebe, die innere Sehnenhülle (Endotenon) aus lockerem Bindegewebe. Das Endoteron sichert die Blutversorgung der Sehne und umschließt die zahlreichen kollagenen Fasern, die in Längsrichtung parallel angeordnet sind und sich zu Faserbündeln zusammenschließen. Sehnen müssen eine große Zugfestigkeit besitzen, denn sie dienen der Übertragung der Muskelkraft auf die Knochen. Dazu sind ihre kollagenen Fasern in die kollagenen Fasern der Knochen eingewachsen.

Kollagene Fasern kommen nicht nur in Sehnen vor, sondern auch in Bändern, Knorpeln, Knochen und im Zahnbein. Sie bestehen aus „zusammengekitteten", kollagenhaltigen Fibrillen (kollagen: griech. „Leimgeber" aufgrund der früheren Verwendung zur Leimgewinnung).

In der Vergrößerung gut zu sehen sind die Bindegewebszellen (Sehnenzellen), die von den von ihnen produzierten Fasern umgeben sind.

1 Kollagene Fasern .... *Fibrae collagenosae*
2 Bindegewebszelle (hier Sehnenzelle) .... *Fibrocytus (Tendinocytus)*
3 Äußere Sehnenhülle................. *Epitenon*
4 Innere Sehnenhülle .... *Endotenon*

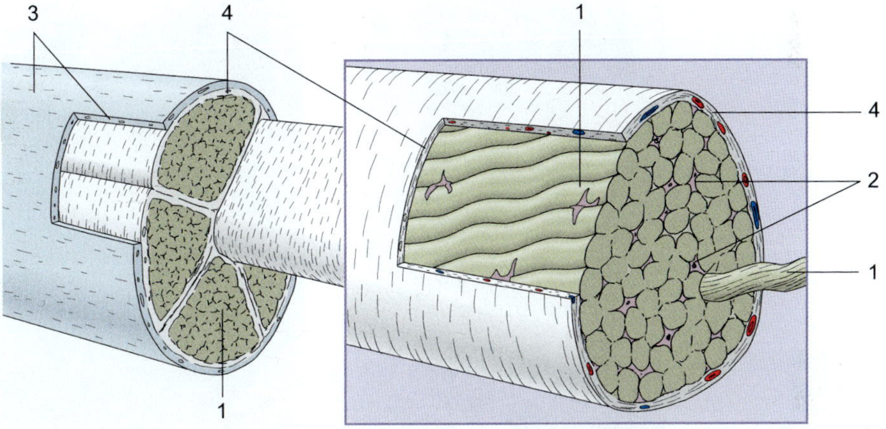

Abb. 3.5 [L190]

➢ Abb. 3.6 Rasterelektronenmikroskopische Darstellung des bindegewebigen Gerüsts des Randsinus eines Lymphknotens

Der Randsinus eines Lymphknotens ist das Gebiet unmittelbar unter der Kapsel, die den Lymphknoten umgibt. In den Randsinus münden die ankommenden Lymphgefäße.

Die Abbildungen zeigen das bindegewebige Gerüst des Randsinus eines Lymphknotens. Man sieht Balken (Trabecula) aus zugfestem Bindegewebe, das von der Kapsel ausgehend, in Richtung Inneres des Lymphknotens ein grobes Gerüstwerk bildet. An diesen Balken befindet sich ein feines Netzwerk aus retikulärem Bindegewebe.

Die Lymphe fließt nun sehr langsam durch dieses Trabekelwerk, sodass die hier befindlichen Phagozyten (vor allem Retikulumzellen) und Lymphozyten ausreichend Zeit haben, die Lymphe zu reinigen.

a Vergrößerung eines Lymphknotenrandsinus, 670-fach

b Vergrößerung eines Lymphknotenrandsinus, 1450-fach

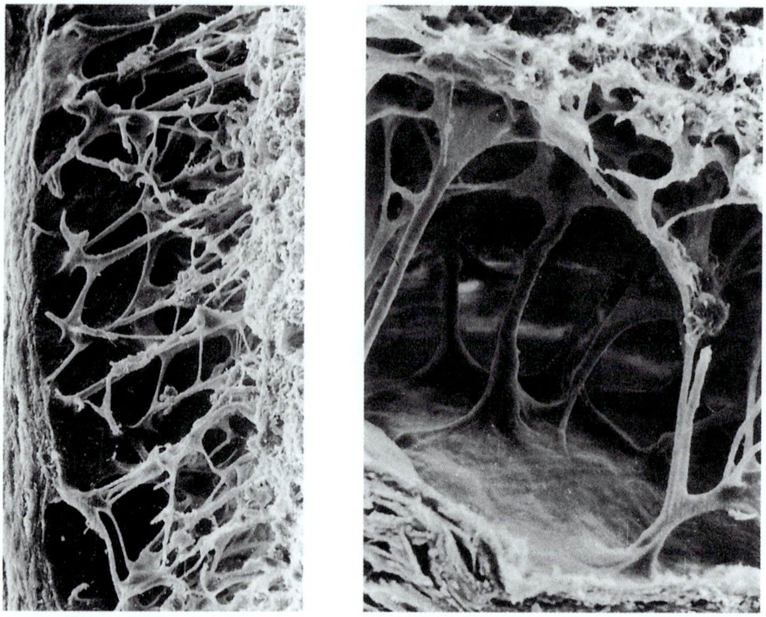

Abb. 3.6 [E179-166] **a** **b**

➢ Abb. 3.7 Kollagene Fasern eines hyalinen Gelenkknorpels

Es handelt sich um eine rasterelektronenmikroskopische Aufnahme. Dargestellt ist die Verflechtung kollagener Fasern eines hyalinen Gelenkknorpels.

Bei Arthrose wird die Gelenkoberfläche rau und nachfolgend der Knorpel dünner, bis hin zum völligen Abrieb. Manchmal lösen sich Knorpelteilchen komplett ab und werden zu freien Gelenkkörpern (Gelenkmaus, Arthrolith), die das Gelenk noch weiter schädigen können.

1 Kollagenfaser
2 Kollagenfibrille

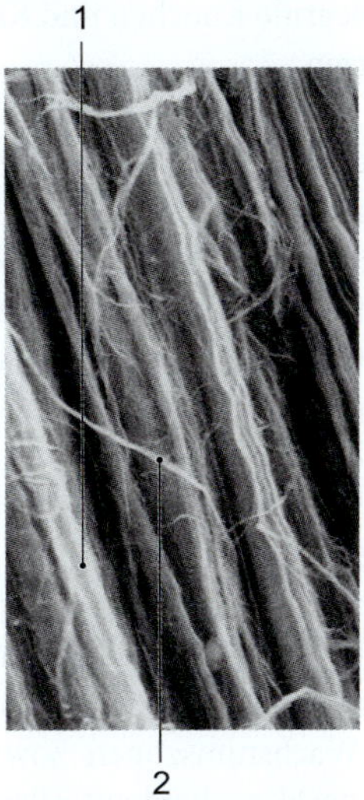

Abb. 3.7 [M559]

➢ Abb. 3.8 Fettgewebe

Es handelt sich um eine rasterelektronenmikroskopische Aufnahme.

Zu sehen sind große, kugelige Fettzellen (Adipozyten), die von feinen, retikulären Bindegewebsfasern umsponnen sind.

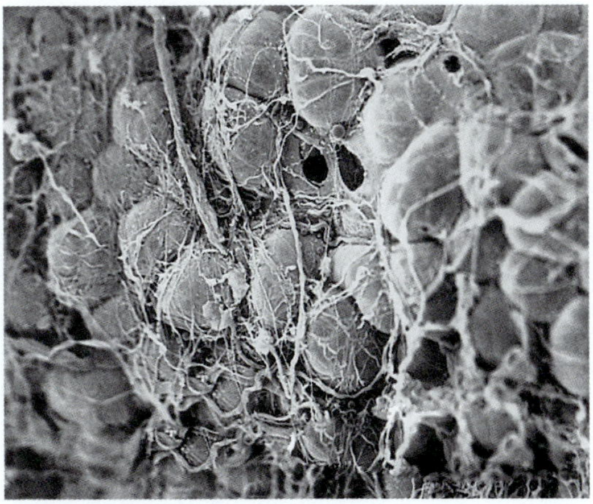

Abb. 3.8 [F390]

➢ Abb. 3.9 Längsschnitt durch einen Röhrenknochen

Man darf die Begriffe Knochen und Knochengewebe nicht gleichsetzen.

Knochengewebe ist eine Gewebeart, die zum Binde- und Stützgewebe gehört. Sie setzt sich aus Knochenzellen (Osteozyten) und Zwischenzellsubstanz zusammen. Die Zwischenzellsubstanz ihrerseits besteht aus der Grundsubstanz, in die viele Kalksalze eingelagert sind und aus v. a. kollagenen Fasern.

Knochen hingegen ist ein Organ, das aus verschiedenen Gewebearten besteht.

Im Knochen befindet sich außer dem eigentlichen Knochengewebe noch das blutbildende rote bzw. gelbe Knochenmark, Knorpel an den Gelenkenden und in den Wachstumszonen sowie das straffe Bindegewebe der Knochenhaut (Periost) und die Knocheninnenhaut (Endost). Außerdem ziehen Blutgefäße, deren Wand aus Endothel, glatter Muskulatur und Bindegewebe besteht, zur Versorgung des Knochens durch den Knochen. Die Knochenhaut wird von Nervengewebe innerviert.

Ein Knochen ist ein Organ mit einem lebhaften Stoffwechsel. Es finden hier durch Osteoblasten, Osteozyten und Osteoklasten ständig Umbauvorgänge am Knochengewebe statt. Außerdem können Mineralsalze gespeichert und bei Bedarf wieder abgegeben werden.

1 Hyaliner Knorpel der Gelenkfläche .... *Cartilago articularis*
2 Kopf des Röhrenknochens .... *Epiphyse*
3 Knochenschaft .... *Diaphyse*
4 Kompakter Knochen (Kompakta) .... *Substantia compacta*
5 Markhöhle mit gelbem Fettmark .... *Medulla ossium flava*
6 Geschlossene Wachstumszone... *Epiphysenfuge*
7 Spongiosa mit rotem Knochenmark .... *Substantia spongiosa*
8 Blutgefäße .... *Vasa*
9 Knochenhaut (Periost) .... *Periosteum*
10 Wachstumszone, Epiphysenfuge.... *Metaphyse*

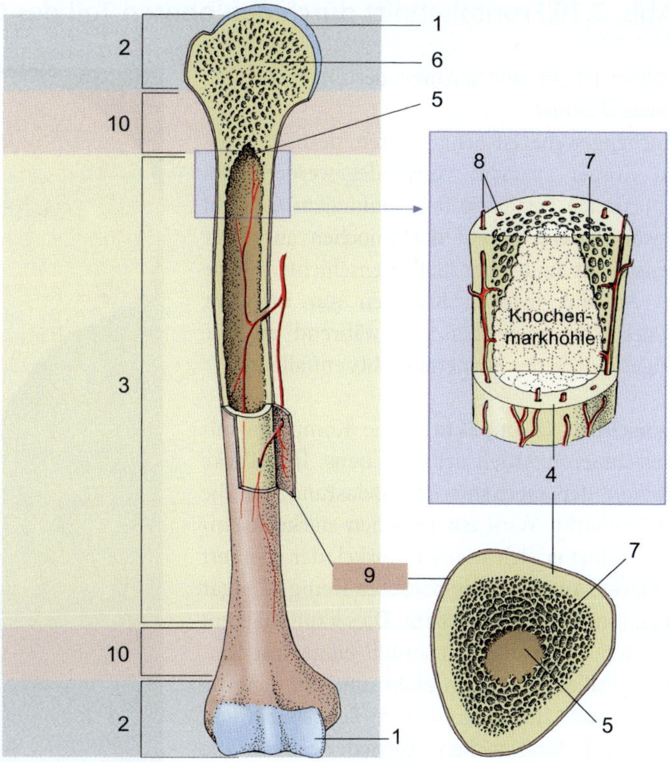

Abb. 3.9 [L190]

➢ Abb. 3.10 Frontalschnitt durch den oberen Teil des Oberschenkelknochens

Abgebildet ist der obere Anteil des Oberschenkelknochens (Femur).

Knochengewebe ist sehr schwer, deshalb muss es im Körper sparsam verwendet werden. Um eine maximale Festigkeit bei minimalem Gewicht zu gewährleisten, besteht der Knochen aus einer Rindenschicht und einer Bälkchenschicht: Infolge dieses Aufbaus machen Knochen nur ungefähr 10 % des Körpergewichts aus, während auf die Muskulatur 40 % des Körpergewichts entfallen.

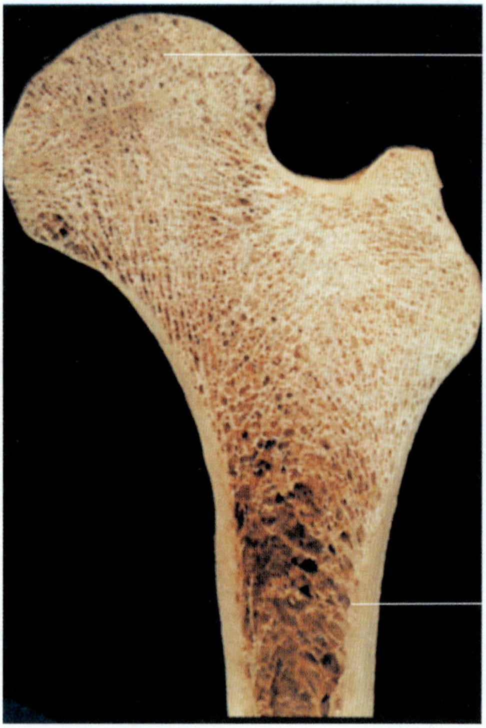

Abb. 3.10 [S002-9]

Rindenschicht (Kompakta) Die Kompakta bildet den äußeren Anteil des Knochens. Ihre Dicke hängt von der mechanischen Belastung ab, die auf sie einwirkt. Wird ein Knochen stärker beansprucht, bildet er sich wie ein Muskel, der trainiert wird, stärker aus. Wird ein Knochen wenig oder gar nicht genutzt, wird er abgebaut. Dies kann man gut beobachten, wenn eine Extremität eingegipst war. In diesen Fällen stellt man nicht nur fest, dass die nicht benutzte Muskulatur sich zurückgebildet hat, sondern auch der Knochen. Normalerweise ist die Kompakta am Knochenschaft einige Millimeter dick.

Im höheren Alter und bei Osteoporose (Knochenschwund) setzen im Knochen vermehrt Abbauvorgänge ein. Die Folge ist, dass der Knochen leichter bricht. Deshalb spielt ein angemessenes Belastungstraining bei der Behandlung der Osteoporose eine wichtige Rolle.

Bälkchenschicht (Spongiosa) Es sind deutlich die Druck- und Zuglinien zu sehen, nach denen die Bälkchen angeordnet sind. Die Drucklinien bilden sich durch den Druck aus, der aufgrund des Körpergewichts auf den Knochen einwirkt; die Zuglinien dagegen durch Zugwirkung der Muskulatur.

Spongiosa (lat. spongia = Schwamm) kommt in den Gelenkenden und den angrenzenden Teilen des Schaftes vor. Aber sie befindet sich auch in den platten und kurzen Knochen. In die Spongiosa eingelagert ist das rote Knochenmark, in dem die Blutbildung stattfindet.

1 Kompakter Knochen (Kompakta) . . . . *Substantia compacta*
2 Bälkchenwerk (Spongiosa) . . . . *Substantia spongiosa*

➤ Abb. 3.11 Schnitt durch den oberen Teil des Oberschenkelknochens

Zu sehen sind die Druck- und Zuglinien, wie sie sich im oberen Teil des Oberschenkelknochens ausgebildet haben.

Wird ein Knochen stärker belastet, so bilden sich diese Druck- und Zuglinien des Bälkchenwerkes kräftiger aus. Wird er dagegen weniger beansprucht, so bilden sie sich zurück und es kann zur Osteoporose kommen. Wird ein Knochen über längere Zeit z. B. durch eine Fehlhaltung in einer anderen Weise belastet, so orientieren sich die Druck- und Zuglinien entsprechend den neuen Anforderungen um.

Der Hüftkopf steckt tief in der Hüftpfanne. Dadurch hat das Hüftgelenk eine verhältnismäßig große Stabilität, bei eingeschränkter Beweglichkeit. Diese Gelenkart wird als Nussgelenk bezeichnet. Es handelt sich um eine Sonderform eines Kugelgelenks.

1 Hüftkopf .... *Caput femoris*
2 Zug- und Drucklinien
3 Großer Rollhügel .... *Trochantor major*
4 Kompakter Knochen ...... *Substantia compacta*
5 Markhöhle.............. *Medulla ossium flava*
6 Bälkchenwerk .... *Spongiosa*

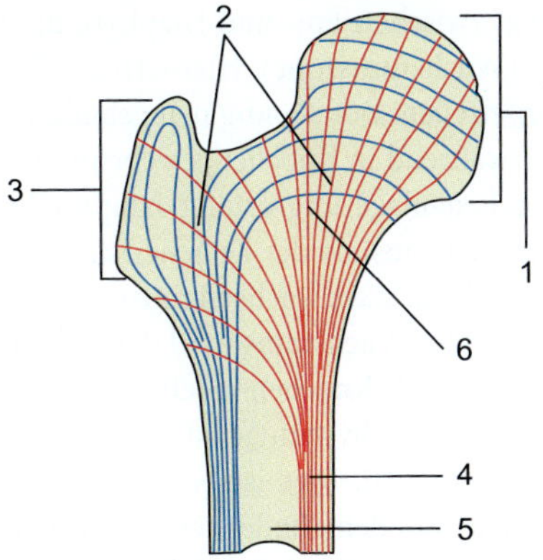

Abb. 3.11 [L190]

➢ Abb. 3.12 Epiphysenfuge (Metaphyse, Wachstumszone) eines Röhrenknochens

Längenwachstum der Röhrenknochen Beim Kind liegt zwischen Epi- und Diaphyse die Epiphysenfuge (Wachstumszone). Hier sitzen teilungsaktive Knorpelzellen. Der ständig neu gebildete Knorpel wird fortwährend in Knochengewebe umgewandelt. Die Knochenanlagerung erfolgt hauptsächlich von der Schaftseite aus, da der Knochen an der Epiphysenseite nicht so stark wachsen muss.

Mit Ende des Wachstums wird diese Knorpelzone vollständig durch Knochen ersetzt. Nach dem Verknöchern der Epiphysenfuge ist kein Längenwachstum mehr möglich. Dies ist bei den meisten Röhrenknochen mit dem Ende der Pubertät der Fall. Es gibt allerdings beträchtliche Unterschiede. So verknöchern die ellenbogennahen Epiphysenfugen um das 15. Lebensjahr. Dagegen schließen sich die Epiphysenfugen des Oberschenkelknochens meist erst nach dem 20. Lebensjahr. Bei Männern hört das Längenwachstum ca. mit dem 21., bei Frauen mit dem 19. Lebensjahr auf. Männer sind durchschnittlich 10–15 cm größer als Frauen. Wird durch Knochenbruch die Wachstumszone zerstört, kann der Knochen nicht weiter wachsen. In diesem Fall kann sich eine deutliche Beinlängendifferenz einstellen.

Dickenwachstum der Röhrenknochen Das Dickenwachstum der Röhrenknochen erfolgt von der Knochenhaut (Periost) aus. Da die Knochenhaut das ganze Leben lang erhalten bleibt, kann auch das Dickenwachstum lebenslang erfolgen. Vom Periost ausgehend wird Knochensubstanz ständig von außen angebaut. Damit nun aber die Rindenschicht nicht immer dicker wird, befinden sich in der Markhöhle der Knocheninnenhaut (Endost) Osteoklasten (Knochenfresszellen), die den Knochen abbauen.

1 Gelenkende .... *Epiphyse*
2 Kompakter Knochen ...... *Substantia compacta*
3 Wachstumszone..... *Epiphysenfuge, Metaphyse*

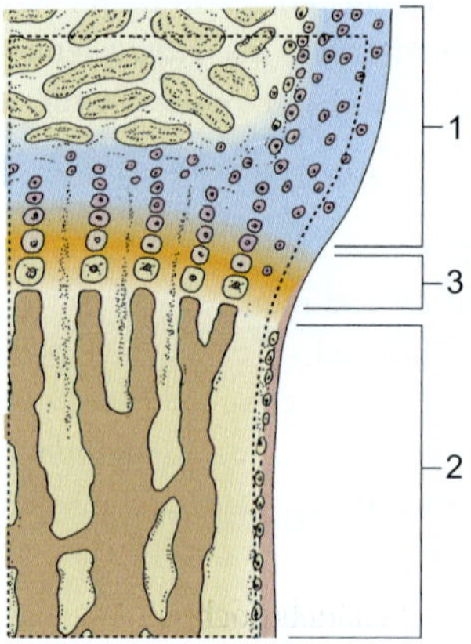

Abb. 3.12 [L190]

➢ Abb. 3.13 Genetisch bedingter Kleinwuchs

Das Röntgenbild zeigt die linke Hand eines 7-jährigen Jungen mit genetisch bedingtem Kleinwuchs. Man sieht, dass der IV. und V. Mittelhandknochen und die Phalangen (Fingerknochen) verkürzt sind. Durch diese Anomalien erscheinen die Finger verkürzt. Je nach Ausprägungsgrad kann es zu lediglich kosmetischen bis hin zu funktionellen Beeinträchtigungen kommen.

Ursachen für Brachymetakarpie (Verkürzung der Mittelhandknochen) und Brachyphalangie (Verkürzung der Fingerknochen) sind entweder spontane Mutationen in Genen, die das Knochenwachstum steuern, oder vererbte Mutationen in diesen Genen, d.h., die Anomalie wurde durch das Gen von einem Elternteil weitergegeben. Die Veränderungen können jedoch auch bei bestimmten Erkrankungen, wie z.B. beim Turner- oder Down-Syndrom auftreten.

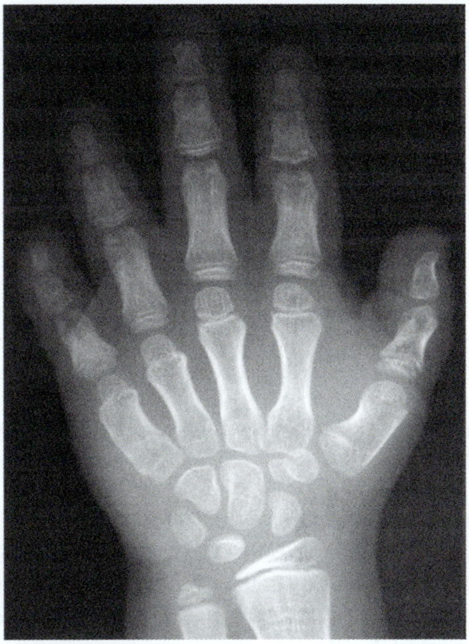

Abb. 3.13 [R232]

➢ Abb. 3.14 Schnitt durch das Schädeldach

Auch in den Schädelknochen findet Blutbildung statt. Man sieht in der Abbildung zwischen der oberen und unteren Rindenschicht eine aufgelockerte Knochenschicht. Dieser aufgelockerte Knochen, er entspricht der Spongiosa des Röhrenknochens, unterscheidet sich von dieser jedoch in einigen Punkten und wird deshalb als Diploe bezeichnet. Die Diploe hat im Gegensatz zu der Spongiosa recht massive Knochenbälkchen, aber nur kleine Hohlräume. Andererseits sieht man in der Diploe größere Öffnungen, in denen Blutgefäße verlaufen. Diese Öffnungen kommen in der Spongiosa des Röhrenknochens nicht vor.

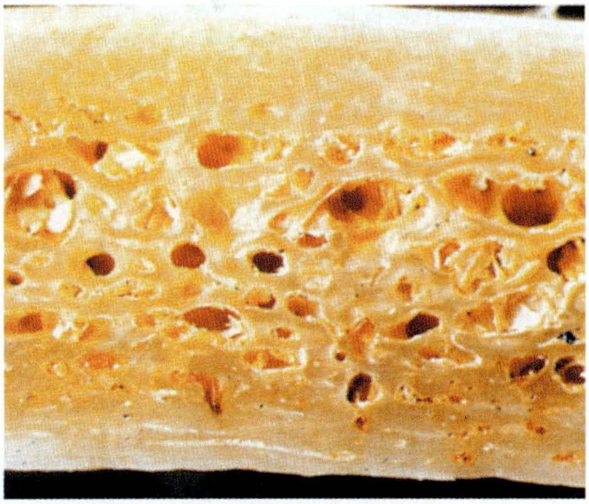

Abb. 3.14 [S021]

➤ Abb. 3.15 Schematische Darstellung eines quergestreiften Muskels

Durch die Muskulatur (Skelettmuskulatur) werden die Gelenke bewegt. Der Skelettmuskel ist mit seinem Ursprung (Teil des Muskels, der der Körpermitte am nächsten liegt) und seinem Ansatz (Teil, der von der Körpermitte weiter entfernt liegt) mittels zugfester Fasern mit dem Knochen verwachsen.

Man muss zwischen Muskelgewebe und Muskel unterscheiden. **Muskelgewebe** ist eine Gewebeart, die in hohem Maße die Fähigkeit zur Kontraktilität (Zusammenziehung) besitzt. Der **Muskel** dagegen ist ein Organ, das aus verschiedenen Gewebearten besteht: aus Muskelgewebe, Bindegewebe und Nervengewebe.

Muskelgewebe Es stellt den Hauptanteil des Muskels dar.

Zugfestes Bindegewebe Es bildet die Ursprungs- und Ansatzsehne des Muskels. Die den Muskel umgebende Faszie aus straffem Bindegewebe gibt dem Muskel Halt und gewährleistet seine Verschieblichkeit gegenüber der Umgebung.

Lockeres Bindegewebe Es ist als Verschiebeschicht zwischen die einzelnen Muskelfasern eingelagert.

Blutgefäße Sie laufen in der Verschiebeschicht des Bindegewebes und versorgen die Muskelzellen. Ihre Wand ist aus Epithel-, Muskel- und Bindegewebe aufgebaut.

Nervenfasern Sie leiten die elektrischen Impulse vom Zentralnervensystem zur Muskelzelle hin bzw. weg.

Ein Muskel besteht aus zahlreichen Muskelfaserbündeln, diese wiederum aus Muskelfasern, wobei eine ganze Muskelfaser einer Muskelzelle entspricht, denn Muskelzellen können bis zu 0,1 mm dick und bis zu 20 cm lang werden!

In den Muskelzellen kommen Mitochondrien, randständige Muskelfaserzellkerne und sogenannte Myofibrillen vor. Myofibrillen bestehen aus Aktin- und Myosinfilamenten, die letztendlich durch ihr Ineinanderschieben die Verkürzung des Muskels bewirken (➤ Abb. 3.17).

a Skelettmuskel des Oberarms
b Ausschnitt aus Skelettmuskel

1 Gruppe von Muskelfaserbündeln, die von Bindegewebe umhüllt sind .... *Epimysium*
2 Muskelfaser
3 Muskelfaserbündel
4 Bindegewebe, das ein einzelnes Muskelfaserbündel umhüllt (Muskelhaut) .... *Perimysium*
5 Muskelfaszie .... *Fascia*
6 Blutgefäße .... *Vasa*

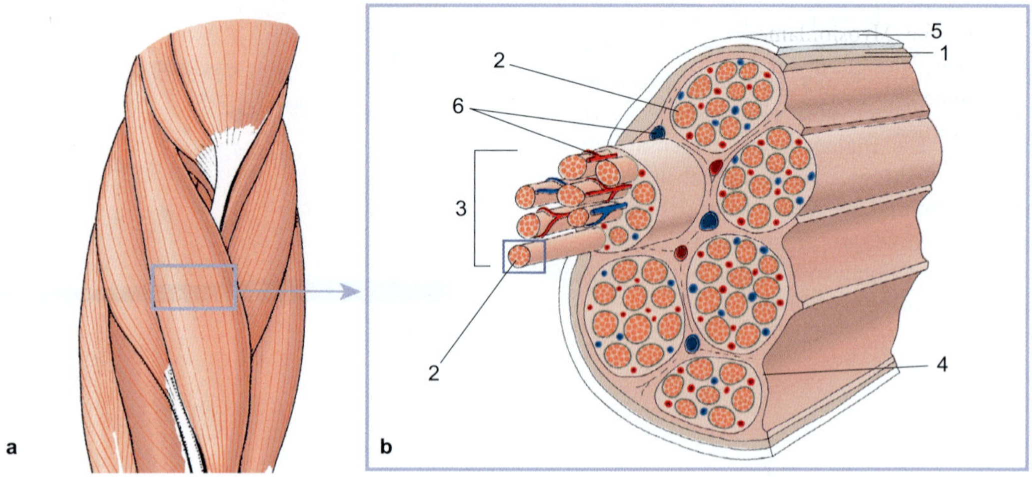

Abb. 3.15 [L190]

➢ Abb. 3.16 Quergestreifte Muskulatur

Beim Muskelgewebe werden zwei Hauptgruppen unterschieden: die glatte und die quergestreifte Muskulatur. Die quergestreifte Muskulatur ist dem bewussten Willen unterworfen, kann schnell arbeiten und ist an keinen bestimmten Rhythmus gebunden. Der Impuls zur Kontraktion stammt aus der Großhirnrinde.

Bei dem quergestreiften Muskelgewebe kann man unter dem Mikroskop eine Querstreifung erkennen, weil die Aktin- und Myosinfilamente hier in regelmäßigen Abschnitten angeordnet sind. Man sieht, dass die Zellkerne (1) am Rand der langen Fasern liegen.

a Längsschnitt
b Querschnitt

1 Zellkerne .... *Nuclei*
2 Stark lichtbrechende Streifen (A-Streifen) .... *Stria A*
3 Schwach lichtbrechende Streifen (I-Streifen) .... *Stria I*
4 Zwischenstreifen (Z-Streifen) .... *Linea Z*

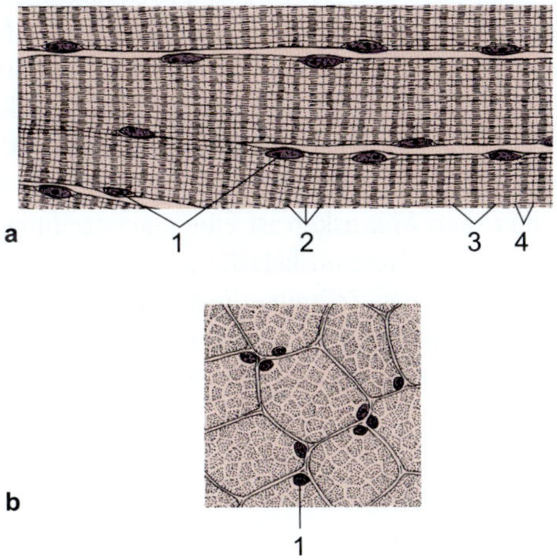

Abb. 3.16 [L190]

➢ Abb. 3.17 Schematische Darstellung der Myofibrillen

In den Muskelzellen (Muskelfasern) liegen die Myofibrillen. Die Myofibrillen bestehen aus Aktin- und Myosinfilamenten.

Die Abbildung zeigt in rosa die Aktinfilamente, in orange die Myosinfilamente. Die Verkürzung des Muskels kommt dadurch zustande, dass die Aktinfilamente zwischen die Myosinfilamente gezogen werden.

1 Aktinfilament
2 Myosinfilament
3 Zwischenstreifen (Z-Streifen) .... *Linea Z*
4 Kleinste kontraktile Einheit des Muskels .... *Sarkomer*

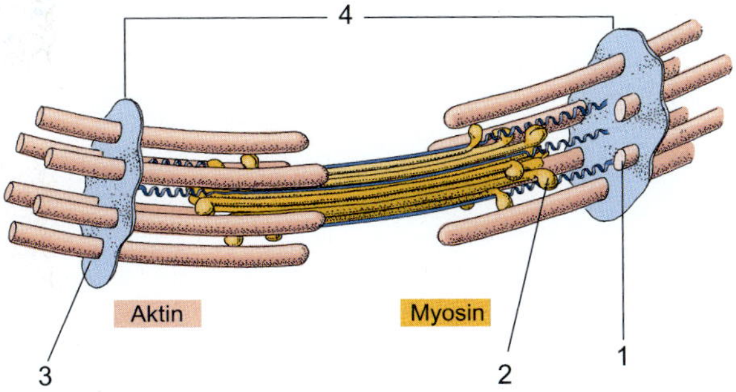

Abb. 3.17 [L190]

➢ Abb. 3.18 Herzmuskulatur

Die Herzmuskulatur nimmt eine Zwischenstellung zwischen der glatten und der quergestreiften Muskulatur ein. Sie arbeitet unwillkürlich, autonom, rhythmisch und schnell. Ihre Autonomie wird allerdings durch das vegetative Nervensystem mittels Sympathikus und Parasympathikus beeinflusst.

Unter dem Mikroskop ist eine Querstreifung zu erkennen. Die Herzmuskelzelle hat einen einzigen Kern, der in der Zellmitte liegt. Die Zellgrenzen sind durch Glanzstreifen markiert, die die Aufgabe haben, den Zellkontakt und die Erregungsleitung zu verbessern.

a Längsschnitt
b Querschnitt

1 Herzmuskelzelle . . . . *Myocytus cardiacus*
2 Glanzstreifen . . . . *Disci intercalares*
3 Verbindungen zwischen den Muskelfasern . . . . *Nexus*
4 Bindegewebe . . . . *Textus connectivus*
5 Gefäße . . . . *Vasa*
6 Zellkern . . . . *Nucleus*

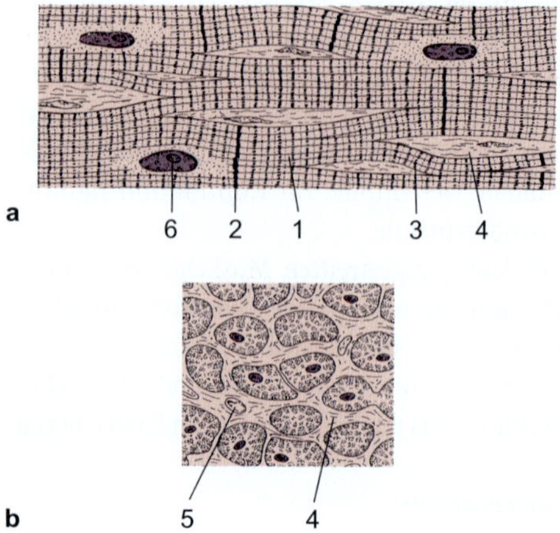

Abb. 3.18 [L190]

➢ Abb. 3.19 Muskelspindel

Muskelspindeln sind einerseits Sinnesorgane, die die Muskelspannung mittels Dehnungsrezeptoren messen, andererseits haben sie die Aufgabe, die Muskelspannung zu regulieren. Aufgrund ihrer Form werden diese Gebilde als Muskelspindel bezeichnet.

In jeder dieser Spindeln liegen 2–10 Fasern, die kürzer und dünner sind als die übrigen Muskelfasern. In die Muskelspindel ziehen sensible Nervenfasern, die den Spannungszustand der Muskelfasern über Dehnungsrezeptoren messen. Diese Information leiten sie mittels elektrischer Impulse an das Gehirn (vor allem an das Kleinhirn) weiter. Hier werden die eingehenden Informationen verarbeitet und das Gehirn seinerseits gibt nun über motorische Nervenfasern Impulse zu den oberen und unteren Polen der Muskelspindeln, um die Spannung der Muskelfasern innerhalb der Muskelspindel einzustellen. Die Muskelfasern der Skelettmuskulatur, die um die Muskelspindel liegen, richten ihre eigene Spannung an der von der Muskelspindel vorgegebenen Spannung (Vorspannung) aus.

Findet nun eine Dehnung des Muskels statt, z. B. durch Beklopfen der Sehne mit dem Reflexhammer, wird diese Veränderung sofort von der Muskelspindel über die sensiblen Nervenfasern an das Rückenmark gemeldet. Da jedoch der Muskel vor übermäßiger Dehnung geschützt werden muss, kommt es aufgrund eines Reflexes zum sofortigen Zusammenziehen. Dieser Befehl zum Zusammenziehen stammt aus dem Rückenmark und zieht über die motorischen Nervenfasern zur motorischen Endplatte zur Muskelzelle.

Besteht nur ein geringer Muskeltonus, also eine geringe Muskelspannung, kann ein Reflex nur durch eine kräftige Dehnung ausgelöst werden, bei einem hohen Muskeltonus hingegen genügen bereits geringe Dehnungsreize zur Auslösung eines Muskelreflexes.

Muskelspindeln findet man in allen Skelettmuskeln. Sie kommen besonders zahlreich in Muskeln vor, die feine Bewegungen ausführen, also z. B. in den Händen. In der glatten Muskulatur fehlen sie, da diese nicht willkürlich innerviert wird.

1 Motorische Nervenendung der Muskelspindel
2 Sensible Nervenendung der Muskelspindel
3 Bindegewebige Kapsel der Muskelspindel
4 Sensible Nervenfaser, die zum Rückenmark zieht
5 Motorische Nervenfaser, die vom Rückenmark kommt.

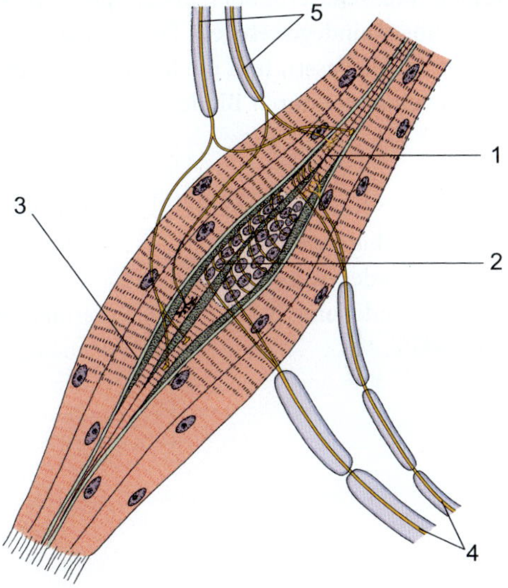

Abb. 3.19 [L190]

➢ Abb. 3.20 Querschnitt durch einen Nerv

Es handelt sich um den Ausschnitt eines mikroskopischen Bildes. Nervenfasern und Blutgefäße sind gelb dargestellt, das Bindegewebe rot.

Es werden Nerv und Nervengewebe unterschieden. Ein Nerv ist ein Organ, das im Wesentlichen aus Nervengewebe und Bindegewebe aufgebaut ist. Er besteht aus einzelnen Nervenfasern, die von lockerem Bindegewebe umgeben sind. Mehrere Nervenfasern sind zu Nervenbündeln zusammengefasst, die von straffem Bindegewebe umhüllt sind. Mehrere Nervenfaserbündel bilden den Nerv, der in einer bindegewebigen Scheide steckt, die den Nerv gegen die Umgebung abgrenzt und ihn gleichzeitig in der Umgebung befestigt.

Ein Nerv ist also ähnlich aufgebaut wie ein Muskel, in dem auch einzelne Muskelfasern zu Muskelfaserbündeln zusammengefasst werden. Die einzelnen Muskelfaserbündel bilden den Muskel, der in einer bindegewebigen Faszie steckt. Die einzelnen Muskelfasern und die Muskelfaserbündel sind gegeneinander durch Bindegewebe abgegrenzt (➢ Abb. 3.15).

1 Bündel von Nervenfasern .... *Neurofibrae*
2 Bindegewebige Scheide .... *Epineurium*
3 Straffes Bindegewebe, das ein Nervenbündel umgibt .... *Perineurium*
4 Blutgefäß .... *Vas*

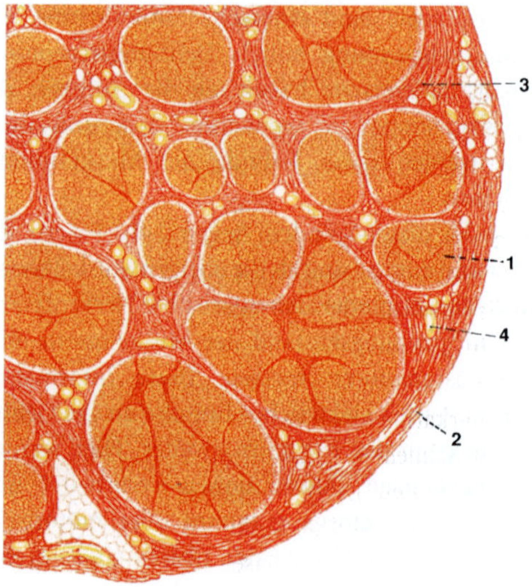

Abb. 3.20 [M375]

➢ Abb. 3.21 Markreicher Nervenzellfortsatz

Bei markreichen (myelinisierten) Nervenfasern ist die Schwann-Zelle spiralig um das Axon gewickelt. Diese Markscheide (Myelinscheide), eine Fett-Eiweiß-Hülle, isoliert die Nervenfasern und gewährleistet die im Vergleich zu markarmen Fasern wesentlich höhere Leitungsgeschwindigkeit. Markreiche Nervenfasern kommen deshalb bei den peripheren Nerven vor, da es hier in Gefahrenmomenten entscheidend auf eine schnelle Erregungsleitung ankommt. Im Gegensatz dazu sind Nervenfasern des Zentralnervensystems und Nervenfasern, die zu inneren Organen ziehen, meist markarm (➢ Abb. 3.22), da es hier nicht so sehr auf Schnelligkeit ankommt. Gehen im Verlauf von bestimmten Erkrankungen Markscheiden zugrunde, z. B. bei Multipler Sklerose, so wird die Erregungsleitung der Nervenfasern beeinträchtigt, auch wenn die Nervenzellen selbst noch intakt sind.

Die Markscheide umgibt das Axon nicht gleichmäßig, sondern sie reicht nur so weit wie die einzelne Schwann-Zelle. Nach einer kurzen Unterbrechung (Ranvier-Schnürring) beginnt die Markscheide der nächsten Schwann-Zelle.

Die Ranvier-Schnürringe haben die Aufgabe der „saltatorischen Erregungsleitung". Das heißt, dass die elektrische Erregung von Schnürring zu Schnürring springt. Dadurch pflanzt sich die elektrische Erregung sehr viel schneller fort als bei markarmen Fasern, bei denen die Erregung kontinuierlich am Axon entlang läuft.

1 Schwann-Zelle .... *Gliocytus periphericus*
2 Axon.............................. *Neurit*
3 Zellkern der Schwann-Zelle .... *Nucleus neurolemmocytus*
4 Äußeres Zytoplasma der Schwann-Zelle mit Kern und Organellen .... *Neurolemma*
5 Markscheide .... *Myelinscheide*
6 Ranvier-Schnürring......... *Nodus neurofibrae*

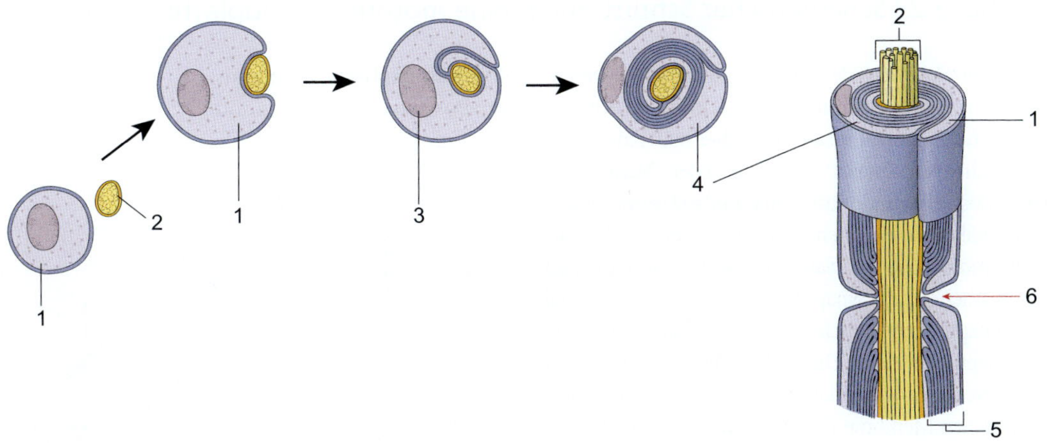

Abb. 3.21 [L190]

➢ Abb. 3.22 Markarme Nervenfasern

Bei markarmen Nervenfasern sind mehrere Axone (bzw. Dendriten) (2) in den Zellleib einer Mantelzelle eingebettet. Markarme Nervenfasern kommen vor allem im vegetativen Nervensystem vor. Sie haben eine langsamere Erregungsleitung als markreiche Nervenfasern, da hier die Erregung nicht wie bei den markhaltigen Nervenfasern von Ranvier-Schnürring zu Ranvier-Schnürring springt (➢ Abb. 3.21).

1 Mantelzelle
2 Axon (Neurit)
3 Zellmembran der Mantelzelle
4 Zellleib der Mantelzelle
5 Zellkern der Mantelzelle

3

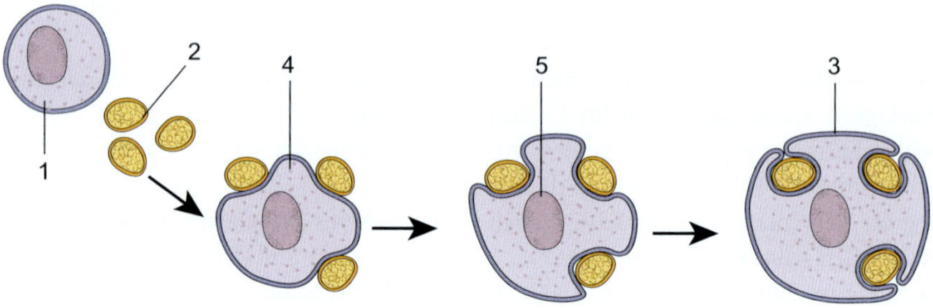

Abb. 3.22 [L190]

➢ Abb. 3.23 Schematischer Schnitt durch eine motorische Endplatte

Vom Zentralnervensystem ziehen motorische Nervenfasern zu den Skelettmuskeln, die Impulse bringen, wenn sich der Muskel zusammenziehen soll. Eine solche motorische Nervenfaser muss zu jeder Muskelfaser ziehen, damit sie zur Kontraktion veranlasst werden kann. Die Kontaktstelle zwischen Nervenfaser und Muskelzelle ist die motorische Endplatte. Sie besitzt alle typischen Kennzeichen einer Synapse wie präsynaptischer Teil mit synaptischen Bläschen, synaptischer Spalt und postsynaptischer Teil. Die elektrische Erregung läuft die Nervenfaser (1) entlang. Kommt sie bei der präsynaptischen Membran (7) an, so veranlasst sie die Abgabe einer Überträgersubstanz (Acetylcholin) in den synaptischen Spalt (5). Dieser Überträgerstoff veranlasst den Muskel sich zusammenzuziehen.

1 Motorische Nervenfaser
2 Mitochondrium
3 Präsynaptischer Teil (Endknöpfchen)
4 Synaptische Bläschen, die einen Überträgerstoff enthalten
5 Synaptischer Spalt
6 Skelettmuskelfaser
7 Präsynaptische Membran
8 Postsynaptische Membran

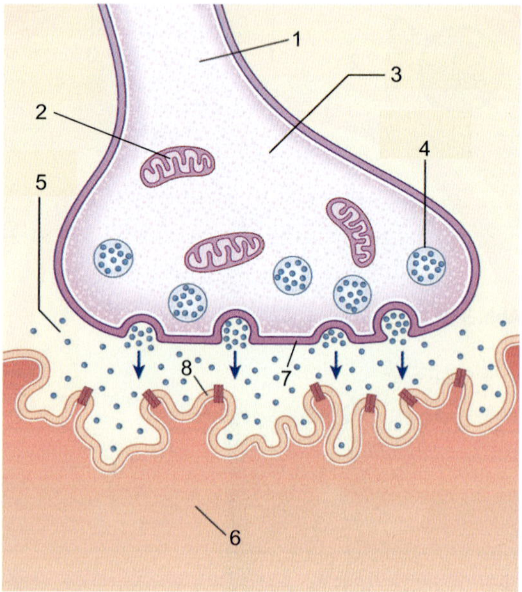

Abb. 3.23 [E537]

KAPITEL

4 Bewegungsapparat

➢ Abb. 4.1 Achsen- und Anhangsskelett

Zum Achsenskelett gehören die Knochen von Kopf, Hals und Stamm, zum Anhangsskelett der Schultergürtel (Schulterblatt und Schlüsselbein) mit den Armen und der Beckengürtel (Hüftbein und Kreuzbein) mit den Beinen.

Das Skelett ermöglicht die Bewegungen des Körpers, da es den Muskeln als Ansatzpunkt dient. Es hat auch Stütz- sowie Schutzfunktion, indem es lebenswichtige Organe wie Gehirn, Lungen, Herz, Nieren und das Rückenmark schützt. Zudem fungiert das Skelett als Speicher für Mineralsalze. Im roten Knochenmark werden die Blutzellen gebildet.

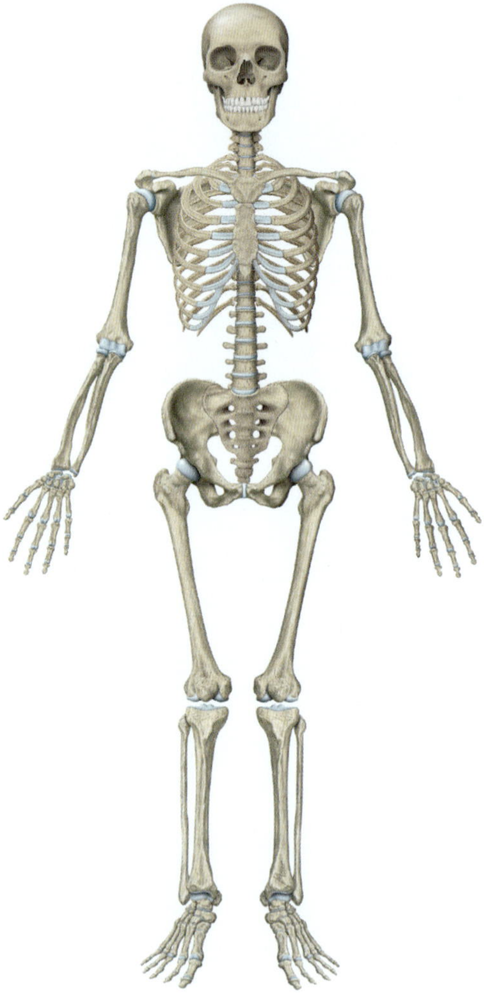

Abb. 4.1 [L127]

➢ Abb. 4.2 Schädel von vorne

1 Stirnbein .... *Os frontale*
2 Scheitelbein...................... *Os parietale*
3 Schläfenbein .... *Os temporale*
4 Keilbein, großer Flügel .... *Os sphenoidale, Ala major*
5 Keilbein, kleiner Flügel .... *Os sphenoidale, Ala minor*
6 Nasenbein .... *Os nasale*
7 Siebbein....................... *Os ethmoidale*
8 Tränenbein .... *Os lacrimale*
9 Jochbein...................... *Os zygomaticum*
10 Oberkiefer .... *Maxilla*
11 Unterkiefer .... *Mandibula*
12 Nasenscheidewand................ *Septum nasi*
13 Untere Nasenmuschel ... *Concha nasalis inferior*
14 Mittlere Nasenmuschel ... *Concha nasalis media*
15 Kranznaht .... *Sutura coronalis*
16 Obere Augenhöhlenspalte...... *Fissura orbitalis superior*
17 Untere Augenhöhlenspalte..... *Fissura orbitalis inferior*

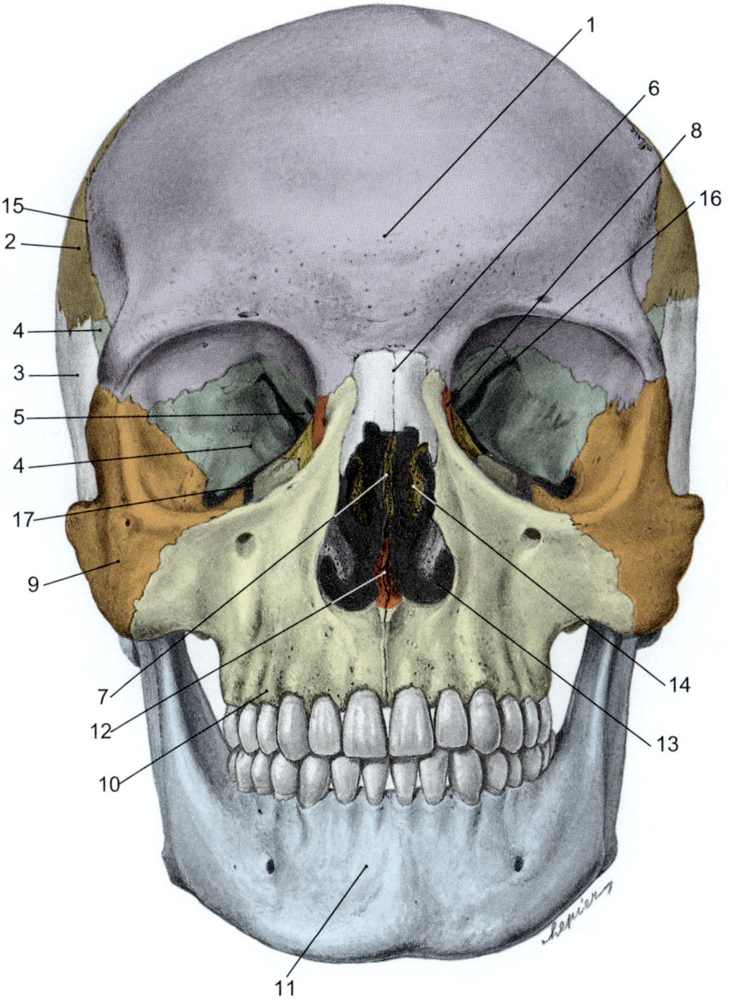

Abb. 4.2 [S700]

➢ Abb. 4.3 Schädel von der Seite

1 Stirnbein .... *Os frontale*
2 Scheitelbein...................... *Os parietale*
3 Schläfenbein .... *Os temporale*
4 Keilbein, großer Flügel .... *Os sphenoidale, Ala major*
5 Hinterhauptbein................ *Os occipitale*
6 Nasenbein .... *Os nasale*
7 Jochbein.................... *Os zygomaticum*
8 Oberkiefer .... *Maxilla*
9 Unterkiefer .... *Mandibula*
10 Äußerer Gehörgang . . *Meatus acusticus externus*
11 Jochbogen .... *Arcus zygomaticus*
12 Griffelfortsatz des Schläfenbeins ...... *Processus styloideus*
13 Kronenfortsatz des Unterkiefers ...... *Processus coronoideus mandibulae*
14 Kranznaht .... *Sutura coronalis*
15 Lambdanaht .... *Sutura lambdoidea*
16 Schuppennaht............... *Sutura squamosa*

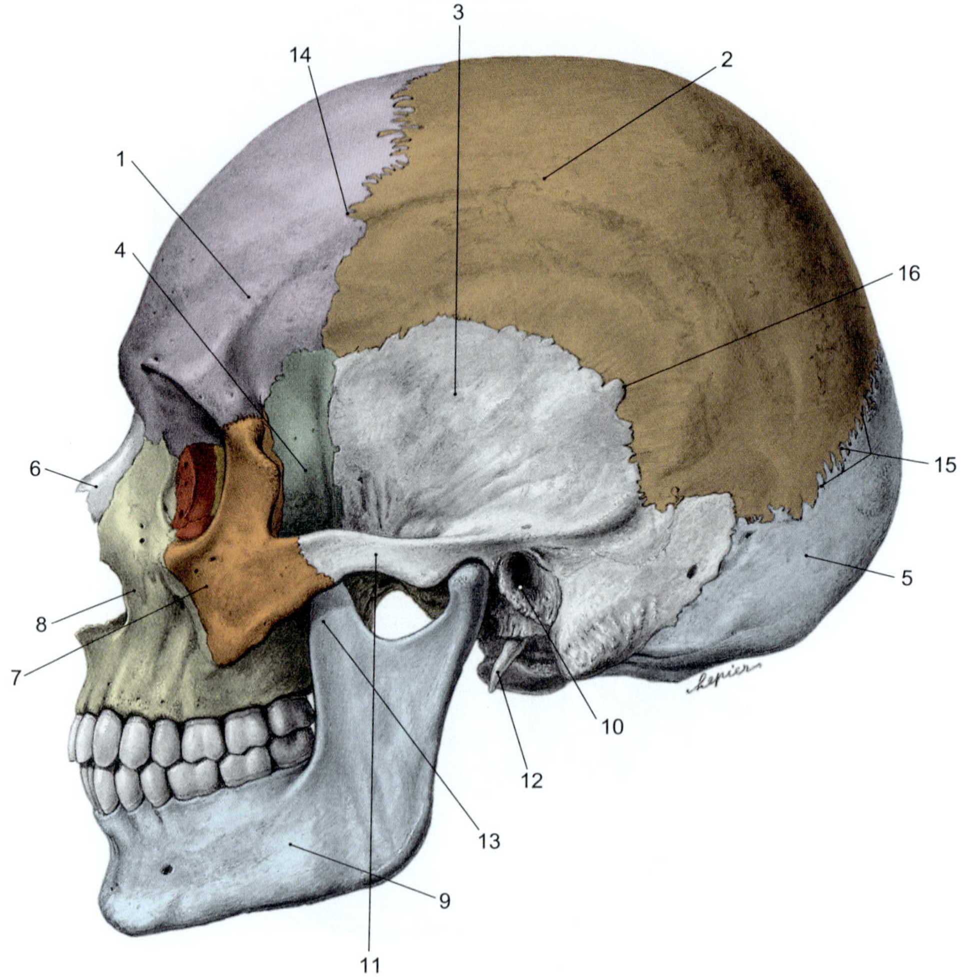

Abb. 4.3 [S700]

➢ Abb. 4.4 Medianschnitt durch den Schädel

Der Schnitt wurde etwas rechts der Körpermittelebene ausgeführt, um die Nasenscheidewand zu erhalten. Bei der Nasenscheidewand handelt es sich um eine teils knorpelige, teils knöcherne Scheidewand, die von Anteilen des Siebbeins und des Pflugscharbeins gebildet wird. Häufig ist sie allerdings nach einer Seite gekrümmt (Septumdeviation).

1 Stirnbein .... *Os frontale*
2 Scheitelbein........................ *Os parietale*
3 Schläfenbein .... *Os temporale*
4 Stirnhöhle .... *Sinus frontalis*
5 Nasenbein .... *Os nasale*
6 Siebbein .... *Os ethmoidale*
7 Pflugscharbein .... *Vomer*
8 Oberkiefer .... *Maxilla*
9 Keilbeinhöhle .... *Sinus sphenoidalis*
10 Lambdanaht .... *Sutura lambdoidea*
11 Innerer Gehörgang... *Meatus acusticus internus*
12 Kranznaht .... *Sutura coronalis*
13 Türkensattel .... *Sella turcica*
14 Gaumenbein .... *Os palatinum*

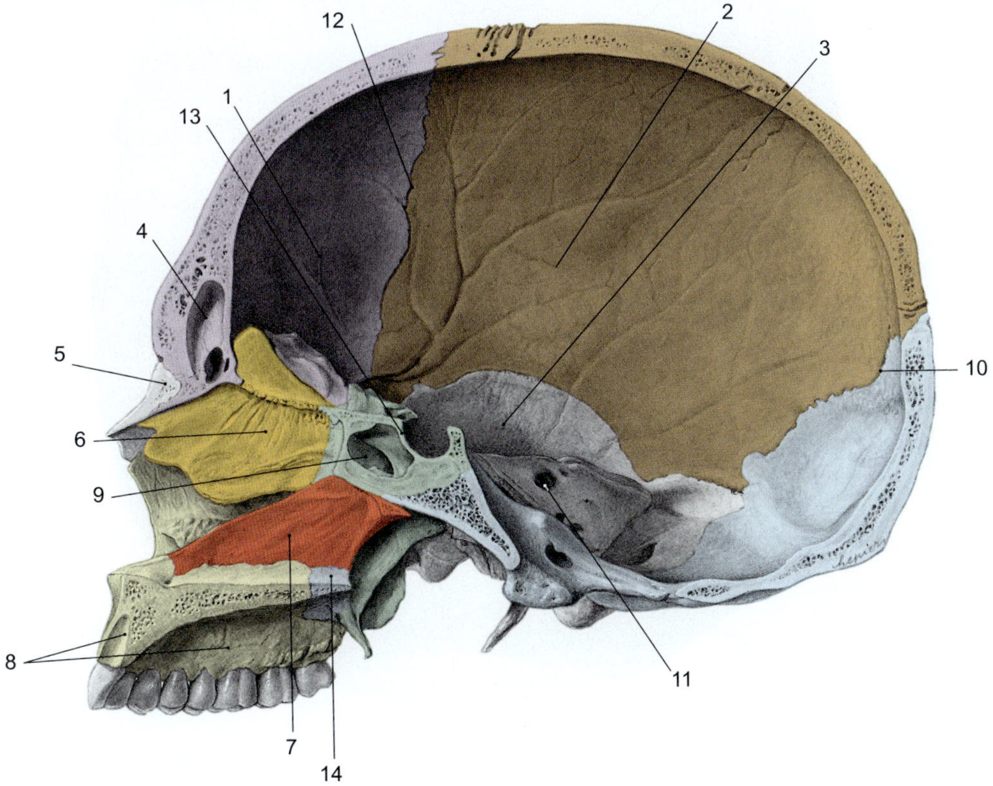

Abb. 4.4 [S007-3-23]

➢ Abb. 4.5 Schädel eines Erwachsenen von oben

Man blickt auf das Schädeldach (Kalotte, Calvaria). Die Kalotte bildet den oberen Teil des Schädels, und zwar ungefähr den Teil, der von einem Hut bedeckt wird. Damit befindet sich die untere Grenze des Schädeldachs in etwa auf der Höhe der Hutkrempe.

1 Stirnbein .... *Os frontale*
2 Scheitelbein...................... *Os parietale*
3 Kranznaht .... *Sutura coronalis*
4 Pfeilnaht .... *Sutura sagittalis*
5 Lambdanaht .... *Sutura lambdoidea*
6 Hinterhauptbein................ *Os occipitale*
7 Nasenbein .... *Os nasale*
8 Scheitelbeinloch (für Vene) .... *Foramen parietale*

4

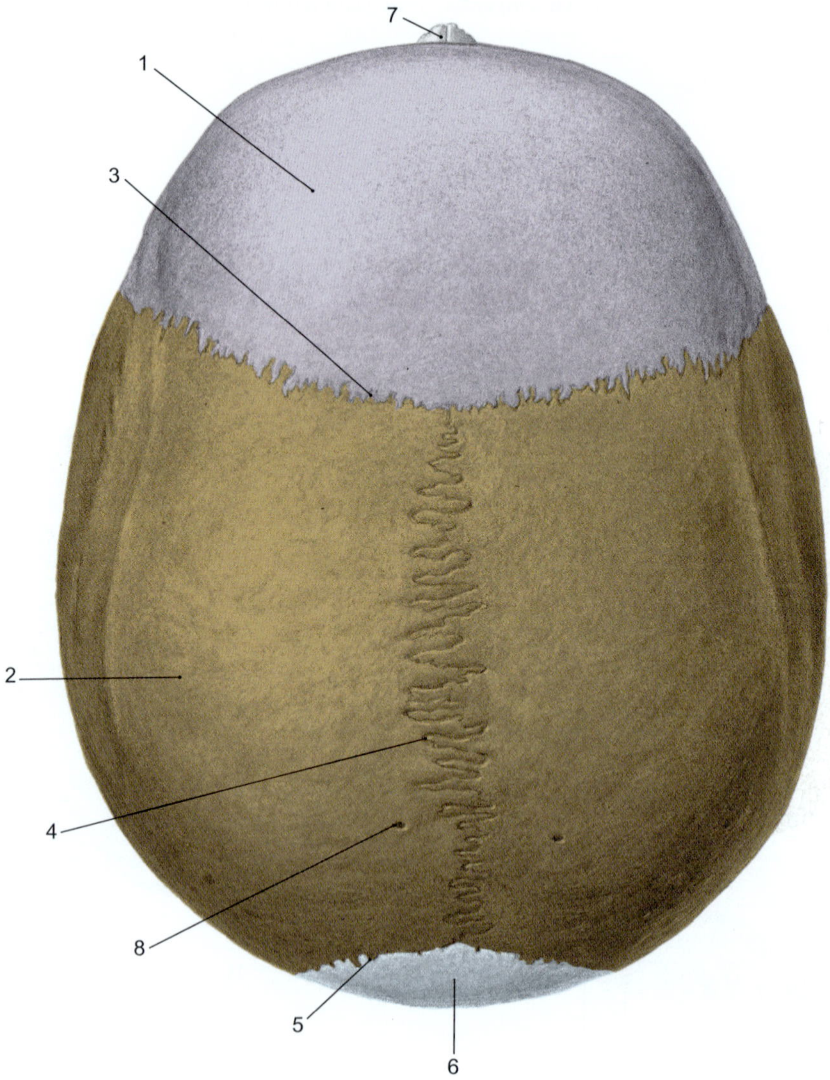

Abb. 4.5 [S700]

➢ Abb. 4.6 Fontanellen des Neugeborenen

Als Fontanellen bezeichnet man Knochenlücken im Schädeldach des Neugeborenen. Sie liegen dort, wo größere Schädelnähte aufeinandertreffen. Da sie nur durch Bindegewebe verschlossen sind, lassen sich die Pulsationen der Arterien an rhythmischen Vorwölbungen der Fontanellen erkennen. Die großen Fontanellen schließen sich meist im 2. Lebensjahr, die kleinen im 2.–3. Lebensmonat. Der Verschluss erfolgt durch desmale Ossifikation, durch eine bindegewebige Verknöcherung, bei der Bindegewebe direkt in Knochengewebe umgewandelt wird.

a Ansicht von kranial
b Ansicht von links

1 **Vordere große Fontanelle** (Fonticulus anterior) Sie liegt zwischen den Scheitelbeinen und dem Stirnbein. Sie schließt sich im Laufe des 2. Lebensjahrs, meist zwischen dem 9. und 18. Lebensmonat, spätestens im 24.–27. Monat.

2 **Hintere kleine Fontanelle** (Fonticulus posterior) Sie liegt zwischen den Scheitelbeinen und dem Hinterhauptbein. Sie schließt sich im 2.–3. Lebensmonat.

3 **Vordere Seitenfontanelle** (Fonticulus anterolateralis, F. sphenoidalis) Sie liegt zwischen Stirnbein, Scheitelbein, Keilbein und Schläfenbein.

4 **Hintere Seitenfontanelle** (Fonticulus posterolateralis, F. mastoideus) Sie liegt zwischen Scheitelbein, Hinterhauptbein und Warzenfortsatz.

5 Stirnbein .... *Os frontale*
6 Scheitelbein .... *Os parietale*
7 Schläfenbein .... *Os temporale*
8 Keilbein .... *Os sphenoidale*
9 Hinterhauptbein .... *Os occipitale*
10 Jochbein .... *Os zygomaticum*
11 Pfeilnaht .... *Sutura sagittalis*
12 Kranznaht .... *Sutura coronalis*
13 Lambdanaht .... *Sutura lambdoidea*

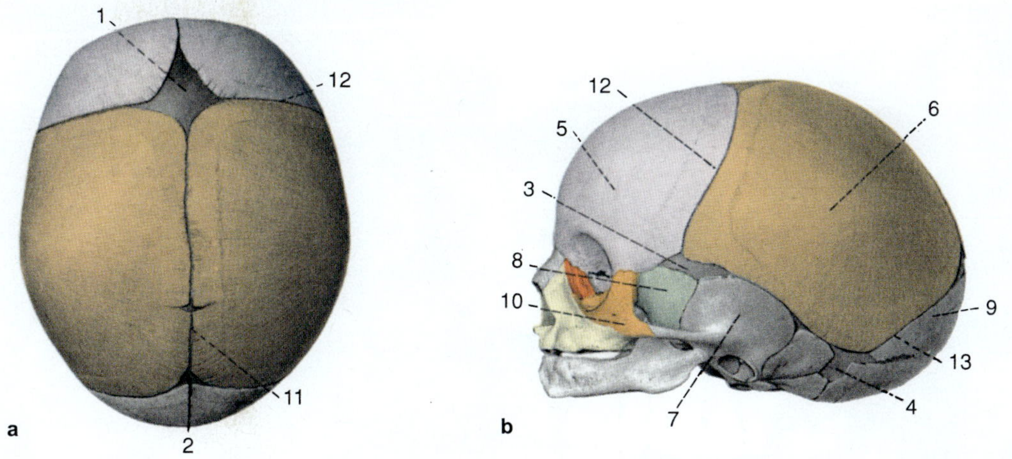

Abb. 4.6 [S700]

➢ Abb. 4.7 Schädelvergleich

Dargestellt sind der Schädel eines Neugeborenen und eines Erwachsenen. Wie man sieht, umfasst der kindliche Schädel vor allem das Gehirn und die Augen. Solange der Säugling noch keine feste Nahrung aufnimmt, ist der Kiefer nur schwach entwickelt. Mit dem Kauen von fester Nahrung bilden sich Ober- und Unterkiefer dann allmählich immer kräftiger aus.

Der Hirnschädel macht beim Neugeborenen proportional noch einen großen Anteil des Kopfes aus. Insbesondere für den Säugling und das Kleinkind ist ein voll ausgebildetes Gehirn wichtig, da in diesem Lebensabschnitt besonders viel gelernt werden muss.

Konrad Lorenz (österr. Verhaltensforscher, 1903–1989) hat das „Kindchenschema" entdeckt, indem er bestimmte Körpermerkmale, die beim Menschen als Schlüsselreiz dienen und dem Kind gegenüber eine positive Gesamteinstellung und Pflegeverhalten auslösen, aufgeführt hat: ein im Verhältnis zum übrigen Körper sehr großer Kopf, Pausbacken und „tollpatschige" Bewegungen.

a Schädel eines Erwachsenen
b Schädel eines Neugeborenen

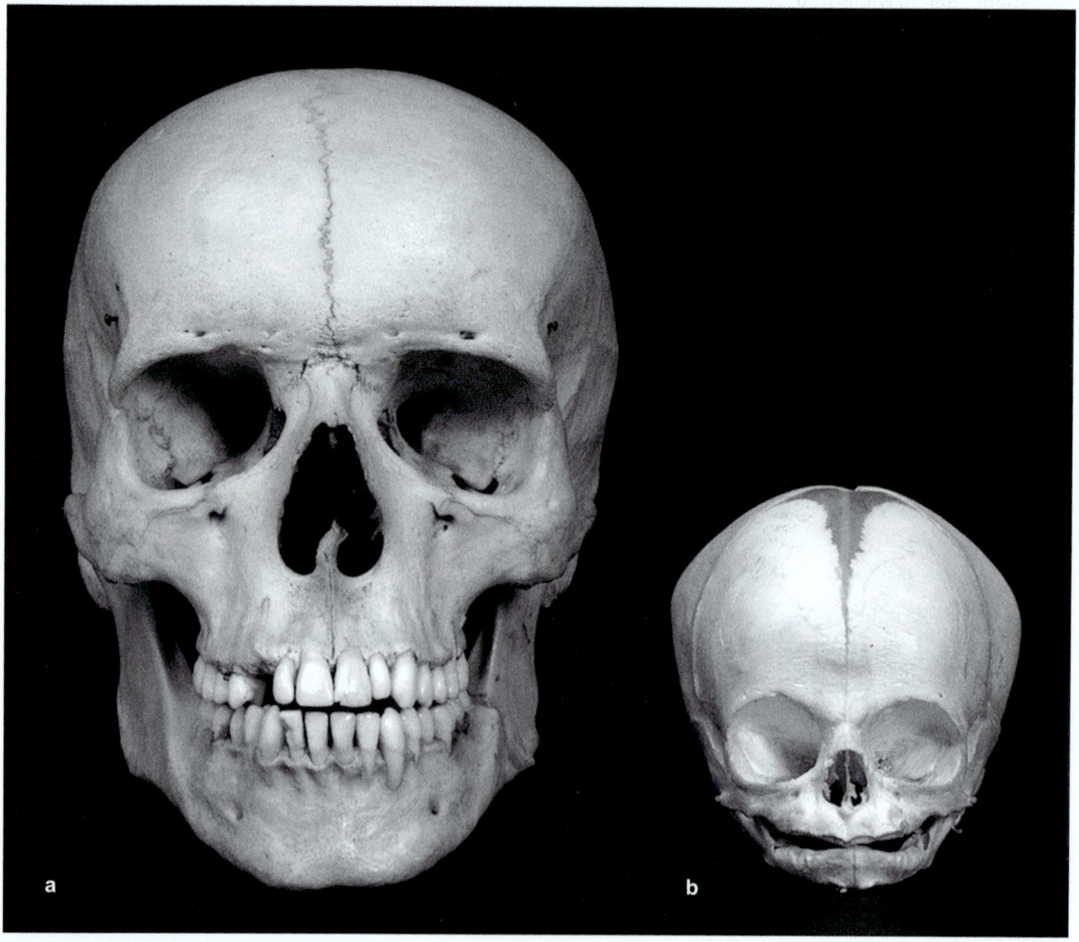

Abb. 4.7 [E626]

➢ Abb. 4.8 Wirbelsäule von links

Zu sehen ist die Doppel-S-Form bzw. Schlangenlinienform der Wirbelsäule. Die Masse der Wirbelkörper nimmt von der Hals- über die Brust- zur Lendenwirbelsäule zu, da die Wirbelsäule absteigend einer erhöhten Druckbelastung ausgesetzt ist.

Beachten Sie den Knick zwischen Lendenwirbelsäule und Kreuzbein, der als Promontorium bezeichnet wird. Je nach Richtung der Krümmung unterscheidet man:

a Lordose Physiologisch an Hals- und Lendenwirbelsäule. Bei Betrachtung von dorsal handelt es sich um eine nach vorn gerichtete Krümmung.

b Kyphose Physiologisch an Brustwirbelsäule und Kreuzbein. Bei Betrachtung von dorsal handelt es sich um eine nach hinten gerichtete Krümmung.

Skoliose Eine seitliche Verbiegung der Wirbelsäule, bei der es auch zur Drehung einzelner Wirbelkörper kommt und zur Versteifung im betroffenen Abschnitt. Eine Skoliose ist ab einem bestimmten Ausprägungsgrad pathologisch.

1 Halswirbel .... *Vertebrae cervicales*
2 Brustwirbel .... *Vertebrae thoracicae*
3 Lendenwirbel .... *Vertebrae lumbales*
4 Zwischenwirbelscheiben . . .*Disci intervertebrales*
5 Kreuzbein .... *Os sacrum*
6 Steißbein .... *Os coccygis*
7 Zwischenwirbellöcher .... *Foramina intervertebralia*
8 1. Halswirbel .... *Atlas*
9 2. Halswirbel .... *Axis*
10 Promontorium

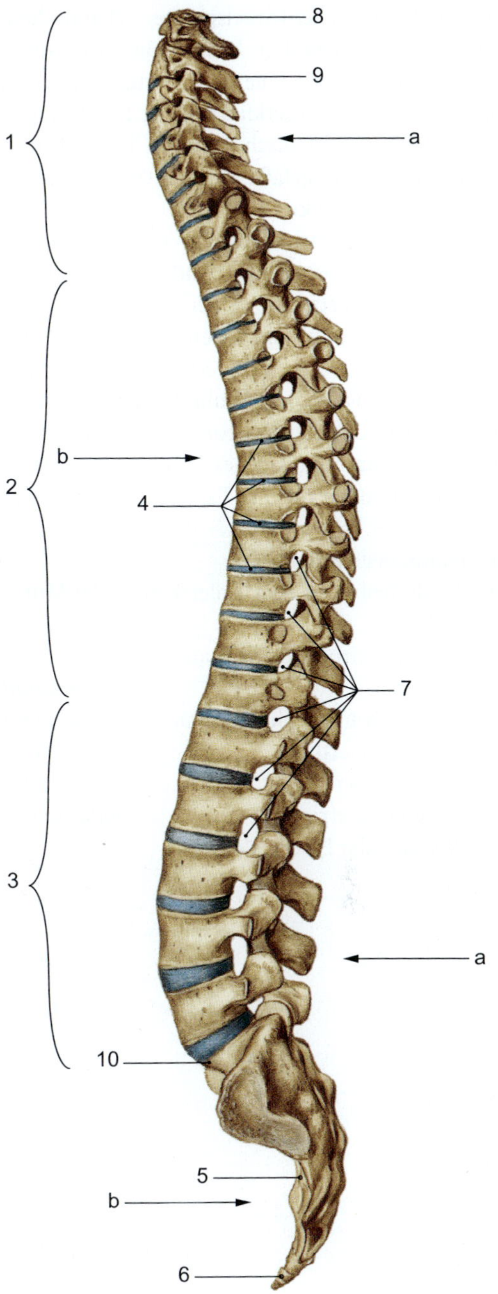

Abb. 4.8 [S700]

➢ Abb. 4.9 Zwischenwirbelscheibe aus dem Lendenbereich

An der Zwischenwirbelscheibe (Bandscheibe, Discus intervertebralis) kann man zwei Anteile unterscheiden: einen inneren Gallertkern und einen äußeren Ring aus Faserknorpel. Die Ernährung der Bandscheibe erfolgt durch Diffusion. Da der Knorpel keine eigenen Blutgefäße hat, besitzt er keine gute Regenerationsfähigkeit.

Die Zwischenwirbelscheiben gewährleisten ein hohes Maß an Beweglichkeit und fungieren als elastischer Puffer. Letzteres ist bei einem Sprung oder Sturz vor allem für die Gelenke und das Gehirn wichtig.

Der äußere Faserring (Anulus fibrosus) ist in konzentrischen Schichten angeordnet. In den äußeren Schichten kommt kollagenes Bindegewebe vor, das nach innen immer mehr in Faserknorpel übergeht.

a Bandscheibenfunktion
b Bandscheibe mit dem Gallertkern in der Mitte

1 Zwischenwirbelscheibe (Bandscheibe) ... *Discus intervertebralis*
2 Zwischenwirbelloch .... *Foramen intervertebrale*
3 Innerer Gallertkern .... *Nucleus pulposus*
4 Wirbelkörper .... *Corpus vertebrae*
5 Äußerer Faserring .... *Anulus fibrosus*
6 Wechselnder Faserverlauf

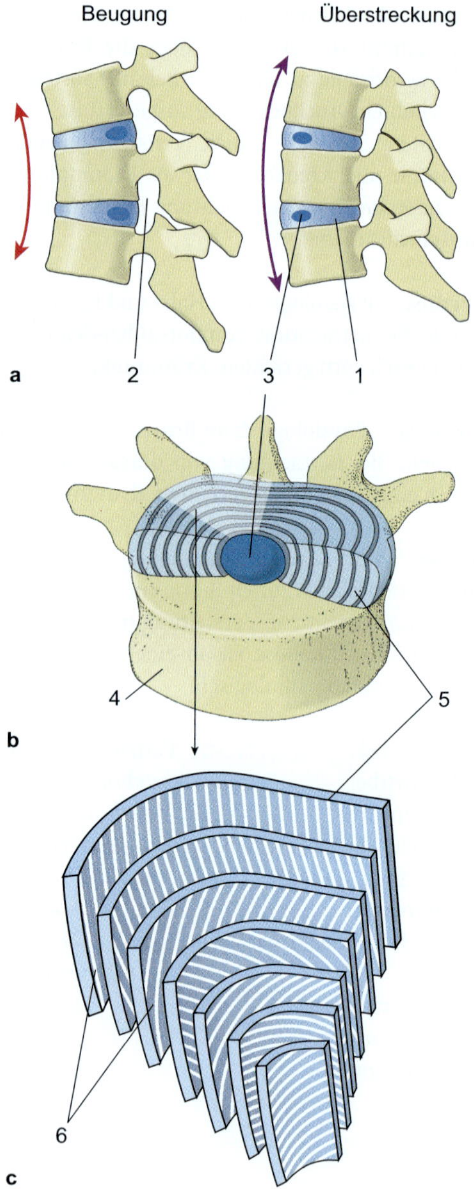

Abb. 4.9 [L190]

➢ Abb. 4.10 Vergleich eines Hals-, Brust- und Lendenwirbels

Beachten Sie die Größenzunahme der Wirbelkörper von den Hals- über die Brust- zu den Lendenwirbeln. Dagegen nimmt der Wirbelkanal von den Halswirbeln über die Brustwirbel zu den Lendenwirbeln ab.

Halswirbel Eine Besonderheit der Halswirbel sind neben dem kleinen Wirbelkörper und dem großen Wirbelloch der meist gespaltene Dornfortsatz und die Löcher in den Querfortsätzen, die der Wirbelschlagader und -vene (A. et V. vertebralis) als Durchtrittsstelle dienen.

Brustwirbel Bei den Brustwirbeln sind die kräftigen Querfortsätze zu erwähnen, die den Rippen als Stützen dienen. In der Abbildung erkennbar sind auch Gelenkflächen für die Rippen an dem Querfortsatz (8) und am Wirbelkörper (9).

Lendenwirbel Bei den Lendenwirbeln ist der Wirbelkörper am größten, das Wirbelloch am kleinsten, da im unteren Abschnitt bereits alle in Hals, Arme und Brustbereich ziehenden Nerven ausgetreten sind.

a 5. Halswirbel, Ansicht von kranial
b 5. Brustwirbel, Ansicht von kranial
c 3. Lendenwirbel, Ansicht von kranial

1 Wirbelkörper .... *Corpus vertebrae*
2 Wirbelbogen................. *Arcus vertebrae*
3 Wirbelloch................ *Foramen vertebrale*
4 Dornfortsatz .... *Processus spinosus*
5 Querfortsatz .... *Processus transversus*
6 Querfortsatzloch des Halswirbels ..... *Foramen processus transversi*
7 Oberer Gelenkfortsatz ..... *Processus articularis superior*
8 Gelenkfläche für die Rippe am Querfortsatz . *Fovea costalis processus transversi*
9 Gelenkfläche für die Rippe am Wirbelkörper .... *Fovea costalis superior*
10 Rippe .... *Costa*
11 Rippenfortsatz .... *Processus costalis*
12 Zitzenfortsatz .... *Processus mamillaris*
13 Randleiste .... *Apohysis anularis*
14 Wirbelbogenfüßchen. . *Pediculus arcus vertebrae*

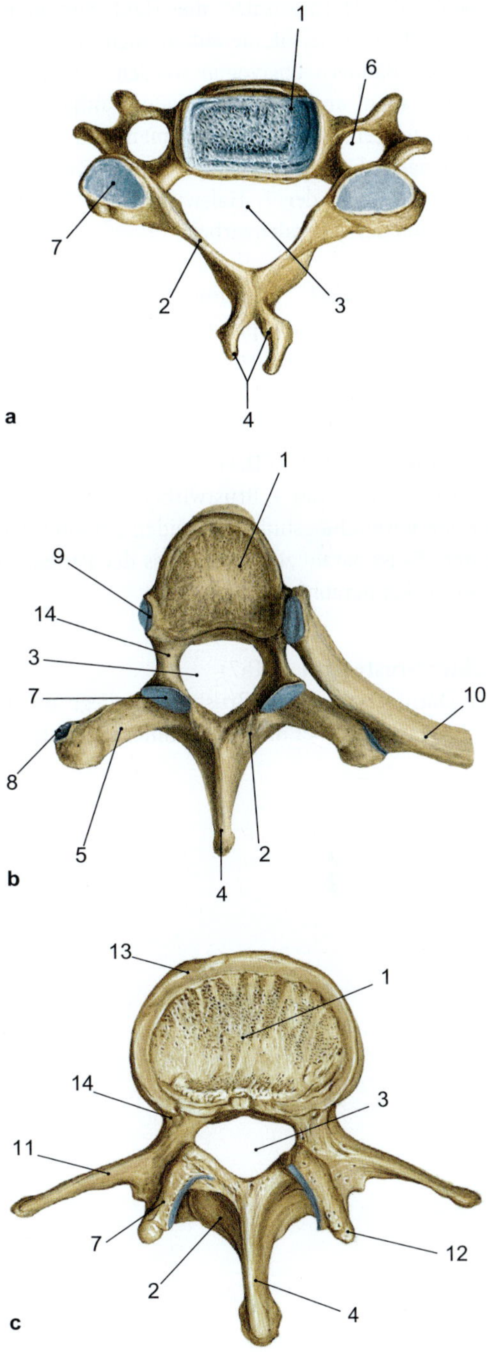

Abb. 4.10 [S700]

➢ Abb. 4.11 Auffinden der Dornfortsätze

Obwohl die Dornfortsätze die Haut vorwölben, ist es nicht ganz leicht, sie aufzufinden, da sie von kräftigen Bändern überzogen werden. Am besten beginnt man an den nachfolgend aufgelisteten Dornfortsätzen, von denen aus man sich zählend weiter nach oben und unten tastet. Am einfachsten aufzufinden sind der 7. Halswirbel, der 3. Brustwirbel und der 4. Lendenwirbel.

Siebter Halswirbel (Prominens, C7)
Der Patient lässt den Kopf nach vorne fallen. Dabei tritt der Prominens meist stark sicht- und tastbar hervor.

Dritter Brustwirbel (Th3)
Der Dornfortsatz des 3. Brustwirbels liegt ungefähr auf der Verbindungslinie der beiden Schulterblattgräten. Es ist darauf zu achten, dass der Patient die Arme locker herabhängen lässt.

Siebter Brustwirbel (Th7)
Der Dornfortsatz des 7. Brustwirbels liegt auf der Verbindungslinie der unteren Schulterblattspitzen.

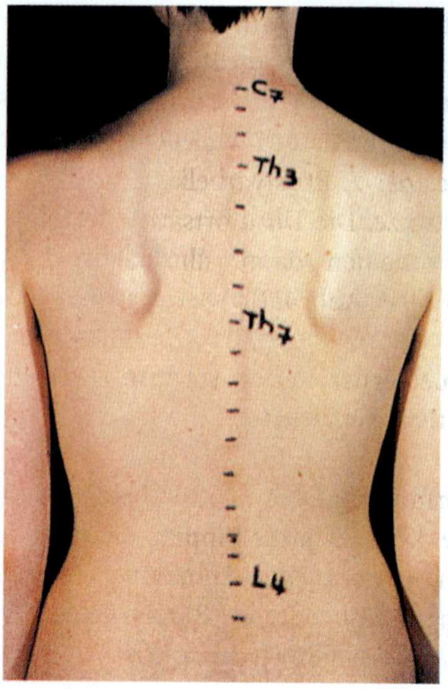

Abb. 4.11 [S021]

Vierter Lendenwirbel (L4)
Der Dornfortsatz des 4. Lendenwirbels liegt auf der Verbindungslinie der höchsten Punkte der Darmbeinkämme.

➢ Abb. 4.12 Sechster Brustwirbel von links

Beim Abtasten der Dornfortsätze muss vor allem im oberen Brustbereich beachtet werden, dass hier die Dornfortsätze schräg abwärts verlaufen. So liegen also z. B. ventral des sechsten Brustwirbeldornfortsatzes der 7. Brustwirbelkörper und die siebten Querfortsätze. Die Dornfortsätze der 8. – 12. Brustwirbel verlaufen dann allmählich wieder waagerechter (➢ Abb. 4.8).

1 Wirbelkörper .... *Corpus vertebrae*
2 Oberer Gelenkfortsatz ..... *Processus articularis superior*
3 Querfortsatz .... *Processus transversus*
4 Gelenkfläche für die Rippe am Querfortsatz . *Fovea costalis processus transversi*
5 Dornfortsatz .... *Processus spinosus*
6 Unterer Gelenkfortsatz .... *Processus articularis inferior*
7 Unterer Wirbeleinschnitt ... *Incisura vertebralis inferior*
8 Gelenkfläche für die Rippe am Wirbelkörper .... *Fovea costalis superior*

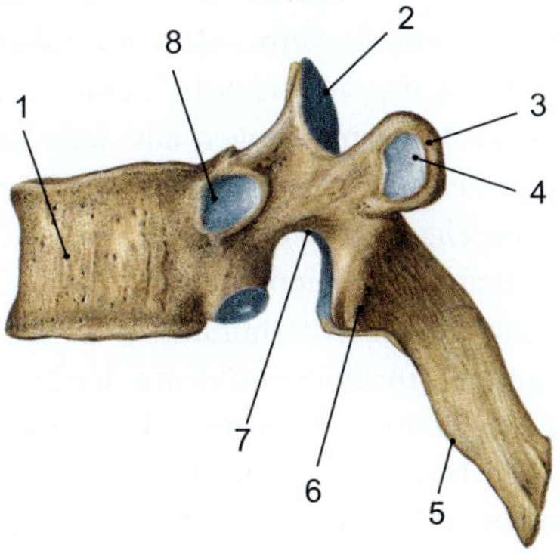

Abb. 4.12 [S700]

➢ Abb. 4.13 Skelett des Oberkörpers

Die echten Rippen sind direkt mit dem Brustbein und der Wirbelsäule verbunden, die falschen dagegen nur mit der Wirbelsäule, denn nach vorne laufen sie in den Rippenbogen aus. Jede Rippe besteht aus einem knöchernen (gelb dargestellt) und einem knorpeligen (blau dargestellt) Anteil.

Will man die Rippen oder die Rippenzwischenräume (Interkostalräume) abzählen, beginnt man am Brustbeinwinkel mit der 2. Rippe, da die 1. Rippe weitgehend vom Schlüsselbein überlagert wird. Das weitere Abzählen bis zur 6. oder 7. Rippe bereitet dann keine Schwierigkeiten mehr. Die unteren Rippen werden am besten von der 12. Rippe ausgehend abgezählt. Die 11. und 12. Rippe erreichen den Rippenbogen nicht und endigen frei.

Das Ende der 11. Rippe lässt sich meist in der Medioklavikularlinie, der mittleren Schlüsselbeinlinie tasten. Um diese aufzufinden, halbiert man das Schlüsselbein und zieht eine gedachte Linie nach unten.

Das Ende der 12. Rippe findet man meist in der hinteren Axillarlinie (Achsellinie), am Unterrand des Brustkorbs. Allerdings ist die 12. Rippe bei manchen Patienten nur ein kurzer Stummel, manchmal ist sie aber auch fast so lang wie die 11. Rippe. Andererseits endet auch manchmal die 11. Rippe in der Achsellinie.

Zudem ist zu beachten, dass bei manchen Menschen auch die 10. Rippe frei endet.

1 Knöcherner Anteil der Rippe .... *Os costale*
2 Knorpeliger Anteil der Rippe .. *Cartilago costalis*
3 Handgriff des Brustbeins..... *Manubrium sterni*
4 Körper des Brustbeins .... *Corpus sterni*
5 Schwertfortsatz des Brustbeins .... *Processus xiphoideus*
6 Schlüsselbein........................ *Clavicula*
7 Schulterblatt .... *Scapula*
8 Schulterhöhe...................... *Acromion*
9 Rabenschnabelfortsatz.... *Processus coracoideus*
10 Schultergelenk .... *Articulatio humeri*
11 Brustbein-Rippengelenk ..... *Art. sternocostalis*
12 Rippenbogen.................. *Arcus costalis*
13 11. und 12. Rippe .... *Costae fluctuantes*

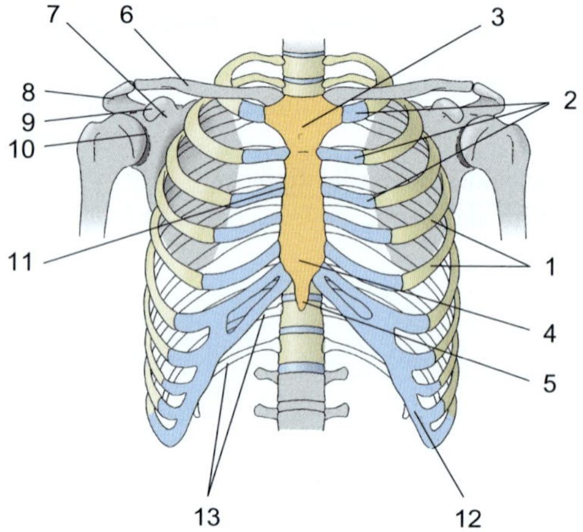

Abb. 4.13 [L190]

➢ Abb. 4.14 Wirbel-Rippen-Gelenk

Die Rippen sind mit den Brustwirbeln an zwei Stellen gelenkig miteinander verbunden: der Rippenkopf mit dem Wirbelkörper und das Rippenhöckerchen mit dem Querfortsatz. Eine Ausnahme bilden nur der 11. und 12. Brustwirbel, die nur am Wirbelkörper Gelenkflächen besitzen.

Die Rippenkopfgelenke sind Kugelgelenke, die aus Kopf und Pfanne bestehen; die Rippen-Querfortsatz-Gelenke sind Radgelenke.

1 Rippenhöckerchen .... *Tuberculum costae*
2 Rippenhals..................... *Collum costae*
3 Rippenkopf .... *Caput costae*
4 Querfortsatz-Rippen-Gelenk .... *Art. costotransversaria*
5 Wirbelkörper-Rippen-Gelenk .... *Art. costovertebralis*
6 Rippe .... *Costa*
7 Wirbelkörper .... *Corpus vertebrae*
8 Wirbelbogen................. *Arcus vertebrae*
9 Wirbelbogenfüßchen . . *Pediculus arcus vertebrae*
10 Dornfortsatz .... *Processus spinosus*
11 Querfortsatz .... *Processus transversus*
12 Gelenkfläche für die Rippe am Querfortsatz . *Fovea costalis processus transversi*
13 Oberer Gelenkfortsatz ..... *Processus articularis superior*
14 Wirbelloch................ *Foramen vertebrale*
15 Gelenkfläche für die Rippe am Wirbelkörper .... *Fovea costalis superior*

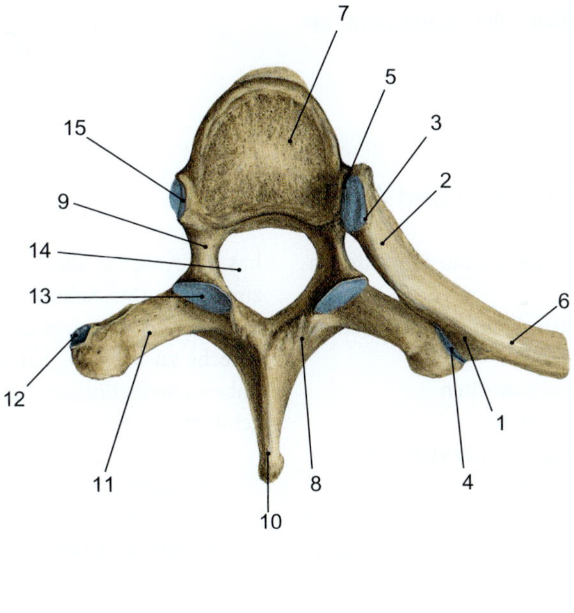

Abb. 4.14 [S700]

➢ Abb. 4.15 Schlüsselbeinbruch

Das Schlüsselbein gehört mit der Speiche des Unterarmes zu den Knochen des Körpers, die am häufigsten brechen, da bei einem Sturz nach vorne, bei dem die Arme vorgestreckt werden, um den Fall aufzufangen, im Schlüsselbein und in der Speiche die größten Spannungen auftreten. Am Ort der größten Spannung bricht der Knochen, wenn die Belastung zu groß wird. Da der Kopfwendermuskel (M. sternocleidomasteoideus) am Schlüsselbein festgewachsen ist, kann durch dessen Zugwirkung (siehe Pfeil in der Abbildung) das Schlüsselbein höher treten und dadurch ein offener Bruch verursacht werden, bei dem das freie Knochenende durch die Haut des Halses stößt.

Bei einem Schlüsselbeinbruch wird ein Rucksackverband (ein Trikotschlauch- oder Klettverband) angelegt. Dieser um die Schultern nach hinten ziehende Zugverband dient der Entlastung der Bruchenden.

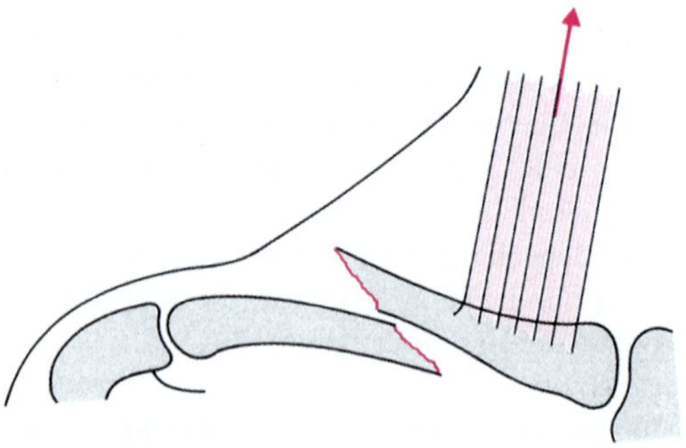

Abb. 4.15 [L239]

➢ Abb. 4.16 Schultergürtel und Arm

Am oberen Anhangskelett kann man folgende Anteile unterscheiden:

- Schultergürtel mit Schlüsselbein und Schulterblatt
- Oberarm mit den Oberarmknochen
- Unterarm mit Elle und Speiche
- Hand mit Handwurzelknochen, Mittelhandknochen und Fingerknochen.

Diese vier Anteile werden durch drei große Gelenke getrennt: Schulter-, Ellenbogen- und Handgelenk. Alle drei Gelenke sind an den meisten Armbewegungen beteiligt.

Das Schlüsselbein ist sowohl mit der Schulterhöhe des Schulterblatts als auch mit dem Brustbein gelenkig verbunden. Es ist in seiner ganzen Länge gut zu tasten, da es zwar Muskeln als Ansatzstelle dient, aber nicht von diesen überdeckt wird. Es hat die Aufgabe, das Schulterblatt nach außen abzustützen. Das Schulterblatt dient in erster Linie Muskeln als Ansatzpunkt. Um dieser Anforderung gerecht zu werden, haben sich Schulterblattgräte, Rabenschnabelfortsatz und Schulterhöhe herausgebildet.

1 Schlüsselbein . . . . *Clavicula*
2 Schulterblatt . . . . *Scapula*
3 Oberarmknochen . . . . *Humerus*
4 Elle . . . . *Ulna*
5 Speiche . . . . *Radius*
6 Schulterhöhe . . . . *Acromion*
7 Humeruskopf . . . . *Caput humeri*
8 Seitlicher Oberarmknorren . . . *Epicondylus lateralis*
9 Radiusköpfchen . . . . *Caput radii*
10 Ellenköpfchen . . . . *Caput ulnae*

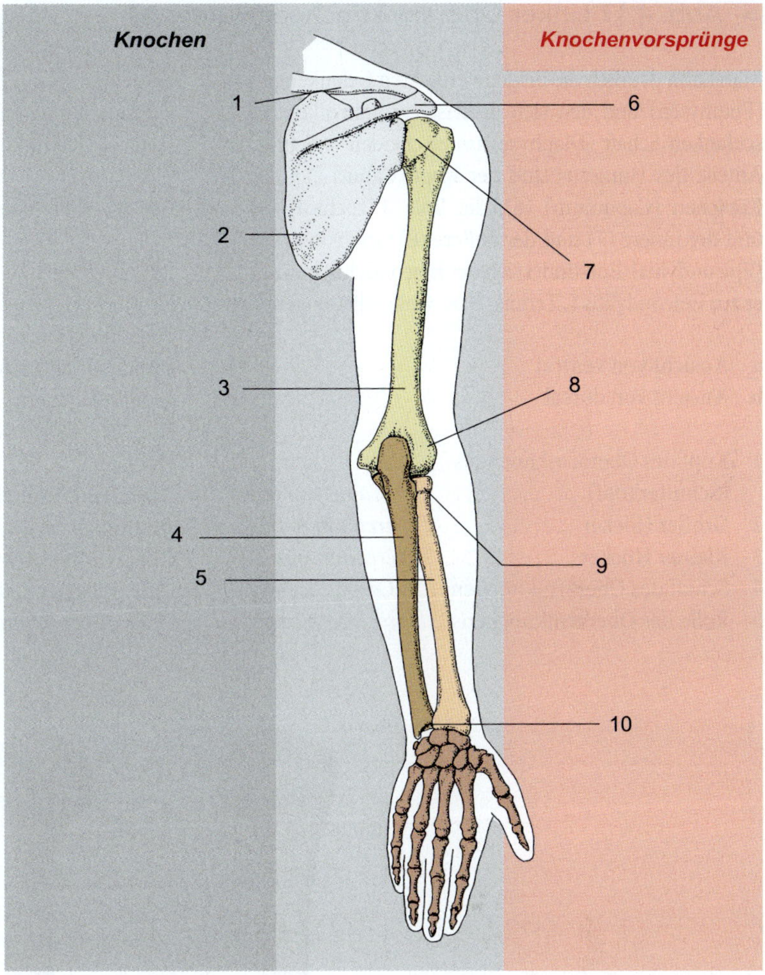

Abb. 4.16 [L190]

➢ Abb. 4.17 Linker Oberarmknochen (Humerus)

Man kann deutlich die beiden verdickten Gelenkenden (Epiphysen) und den sich dazwischen erstreckenden schlanken Schaft (Diaphyse) unterscheiden. Wichtige Anteile des Humerus sind der Kopf (Caput) (1), das Köpfchen (Capitulum) (6), die Rolle (Trochlea) (5) und der innere (7) und der äußere (8) Gelenkknorren (Epicondylus). Entzündet sich der Epicondylus, kommt es zur Epicondylitis („Tennis- bzw. Golferellenbogen").

a Ansicht von ventral
b Ansicht von dorsal

1 Kopf des Oberarmknochens (Schulterkopf) .... *Caput humeri*
2 Großer Höcker .... *Tuberculum majus*
3 Kleiner Höcker .... *Tuberculum minus*
4 Schaft des Oberarmknochens .... *Corpus humeri*
5 Rolle des Oberarmknochens ... *Trochlea humeri*
6 Köpfchen des Oberarmknochens .... *Capitulum humeri*
7 Innerer Gelenkknorren ... *Epicondylus medialis humeri*
8 Äußerer Gelenkknorren ... *Epicondylus lateralis humeri*
9 Ellenbogengrube .... *Fossa olecrani*
10 Kronenfortsatzgrube .... *Fossa coronoidea*
11 Speichenkopfgrube .... *Fossa radialis*
12 Knochenkamm des großen Höckers .... *Crista tuberculi majoris*
13 Knochenkamm des kleinen Höckers .... *Crista tuberculi minoris*
14 Zwischenhöckerrinne .. *Sulcus intertubercularis*
15 Anatomischer Hals des Oberarmknochens .... *Collum anatomicum*
16 Chirurgischer Hals des Oberarmknochens .... *Collum chirurgicum*

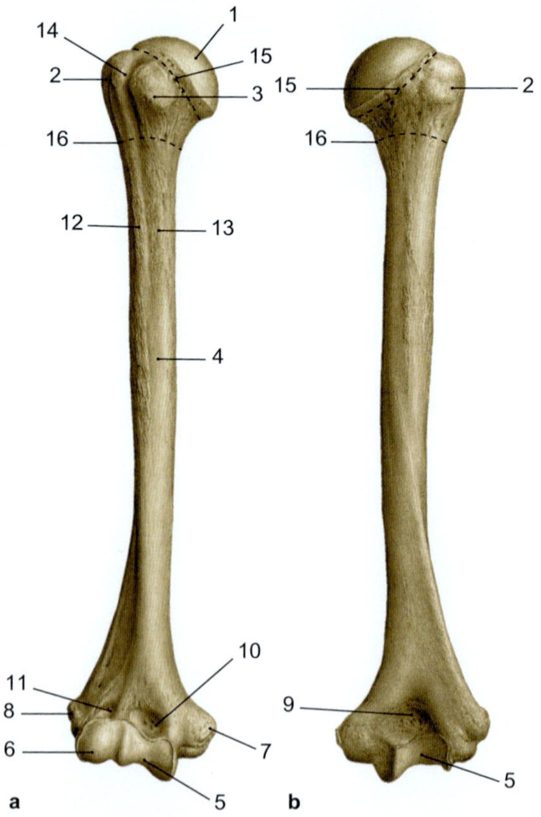

Abb. 4.17 [S700]

➢ Abb. 4.18 Linke Elle und Speiche

Man sieht die besondere Form des oberen Knochenendes der Elle, den Ellenbogen. Dieser Ellenbogen umgreift die Rolle des Oberarmknochens und bildet mit ihm zusammen das Oberarm-Ellen-Gelenk (Articulatio humeroulnaris). Die Speiche hat an ihrem oberen Ende den Speichenkopf. Dieser bildet mit dem Oberarm das Oberarm-Speichen-Gelenk (Articulatio humeroradialis) und mit der Elle das Speichen-Ellen-Gelenk (Articulatio radioulnaris proximalis).

Die Elle befindet sich auf der Kleinfingerseite, die Speiche auf der Daumenseite. Ulnar und radial sind wichtige Lagebeschreibungen. Spricht man von „ulnar“, so meint man „an der Kleinfingerseite gelegen“, die Bezeichnung „radial“ bedeutet dagegen „an der Daumenseite“.

Werden die Handflächen nach vorne gedreht (Supination), liegen Elle und Speiche nebeneinander. Wird der Handrücken nach vorne gedreht (Pronation), so dreht sich die Speiche über die Elle.

1 Ellenbogen . . . . *Olecranon*
2 Speichenkopf . . . . *Caput radii*
3 Speichenhals . . . . *Collum radii*
4 Ellenschaft . . . . *Corpus ulnae*
5 Speichenschaft . . . . *Corpus radii*
6 Ellenkopf . . . . *Caput ulnae*
7 Griffelfortsatz der Speiche . . . . *Processus styloideus radii*
8 Griffelfortsatz der Elle . . . . *Processus styloideus ulnae*
9 Einschnitt für die Rolle des Oberarmknochens . . . . *Incisura trochlearis*
10 Zwischenknochenmembran . . . . *Membrana interossea*
11 Unteres Radio-Ulnar-Gelenk . . . . *Articulatio radioulnaris distalis*
12 Oberes Radio-Ulnar-Gelenk . . . . *Articulatio radioulnaris proximalis*

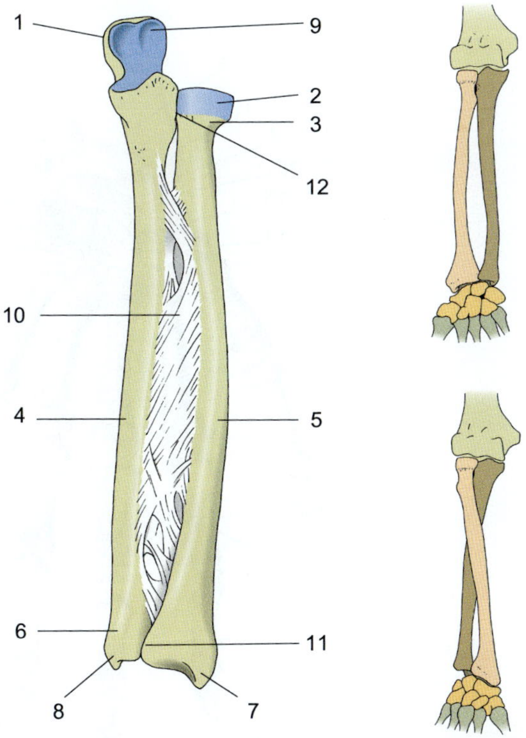

Abb. 4.18 [L190]

➢ Abb. 4.19 Handskelett, Ansicht der rechten Hohlhand

Am Handskelett lassen sich acht Handwurzelknochen, fünf Mittelhandknochen und vierzehn Fingerknochen unterscheiden. Die Finger sind jeweils aus drei Knochen zusammengesetzt, mit Ausnahme des Daumens, der nur aus zwei Knochen besteht. Hier fehlt, ebenso wie bei der Großzehe, das Mittelglied. An den Fingerknochen kann man Basis, Schaft und Kopf unterscheiden.

Die Handwurzelknochen sind in zwei Reihen angeordnet. Die proximale Reihe besteht aus Kahnbein, Mondbein, Dreieckbein und Erbsenbein. Die distale aus dem großen und kleinen Vieleckbein sowie dem Kopfbein und Hakenbein.

a 8 Handwurzelknochen. . . . . *Carpalia, Ossa carpi*
b 5 Mittelhandknochen. . . . .*Metacarpalia, Ossa metacarpi*
c 14 Fingerknochen. . . . . *Phalanges, Ossa digitorum*

1 Daumenendglied . . . .*Phalanx distalis I*
2 Daumengrundglied . . . .*Phalanx proximalis I*
3 Mittelhandknochen des Daumens . . . . *Os metacarpale I*
4 Griffelfortsatz der Speiche. . . . .*Processus styloideus radii*
5 Speiche. . . . .*Radius*
6 Fingerendglied . . . . *Phalanx distalis*
7 Fingermittelglied . . . .*Phalanx media*
8 Fingergrundglied . . . . *Phalanx proximalis*
9 Mittelhandknochen . . . . *Ossa metacarpalia*
10 Ellenkopf . . . . *Caput ulnae*
11 Elle . . . .*Ulna*
12 Erbsenbein . . . . *Os pisiforme*
13 Großes Vieleckbein . . . . *Os trapezium*
14 Kleines Vieleckbein . . . . *Os trapezoideum*
15 Kopfbein . . . . *Os capitatum*
16 Kahnbein. . . . .*Os scaphoideum*
17 Haken des Hakenbeins . . .*Hamulus ossis hamati*
18 Dreieckbein. . . . .*Os triquetrum*
19 Mondbein . . . .*Os lunatum*

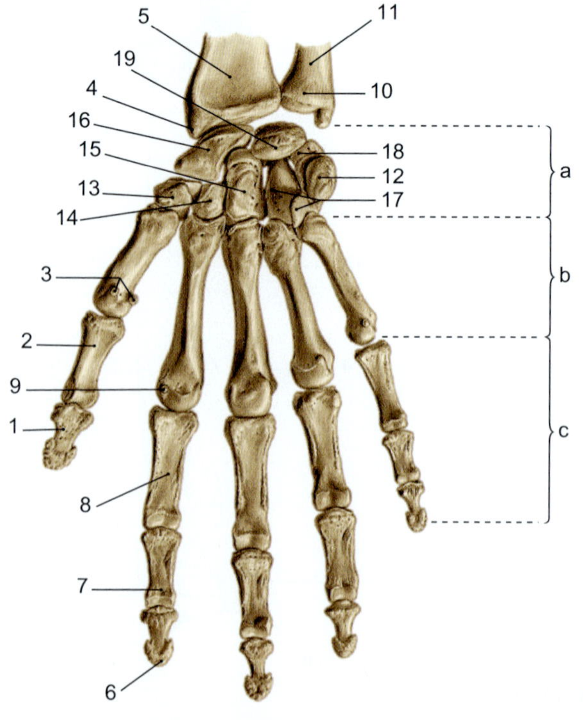

Abb. 4.19 [S700]

➤ Abb. 4.20 Hüftgelenke und untere Extremitäten von vorne

1 Hüftbein. . . . . *Os coxae*
2 Kreuzbein . . . . *Os sacrum*
3 Steißbein . . . . *Os coccygis*
4 Sitzbein . . . . *Os ischii*
5 Oberschenkelknochen . . . . *Femur*
6 Kniescheibe . . . . *Patella*
7 Wadenbein . . . . *Fibula*
8 Schienbein . . . . *Tibia*
9 Fußwurzelknochen . . . . *Tarsalia, Ossa tarsi*
10 Mittelfußknochen. . . . . *Metatarsalia, Ossa metatarsalia*
11 Zehenknochen . . . . . . *Phalanges, Ossa digitorum*

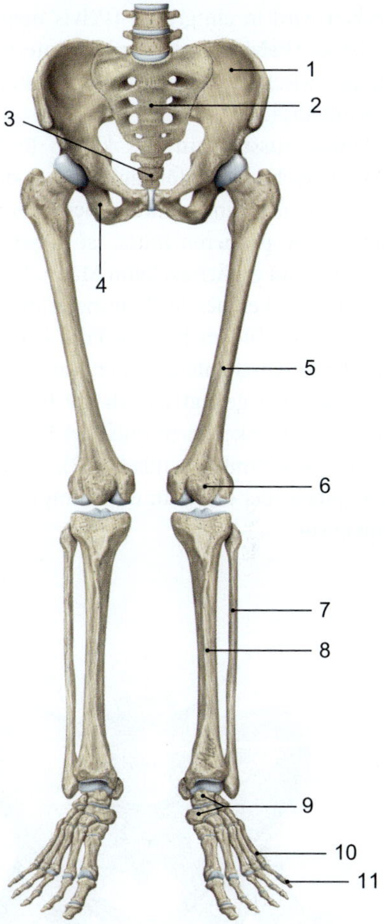

Abb. 4.20 [L127]

➢ Abb. 4.21 Vergleich eines männlichen und eines weiblichen Beckens

Das Becken wird in ein großes (Pelvis major) und in ein kleines (Pelvis minor) Becken unterteilt. Die Grenzlinie zwischen diesen beiden Becken heißt Linea terminalis (3).

Die Durchtrittsstelle in das kleine Becken ist beim Mann mehr birnenförmig und bei der Frau rundlicher. Da das Kind während der Geburt diese Durchtrittsstelle passieren muss, ist dieser Durchgang bei der Frau größer als beim Mann. Insgesamt ist das kleine Becken bei der Frau tiefer und breiter als beim Mann. Zudem hat die Frau breiter ausladende Darmbeinschaufeln als der Mann.

Am einfachsten gelingt jedoch die Geschlechtsbestimmung eines Skeletts mithilfe der Bestimmung der Weite des Schambeinwinkels (12). Beim Mann liegt ein spitzer, bei der Frau ein stumpfer Schambeinwinkel vor.

a Männliches Becken. Ansicht von vorne.
b Weibliches Becken. Ansicht von vorne.

1 Darmbeinkamm . . . . *Crista iliaca*
2 Vorderer oberer Darmbeinstachel . . *Spina iliaca anterior superior*
3 Grenzlinie zwischen großem und kleinem Becken . . . . *Linea terminalis*
4 4. Lendenwirbel . . . . *Vertebra lumbalis IV*
5 Zwischenwirbelscheibe (Bandscheibe) . . . . *Discus intervertebralis*
6 Kreuzbein . . . . *Os sacrum*
7 Steißbein . . . . *Os coccygis*
8 Hüftloch . . . . *Foramen obturatum*
9 Schambeinfuge . . . . *Symphysis pubica*
10 Oberschenkelknochen . . . . *Femur*
11 Großer Rollhügel . . . . *Trochanter major*
12 Schambeinwinkel . . . . *Angulus subpubicus*

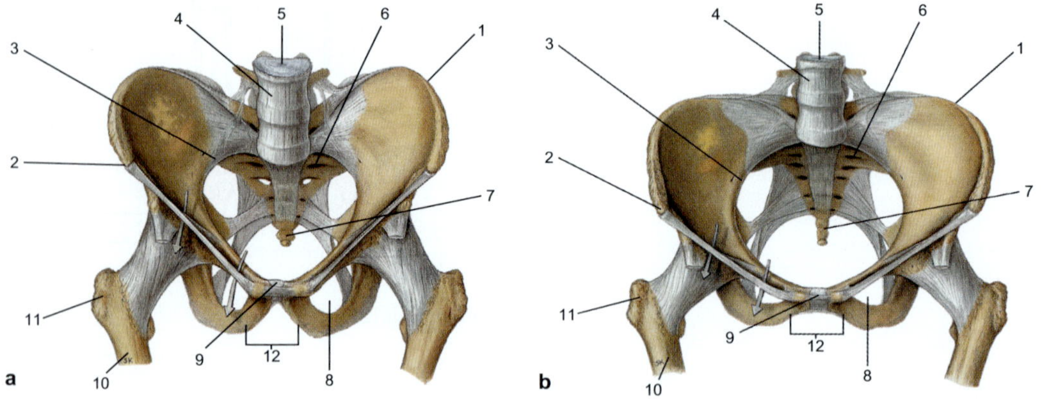

Abb. 4.21 [S700]

➢ Abb. 4.22 Hüftbein (Os coxae) eines 6-jährigen Kindes von lateral

Das Hüftbein besteht aus Darm-, Scham- und Sitzbein. Beim Kind sind diese drei Knochen durch Knorpelhaft miteinander verbunden. Zwischen dem 13. und 18. Lebensjahr wird die Knorpelhaft durch Knochenhaft ersetzt.

An der Bildung des Hüftgelenkpfanne (Acetabulum) sind das Darm-, Scham- und Sitzbein beteiligt.

1 Darmbein .... *Os ilium*
2 Schambein........................ *Os pubis*
3 Sitzbein ....*Os ischii*
4 Gelenkpfanne des Hüftbeins....... *Acetabulum*
5 Vorderer oberer Darmbeinstachel. . .*Spina iliaca anterior superior*
6 Sitzbeinhöcker ....*Tuber ischiadicum*
7 Hüftloch................ *Foramen obturatum*
8 Darmbeinkamm................ *Crista iliaca*

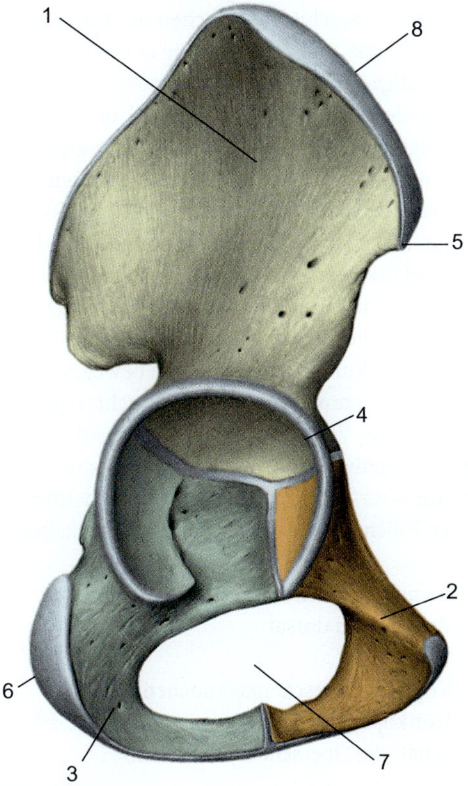

Abb. 4.22 [S700]

➢ Abb. 4.23 Linker Oberschenkelknochen (Femur)

Der Oberschenkelknochen (Femur) ist der am kräftigsten ausgebildete Knochen des Körpers, da er großer Druck- und Zugbelastung ausgesetzt ist.

Wichtige Anteile des Femurs an seinem proximalen Ende sind der Kopf (1) und der große Rollhügel (3), ein wichtiger Orientierungspunkt bei der i. m.-Injektion. Am distalen Ende sollten Sie den äußeren (6) und den inneren (7) Gelenkknorren kennen. Die am Rollhügel ansetzenden Muskeln sind relativ stark ausgeprägt, da auch sie einer ständigen mechanischen Belastung ausgesetzt sind, indem sie die Beine anheben und beim Treppensteigen den Rumpf gegen das Bein bewegen.

Bei Osteoporose nimmt die Bruchfestigkeit der Knochen ab. Vor allem beim Oberschenkelknochen können relativ geringe zusätzliche Belastungen eine Fraktur verursachen, einen Oberschenkelhalsbruch; in diesen Fällen bricht der Knochen am Schenkelhals (5).

a Ansicht von ventral
b Ansicht von dorsal

1 Kopf des Oberschenkelknochens, Hüftkopf .... *Caput ossis femoris*
2 Schaft des Oberschenkelknochens .... *Corpus ossis femoris*
3 Großer Rollhügel .... *Trochanter major*
4 Kleiner Rollhügel .... *Trochanter minor*
5 Schenkelhals .... *Collum ossis femoris*
6 Äußerer Gelenkknorren ..... *Condylus lateralis femoris*
7 Innerer Gelenkknorren .... *Condylus medialis femoris*
8 Zwischenknorrengrube (für die Kreuzbänder) ..... *Fossa intercondylaris*
9 Innerer Obergelenkknorren .... *Epicondylus medialis femoris*
10 Äußerer Obergelenkknorren ...... *Epicondylus lateralis femoris*
11 Gelenkfläche für die Kniescheibe .... *Facies patellaris*
12 Knochenkamm zwischen den Rollhügeln .... *Crista intertrochanterica*
13 Ansatzstelle des großen Gesäßmuskels .... *Tuberositas glutealis*
14 Ansatzstelle des Kammmuskels .... *Linea pectinea*
15 Raue Linie, innere Lippe .... *Linea aspera, Labium mediale*
16 Raue Linie .... *Linea aspera*
17 Raue Linie, äußere Lippe .... *Linea aspera, Labium laterale*
18 Kniekehlenfläche .... *Fascies politea*
19 Kopfbandgrube .... *Fovea capitis femoris*
20 Linie zwischen den Rollhügeln .... *Linea intertrochanterica*

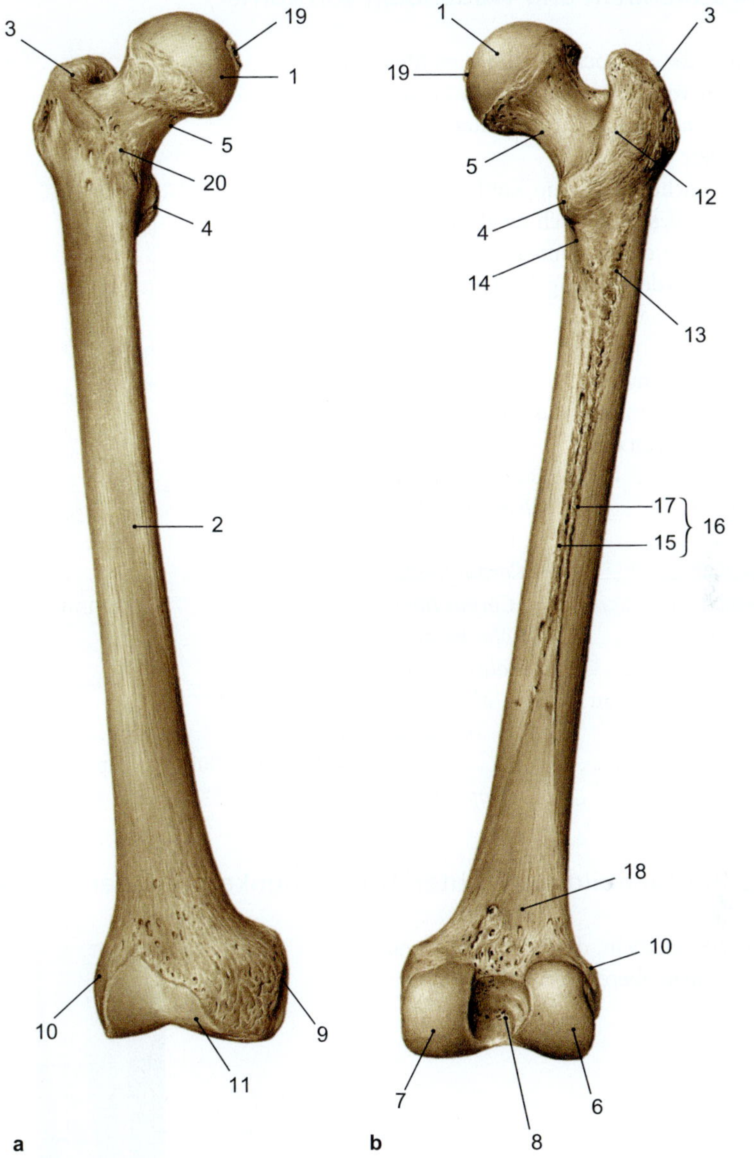

Abb. 4.23 [S700]

➢ Abb. 4.24 Schienbein und Wadenbein von vorne

Dargestellt sind die Knochen des rechten Unterschenkels von vorne. Das Schienbein (Tibia) liegt medial, das Wadenbein (Fibula) lateral. Die Tibia ist der kräftigere Knochen.

Das Wadenbein reicht mit seinem Kopf nicht bis zum Kniegelenk hinauf, sondern schmiegt sich dem äußeren Gelenkknorren des Schienbeins von unten her an. Deshalb ist es an der Bildung des Kniegelenks nicht beteiligt.

1 Innerer Gelenkknorren des Schienbeins . . . . *Condylus medialis tibiae*
2 Äußerer Gelenkknorren des Schienbeins . . . . *Condylus lateralis tibiae*
3 Schienbeinhöcker . . . . *Tuberositas tibiae*
4 Wadenbeinkopf . . . . *Caput fibulae*
5 Wadenbeinschaft . . . . *Corpus fibulae*
6 Schienbeinschaft . . . . *Corpus tibiae*
7 Innerer Knöchel . . . . *Malleolus medialis*
8 Äußerer Knöchel . . . . *Malleolus lateralis*
9 Zwischenknochenmembran . . . . *Membrana interossea*
10 Wadenbein . . . . *Fibula*
11 Schienbeinkopf . . . . *Caput tibiae*

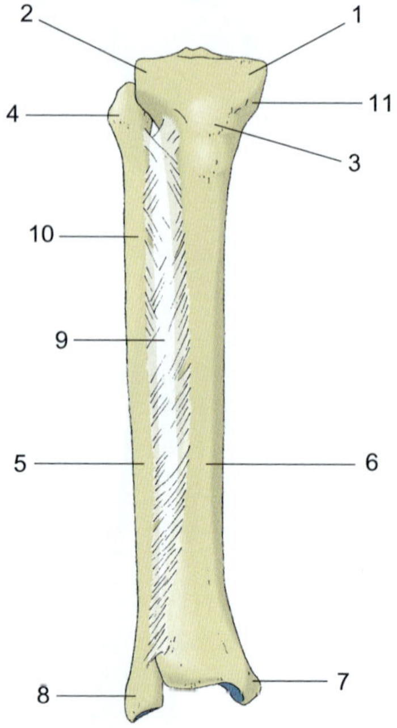

Abb. 4.24 [L190]

➢ Abb. 4.25 Röntgenbild des rechten Unterschenkels und der Knöchelgegend

Zu sehen sind das Schienbein, das Wadenbein und das Sprungbein mit dem oberen Sprungbeingelenk.

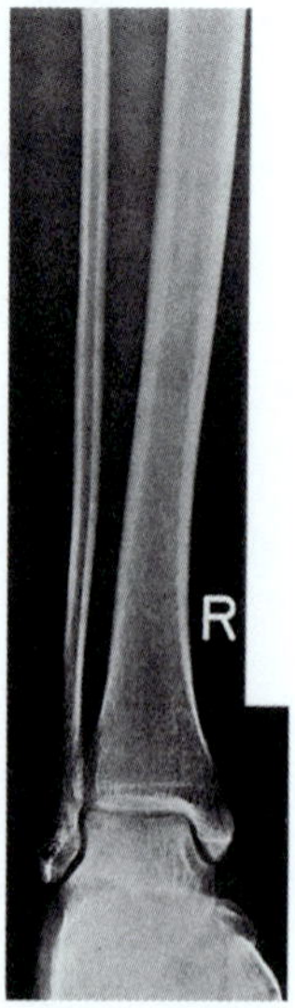

Abb. 4.25 [R275]

➢ Abb. 4.26 Skelett des rechten Fußes von oben

Die beiden größten und wichtigsten Fußwurzelknochen sind das Fersen- (Calcaneus, Nr. 8) und das Sprungbein (Talus, Nr. 11). Das Fußskelett ist wie das Handskelett gegliedert. Allerdings gibt es nur sieben Fußwurzelknochen im Unterschied zu den acht Handwurzelknochen. Daran schließen sich fünf Mittelfußknochen und 14 Zehenknochen an, die sich bei der 2.–4. Zehe aus drei, bei der Großzehe aus zwei Phalangen zusammensetzen.

Es gibt sowohl bei den Handwurzelknochen als auch bei den Fußwurzelknochen ein Kahnbein, ein Keilbein findet man bei den Fußwurzel- und den Schädelknochen.

1 Zehenendglied .... *Phalanx distalis*
2 Zehenmittelglied .... *Phalanx media*
3 Zehengrundglied .... *Phalanx proximalis*
4 Mittelfußknochen.............. *Os metatarsale*
5 Kahnbein .... *Os naviculare*
6 Sprungbeinkopf .... *Caput tali*
7 Sprungbeinrolle .... *Trochlea tali*
8 Fersenbein .... *Calcaneus*
9 Rauigkeit am fünften Mittelfußknochen............ *Tuberositas ossis metatarsalis V*
10 Würfelbein .... *Os cuboideum*
11 Sprungbein .... *Talus*
12 Inneres Keilbein .... *Os cuneiforme mediale*
13 Mittleres Keilbein... *Os cuneiforme intermedium*
14 Äußeres Keilbein .... *Os cuneiforme laterale*

4

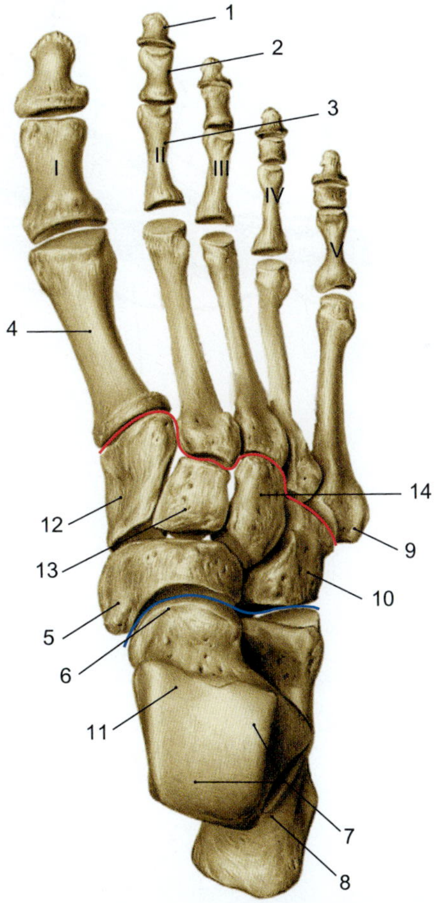

Abb. 4.26 [S700]

➢ Abb. 4.27 Skelett des rechten Fußes, Ansicht von medial

Das vom Unterschenkel auf den Fuß übertragene Körpergewicht wird im hinteren Anteil zum Fersenbein und im vorderen Anteil zum Großzehenballen weitergegeben, und zwar auf den 1. und 5. Mittelfußknochen. Da das Körpergewicht nicht nur auf *einem* bestimmten Punkt des Fußes lastet, wie z. B. bei einer Stelze, wird der Erhalt des Gleichgewichts verbessert.

Die Längs- und Querwölbung des Fußes wird einerseits durch die Form und Anordnung der Knochen des Fußskeletts und andererseits durch deren Verspannung von Sehnen und Bändern verursacht. Dadurch können die Schwere des Körpers federnd aufgefangen und Erschütterungen von Gelenken und Gehirn gering gehalten werden.

1 Sprungbein .... *Talus*
2 Fersenbein........................ *Calcaneus*
3 Kahnbein..................... *Os naviculare*
4 Würfelbein .... *Os cuboideum*
5 Inneres Keilbein .... *Os cuneiforme mediale*
6 Mittleres Keilbein. . .*Os cuneiforme intermedium*
7 Mittelfußknochen. .... *Ossa metatarsalia*
8 Zehengrundglied ....*Phalanx proximalis*
9 Zehenmittelglied ....*Phalanx media*
10 Zehenendglied ....*Phalanx distalis*

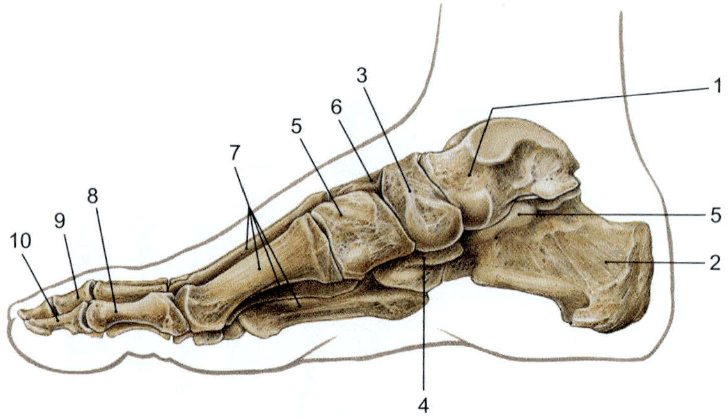

Abb. 4.27 [S700]

➢ Abb. 4.28 Projektion des Fußskeletts auf die Fußoberfläche

1 Fersenbein .... *Calcaneus*
2 Sprungbein .... *Talus*
3 Kahnbein .... *Os naviculare*
4 Höcker des Kahnbeins .... *Tuberositas ossis navicularis*
5 Würfelbein .... *Os cuboideum*
6 Äußeres Keilbein .... *Os cuneiforme laterale*
7 Mittleres Keilbein .... *Os cuneiforme intermedium*
8 Inneres Keilbein .... *Os cuneiforme mediale*
9 Mittelfußknochen .... *Os metatarsale*
10 Rauigkeit am fünften Mittelfußknochen ..... *Tuberositas ossis metatarsalis V*
11 Zehengrundglied .... *Phalanx proximalis*
12 Zehenmittelglied .... *Phalanx medialis*
13 Zehenendglied .... *Phalanx distalis*

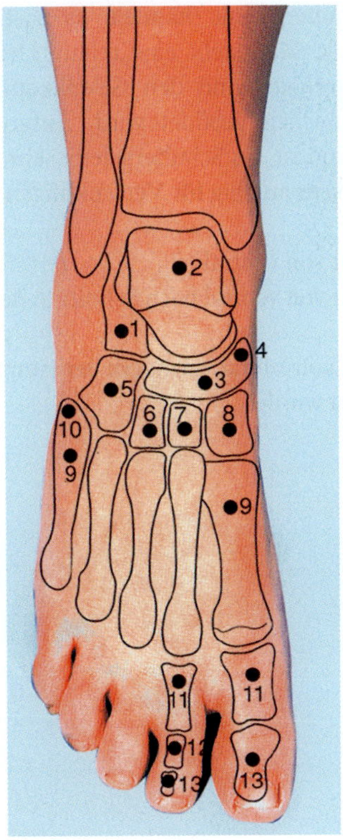

Abb. 4.28 [S002-9]

➢ Abb. 4.29 Schultergelenk

Beim Schultergelenk handelt es sich um ein Kugelgelenk. Man sieht eine relativ kleine Pfanne des Schulterblatts und den Gelenkkopf, der vom Oberarmknochen gebildet wird. Aufgrund dieser Konstruktion ist das Schultergelenk sehr beweglich, aber auch sehr anfällig für Verrenkungen.

a Ansicht von ventral
b Ansicht von ventral nach Schnitt in der Scapulaebene
c Gelenk von lateral, nachdem der Humeruskopf entfernt wurde

1 Schulterblattgräte . . . . *Spina scapulae*
2 Schulterhöhe . . . . *Acromion*
3 Pfanne des Schultergelenks. . .*Cavitas glenoidalis*
4 Kopf des Oberarmknochens . . . . . . *Caput humeri*
5 Schaft des Oberarmknochens . . . . *Corpus humeri*
6 Schlüsselbein. . . . . *Clavicula*
7 Schulterblatt . . . . *Scapula*
8 Sehne des Armbeugers (Bizeps) . . . . *M. biceps brachii*

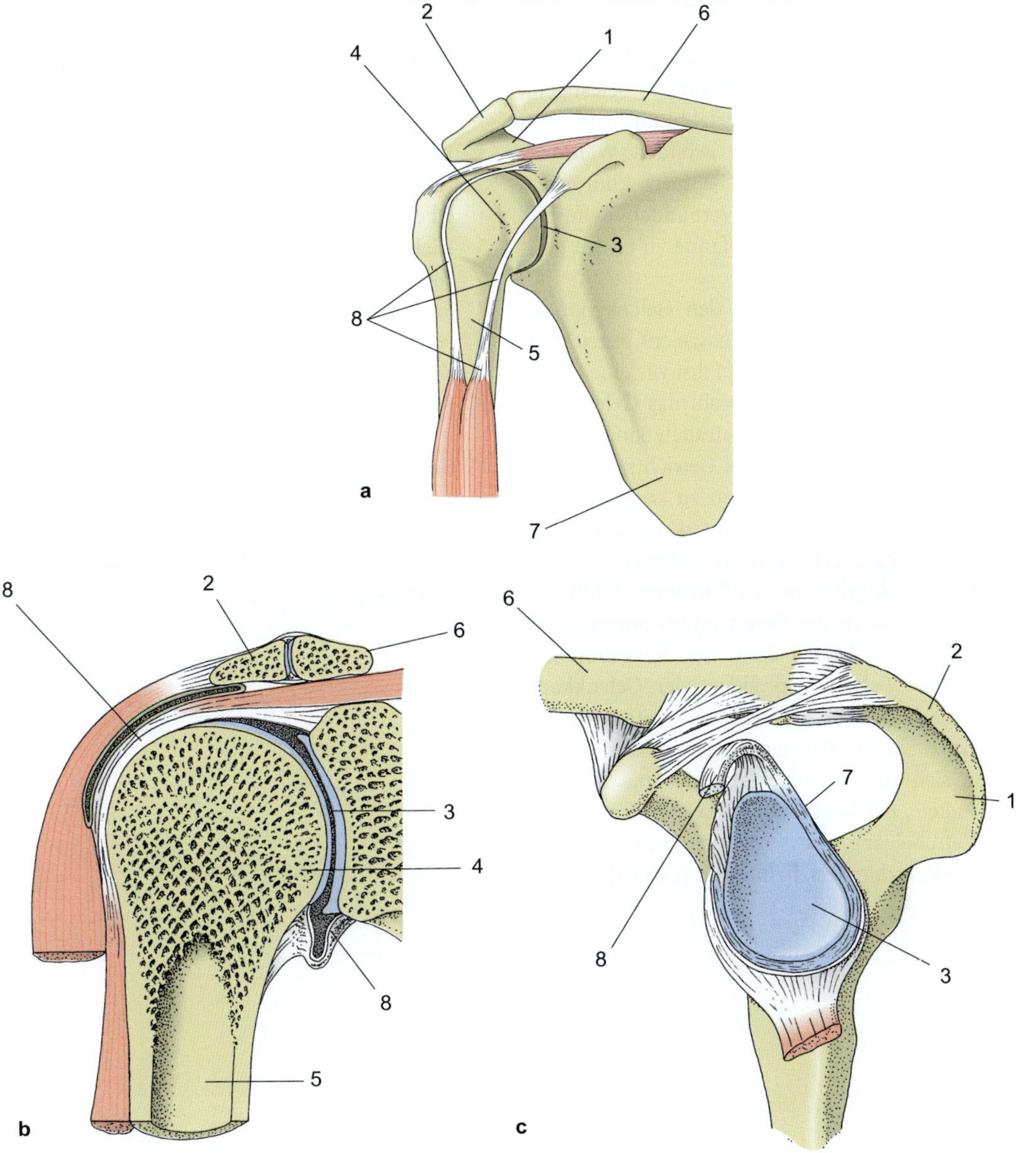

Abb. 4.29 [L190]

➢ Abb. 4.30 Rechtes Hüftgelenk, Ansicht von ventral

1 Hüftpfanne .... *Acetabulum*
2 Darmbein-Oberschenkel-Band .... *Lig. iliofemorale*
3 Kopf des Oberschenkelknochens (Hüftkopf) .... *Caput femoris*
4 Oberschenkelknochen .... *Femur*
5 Kleiner Rollhügel .... *Trochanter minor*
6 Großer Rollhügel .... *Trochanter major*
7 Sitzbeinhöcke .... *Tuber ischiadicum*
8 Hüftlochmembran ...... *Membrana obturatoria*
9 Kopfband.................. *Lig. capitis femoris*
10 Kopfbandgrube............. *Fovea capitis ossis femoris*
11 Gelenklippe der Hüftpfanne .... *Labrum acetabulare*
12 Sitzbein-Oberschenkel-Band .... *Lig. ischiofemorale*
13 Gelenkkapsel.............. *Capsula articularis*

Das Kopfband (9), in dem Blutgefäße verlaufen, hat die Aufgabe den Kopf in der Pfanne zu befestigen. Die Pfanne des Hüftgelenks (Acetabulum) wird vom Darm-, Scham- und Sitzbein gebildet. Während der Kindheit sind diese drei Teile durch knorpelige Wachstumsfugen miteinander verbunden. Beim Erwachsenen ist die Hüftgelenkpfanne zu einem einzigen Knochen verschmolzen.

Die Gelenkpfanne umgreift den Gelenkkopf so weit, dass das Gelenk auch als Nussgelenk bezeichnet wird, da die Pfanne um den Kopf fast wie eine Nussschale um die Nuss liegt. Obwohl das Gelenk zusätzlich durch einen festen und straffen Bandapparat verstärkt wird, um den großen Gewichts- und Bewegungsbelastungen standhalten zu können, kann bei sehr starken von außen einwirkenden Kräften eine Verrenkung des Hüftgelenks auftreten.

Liegt eine angeborene Hüftluxation (Hüftverrenkung) vor, so ist das Pfannendach ungenügend ausgebildet. Dies ist bei 0,5 % der Neugeborenen der Fall. Bei Belastungen gleitet der Gelenkkopf kranial aus der Pfanne, da er nur ein unzureichendes Widerlager findet. Bei einseitiger Luxation entwickeln sich ein Beckenschiefstand, eine Skoliose und Hinken. Bei beidseitiger Luxation kommt es zum Watschelgang. Die Folge einer Luxation sind verfrühte Verschleißerscheinungen (Coxarthrose).

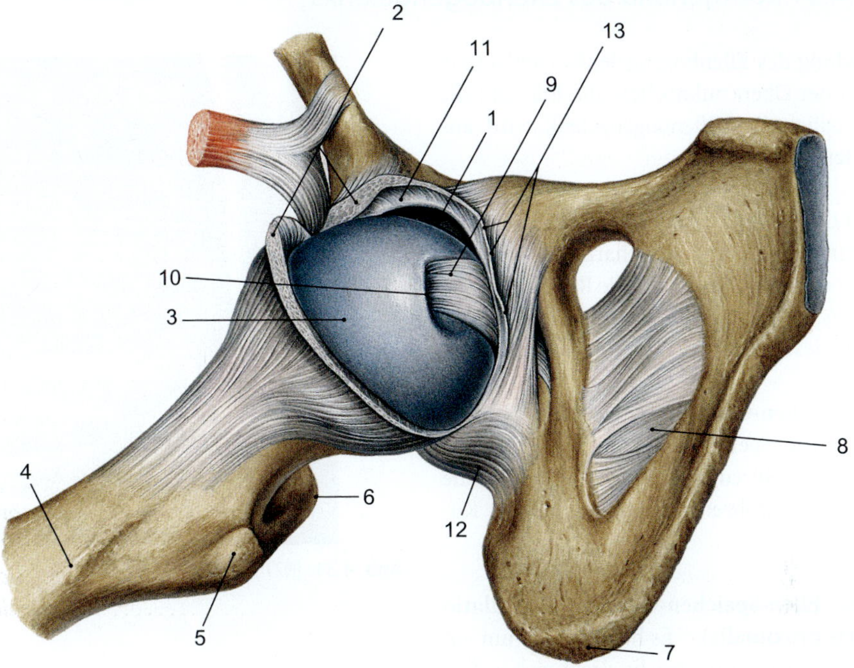

Abb. 4.30 [S700]

➢ Abb. 4.31 Röntgenbild des Ellenbogengelenks

An der Bildung des Ellenbogengelenks (Articulatio cubiti) sind der Oberarmknochen, die Elle und die Speiche beteiligt. Das Ellenbogengelenk wird aus drei Teilgelenken gebildet:

Oberarm-Ellen-Gelenk (Articulatio humeroulnaris) Es handelt sich um ein Scharniergelenk. Die Elle umfasst mit dem Ellenbogen die Rolle des Oberarmknochens. Dadurch können Beuge- und Streckbewegungen des Unterarms ausgeführt werden.

Oberarm-Speichen-Gelenk (Articulatio humeroradialis) Die Speiche kann gegen den Oberarmknochen sowohl eine Scharnier- als auch eine Drehbewegung ausführen. Sie bilden eine Art Kugelgelenk.

Proximales Ellen-Speichen-Gelenk (Articulatio radioulnaris proximalis) Es handelt sich um ein Radgelenk, das heißt, die Speiche dreht sich radartig um die Elle. Dadurch können die Handflächen nach oben (Supination) und nach unten (Pronation) gedreht werden.

Diese drei Teilgelenke werden von einer gemeinsamen Gelenkkapsel umhüllt.

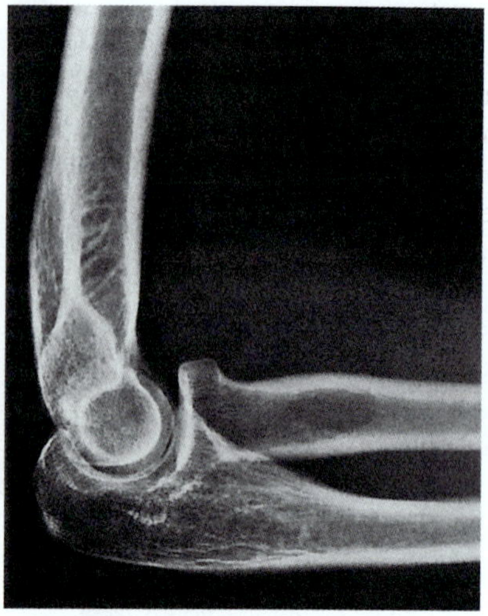

Abb. 4.31 [R275]

➢ Abb. 4.32 Rechtes Ellenbogengelenk, Ansicht von ventral

Der Speichenkopf wird von einem Ringband gehalten.

Beim Kleinkind kann schnell eine Verrenkung des Speichenkopfs auftreten, denn hier ist der Speichenkopf lediglich aus Knorpel vorgebildet, wodurch er leichter verformbar ist. Wird beim Kind kräftig an der Hand gezogen, z. B. weil es droht hinzufallen, kann der Speichenkopf (6) aus dem Ringband gleiten, das ihn normalerweise hält. Die Einrenkung erfolgt über bestimmte Drehbewegungen der Hand.

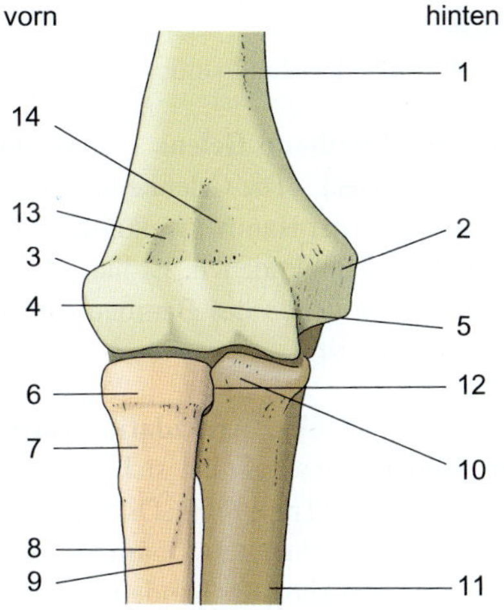

Abb. 4.32 [L190]

1 Schaft des Oberarmknochens .... *Corpus humeri*
2 Innerer Obergelenkknorren .... *Epicondylus medialis*
3 Äußerer Obergelenkknorren ...... *Epicondylus lateralis*
4 Köpfchen des Oberarmknochens.... *Capitulum humeri*
5 Rolle des Oberarmknochens... *Trochlea humeri*
6 Speichenkopf.................... *Caput radii*
7 Speichenhals.................... *Collum radii*
8 Speichenschaft .... *Corpus radii*
9 Ansatz der Bizepssehne....... *Tuberositas radii*
10 Kronenfortsatz der Elle .... *Processus coronoideus ulnae*
11 Ellenschaft..................... *Corpus ulnae*
12 Oberes Speichen-Ellen-Gelenk...... *Articulatio radio-ulnaris proximalis*
13 Speichenkopfgrube .... *Fossa radialis*
14 Kronenfortsatzgrube .... *Fossa coronoidea*

➢ Abb. 4.33 Gelenke der Hand

Dargestellt ist die rechte Hand, Ansicht von der Handfläche her.
Wichtige Gelenke der Hand sind:

Handwurzel-Mittelhand-Gelenk (Articulationes carpometacarpales) Die Gelenke liegen zwischen der distalen Reihe der Handwurzelknochen und den Basen der Mittelhandknochen. Es handelt sich um fünf Gelenke, von denen das Daumenwurzelgelenk besonders wichtig ist.

Daumenwurzelgelenk (Articulatio carpometacarpalis pollicis) Es befindet sich zwischen dem großen Vieleckbein (Trapezbein, Os trapezium) und dem Mittelhandknochen des Daumens. Aufgrund der Form des Gelenkkörpers handelt es sich um ein Sattelgelenk. Diese Gelenkart ermöglicht es, dass der Daumen den übrigen Fingern gegenübergestellt werden kann.

Fingergrundgelenke (Articulationes metacarpophalangeales) Sie liegen zwischen den Köpfen der Mittelhandknochen und den Basen der Fingergrundglieder. Es handelt sich um Scharniergelenke.

Fingermittelgelenke (Articulationes interphalangeales proximales) Sie sitzen zwischen den Köpfen der Fingergrundglieder und den Basen der Fingermittelgelenke. Auch hier handelt es sich um Scharniergelenke.

Fingerendgliedergelenke (Articulationes interphalangeales distales) Sie befinden sich zwischen den Köpfen der Fingermittelglieder und den Basen der Fingerendglieder. Die Fingergelenke haben Seitenbänder, wodurch sie zu Scharniergelenken werden.

1 Fingerendglied . . . . *Phalanx distalis*
2 Fingermittelglied . . . . *Phalanx media*
3 Fingergrundglied . . . . *Phalanx proximalis*
4 Mittelhandknochen . . . . *Ossa metacarpalia*
5 Speiche . . . . *Radius*
6 Elle . . . . *Ulna*
7 Fingergrundgelenk. . *Art. metacarpophalangealis*
8 Fingermittelgelenk. . . . . . . *Art. interphalangealis proximalis*
9 Fingerendgelenk. . *Art. interphalangealis distalis*
10 Kahnbein . . . . *Os scaphoideum*
11 Mondbein . . . . *Os lunatum*
12 Dreieckbein . . . . *Os triquetrum*
13 Großes Vieleckbein . . . . *Os trapezium*
14 Kleines Vieleckbein . . . . *Os trapezoideum*
15 Kopfbein . . . . *Os capitatum*
16 Hakenbein . . . . *Os hamatum*
17 Erbsenbein . . . . *Os pisiforme*
18 Griffelfortsatz der Elle . . . . . . *Processus styloideus ulnae*
19 Griffelfortsatz der Speiche. . . *Processus styloideus radii*

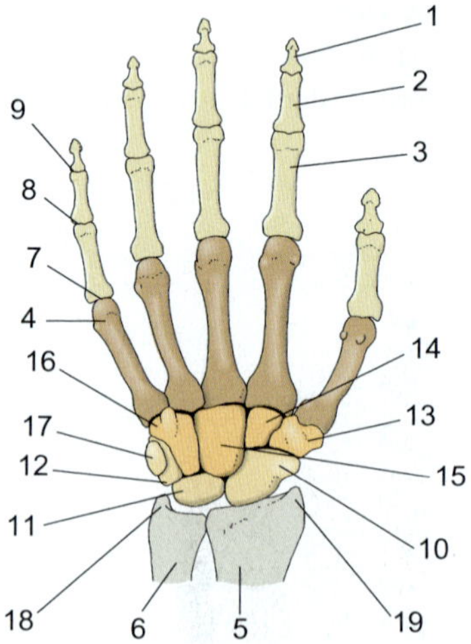

Abb. 4.33 [L190]

➤ Abb. 4.34 Röntgenbild des rechten Kniegelenks, Ansicht von medial

An der Bildung des Kniegelenks sind der Oberschenkelknochen, die Kniescheibe und das Schienbein beteiligt. Das Wadenbein reicht mit seinem Kopf **nicht** bis zum Kniegelenk hinauf (➤ Abb. 4.24). Während an der Bildung des Ellenbogengelenks beide Unterarmknochen beteiligt sind, ist also beim Kniegelenk das Wadenbein nicht mit einbezogen.

Beachten Sie, dass das Schienbein keine Pfanne bildet, sondern eine verhältnismäßig ebene Gelenkfläche besitzt.

a Röntgenbild des Kniegelenks von medial
b Röntgenbild des Kniegelenks von vorne

Zu sehen sind:
Oberschenkelknochen . . . . *Femur*
Kniescheibe . . . . *Patella*
Schienbein . . . . *Tibia*
Wadenbein . . . . *Fibula*

4

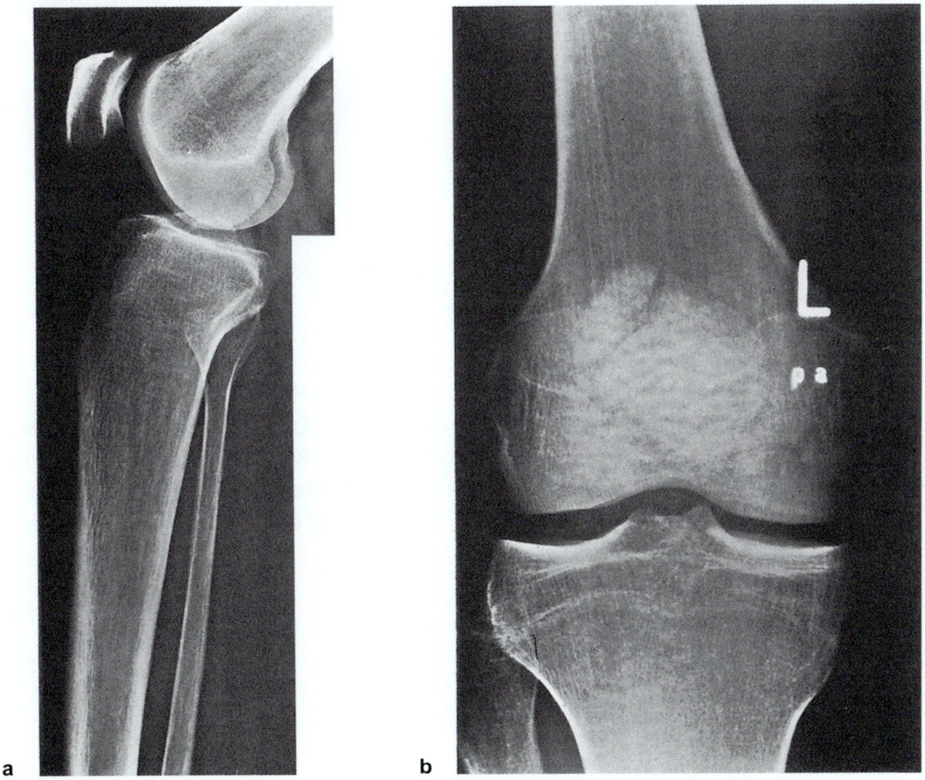

Abb. 4.34 [R275]

➢ Abb. 4.35 Rechtes Kniegelenk, Ansicht von vorne

Die Kniescheibe wurde entfernt, sodass man die kräftigen Kreuzbänder (7, 8) betrachten kann, die innerhalb des Kniegelenks liegen.

Der verhältnismäßig ebenen Fläche des Schienbeines liegen der innere (9) und äußere Meniskus (2) auf, die eine bewegliche Gelenkpfanne bilden. Ein Meniskus ist eine hufeisenförmige Faserknorpelscheibe, die in der Mitte durch Kreuzbänder verankert wird und an der Seite mit der Gelenkkapsel verwachsen ist. Die hohen Kanten der Menisken liegen außen, die niedrigen innen. Wird das Kniegelenk gebeugt, schieben die Gelenkknorren die Menisken nach hinten. Bei der Gegenbewegung gleiten die Menisken wieder in ihre ursprüngliche Lage zurück. Hat der Meniskus nicht mehr genug Zeit zurückzugleiten, z. B. bei einem „Drehsturz", kann ein Meniskusriss auftreten. In diesem Fall entwickeln sich starke Schmerzen sowie Bewegungseinschränkungen. Bei Einklemmungserscheinungen kann eine Streckhemmung die Folge sein.

An den Menisken können auch degenerative Veränderungen auftreten. Von Meniskusschäden sind überwiegend Männer betroffen.

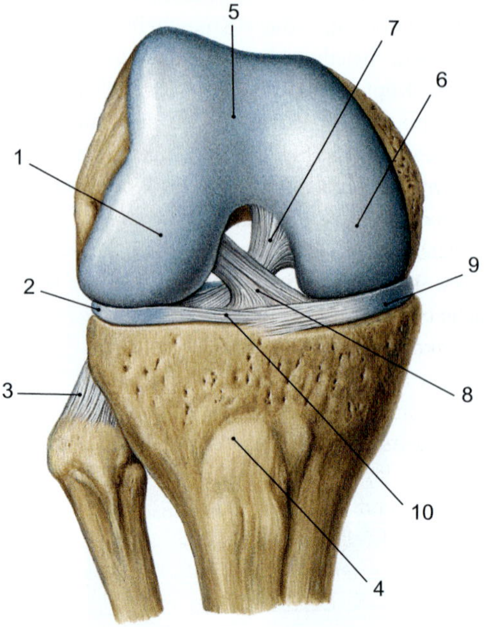

Abb. 4.35 [S700]

1 Äußerer Gelenkknorren ..... *Condylus lateralis*
2 Äußerer Meniskus .... *Meniscus lateralis*
3 Schienbein-Wadenbein-Gelenk ..... *Articulatio tibiofibularis*
4 Schienbeinhöcker .... *Tuberositas tibiae*
5 Kniescheibenfläche des Oberschenkelknochens . *Facies patellaris*
6 Innerer Gelenkknorren ...... *Condylus medialis*
7 Hinteres Kreuzband.... *Lig. cruciatum posterius*
8 Vorderes Kreuzband ....*Lig. cruciatum anterius*
9 Innerer Meniskus........... *Meniscus medialis*
10 Querband des Kniegelenks .... *Lig. transversum genus*

➢ Abb. 4.36 Gelenkhöhle des rechten Kniegelenks

Obwohl sich am Knie mehrere Teilgelenke unterscheiden lassen, wird es doch von einer gemeinsamen Gelenkkapsel umhüllt, die alle Gelenkflächen, einschließlich der Kniescheibe, umschließt. Bei ausgeprägten Ergüssen im Kniegelenk, wird die Kniescheibe aus ihrer Führungsrinne gehoben. Drückt man von ventral beim gestreckten Bein auf die Patella, so federt sie zurück. Dies bezeichnet man als „tanzende Patella".

Die Kniescheibe ist das größte Sesambein des Körpers. Sie ist in die Sehne des vierköpfigen Schenkelstreckers (M. quadriceps femoris) eingelagert, die am Schienbein festgewachsen ist. Die Sehne wird in ihrem Abschnitt zwischen Kniescheibe und Schienbein als Kniescheibenband bezeichnet. Bei einem Schlag mit dem Reflexhammer auf das Kniescheibenband lässt sich der Patellarsehnenreflex (Quadrizepsreflex, ➢ Abb. 18.53) auslösen.

Die Kniescheibe mindert aufgrund ihres Knorpelüberzuges die Reibung zwischen Knochen und Sehnen.

a Ansicht von lateral
b Ansicht von dorsal

1 Innerer Meniskus . . . . *Meniscus medialis*
2 Äußerer Meniskus . . . . *Meniscus lateralis*
3 Inneres Seitenband des Kniegelenks . . . . *Lig. collaterale tibiale*
4 Schleimbeutel oberhalb der Kniescheibe . . . . *Bursa praepatellaris*
5 Kniekehlenmuskel . . . . *M. popliteus*
6 Kniescheibenband . . . . *Lig. patellae*
7 Äußeres Seitenband des Kniegelenks . . . . *Lig. collaterale fibulare*
8 Kniescheibe . . . . *Patella*
9 Großer Anzieher . . . . *M. adductor magnus*
10 Hinteres Kreuzband . . . . *Lig. cruciatum posterius*

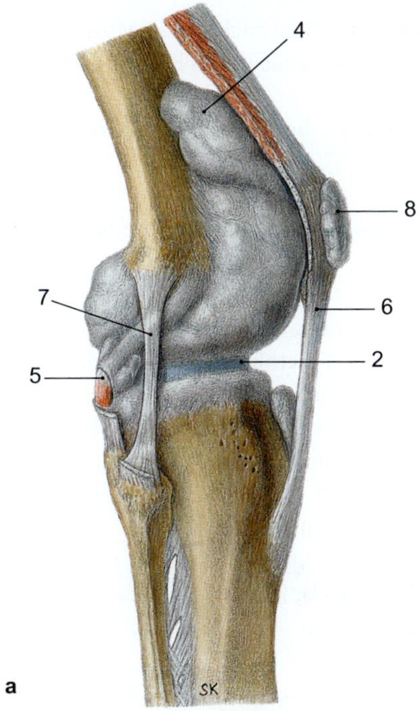

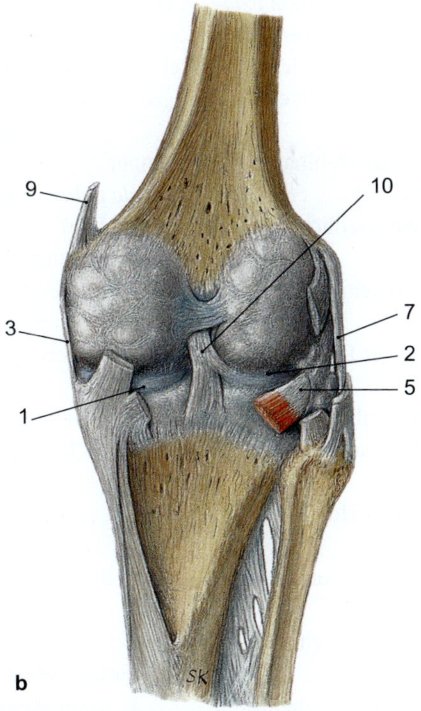

Abb. 4.36 [S700-L238]

➢ Abb. 4.37 Sehnen, Bänder, Aponeurosen

Sehnen sind Endstücke eines Muskels. Sie bestehen aus festem, kollagenem Bindegewebe.

Haltebänder bestehen auch aus kollagenem Bindegewebe (15).

Aponeurosen sind flächenhafte Sehnen. Die hier abgebildete Hohlhandsehnenplatte (Aponeurosis palmaris) hat vor allem in Längsrichtung angeordnete Sehnenzüge, die zu den Fingern laufen. Querverlaufende Faserbündel halten die Längszüge zusammen. Kommt es in dieser Aponeurose zu Verkürzungen von Faserbündeln, entwickelt sich eine Dupuytren-Kontraktur, bei der die Finger, vor allem der Ring- und kleine Finger nicht mehr durchgestreckt werden können.

1 Schulterdach .... *Acromion*
2 Schlüsselbein........................ *Clavicula*
3 Deltamuskel .... *M. deltoideus*
4 Großer Brustmuskel........ *M. pectoralis major*
5 Bizeps...................... *M. biceps brachii*
6 Oberarmmuskel .... *M. brachialis*
7 Runder Einwärtsdreher....... *M. pronator teres*
8 Oberarm-Speichen-Muskel. . . *M. brachioradialis*
9 Speichenseitiger Handbeuger.... *M. flexor carpi radialis*
10 Langer Hohlhandsehnenspanner (Sehne)................ *Tendo palmaris longus*
11 Oberflächlicher Fingerbeuger (Sehne) ... *Tendo flexor digitorum superficialis*
12 Ellenseitiger Handbeuger (Sehne) .. *Tendo flexor carpi ulnaris*
13 Langer Daumenbeuger .... *M. flexor pollicis longus*
14 Erbsenbein .... *Os pisiforme*
15 Halteband der Beugesehnen....... *Retinaculum flexorum*
16 Kurzer Hohlhandsehnenspanner... *M. palmaris brevis*
17 Kurzer Daumenabspreizer . . *M. abductor pollicis brevis*
18 Oberflächlicher Fingerbeuger......... *M. flexor digitorum superficialis*
19 Tiefer Fingerbeuger .... *M. flexor digitorum profundus*

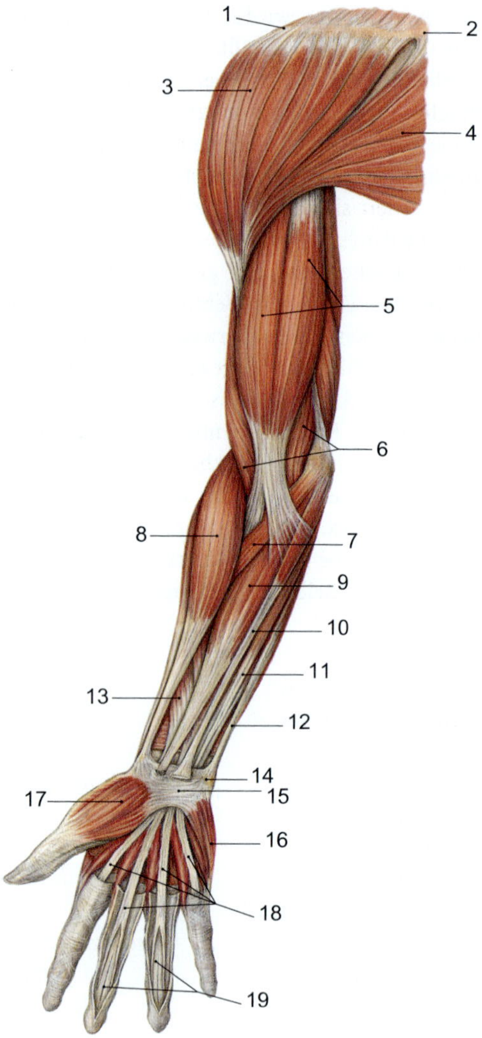

Abb. 4.37 [S700]

➢ Abb. 4.38 Sehnenscheiden

Sehnenscheiden erleichtern als „Führungskanäle" das Gleiten von Sehnen an mechanisch besonders beanspruchten Stellen. In der Sehnenscheide schwimmt die Sehne in einem Hohlraum, der mit etwas Gelenkflüssigkeit (Synovia) gefüllt ist.

Eine Sehnenscheide besteht aus zwei Anteilen: einer äußere Schicht (Stratum fibrosum) und einer inneren Synovialhaut. Die äußere Schicht besteht aus einem derben Bindegewebe und ist in der Umgebung fest verankert, sodass sie die Sehne in ihrer Lage hält. Die innere Synovialhaut produziert die Synovia. Die Synovialhaut ist an beiden Enden verschlossen, sodass es sich um einen „geschlossenen Sack" handelt und die Synovia nicht ausfließen kann. Die Sehne ist somit von Synovialflüssigkeit umgeben, wodurch Reibung verhindert wird.

1 Bindegewebiger Sehnentunnel .... *Stratum fibrosum*
2 Äußeres Sehnenscheidenblatt .... *Stratum synoviale, pars parietalis*
3 Inneres Sehnenscheidenblatt .... *Stratum synoviale, pars tendinea*
4 Flüssigkeitsbildende Schicht der Sehnenscheide (2 und 3) .... *Vagina synovialis tendinis*
5 Sehne .... *Tendo*
6 Sehnengekröse (gefäßführend) .... *Mesotendineum*
7 Gleitspalt der Gelenkschmiere .... *Cavitas synovialis*

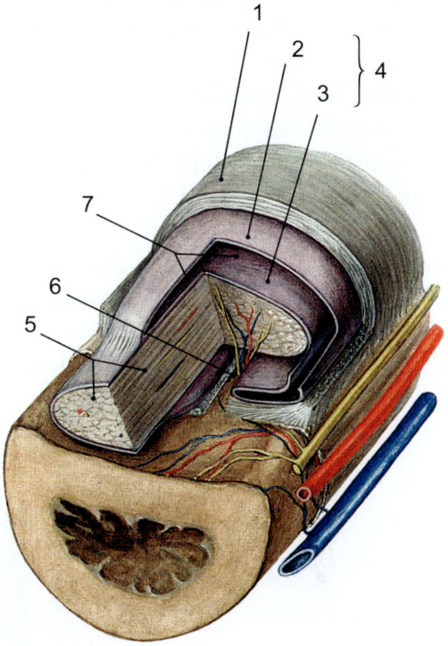

Abb. 4.38 [S700]

4

➢ Abb. 4.39 Sehnenscheiden der rechten Hand, Ansicht von der Handfläche aus

Sehnenscheiden sind vor allem an Unterarmen und Unterschenkeln zu finden. Werden Sehnenscheiden überbeansprucht, z. B. durch längeres Spielen mit der Computermaus, können sie sich entzünden. Es treten dann starke Schmerzen auf und manchmal ist ein „Knirschen“ spürbar, wenn die Sehne in der entzündeten Scheide bewegt wird.

1 Regenwurmmuskeln .... *Mm. lumbricales*
2 Haken des Hakenbeins .... *Hamulus ossis hamati*
3 Erbsenbein .... *Os pisiforme*
4 Gemeinsame Sehnenscheide der Fingerbeuger .... *Vagina communis musculorum flexorum*
5 Sehnenscheiden der Fingerbeuger............... *Vaginae tendinum digitorum manus*
6 Sehnenscheide des langen Daumenbeugers .... *Vagina tendinis musculi flexoris pollicis longi*
7 Sehnenscheide des speichenseitigen Handbeugers.......... *Vagina tendinis musculi flexoris carpi radialis*

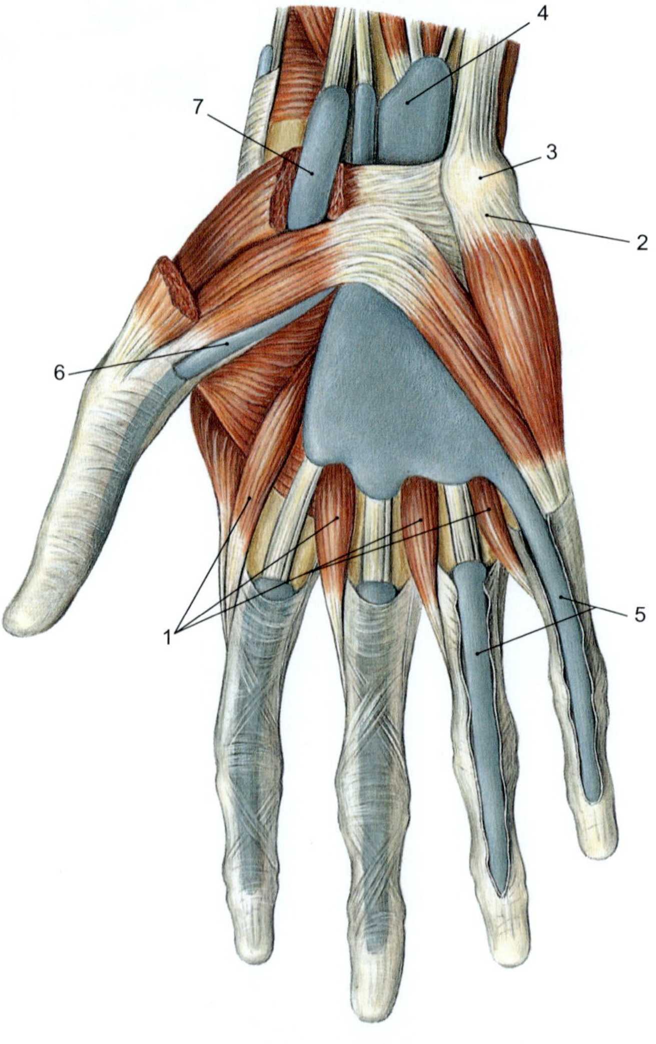

Abb. 4.39 [S700]

➢ Abb. 4.40 Oberflächliche Schicht der Kaumuskulatur

Als Kaumuskeln werden die Muskeln bezeichnet, die das Kiefergelenk bewegen. Zu sehen sind hier der oberflächlich liegende Kaumuskel (M. masseter, 2) und der Schläfenmuskel (M. temporalis, 1).

Der Schläfenmuskel entspringt am Unterkiefer und setzt in der Schläfengrube an. Von der Form her erinnert er an einen Fächer („Temporalisfächer"). Wird fest zugebissen, sieht man den Muskelbauch des M. temporalis sich kräftig vorwölben. Seine hinteren Fasern dienen dem Zurückziehen des Unterkiefers.

Der Kaumuskel (M. masseter) zieht vom Unterkiefer zum Jochbein und ist mit den Schläfen- und dem Flügelmuskeln für die Kaubewegung zuständig. Während der Kaubewegung wird dem Bissen Speichel beigemischt, wodurch zum einen die Kohlenhydratverdauung eingeleitet wird und zum anderen der Bolus durch das enthaltene muköse Sekret besser gleitet.

1 Schläfenmuskel . . . . *M. temporalis*
2 Kaumuskel . . . . *M. masseter*

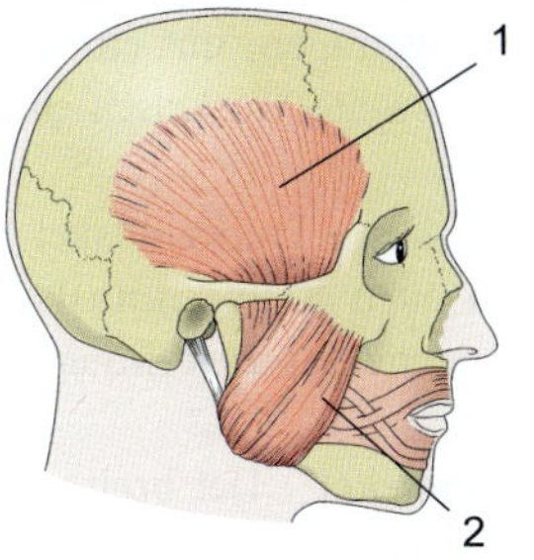

Abb. 4.40 [L190]

➢ Abb. 4.41 Tiefere Kaumuskeln

Der Kaumuskel (M. masseter), Schläfenmuskel, Jochbeinbogen und Teile des Unterkiefers wurden entfernt, um einen Blick auf die Flügelmuskeln zu ermöglichen. Da der innere und äußere Flügelmuskel hinter und unterhalb des Jochbeins liegen, werden sie als tiefe Kaumuskeln bezeichnet. Sie sind zuständig für Mahlbewegungen und Kaudruck.

1 Kiefergelenk . . . . *Art. temporomandibularis*
2 Äußerer Flügelmuskel . . . . *M. pterygoideus lateralis*
3 Innerer Flügelmuskel . . . . *M. pterygoideus medialis*
4 Ringmuskel des Mundes . . . . . *M. orbicularis oris*

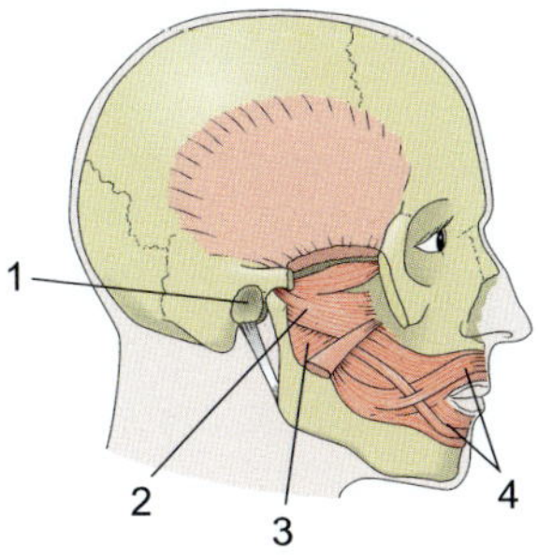

Abb. 4.41 [L190]

➢ Abb. 4.42 Muskeln von Hals und Rücken

Auf der linken Körperseite wurde der Trapezmuskel (M. trapezius) abgetragen, um einen Blick auf die darunterliegende zweite Muskelschicht zu gestatten.

Trapezmuskel Der Trapezmuskel heißt umgangssprachlich auch Kapuzenmuskel, da er vom Aussehen her an eine Kapuze erinnert.

Breiter Rückenmuskel Der breite Rückenmuskel (M. latissimus dorsi) ist ein dünner, oberflächlich verlaufender Muskel, der den unteren Teil des Rückens bedeckt. Seine Hauptaufgabe ist es, den Arm nach hinten und unten zu ziehen. Deshalb wird er auch als „Schürzenbindermuskel“ bezeichnet.

Rotatorenmanschette Beim rechten Oberarmkopf kann man die sog. Rotatorenmanschette erkennen. Sie bildet eine muskuläre Umhüllung des Schultergelenks und verstärkt die Gelenkkapsel. Sie setzt sich aus vier Muskeln und deren Sehnen zusammen. Bei den vier Muskeln handelt es sich um den Obergrätenmuskel (M. supraspinatus), den Untergrätenmuskel (M. infraspinatus), den Unterschulterblattmuskel (M. subscapularis) und den kleinen Rundmuskel (M. teres minor). Von einer Rotatoren*manschette* spricht man deshalb, weil diese Muskeln wie eine Manschette den Schulterkopf umgreifen. Bitte beachten Sie hierzu auch ➢ Abb. 4.29.

Mit zunehmendem Alter treten hier Schmerzen und Bewegungsbehinderungen häufiger auf, die z. B. durch Muskelrisse verursacht werden können.

1 Kopfwender. . . . . *M. sternocleidomastoideus*
2 Schulterblattgräte. . . . . *Spina scapulae*
3 Nackenband . . . . *Lig. nuchae*
4 Trapezmuskel (Kapuzenmuskel) . . . *M. trapezius*
5 Breiter Rückenmuskel . . . . *M. latissimus dorsi*
6 Äußerer schräger Bauchmuskel . . . . . *M. obliquus externus abdominis*
7 Kleiner Rautenmuskel . . . *M. rhomboideus minor*
8 Großer Rautenmuskel . . . *M. rhomboideus major*
9 Lendendreieck . . . . *M. trigonum lumbale*
10 Schulterblattheber . . . . *M. levator scapulae*
11 Rotatorenmanschette

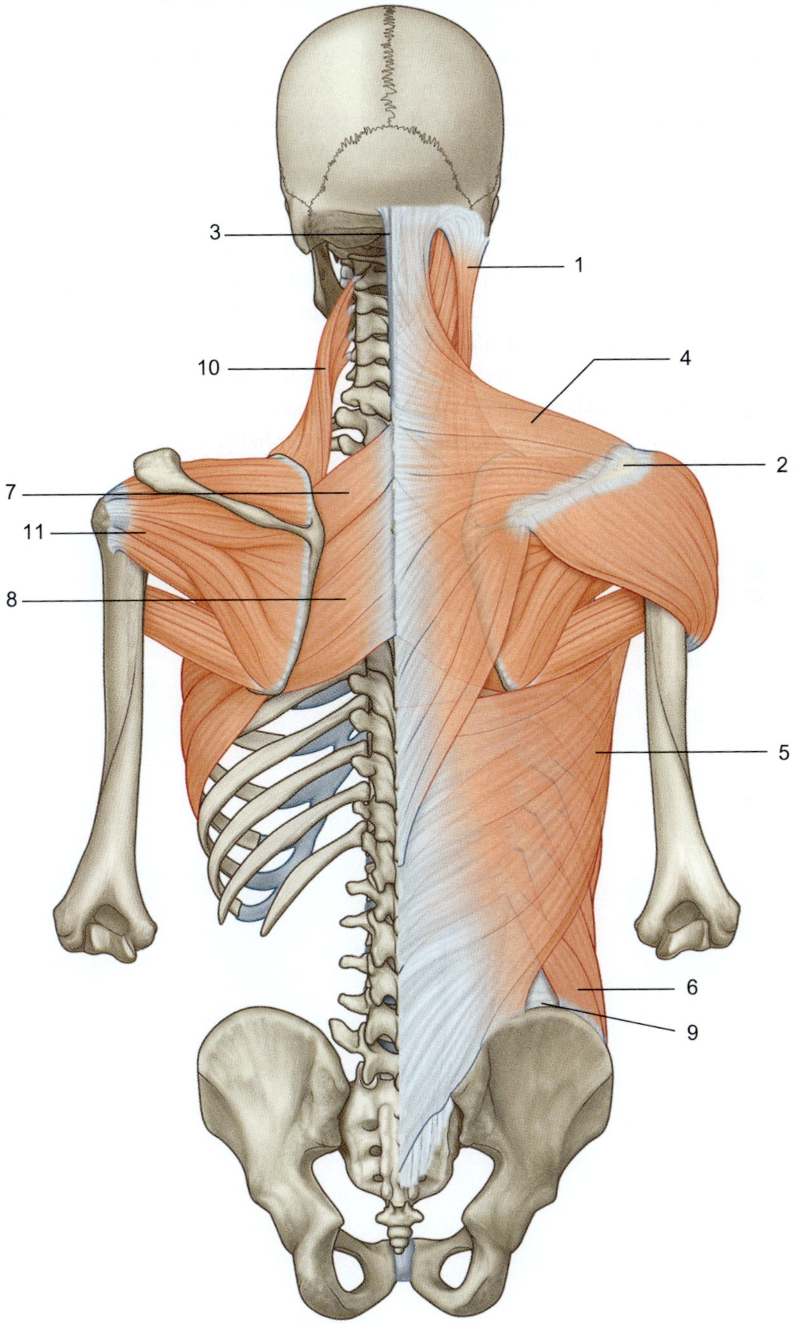

Abb. 4.42 [E580]

➢ Abb. 4.43 Muskeln der vorderen Brust- und Bauchwand

Zu sehen ist die oberflächliche und mittlere Muskelschicht. Die Brustmuskeln haben zwei verschiedene Aufgaben: Die großen und kleinen Brustmuskeln bewegen die Arme, die äußeren und inneren Zwischenrippenmuskeln dienen der Abdichtung und der Atembewegung des Brustkorbs.

1 Kopfwender. . . . . *M. sternocleidomastoideus*
2 Äußerer schräger Bauchmuskel. . . . .*M. obliquus externus abdominis*
3 Rektusscheide . . *Vagina musculi recti abdominis*
4 Deltamuskel . . . . *M. deltoideus*
5 Großer Brustmuskel. . . . . *M. pectoralis major*
6 Breiter Rückenmuskel . . . .*M. latissimus dorsi*
7 Vorderer Sägemuskel. . . . . . .*M. serratus anterior*
8 Samenstrang . . . . *Funiculus spermaticus*
9 „Weiße Linie“ . . . .*Linea alba*
10 Schlingenförmiges Gliedband . . *Lig. fundiforme penis*
11 Hautmuskel des Halses . . . . *Platysma*
12 Muskeleck des äußeren schrägen Bauchmuskels . . . .*M. obliquus externus abdominis*
13 Oberarmvene . . . . *V. cephalica*
14 Nabelring. . . . .*Anulus umbilicalis*
15 Hodenheber. *M. cremaster*

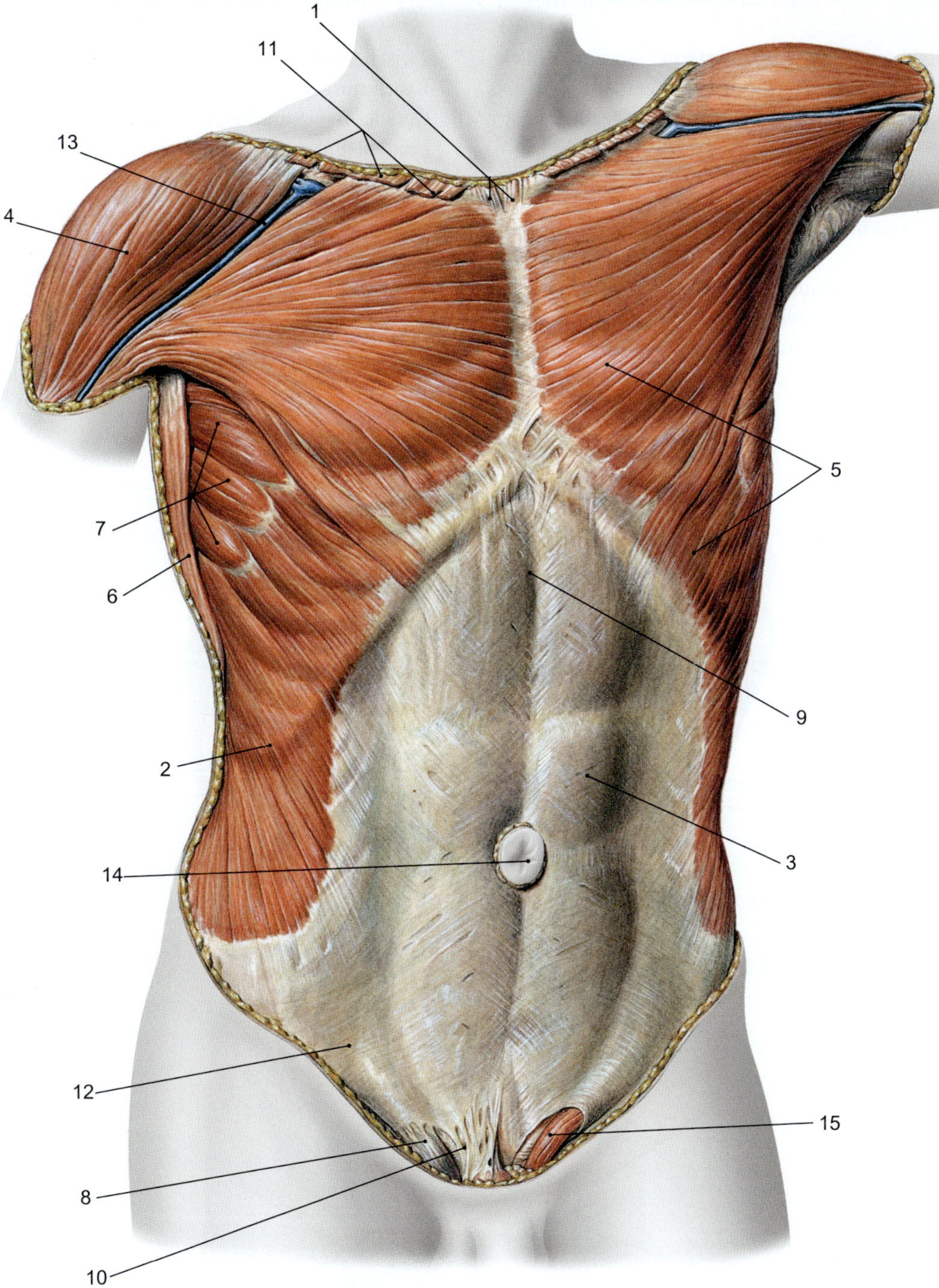

Abb. 4.43 [S700]

➢ Abb. 4.44 Mittlere Muskelschicht der vorderen Brust- und Bauchwand

Die Rektusscheide wurde entfernt, um einen Blick auf den geraden Bauchmuskel (Rektus, 8) zu ermöglichen, der durch Zwischensehnen gegliedert ist.

1 Äußerer schräger Bauchmuskel . . . . *M. obliquus externus abdominis*
2 Rektusscheide . . . . *Vagina musculi recti abdominis*
3 Großer Brustmuskel . . . . *M. pectoralis major*
4 Breiter Rückenmuskel . . . . . . *M. latissimus dorsi*
5 Vorderer Sägemuskel . . . . . . *M. serratus anterior*
6 Samenstrang . . . . *Funiculus spermaticus*
7 Zwischensehne im geraden Bauchmuskel . . . . *Intersectio tendinea*
8 Gerader Bauchmuskel . . . . . *M. rectus abdominis*
9 Leistenband . . . . *Lig. inguinale*
10 Innerer schräger Bauchmuskel . . . . . *M. obliquus internus abdominis*
11 Innerer Zwischenrippenmuskeln . . . . *Mm. intercostales interni*
12 Äußerer Zwischenrippenmuskeln . . . . *Mm. intercostales externi*
13 Rippenknorpel . . . . *Cartilago costalis*

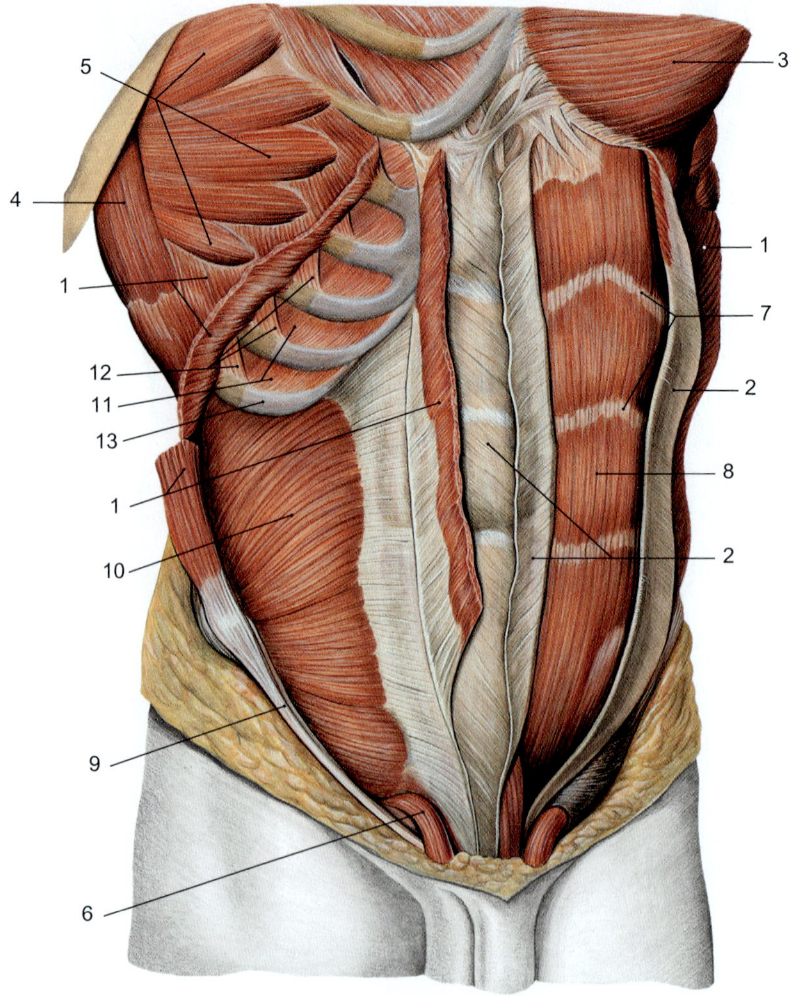

Abb. 4.44 [S700]

➤ Abb. 4.45 Muskeln der Brust- und Bauchwand

Dargestellt ist die mittlere Muskelschicht. Die teilweise Entfernung des großen Brustmuskels lässt den darunter liegenden kleinen Brustmuskel erkennen. Beachten Sie auch den vorderen Sägemuskel sowie die äußeren Zwischenrippenmuskeln.

1 Rabenschnabelfortsatz. . . . *Processus coracoideus*
2 Vorderer Sägemuskel (oberster Anteil). . . . . *M. serratus anterior*
3 Deltamuskel . . . . *M. deltoideus*
4 Großer Brustmuskel. . . . . *M. pectoralis major*
5 Rabenschnabelfortsatz-Oberarm-Muskel . . . . *M. coracobrachialis*
6 Breiter Rückenmuskel . . . . . . *M. latissimus dorsi*
7 Äußere Zwischenrippenmuskeln. . . . . *Mm. intercostales externi*
8 Schlüsselbein. . . . . *Clavicula*
9 Unterschlüsselbeinmuskel . . . . *M. subclavius*
10 Kleiner Brustmuskel . . . . *M. pectoralis minor*
11 Rektusscheide . . . . *Vagina musculi recti abdominis*
12 Äußerer schräger Bauchmuskel. . . . . *M. obliquus externus abdominis*

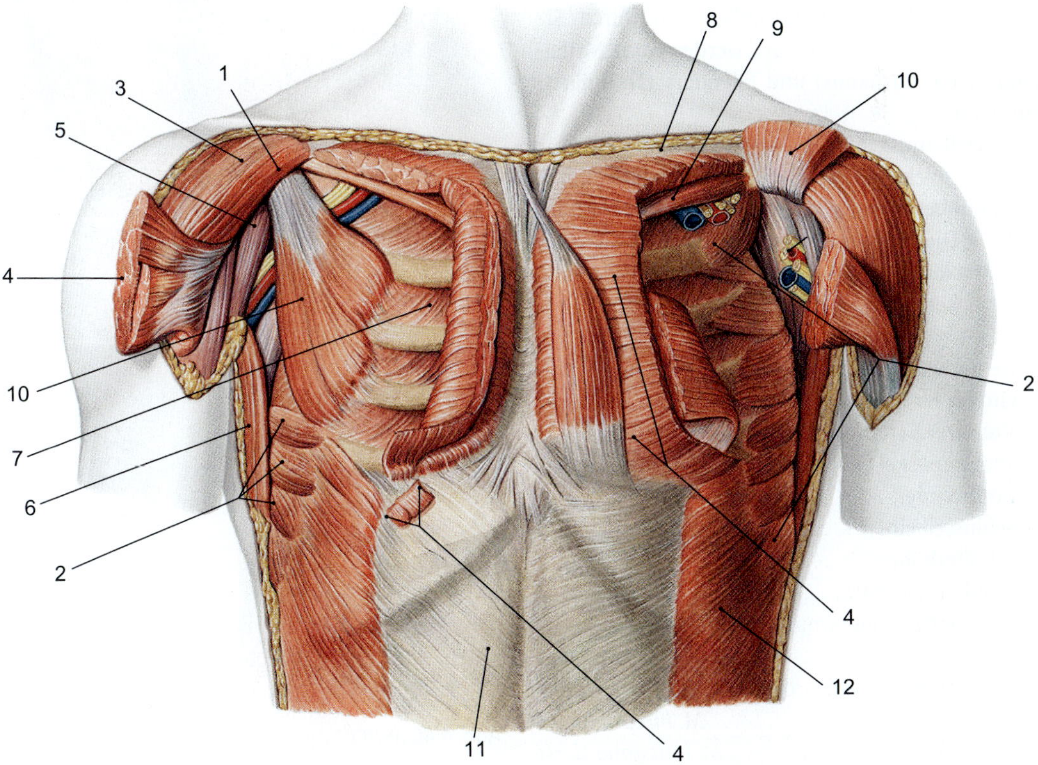

Abb. 4.45 [S700]

➢ Abb. 4.46 Muskeln des rechten Armes, des Brustkorbs und der unteren Halsgegend, Ansicht von der Seite

Beachten Sie den Deltamuskel (1) mit seiner kurzen dreieckigen Form, den „Bizeps" (zweiköpfiger Oberarmmuskel, 10) und den „Trizeps" (Armstrecker, dreiköpfiger Oberarmmuskel, 9). Die zahlreichen Muskeln des Unterarms bewegen die Finger und das Handgelenk.

Je nach der im Handgelenk durchgeführten Bewegung unterscheidet man Strecker und Beuger. Die Strecker (Extensoren) führen eine Dorsalflexion durch, d. h. eine Beugung der Hand in Richtung Handrücken. Die Extensoren liegen dorsal und radial und werden vom Speichennerv (N. radialis) versorgt. Die Beuger (Flexoren) führen eine Beugung der Finger zur Handfläche hin durch. Sie liegen ulnar und palmar. Sie werden vom Mittelarmnerv (N. medianus) und Ellennerv (N. ulnaris) innerviert.

Der Deltamuskel ist ein möglicher Einstichort für eine i. m.-Injektion. Die Punktion erfolgt senkrecht zur Hautoberfläche in die größte Vorwölbung des Muskels. Die Injektion muss streng von der Seite des Patienten aus erfolgen. Es ist darauf zu achten, dass der Arm weder innen- noch außenrotiert ist.

1 Deltamuskel .... *M. deltoideus*
2 Großer Brustmuskel........ *M. pectoralis major*
3 Vorderer Sägemuskel...... *M. serratus anterior*
4 Trapezmuskel (Kapuzenmuskel)... *M. trapezius*
5 Kopfwender......... *M. sternocleidomastoideus*
6 Schlüsselbein...................... *Clavicula*
7 Schulterhöhe...................... *Acromion*
8 Schulterblattgräte............. *Spina scapulae*
9 Dreiköpfiger Oberarmmuskel (Trizeps) .... *M. triceps brachii*
10 Zweiköpfiger Oberarmmuskel (Bizeps) .... *M. biceps brachii*
11 Breiter Rückenmuskel....... *M. latissimus dorsi*
12 Ellenbogen........................ *Olecranon*

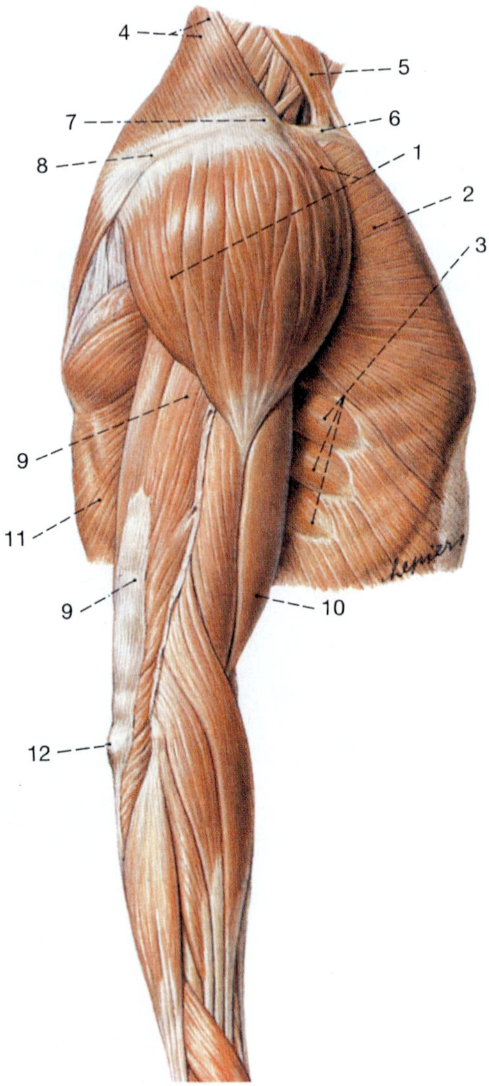

Abb. 4.46 [S700]

➢ Abb. 4.47 Gesäßmuskulatur und Muskulatur der Rückseite des Beines, oberflächliche Muskelschicht

Das Gesäß wird aus drei Muskeln gebildet, die übereinander liegen. Zuoberst der große Gesäßmuskel (M. gluteus maximus, 3), darunter der mittlere (M. gluteus medius, 2) und zuunterst der kleine Gesäßmuskel (M. gluteus minimus). Sind die Gesäßmuskeln beidseitig insuffizient, so kommt es zum „Watschelgang". Grund dafür ist, dass das Becken bei jedem Schritt zur Seite abkippt, da es durch die Gesäßmuskulatur nicht mehr gehalten werden kann.

Beachten Sie an der Oberschenkelrückseite den halbmembranösen (5), den halbsehnigen (6) und den zweiköpfigen (7) Oberschenkelmuskel.

1 Hinterer oberer Darmbeinstachel . . . *Spina iliaca posterior superior*
2 Mittlerer Gesäßmuskel . . . . . . *M. gluteus medius*
3 Großer Gesäßmuskel . . . . . . *M. gluteus maximus*
4 Großer Rollhügel . . . . *Trochanter major*
5 Halbmembranöser Muskel . . . . *M. semimembranosus*
6 Halbsehniger Muskel . . . . *M. semitendinosus*
7 Zweiköpfiger Oberschenkelmuskel . . . . *M. biceps femoris*
8 Zwillingswadenmuskel . . . . *M. gastrocnemius*
9 Schlanker Muskel . . . . *M. gracilis*
10 Großer Anzieher . . . . *M. adductor magnus*
11 Darmbein-Schienbein-Sehne . *Tractus iliotibialis*
12 Schneidermuskel . . . . *M. sartorius*
13 Kniekehlenfläche des Oberschenkelknochens . . . . *Facies poplitea*
14 Sohlenmuskel . . . . *M. plantaris*
15 Schollenmuskel . . . . *M. soleus*
16 Achillessehne . . . . *Tendo calcaneus*

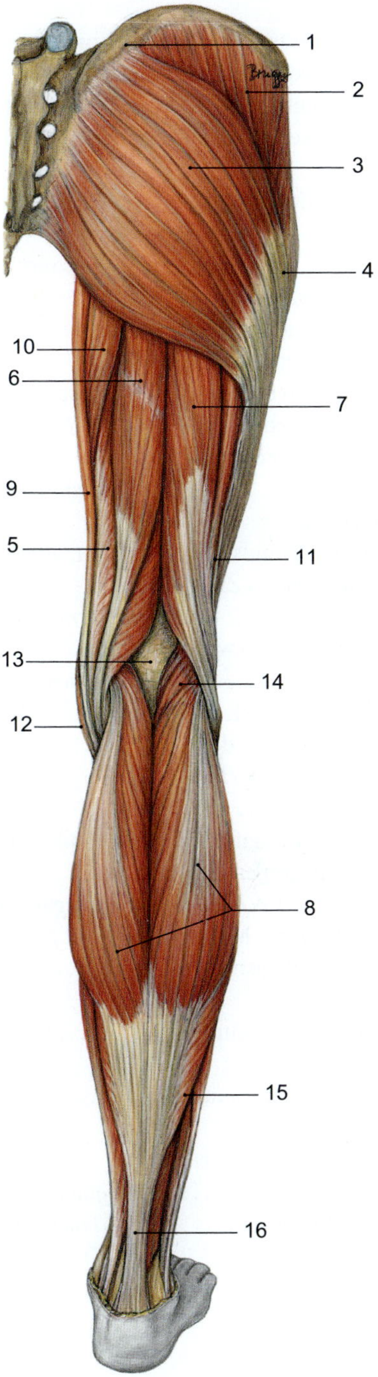

Abb. 4.47 [S700]

➢ Abb. 4.48 Gesäßmuskeln und Muskeln der Rückseite des Oberschenkels, tiefe Muskelschicht

Der große Gesäßmuskel, der halbsehnige Muskel und der zweiköpfige Oberschenkelmuskel wurden größtenteils entfernt, um einen Blick auf die tiefer liegende Muskelschicht zu gestatten.

1 Mittlerer Gesäßmuskel ...... *M. gluteus medius*
2 Kreuzbein-Sitzbeinhöcker-Band .... *Lig. sacrotuberale*
3 Großer Gesäßmuskel (abgeschnitten) .... *M. gluteus maximus*
4 Halbsehniger Muskel (abgeschnitten) .... *M. semitendinosus*
5 Großer Anzieher .... *M. adductor magnus*
6 Halbmembranöser Muskel .... *M. semimembranosus*
7 Zweiköpfiger Oberschenkelmuskel .... *M. biceps femoris*
8 Äußerer Teil des Zwillingswadenmuskels .... *M. gastrocnemius laterale*
9 Innerer Teil des Zwillingswadenmuskels .... *M. gastrocnemius mediale*
10 Schlanker Muskel .... *M. gracilis*
11 Kniekehlenfläche des Oberschenkelknochens .... *Facies poplitea*
12 Raue Linie .... *Linea aspera*
13 Schleimbeutel auf dem großen Rollhügel unter dem großen Gesäßmuskel .... *Bursa trochanterica musculi glutei maximi*
14 Birnenförmiger Muskel .... *M. piriformis*
15 Oberer Zwillingsmuskel .... *M. gemellus superior*
16 Innerer Hüftlochmuskel .... *M. obturator internus*
17 Unterer Zwillingsmuskel .... *M. gemellus inferior*
18 Viereckiger Oberschenkelmuskel .... *M. quadratus femoris*
19 Großer Rollhügel .... *Trochanter major*
20 Kleiner Rollhügel .... *Trochanter minor*

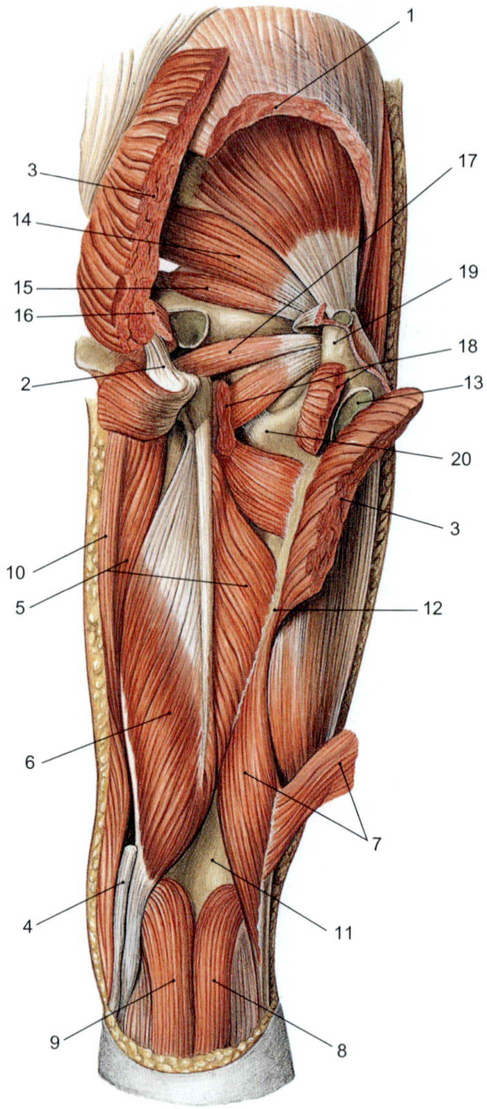

Abb. 4.48 [S700]

➢ Abb. 4.49 Muskeln der Vorderseite des Oberschenkels

Der wichtigste Strecker (Extensor) des Beines ist der vierköpfige Schenkelstrecker (M. quadriceps femoris, 6–8). Er entspringt vom Oberschenkelknochen und der Innenseite des Darmbeins mit vier Köpfen, deren Muskelbäuche sich dann vereinigen und zu einer einzigen Sehne zusammenlaufen. In diese Sehne ist die Kniescheibe als Sesambein eingelagert. Die Sehne unterhalb der Kniescheibe bis zu ihrem Ansatz am Schienbein ist das Kniescheibenband (Lig. patellae, 10).

1 Darmbeinkamm .... *Crista iliaca*
2 Großer Lendenmuskel.......... *M. psoas major*
3 Darmbeinmuskel .... *M. iliacus*
4 Leistenband.................... *Lig. inguinale*
5 Langer Anzieher .... *M. adductor longus*
6 Gerader Schenkelstrecker ..... *M. rectus femoris*
7 Äußerer Schenkelstrecker.... *M. vastus lateralis*
8 Innerer Schenkelstrecker .... *M. vastus medialis*
9 Kniescheibe......................... *Patella*
10 Kniescheibenband .... *Lig. patellae*
11 Wadenbeinkopf .... *Caput fibulae*
12 Darmbein-Schienbein-Sehne .... *Tractus iliotibialis*
13 Schlanker Muskel.................. *M. gracilis*
14 Kleiner Lendenmuskel......... *M. psoas minor*
15 Schenkelbindenspanner . . *M. tensor fasciae latae*
16 Schneidermuskel .... *M. sartorius*
17 Kammmuskel .... *M. pectineus*

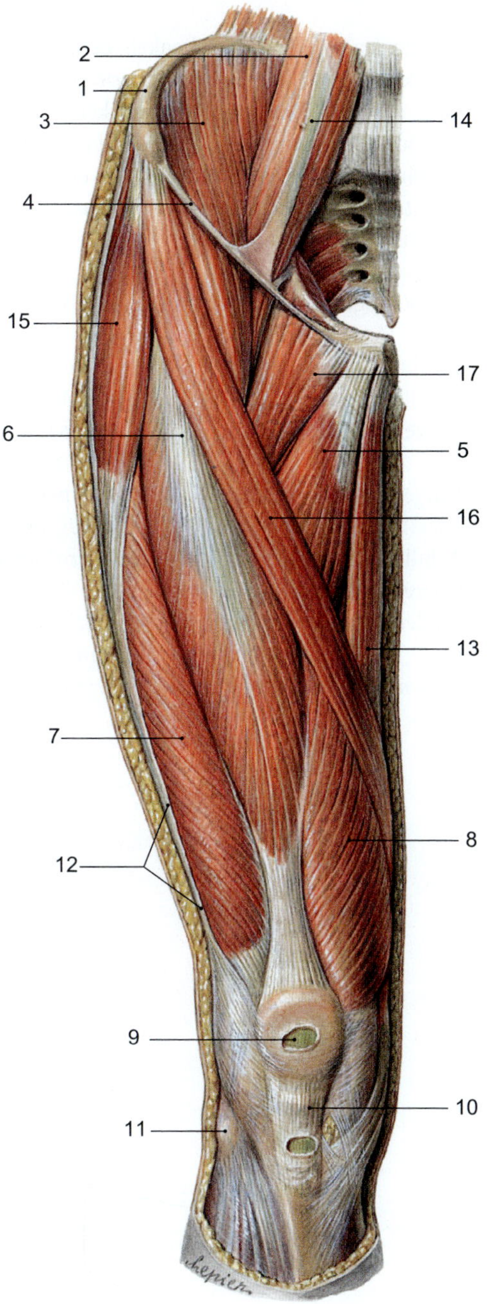

Abb. 4.49 [S700]

➢ Abb. 4.50 Muskeln des rechten Unterschenkels und des rechten Fußes, Ansicht von lateral

An der Rückseite des Unterschenkels befindet sich der dreiköpfige Wadenmuskel (M. triceps surae), der sich aus dem Zwillingswadenmuskel (M. gastrocnemius, 2) und dem Schollenmuskel (M. soleus, 3) zusammensetzt. Diese beiden Muskeln laufen nach unten in die Achillessehne (6) aus, die am Fersenbein (8) festgewachsen ist.

1 Zweiköpfiger Oberschenkelmuskel .... *M. biceps femoris*
2 Zwillingswadenmuskel .... *M. gastrocnemius*
3 Schollenmuskel..................... *M. soleus*
4 Kurzer Wadenbeinmuskel .... *M. peroneus (fibularis) brevis*
5 Langer Wadenbeinmuskel .... *M. peroneus (fibularis) longus*
6 Achillessehne .... *Tendo calcaneus*
7 Oberes Halteband der Wadenbeinmuskelsehne.......... *Retinaculum musculorum peroneorum superius*
8 Fersenbein........................ *Calcaneus*
9 Kurzer Zehenstrecker .... *M. extensor digitorum brevis*
10 Darmbein-Schienbein-Sehne .... *Tractus iliotibialis*
11 Tiefer Schleimbeutel unterhalb der Kniescheibe..... *Bursa infrapatellaris profunda*
12 Wadenbeinkopf .... *Caput fibulae*
13 Vorderer Schienbeinmuskel .... *M. tibialis anterior*
14 Langer Zehenstrecker .... *M. extensor digitorum longus*
15 Halteband der Strecksehnen....... *Retinaculum musculorum extensorum*
16 Dritter Wadenbeinmuskel (Sehne) ...... *Tendo peroneus tertius*
17 Langer Großzehenstrecker .... *M. extensor hallucis longus*
18 Kniescheibe......................... *Patella*
19 Vierköpfiger Oberschenkelmuskel ..... *M. quadriceps femoris*

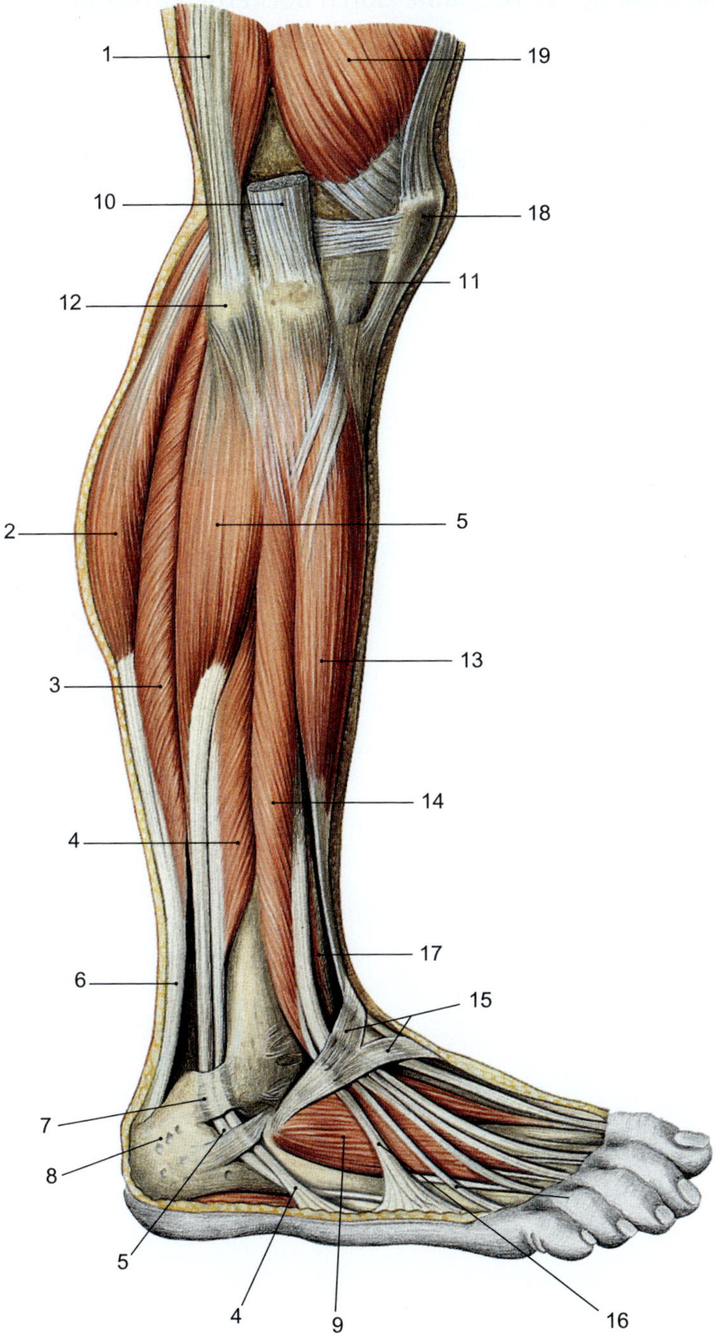

Abb. 4.50 [S700]

➢ Abb. 4.51 Skoliose der Wirbelsäule durch Beckenschiefstand

Aufgrund einer Beinlängendifferenz kann sich ein Beckenschiefstand entwickeln, der wiederum, wie in der Abbildung gut erkennbar, zu einer Skoliose der Wirbelsäule führt. Bei einer Skoliose liegt eine seitliche Verbiegung der Wirbelsäule mit einer Drehung der betroffenen Wirbel im Krümmungsbereich vor.

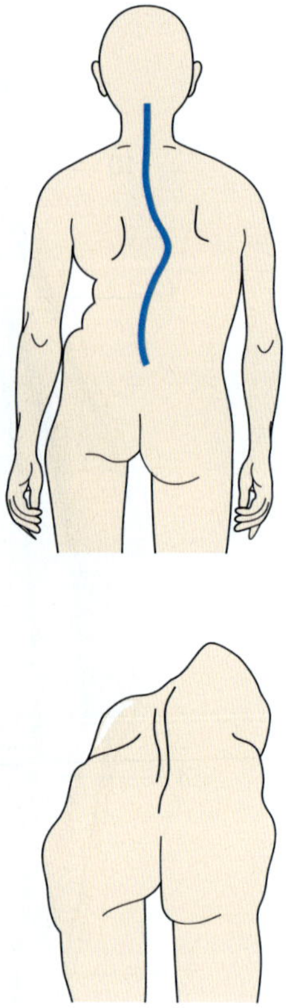

Abb. 4.51 [L106]

➢ Abb. 4.52 Bandscheibenvorfall

Bandscheibenvorfälle spielen sich bevorzugt bei L4 / L5 und L5 / S1 ab; es können jedoch auch andere Wirbelsäulenabschnitte betroffen sein, z. B. C6 / C7.

Bei einem Bandscheibenvorfall tritt der Gallertkern durch einen degenerierten Faserknorpelrand. Erfolgt eine Komprimierung von Rückenmarksnerven, kommt es zu Schmerzen, Schonhaltung, Bewegungseinschränkungen, evtl. auch zu Sensibilitätsstörungen oder sogar zu Lähmungen.

Lateraler Vorfall Besteht ein lateraler Vorfall im Bereich L4 / L5 / S1, wird der N. ischiadicus gereizt, sodass im Ausbreitungsgebiet dieses Nerven Schmerzen auftreten, und zwar in der Lenden-Kreuzbein-Gegend, im Gesäßmuskel und im Ober- und Unterschenkel bis in den Fuß ausstrahlend.

Medialer Vorfall Bei einem medialen Vorfall im Bereich der Hals- und Brustwirbelsäule kann dies eine Quetschung des Rückenmarks zur Folge haben. In diesem Fall kann eine Querschnittslähmung unterhalb der betroffenen Stelle auftreten.

1 Dornfortsatz .... *Processus spinosus*
2 Rückenmark .... *Medulla spinalis*
3 Spinalganglion .... *Ganglion spinale*
4 Spinalnerv .... *N. spinalis*
5 Bandscheibe .... *Discus intervertebralis*
6 Vordere und hintere Nervenwurzel .... *Radix anterior und Radix posterior*

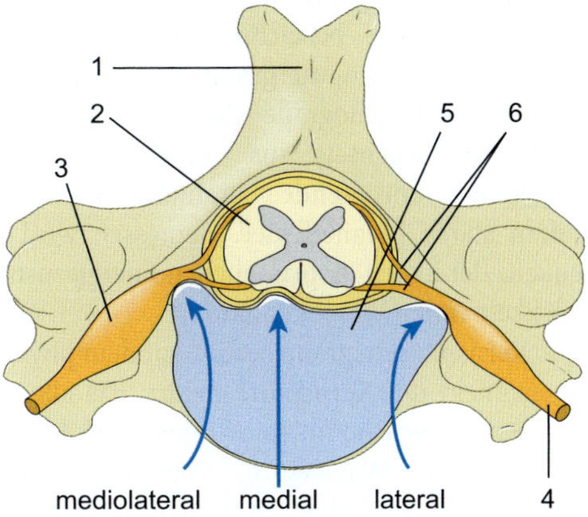

Abb. 4.52 [L190]

➢ Abb. 4.53 Bandscheibenprolaps, Kernspintomogramm der Lendenwirbelsäule

Die Kernspintomografie wird auch als Magnetresonanztomografie bezeichnet. Es handelt sich hierbei um ein computergestütztes, bildgebendes Verfahren der Tomografie (Schichtaufnahmeverfahren). Im Gegensatz zur Computertomografie wird keine ionisierende Strahlung verwendet, sondern starke Magnetfelder. Gemessen wird die Frequenz der in den ursprünglichen Energiezustand zurückkehrenden Wasserstoffatome.

Die Kernspintomografie beruht auf dem physikalischen Effekt der Kernspinresonanz, das alle Elemente zeigen, welche im Kern unpaare Nukleonen aufweisen, z. B. Wasserstoff, Kohlenstoff, Fluor, Natrium und Phosphor. Mit den zurzeit vorhandenen technischen Mitteln erzeugt allerdings nur der Wasserstoff ausreichend kontrastreiche Bilder.

Bei der Kernspintomografie wird das zu messende Objekt einem homogenen Magnetfeld ausgesetzt und mit einem Hochfrequenzimpuls angeregt. Die Anregefrequenz für die Atomkerne muss mit deren Resonanzfrequenz übereinstimmen. Das homogene Magnetfeld hat eine Feldstärke von ungefähr 1,5 Tesla (1 Tesla entspricht 10.000 Gauß – zum Vergleich: Das Erdmagnetfeld hat ungefähr 0,5 Gauß!). Nach Abschalten des Hochfrequenzimpulses wird in einer Hochfrequenzspule das von den angeregten Atomkernen emittierte Kernresonanzsignal registriert, das entsteht, weil sich die Kerne nach der Störung im Magnetfeld wieder ausrichten.

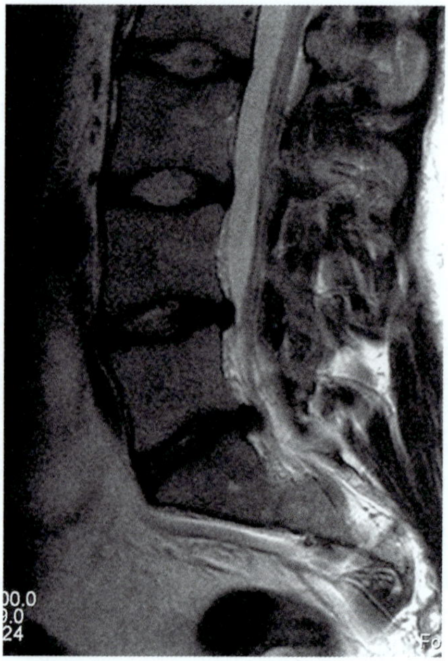

Abb. 4.53 [T464]

➢ Abb. 4.54 Lagerung bei Bandscheibenprotrusion und -vorfall

a Stufenbettlagerung bei lateralem Vorfall Bei den meisten Fällen einer Bandscheibenprotrusion handelt es sich um laterale Protrusionen. In diesem Fällen wird eine Stufenbettlagerung vorgenommen. Dazu wird der Patient auf den Boden gelegt und die Unterschenkel auf einen Stuhl gebracht. Dies führt zu einer Entlastung der Lendenwirbelsäule und zur Besserung der Beschwerden.

Beachten Sie, dass nach McKenzie keine Stufenbettlagerung durchgeführt wird, weil dadurch die Flüssigkeit des Kerns in das dorsale Gewebe übertreten kann. Er empfiehlt deshalb eine „Bauchlagerung" in dem Sinn, dass sich der Betroffene nach vorne legt (z.B. über einen Tisch), sodass die Flüssigkeit in den Kern zurücksinken kann.

b Bauchlagerung bei ventralem Vorfall Da die Bauchlagerung eine Entlastung der Wirbelsäule im geschädigten Bereich bringt, kommt es bei medialer (ventraler) Protrusion zur Besserung der Beschwerden.

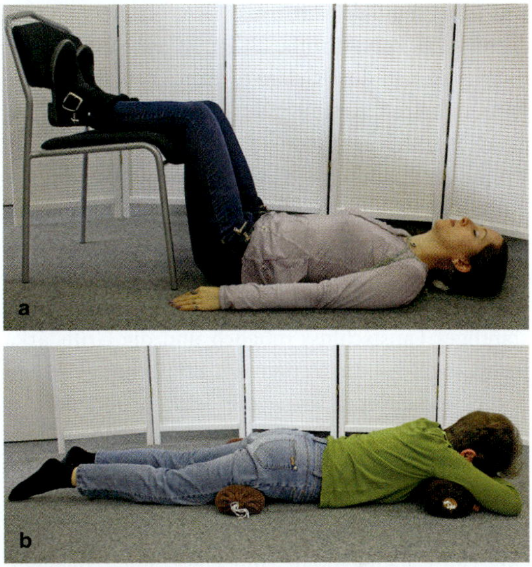

Abb. 4.54 [M553]

➢ Abb. 4.55 Heberden-Knoten

Es handelt sich um eine Fingerpolyarthrose, die sich an der Basis der Fingerendglieder beidseitig als knorpelig-knöcherne Wucherungen zeigt. Meist sind der Zeige- und der kleine Finger betroffen. In der Abbildung handelt es sich beim Zeigefinger um einen fortgeschrittenen Fall, der bereits eine Abknickung zur Daumenseite zeigt.

Frauen sind wesentlich häufiger als Männer betroffen. Die Beschwerden beginnen meist in den Wechseljahren mit zeitweiligen (leichten) Schmerzen im betroffenen Gelenk, Kraftverlust und Bewegungseinschränkung.

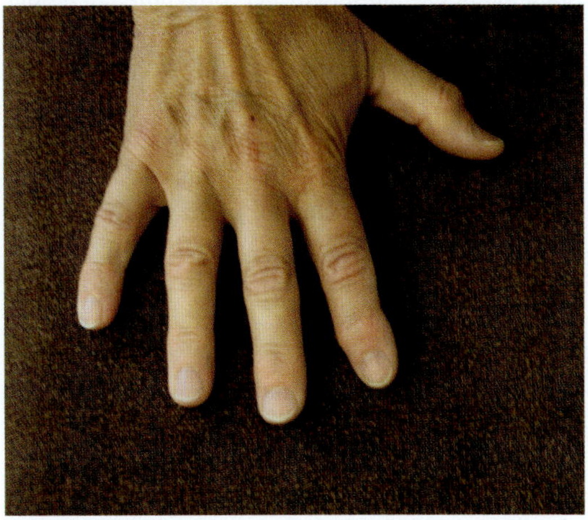
Abb. 4.55 [M553]

➢ Abb. 4.56 Rheumatoide Arthritis

Die Rheumatoide Arthritis (RA, früher primär chronische Polyarthritis, PCP) ist eine Autoimmunerkankung der Gelenke, von der bevorzugt Frauen betroffen sind. Die Erkrankung geht mit einer abakteriellen Synovitis in den Gelenkkapseln einher. Sie beginnt meist schleichend an den Fingermittel- und Fingergrundgelenken mit einer zunehmenden schmerzhaften Morgensteifigkeit der Finger. Die Fingerendgelenke sind *nicht* in den Entzündungsprozess einbezogen. Es ist kein vollständiger Faustschluss möglich und die Griffstärke ist herabgesetzt. Im Verlauf der Erkrankung werden der Gelenkknorpel sowie die Sehnen und Bänder des Halteapparats zerstört, was Fehlstellungen und Gelenkversteifungen nach sich zieht.

Auf der Abbildung sind Gelenkveränderungen bei einem fortgeschrittenen Krankheitsbild erkennbar. Die Gelenkkapseln sind stark angeschwollen. Die Finger sind zur Ellenseite abgedrängt (Ulnardrift). Außerdem liegen eine Muskelatrophie der Hände und eine Psoriasis (➢ Abb. 21.20 und ➢ Abb. 21.21) vor.

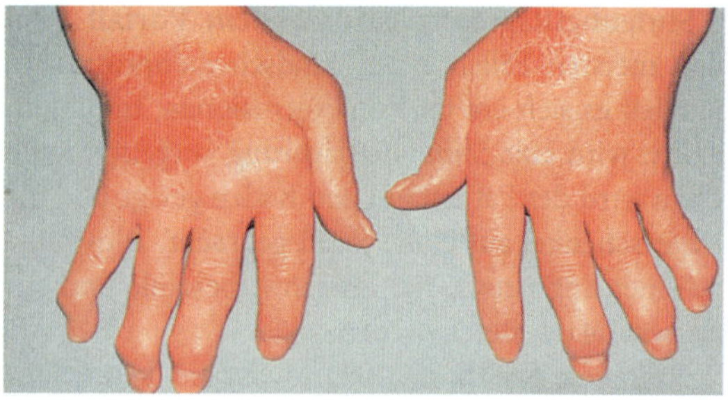

Abb. 4.56 [E676]

➢ Abb. 4.57 Rheumaknoten bei Rheumatoider Arthritis

Rheumaknoten kommen bei ungefähr 30 % der Patienten mit Rheumatoider Arthritis vor. Sie fühlen sich derb an, sind meist nicht schmerzhaft und treten bevorzugt an Druckstellen auf, wie den Streckseiten der Unterarme und am Hinterkopf.

Rheumaknoten können bei einem Krankheitsschub an Größe zunehmen. Danach können sie sich verkleinern. In Rheumaknoten befindet sich Granulationsgewebe, d. h. ein überschießend wachsendes zell- und gefäßreiches Bindegewebe.

Auf der Abbildung sieht man im Verlauf der Elle einige in der Unterhaut liegende Rheumaknoten.

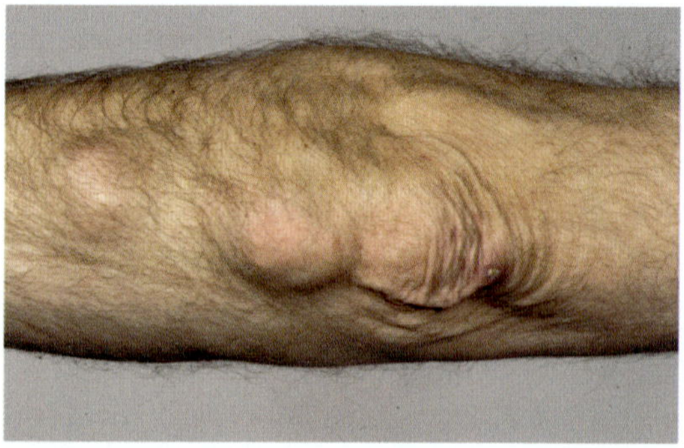

Abb. 4.57 [E684]

➢ Abb. 4.58 Morbus Bechterew

Die Abbildung zeigt einen Patienten mit Morbus Bechterew im fortgeschrittenen Stadium, mit der für die Krankheit typischen Haltungsveränderung. Beachten Sie vor allem die verstärkte Kyphose der Brustwirbelsäule.

Morbus Bechterew ist eine chronisch-entzündlich-degenerative Erkrankung, die dem rheumatischen Formenkreis zugerechnet wird. Die Krankheit beginnt schon bei jungen Menschen zwischen dem 15. und 20. Lebensjahr. Die Erkrankung tritt bei beiden Geschlechtern auf. Allerdings zeigen Frauen oft einen abgeschwächten Verlauf, weshalb die Erkrankung bei ihnen manchmal nicht richtig diagnostiziert wird.

Die Erkrankung beginnt typischerweise mit morgendlichem Steifheitsgefühl und nächtlichen Rückenschmerzen im Kreuzbein- und Lendenwirbelbereich, die bis in die unteren Extremitäten ausstrahlen können. Oft treten quälende Fersenschmerzen auf.

Der weitere Krankheitsverlauf ist durch eine fortschreitende Versteifung der Wirbelsäule und des Brustkorbes gekennzeichnet, wodurch die Ausbildung eines Lungenemphysems mit nachfolgendem Cor pulmonale begünstigt wird. Bei Veränderungen am unteren Teil der Wirbelsäule, die zur Kompression von hier austretenden Nerven führen, können Impotenz, Stuhl- und Urininkontinenz auftreten.

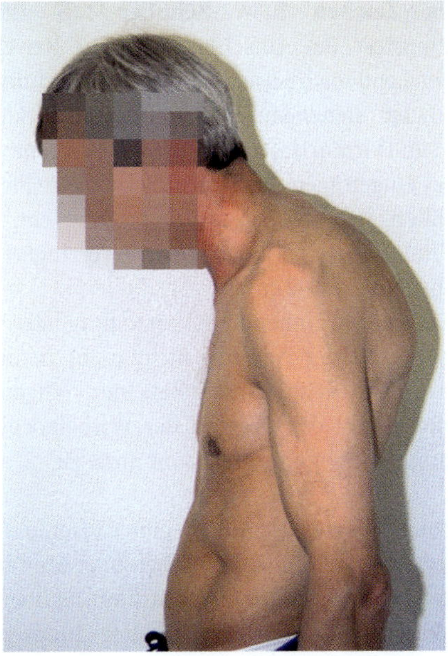

Abb. 4.58 [M114]

➢ Abb. 4.59 Schober-Zeichen und Ott-Zeichen

Schober-Zeichen bzw. Schober-Maß ist ein Funktionstest, der Aufschluss über die Beweglichkeit der Lendenwirbelsäule gibt. Zur Durchführung werden am stehenden Patienten eine Markierung über dem Dornfortsatz von S1 und eine 10 cm weiter kranial aufgetragen. Bei Vornüberneigen (Flexion) vergrößert sich der Abstand um ca. 5 cm, beim Nachhintenbeugen (Retroflexion) verringert sich der Abstand um 1–2 cm.

Bei einer beginnenden Versteifung der Wirbelsäule kann der Abstand nicht mehr in diesem Ausmaß zu- bzw. abnehmen. Bei einer völligen Versteifung nimmt der Abstand der Wirbelkörper bei der Rumpfvorneigung überhaupt nicht zu.

Ott-Zeichen bzw. Ott-Maß gibt Aufschluss über die Beweglichkeit der Brustwirbelsäule. Man bringt am stehenden Patienten eine Markierung über dem 7. Halswirbel (Prominens) und eine 30 cm weiter kaudal an. Beim Vornüberbeugen nimmt beim Wirbelsäulengesunden die Messstrecke um 3 – 4 cm zu.

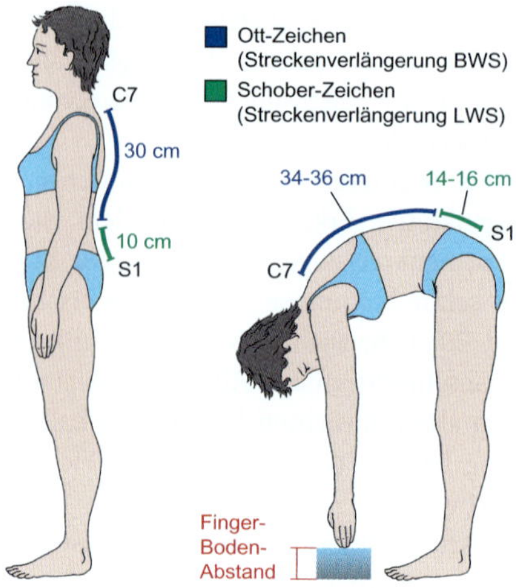

Abb. 4.59 [L190]

➢ Abb. 4.60 Akuter Lupus erythematodes (LE)

Der Lupus erythematodes ist eine Autoimmunkrankheit, bei der Immunkomplexe in Gefäßwände eingelagert werden und sich eine Gefäßwandentzündung entwickelt. Je nachdem, welche Gefäßwände von der Entzündung betroffen sind, kann ein äußerst vielgestaltiges Krankheitsbild auftreten. Betroffen sind meist Frauen zwischen dem 20. und 40. Lebensjahr.

Als Symptome treten auf: Fieber und uncharakteristische Beschwerden, wie Müdigkeit und Leistungsmangel, ein Hautausschlag, der sich bevorzugt an Nase und Wangen manifestiert. Außerdem können Arthritiden (oft als Polyarthritis), Hypertonie, Nephritis und Pleuritis auftreten. Es können auch andere Organe beteiligt sein.

Die Patientin zeigt ein scharf begrenztes Erythem an Wangen, Nase, Stirn und Kinn. In den befallenen Bereichen kommt es zur Schuppung und zur Atrophie der Haut. Bei der „Schmetterlingsform" des Erythems vergleicht man die Hautrötung über den Wangen mit den Flügeln eines Schmetterlings, die Rötung über der Nase mit dem Körper. Allerdings muss diese Form des Hautausschlags nicht zwingend auftreten.

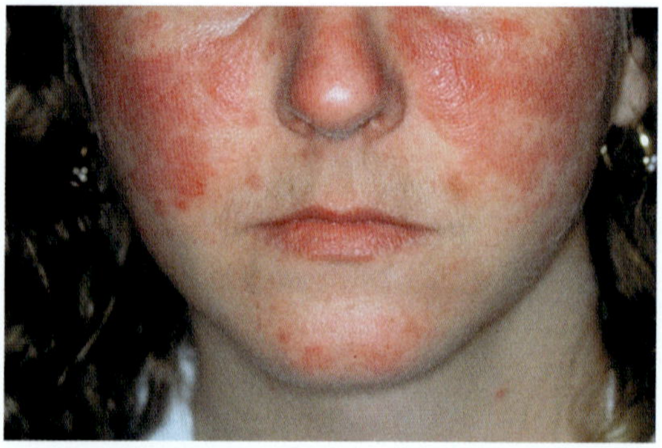

Abb. 4.60 [M123]

➢ Abb. 4.61 Chronischer Lupus erythematodes

Bei chronisch-rezidivierendem Lupus erythematodes können grundsätzlich die gleichen Organe wie bei der akuten Verlaufsform befallen sein, allerdings sind die Symptome deutlich milder. Häufig auftretende Beschwerden sind wiederkehrende Fieberschübe, Gelenk- und Muskelschmerzen, Hauterscheinungen, Kraftlosigkeit, Parästhesien und Bewegungsstörungen.

Bei der Auslösung der Beschwerden können, ebenso wie bei der akuten Verlaufsform, Sonnenexpositionen, hormonelle Veränderungen (Beendigung der Schwangerschaft, Beginn einer Ovulationshemmer-Einnahme), Stresssituationen und Medikamenteneinnahme eine Rolle spielen. Bei der chronischen Verlaufsform wechseln sich Krankheitsschübe mit mehr oder weniger langdauernden Remissionen ab.

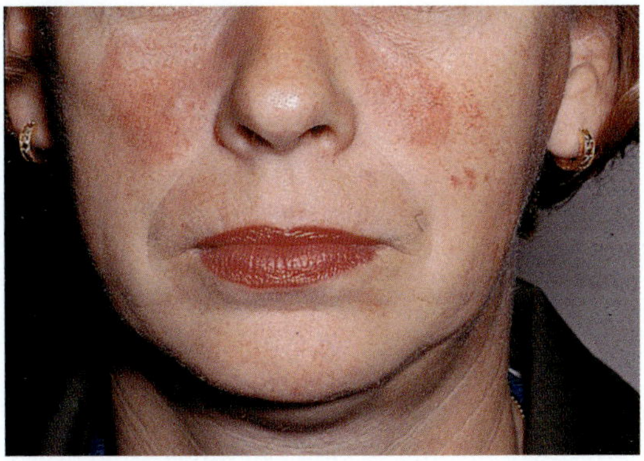

Abb. 4.61 [E325]

➢ Abb. 4.62 Zirkumskripte Sklerodermie

Bei Sklerodermie kommt es zu einer lederartigen Verhärtung (Sklerodermie) der Haut, möglicherweise sogar von inneren Organen oder sogar von Organsystemen.
Es werden zwei Krankheitsverläufe unterschieden:

Zirkumskripte Sklerodermie Die umschriebenen (zirkumskripten) Hauterscheinungen treten als gut begrenzte Herde auf, die zunächst gerötet sind, später verhärten (sklerotisieren) und schließlich atrophieren. Sie zeigen eine verstärkte oder eine verminderte Pigmentierung. Gelegentlich geht eine zirkumskripte Sklerodermie in eine progressive systemische Verlaufsform über.

Progressive systemische Sklerodermie Bei progressiver systemischer Sklerodermie sind ein oder mehrere Organsysteme von der Erkrankung betroffen.

Auf der Abbildung ist eine zirkumskripte Sklerodermie auf der Stirn zu sehen.

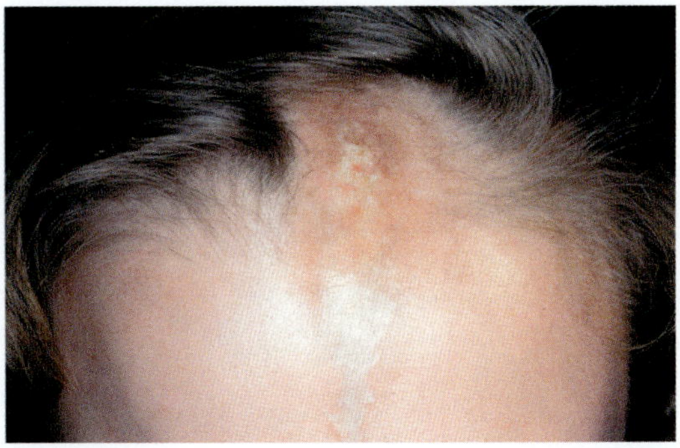

Abb. 4.62 [E433]

➢ Abb. 4.63 Systemische Sklerodermie

Die systemische Sklerodermie beginnt häufig mit Raynaud-artigen Anfällen, Gelenkschmerzen und teigigen Hautschwellungen der Hände. Später treten straffe Hautatrophien mit Pigmentverschiebungen auf, rattenbissartige Fingerkuppennekrosen, Maskengesicht und Teleangiektasien (Erweiterung von Hautgefäßen). Die Erkrankung kann auf den Verdauungstrakt, die Lunge oder die Nieren übergreifen.

Die Abbildung zeigt ein Maskengesicht bei progressiver Sklerodermie. Die Mundöffnung ist verkleinert, die Lippen sind verschmälert, die Nase springt spitz hervor und die Lidspalten sind verengt, die Gesichtshaut ist straff-glänzend.

Beachten Sie hierzu auch ➢ Abb. 6.29, die einen sekundären Morbus Raynaud im Anfangsstadium zeigt.

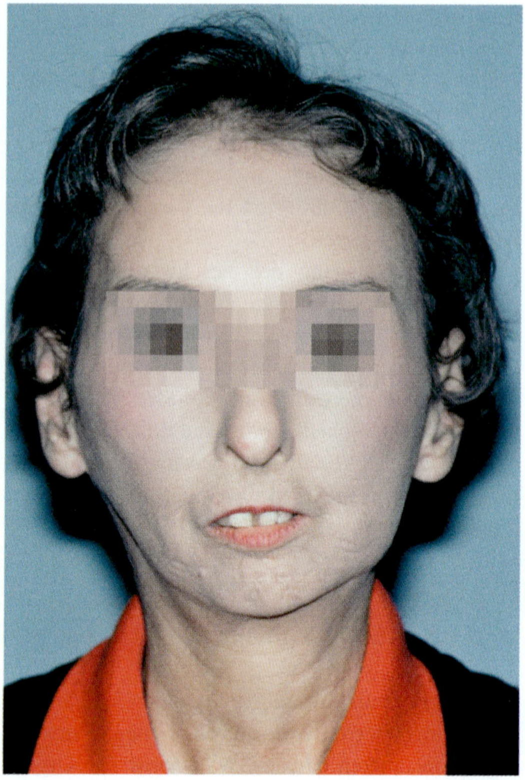

Abb. 4.63 [E433]

➤ Abb. 4.64 Spätstadium einer progressiven Sklerodermie

An den Händen zeigt sich eine starke Atrophie der Haut und Muskeln mit einer Fixierung der Fingergelenke in Beugestellung. Zu sehen sind Pigmentierungsstörungen und über einigen Fingergelenken kleine Nekrosen. Die Finger sind verkürzt.

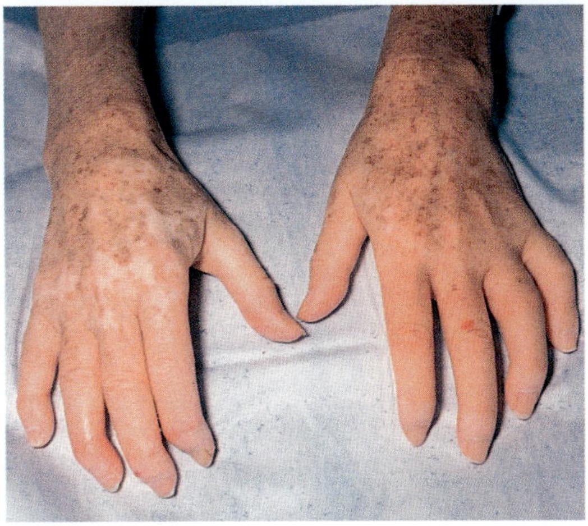

Abb. 4.64 [E508]

➤ Abb. 4.65 Sklerodermie, verkürztes Zungenbändchen

Im Verlauf der Sklerodermieerkrankung kann sich das Zungenbändchen verkürzen. Dadurch kann die Zunge nicht mehr richtig nach oben und hinten bewegt werden, was Sprach- und Schluckstörungen zur Folge hat. In seltenen Fällen ist der gesamte Verdauungstrakt in das Krankheitsgeschehen mit einbezogen. Infolge der Wandstarre des Verdauungstrakts kann eine Malabsorption auftreten.

Die Abbildung zeigt eine in der Bewegung nach oben deutlich eingeschränkte Zunge mit verkürztem Zungenbändchen.

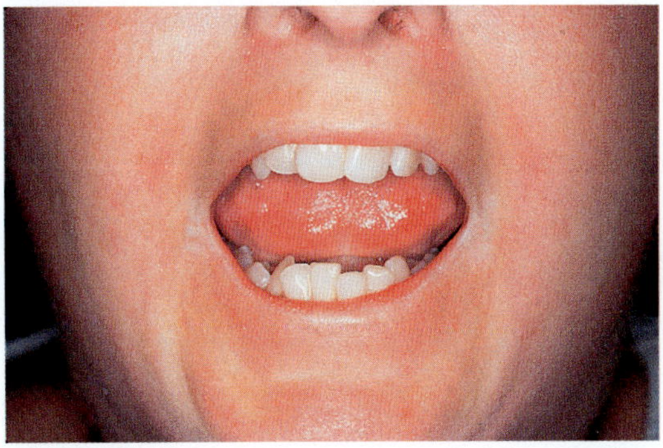

Abb. 4.65 [E676]

KAPITEL

5 Herz

➢ Abb. 5.1 Lage des He`rzens im Mediastinum

Das Herz liegt zwischen den Lungen, hinter dem Brustbein (auf der Abbildung entfernt), vor der Speiseröhre und über dem Zwerchfell. Die Gefäße, die sauerstoffreiches Blut führen, sind rot dargestellt, die Gefäße mit sauerstoffarmem Blut blau.

1 Herz .... *Cor*
2 Lunge .... *Pulmo*
3 Aortenbogen .... *Arcus aortae*
4 Zwerchfell .... *Diaphragma*
5 Stamm der Lungenschlagader .... *Truncus pulmonalis*
6 Lungenvenen .... *Vv. pulmonales*
7 Bauchaorta .... *Pars abdominalis aortae*
8 Obere Hohlvene .... *V. cava superior*
9 Untere Hohlvene .... *V. cava inferior*
10 Speiseröhre .... *Oesophagus*
11 Luftröhre .... *Trachea*

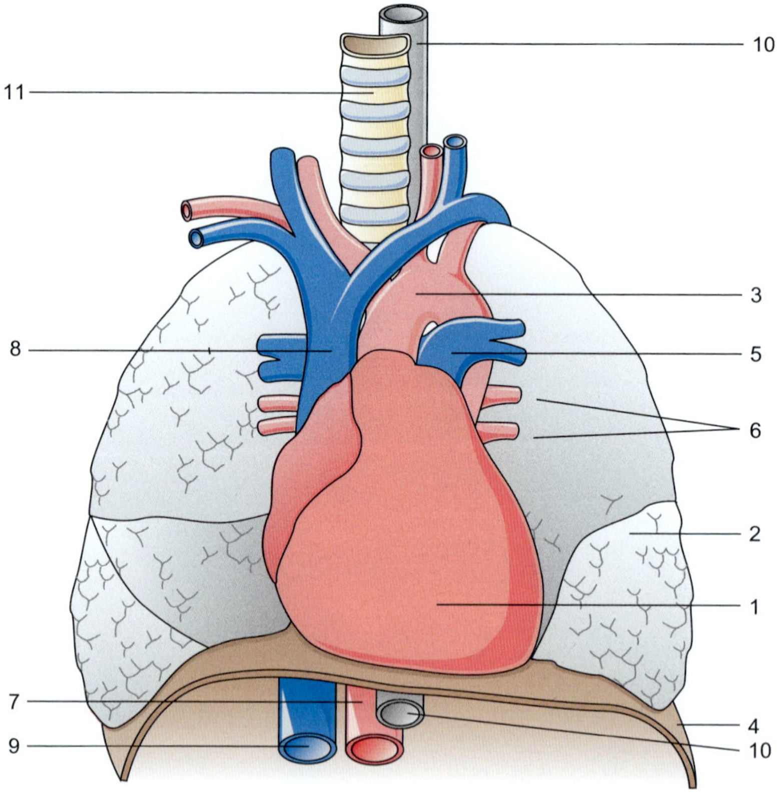

Abb. 5.1 [L106]

➢ Abb. 5.2 Schichtaufbau des Herzens

Der Hohlmuskel Herz baut sich aus dem Endokard, dem Myokard und dem Perikard auf. Am Perikard kann man ein viszerales und ein parietales Blatt unterscheiden, die durch einen Gleitspalt getrennt sind. Das parietale Blatt ist außen durch eine Schicht derber, einander überkreuzender Kollagenfasern verstärkt. Dadurch ist es nur eingeschränkt dehnbar und wirkt so einer Überdehnung des Herzens entgegen. Außerdem ist das parietale Blatt mit dem Sehnenzentrum des Zwerchfells verwachsen, wodurch das Herz in seiner Lage stabilisiert wird.

1 Herzinnenhaut (Endokard) ...... *Endocardium*
2 Herzmuskelschicht (Myokard)..... *Myocardium*
3 Herzbeutel (Perikard) .... *Pericardium*
4 Inneres Blatt des Herzbeutels .... *viszerales Blatt des Perikards*
5 Äußeres Blatt des Herzbeutels .... *parietales Blatt des Perikards*
6 Gleitspalt

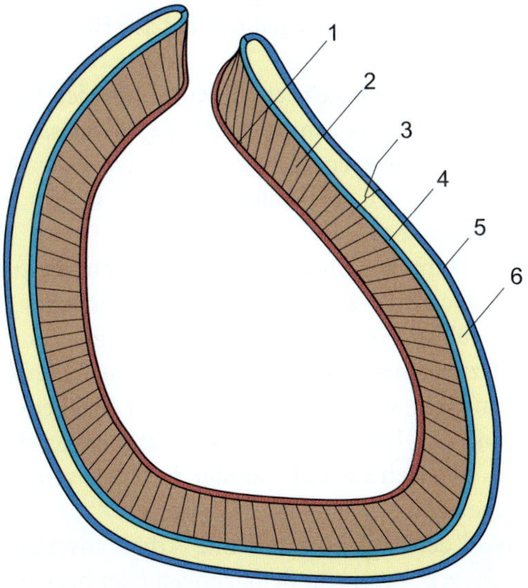

Abb. 5.2 [L106]

➢ Abb. 5.3 Schematische Darstellung der Herzhöhlen

Das Herz besteht aus zwei Vorhöfen und zwei Kammern. Die Herzinnenhaut bildet die Segel- und die Taschenklappen des Herzens.

1 Rechter Vorhof............... *Atrium dextrum*
2 Linker Vorhof............... *Atrium sinistrum*
3 Rechte Kammer .... *Ventriculus dexter*
4 Linke Kammer .... *Ventriculus sinister*
5 Einmündungsstellen der Lungenvenen .... *Einmündungsstellen der Vv. pulmonales*
6 Herzspitze .... *Apex cordis*
7 Herzscheidewand..... *Septum interventriculare*
8 Obere Hohlvene .... *V. cava superior*
9 Lungenvenen .... *Vv. pulmonales*
10 Einmündungsstelle der oberen Hohlvene .... *Einmündungsstelle der V. cava superior*
11 Sammelstelle der Herzvenen .. *Sinus coronarius*
12 Dreizipfelige Segelklappe (Trikuspidalklappe)......... *Valva tricuspidalis*

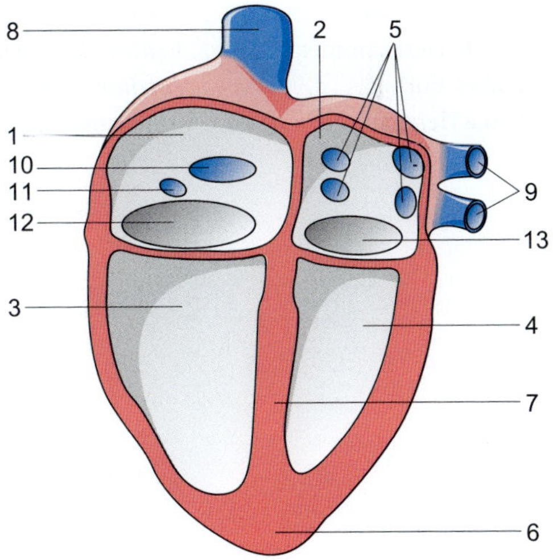

Abb. 5.3 [L106]

13 Zweizipfelige Segelklappe (Mitralklappe)................. *Valva mitralis*

➢ Abb. 5.4 Herz von vorne

Der Herzbeutel (7) ist aufgeschnitten und größtenteils entfernt, sodass man direkt auf den Herzmuskel blickt.

Wie Skelettmuskeln auch, kann sich der Herzmuskel an ganz unterschiedliche Arbeitsanforderungen anpassen. Muss das Herz mehr Arbeit leisten, z. B. bei einem Sportler, nimmt die Muskelmasse zu.

Dies kann bei einem Hochleistungssportler zum sog. „Sportlerherz" mit einem Herzgewicht bis ca. 500 g führen. Die Muskelmasse des Herzens kann auch zunehmen, wenn das Herz vermehrt Arbeit leisten muss, wenn sich aufgrund einer Klappenverengung der Herzmuskel stärker zusammenziehen muss, um noch ausreichend Blut durch die verengte Klappe hindurchpumpen zu können.

Wird dem Herzen nur wenig Arbeit abverlangt, wie das z. B. bei einem Bettlägerigen oder bei einem alten Menschen der Fall sein kann, so bildet sich die Herzmuskelmasse zurück, es entwickelt sich eine Herzmuskelatrophie, das Herz hat eventuell nur noch ein Gewicht von etwa 150 g.

Als Herzohren (17) bezeichnet man die normalen Ausbuchtungen der Vorhöfe.

1 Rechter Vorhof .... *Atrium dextrum*
2 Rechte Herzkammer .... *Ventriculus dexter*
3 Linker Vorhof .... *Atrium sinistrum*
4 Linke Herzkammer .... *Ventriculus sinister*
5 Arm-Kopf-Schlagaderstamm .... *Truncus brachiocephalicus*
6 Obere Hohlvene .... *V. cava superior*
7 Herzbeutel .... *Pericardium*
8 Rechte Herzkranzschlagader .... *A. coronaria dextra*
9 Gemeinsame linke Halsschlagader .... *A. carotis communis sinistra*
10 Linke Schlüsselbeinschlagader .... *A. subclavia sinistra*
11 Aortenbogen .... *Arcus aortae*
12 Stamm der Lungenschlagader .... *Truncus pulmonalis*
13 Linke Herzkranzschlagader .... *A. coronaria sinistra*
14 Herzspitze .... *Apex cordis*
15 Kranzfurche .... *Sulcus coronarius*
16 Rechte Lungenschlagader .... *A. pulmonalis dextra*
17 Rechtes Herzohr .... *Auricula dextra*
18 Botallo-Band .... *Lig. arteriosum*
19 Linke Lungenschlagader .... *A. pulmonalis sinistra*
20 Große Herzvene .... *V. cardiaca magna*
21 Linke Herzkranzschlagader .... *A. coronaria sinistra*
22 Ausflussbahn der rechten Herzkammer .... *Conus arteriosus*
23 Fettgewebe .... *Textus adiposus*

5

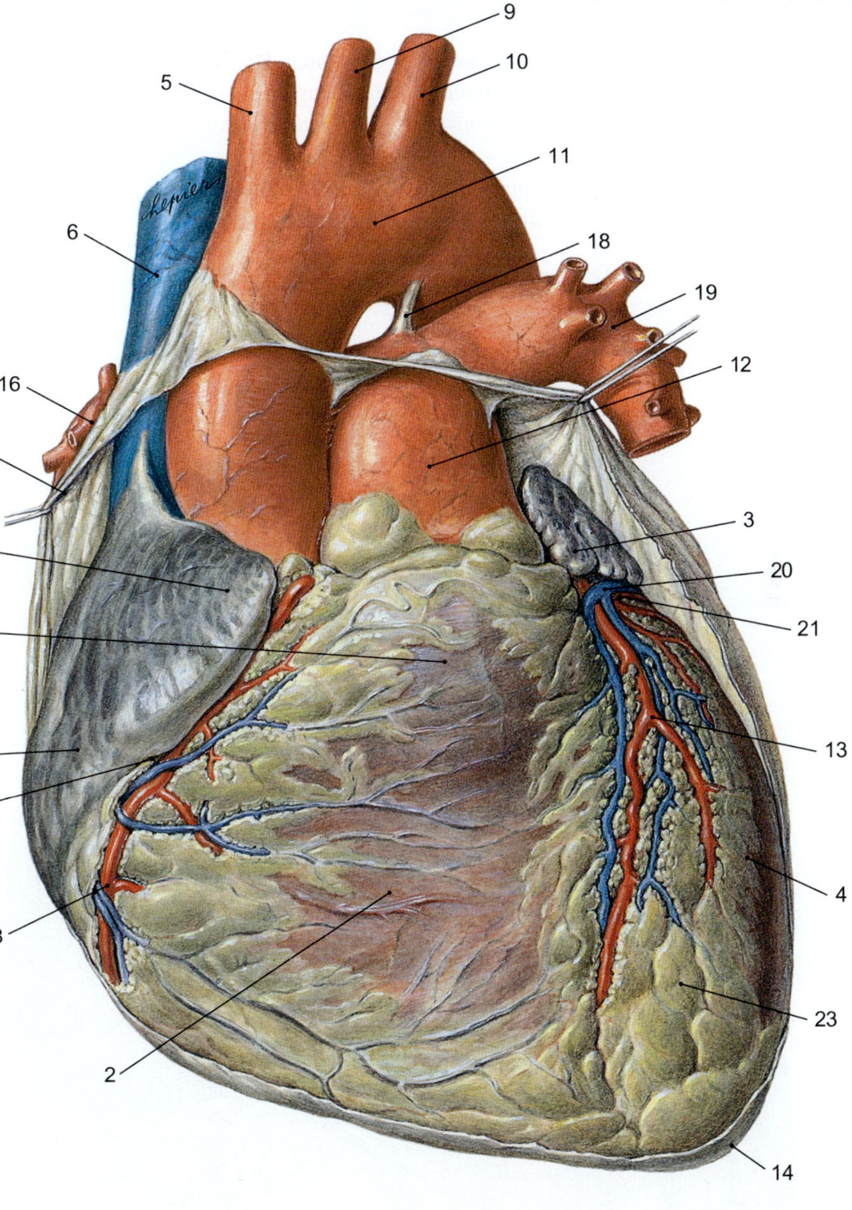

Abb. 5.4 [S700]

➢ Abb. 5.5 Herz von hinten

1 Aortenbogen .... *Arcus aortae*
2 Linke Lungenschlagader .... *A. pulmonalis sinistra*
3 Teilungsstelle des Stammes der Lungenschlagader .... *Bifurcatio trunci pulmonalis*
4 Obere Hohlvene .... *V. cava superior*
5 Untere Hohlvene .... *V. cava inferior*
6 Lungenvenen .... *Vv. pulmonales*
7 Linker Vorhof .... *Atrium sinistrum*
8 Sammelvene .... *Sinus coronarius*
9 Rechte Herzkammer .... *Ventriculus dexter*
10 Linke Herzkammer .... *Ventriculus sinister*

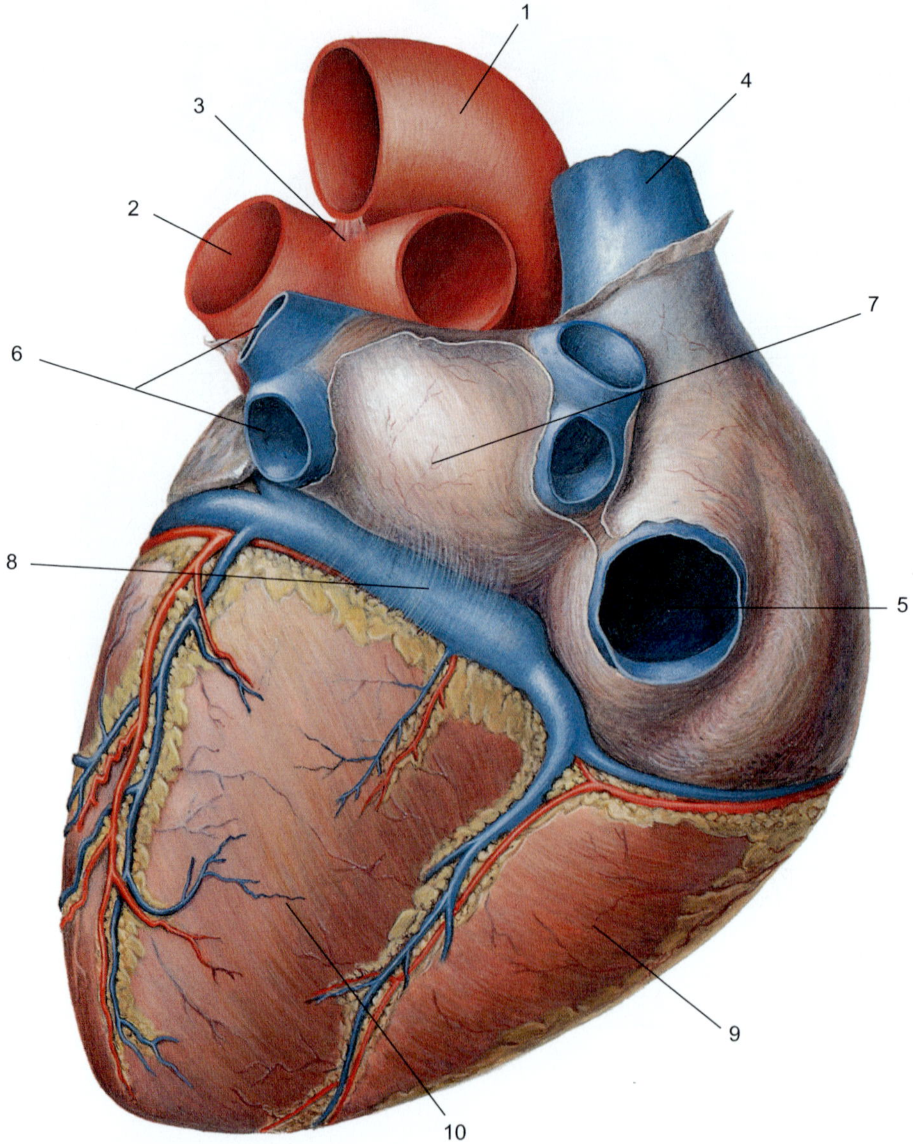

Abb. 5.5 [S700]

➢ Abb. 5.6 Hinterwand des Herzbeutels nach Entfernung des Herzens

Durch die Entfernung des Herzens aus dem Herzbeutel ist der hintere Teil des Herzbeutels sichtbar. Erkennbar sind die obere (1) und untere Hohlvene (8), die in den rechten Vorhof einmünden. Die vier Lungenvenen (6) treten von hinten in den linken Vorhof ein, die Aorta (9) entspringt aus der linken Kammer. Der Stamm der Lungenschlagader (Truncus pulmonalis, 13) geht von der rechten Kammer ab.

1 Obere Hohlvene .... *V. cava superior*
2 Brustfell .... *Pleura*
3 Lunge .... *Pulmo*
4 Quere Herzbeutelbucht .... *Sinus transversus pericardii*
5 Herzbeutel .... *Pericardium*
6 Lungenvenen .... *Vv. pulmonales*
7 Fettgewebe .... *Textus adiposus*
8 Untere Hohlvene .... *V. cava inferior*
9 Hauptschlagader .... *Aorta*
10 Zwerchfellnerv .... *N. phrenicus*
Schlagader von Herzbeutel und Zwerchfell .... *A. pericardiacophrenica*
Vene von Herzbeutel und Zwerchfell .... *V. pericardiacophrenica*
11 Vegetatives Nervengeflecht an der Aorta .... *Plexus aorticus*
12 X. Hirnnerv (Vagus) .... *N. vagus*
13 Stamm der Lungenschlagadern .... *Truncus pulmonalis*
14 Schräge Herzbeutelbucht .... *Sinus obliquus pericardii*

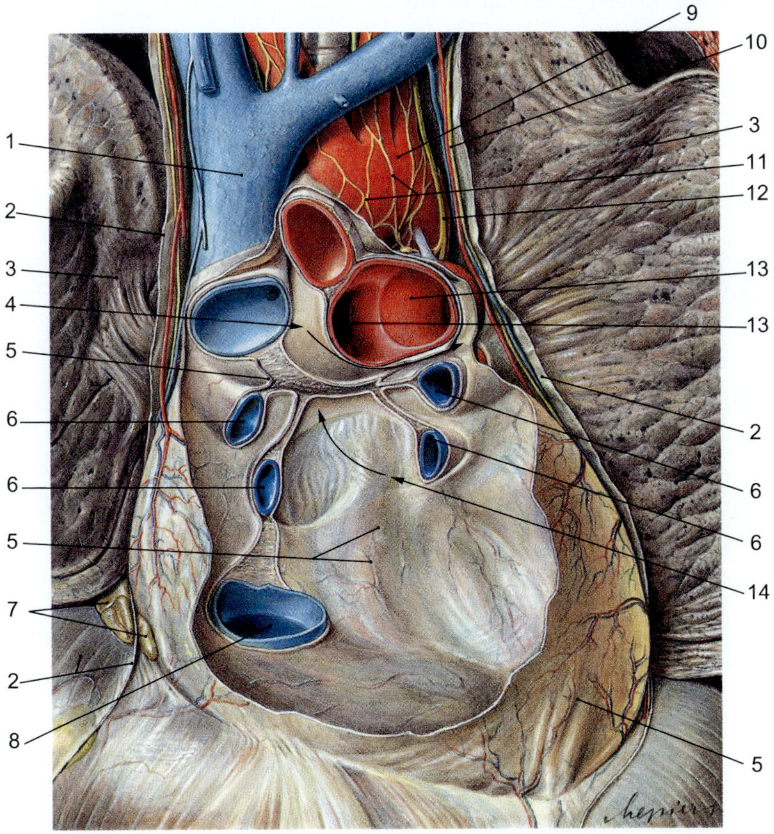

Abb. 5.6 [S700]

➢ Abb. 5.7 Herz aufgeschnitten

Beachten Sie den unterschiedlichen Aufbau der Segel- und der Taschenklappen. Die Segelklappen sind durch Sehnenfäden an den Papillarmuskeln befestigt, wodurch ein Zurückschlagen der Klappen verhindert wird. Die Segelklappen öffnen sich passiv durch den bestehenden Druckunterschied zwischen Vorhof und Kammer. Die Papillarmuskeln spielen also beim Öffnen der Klappen keine Rolle!

Bei den Taschenklappen gibt es weder Sehnenfäden noch Papillarmuskeln. Die Taschenklappen sind an den Wänden der Gefäße festgewachsen, damit sie nicht durchschlagen können. Sie haben die Form von Taschen, bzw. von Halbmonden. Die Öffnungen der Taschen liegen so, dass sie vom zurückströmenden Blut gefüllt werden, wodurch sich die Öffnung verschließt. Beide Taschenklappen, die Aortenklappe und Pulmonalklappe, haben jeweils drei Taschen, im Unterschied zu den Klappen der Venen und Lymphgefäße mit jeweils nur zwei Taschen.

Gut zu sehen ist die unterschiedliche Wandstärke zwischen der rechten und der linken Herzhälfte.

1 Rechter Vorhof .... *Atrium dextrum*
2 Linker Vorhof .... *Atrium sinistrum*
3 Rechte Kammer .... *Ventriculus dexter*
4 Linke Kammer .... *Ventriculus sinister*
5 Sehnenfäden .... *Chordae tendineae*
6 Papillarmuskel .... *M. papillaris*
7 Herzscheidewand ..... *Septum interventriculare*
8 Hauptschlagader (Aorta) .... *Aorta*
9 Lungenschlagader .... *Truncus pulmonalis*
10 Obere Hohlvene .... *V. cava superior*
11 Untere Hohlvene .... *V. cava inferior*
12 Trikuspidalklappe ..... *Valva atrioventricularis dextra*
13 Mitralklappe ... *Valva atrioventricularis sinistra*
14 Pulmonalklappe .... *Valva trunci pulmonalis*

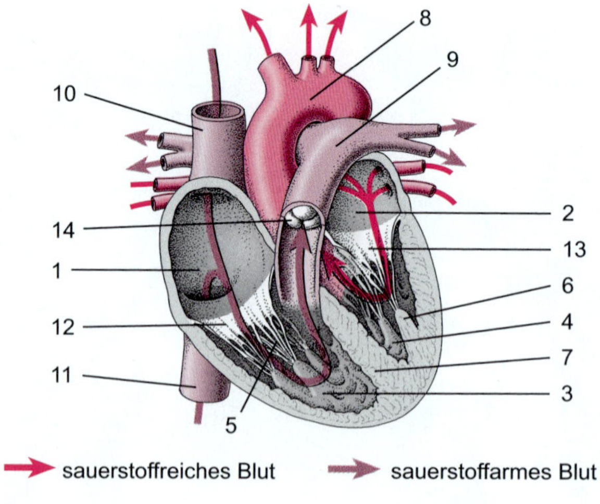

Abb. 5.7 [L190]

➢ Abb. 5.8 Schnitt durch die Klappenebene des Herzens

Die Entfernung der beiden Vorhöfe lässt die Klappenebene des Herzens erkennen. Die Pulmonalklappe (5) und die Aortenklappe (22) sind geschlossen.

Kommt es zur Strömungsumkehr, fließt das Blut in die Taschen der Klappen, die sich dadurch stark aufblähen und ein Zurückfließen des Blutes verhindern.

Die in die Zeichnung eingetragenen Ziffern 1 bis 3 bezeichnen die einzelnen Zipfel der Mitral- und Trikuspidalklappe.

1 Vorderer Zipfel (der zwei- und dreizipfeligen Klappe) .... *Cuspis anterior*
2 Hinterer Zipfel (der zwei- und dreizipfeligen Klappe) .... *Cuspis posterior*
3 Septaler Zipfel (der dreizipfeligen Klappe) .... *Cuspis septalis*
4 Stamm der Lungenschlagadern .... *Truncus pulmonalis*
5 Lungenschlagaderklappe. .... *Valva trunci pulmonalis*
6 Linke Herzkranzschlagader, vorderer Zwischenkammerast ...... *A. coronaria sinistra, R. interventricularis anterior*
7 Linke Herzkranzschlagader. .... *A. coronaria sinistra*
8 Linke Herzkranzschlagader, umbiegender Ast .... *A. coronaria sinistra, R. circumflexus*
9 Faserdreieck des Herzskeletts .... *Trigonum fibrosum*
10 Große Herzvene .... *V. cardiaca magna*
11 Faserring am Klappenrand..... *Anulus fibrosus*
12 Sammelvene .... *Sinus coronarius*
13 His-Bündel .... *Fasciculus atrioventricularis*
14 Mittlere Herzvene. .... *V. cardiaca media*
15 Rechte Herzkranzschlagader, hinterer Zwischenkammerast ...... *A. coronaria dextra, R. interventricularis posterior*
16 Klappe der Sammelvene (Sinusklappe) .... *Valvula sinus coronarii*
17 Kleine Herzvene .... *V. cardiaca parva*
18 Faserdreieck des Herzskeletts .... *Trigonum fibrosum*
19 Faserring am Klappenrand..... *Anulus fibrosus*
20 Rechte Herzkranzschlagader. .... *A. coronaria dextra*
21 Rechte Herzkranzschlagader, Ast für die rechte Ausflussbahn.... *A. coronaria dextra, R. coni arteriosi*
22 Aortenklappe mit drei halbmondförmigen Taschen ...... *Valva aortae*

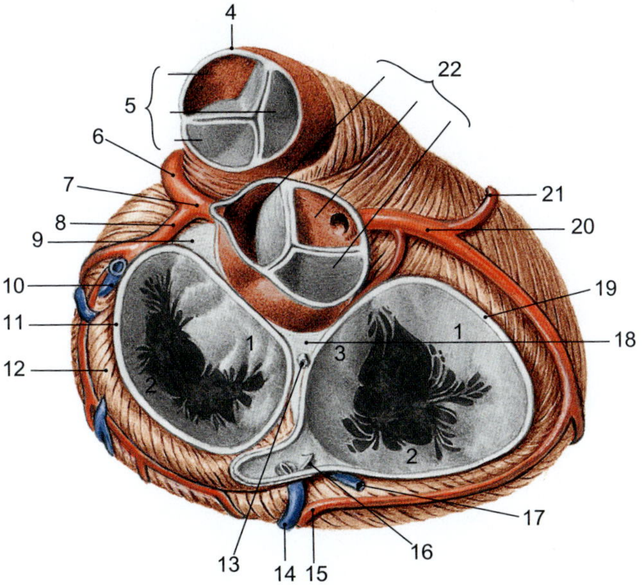

Abb. 5.8 [S700]

➢ Abb. 5.9 Versorgung des Herzens

Die Versorgung des Herzens wird in einem Kunststoffausguss der Herzkranzgefäße (Koronararterien, **a**) und in einer schematischen Darstellung (**b**) gezeigt. Man sieht, dass die großen Gefäße direkt bei der Aortenklappe entspringen und zunächst an der Oberfläche des Herzens verlaufen. Von hier zweigen kleinere Arterien ab und ziehen in tiefer liegende Herzmuskelschichten, um sich noch weiter aufzuzweigen, um jede einzelne Herzmuskelzelle mit Blut zu versorgen.

Bei einer Verlegung (Verschluss) einer Herzkranzarterie kommt es zum Herzinfarkt, da der Anteil des Herzmuskels von der betroffenen Arterie keinen Sauerstoff und keine Nährstoffe mehr erhält. Infolgedessen stirbt dieser Teil ab. Der Schweregrad des Infarkts hängt entscheidend davon ab, wie groß der abgestorbene Bereich ist. Bei einer Verlegung eines Hauptstamms fällt ein großer Bereich für die Muskelarbeit des Herzens aus. Ist allerdings nur ein kleiner Seitenast betroffen, ist der Schaden entsprechend geringer.

Es gibt auch kleine Infarkte, sog. Mikroinfarkte, bei denen der Patient nicht spürt, dass bei ihm ein Infarkt abläuft. Diese Mikroinfarkte sind nicht mit einem „stummen Infarkt" zu verwechseln, bei dem durchaus ein größerer Bereich abgestorben sein kann. Einem stummen Infarkt liegt eine Neuropathie zugrunde, die die Schmerzempfindung beeinträchtigt. Vor allem bei Diabetikern und älteren Menschen tritt der stumme Infarkt auf.

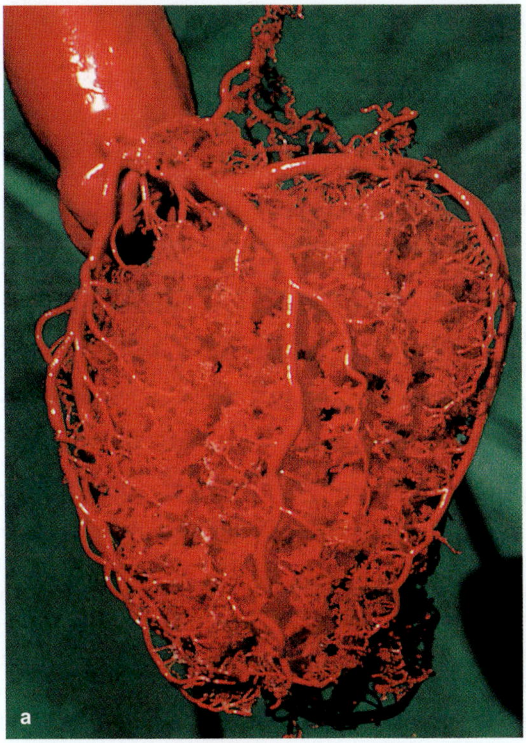

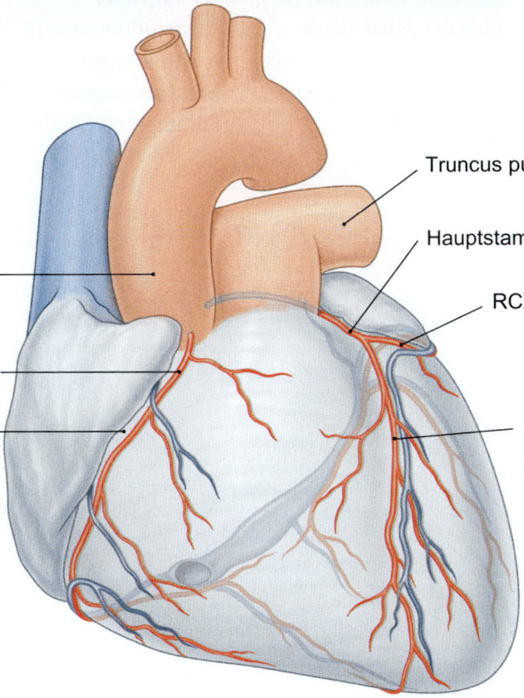

Abb. 5.9 [S002-9, E460]

➢ Abb. 5.10 Herzschlag mit Diastole und Systole

a Diastole der Kammern Die beiden Kammern sind entspannt (Entspannungszeit). Die Segelklappen zwischen Vorhöfen und Kammern sind geöffnet und durch die Kontraktion der beiden Vorhöfe wird das Blut aus den Vorhöfen in die Kammern gepresst (Füllungszeit).

b Systole der Kammern Nachdem sich die beiden Kammern mit Blut gefüllt haben, kommt es zum Zuschlagen der beiden Segelklappen. Die Kammern kontrahieren sich (Anspannungszeit), die Taschenklappen öffnen sich und das Blut wird in die abgehenden Gefäße Aorta und Truncus pulmonalis ausgepresst (Austreibungszeit).

Arbeitsphasen der Herzaktion Bei der Herzarbeit lassen sich vier Arbeitsphasen unterscheiden:

1. **Anspannungszeit:** Dauer 0,05–0,1 Sekunden. Erste Phase der Systole. Alle Klappen sind geschlossen, sodass das Blutvolumen in den Kammern nicht weiter zunimmt. Es kommt zur isometrischen (Anspannung der Muskulatur ohne Längenzunahme) Spannungszunahme, bis der Druck so groß wird, dass sich die Taschenklappen öffnen.
2. **Austreibungszeit:** Dauer 0,2–0,3 Sekunden. Zweite Phase der Systole. Die Kammermuskulatur zieht sich isotonisch (ohne Spannungsänderung der Muskulatur) zusammen. Die Taschenklappen öffnen sich, das Blut strömt aus der Kammer. Die Segelklappen sind geschlossen.
3. **Entspannungszeit:** Erste Phase der Diastole. Es handelt sich um die Zeitspanne vom Schließen der Taschenklappen bis zum Öffnen der Segelkappen. In dieser Phase sind alle vier Klappen geschlossen. Während dieser Zeit nimmt der Druck in den Vorhöfen zu, bis er den Druck in den Kammern überschreitet. Danach kommt es zum Öffnen der Segelklappen.
4. **Füllungszeit:** Zweite Phase der Diastole. Das Blut strömt durch die geöffneten Segelklappen von den Vorhöfen in die Kammern. Die Taschenklappen sind während der Füllung geschlossen. Die Austreibung des Blutes von den Vorhöfen in die Kammern erfolgt im Wesentlichen durch das Zusammenziehen der Vorhöfe.

Anspannungszeit (1. Phase der Kammersystole)
Austreibungszeit (2. Phase der Kammersystole)
Entspannungszeit (1. Phase der Kammerdiastole)
Füllungszeit (2. Phase der Kammerdiastole)

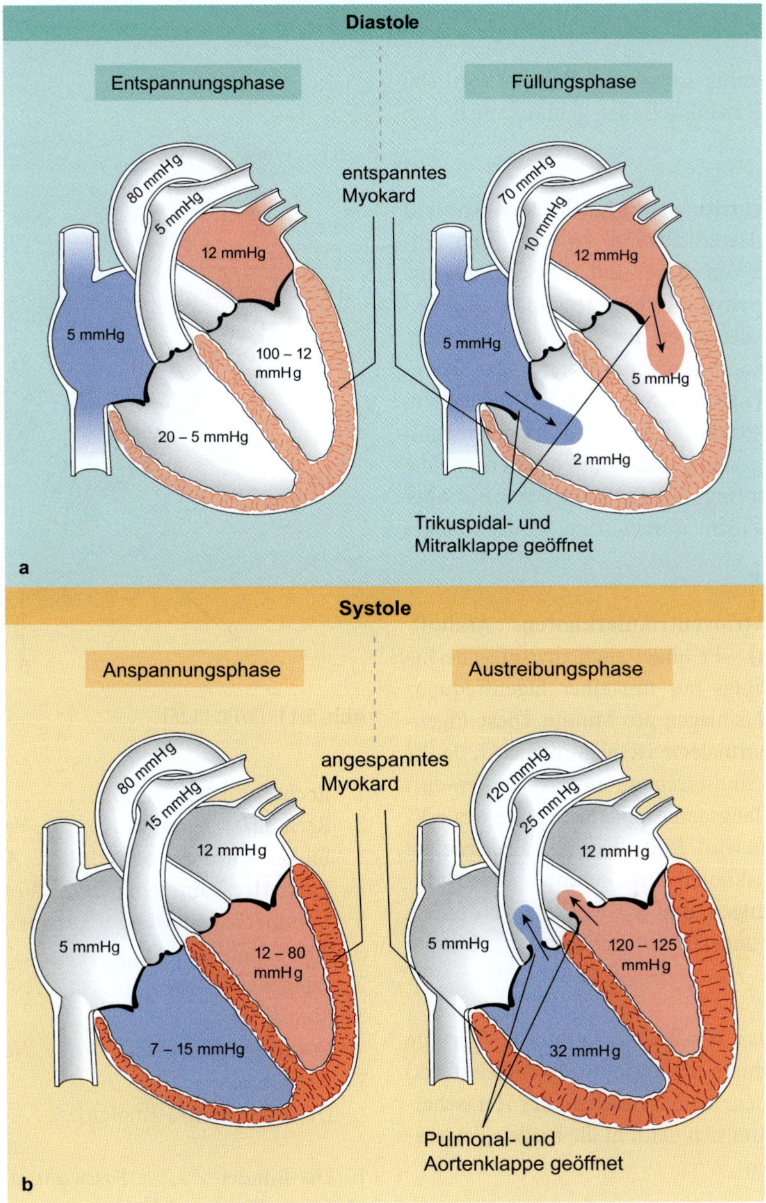
Diastole
Entspannungsphase
Füllungsphase
80 mmHg
5 mmHg
12 mmHg
5 mmHg
100 – 12 mmHg
20 – 5 mmHg
entspanntes Myokard
70 mmHg
10 mmHg
12 mmHg
5 mmHg
5 mmHg
2 mmHg
Trikuspidal- und Mitralklappe geöffnet
a
Systole
Anspannungsphase
Austreibungsphase
80 mmHg
15 mmHg
12 mmHg
5 mmHg
12 – 80 mmHg
7 – 15 mmHg
angespanntes Myokard
120 mmHg
25 mmHg
12 mmHg
5 mmHg
120 – 125 mmHg
32 mmHg
Pulmonal- und Aortenklappe geöffnet
b

Abb. 5.10 [L190]

➢ Abb. 5.11 Erregungsleitungssystem des Herzens

Das Erregungsleitungssystem des Herzens wird von spezialisierten Herzmuskelzellen gebildet, nicht von Nervenfasern.

Sinusknoten (Schrittmacher, Keith-Flack-Knoten) Er sitzt an der Herzrückwand, zwischen den Einmündungsstellen von oberer und unterer Hohlvene. Hier entstehen rhythmische Erregungen (Sinusrhythmus), die sich über die Vorhöfe ausbreiten. Vorhöfe und Kammern sind durch das „Herzskelett", einen Faserring aus derbem, kollagenem Bindegewebe, getrennt. Dieser Faserring verhindert, dass die Erregung von den Vorhöfen auf die Kammern überspringt; die Erregung kann nur über eine Lücke in diesem Faserring zum AV-Knoten gelangen.

AV-Knoten (Atrioventrikularknoten, Aschoff-Tawara-Knoten) Er bildet auch rhythmische Erregungen, allerdings nur mit einer Eigenfrequenz von ungefähr 40 Schlägen pro Minute. Diese Eigenerregung wird normalerweise nicht bemerkt, da die höherfrequente Sinuserregung am AV-Knoten eintrifft, bevor die langsamere Eigenerregung des AV-Knotens wirksam wird. Fällt allerdings die Erregung durch den Sinusknoten aus, kommen die rhythmischen Erregungen des AV-Knotens (Kammerrhythmus) mit ungefähr 40 Schlägen pro Minute zum Tragen.

His-Bündel Das His-Bündel verbindet Vorhöfe und Kammern durch die Lücke im Herzskelett und zieht dann noch ein kleines Stück an der Herzscheidewand weiter, um sich dann in die beiden Tawara-Schenkel zu teilen.

Tawara-Schenkel (Kammerschenke) Je ein Schenkel zieht rechts und links des muskulösen Teiles der Kammerscheidewand in Richtung Herzspitze.

Purkinje-Fasern Von den Tawara-Schenkeln und ihren Ästen zweigen viele Fasern ab, die zur Kammermuskulatur ziehen, um hier die Systole auszulösen.

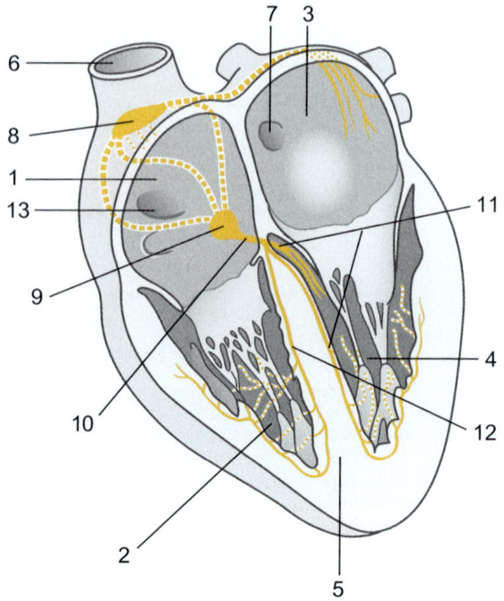

Abb. 5.11 [S700-L126]

1 Rechter Vorhof .... *Atrium dextrum*
2 Rechte Herzkammer .... *Ventriculus dexter*
3 Linker Vorhof................ *Atrium sinistrum*
4 Linke Herzkammer .... *Ventriculus sinister*
5 Kammerscheidewand . *Septum interventriculare*
6 Obere Hohlvene .... *V. cava superior*
7 Lungenvene.................... *V. pulmonalis*
8 Sinusknoten (Keith-Flack-Knoten) .... *Nodus sinuatrialis*
9 AV-Knoten (Aschoff-Tawara-Knoten).............. *Nodus atrioventricularis*
10 His-Bündel .... *Fasciculus atrioventricularis*
11 Linker Tawara-Schenkel .... *Crus sinistrum*
12 Rechter Tawara-Schenkel .... *Crus dextrum*
13 Untere Hohlvene .... *V. cava inferior*

➤ Abb. 5.12 Palpation des Herzspitzenstoßes und Perkussion der Herzgröße

Die Abbildung zeigt die Projektion des Herzens auf die vordere Brustwand.

- **Violett:** rechter Vorhof und Lungenschlagadern
- **Blau:** obere Hohlvene
- **Orange:** Herzkammern und Aorta

Palpation des Herzspitzenstoßes Der Herzspitzenstoß wird im 5. Interkostalraum (Zwischenrippenraum) etwas innerhalb der linken Medioklavikularlinie (mittlere Schlüsselbeinlinie) getastet. Beim Herzspitzenstoß handelt es sich um ein Anschlagen des Herzens an die Brustwand während der Kammersystole. Bei Rechtsherzhypertrophie ist der Herzspitzenstoß nach links außen verlagert; bei Linksherzhypertrophie nach links außen und unten.

Perkussion der Herzgröße Durch Perkussion kann die ungefähre Herzgröße festgestellt werden. Wird laut und kräftig perkutiert, wird der Perkussionsschall mehr von tiefer liegenden Strukturen beeinflusst. Über der Lunge ist ein sonorer Klopfschall zu hören. Über dem Herzen kommt es zur Herzdämpfung, dabei wird zwischen absoluter und relativer Herzdämpfung unterschieden.

- **Absolute Herzdämpfung:** Zur absoluten Herzdämpfung kommt es in dem Bereich, in dem das Herz direkt der Brustwand anliegt. Um sie zu hören, muss leise (leicht) perkutiert werden. Die absolute Herzdämpfung ist z. B. beim Emphysematiker verkleinert, da das überblähte Lungengewebe das Herz zu weit überlagert.
- **Relative Herzdämpfung:** Die relative Herzdämpfung tritt in den Bereichen auf, in denen das Herz von Lungengewebe überlagert ist. Dieser Bereich wird durch laute, feste Perkussion ermittelt, um das Lungengewebe zu „durchschlagen".

1 Zweiter Interkostalraum
2 Dritter Interkostalraum
3 Fünfter Interkostalraum
4 Sechster Interkostalraum
5 Medioklavikularlinie

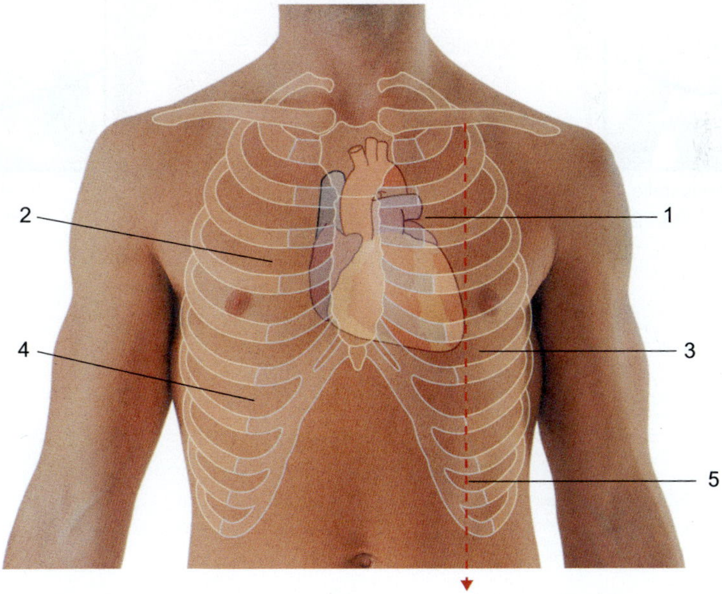

Abb. 5.12 [E580]

➢ Abb. 5.13 Auskultation der Herzklappen

Dargestellt ist die Klappenebene des Herzens mit den von hier ausgehenden Auskultationsstellen, die durch grüne Ringe markiert sind. Die Pfeile kennzeichnen die Richtung des Blutstroms, die das Klappengeräusch zur Oberfläche leitet. Man sieht, dass die Auskultationsstellen nicht dort liegen, wo man sie aufgrund ihrer anatomischen Lage vermuten würde, sondern sie liegen da, wo sie durch den Blutstrom und der vorliegenden Gewebebeschaffenheit am besten zur Oberfläche geleitet werden.

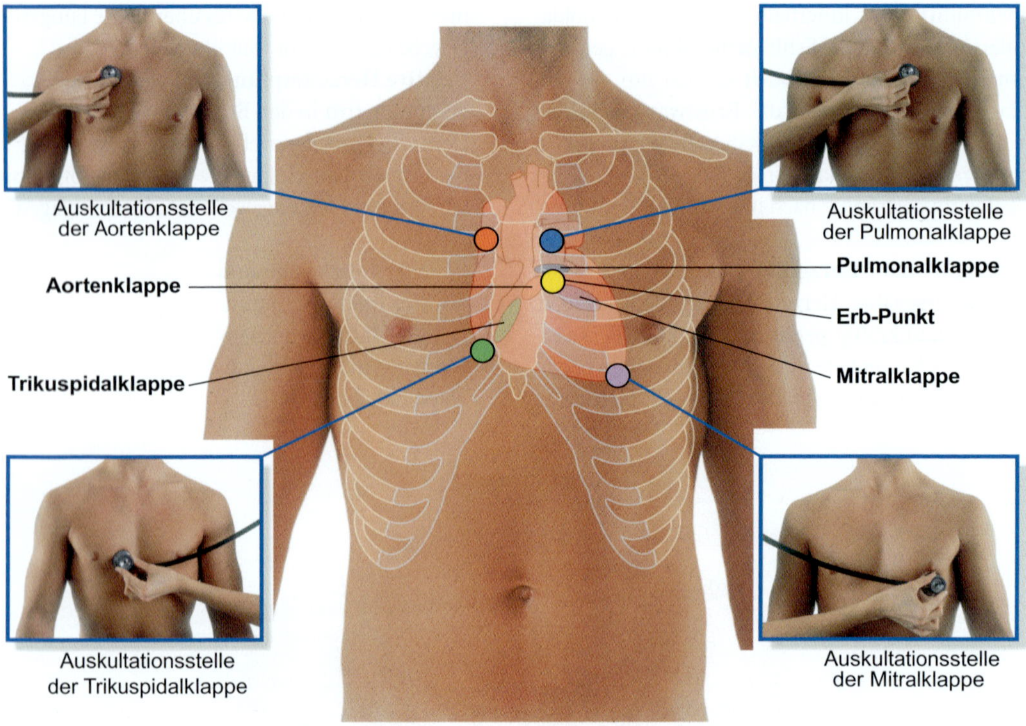

Abb. 5.13 [E402]

➢ Abb. 5.14 Stethoskop

Ein Stethoskop dient vor allem dazu, Herz- und Lungenerkrankungen zu erkennen. Da jedes Instrument seinen eigenen Klang hat, sollten die zu deutenden Geräusche immer durch das gleiche eigene Gerät gehört werden. Achten Sie bei der Auskultation darauf, dass das Membranteil des Stethoskops der Brustwand ganz aufliegt.

1 Oliven (Ohrteile) Die Oliven müssen schallabschließend ins Ohr passen. Beim Aufsetzen müssen die Ohrteile etwas nach vorne gerichtet sein, damit sie sich in den Gehörgang einpassen können; die Olivenöffnungen müssen in Richtung Gehörgang weisen.

2 Spange vor dem Kinn Die Spange vor dem Kinn kann durch Anheben oder Senken verstellt werden und ermöglicht dadurch eine individuelle Anpassung des Stethoskops.

3 Schlauch Der Schlauch soll möglichst steif, dickwandig und kurz (ca. 35 cm) sein. Viele Stethoskope haben lange und sehr weiche Gummischläuche mit großem Luftinhalt und deshalb niedriger Eigenfrequenz. Dadurch kann die mechanische Verstärkung der auszukultierenden Geräusche durch das Stethoskop ungenügend sein.

4 Membranteil für hohe Frequenzen: Der Membranteil für hohe Frequenzen hat einen größeren Durchmesser und eine flache äußere Umrandung. Der Membranteil muss der Körperwand vollständig anliegen, damit keine störenden Geräusche entstehen.

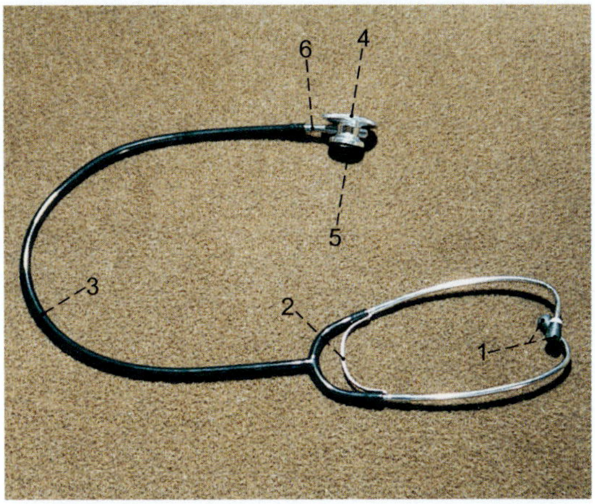

Abb. 5.14 [M553]

5

5 Aufnahmetrichter (Glocke) für niedrige Frequenzen Die Glocke hat einen kleinen Durchmesser und im Idealfall einen Gummiring, der auch an unebenen Stellen ein schalldichtes Aufsetzen ermöglicht.

6 Drehvorrichtung Durch Drehen kann vom Membranteil auf den Aufnahmetrichter umgeschaltet werden. Je nach Modell kann die Umschaltstelle aber unterschiedlich angebracht sein.

➢ Abb. 5.15 Blutdruckmessung

Beim Blutdruckmessen ist darauf zu achten, dass sich die Manschette in Herzhöhe befindet. Liegt die Manschette zu tief unter dem Herzniveau, werden zu hohe Blutdruckwerte gemessen. Liegt die Manschette erheblich über dem Herzniveau, wird ein zu niedriger Blutdruck gemessen.

- Der Arm ist im Ellenbogen etwas gebeugt und wird auf einen Tisch aufgelegt, damit der Muskel entspannt ist. Ein erhöhter Muskeltonus kann den diastolischen Blutdruck um bis zu 10 % anheben. Hängt der Arm herab, ermittelt man zu hohe Blutdruckwerte.
- Um den richtigen Wert festzustellen, bis zu dem die Manschette aufgeblasen werden muss, legt man zwei Finger auf die A. brachialis in der Ellenbeuge und pumpt die Manschette bis ungefähr 30 mmHg oberhalb des Wertes auf, bei dem die Pulsationen aufhören.
- Wird am gleichen Arm den Blutdruck nochmals gemessen, so muss man vorher die Luft aus der Manschette vollständig ablassen und dann 1–2 Minuten warten, bevor man die Messung wiederholt.

1 Aufblasbare Blutdruckmanschette Die aufblasbare Blutdruckmanschette muss die richtige Größe haben. Neben der Standardmanschette soll eine Manschette für Kleinkinder und eine breitere für dickere Oberarme verfügbar sein. Der aufblasbare Teil der Manschette sollte ungefähr 2/3 des Oberarms bedecken. Zu schmale oder zu breite Manschetten können zu falschen Messwerten führen. Die Manschette wird ungefähr 3 cm oberhalb der Ellenbeuge angesetzt. Beim Anlegen ist darauf zu achten, dass der Arm frei von beengender Kleidung ist, und dass die Manschette so locker sitzt, dass noch zwei Finger darunter geschoben werden können.

2 Druckmesser (Manometer) Der Druckmesser dient dem Ablesen der Blutdruckwerte.

3 Stethoskop Gehen Sie beim Blutdruckmessen folgendermaßen vor:

- Legen Sie die Manschette, wie vorstehend beschrieben, um den Oberarm. Schließen Sie das Ventil am Druckmesser.
- Pumpen Sie die Manschette mit dem Blasebalg so auf, dass die Oberarmarterie abgeklemmt wird.
- Senken Sie den Druck in der Manschette durch *langsames* Öffnen des Ventils. Achten Sie auf den Beginn der arteriellen Pulsationen. Diese pulssynchronen Strömungsgeräusche werden als Korotkow-Töne bezeichnet. Sie stellen den systolischen Wert des Blutdrucks dar.
- Lassen Sie weiterhin langsam und kontinuierlich den Druck ab. Registrieren Sie den Wert, bei dem die Pulsationen aufhören. Dieser Punkt ergibt den diastolischen Wert.
- Lassen Sie dann die Restluft aus der Manschette ab und entfernen Sie diese vom Arm.

Denken Sie daran, dass Blutdruckmessgeräte alle 2 Jahre sicherheitstechnisch überprüft werden müssen.

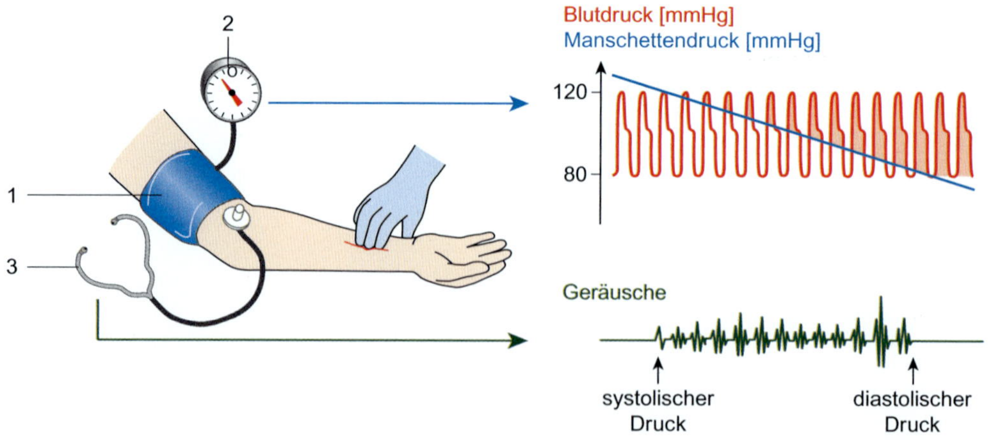

Abb. 5.15 [L190]

➢ Abb. 5.16 Beinödem bei Rechtsherzinsuffizienz

Es ist ein Patient mit ausgeprägten Knöchel- und Unterschenkelödemen zu sehen. Es handelt sich um ein eindrückbares Ödem, wie man aus den tiefen Dellen ersieht, die nach Fingerdruck im Fußrücken zurückgeblieben sind.

Wichtige Ursachen für Ödeme sind Rechtsherzinsuffizienz, Niereninsuffizienz, venöse und lymphatische Abflusshindernisse.

- Ödeme, die durch **Rechtsherzinsuffizienz** bedingt sind, bilden sich typischerweise zuerst vor allem abends in der Knöchelgegend aus und verschwinden anfangs über Nacht wieder. Meist muss der Betroffene nachts einige Male aufstehen und Wasser lassen (Nykturie). Bei schwerer und länger andauernder Rechtsherzinsuffizienz steigen die Ödeme weiter auf und verschwinden auch über Nacht nicht mehr völlig. Es können sich generalisierte Ödeme bilden.
- Ödeme, die sich aufgrund einer **Niereninsuffizienz** bilden, treten besonders morgens als Lid- und Gesichtsödeme auf. Mit Fortschreiten der Erkrankung bilden sich generalisierte Ödeme, die sich vor allem an Füßen und Händen zeigen. Bitte beachten Sie zur Eiweißverlustniere auch die ➢ Abb. 15.15.
- Bestehen Beinödeme bei Varikosis (Krampfaderbefall) und gleichzeitiger zyanotischer Verfärbung der betroffenen Region, so spricht das für eine **venöse Zirkulationsstörung.** Bei chronischer venöser Insuffizienz kann es darüber hinaus zu Verhärtungen, Pigmentierungszunahme und zum Unterschenkelgeschwür (Ulcus cruris venosum) kommen. Beim venös bedingten Ödem sind in der Regel die Zehen ausgespart, wohingegen diese beim lymphatisch bedingten Ödem mit einbezogen sind.

Bitte beachten Sie zu den **Lymphödemen** die ➢ Abb. 8.11, ➢ Abb. 8.12 und ➢ Abb. 8.13.

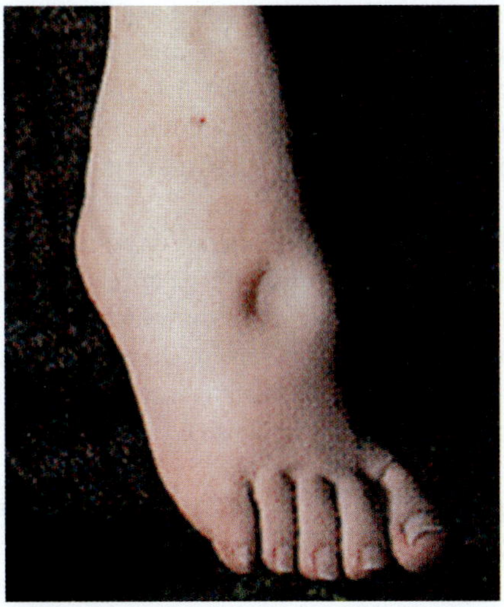

Abb. 5.16 [E922]

➢ Abb. 5.17 Stauung der Unterzungenvenen bei Rechtsherzinsuffizienz

Kann das venöse Blut durch eine Rechtsherzinsuffizienz nicht ausreichend in die rechte Herzhälfte einfließen, so kommt es zum Rückstau in die Körpervenen. Die Venen sind nun prall gefüllt und treten an den Stellen, an denen sie oberflächlich verlaufen deutlich hervor. Dies kann man besonders gut an den Unterzungen-, Hals- und Handrückenvenen sehen.

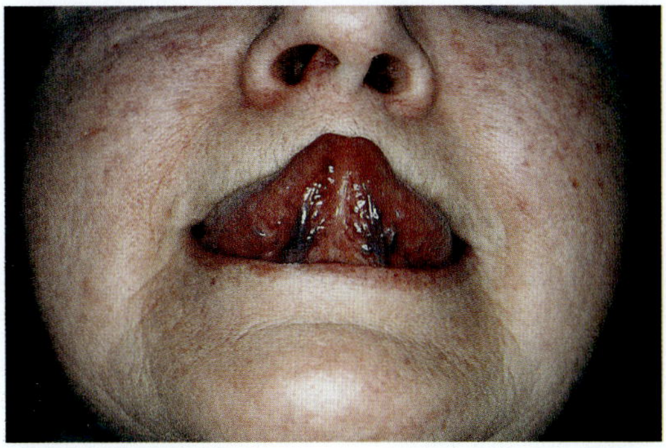

Abb. 5.17 [R246]

5

➢ Abb. 5.18 Cor pulmonale (CP)

Unter einem Cor pulmonale versteht man eine Rechtsherzbelastung, die sich durch eine schwere Lungenerkrankung eingestellt hat. Die Rechtsherzbelastung kann weiter fortschreiten und sich zur Rechtsherzinsuffizienz verschlimmern.

Zentrale Zyanose Bei einem Cor pulmonale stellt sich eine zentrale Zyanose ein, da durch die Lungenerkrankung das Blut insgesamt nicht mehr ausreichend mit Sauerstoff angereichert werden kann. Dies führt zu einer Minderversorgung sowohl der Peripherie als auch aller inneren Organe.

Periphere Zyanose Leidet dagegen ein Patient lediglich unter einer peripheren Zyanose, liegt meist eine Linksherzinsuffizienz vor, die dazu geführt hat, dass das Blut nicht mehr ausreichend in die Peripherie gepumpt werden kann. In diesem Fall zirkuliert das Blut in der Peripherie (Finger, Zehen, Haut) zu langsam und ihm wird zu viel Sauerstoff entzogen. Die Peripherie verfärbt sich zyanotisch. Die inneren Organe sind in diesem Fall jedoch noch ausreichend versorgt. Mit Fortschreiten der Linksherzinsuffizienz und zunehmenden Rückstau in die Lunge kann jedoch die periphere Zyanose in eine zentrale übergehen.

Bei dem Patienten mit Cor pulmonale lässt sich eine ausgeprägte zyanotische Hautverfärbung und eine Lippenzyanose erkennen. Die Augenbindehäute sehen wie entzündet aus. Es handelt sich aber nicht um eine tatsächliche Entzündung sondern um eine Pseudokonjunktivitis, denn Ursache der Rötung ist

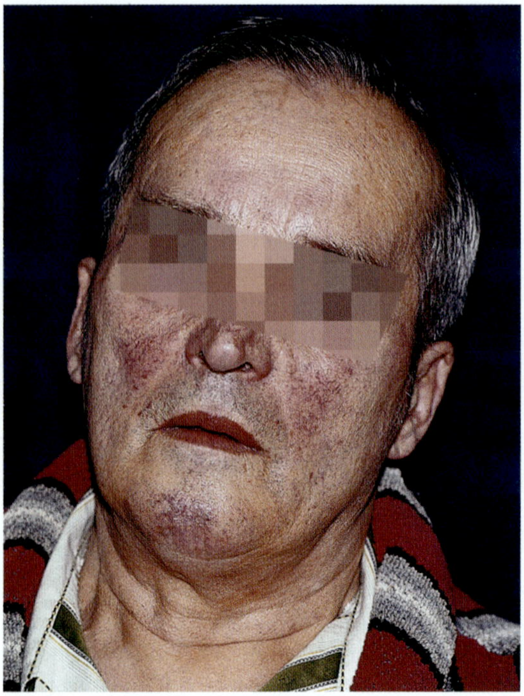

Abb. 5.18 [R246]

eine Vermehrung der Erythrozyten (Erythrozytose), die den Sauerstoffmangel auszugleichen versucht.

Bei einem Mitralgesicht verfärbt sich ebenfalls die Gesichtshaut zyanotisch bei gleichzeitiger Lippenzyanose. Allerdings bleiben in diesem Fall die Region vor den Ohren, das Mund-Kinn-Dreieck und die Stirn (bei dem abgebildeten Patienten verfärbt) erscheinungsfrei.

➤ Abb. 5.19 Lokalisationsstellen bei Angina-pectoris-Schmerz

Für den Angina-pectoris-Anfall sind plötzlich einsetzende Schmerzen im Brustkorb typisch. Diese Beschwerden können mit einem ausgeprägten Engegefühl um den Brustkorb auftreten, häufig entwickeln sich Erstickungsanfälle und Atemnot, manchmal begleitet von Vernichtungsgefühl und Todesangst. Die Schmerzen können Sekunden bis Minuten anhalten, sie sind meist nicht scharf begrenzt, sondern werden als ein Druckgefühl hinter dem Brustbein angegeben. Oft strahlen die Schmerzen in den linken Arm, in die Kleinfingerseite, aus. Es ist auch möglich, dass der Patient Schmerzen an weniger typischen Stellen schildert, wie sie die Abbildungen zeigen.

Allerdings muss in jedem einzelnen Fall sorgfältig geprüft werden, ob es sich tatsächlich um einen Angina-pectoris-Anfall handelt und nicht etwa um einen Herzinfarkt. Ein wichtiges differenzialdiagnostisches Unterscheidungsmerkmal ist die Ansprechbarkeit der Beschwerden auf Nitroglyzerin. Handelt es sich um einen Angina-pectoris-Anfall, bessern sich unmittelbar nach der Einnahme des Medikaments die Beschwerden. Liegt ein Herzinfarkt vor, können sich die Beschwerden nach Einnahme eventuell leicht verbessern, ansonsten bestehen die Symptome im Wesentlichen unverändert weiter.

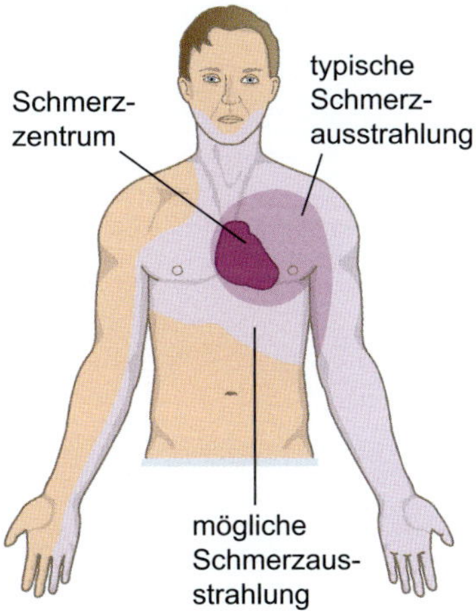

Abb. 5.19 [L138]

Vor Verabreichung eines Nitropräparats muss immer sorgfältig der Blutdruck kontrolliert werden. Liegt der systolische Wert unter 120 mmHg, darf das Medikament nicht verabreicht werden, da sonst der Blutdruck zu stark abfallen könnte und sich ein Schock entwickeln kann.

➤ Abb. 5.20 Trommelschlägelfinger und Uhrglasnägel bei Fallot-Tetralogie

Bei der Fallot-Tetralogie treten vier Herzfehler auf: Kammerseptumdefekt, Pulmonalklappenstenose, Rechtsherzhypertrophie und eine „reitende Aorta". Bei einer reitenden Aorta ist die Aorta nach rechts verlagert, sie „reitet" über einem hohen Septumdefekt und erhält aus beiden Herzkammern Blut. Bei der Fallot-Tetralogie handelt es sich um angeborene Herzfehler.

Die Abbildung zeigt die Trommelschlägelfinger und Uhrglasnägel eines Patienten mit Fallot-Tetralogie. Trommelschlägelfinger sind Auftreibungen der Fingerendglieder bei einer gleichzeitigen Weichteilverdickung. Uhrglasnägel sind große, gewölbte Nägel. Ihren Namen haben sie daher, weil sie von ihrer Wölbung her an Uhrgläser erinnern, wie sie früher üblich waren. Trommelschlägelfinger und Uhrglasnägel kommen vor allem bei schweren Herz- und Lungenerkrankungen und gelegentlich bei Leberzirrhose vor.

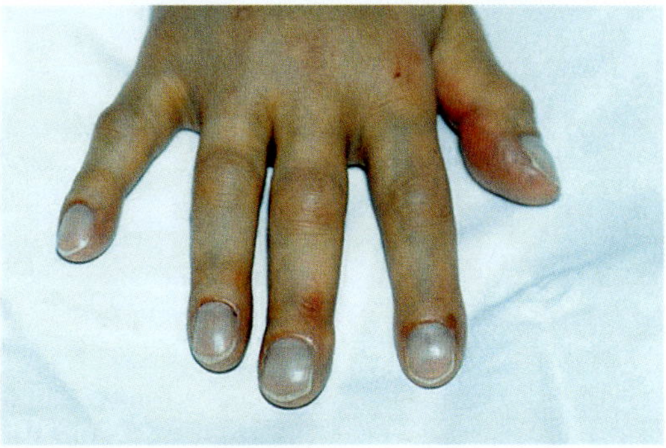

Abb. 5.20 [F391]

KAPITEL

6 Kreislauf und Gefäßapparat

➢ Abb. 6.1 Schematische Darstellung des Wandaufbaus der Gefäße

An einem Blutgefäß sind drei Wandschichten unterscheidbar: Intima, Media und Adventitia.

Intima Die Intima (Tunica intima) besteht aus Gefäßendothel. Dabei handelt es sich um flache Epithelzellen, die einer Basalmembran aufsitzen. Darunter befindet sich etwas Bindegewebe. Die Gefäßendothelzellen werden direkt vom vorbeiströmenden Blut ernährt.

Media

- Die Media (Tunica media) besteht bei *herzfernen* Arterien, vor allem bei der A. brachialis und A. femoralis, aus einem hohen Anteil an glatter Muskulatur (Arterie vom muskulären Typ). Die einzelnen Muskelfasern verlaufen vorwiegend ringförmig in der Gefäßwand. Damit kann die Weite des Gefäßdurchmessers und damit die Menge des durchströmenden Blutes gut geregelt werden. Diese Steuerung der Gefäßweite erfolgt durch das vegetative Nervensystem.
- Im Unterschied dazu besitzen die *herznahen* Arterien einen hohen Anteil elastischer Fasern in ihrer Muskelschicht. Dadurch können sich diese Gefäße besonders gut unterschiedlichen Füllungszuständen anpassen. Auch werden sie besser mit erhöhter Druckbelastung durch Bluthochdruck fertig. Deshalb schädigt Bluthochdruck zuerst die kleinen Gefäße, setzt also Schäden von peripher nach zentral.

Adventitia Die Adventitia (Tunica adventitia, Tunica externa) besteht aus Bindegewebe. Von hier aus wird die Gefäßwand ernährt. Dazu enthält die Adventitia wiederum kleine Blutgefäße: die Blutgefäße der Blutgefäße, die sog. Vasa vasorum.

Zu Gefäßkrämpfen kann es bei Störungen des vegetativen Nervensystems kommen, z. B. bei Rauchern. Solche Krampfzustände gehen mit einer Minderdurchblutung in dem betroffenen Organ einher und können so zu Angina-pectoris-Anfällen oder zu Claudicatio intermittens (intermittierendes Hinken, „Schaufensterkrankheit") führen.

a Vene
b Arterie
c Kapillare

1 Adventitia (äußere Schicht) .... *Tunica adventitia, Tunica externa*
2 Media (mittlere Schicht) .... *Tunica media*
3 Intima (innere Schicht) .... *Tunica intima*
4 Elastische Fasern
5 Glatte Muskulatur

6

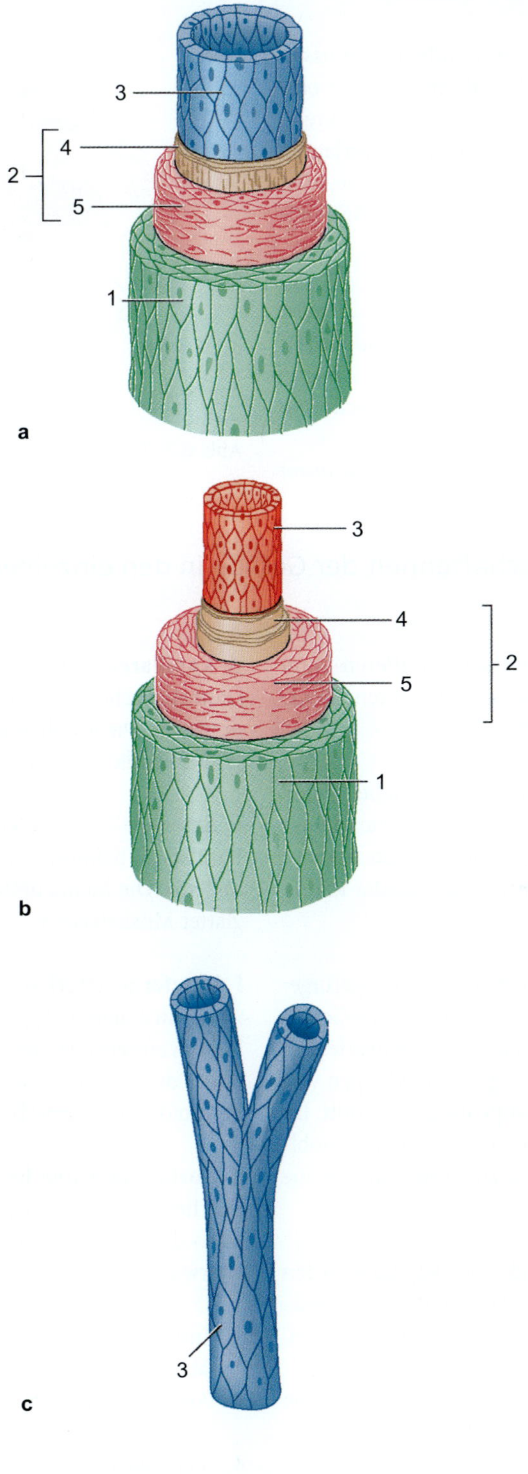

Abb. 6.1 [E770]

➤ Abb. 6.2 Gefäße der Gefäße

Die Zellen, die die Gefäßwand aufbauen, müssen auch mit Sauerstoff und Nährstoffen versorgt werden. Deshalb müssen auch sie an das Blutkreislaufsystem angeschlossen werden. Dazu verlaufen in der Gefäßwand eigens Blutgefäße. Diese werden als Vasa vasorum bezeichnet, die „Gefäße der Gefäße".

1 Adventitia (äußere Schicht) .... *Tunica adventitia*
2 Media (mittlere Schicht) .... *Tunica media*
3 Intima (innere Schicht) .... *Tunica intima*
4 Blutgefäße in der Adventitia (Gefäße der Gefäße)............ *Vasa vasorum*

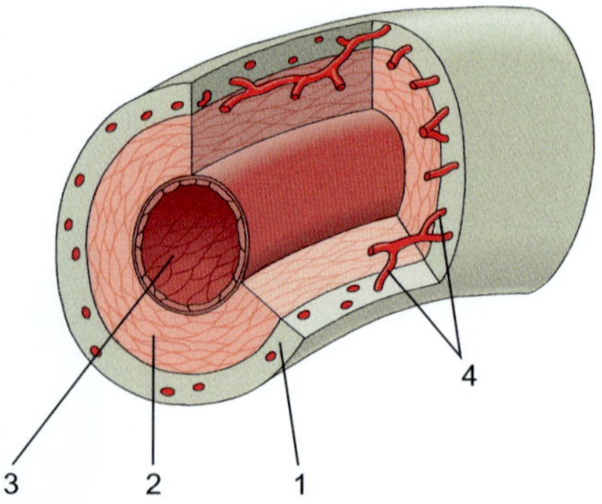

Abb. 6.2 [L190]

➤ Abb. 6.3 Wandbeschaffenheit der Gefäße in den einzelnen Abschnitten des Blutkreislaufs

Der Wandaufbau der großen, mittleren und kleinen Gefäße unterscheidet sich. Beachten Sie die unterschiedliche Wanddicke.

a Obere und untere Hohlvene Sie haben einen ähnlichen dreischichtigen Wandaufbau wie die anderen Venen, besitzen aber keine Klappen. Da hier ein größerer Druck herrscht, ist die Media kräftig ausgebildet.

b Herzferne Venen Da in den Venen ein geringerer Druck als in den Arterien besteht, ist die Gefäßwand dünner. In den kleinen und großen herzfernen Venen kommen taschenförmige Venenklappen vor. Dargestellt ist eine Venenklappe im Querschnitt. Im Pfortadersystem, in der oberen und unteren Hohlvene und in den Nieren- und Hirnvenen sind keine Venenklappen vorhanden.

c Venolen Venolen sind postkapillare (den Kapillaren nachgeordnete) Abschnitte des Kreislaufsystems. Ihr Aufbau ähnelt dem der Arteriolen, ihr Durchmesser ist jedoch größer. Der zum Kapillarbett gelegene Teil der Venolen besitzt fast keine Media (Tunica media) mehr.

d Kapillaren Hier liegt der Ort des Stoff- und Gasaustausches zwischen dem Blut und den Körperzellen. Die Kapillaren bestehen aus einer Schicht Endothelzellen und einer Basalmembran.

e Arteriole Arteriolen sind präkapillare (vor den Kapillaren befindliche) Abschnitte des Kreislaufsystems. Die Media besteht aus ringförmigen Lagen glatter Muskelfasern.

f Herzferne Arterien Es handelt sich um Arterien vom muskulären Typ. Je weiter die Arterie vom Herzen entfernt ist, desto mehr nehmen die Muskelfasern der glatten Muskulatur zu und die elastischen Fasern des Bindegewebes ab.

g Aorta und große herznahe Arterien Die großen herznahen Arterien sind vom elastischen Typ, da in der Media die elastischen Bindegewebsfasern überwiegen.

1 Intima (innere Schicht) .... *Tunica intima*
2 Media (mittlere Schicht) .... *Tunica media*
3 Adventitia (äußere Schicht) .... *Tunica adventitia*
4 Venenklappe .... *Valvula venosa*

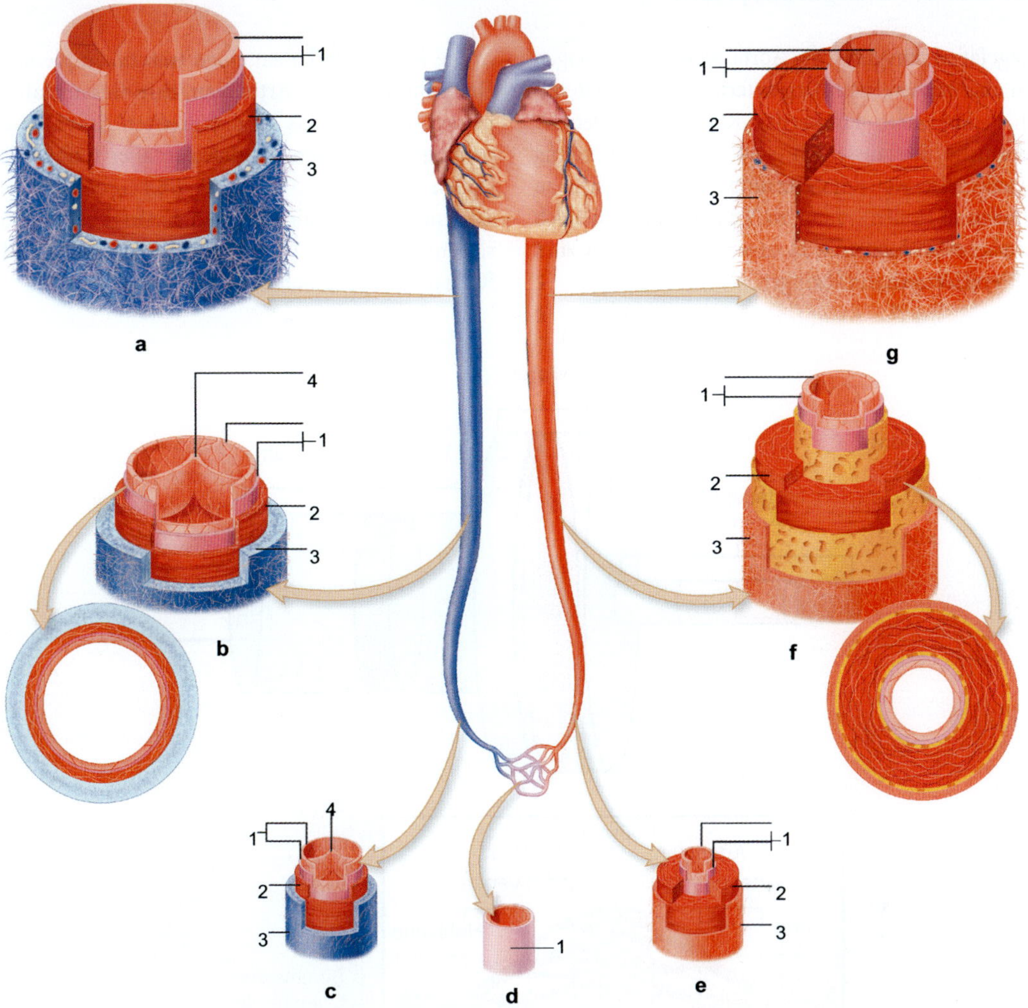

Abb. 6.3 [E371]

➢ Abb. 6.4 Blutgefäßsystem

Blutgefäße, die von der Aorta kommen, zweigen sich in Arterien, dann in Arteriolen und letztendlich in Kapillaren auf. In den Kapillaren findet der eigentliche Stoffaustausch statt. Sie bilden häufig ein dreidimensionales Netz und vereinigen sich zu Venolen (Venulen), dann zu Venen und schließlich zur oberen und unteren Hohlvene, die das Blut zum rechten Herzen zurückbringen.

Die Kapillaren haben einen wesentlich kleineren Querschnitt als die Arteriolen, ihre Gesamtzahl ist jedoch so groß, dass sie den größten Anteil an der gemeinsamen Querschnittsfläche aller Gefäße darstellen.

Venen haben nicht nur die Aufgabe, Blut zu sammeln, sondern sie spielen auch eine wichtige Rolle als Blutspeicher.

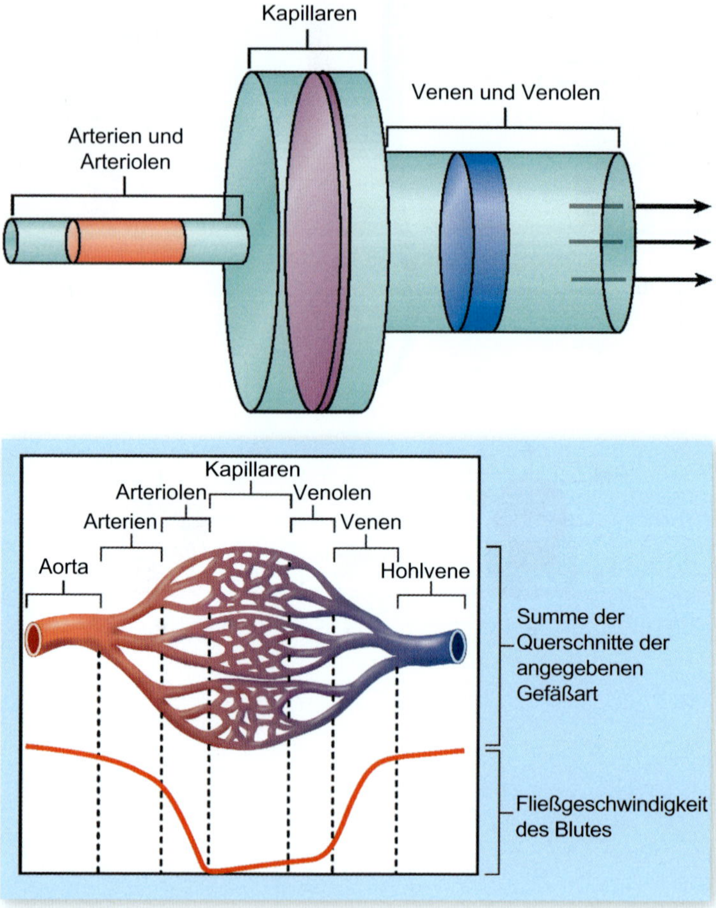

Abb. 6.4 [E371]

6

➢ Abb. 6.5 Kapillaren

Kapillaren sind meist ungefähr 1 mm lang. Ihr Durchmesser beträgt 5–15 µm. In Leber, Milz und Knochenmark kommen besonders weite Kapillaren vor. Sie werden als Sinusoide bezeichnet.

Die Wand der Kapillaren besteht aus einschichtigem Endothel, das einer Basalmembran aufsitzt. Die Endothelzellen sind aneinandergereiht und bilden so ein „Endothelrohr". Der Stofftransport findet in zwei Richtungen statt: einerseits aus der Kapillare ins umliegende Gewebe und andererseits vom umliegenden Gewebe in die Kapillare hinein. Dieser Stoffaustausch kann sowohl durch die Zelle hindurch (transzellulär) als auch zwischen den Zellen (interzellulär) erfolgen.

Arten von Kapillaren Nach dem Aufbau des Endothels kann man drei Arten von Kapillaren unterscheiden:

a Endothel ohne Fensterung: Mit Fensterung bezeichnet man eine fensterartige Öffnung. Bei einem Endothel ohne Fensterung kleiden die Endothelzellen die Kapillarwand lückenlos aus. Diese Endothelart ist die häufigste. Sie kommt z. B. in Muskeln, Gehirn und Lungen vor. Der Stofftransport erfolgt durch die Zelle (transzellulär).

b Endothel mit Fensterung: Dieses Endothel kommt in Organen mit sehr starkem Stoffaustausch vor, z. B. in den Darmzotten, der Bauchspeicheldrüse, in Hormondrüsen und in den Nieren. Zwar kleiden auch hier die Endothelzellen die Kapillaren lückenlos aus, die einzelne Endothelzelle hat jedoch intrazelluläre Poren. Diese Poren sind lediglich durch eine dünne Wand, das „Diaphragma" (Scheidewand), verschlossen. Den Zellen liegt außen noch eine Basalmembran an. Größere Teilchen werden durch eine Einstülpung der Zellmembran ins Zellinnere gebracht. Dann durchqueren sie in einer bläschenförmigen Umhüllung die Zelle und werden in einem umgekehrten Vorgang durch die gegenüberliegende Zellmembran wieder ausgeschleust.

c Diskontinuierliches Endothel: Dieses Endothel kommt in den Sinusoiden der Leber, der Milz, des Knochenmarks und in den Glomeruli der Nieren vor. Hier klaffen Lücken zwischen den einzelnen Endothelzellen. Außerdem fehlt stellenweise die Basalmembran. Infolgedessen kann die Kapillarflüssigkeit direkt durch diese Öffnungen treten (interzellulär). Damit wirkt das Endothelrohr wie ein Filter, das kleine Teilchen wie Wassermoleküle und Nährstoffe durchtreten lässt, große Teile wie rote Blutkörperchen und Bluteinweiße aber zurückhält.

1 Basalmembran
2 Endothelzelle
3 Zellkern
4 Interzelluläre Öffnung
5 Scheidewand („Diaphragma")

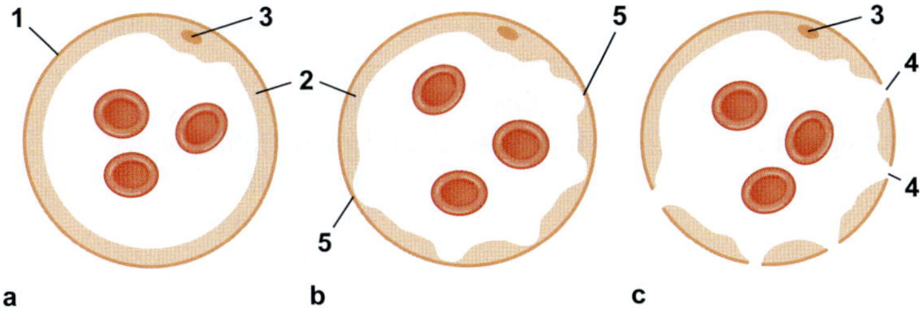

Abb. 6.5 [L231]

➢ Abb. 6.6 Muskelpumpe

Ein wichtiger Pumpmechanismus, der das Blut in den Venen vorantreibt, ist die „Muskelpumpe". Beim Zusammenziehen des Muskels wird die dort verlaufende Vene eingedrückt und der Veneninhalt vorwärts gepresst. Auch die Druckdifferenzen bei der Atmung, die Pumparbeit des Herzens sowie die Bewegungen des Magen-Darm-Kanals fördern den venösen Rücktransport. So wird beim venösen Rücktransport im Körper Energie gespart.

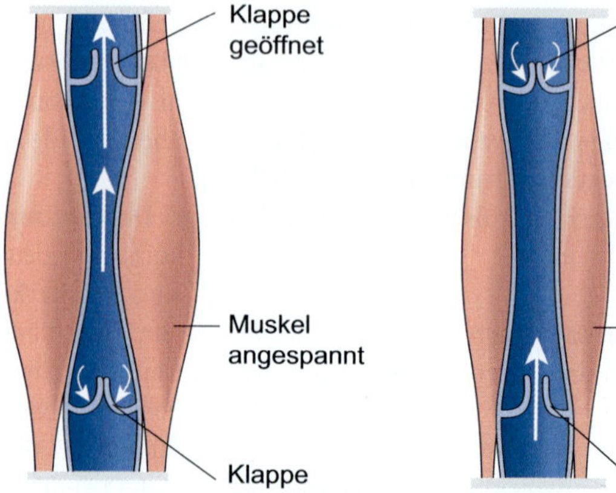

Abb. 6.6 [L190]

6

➢ Abb. 6.7 Verlauf wichtiger Arterien und Venen

a Wichtige Arterien

1 Gemeinsame Halsschlagader . . . . *A. carotis communis*
2 Schlüsselbeinschlagader . . . . *A. subclavia*
3 Leber, dahinterliegend Niere . . . . *Hepar, Ren*
4 Innere Beckenschlagader . . . . . . *A. iliaca interna*
5 Herz . . . . *Cor*
6 Magen, dahinterliegend Niere . . . . . . *Gaster, Ren*
7 Brust- und Bauchaorta . . . . . *Pars abdominalis et thoracica aortae*
8 Gemeinsame Beckenschlagader . . . . *A. iliaca communis*
9 Dickdarm. . . . . *Colon*
10 Oberschenkelschlagader . . . . A. femoralis

b Wichtige Venen

1 Obere Hohlvene . . . . *V. cava superior*
2 Lebervenen . . . . *Vv. hepaticae*
3 Pfortader . . . . *V. portae hepatis*
4 Innere Beckenvene. . . . . *V. iliaca interna*
5 Große Hautvene des Beins (Saphena) . . . . *V. saphena magna*
6 Innere Drosselvene (Halsvene) . . . . *V. jugularis interna*
7 Schlüsselbeinvene. . . . . *V. subclavia*
8 Hauptschlagader (Aorta). . . . . *Aorta*
9 Herz . . . . *Cor*
10 Niere. . . . . *Ren*
11 Untere Hohlvene . . . . *V. cava inferior*
12 Dickdarm. . . . . *Colon*
13 Oberschenkelvene . . . . *V. femoralis*
14 Speichenvene . . . . *V. radialis*

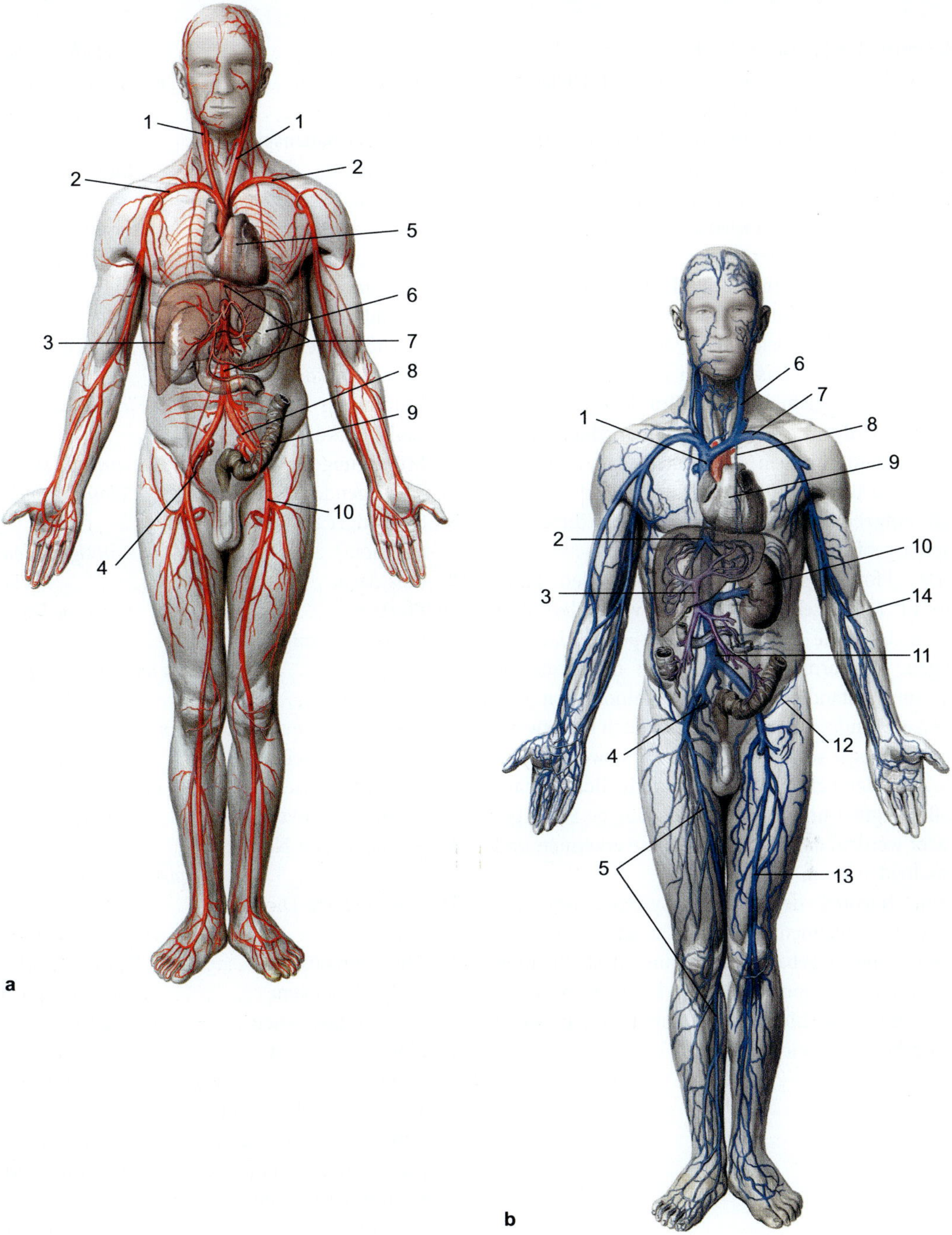

Abb. 6.7 [S700-L127]

➢ Abb. 6.8 Pfortaderkreislauf

Die Pfortader (V. portae) erhält Blut von den unpaaren Baucheingeweiden Dünn- und Dickdarm, Magen, Milz und Bauchspeicheldrüse. Sie wird durch den Zusammenfluss von Milzvene (12) und oberer (13) Gekrösevene gebildet. Bis zu ihrem Eintritt in die Leber ist sie ungefähr 5 Zentimeter lang.

Das Pfortadersystem wird auch als „Wundernetz" bezeichnet, weil in der Leber „wunderbarerweise" ein zweites Kapillarnetz durchlaufen wird. Hier wird das venöse Blut aus den Verdauungsorganen über die Leber umgeleitet, bevor es in die untere Hohlvene mündet. Das Blut der Pfortader ist sauerstoffarm, aber nährstoffreich. Im Körperkreislauf dagegen wird nur einmal ein Kapillargebiet durchströmt, dann bringen die Venen das Blut zum Herzen zurück, damit in der Lunge wieder Sauerstoff aufgenommen werden kann, da dieser im Kapillargebiet abgegeben wurde.

Das Pfortadersystem gewährleistet den First-Pass-Effekt der Leber, das heißt, es verhindert, dass schädliche Stoffe gleich in den Körperkreislauf gelangen. Im Darm wurden nämlich nicht nur die Nahrungsbestandteile Glukose, Aminosäuren und Fettsäuren aufgenommen, sondern auch unverwertbare und sogar schädliche Stoffe. Diese werden nun zunächst der Leber zugeführt, damit diese Schadstoffe entgiftet und in eine nierengängige Form gebracht werden, damit die Niere diese erkennen und ausscheiden kann.

Ein Nachteil des Pfortadersystems ist, dass manche Medikamente, die oral zugeführt werden, in der Leber abgebaut werden und deshalb ihren Bestimmungsort nicht erreichen können. In diesen Fällen muss das Medikament entweder parenteral oder rektal verabreicht werden.

1 Leberlappen ... *Lobus hepatis*
2 Magenkuppel ... *Fundus ventricularis*
3 Milz ... *Splen, Lien*
4a Kopf der Bauchspeicheldrüse ... *Caput pancreatis*
4b Schwanz der Bauchspeicheldrüse ... *Cauda pancreatis*
5 Zwölffingerdarm ... *Duodenum*
6 Krummdarm ... *Ileum*
7 Blinddarm ... *Caecum*
8 Aufsteigender Dickdarm ... *Colon ascendens*
8a Rechte Dickdarmkrümmung ... *Flexura colidextra*
8b Linke Dickdarmkrümmung ... *Flexura coli sinistra*
8c Absteigender Dickdarm ... *Colon descendens*
8d S-förmiger Dickdarmabschnitt (Sigmoid) ... *Colon sigmoideum*
9 Mastdarm ... *Rectum*
10 Pfortader ... *V. portae hepatis*
11 Gallenblase mit Gallenblasenvene ... *Vesica fellea mit V. cystica*
12 Milzvene ... *V. lienalis*
13 Obere Gekrösevene ... *V. mesenterica superior*
14 Untere Hohlvene ... *V. cava inferior*
15 Untere Gekrösevene ... *V. mesenterica inferior*
16 Rechte Magenvene ... *V. gastrica dextra*
17 Rechte Magen-Netz-Vene ... *V. gastroomentalis dextra*
18 Krummdarm-Dickdarm-Vene ... *V. ileocolica*
19 Wurmfortsatzvene ... *V. appendicularis*
20 Linke Magenvene ... *V. gastrica sinistra*
21 Kurze Magenvenen ... *Vv. gastricae breves*
22 Linke Magen-Netz-Vene ... *V. gastroomentalis sinistra*
23 Mittlere Dickdarmvene ... *V. colica media*
24 Linke Dickdarmvene ... *V. colica sinistra*
25 Leerdarmvenen und ... *Vv. jejunales und* Krummdarmvenen ... *Vv. ilei*
26 Obere Mastdarmvene ... *V. rectalis superior*

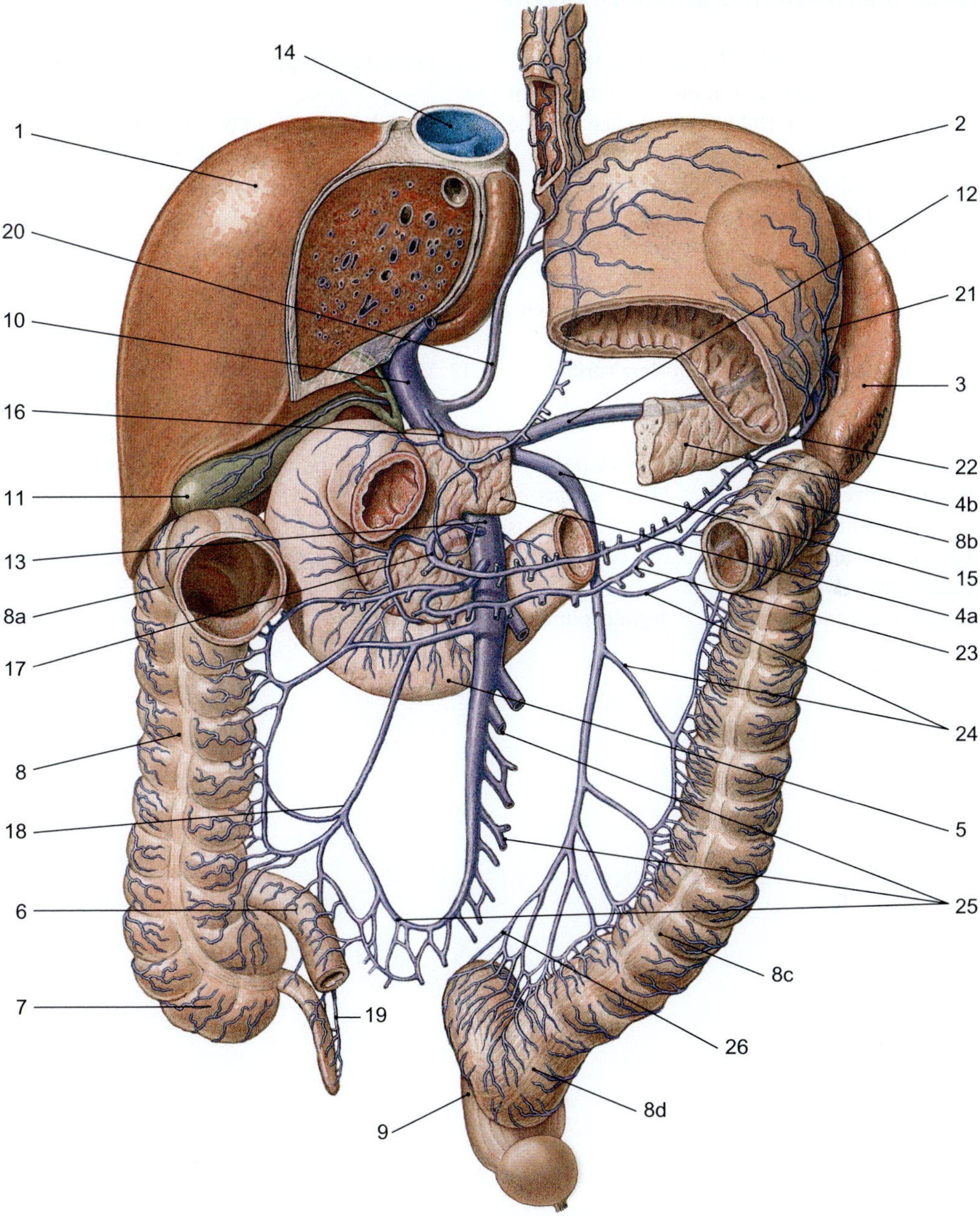
14
1
2
12
20
21
10
3
16
22
11
4b
8b
13
15
8a
4a
17
23
24
8
5
18
25
6
8c
7
19
26
8d
9

Abb. 6.8 [S700]

➢ Abb. 6.9 Obere und untere Hohlvene

Die obere und die untere Hohlvene zeigen einen vertikalen Verlauf. Sie münden in den rechten Vorhof ein, und zwar die obere Hohlvene von oben und die untere Hohlvene von unten.

- Die obere Hohlvene entsteht durch die Vereinigung der linken und der rechten Kopf-Arm-Vene.
- Die untere Hohlvene entsteht aus dem Zusammenfluss der beiden gemeinsamen Beckenvenen. Sie bringt das Blut von den Beinen und den Bauch- und Beckenorganen zum Herz zurück.

1 Rechte Arm-Kopf-Vene. . . . . *V. brachiocephalica dextra*
2 Obere Hohlvene . . . . *V. cava superior*
3 Unpaare rechte Brustwandvene. . . . . . . *V. azygos*
4 Untere Hohlvene . . . . *V. cava inferior*
5 Innere Drosselvene (innere Halsvene). . . . . *V. jugularis interna*
6 Linke Arm-Kopf-Vene. . . . . . *V. brachiocephalica sinistra*
7 Hinzukommende unpaare linke Brustwandvene. . . . . . . *V. hemiazygos accessoria*
8 Unpaare linke Brustwandvene . . . . *V. hemiazygos*
9 Hüft- und Lendenvene. . . . . *V. iliolumbalis*
10 Gemeinsame Beckenvene . . . . *V. iliaca communis*
11 Lendenvene. . . . . *V. lumbalis ascendens*
12 Mittlere Kreuzbeinvene. . . . . *V. sacralis mediana*
13 Seitliche Kreuzbeinvene . . . . *V. sacralis lateralis*
14 Äußere Schamvene . . . . *V. pudenda externa*
15 Rechte Oberschenkelvene . . . *V. femoralis dextra*
16 Linke Oberschenkelvene . . . *V. femoralis sinistra*
17 Äußere Beckenvene . . . . *V. iliaca externa*
18 Innere Beckenvene. . . . . *V. iliaca interna*

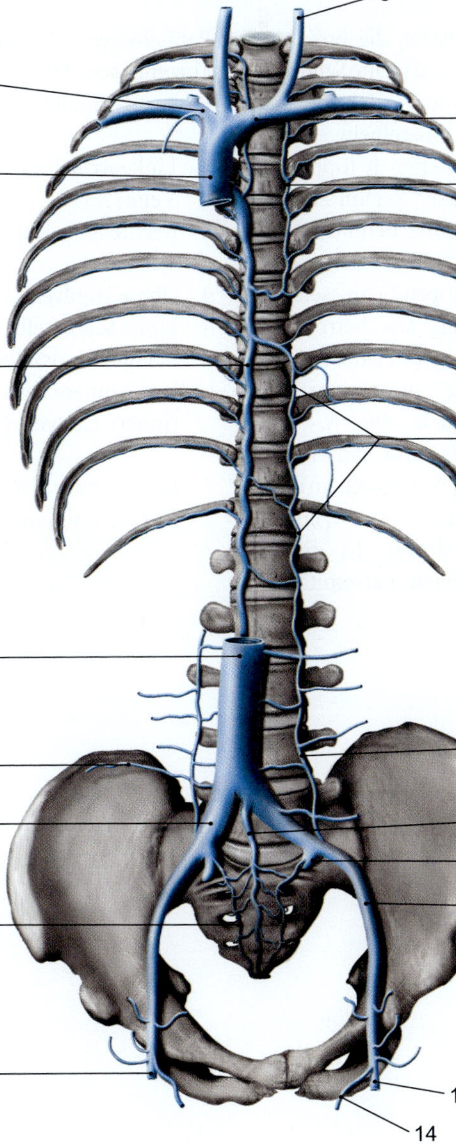

Abb. 6.9 [S700-L266]

➤ Abb. 6.10 Projektion wichtiger Venen auf die Körperoberfläche

Dargestellt sind die obere Hohlvene, die linke und rechte Arm-Kopf-Vene, die linke und rechte Schlüsselbeinvene sowie die linke und rechte Drosselvene.

Wie man sieht, zieht die Schlüsselbeinvene (V. subclavia) durch den Raum zwischen 1. Rippe und Schlüsselbein. Kommt es in dieser Region zu Verengungen, wird der venöse Abfluss behindert und es entwickelt sich ein Kostaklavikularsyndrom (Costaclavicularsyndrom, Rippen-Schlüsselbein-Syndrom) mit Stauungszeichen am betroffenen Arm, wie Zyanose, Überwärmung und Ödeme.

Sind von der Einengung nicht nur die Schlüsselbeinvene sondern auch die A. subclavia (Schlüsselbeinschlagader) und der Plexus brachialis (Nervengeflecht am Schlüsselbein) betroffen, entsteht ein Thoracic-outlet-Syndrom (Schultergürtelkompressionssyndrom). In diesem Fall kommt es in der betroffenen Extremität zu Parästhesien, Schmerzen, Gefäßveränderungen, Thrombosen, Muskelatrophie, sekundären Morbus-Raynaud-Anfällen und Ischämiezeichen.

1 Linke Arm-Kopf-Vene . . . . *V. brachiocephalica sinistra*
2 Rechte Arm-Kopf-Vene . . . . *V. brachiocephalica dextra*
3 Obere Hohlvene . . . . *V. cava superior*
4 Linke Schlüsselbeinvene . . . *V. subclavia sinistra*
5 Rechte Schlüsselbeinvene . . . *V. subclavia dextra*
6 Linke innere Drosselvene (innere Halsvene) . . . . *V. jugularis interna sinistra*
7 Rechte innere Drosselvene (innere Halsvene) . . . . *V. jugularis interna dextra*

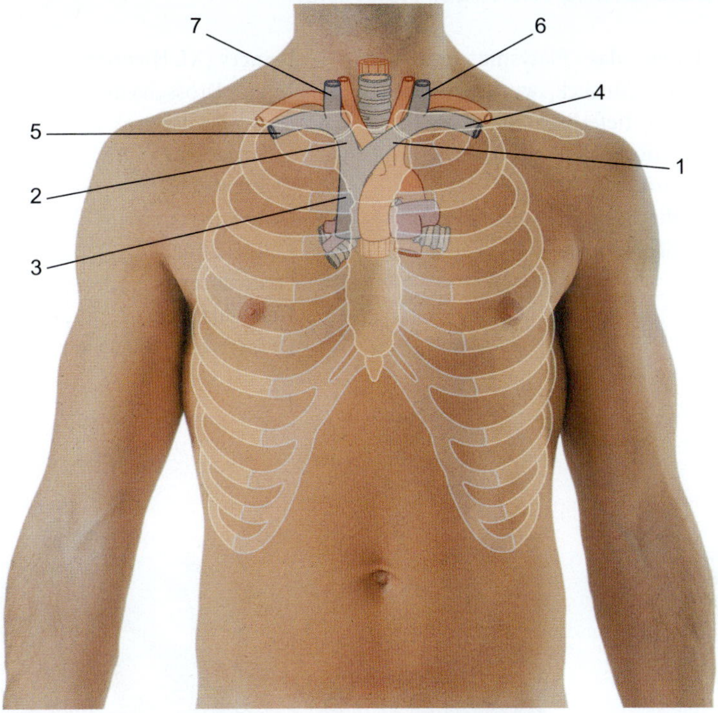

Abb. 6.10 [E580]

➢ Abb. 6.11 Darstellung wichtiger Halsvenen

Die Haut des Halses, das Platysma und der Unterkiefer-Zungenbein-Muskel wurde entfernt, um einen Blick auf die tieferliegenden Gefäße zu ermöglichen. Die wichtigste Vene des Halses ist die Drosselvene (V. jugularis).

Das rote Gefäß ist die Halsschlagader (A. carotis). Gelb dargestellt sind die Nerven.

1 Beinerv (XI. Hirnnerv) .... *N. accessories*
2 Innere Drosselvene (innere Halsvene).......... *V. jugularis interna*
3 X. Hirnnerv (Vagus) .... *N. vagus*
4 Zwerchfellsnerv .... *N. phrenicus*
5 Unterzungennerv (XII. Hirnnerv)................ *N. hypoglossus*
6 Gesichtsvene...................... *V. facialis*
7 Halsschlagader .... *A. carotidis*
8 Drosselvene (Halsvene)............ *V. jugularis*

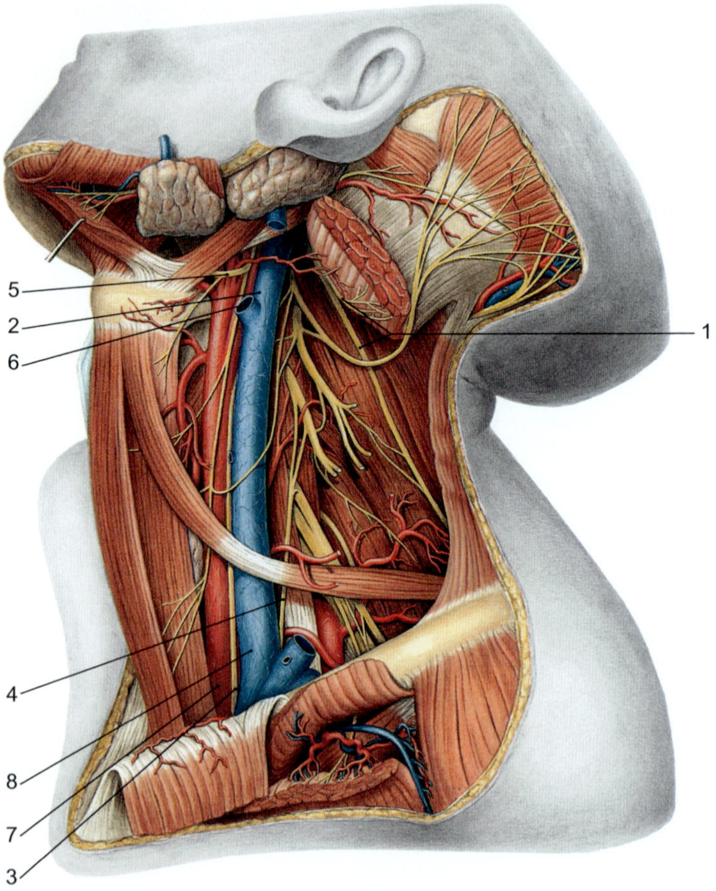

Abb. 6.11 [S700]

6

➢ Abb. 6.12 Projektion der Aorta und wichtiger Abzweigungen auf die vordere Körperoberfläche

Dargestellt sind die wichtigsten Abgänge aus dem Aortenbogen und ihre weitere Aufzweigung. Beachten Sie auch die Teilungsstelle der Aorta links unterhalb des Nabels in die beiden gemeinsamen Beckenschlagadern (7). Die linke Bildseite zeigt die innere Brustkorbschlagader (15), die die obere Schlüsselbeinschlagader mit der äußeren Beckenschlagader verbindet.

Aus der Bauchaorta entspringen von oben nach unten:

- Truncus coeliacus (gemeinsamer Stamm der Magen-Leber-Milz-Schlagader)
- Aa. renales (Nierenschlagadern)
- A. mesenterica superior (obere Gekröseschlagader)
- Beim Mann: Aa. testiculares (Hodenschlagadern), nicht abgebildet
- Bei der Frau: Aa. ovaricae (Eierstockschlagadern), nicht abgebildet
- A. mesenterica inferior (untere Gekröseschlagader)

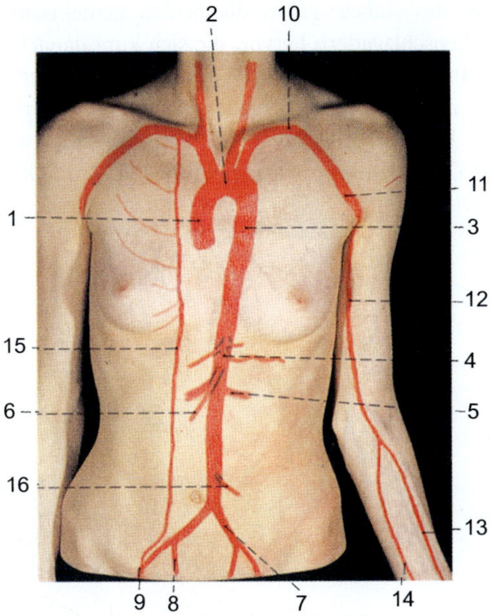

Abb. 6.12 [S002-9]

1 Aufsteigende Aorta ...... *Pars ascendens aortae*
2 Aortenbogen .... *Arcus aortae*
3 Absteigende Aorta ...... *Pars descendens aortae*
4 Magen-Leber-Milz-Schlagaderstamm .... *Truncus coeliacus*
5 Nierenschlagader .... *A. renalis*
6 Obere Gekröseschlagader .... *A. mesenterica superior*
7 Gemeinsame Beckenschlagader .... *A. iliaca communis*
8 Innere Beckenschlagader ...... *A. iliaca interna*
9 Äußere Beckenschlagader...... *A. iliaca externa*
10 Schlüsselbeinschlagader .... *A. subclavia*
11 Achselschlagader .... *A. axillaris*
12 Armschlagader .... *A. brachialis*
13 Speichenschlagader .... *A. radialis*
14 Ellenschlagader.................... *A. ulnaris*
15 Innere Brustkorbschlagader .... *A. thoracica interna*
16 Untere Gekröseschlagader ...... *A. mesenterica inferior*

➢ Abb. 6.13 Projektion der Oberschenkelschlagader auf die Körperoberfläche

Aus der Teilungsstelle der Bauchaorta links unterhalb des Nabels gehen die beiden gemeinsamen Beckenschlagadern hervor, die sich kurz danach in die innere und die äußere Beckenschlagader teilen. Die innere Beckenschlagader versorgt die Organe des Beckens, die äußere Beckenschlagader wird zur Oberschenkelschlagader und verläuft im Oberschenkel.

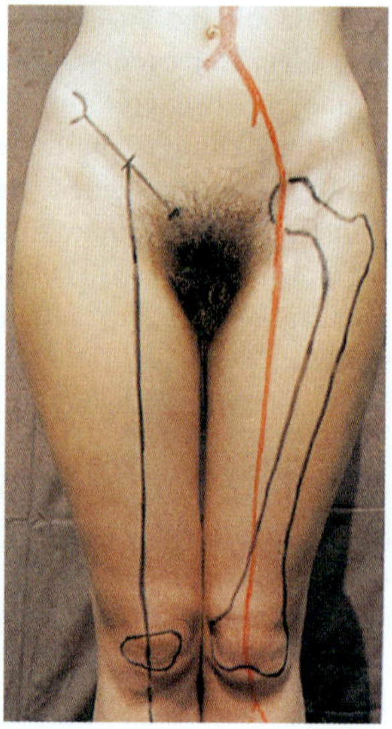

Abb. 6.13 [S002-9]

➢ Abb. 6.14 Wichtige Pulspalpationsstelle: Speichenschlagader (A. radialis)

Zur Pulstastung legen Sie Zeige- und Mittelfinger oder Zeige- bis Ringfinger Ihrer rechten Hand auf die linke A. radialis des Patienten. Finden Sie bei sehr niedrigem Blutdruck nicht auf Anhieb die richtige Stelle zur Pulstastung, sollten Sie an der Speiche die kleine distale Vorwölbung (Proc. styloideus radii, siehe auch Abb. 4.18 Nr. 7 und Abb. 4.19 Nr. 4) aufsuchen und von da aus sanft mit den Fingern in die Radialisrinne gleiten.

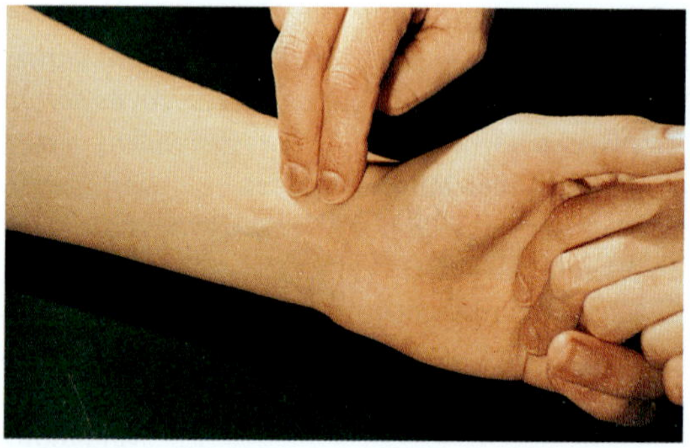

Abb. 6.14 [M553]

➢ Abb. 6.15 Wichtige Pulspalpationsstelle: Halsschlagader (A. carotis)

Stellen Sie sich vor oder etwas seitlich des Patienten, tasten Sie seinen „Adamsapfel" und gleiten Sie mit den palpierenden Fingern sanft an den seitlichen Rand des Kehlkopfs. Die A. carotis liegt nun medial des Kopfwendermuskels.

Vermeiden Sie bei der Palpation der Karotiden größeren Druck, da dieser Arrhythmien und Bradykardien bis hin zum Herzstillstand auslösen kann. Palpieren Sie nicht beide Karotiden gleichzeitig, sondern nur nacheinander.

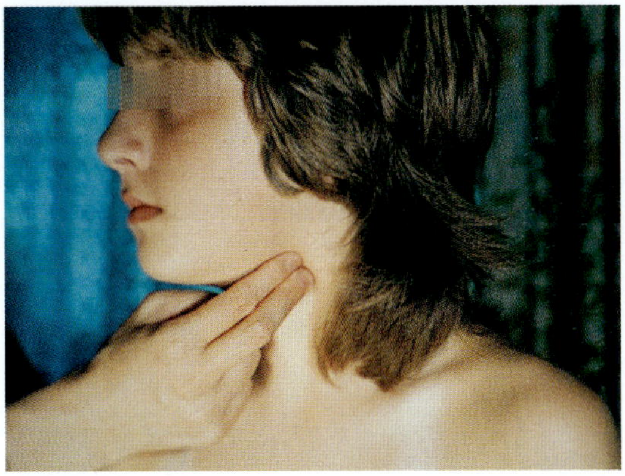

Abb. 6.15 [M553]

➢ Abb. 6.16 Wichtige Pulspalpationsstelle: Oberschenkelschlagader (A. femoralis)

Sie stehen seitlich des liegenden Patienten und legen Zeige-, Mittel- und Ringfinger oder Zeige- und Mittelfinger entlang der Linie des Leistenbandes auf. Die Oberschenkelschlagader verläuft in der Mitte zwischen dem vorderen oberen Darmbeinstachel und dem Oberrand der Schambeinfuge. An dieser Stelle kann die Oberschenkelschlagader auch als Erste-Hilfe-Maßnahme bei Verletzungen abgedrückt werden.

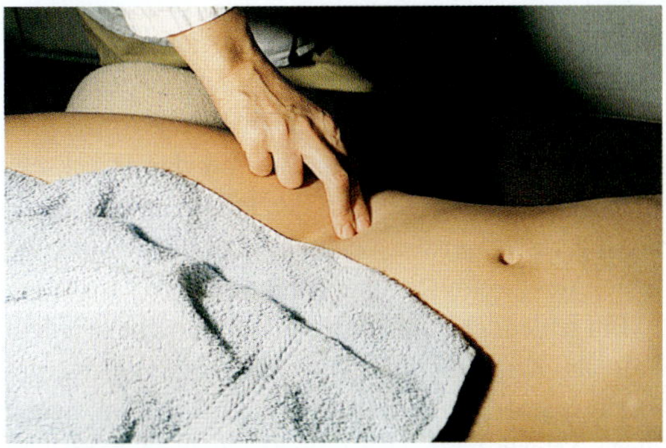

Abb. 6.16 [M553]

➢ Abb. 6.17 Wichtige Pulspalpationsstelle: Bauchaorta (Pars abdominalis aortae)

Der Patient liegt mit dem Rücken auf der Liege und der Untersucher palpiert mit der flachen Hand das Abdomen. Drücken Sie dazu etwas links der Mittellinie in das Abdomen. Die Pulsationen der Bauchaorta können Sie am besten bei tiefer abdominaler Palpation am entspannt liegenden Patienten bei leicht angehobenen Beinen tasten. Bei schlanken Patienten kann die Bauchaorta schon bei leichtem Druck auf das Abdomen getastet werden.

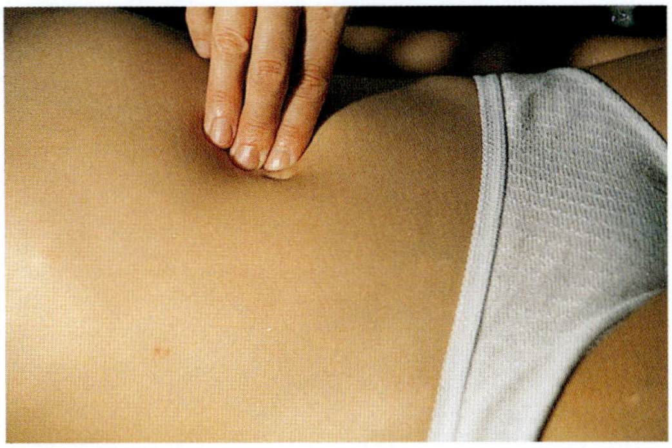

Abb. 6.17 [M553]

➢ Abb. 6.18 Wichtige Pulspalpationsstelle: Hintere Schienbeinschlagader (A. tibialis posterior)

Die hintere Schienbeinschlagader wird zwischen dem inneren Knöchel und der Achillessehne getastet. Die Fingerspitzen werden dazu hinter und etwas unterhalb des inneren Knöchels gelegt. Ist die Knöchelgegend ödematös oder adipös verändert, ist dieser Puls schwer zu tasten.

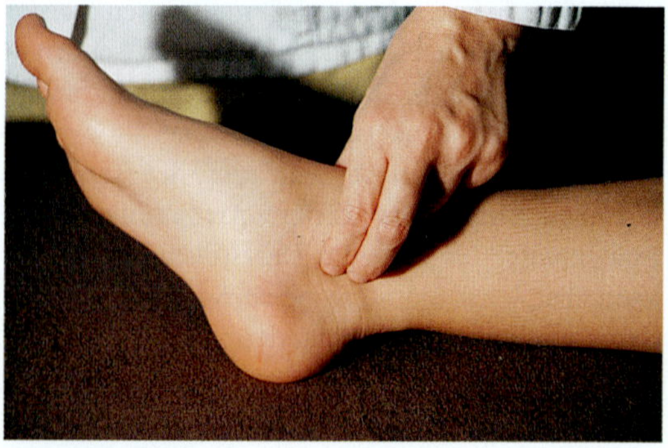

Abb. 6.18 [M553]

➢ Abb. 6.19 Wichtige Pulspalpationsstelle: Fußrückenschlagader (A. dorsalis pedis)

Auf dem Fußrücken, aber nicht über der Fußwurzel, wird der Fußrückenpuls lateral des ersten Strahls getastet. Das heißt, man palpiert zwischen der Strecksehne der Großzehe und der Strecksehne der zweiten Zehe. Kann der Puls an dieser Stelle nicht getastet werden, versucht man die Pulstastung lateral des zweiten Strahls vorzunehmen.

Ein fehlender Fußrückenpuls kann nicht in jedem Fall als Zeichen einer Durchblutungsstörung gewertet werden, denn es gibt auch Fälle, in denen diese Arterie fehlt. Der Fußrücken wird dann von einer lateral gelegenen Arterie versorgt.

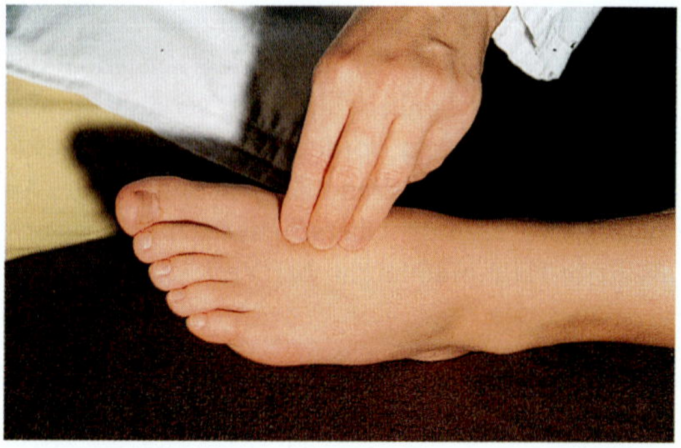

Abb. 6.19 [M553]

➢ Abb. 6.20 Wichtige Auskultationszonen und Pulspalpationsstellen von Arterien

Liegt in einem Gefäß eine Einengung des Lumens vor, kann es zur Wirbelbildung mit einem hörbaren Strömungsgeräusch kommen, das sich auskultieren lässt und erster Hinweis auf eine Gefäßeinengung ist. Auskultieren Sie deshalb beidseitig die Hals-, Arm- und Oberschenkelschlagader und außerdem die Bauchaorta.

Achten Sie bei der Auskultation darauf, dass Sie das Stethoskop ohne Druck aufsetzen, um kein Stenosegeräusch auszulösen. Außerdem sollte der Patient vor der Auskultation einige Minuten ruhen, da nach Anstrengung aufgrund einer Hyperzirkulation Strömungsgeräusche auftreten können. Es ist deshalb zweckmäßig, zuerst die Pulse zu prüfen und anschließend die Arterienauskultation vorzunehmen.

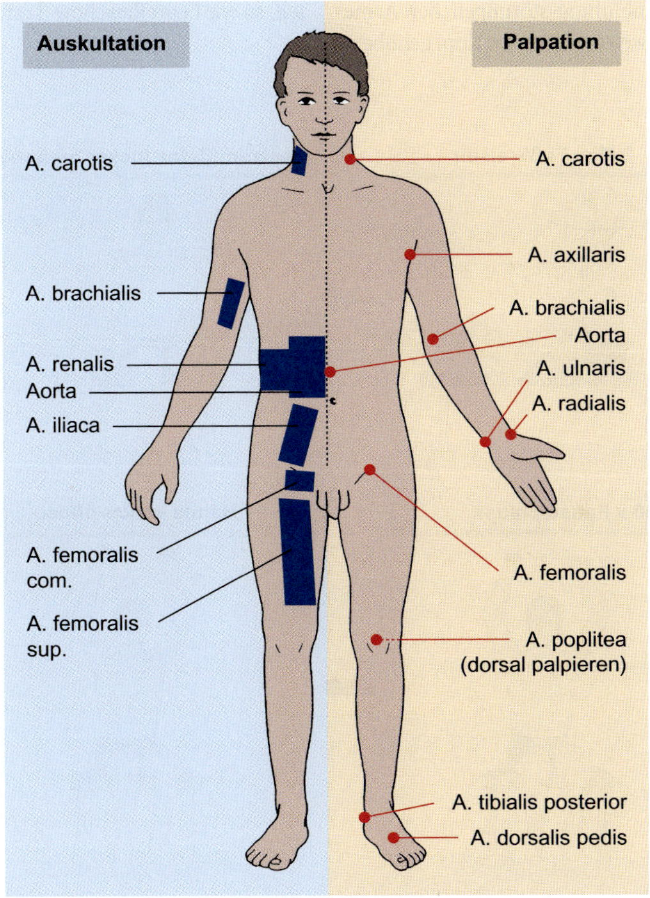

Abb. 6.20 [L157]

➤ Abb. 6.21 Kreislauffunktionsprüfung nach Ratschow und Faustschlussprobe

a Kreislauffunktionsprüfung nach Ratschow Der Patient legt sich mit dem Rücken auf die Liege und hebt beide Beine senkrecht an, wobei seine Hände die Oberschenkel stützen. Er führt nun für ungefähr 2–5 Minuten Rollbewegungen im Sprunggelenk aus. Danach lässt der Patient die Beine von der Liege herabhängen. Danach wird die reaktive Mehrdurchblutung geprüft (➤ Abb. 6.22).

b Faustschlussprobe Die Faustschlussprobe liefert Aufschluss über Durchblutungsstörungen der Arme und Hände. Die Arme werden über den Kopf gehoben, so wie es auf der Abbildung zu sehen ist. Innerhalb von 2 Minuten werden die Fäuste 60-mal geöffnet und geschlossen. Liegt eine gute Durchblutung vor, so bleibt die Haut währenddessen rosig. Bei Durchblutungsstörungen verfärbt sich die Haut weiß oder es kommt zu einer fleckförmigen Abblassung, vor allem der Handflächen und der Innenseite der Finger. Nach 2 Minuten lässt der Patient die Arme herabhängen und es wird die Zeit bis zum Eintritt der reaktiven Mehrdurchblutung und der Venenauffüllung ermittelt, so wie beim Ratschow-Test auch.

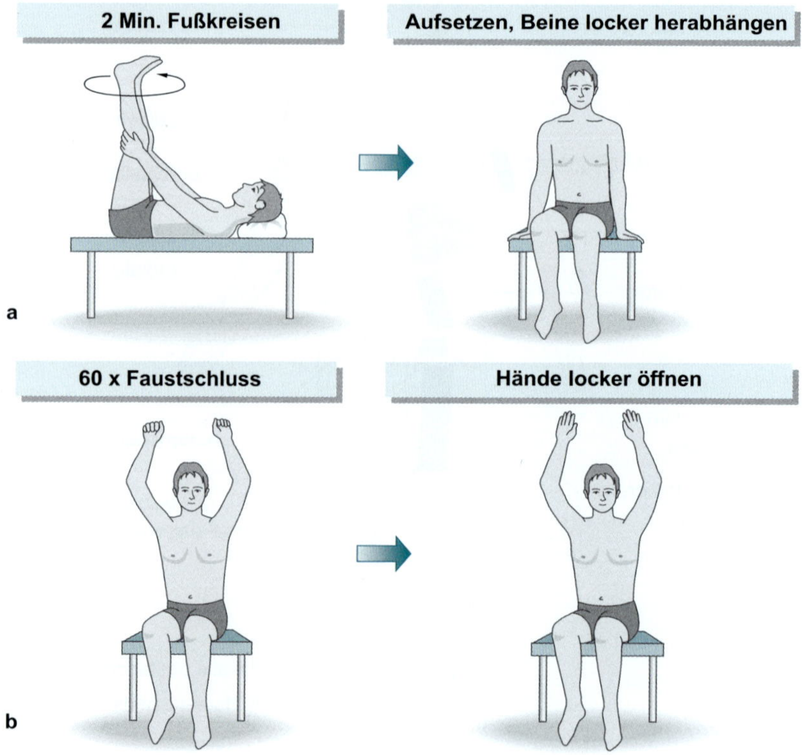

Abb. 6.21 [L157]

6

➢ Abb. 6.22 Reaktive Mehrdurchblutung

Nachdem der Patient die Rollbewegung durchgeführt hat (➢ Abb. 6.21), wird er aufgefordert, die Beine von der Liege herabhängen zu lassen. Geprüft wird nun die reaktive Mehrdurchblutung, die beim Gesunden innerhalb einiger Sekunden als deutliche Mehrdurchblutung auftritt. Nach 5–10 Sekunden sind auch die Venen wieder gefüllt.

Die Abbildung zeigt einen Patienten mit einer arteriosklerotischen Erkrankung des linken Beines. Der Patient lässt die Füße von der Liege herabhängen. Der rechte Fuß zeigt eine klare reaktive Mehrdurchblutung und eine sichtbare Venenfüllung. Die Blässe des linken Fußes spricht dagegen für eine Durchblutungsstörung mit verzögerter Gefäßreaktion. Die III. Zehe am linken Fuß weist eine deutliche Weißfärbung (Ischämie) auf.

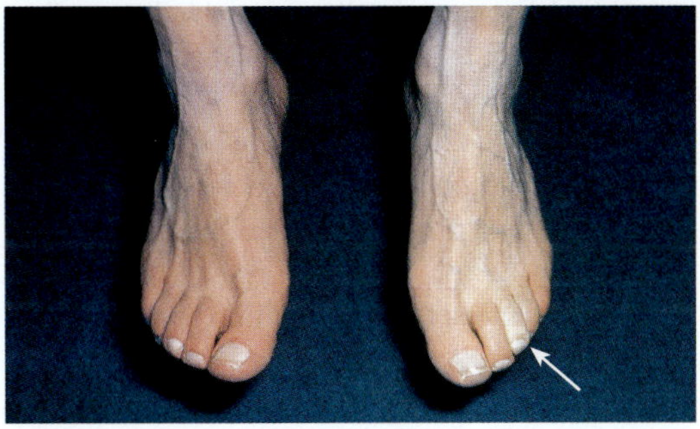

Abb. 6.22 [M180]

➤ Abb. 6.23 Entwicklung von Arteriosklerose

Die Abbildungen zeigen die unterschiedlichen Entwicklungsstufen einer sich ausbildenden Arteriosklerose.

a Zu sehen ist die Innenwand einer völlig gesunden Arterie, wie sie typischerweise bei Kindern auftritt.

b Hier ist eine Arterienwand mit Fetteinlagerungen dargestellt; man spricht in diesem Zusammenhang von Atheromatose. Solche Gefäßwandveränderungen treten mit zunehmendem Lebensalter früher oder später bei fast jedem auf. Dieser Vorgang wird durch einen erhöhten Blutfettspiegel, Bluthochdruck, Zigarettenrauchen, Übergewicht und durch Stoffwechselkrankheiten begünstigt. Beachten Sie auch die zunehmende Verdickung der Intima.

c Der Prozess ist weit fortgeschritten. Aufgrund eines einsetzenden Zellzerfalls von Muskelzellen in der Media kommt es zur Bindegewebsvermehrung. In diesem Stadium wird zusätzlich Kalk (Kalzium) in die Gefäßwände eingelagert (Sklerose), sodass sich eine Arteriosklerose entwickeln kann. Die Gefäßwand wird starr und kann sich nicht mehr ausreichend den durchfließenden Pulsationen anpassen. Infolgedessen steigt der Blutdruck, was seinerseits die Arteriosklerose verstärkt.

d In den solchermaßen veränderten Gefäßen können sich Thromben (Blutgerinnsel) bilden. Thromben engen jedoch die Lichtung des betroffenen Gefäßes ein, sodass diese Gefäße ihrer Aufgabe, bestimmte Körperteile mit Blut zu versorgen, nur noch unzureichend nachkommen können. Ein arteriosklerotisch verändertes Gefäß kann vor allem bei Blutdruckanstieg leichter brechen. Hiervon sind bevorzugt die Hirngefäße betroffen; eine Hirnblutung oder ein Schlaganfall (Apoplexia cerebri) können auftreten.

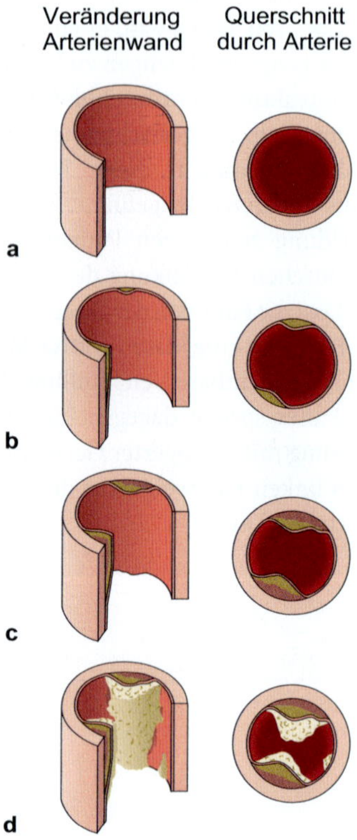

Abb. 6.23 [L190]

6

➢ Abb. 6.24 Kollateralen und Endgefäße von Schlagadern

a Die Äste der Schlagadern bilden ein dichtes Netz. Bei einem Verschluss eines Astes durch ein Blutgerinnsel bei der mit * gekennzeichneten Stelle, strömt das Blut über die Nachbaräste in das Versorgungsgebiet. Da auf den Nachbarästen nun ein verstärkter Druck herrscht, bilden sie sich kräftiger aus und können so das betroffene Gebiet mit versorgen. Man spricht in diesem Zusammenhang von Kollateralgefäßen (Umgehungsgefäßen).

b Kommt es in dem mit * gekennzeichneten Ast zu einem Blutgerinnsel, können sich keine Kollateralgefäße ausbilden, da jeder Schlagaderast sein Verzweigungsgebiet allein versorgt. Ein solches Gefäß wird als Endarterie bezeichnet. Wird nun eine Endarterie durch ein Blutgerinnsel verschlossen, stirbt der entsprechende Organbereich aufgrund der Minderversorgung mit Blut ab.

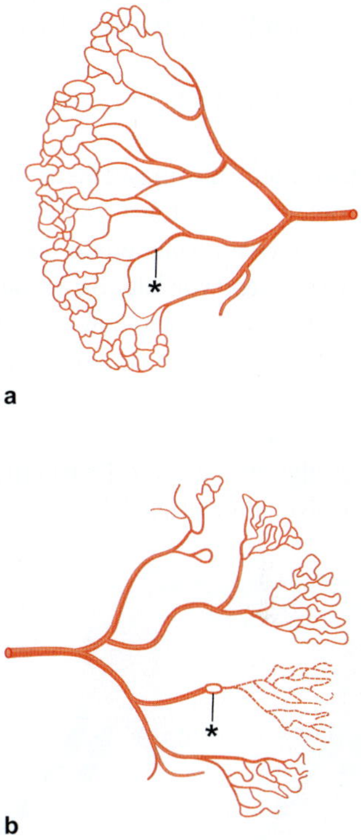

Abb. 6.24 [L231]

6

➢ Abb. 6.25 Erweiterung eines verengten Gefäßes mittels eines Ballonkatheters

a Im Gefäß haben sich atheromatöse Plaques gebildet, die den Blutfluss stark behindern.

b Das Gefäß wird eröffnet.

c Ein vorgeformter Führungskatheter wird an das stenosierte Gefäß herangeführt. Der Führungsdraht wird unter Röntgenkontrolle durch die Stenose geschoben. Anschließend wird der Ballonkatheter über den Führungsdraht in den verengten Gefäßabschnitt gebracht. Dabei ist der Ballondurchmesser dem Innendurchmesser des zu erweiternden Gefäßes angeglichen. Nun wird der Ballon mit geringem Druck gefüllt. Es erfolgt eine weitere Druckerhöhung, bis der Ballon vollständig entfaltet ist. Die Druckwerte erreichen zwischen 8 und 12 Atm. Der Ballon führt nun zu einer Aufsplitterung der atheromatösen Plaques mit Einrissen der Intima und der Media. Das Atherom kann in die Media gedrückt werden.

d Ergebnis: Der Innendurchmesser des Gefäßes ist wieder weit genug, um einen ausreichenden Blutfluss sicherzustellen. Danach kann ein Stent (Gitterröhrchen) evtl. mit Medikamentenbeschichtung in das Gefäß eingesetzt werden. Dadurch soll verhindert werden, dass sich das Gefäß an dieser Stelle wieder verschließt. Häufig verhindert dieses Gitterröhrchen zunächst eine Thrombenbildung, später können jedoch eine plötzliche Thrombenbildung und ein Herzinfarkt auftreten.

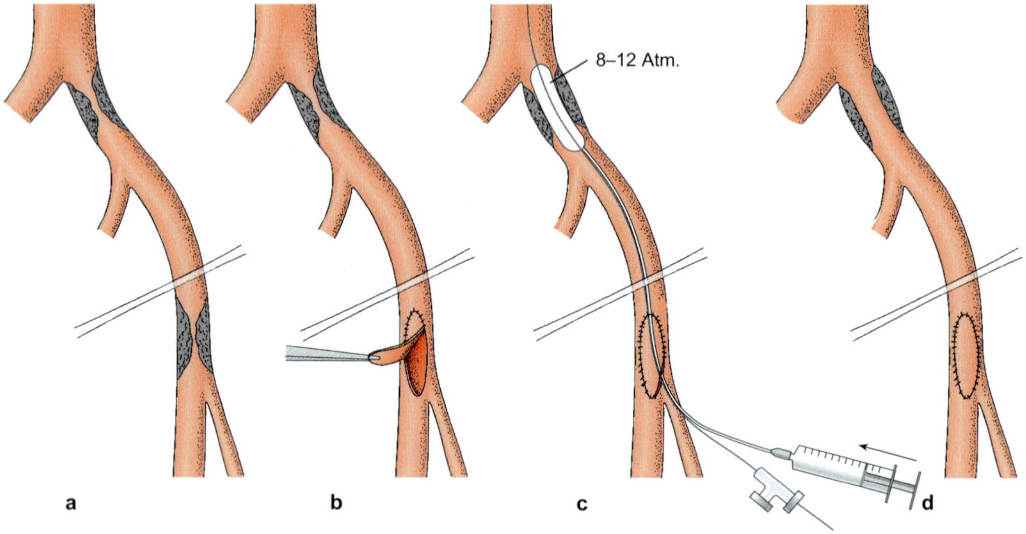

Abb. 6.25 [L190]

➢ Abb. 6.26 Lokalisationsverteilung arterieller Embolien der Extremitäten

Bei einer arteriellen Embolie wird der Blutfluss plötzlich unterbrochen. Wird nicht umgehend richtig behandelt, kommt es zum Gewebetod des unterversorgten Gebiets. Prädilektionsstellen embolischer Verschlüsse sind Lumenveränderungen der Arterien durch Abknickungen, Aufteilungen oder durch Gefäßwandverengungen.

Wie man in der Abbildung sieht, spielt sich die arterielle Embolie nur zu 15 % in den Armen ab. Bevorzugt betroffen sind die Beine und hier vor allem die Oberschenkelschlagader (A. femoralis).

1 A. axillaris
2 A. brachialis
3 A. radialis und ulnaris
4 Aorta
5 A. iliaca
6 A. femoralis
7 A. poplitea
8 Aa. tibialis und A. fibularis
9 A. corotis comunis und A. carotis interna
10 A. renalis

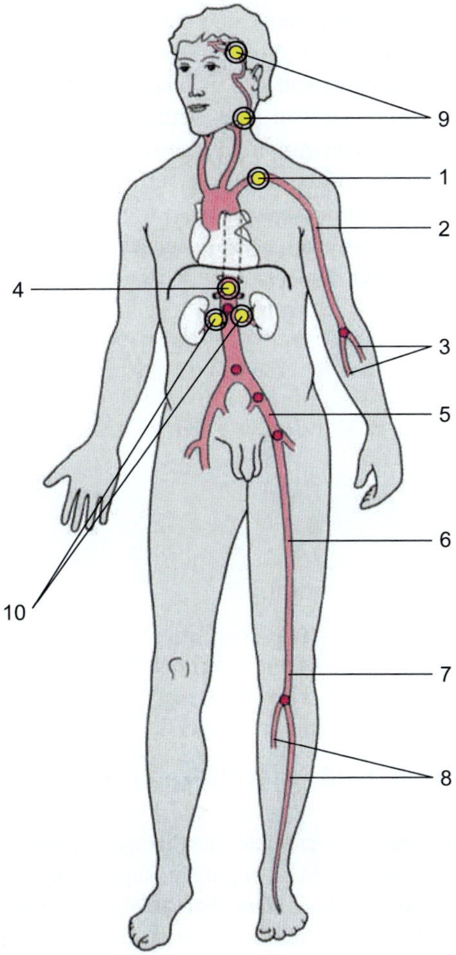

Abb. 6.26 [L239]

➢ Abb. 6.27 Endangiitis obliterans (Winiwarter-Buerger-Krankheit)

Bei einem Patienten mit Endangiitis obliterans (Endangitis obliterans) sind am Zeige- und Mittelfinger Nekrosen aufgetreten. Da von der Erkrankung vor allem starke Raucher zwischen dem 20. und 40. Lebensjahr betroffen sind, vermutet man die Ursache in einem Autoimmungeschehen, das durch den Tabakkonsum in Gang gesetzt wurde. Im Blut findet man Immunkomplexe.

Die Entzündungsvorgänge spielen sich vor allem an den Füßen, Unterschenkeln, Händen und Unterarmen ab.

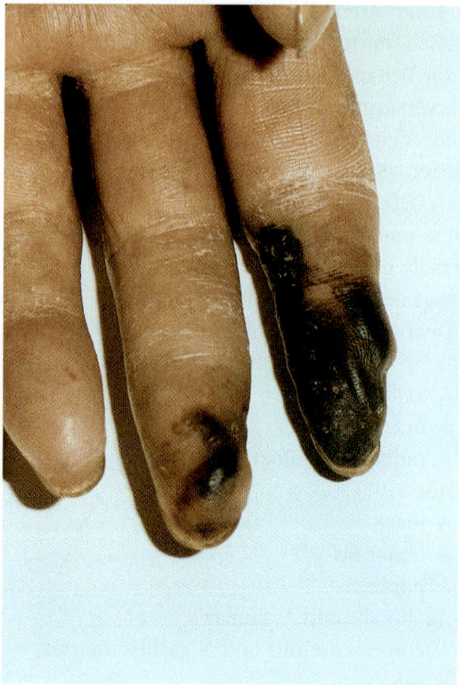

Abb. 6.27 [R246]

➢ Abb. 6.28 Arteriitis temporalis (Horton-Syndrom, Riesenzell-Arteriitis)

Man sieht die verdickte, geschlängelt verlaufende Schläfenarterie (A. temporalis superficialis). Betroffen sind insbesondere über 50-jährige Frauen.

Es bestehen einseitige, starke, oft anfallsartige Kopfschmerzen in der Schläfenregion, die mit Fieber einhergehen können. Greift die Entzündung auf die Augengefäße über, besteht die Gefahr der Erblindung, sind Gefäße des Gehirns betroffen, kann es zum Hirnschlag kommen.

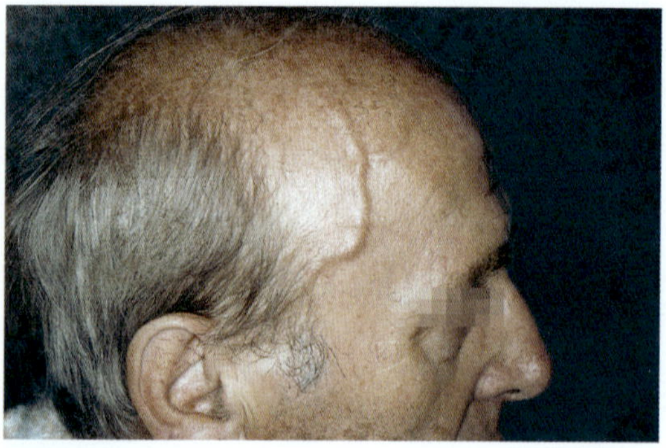

Abb. 6.28 [R246]

➤ Abb. 6.29 Sekundärer Morbus Raynaud (Frühstadium)

Der Morbus Raynaud ist eine funktionelle Durchblutungsstörung, die meist durch Kälteeinwirkung oder durch Vibrationen ausgelöst wird. Anfangs kommt es zu einer deutlichen Abblassung des betroffenen Hautbereichs, die in eine blaurote Verfärbung übergeht. Es treten stechende Schmerzen und Kribbeln auf.

Die Abbildung zeigt die Hände einer Patientin mit sekundärem Morbus Raynaud. An den Fingern, mit Ausnahme des Daumens, kommt es zu einer stellenweisen Minderdurchblutung, die eine deutliche Abblassung des betroffenen Hautbezirks zur Folge hat. Bei längerem Krankheitsverlauf kann sich die Haut verdünnen (Glanzhaut), möglicherweise entwickelt sich auch eine Pigmentierungsstörung. In der Abbildung sind zudem an den Fingern teigige Schwellungen und Fingerkuppenläsionen zu erkennen. Weitere Abbildungen zu progressiver Sklerodermie ➤ Abb. 4.63, ➤ Abb. 4.64 und ➤ Abb. 4.65.

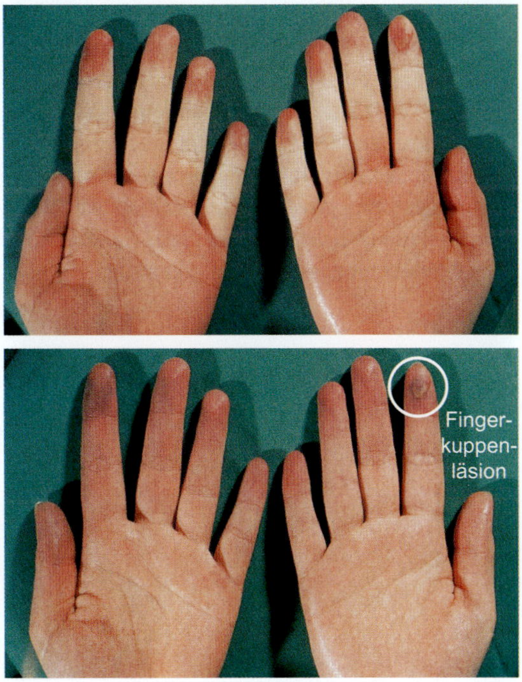

Abb. 6.29 [M180]

➢ Abb. 6.30 Sekundärer Morbus Raynaud (fortgeschrittenes Stadium)

Sie sehen die Hand einer Patientin, die an Sklerodermie erkrankte und im Tagesverlauf ständig sekundäre Morbus-Raynaud-Anfälle erleidet, die unabhängig von Kälteeinwirkung auftreten. Es ist bereits zu einer starken Hautverdünnung gekommen, die als sog. Glanzhaut in Erscheinung tritt. Die durchblutungsgestörten Areale zeigen sich als weißliche, rötliche und bläuliche Verfärbungen. Außerdem ist es zu Pigmentierungsstörungen gekommen.

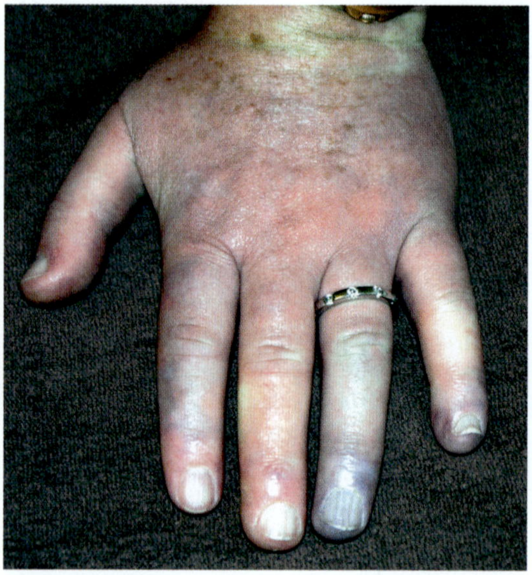

Abb. 6.30 [M553]

➢ Abb. 6.31 Morbus Osler (hereditäre angiomatöse Teleangiektasie)

Beim Morbus Osler besteht eine angeborene Störung der Gefäßwandstruktur, in deren Folge es zu Gefäßveränderungen und erhöhter Blutungsneigung kommt.

Bei der Patientin finden sich sichtbare Erweiterungen kleinster Gefäße (Teleangiektasien) und kleine rötliche Knötchen (Angiome). Gleichartige Hauterscheinungen bestehen im vorliegenden Fall auch an der Nasen- und Mundschleimhaut. Bei der Patientin kam es zu häufigem, schwer stillbarem Nasenbluten.

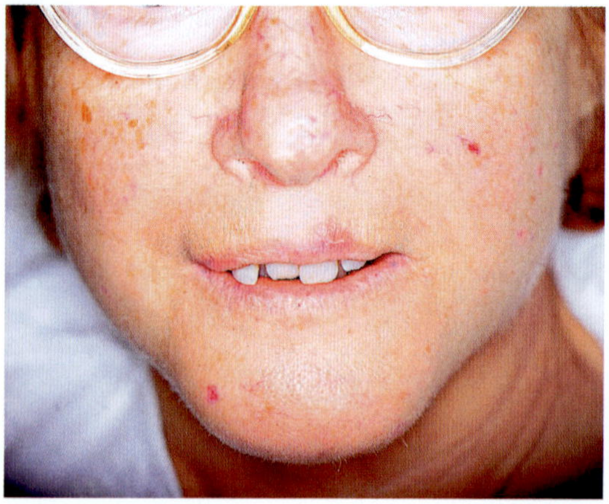

Abb. 6.31 [E772]

➢ Abb. 6.32 Frostbeulen (Pernionen)

Durch wiederholte längere Kälteeinwirkung können Frostbeulen auftreten. Die bläulichen oder rötlich-bläulichen, teigigen Schwellungen manifestieren sich bevorzugt an Zehen und Fingern. Bei Erwärmung beginnen sie häufig zu jucken und zu brennen. Es besteht zudem eine Neigung zu Blasen- und Geschwürbildung in dem betroffenen Hautbereich.

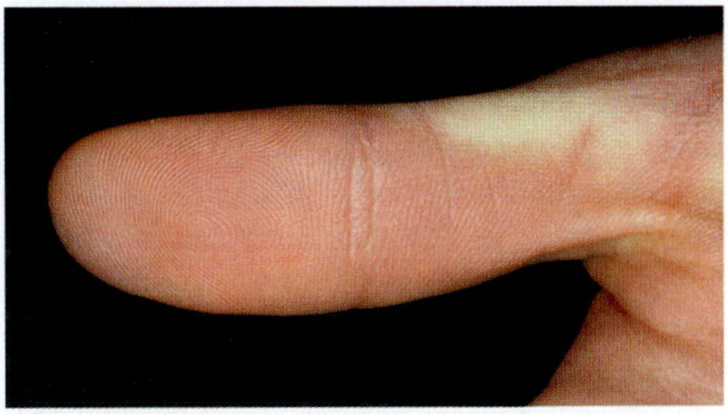

Abb. 6.32 [M123]

➢ Abb. 6.33 Krampfaderentstehung

Die schematische Abbildung a zeigt, dass die Hautvenen mit den tiefen Venen durch eine Art Kurzschluss verbunden sind. In diesen Verbindungsvenen (Vv. perforantes) kann das Blut nur von den oberflächlichen Venen in die tiefen fließen, weil Klappen ein Zurückströmen des Blutes verhindern. Sind allerdings die Klappen der Vv. perforantes defekt, strömt das Blut von den tiefer liegenden Venen in die oberflächlicheren, weil in den tiefen Venen ein höherer Druck herrscht **(b).** Die Venenwand der Hautvenen kann aber diesem vermehrten Druck nicht standhalten und weitet sich aus (blow out).

Man unterscheidet zwischen primären und sekundären Krampfadern.

Primäre Krampfadern Die Ursachen liegen in den Venen selbst, z. B. in fehlenden oder undichten Klappen. Fehlen Klappen in den Hautvenen, kann Blut in beide Richtungen strömen und das Blut kann nicht zügig zum Herzen zurücktransportiert werden.

Sekundäre Krampfadern Sekundäre Krampfadern bilden sich infolge einer anderen (Venen)-Erkrankung. Die häufigste Ursache ist eine tiefe Beinvenenthrombose (Phlebothrombose), die mit einer Zerstörung der Venenklappen einhergeht.

Eine weitere mögliche Ursache ist ein Blutgerinnsel in den tiefen Venen, das das Gefäß teilweise verschließt. Dabei sucht sich das Blut einen Weg über Umgehungsgefäße (Kollateralgefäße) zum Herzen zurück. In diesem Fall werden die Hautvenen zu stark beansprucht und erweitern sich, um die vermehrte Blutfülle aufnehmen zu können. Übersteigt dies ein bestimmtes Ausmaß, so werden die Klappen undicht und das Blut staut sich.

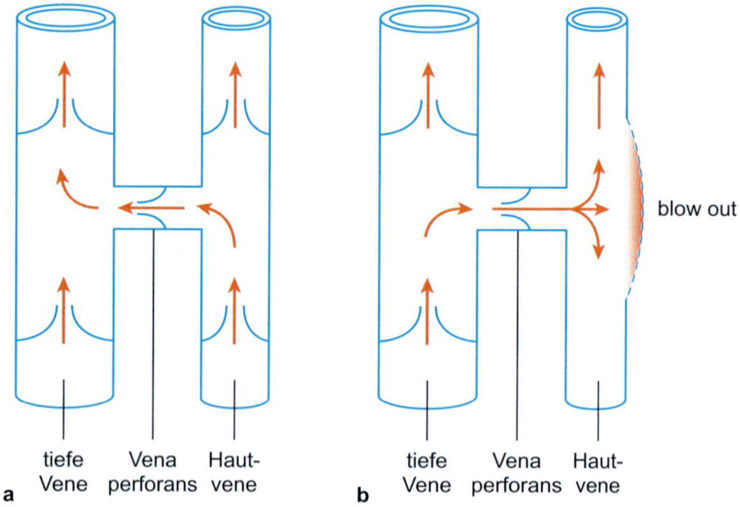

Abb. 6.33 [L231]

➢ Abb. 6.34 Krampfadern (Varizen)

Man sieht im Kniekehlenbereich knotig aufgeweitete Venen.

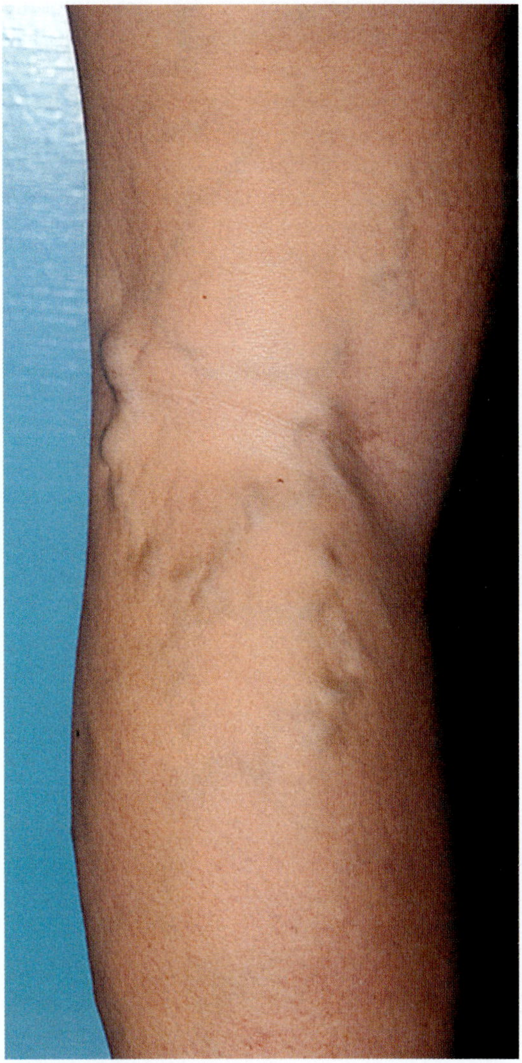

Abb. 6.34 [E437]

➢ Abb. 6.35 Unterschenkelgeschwür (Ulcus cruris)

Ein Unterschenkelgeschwür, das sich aufgrund venöser Durchblutungsstörungen entwickelt hat, sitzt meist in der unteren Unterschenkelhälfte, und zwar in der medialen Knöchelgegend. Es ist im Allgemeinen nur wenig schmerzhaft. Eine Ausnahme bildet der im Endstadium der Erkrankung auftretende Ruheschmerz. Typischerweise lagert der Patient die Beine zur Schmerzlinderung hoch.

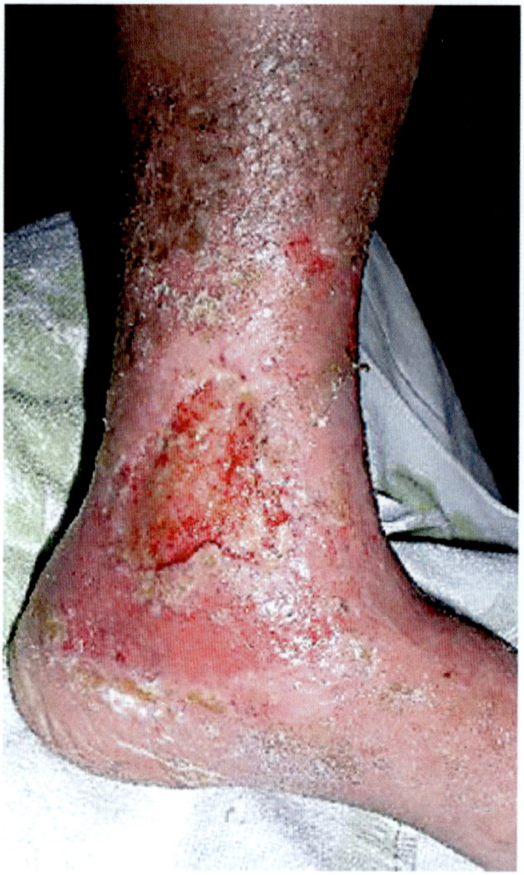

Abb. 6.35 [M291]

➢ Abb. 6.36 Venöses Unterschenkelgeschwür (Ulcus cruris)

Das tiefgreifende Unterschenkelgeschwür reicht von der Gegend der Fußinnenknöchel bis zur halben Höhe des Unterschenkels herauf. Die Geschwürunterfläche besteht aus einer feinen, granulierenden, feuchten Wundfläche.

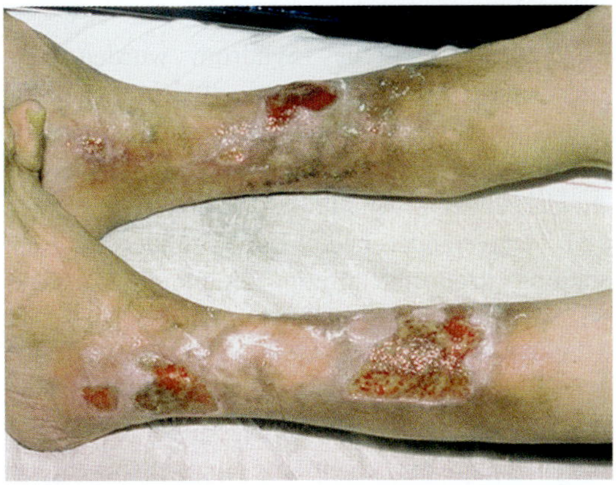

Abb. 6.36 [T195]

➢ Abb. 6.37 Phlebothrombose

Aufgrund der Phlebothrombose ist es zu einer unscharf begrenzten Rötung des gesamten Beines gekommen. Durch das Ödem glänzt die Haut (Glanzhaut).

Beachten Sie, dass das linke Bein insgesamt deutlich dicker ist als das rechte. Wäre ausschließlich die Hautvene entzündet, würde sich kein Ödem entwickeln, da der Abtransport des Blutes über die tief liegenden Venen erfolgt. In dem vorliegenden Fall ist also linksseitig eine tief liegende Vene entzündet (Phlebothrombose).

Leitsymptome der Phlebothrombose sind: Schwellung, zyanotische Verfärbung und Überwärmung. Bei Verdacht auf eine Phlebothrombose darf sich der Patient nicht mehr bewegen. Er wird liegend mit dem Krankenwagen ins Krankenhaus gebracht.

Eine wichtige schulmedizinische Diagnosemöglichkeit zur Aufdeckung einer Phlebothrombose ist die Phlebografie (Venografie). Es wird ein wasserlösliches Kontrastmittel in die Venen gespritzt, anschließend wird geröntgt.

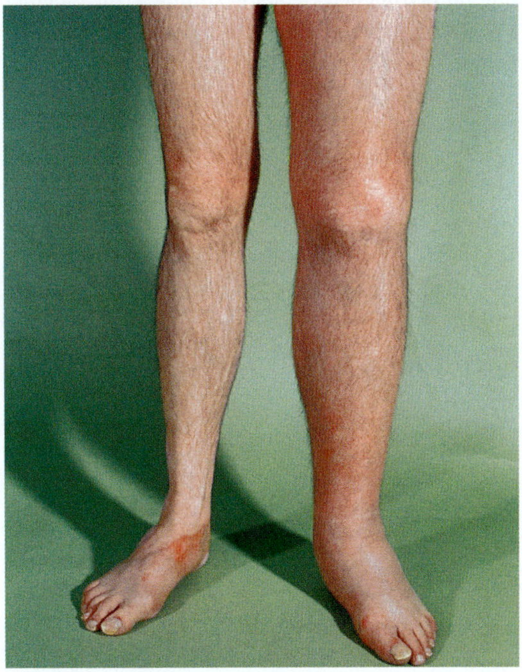

Abb. 6.37 [M180]

➢ Abb. 6.38 Chronisch-venöse Insuffizienz (CVI, früher: postthrombotisches Syndrom)

Als postthrombotisches Syndrom wurden Veränderungen infolge einer Phlebothrombose bezeichnet: Durch Wandveränderungen in den Venen kann sich eine chronisch-venöse Insuffizienz entwickeln mit Ödembildung, sekundären Varizen und Hautveränderungen. Häufig bildet sich ein Stauungsekzem mit Rötung, Schuppung und Juckreiz. Als mögliche Komplikation kann es zu einer bakteriellen Besiedlung kommen. Manchmal entwickelt sich ein allergisches Kontaktekzem, das seine Ursache oft in der Anwendung bestimmter Salben hat, die zur Behandlung eingesetzt wurden.

Die Abbildung zeigt einen Zustand eines Patienten mit einer chronisch-venösen Insuffizienz mit Ödem und zunehmender Pigmentierungsstörung. Durch den mangelhaften Blutrückfluss ist es zu einer Stauung im betroffenen Gebiet gekommen, die zu einer Verhärtung (Induration) und zu einer Bindegewebsneubildung (Fibrose) geführt hat.

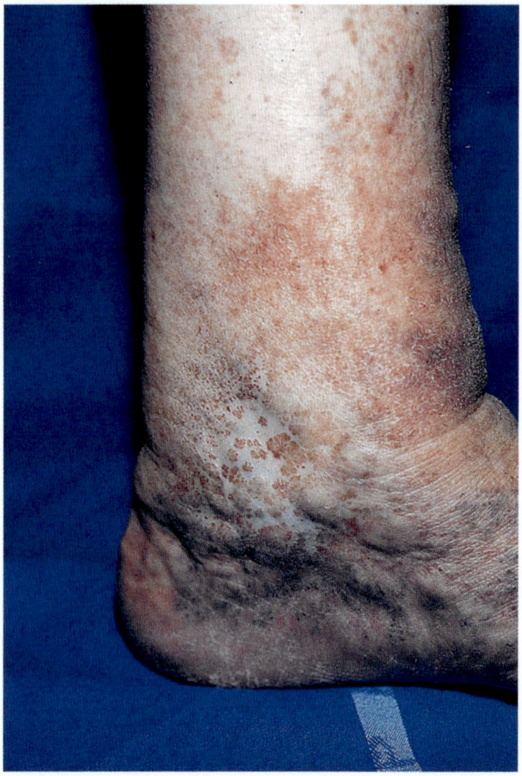

Abb. 6.38 [F392]

KAPITEL

7 Blut

➢ Abb. 7.1 Stammreihe der Blutzellen

Man sieht wie sich aus der Stammzelle im Knochenmark alle Untergruppen der Blutzellen entwickeln. Man bezeichnet die Knochenmarkstammzelle deshalb auch als multipotente Stammzelle, weil sie viele (multi, lat. = viele) Möglichkeiten (potentia, lat. = Macht, Möglichkeiten) hat, sich auszudifferenzieren.

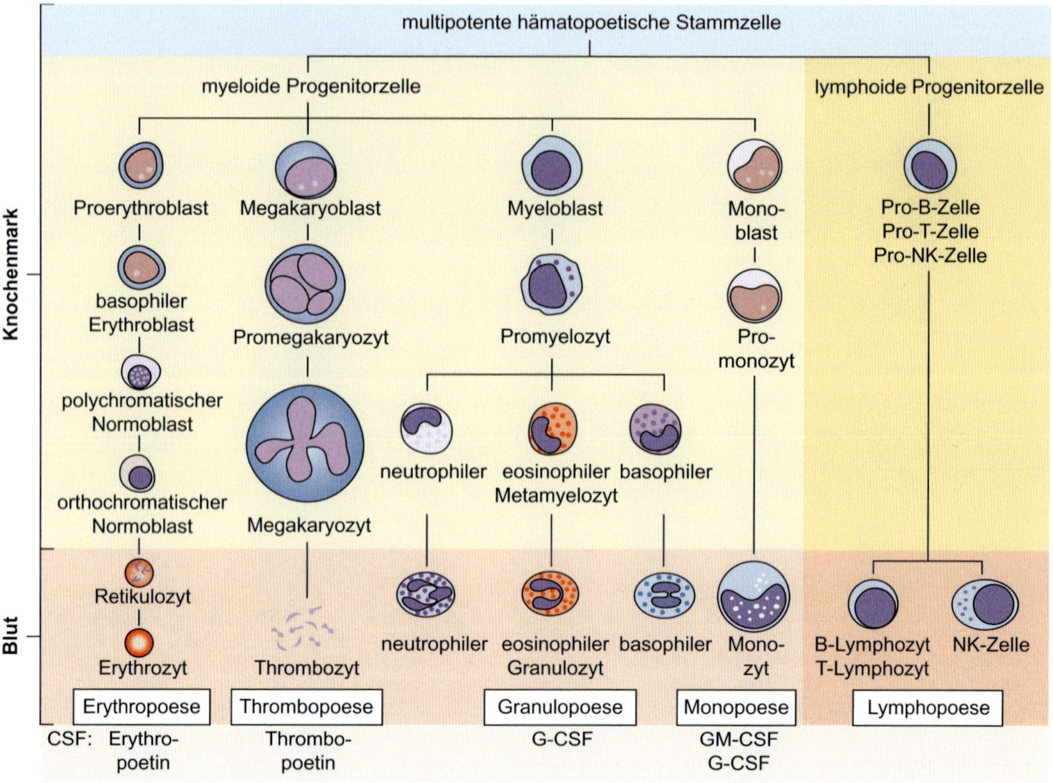

Abb. 7.1 [L141]

➢ Abb. 7.2 Abwehrzellen aus einem Lymphknoten

In dem elektronenmikroskopischen Bild (Vergrößerung 1800-fach) sind verschiedene Abwehrzellen zu sehen.

Retikulumzellen Sie befinden sich im retikulären Bindegewebe der lymphatischen Organe und im roten Knochenmark. Sie haben sowohl Abwehrfunktion als auch die Aufgabe, Retikulinfasern herzustellen, die ein wichtiger Bestandteil des retikulären Bindegewebes sind.

Monozyten Monozyten sind Makrophagen, die 1–2 (evtl. 5) Tage im Blut zirkulieren, dann ins Gewebe auswandern und zu Histiozyten bzw. Gewebsmakrophagen werden, um hier ihrer Abwehrfunktion nachzukommen.

Lymphozyten Bei den Lymphozyten sind die beiden Hauptgruppen B- und T-Lymphozyten zu unterscheiden: Trifft ein B-Lymphozyt mit seinem Antikörper auf ein passendes Antigen, wandelt er sich zur *Plasmazelle* um und beginnt sich zu klonen, das heißt, er stellt identische Abbilder von sich her. Die Plasmazellen sind Antikörperbildner.

1 Retikulumzelle . . . . *Reticulocytus*
2 Monozyt (große Fresszelle, Makrophage). . . . .*Macrophagocytus*
3 Lymphozyt . . . . *Lymphocytus*
4 Plasmazelle (Differenzierungsform der B-Lymphozyten) . . . . *Plasmocytus*

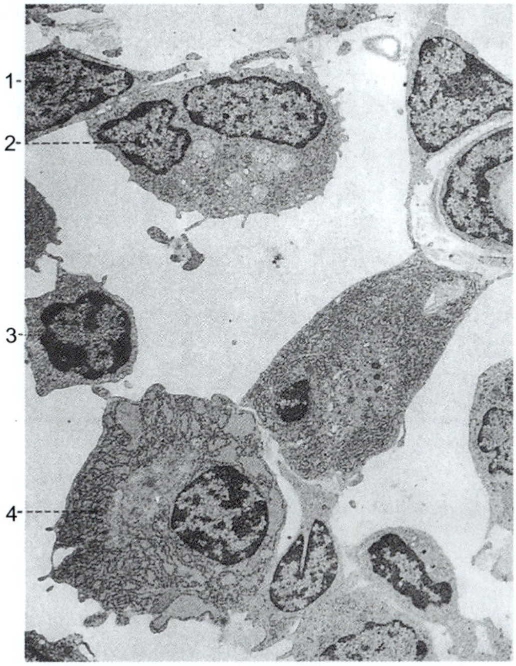

Abb. 7.2 [E179-166]

➢ Abb. 7.3 Lymphozyten

Sie sehen eine rasterelektronenmikroskopische Aufnahme, auf der die T-Lymphozyten grün erscheinen. Bei den gelben Zellen handelt es sich um Melanomzellen eines Patienten mit einem malignen Melanom.

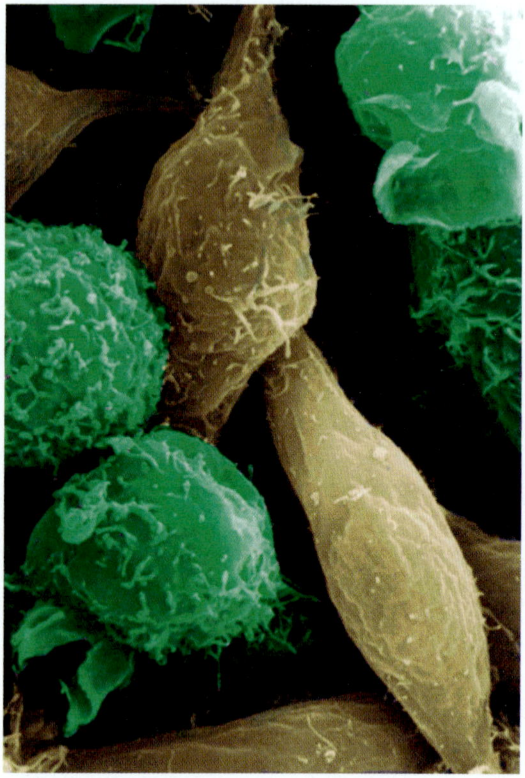

Abb. 7.3 [X243]

➢ Abb. 7.4 Links- und Rechtsverschiebung der Granulozytenverteilungskurve

Die Verteilungskurve der neutrophilen Granulozyten ergibt eine Normalverteilung (Gauß-Verteilung). Kommt es aufgrund von Infektionskrankheiten oder Entzündungen zu einer Zunahme der stabkernigen neutrophilen Granulozyten, spricht man von einer Linksverschiebung, da sich die Verteilungskurve nach links verschiebt.

Bei einer Rechtverschiebung überaltern die Granulozyten und es liegen vermehrt übersegmentierte Granulozyten vor.

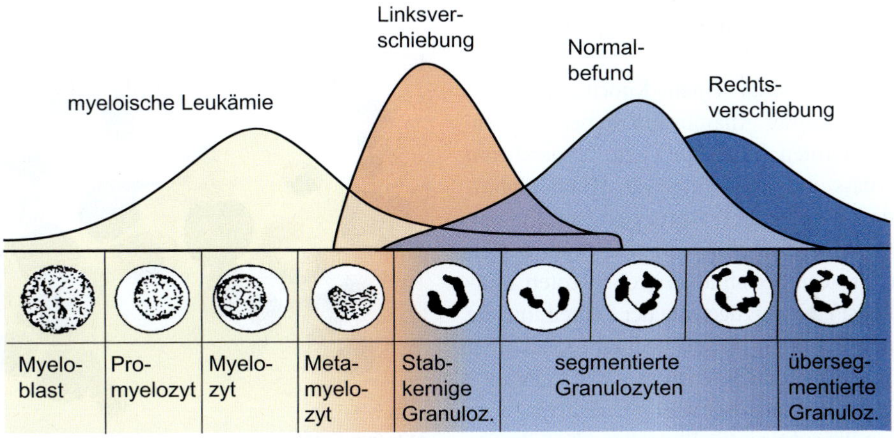

Abb. 7.4 [A400]

➢ Abb. 7.5 Blutausstrich bei Eisenmangelanämie

Bei Eisenmangel zeigt der Blutausstrich hypochrome, mikrozytäre rote Blutkörperchen. Hypochrom bedeutet, dass der Farbstoffgehalt (Hämoglobingehalt) der Erythrozyten vermindert ist. Mikrozytär heißt, dass abnorm kleine Erythrozyten vorliegen.

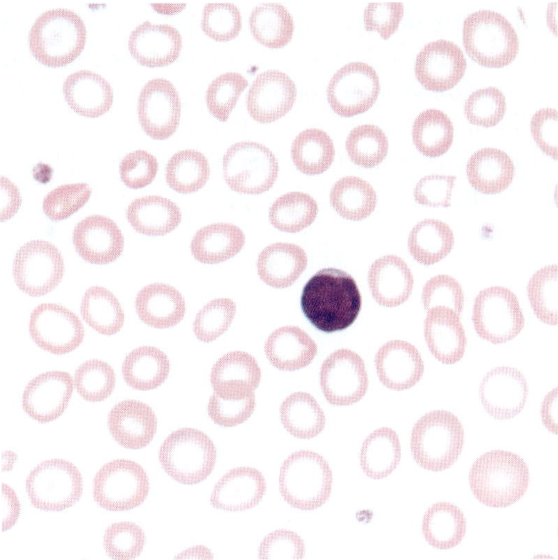

Abb. 7.5 [E518]

➢ Abb. 7.6 Knochenmarkausstrich bei perniziöser Anämie (Vitamin-B_{12}-Mangelanämie)

Bei einem Knochenmarkausstrich (Hämatomyelogramm) handelt es sich um ein „zentrales Blutbild". Hierbei wird die qualitative und quantitative Zusammensetzung der Blutkörperchenanteile des Knochenmarks dargestellt. Im Gegensatz wird bei einem „peripheren Blutbild" die qualitative und quantitative Zusammensetzung des Blutes untersucht.

Die Abbildung zeigt einen Knochenmarkausstrich bei perniziöser Anämie mit hyperchromen, makrozytären roten Blutkörperchen. Hyperchrom bedeutet, dass der Farbstoffgehalt (Hämoglobingehalt) der einzelnen Erythrozyten erhöht ist. Makrozytär heißt, dass abnorm große Erythrozyten vorliegen. Ursache der abnorm großen roten Blutkörperchen ist eine Verzögerung der Zellteilung, die durch den Vitamin-B_{12}-Mangel bedingt ist, bei sonst normal schnellem Zellwachstum. Der Vitaminmangel führt zu einer insgesamt gesteigerten, aber fehlerhaften Produktion von Blutzellen, die teilweise vorzeitig untergehen. Folge des gesteigerten Hämoglobinanfalles ist eine Zunahme von Bilirubin im Blut. Dieser Bilirubinanstieg kann bei dem Patienten zu einem leichten Ikterus mit typisch fahler Hautblässe mit gelblichem Unterton führen.

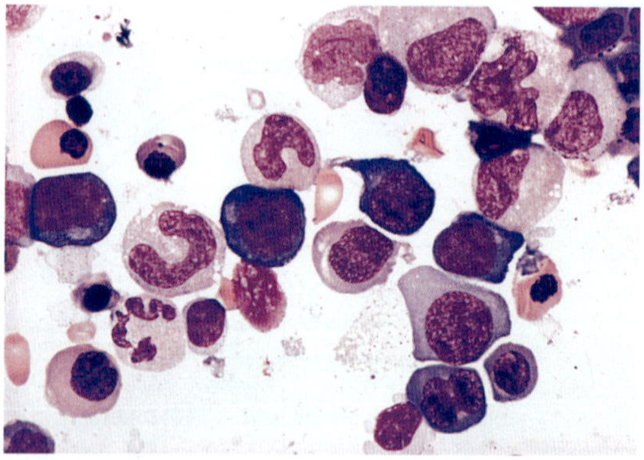

Abb. 7.6 [E437]

7

➢ Abb. 7.7 Blutausstrich bei Kugelzellanämie

Der Blutausstrich zeigt kugelförmige, unterschiedlich große rote Blutkörperchen. Die Kugelzellanämie tritt vor allem bei der erblichen hämolytischen Anämie auf. Aufgrund ihrer Formveränderung werden die Erythrozyten in der Milz als fehlerhaft erkannt und abgebaut. Dies führt zu einer erheblichen Milzvergrößerung (Splenomegalie).

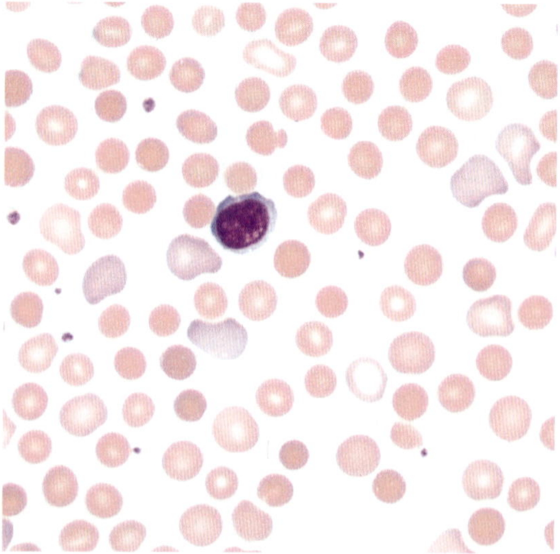

Abb. 7.7 [E518]

➢ Abb. 7.8 Blutausstrich bei Sichelzellanämie

Der Blutausstrich zeigt hier unterschiedlich geformte Erythrozyten. Es treten unter anderem auch typische sichelzellförmige rote Blutkörperchen auf. Die Sichelzellanämie kommt fast ausschließlich bei Schwarzen und Bewohnern des Mittelmeerraums vor. Es besteht eine erhöhte Thromboseneigung, weil die sichelförmigen Erythrozyten nicht mehr ausreichend verformbar sind.

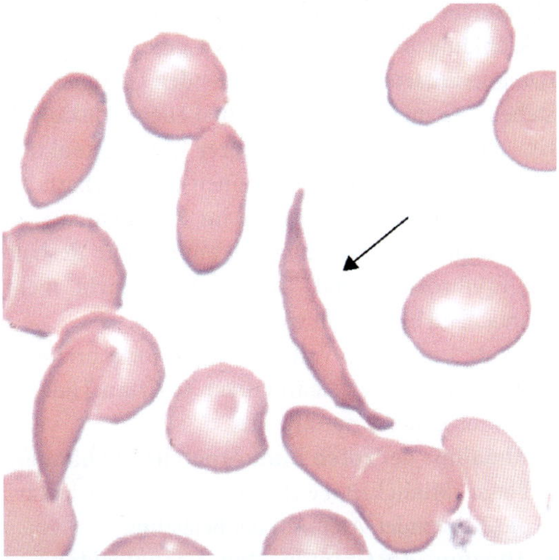

Abb. 7.8 [E518]

➢ Abb. 7.9 Eisenmangelanämie

Bei der abgebildeten Frau liegt eine starke Eisenmangelanämie vor, die zu einer starken Haut- und Augenhautblässe geführt hat.

Stellt man bei einem Patienten eine Eisenmangelanämie fest, so muss man immer nach der zugrunde liegenden Ursache suchen, z. B. eine Blutungsquelle, vermehrter Bedarf, unzureichende Zufuhr. Dabei muss man auch an schwere Erkrankungen wie chronische Infekte und Tumorerkrankungen denken.

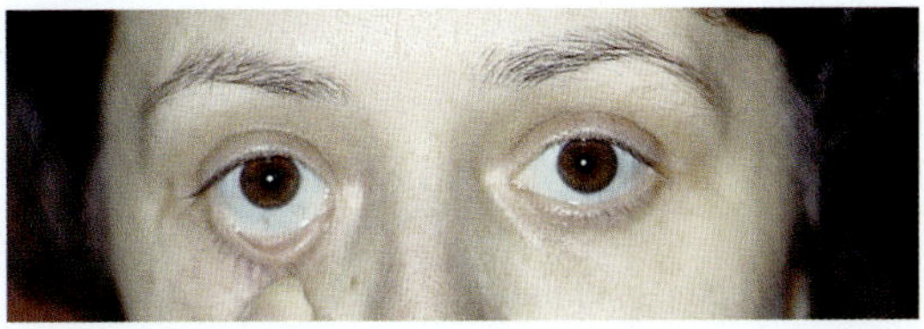

Abb. 7.9 [R246]

➢ Abb. 7.10 Akute Leukämie

Unter dem Begriff „Leukämie" werden verschiedene Erkrankungen zusammengefasst, die durch eine maligne Entartung des blutbildenden Gewebes entstehen. Gemeinsames Merkmal der Leukämien ist, dass die Leukozyten ihrer Abwehrfunktion nicht mehr nachkommen können. Oft wuchern die Leukozyten so stark, dass es im Knochenmark zu Verdrängungserscheinungen kommt und deshalb die Erythrozyten und Thrombozyten nicht mehr ausreichend hergestellt werden können.

Akute Leukämien verlaufen rasch fortschreitend; unbehandelt führen sie in kurzer Zeit zum Tode. Es treten folgende Symptome auf:

- **Abnahme der roten Blutkörperchen (Anämie):** Blässe, Müdigkeit, Leistungsschwäche, Tachykardie, Schwindel, Atemnot bei Belastung
- **Abnahme der Granulozyten (Granulozytopenie):**
  - Oft: Fieber, eitrige Hautinfektionen, Soor
  - Selten: Pneumonie, Pyelonephritis, Meningitis
- **Abnahme der Thrombozyten (Thrombozytopenie):**
  - Oft: Hämatome nach leichten Verletzungen, Petechien, Nasen- und Zahnfleischbluten
  - Selten: Blutungen aus Magen und Darm, Bluthusten, Hirnblutung

Die Abbildung zeigt eine Hautveränderung bei akuter Leukämie. Solche Hautinfiltrationen durch unreife Zellen (Blasten) kommen vor allem bei der akuten lymphatischen Leukämie vor.

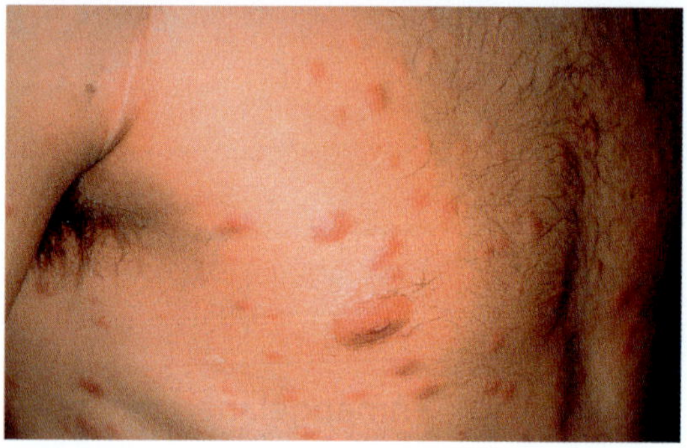

Abb. 7.10 [E414]

7

➢ Abb. 7.11 Einblutung in die Konjunktiva bei akuter Leukämie

Durch eine Abnahme der Thrombozyten (Thrombozytopenie) kann bei Leukämie eine erhöhte Blutungsneigung (hämorrhagische Diathese) auftreten.

Die Abbildung zeigt einen Patienten mit akuter Leukämie. Zu erkennen sind kleine Einblutungen in die Konjunktiva.

Häufig bilden sich bei Leukämie-Patienten auch Petechien, kleine punktförmige Haut- oder Schleimhautblutungen. Diese können z. B. nach Sonneneinstrahlung auftreten.

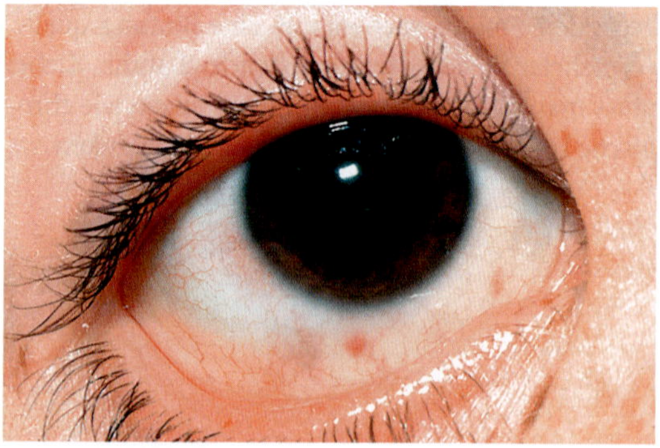

Abb. 7.11 [E773]

➢ Abb. 7.12 Gelenkveränderung bei Hämophilie

Die Hämophilie ist eine erblich bedingte Blutgerinnungsstörung. Neben bedrohlichen Blutungen infolge von Verletzungen spielen Gelenk- und Muskelblutungen eine große Rolle. Bei den Gelenkblutungen sind vor allem die großen Gelenke betroffen: Knie-, Ellenbogen- und Sprunggelenke. Wiederholte Gelenkblutungen führen zu Gelenkstörungen bis hin zu Gelenkversteifungen.

Die Abbildung zeigt das Kniegelenk eines Bluters. Man sieht eine ausgeprägte Verschmälerung des Gelenkspalts, eine Abflachung und Deformierung des inneren und des seitlichen Gelenkknorrens sowie eine Sklerosierung (Verhärtung) der Gelenkflächen. Zudem sind in dem gelenknahen Knochengewebe strähnige Auflockerungen und Zysten erkennbar.

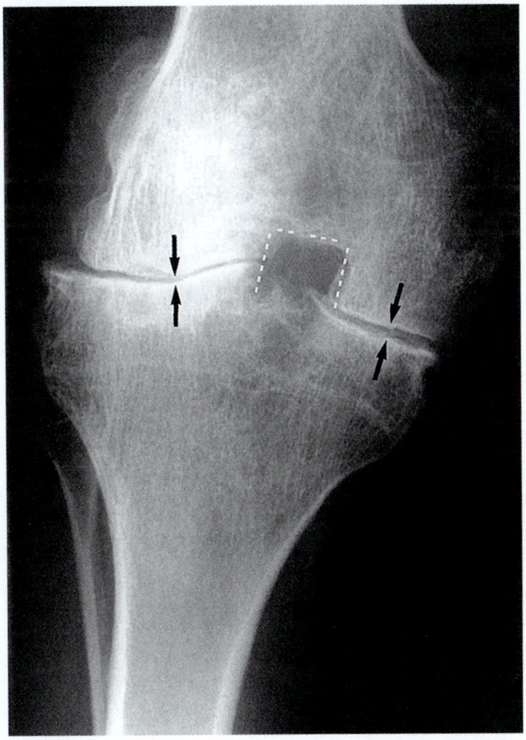

Abb. 7.12 [E283]

KAPITEL

8 Lymphatisches System

➢ Abb. 8.1 Wichtige Lymphgefäße

Das Lymphgefäßsystem bildet ein eigenes Transportsystem, das neben dem Blutkreislauf besteht. In diesem Transportsystem befinden sich Wasser, Eiweiße, Fettsäuren, Zellen (z. B. Leukozyten, Krebszellen), Staubpartikel und Farbstoffe (z. B. nach Tätowierung).

Lymphgefäße nehmen aus dem Zwischenzellraum Flüssigkeit auf. Täglich strömen etwa 20 l Flüssigkeit aus den Blutgefäßen in den Zwischenzellraum (Interstitium). Davon werden ca. 90 % wieder in den Blutkreislauf rückresorbiert, etwa 2 Liter werden über das Lymphsystem abtransportiert. Beim Lymphgefäßsystem handelt es sich aber nicht um einen tatsächlichen, echten „Kreislauf", denn die Lymphgefäße beginnen blind endend im Zwischenzellraum und münden später in den venösen Anteil des Blutkreislaufs ein.

Die Wand der Lymphgefäße entspricht in ihrem Aufbau den dünnwandigen Venen. Sie haben eine kleine Muskelschicht, die den Lymphstrom vorwärtstreibt. Als „Lymphpumpe" bezeichnet man alle Faktoren, die helfen, den Lymphfluss voranzutreiben, also die Muskelbewegungen, arterielle Pulsationen, Druckdifferenzen bei der Atmung, die Pumparbeit des Herzens sowie die Bewegungen des Magen-Darm-Kanals. Die Lymphgefäße – mit Ausnahme der Lymphkapillaren – haben Taschenklappen, die dafür sorgen, dass die Lymphe nur in eine Richtung strömen kann. Dadurch können sich die Faktoren der „Lymphpumpe" nicht gegenseitig aufheben.

Die Lymphkapillaren sind ähnlich wie die Blutkapillaren gebaut. Allerdings ist ihre Wand aus Endothelzellen noch dünner.

1 Rechter Hauptlymphgang . . . . *Ductus lymphaticus dexter*
2 Achsellymphknoten . . . . *Nodi lymphatici axillares*
3 Milchbrustgang . . . . *Ductus thoracicus*
4 Leistenlymphknoten . . . . *Nodi lymphatici inguinales*
5 Innere Drosselvene . . . . *V. jugularis interna*
6 Mündungsstelle des Milchbrustgangs in das venöse System
7 Schlüsselbeinvene . . . . *V. subclavia*
8 Magendarmlymphgefäße . . . . *Truncus gastrointestinalis*
9 Dünndarm . . . . *Intestinum tenue*
10 Untere Lymphstämme . . . . *Trunci lumbales*

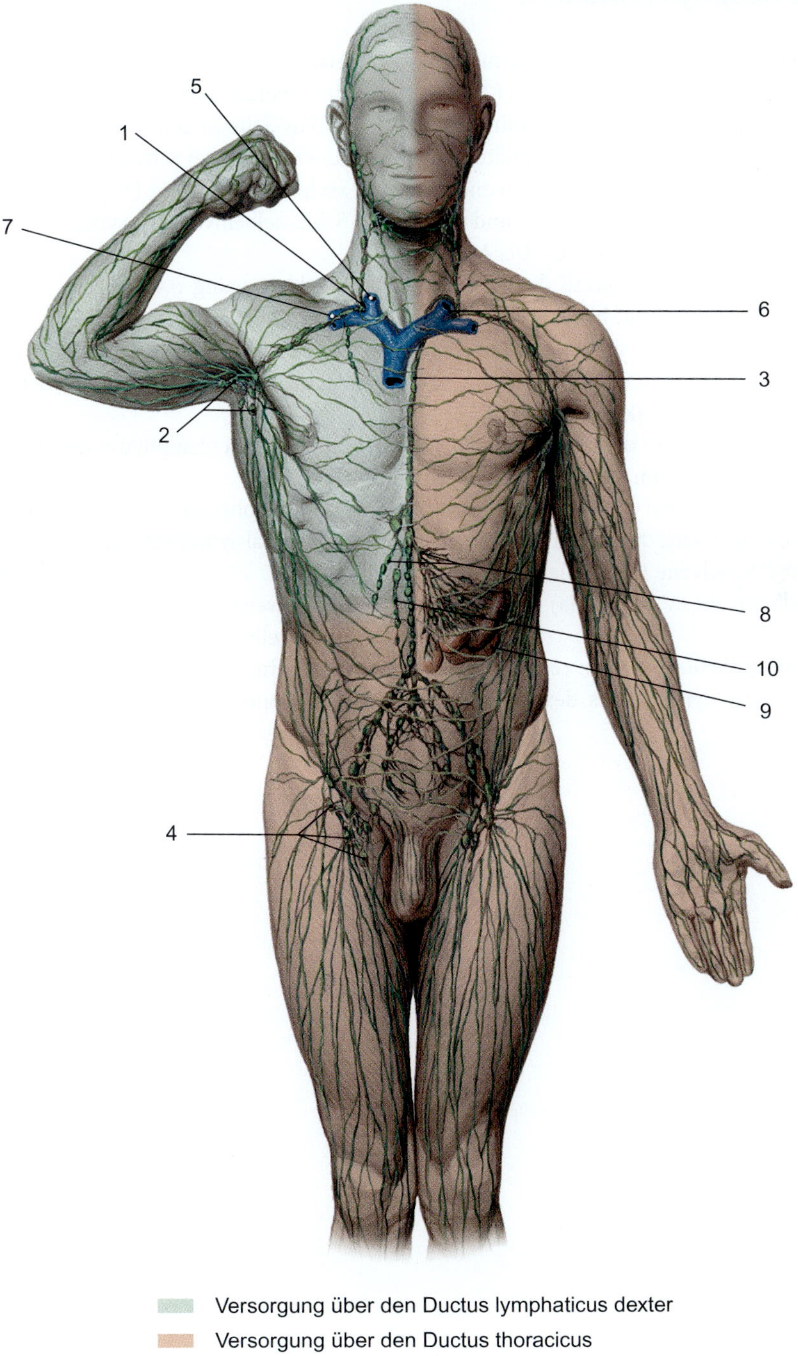

Abb. 8.1 [S700-L127]

➢ Abb. 8.2 Hauptlymphstämme

Milchbrustgang Der Milchbrustgang (Ductus thoracicus) entspringt aus der Cisterna chyli (2). Die Cisterna chyli wird aus dem Zusammenfluss der großen Lymphgefäße der unteren Extremitäten gebildet, nämlich des rechten und des linken Lendenhauptlymphgefäßes (Truncus lumbalis) und des Darmlymphgangs (Truncus intestinalis). Der Milchbrustgang ist das größte Lymphgefäß des Körpers. Seinen Namen „Milchbrustgang" hat er von der milchig-trüben Lymphe (Chylus), die nach fettreichen Mahlzeiten durch das Gefäß hindurchfließt.

Der Milchbrustgang tritt zusammen mit der Aorta durch das Zwerchfell, verläuft dann zwischen Aorta und Wirbelsäule im Brustraum, bis er schließlich im linken „Venenwinkel" in den Blutkreislauf eintritt. Der linke Venenwinkel wird durch den Zusammenfluss der linken Drosselvene (V. jugularis) und der linken Schlüsselbeinvene (V. subclavia) bildet.

Rechter Hauptlymphstamm Der rechte Hauptlymphstamm (Ductus lymphaticus dexter) ist nur ungefähr 1 cm lang. Er bringt die Lymphe vom rechten oberen Körperquadranten und der rechten Kopf-Hals-Seite in den rechten „Venenwinkel". Der rechte Venenwinkel wird durch den Zusammenfluss der rechten Drosselvene (V. jugularis) und der rechten Schlüsselbeinvene (V. subclavia) gebildet.

1 Milchbrustgang .... *Ductus thoracicus*
2 Sammelstelle der Lymphe des Bauch- und Beckenraums........ *Cisterna chyli*
3 Rechtes Lendenhauptlymphgefäß ...... *Truncus lumbalis dexter*
4 Linkes Lendenhauptlymphgefäß .... *Truncus lumbalis sinister*
5 Darmlymphgefäß.......... *Truncus intestinalis*
6 Linker Halslymphstamm .... *Truncus jugularis sinister*
7 Drosselvene...................... *V. jugularis*
8 Schlüsselbeinvene................ *V. subclavia*
9 Obere Hohlvene .... *V. cava superior*
10 Arm-Kopf-Vene .... *V. brachiocephalica*

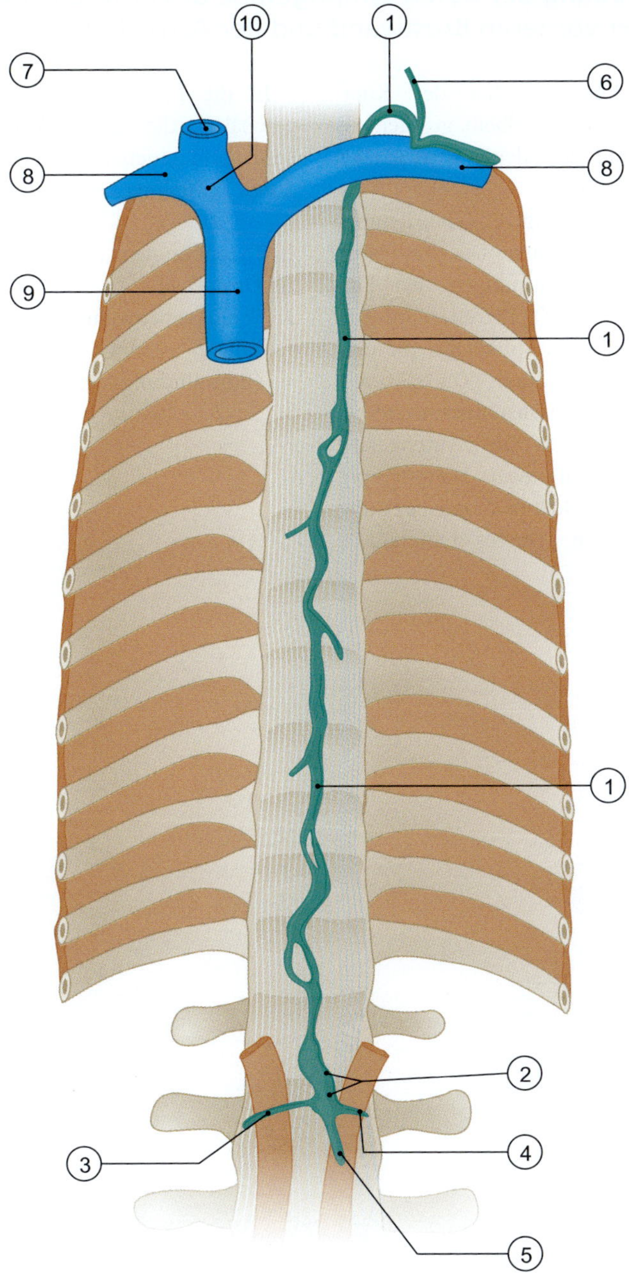

Abb. 8.2 [L231]

➢ Abb. 8.3 Darstellung der tiefen Lymphgefäße des unteren linken Halsabschnitts, der vorderen Brustwand und der Achselhöhle

Zur besseren Darstellung wurden der Kopfwendermuskel und das Schlüsselbein größtenteils entfernt, der große und der kleine Brustmuskel durchtrennt und zur Seite gelegt.

Lymphgefäße beginnen als blind endende Lymphkapillaren im Zwischenzellraum. Die Kapillaren ermöglichen durch kleine Öffnungen den Einstrom von Gewebsflüssigkeit. Kapillaren münden in größere Lymphzweige und Lymphgefäße, die eine Muskelschicht besitzen, die durch Kontraktionswellen die Lymphe in die Lymphstämme weiterbefördern (Lymphangiomotorik). Die Lymphgefäße münden schließlich in die zwei Hauptlymphstämme: Milchbrustgang (Ductus thoracicus) und rechter Hauptlymphstamm (Ductus lymphaticus dexter).

In die Lymphgefäße sind Lymphknoten eingeschaltet, die die Funktion von Filterstationen haben und in denen sich die B- und T-Lymphozyten durch Zellteilung vermehren.

1 Lymphknoten .... *Nodus lymphaticus*
2 Drosselvene .... *V. jugularis*
3 Schlüsselbeinvene .... *V. subclavia*
4 Milchbrustgang (Einmündungsstelle) .... *Ductus thoracicus*
5 Schlüsselbein .... *Clavicula*

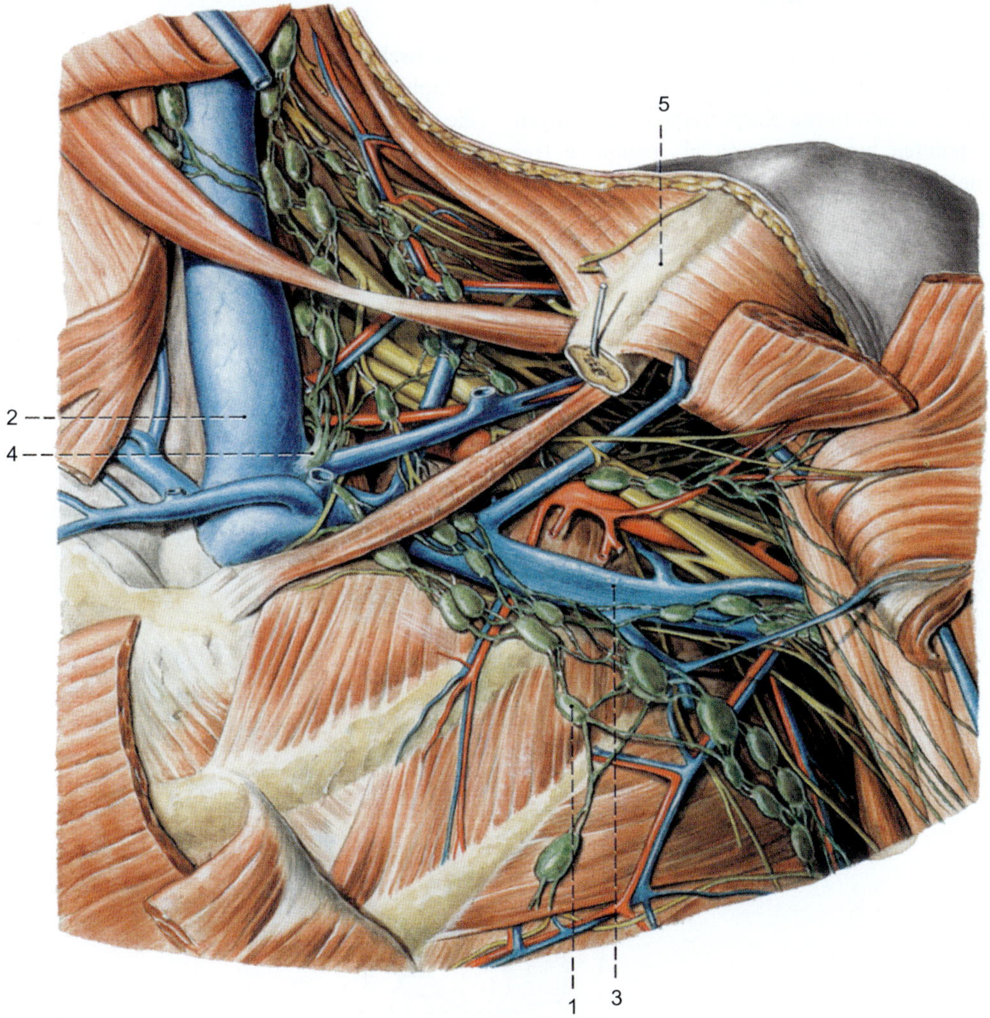

Abb. 8.3 [S700]

➢ Abb. 8.4 Einzugsgebiete der Lymphknoten

Bevor die Lymphe ins Blut gelangt, durchfließt sie mindestens einen Lymphknoten zur Reinigung. Die für eine bestimmte Körperregion zuständigen Lymphknoten bezeichnet man als regionäre (regionale) Lymphknoten. Allerdings durchfließt die Lymphe auf ihrem Weg ins venöse Blut nicht nur die regionären Lymphknoten, sondern meist noch mehrere Sammellymphknoten.

1 Achsellymphknoten sind wichtige regionäre Lymphknoten für die Brustdrüsen, die Arme und die Brustwand.

2 Leistenlymphknoten sind wichtige regionäre Lymphknoten für das Gesäß, die Beine und die Bauchwand.

3 Halslymphknoten sind wichtige regionäre Lymphknoten für den Hals und den Kopf.

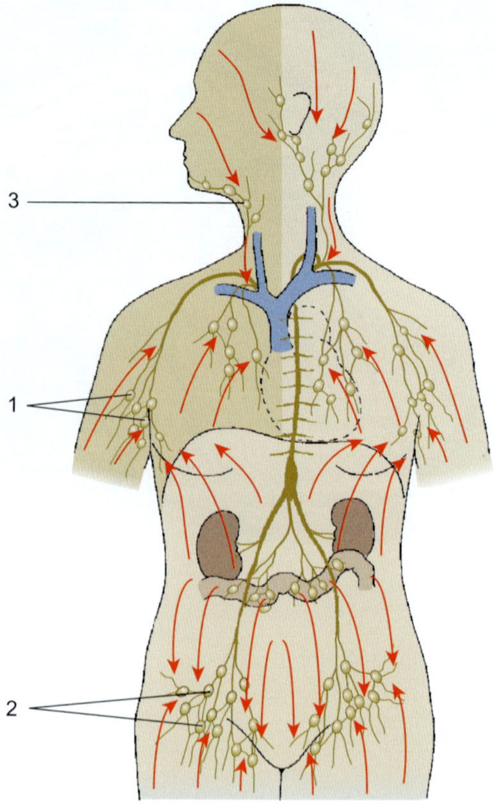

Abb. 8.4 [L190]

➢ Abb. 8.5 Milz

Die Milz ist etwa handtellergroß und hat die Form einer Kaffeebohne. Sie liegt vollständig intraperitoneal im Bereich des linken Oberbauchs auf der Höhe der 9.–11. Rippe. Sie ist ungefähr 11 cm lang, 7 cm breit und 4 cm dick. Sie wiegt 150–200 g.

Bei Bluterkrankungen, wie z. B. der hämolytischen Anämie, bei der vermehrt Erythrozyten abgebaut werden, kann sich die Milz so vergrößern, dass sie mehrere Kilogramm wiegt. In diesen Fällen dehnt sie sich bis in den linken Unterbauch aus.

Die Milz ist von einer bindegewebigen Kapsel umhüllt. Die Abbildung zeigt die Milzarterie und die Milzvene bei ihrem Durchtritt in das Organ (Milzhilum).

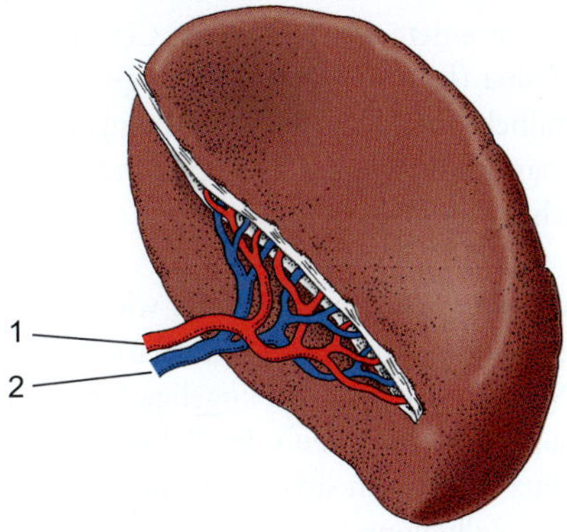

Abb. 8.5 [L190]

1 Milzarterie................ *A. splenica (lienalis)*
2 Milzvene .... *V. splenica (lienalis)*

➤ Abb. 8.6 Schematische Darstellung des Aufbaus der Milz

An der aufgeschnittenen Milz lässt sich erkennen, dass sie aus einem weichen, roten Gewebe, der sog. roten Pulpa (lat. = Fleisch, Fleischiges) besteht, in die rundliche weißliche Stippchen eingelagert sind. Dabei handelt es sich um die weiße Pulpa, den lymphatischen Anteil der Milz.

Weiße Pulpa Sie liegt teilweise wie eine Scheide um die kleinen Arterien (Zentralarterien) in der Milz. Stellenweise zeigt sie kugelige Verdickungen, die Malpighi-Körperchen oder Follikel. In der weißen Pulpa vermehren sich die B- und T-Lymphozyten durch Zellteilung.

Rote Pulpa Sie fließt das Blut in Sinusoiden. Da an den Wänden dieser Sinusoide viele Retikulumzellen sitzen, hat die rote Pulpa eine wichtige Abwehrfunktion. Auch werden in der Milz überalterte Blutkörperchen abgebaut (Blutmauserung).

1 Milzkapsel .... *Tunica fibrosa*
2 Milzbalken................. *Trabecula splenica*
3 Milzarterie............... *A. splenica (lienalis)*
4 Weiße Pulpa .... *Pulpa alba*
5 Rote Pulpa...................... *Pulpa rubra*

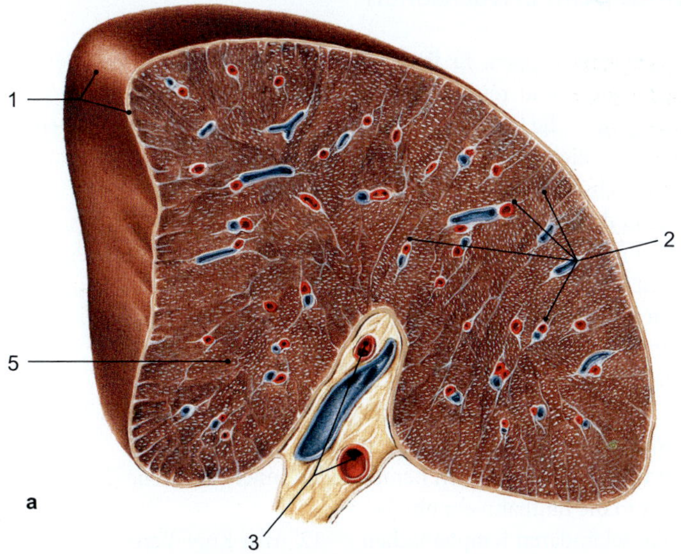

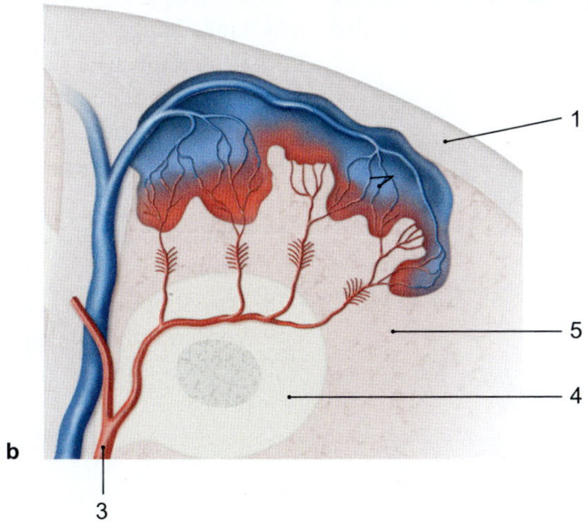

Abb. 8.6 [S700]

➢ Abb. 8.7 Thymus beim Erwachsenen

Der Thymus besteht aus zwei Lappen. Er liegt im oberen vorderen Mediastinum und reicht bis zum Herzbeutel. Rückwärts liegen die großen Gefäße, nämlich die obere Hohlvene, die Aorta und die Arm-Kopf-Vene an. Beim Erwachsenen überragt er nach oben normalerweise nicht das Brustbein.

Während der Fetalzeit und in der frühen Kindheit wandern Lymphozyten aus dem Knochenmark über die Blutbahn in die äußere Rindenschicht des Thymus ein. Hier beginnen sie sich zu teilen und sich dabei weiter in Richtung Mark vorzuschieben. Während die Lymphozyten diese Entwicklung durchmachen, werden sie zu T-Lymphozyten geprägt. Sind sie zu fertigen T-Lymphozyten herangereift, treten sie wieder in die Blutbahn ein und besiedeln von hier aus die sekundären lymphatischen Organe: Lymphknoten, Milz, Lymphfollikel und Mandeln, wo sie sich durch Zellteilung vermehren. Aufgrund dieser Aufgabe bezeichnet man den Thymus als primäres lymphatisches Organ.

1 Lungenfell .... *Pleura visceralis*
2 Thymus (Bries) .... *Thymus*
3 Herzeinschnitt der linken Lunge .... *Incisura cardiaca*
4 Herzbeutel .... *Pericardium*
5 Schilddrüse .... *Glandula thyreoidea*
6 Lungenspitze .... *Apex pulmonis*
7 Rippenfell .... *Pleura parietalis*
8 Rechte Lunge .... *Pulmo dexter*
9 Kopfwendermuskel .... *M. sternocleidomastoideus*
10 Gemeinsame Halsschlagader .... *A. carotis communis*
11 Innere Halsvene (Drosselvene) .... *V. jugularis interna*
12 Arm-Kopf-Vene .... *V. brachiocephalica*
13 Linke Lunge .... *Pulmo sinister*
(Oberlappen) .... *(Lobus superior)*
14 Linke Lunge .... *Pulmo sinister*
(Unterlappen) .... *(Lobus inferior)*
15 Unpaares Schilddrüsenvenengeflecht .... *Plexus thyreoideus impar*
16 Vorderer Treppenmuskel .... *M. scalenus anterior*
17 Schlüsselbein und Unterschlüsselbeinmuskel .... *Clavicula und M. subclavius*
18 Erste Rippe .... *Costa prima*
19 Vorderrand der Lunge .... *Margo anterior*

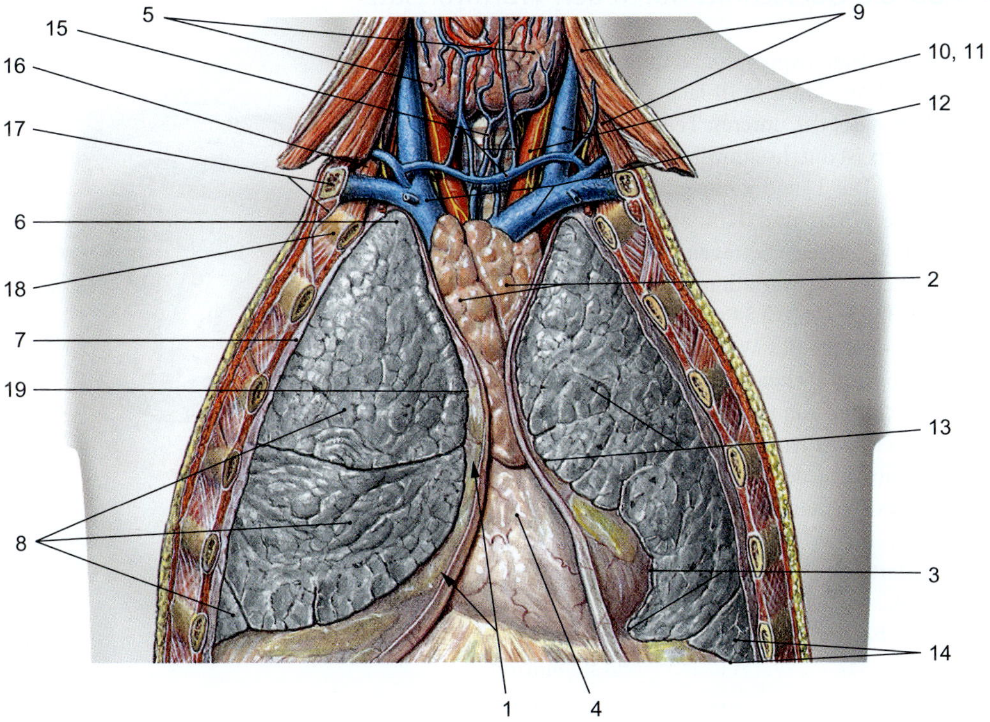

Abb. 8.7 [S700]

➤ Abb. 8.8 Querschnitt durch den Wurmfortsatz

Der Wurmfortsatz (Appendix vermiformis – in der vorliegenden Abbildung in 10-facher Vergrößerung) ist ein Anhängsel des unteren Teils des Dickdarms. Der Appendix ist durchschnittlich 8–10 cm lang und bleistiftdick. Die Länge kann allerdings variieren und zwischen 25 cm und 0 cm (angeborenes Fehlen des Wurmfortsatzes) betragen. Beachten Sie zu den zahlreichen Lagevariationen die ➤ Abb. 9.32, ➤ Abb. 9.33, ➤ Abb. 9.34 und ➤ Abb. 9.45.

Der Wandaufbau des Wurmfortsatzes entspricht dem der übrigen Dickdarmwand, allerdings hat er nur eine Lichtung von ungefähr 6 mm und in seine Wand ist reichlich lymphatisches Gewebe eingelagert. Deshalb wird der Wurmfortsatz auch als die **„Mandel des Darmes"** bezeichnet.

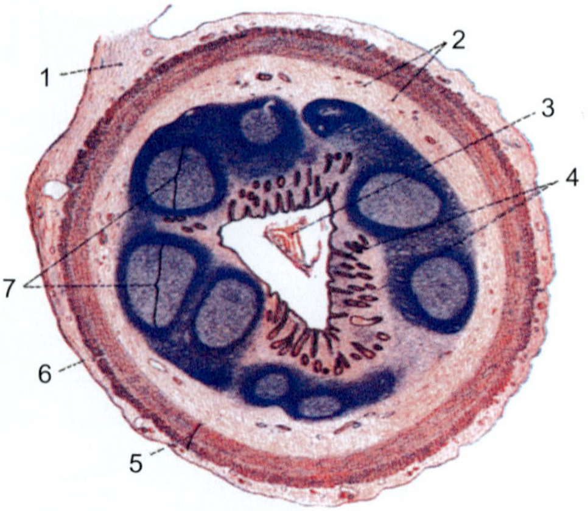

Abb. 8.8 [M375]

1 Wurmfortsatzgekröse (enthält Nerven und Gefäße). . . . . *Mesoappendix*
2 Verschiebeschicht (Submukosa). . . . . *Tela submucosa*
3 Lichtung. . . . .*Lumen*
4 Darmdrüsen (Krypten) . . . . .*Cryptae intestinales*
5 Muskelschicht. . . . . *Tunica muscularis*
6 Bauchfell . . . .*Peritoneum*
7 Lymphknötchen . . . . *Folliculi lymphatici*

8

➢ Abb. 8.9 Lymphatischer Abwehrring

Innenansicht des Rachens von hinten. Die hintere Rachenwand wurde durch einen Längsschnitt in der Mittellinie eröffnet. Das Hinterhaupt ist entfernt.

Der lymphatische Abwehrring (Waldeyer Abwehrring) bildet ein erstes Abwehrsystem am Eingang des Verdauungs- und Atmungssystems. Er besteht aus einer Rachenmandel, zwei Gaumenmandeln, der Zungenmandel (Ansammlung von Lymphfollikeln am Zungengrund) und den lymphatischen Seitensträngen (sog. Ohrtrompetenmandeln).

1 Hintere Nasenöffnung .... *Choana*
2 Rachenmandel .... *Tonsilla pharyngea*
3 Zungenmandel .... *Tonsilla lingualis*
4 Gaumenmandel .... *Tonsilla palatina*
5 Kehldeckel .... *Epiglottis*
6 Rachen (aufgeschnittene Hinterwand) .... *Pharynx*
7 Speiseröhre .... *Oesophagus*

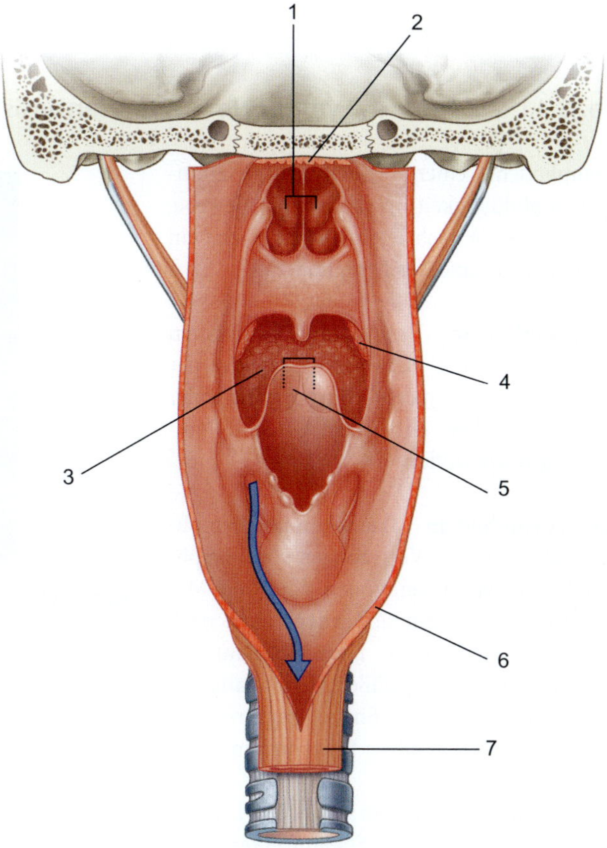

Abb. 8.9 [E580]

➢ Abb. 8.10 Plaut-Vincent-Angina

Typisch für die Plaut-Vincent-Angina ist der einseitige Belag mit geschwürigem Zerfall der Mandel. Die Erkrankung tritt meist bei Jugendlichen oder Erwachsenen zwischen dem 20. und 40. Lebensjahr auf. Fieber und Krankheitsgefühl können fehlen, können jedoch auch vorhanden sein. Eventuell treten Schluckbeschwerden auf und es kann sich ein grau-grünlicher, schmieriger Belag zeigen, der zu Mundgeruch führt. Der abgebildete Krankheitsfall zeigt allerdings einen beidseitigen Befall.

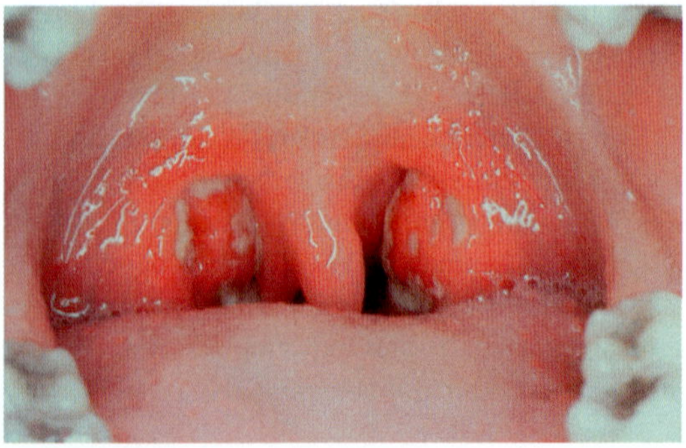

Abb. 8.10 [T472]

➢ Abb. 8.11 Sekundäres Lymphödem (Elephantiasis)

Beim Lymphödem, einer vermehrten Ansammlung von Lymphflüssigkeit im subkutanen Gewebe, unterscheidet man je nach Entstehungsursache ein primäres und ein sekundäres Lymphödem.

Primäres Lymphödem Das primäre Lymphödem entsteht aufgrund einer Entwicklungsstörung der Lymphgefäße. Es kann seit der Geburt bestehen oder sich im Laufe des Lebens entwickeln. Oft sind Frauen unter 35 Jahren betroffen.

Sekundäres Lymphödem Das sekundäre Lymphödem kann als Folge von Verlegungen von Lymphbahnen aufgrund von Operationen oder von Metastasen auftreten. Es kann sich jedoch auch nach einer Strahlentherapie oder nach abgelaufenen Entzündungen von Lymphgefäßen (Lymphangiitis, Erysipel) bilden. Aus diesen Entstehungsursachen ergibt sich, dass das sekundäre Lymphödem meist einseitig auftritt.

Auf der Abbildung lässt sich ein sekundäres Lymphödem in einem fortgeschrittenen Stadium erkennen.

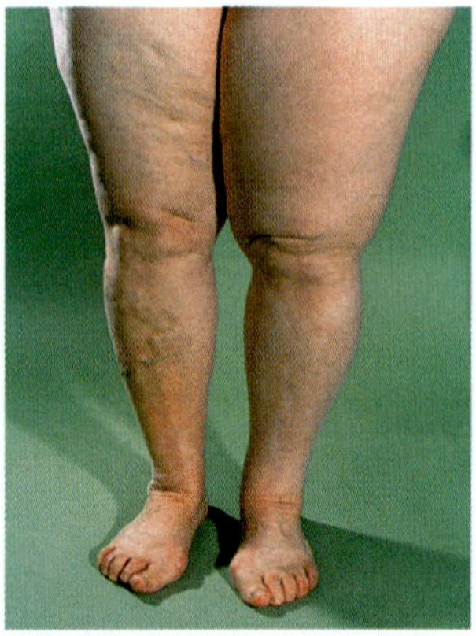

Abb. 8.11 [M180]

8

➢ Abb. 8.12 Primäres Lymphödem

Die Abbildung zeigt ein beidseitiges primäres Lymphödem, das sich vom Fußrücken aufsteigend entwickelt hat. Dieses entwickelt sich meist langsam fortschreitend, wobei Entzündungen der Lymphbahnen, hormonelle oder klimatische Faktoren die Beschwerden hervorrufen oder verschlechtern können.

Man sieht teigige Schwellungen des Fußrückens. An den Zehennägeln sind Veränderungen erkennbar, die auf schweren Ernährungsstörungen beruhen.

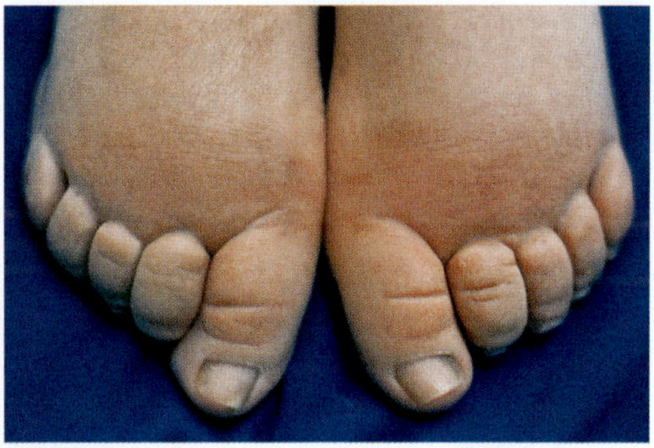

Abb. 8.12 [M180]

➢ Abb. 8.13 Lymphödem vor und nach einer durchgeführten Therapie

Die Patientin schilderte, dass zunächst eine schmerzlose Schwellung des rechten Fußrückens bestand, später schwollen auch die Knöchelgegend und der distale Unterschenkel an. Die Schwellung war weich und eindrückbar und bildete sich über Nacht vollständig zurück (reversibles Stadium). Später ließ sich das Ödem nicht mehr eindrücken und es bildete sich über Nacht nicht mehr zurück (irreversibles Stadium).

a Lymphödem vor Therapiebeginn
b Lymphödem nach erfolgreicher Therapie

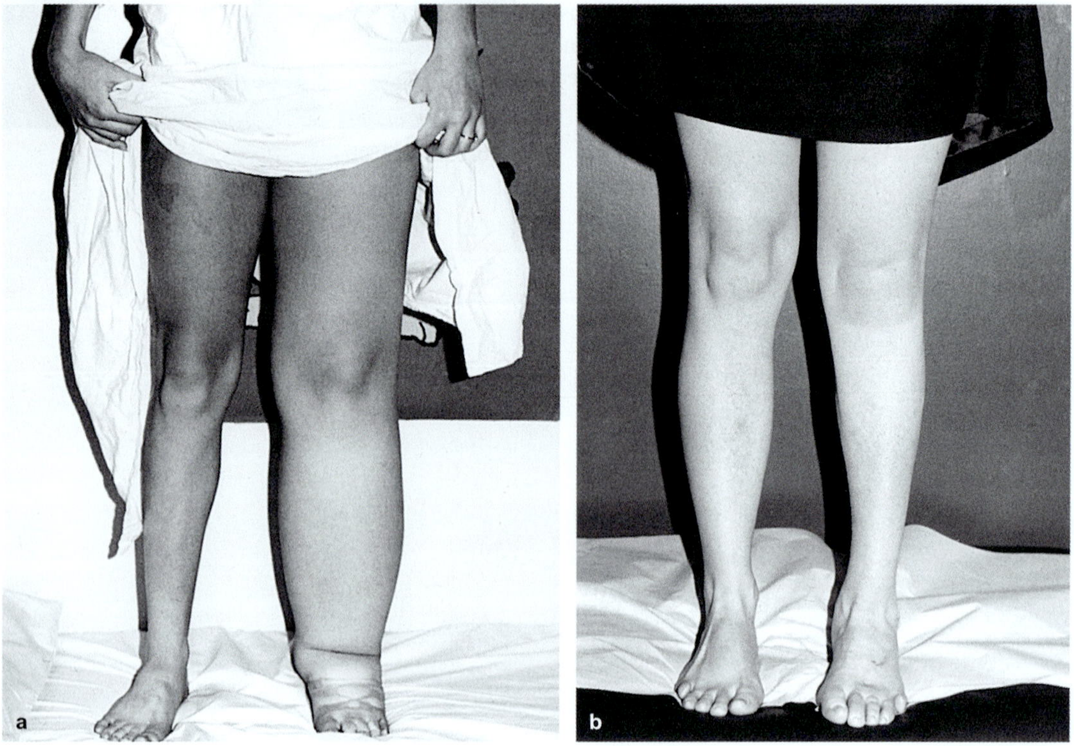

Abb. 8.13 [E774]

➢ Abb. 8.14 Erysipel, frühes Stadium

Beim Erysipel handelt es sich um eine akute Hautinfektion, die meist durch Streptokokken verursacht wird. Die Erreger treten über kleine Hautverletzungen ein, wie z. B. Rhagaden am Mundwinkel bzw. durch Pilzbefall vorgeschädigte Stellen im Zwischenzehenbereich. Es entwickelt sich eine scharf begrenzte, flammenförmige Rötung der Haut, die mit Schmerzen und Überwärmung sowie mit mehr oder weniger schweren Allgemeinerscheinungen und rasch ansteigendem Fieber einhergeht. Die regionalen Lymphknoten sind vergrößert.

Prädilektionsstellen des Erysipels sind Gesicht und Unterschenkel.

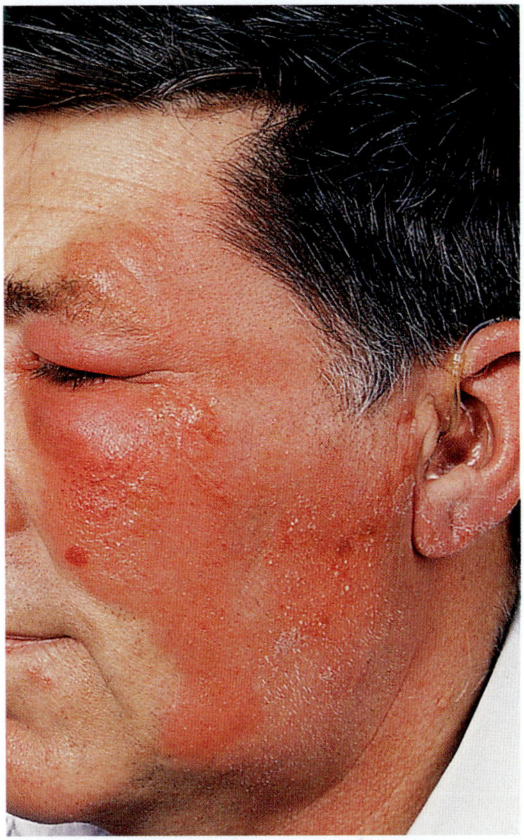

Abb. 8.14 [E316]

➢ Abb. 8.15 Non-Hodgkin-Lymphom (NHL)

Der Patient zeigt massive Lymphknotenschwellungen im Halsbereich. Dabei handelt es sich um ein Non-Hodgkin-Lymphom. Non-Hodgkin-Lymphome – diese sind anhand der Symptome nicht von einem Morbus Hodgkin zu unterscheiden – treten häufiger auf als der Morbus Hodgkin. Non-Hodgkin-Lymphome können sich in jedem Alter entwickeln, die Häufigkeit steigt allerdings mit dem Lebensalter. Besonders häufig betroffen sind jedoch AIDS-Kranke.

Bei den Non-Hodgkin-Lymphomen unterscheidet man niedrig- und hochmaligne Formen.

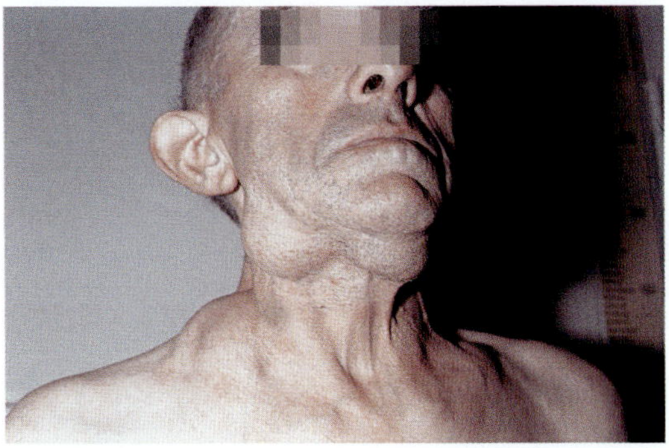

Abb. 8.15 [R246]

KAPITEL

9 Verdauungstrakt

➢ Abb. 9.1 Mundhöhle

Bei der Mundhöhle sind zu unterscheiden: die Mundhöhle im engeren Sinn, die innerhalb der Zahnbögen liegt und die Mundhöhle im weiteren Sinne mit dem Vorhof der Mundhöhle – der Bereich zwischen Zähnen und Wangen bzw. Lippen.

Aufgrund des „Gesetzes über die Ausübung der Zahnheilkunde" dürfen Erkrankungen der Mundhöhle nur vom Zahnarzt behandelt werden. Als „Ausübung der Zahnheilkunde" wird definiert: die berufsmäßige, auf zahnärztlich wissenschaftliche Erkenntnisse gegründete Feststellung und Behandlung von Zahn-, Mund- und Kieferkrankheiten. Als Krankheit ist jede von der Norm abweichende Erscheinung im Bereich der Zähne, des Munds und der Kiefer anzusehen, einschließlich der Anomalien der Zahnstellung und des Fehlens von Zähnen.

1 Weicher Gaumen .... *Palatum molle*
2 Gaumenzäpfchen .... *Uvula palatina*
3 Gaumenmandelnische......... *Fossa tonsillaris*
4 Rachen, Hinterwand .... *Pharynx*
5 Schlundenge .... *Isthmus faucium*
6 Zungenrücken................ *Dorsum linguae*
7 Zahnfleisch .... *Gingiva*
8 Vorhof der Mundhöhle .... *Vestibulum oris*
9 Oberes Lippenbändchen .... *Frenulum labii sup.*
10 Harter Gaumen............... *Palatum durum*
11 Hinterer Gaumenbogen......... *Arcus palatopharyngeus*
12 Vorderer Gaumenbogen .... *Arcus palatoglossus*
13 Wange .... *Bucca*
14 Gaumenmandel .... *Tonsilla palatina*
15 Unteres Lippenbändchen ... *Frenulum labii inf.*

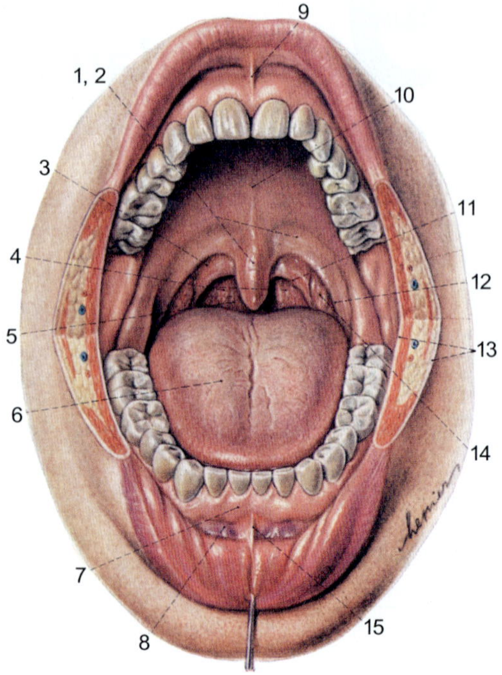

Abb. 9.1 [S007-3-23]

➢ Abb. 9.2 Zungenrücken mit der V-förmigen Linie der Wallpapillen

Die Zunge hat vielfältige Aufgaben. Sie ist ein Muskel, der willkürlich bewegt werden kann und wichtige Funktionen beim Sprechen, Schlucken und Kauen hat. Zudem ist sie ein wichtiges Tastorgan. Die Zungenspitze ist der berührungsempfindlichste Teil des Körpers. Deshalb stecken kleine Kinder häufig Gegenstände in den Mund, um sie so möglichst gut „erfühlen" zu können.

Außerdem enthält die Zunge viele Schmeckrezeptoren zur Überprüfung der Speisen und ist damit ein wichtiges Schmeckorgan. Die einzelnen Schmeckknospen sind nicht gleichmäßig über die Zunge verteilt: So wird die Schmeckqualität süß vornehmlich an der Zungenspitze, sauer am Zungenrand, salzig an der Zungenspitze und am Zungenrand und bitter im Bereich der Wallpapillen registriert.

Die Zunge ist auch wichtig für die Abwehr, denn am Zungengrund liegt als sog. Zungenmandel reichlich lymphatisches Gewebe (➢ Abb. 17.5, Nr. 27).

1 Gaumenmandel .... *Tonsilla palatina*
2 Hinterer Gaumenbogen......... *Arcus palatopharyngeus*
3 Zungenmandel .... *Tonsilla lingualis*
4 Wallpapillen .... *Papillae vallatae*
5 Zungenrücken................ *Dorsum linguae*
6 Kehldeckel........................ *Epiglottis*
7 Zungenwurzel.................. *Radix linguae*
8 Zungenspitze................... *Apex linguae*
9 Blätterpapillen .... *Papillae foliatae*
10 Pilzpapillen .... *Papillae fungiformes*
11 Fadenpapille .... *Papillae filiformes*

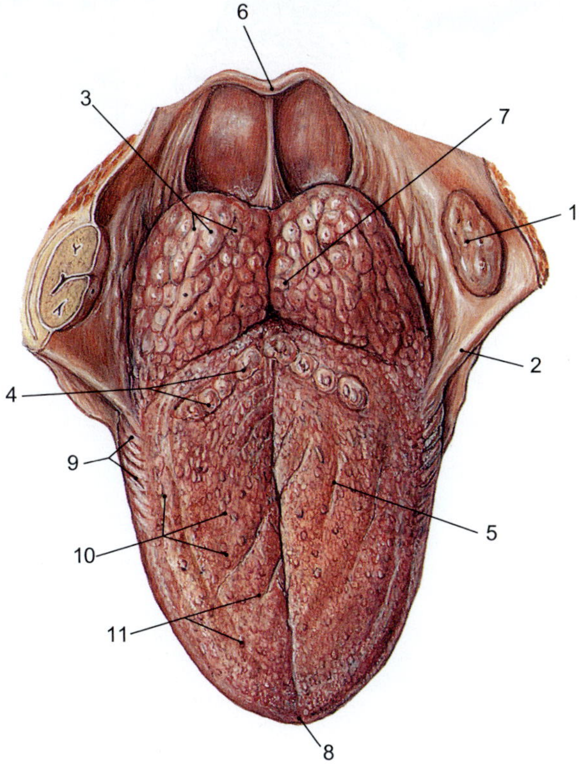

Abb. 9.2 [S007-3-23]

➢ Abb. 9.3 Zungenoberfläche

Auf der Zungenoberfläche kann man Faden-, Pilz-, Blatt- und Wallpapillen unterscheiden, die die Schleimhautoberfläche der Zunge vergrößern. Ein Grauschimmer der Zungenoberfläche ist physiologisch.

Bei Zungenbelag liegt ein verstärktes Wachstum der Papillen vor, wobei die Ursache ungenügendes Kauen und damit eine fehlende Epithelabschilferung sein kann. Der Zungenbelag kann verstärkt werden durch verhornte Plattenepithelien, Speisereste, Mikroorganismen (Bakterien, Pilze) und Schleim.

Die Betrachtung der Zunge gehört zu den ältesten diagnostischen Untersuchungsmaßnahmen nicht nur in der westlichen Medizin, sondern auch in der TCM (Traditionellen Chinesischen Medizin).

1 Zungenmandel .... *Tonsilla lingualis*
2 Schleimdrüsen .... *Glandulae mucosae*
3 Wallpapillen .... *Papillae vallatae*
4 Pilzpapille .... *Papilla fungiformis*
5 Fadenpapille .... *Papilla filiformis*
6 Wallgraben .... *Vallum papillae*
7 Seröse Drüsen .... *Glandulae serosae*

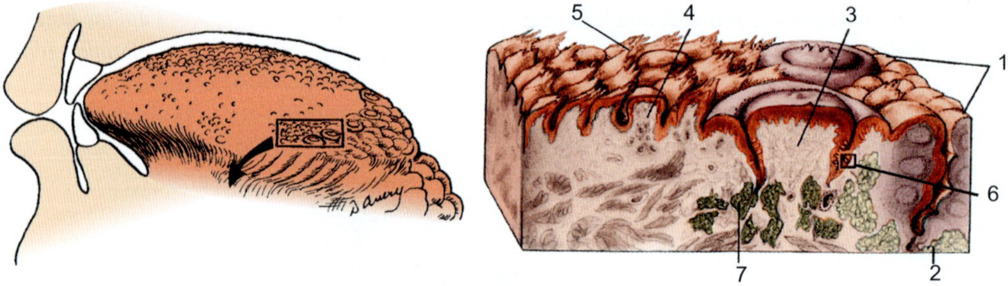

Abb. 9.3 [E360]

➤ Abb. 9.4 Schematische Darstellung eines Schneidezahns

Ein Zahn besteht im Wesentlichen aus dem Zahnbein (2), einem Gewebe, das mit dem Knochen verwandt ist. Das Zahnbein ist in seinem aus dem Kiefer herausragenden Anteil mit Zahnschmelz (1) überzogen. Der Zahnschmelz, die härteste Substanz im Körper, kann allerdings durch säurebildende Bakterien aufgelöst werden (Karies). Da sich im Zahnschmelz keine Zellen befinden, ist ein solcher Defekt irreparabel.

Am Zahn sind ferner zu unterscheiden: Zahnkrone, Zahnhals und Zahnwurzel. Die Zahnkrone ist der Anteil des Zahns, der sich oberhalb des Zahnfleischs befindet; der Zahnhals ist von Zahnfleisch bedeckt und die Zahnwurzel steckt im Kieferknochen. Innerhalb der Zahnwurzel befindet sich die Pulpa (4) mit Nerven, Blut- und Lymphgefäße, die den Zahn versorgen.

1 Zahnschmelz . . . . *Enamelum*
2 Zahnbein (Dentin) . . . . *Dentinum*
3 Zement . . . . *Cementum*
4 Zahnpulpa (Zahnmark) . . . . *Pulpa dentis*
5 Zahnkrone . . . . *Corona dentis*
6 Zahnhals . . . . *Cervix dentis*
7 Zahnwurzel . . . . *Radix dentis*
8 Wurzelspitze . . . . *Apex radicis dentis*

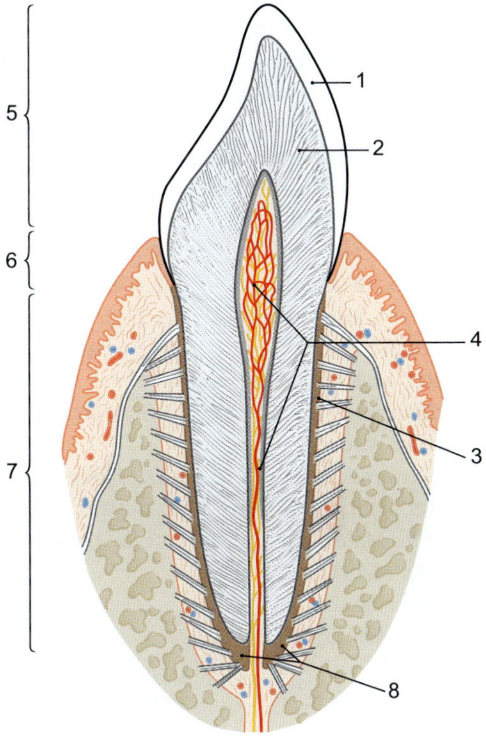

Abb. 9.4 [S700-L126]

➢ Abb. 9.5 Zähne des Unterkiefers, Blick von oben

Das bleibende Gebiss besteht aus 32 Zähnen. Je 8 Zähne sitzen in einer Ober- und einer Unterkieferhälfte. Man unterscheidet je Unterkieferhälfte: 2 Schneidezähne, 1 Eckzahn, 2 vordere Backenzähne und 3 Mahlzähne. Die hintersten Mahlzähne werden auch als Weisheitszähne bezeichnet, da sie meist erst nach dem 16. Lebensjahr durchbrechen, manchmal sogar Jahrzehnte später.

1 Erster Schneidezahn .... *Dens incisivus I*
2 Zweiter Schneidezahn .... *Dens incisivus II*
3 Eckzahn .... *Dens caninus*
4 Erster vorderer Backenzahn (Prämolar)................. *Dens premolaris I*
5 Zweiter vorderer Backenzahn................ *Dens premolaris II*
6 Erster Mahlzahn (Molar) .... *Dens molaris I*
7 Zweiter Mahlzahn .... *Dens molaris II*
8 Dritter Mahlzahn (Weisheitszahn) .... *Dens molaris III*
9 Zahnfleisch .... *Gingiva*
10 Kinnloch .... *Foramen mentale*
11 Unterkieferloch.......... *Foramen mandibulae*

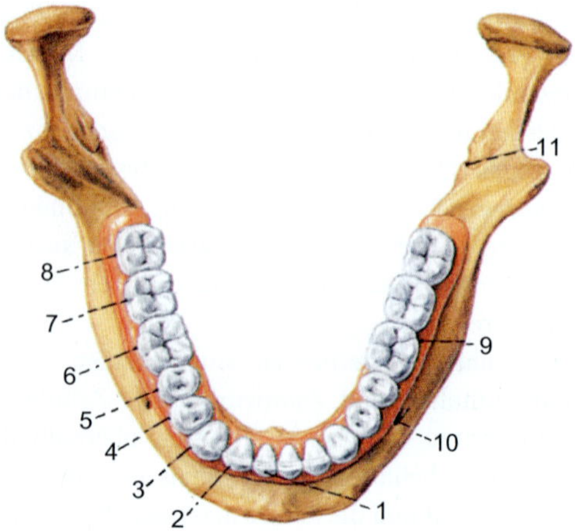

Abb. 9.5 [S007-3-23]

➢ Abb. 9.6 Harter und weicher Gaumen einschließlich der Zähne des Oberkiefers, Blick von unten

Der Gaumen bildet das Dach der Mundhöhle. Der harte Gaumen wird vom Oberkieferknochen gebildet, der an dieser Stelle zwischen 0,5 und 1 cm dick ist. Der weiche Gaumen besteht aus quergestreifter Muskulatur und Bindegewebe. Untersucht man den weit geöffneten Mund und drückt mit einem Spatel die Zunge hinunter, stellt man fest, dass ausgehend vom Zäpfchen zwei Schleimhautfalten bogenartig nach seitlich unten verlaufen. Zwischen diesen vorderen und hinteren Gaumenbögen (13, 14) sitzen die Gaumenmandeln (auch ➢ Abb. 9.1).

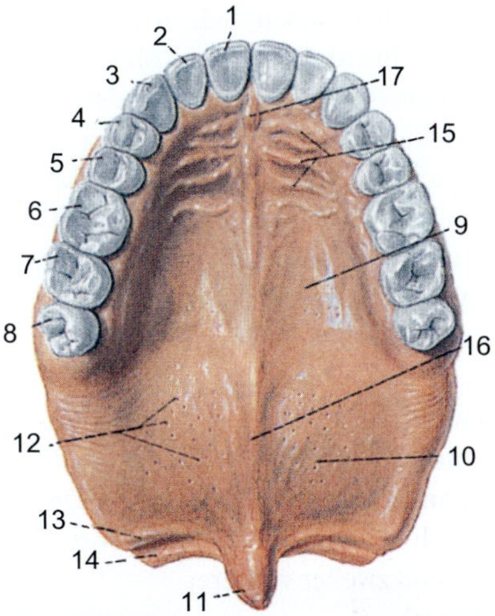

Abb. 9.6 [S007-3-23]

1 Erster Schneidezahn .... *Dens incisivus I*
2 Zweiter Schneidezahn .... *Dens incisivus II*
3 Eckzahn .... *Dens caninus*
4 Erster vorderer Backenzahn (Prämolar).................. *Dens premolaris I*
5 Zweiter vorderer Backenzahn................ *Dens premolaris II*
6 Erster Mahlzahn (Molar) .... *Dens molaris I*
7 Zweiter Mahlzahn .... *Dens molaris II*
8 Dritter Mahlzahn (Weisheitszahn) .... *Dens molaris III*
9 Harter Gaumen.............. *Palatum durum*
10 Weicher Gaumen .... *Palatum molle*
11 Gaumenzäpfchen .... *Uvula palatina*
12 Gaumenspeicheldrüsen (Mündungen) .... *Glandulae palatinae*
13 Vorderer Gaumenbogen .... *Arcus palatoglossus*
14 Hinterer Gaumenbogen................ *Arcus palatopharyngeus*
15 Quere Gaumenfalten .... *Plicae palatinae transversae*
16 Mittelständige Gaumenleiste ...... *Raphe palati*
17 Schneidezahnpapille .... *Papilla incisiva*

➢ Abb. 9.7 Milchgebiss (blau) und Anlage des bleibenden Gebisses (grün) im Ober- und Unterkieferknochen bei einem 6-jährigen Kind

Beim Milchgebiss lassen sich in jeder Kieferhälfte zwei Milchschneidezähne, ein Milcheckzahn und zwei Milchmahlzähne unterscheiden, insgesamt also 20 Milchzähne. Mit zunehmender Kiefergröße können nach und nach die einzelnen Zähne durchbrechen. Dieser Vorgang beginnt meist zwischen dem 6. und 9. Monat mit dem Durchbruch des ersten Milchschneidezahns und ist ungefähr im Alter von 20–30 Monaten beendet.

1 Milcheckzahn .... *Dens caninus deciduus*
2 Milchmahlzähne........ *Dentes molares decidui*
3 Eckzahn .... *Dens caninus*
4 Kinnloch .... *Foramen mentale*
5 Erster und zweiter vorderer Backenzahn............ *Dens premolaris I + II*
6 Erster Mahlzahn .... *Dens molaris I*
7 Zweiter Mahlzahn .... *Dens molaris II*
8 Unterkieferkanal .... *Canalis mandibulae*

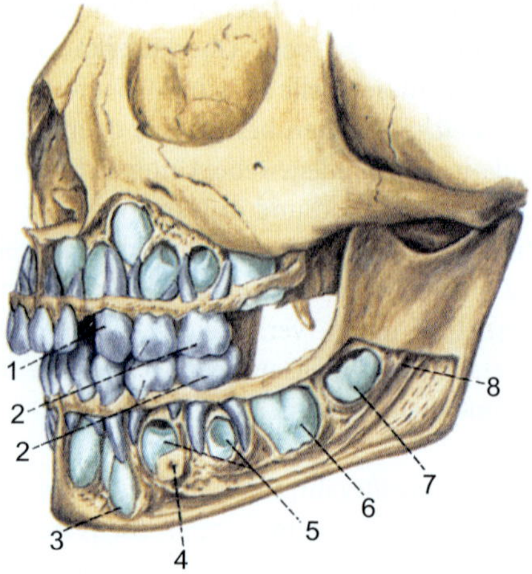

Abb. 9.7 [S007]

➢ Abb. 9.8 Speicheldrüsen

Pro Tag produziert ein Mensch ungefähr 1 Liter Speichel. Neben den großen, paarigen Speicheldrüsen, den Ohr-, Unterkiefer- und Unterzungenspeicheldrüsen, gibt es noch kleine Speicheldrüsen. Sie liegen in der Submukosa der Mundschleimhaut und haben meist seröse und muköse Anteile.

1 Ohrspeicheldrüse (Parotis) . . . . *Glandula parotidea*
2 Ausführungsgang der Ohrspeicheldrüse . . . . *Ductus parotideus*
3 Unterkieferspeicheldrüse . . . . *Glandula submandibularis*
4 Ausführungsgang der Unterkieferspeicheldrüse . . . . *Ductus submandibularis*
5 Unterzungenspeicheldrüse . . . . *Glandula sublingualis*
6 Unterkiefer-Zungenbein-Muskel. . . . . *M. mylohyoideus*
7 Unterkiefer . . . . *Mandibula*
8 Kaumuskel. . . . . *M. masseter*

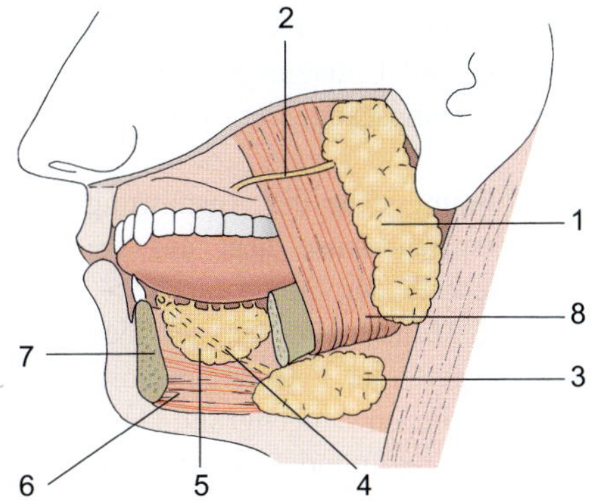

Abb. 9.8 [L190]

➢ Abb. 9.9 Innenseite des rechten Unterkiefers

Dargestellt ist (nach Entfernung der Zunge) die Mundhöhlenseite des rechten Unterkiefers mit Unterkiefer- und Unterzungenspeicheldrüse sowie dem Ausführungsgang der Unterkieferspeicheldrüse.

Die Mündungsstelle des Ausführungsgangs der Unterkieferspeicheldrüse liegt auf einer kleinen Warze unterhalb der Zunge (auch ➢ Abb. 9.10 Nr. 8). Die Mündungsstellen der kleineren Ausführungsgänge der Unterzungenspeicheldrüse liegen am seitlichen Zungengrund (1), ein größerer Ausführungsgang mündet meist gemeinsam mit dem Ausführungsgang der Unterkieferspeicheldrüse auf der kleinen Warze unterhalb der Zungenspitze (➢ Abb. 9.10).

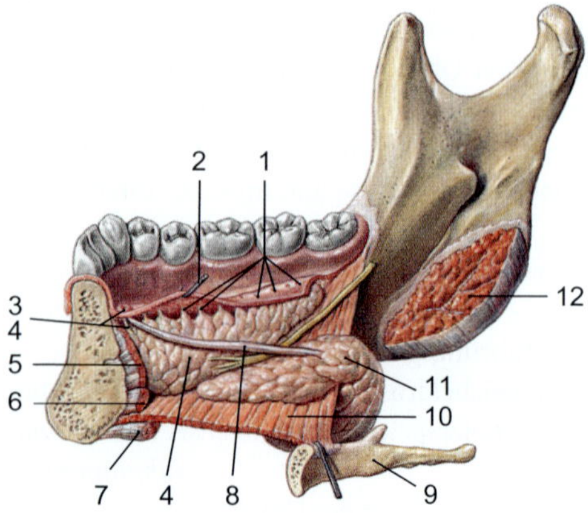

Abb. 9.9 [S007]

1 Kleine Unterzungenspeichelgänge. . . . . . . *Ductus sublinguales minores*
2 Mundschleimhaut . . . . *Tunica mucosa oris*
3 Unterzungenwärzchen (Mündung des Unterzungengangs) . . . . *Caruncula sublingualis*
4 Unterzungenspeicheldrüse . . . . *Glandula sublingualis*
5 Kinn-Zungen-Muskel . . . . *M. genioglossus*
6 Kinn-Zungenbein-Muskel . . . . *M. geniohyoideus*
7 Zweibäuchiger Muskel. . . . . *M. digastricus*
8 Unterkieferspeichelgang (Ausführungsgang der Unterkieferspeicheldrüsen) . . . . *Ductus submandibularis*
9 Zungenbein. *Os hyoideum*
10 Unterkiefer-Zungenbein-Muskel . . . . *M. mylohyoideus*
11 Unterkieferspeicheldrüse . . . . *Glandula submandibularis*
12 Innerer Flügelmuskel. . . . . *M. pterygoideus medialis*

➢ Abb. 9.10 Geöffneter Mund mit angehobener Zunge

Man sieht das Unterzungenwärzchen (7), die Mündungsstelle des Ausführungsgangs der Unterkieferspeicheldrüse. Meist mündet an dieser Stelle auch ein größerer Ausführungsgang der Unterzungenspeicheldrüse.

1 Zungenrand. . . . . *Margo linguae*
2 Zungenunterfläche. . . . . . .*Facies inferior linguae*
3 Zungenbändchen . . . . *Frenulum linguae*
4 Unterzungenfalte . . . .*Plica sublingualis*
5 Unterlippe. . . . .*Labium inferius*
6 Oberlippe. . . . . *Labium superius*
7 Unterzungenwärzchen (Mündung des Unterkieferspeichelgangs) . . . .*Caruncula sublingualis*
8 Zungenvene. . . . . *V. lingualis*
9 Ausführungsgang der Unterkieferspeicheldrüse . . . .*Ductus submandibularis*

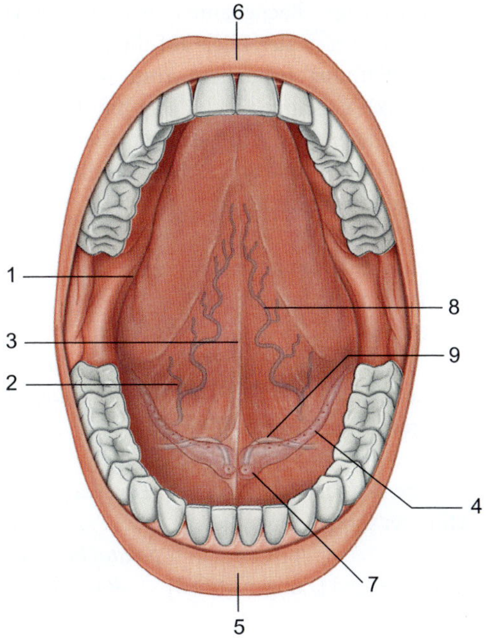

Abb. 9.10 [E580]

➢ Abb. 9.11 Rachen von hinten

Der rückwärtige Rachenanteil wurde entfernt. Damit eröffnet sich der Blick auf die paarige hintere Nasenöffnung (Choanen) zum Nasenrachen (Epipharynx). Es handelt sich dabei um den Übergang der inneren Nase zum Rachen. Die Choanen befinden sich an der Stelle, an der die Nasenscheidewand (1) zu Ende ist.

1 Nasenscheidewand. . . . . *Septum nasi*
2 Obere, mittlere und untere Nasenmuschel. . . . . *Concha nasalis superior, media et inferior*
3 Rachenmandel . . . . *Tonsilla pharyngea*
4 Ohrtrompete (Eustachi-Röhre) . . . . *Tuba auditiva*
5 Gaumenmandel . . . . *Tonsilla palatina*
6 Hinterer Gaumenbogen. . . . . *Arcus palatopharyngeus*
7 Zungengrund (Zungenwurzel). . . . *Radix linguae*
8 Kehldeckel. . . . . *Epiglottis*
9 Speiseröhre . . . . *Oesophagus*
10 Schilddrüse . . . . *Glandula thyreoidea*
11 Nebenschilddrüse. . . . . . *Glandula parathyroidea*
12 Luftröhre . . . . *Trachea*
13 Aortenbogen . . . . *Arcus aortae*
14 Arm-Kopf-Schlagaderstamm . . . . *Truncus brachiocephalicus*
15 Schlüsselbeinschlagader . . . . *A. subclavia*
16 Gemeinsame Halsschlagader . . . . *A. carotis communis*
17 Innere Halsschlagader. . . . . *A. carotis interna*
18 Obere Hohlvene . . . . *V. cava superior*
19 Arm-Kopf-Vene . . . . *V. brachiocephalica*
20 Schlüsselbeinvene. . . . . *V. subclavia*
21 Innere Halsvene (innere Drosselvene) . . . . *V. jugularis interna*
22 S-förmiger Blutleiter . . . . *Sinus sigmoideus*
23 Vagus (zehnter Hirnnerv). . . . . *N. vagus*
24 Rückläufiger Kehlkopfnerv (Rekurrens). . . . . *N. laryngeus recurrens*
25 Grenzstrang des Sympathikus . . . . *Truncus sympathicus*
26 Oberes Halsganglion des Sympathikus . . . . *Ganglion cervicale superius*
27 Mittleres Halsganglion des Sympathikus . . . . *Ganglion cervicale medium*
28 Unteres Halsganglion des Sympathikus . . . . *Ganglion stellatum*
29 Zungenmandel . . . . *Tonsilla lingualis*

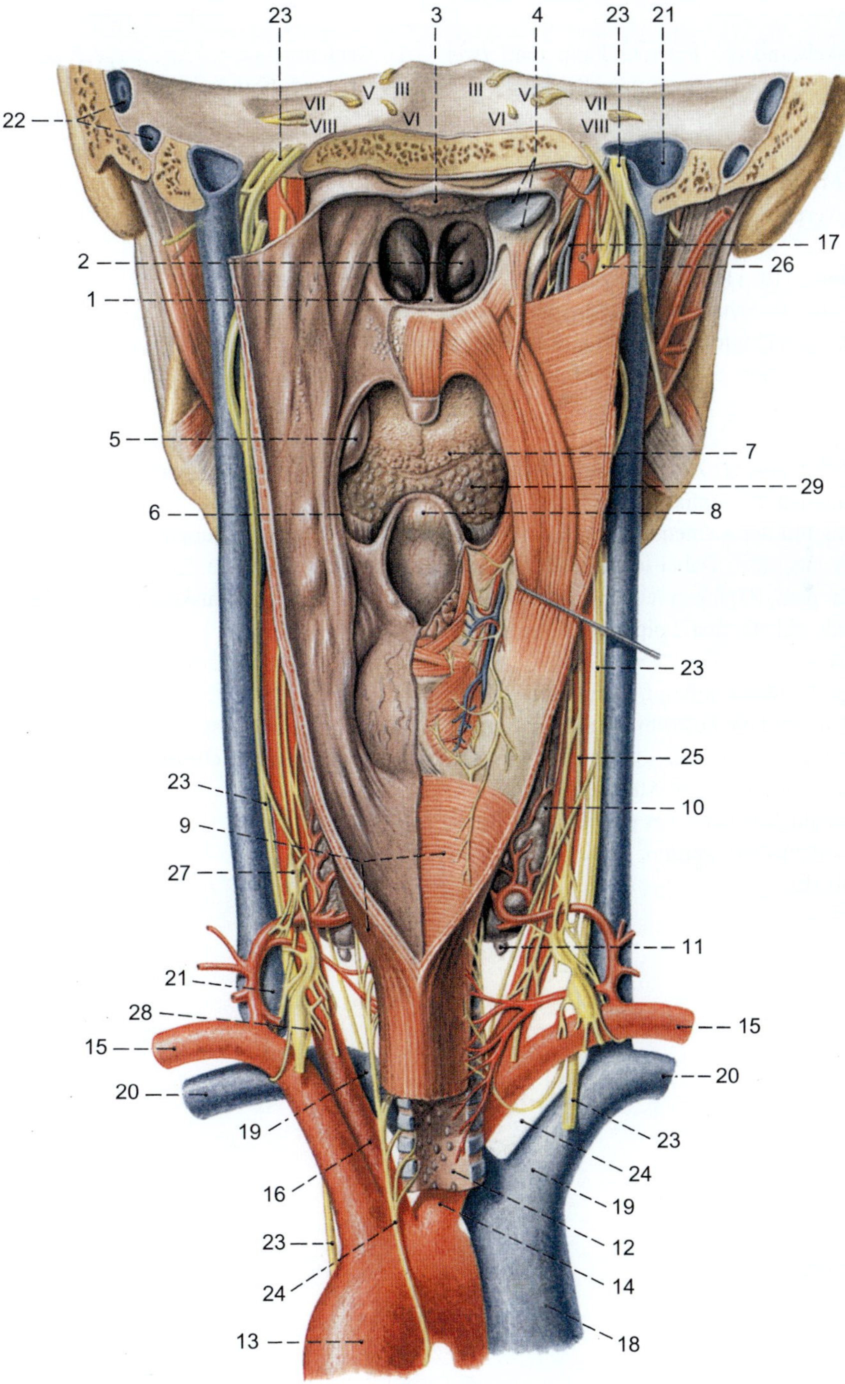
23
3
4
23
21
22
VII
V
III
III
V
VII
VIII
VI
VI
VIII
17
2
26
1
5
7
29
6
8
23
25
23
10
9
27
11
21
28
15
15
20
20
19
23
24
16
19
12
23
14
24
18
13

Abb. 9.11 [S007]

➢ Abb. 9.12 Rachenwand von hinten

An der Muskelwand des Rachens kann man zwei quergestreifte Muskelsysteme unterscheiden:

Schlundschnürer (2, 3, 4). Die ringförmig angeordneten Muskeln können den Rachen bei ihrer Kontraktion verengen.

Schlundheber (10, 11). Es handelt sich um Muskelzüge, die von der Schädelbasis und vom weichen Gaumen in Längsrichtung in die Rachenwand innen und außen einstrahlen. Sie können den Rachen anheben.

Um einen Bissen (Bolus) zu schlucken, wird er mit der Zunge in den Mesopharynx gedrückt. Durch die Berührung mit der Rachenschleimhaut wird der Schluckreflex ausgelöst. Dabei legt sich der weiche Gaumen mit dem Zäpfchen an die Rachenrückwand an und schließt den Epipharynx gegen den Mesopharynx ab. Außerdem verschließt der Kehldeckel (Epiglottis) den Kehlkopf, damit keine Speise in den Kehlkopf und die Luftröhre geraten kann. Da dadurch der Atemweg verschlossen wird, kommt es während des Schluckakts zum Atemstillstand.

Beim Verschlucken kann ein geschluckter Bolus nicht mehr aufgehalten werden, da der Schluckakt als Reflex abläuft.

1 Griffelfortsatz .... *Processus styloideus*
2 Oberer Schlundschnürer .... *M. constrictor pharyngis superior*
3 Mittlerer Schlundschnürer .... *M. constrictor pharyngis medius*
4 Unterer Schlundschnürer .... *M. constrictor pharyngis inferior*
5 Zungenbein .... *Os hyoideum*
6 Speiseröhre .... *Oesophagus*
7 Luftröhre .... *Trachea*
8 Aufhängung des Rachens an der Schädelbasis .... *Fascia pharyngobasilaris*
9 Zweibäuchiger Muskel .... *M. digastricus*
10 Griffelfortsatz-Rachen-Muskel .... *M. stylopharyngeus*
11 Griffelfortsatz-Zungenbein-Muskel .... *M. stylohyoideus*
12 Innerer Flügelmuskel .... *M. pterygoideus medialis*
13 Rachenspeicheldrüsen .... *Glandulae pharyngeales*
14 Ohrspeicheldrüse .... *Glandula parotidea*
15 Unterkieferspeicheldrüse .... *Glandula submandibularis*
16 Schilddrüse .... *Glandula thyroidea*

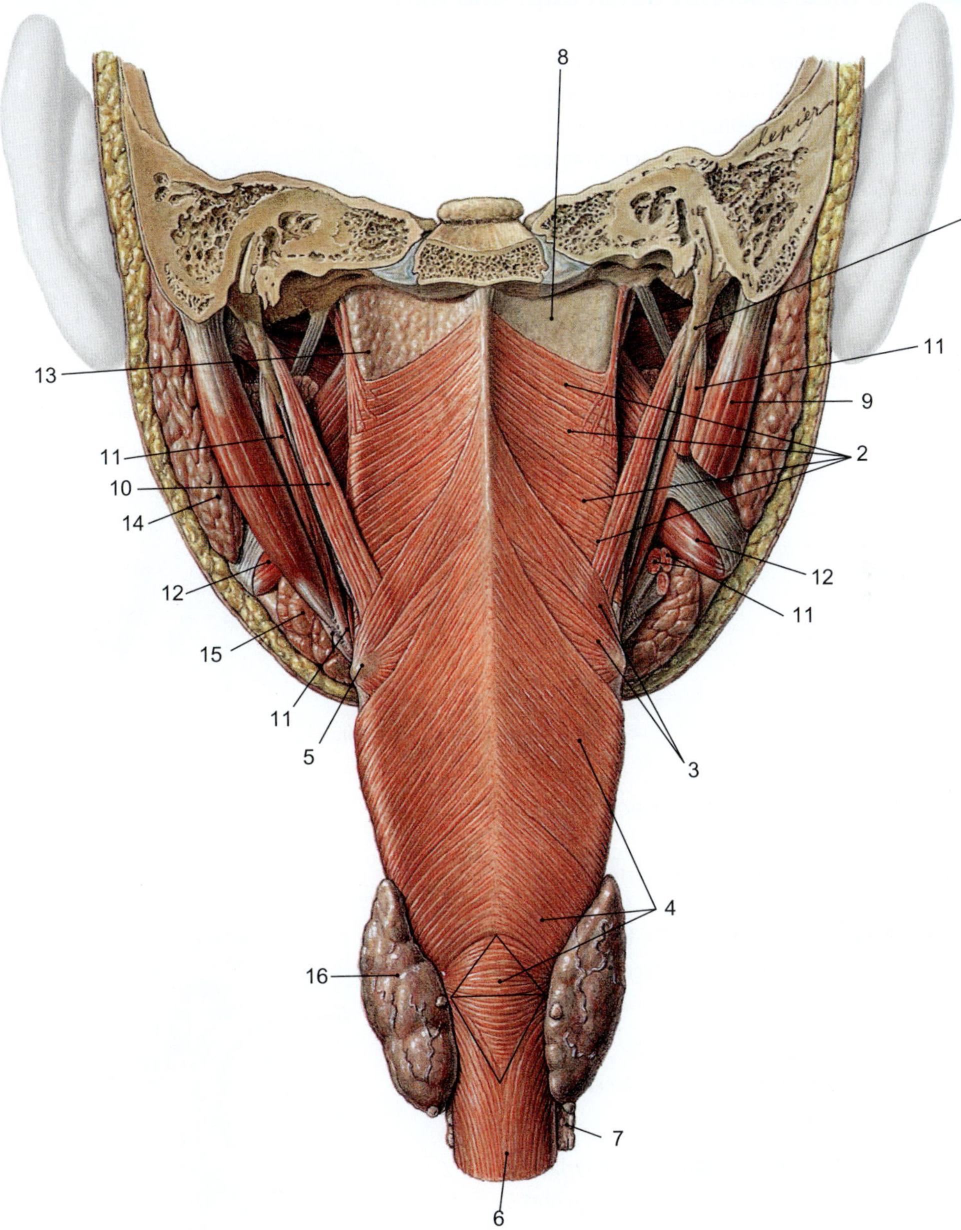

Abb. 9.12 [S007]

➢ Abb. 9.13 Medianschnitt durch Kopf und Hals

Der blaue Pfeil zeigt den Weg, den die Nahrung nimmt und der rote Pfeil den Weg der Atemluft. Im Mundrachenraum (Mesopharynx) kreuzen sich die beiden Wege. Damit gehört der Rachen zu den Atem- und zu den Verdauungswegen.

1 Keilbeinhöhle .... *Sinus sphenoidalis*
2 Obere Nasenmuschel.......... *Concha nasalis superior*
3 Mittlere Nasenmuschel... *Concha nasalis media*
4 Untere Nasenmuschel... *Concha nasalis inferior*
5 Zunge............................. *Lingua*
6 Kehlkopf .... *Larynx*
7 Schilddrüse .... *Glandula thyreoidea*
8 Speiseröhre .... *Oesophagus*
9 Rückenmark .... *Medulla spinalis*
10 Wirbelkörper .... *Corpus vertebrae*

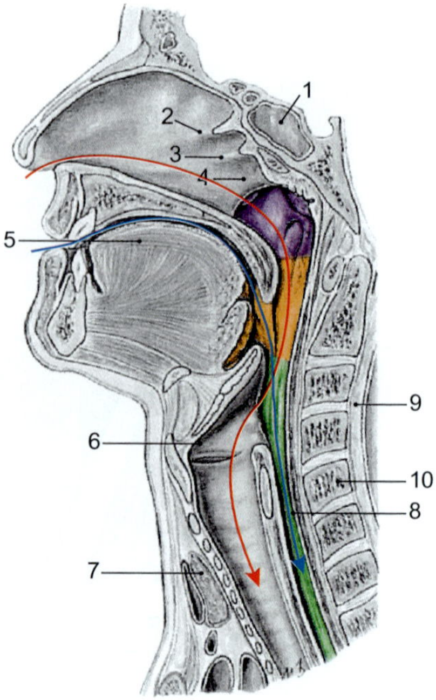

Abb. 9.13 [S700-L126]

➢ Abb. 9.14 Abschnitte des Rachenraums

Der Rachen wird in drei Abschnitte unterteilt:

Epipharynx (Nasenrachenraum) Er beginnt im Anschluss an die Nasenhöhle und erstreckt sich bis zum weichen Gaumen. Er gehört zu den Atemwegen.

Mesopharynx (Mundrachenraum) Er erstreckt sich vom weichen Gaumen bis zum Kehldeckel. Hier kreuzen sich Atem- und Speiseweg.

Hypopharynx (Kehlkopfrachenraum) Er verläuft hinter dem Kehlkopf bis zur Speiseröhre. Er gehört zum Verdauungstrakt.

Violett:
Nasenrachenraum ...... *Pars nasalis (Epipharynx)*
Orange:
Mundrachenraum ...... *Pars oralis (Mesopharynx)*
Grün:
Kehlkopfrachenraum... .... *Pars laryngea (Hypopharynx)*

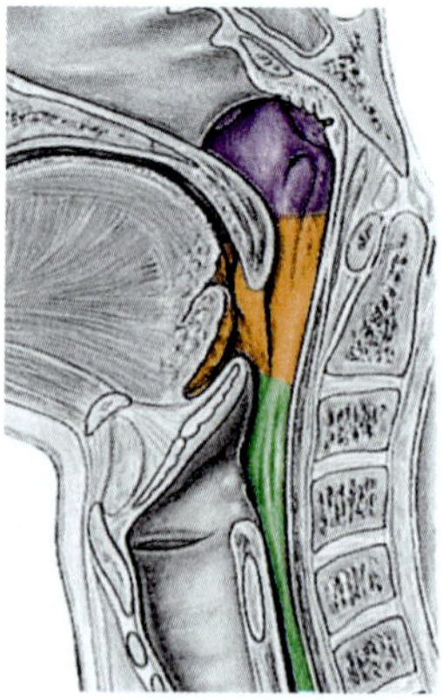

Abb. 9.14 [S700-L126]

➤ Abb. 9.15 Speiseröhre, Luftröhre, Aorta und Zwerchfell, Ansicht von vorne

Die Speiseröhre (Ösophagus), ein schlauchartiges Gebilde, hat die Aufgabe, den geschluckten Bissen (Bolus) vom Rachen in den Magen zu transportieren. Der Ösophagus beginnt in Höhe des Unterrands des Ringknorpels des Kehlkopfs und verläuft im Brustkorb hinter der Luftröhre und vor der Aorta und der Wirbelsäule. Dann tritt er beim Hiatus oesophageus durch das Zwerchfell in den Oberbauchraum ein.

Beim Hiatus oesophageus ist die Speiseröhre nicht fest mit dem Zwerchfell verwachsen, wie z. B. die untere Hohlvene, sodass sie sich auf- und abwärts verschieben kann. Dieser relativ lockere Einbau der Speiseröhre in den Hiatus oesophageus kann zu einer Hiatushernie (Zwerchfellbruch) führen (➤ Abb. 9.56), bei der Magenanteile in den Brustkorb treten.

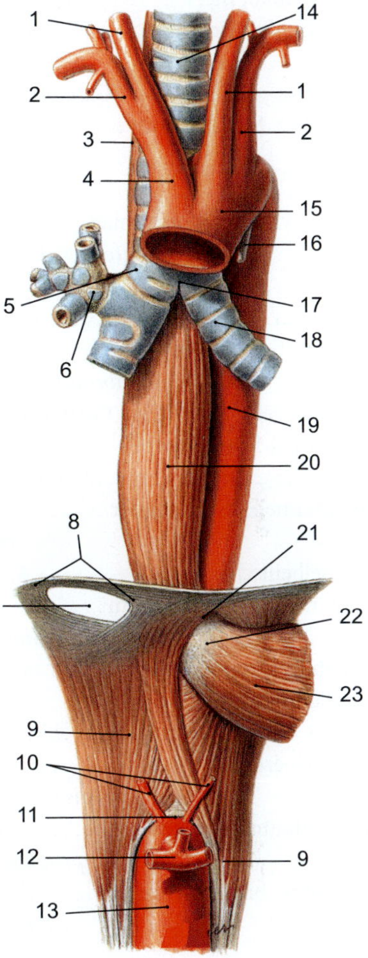

Abb. 9.15 [S007]

1 Gemeinsame Halsschlagader .... *A. carotis communis*
2 Schlüsselbeinschlagader .... *A. subclavia*
3 Speiseröhre, Halsabschnitt .... *Oesophagus, Pars cervicalis*
4 Arm-Kopf-Schlagaderstamm (nur rechts) .... *Truncus brachiocephalicus*
5 Rechter Stammbronchus............ *Bronchus principalis dexter*
6 Rechter Oberlappenbronchus......... *Bronchus lobaris superior dexter*
7 Hohlvenenloch (im Zwerchfell) .... *Foramen venae cavae*
8 Sehnenzentrum (des Zwerchfells) ..... *Centrum tendineum*
9 Zwerchfell .... *Diaphragma*
10 Untere Zwerchfellschlagadern .... *Aa. phrenicae inferiores*
11 Aortenschlitz (Lücke im Zwerchfell für die Aorta)...................... *Hiatus aorticus*
12 Magen-Leber-Milz-Schlagaderstamm........... *Truncus coeliacus*
13 Bauchaorta .... *Pars abdominalis aortae*
14 Luftröhre .... *Trachea*
15 Aortenbogen .... *Arcus aortae*
16 Schlagaderband (Rest des Botallo-Gangs)........ *Lig. arteriosum*
17 Luftröhrengabelung........ *Bifurcatio tracheae*
18 Linker Stammbronchus............. *Bronchus principalis sinister*
19 Brustaorta .... *Pars thoracica aortae*
20 Speiseröhre, Brustabschnitt .... *Oesophagus, Pars thoracica*
21 Speiseröhrenschlitz (Lücke im Zwerchfell) ...... *Hiatus oesophageus*
22 Speiseröhre, Bauchabschnitt ...... *Oesophagus, Pars abdominalis*
23 Mageneingang (Kardia)...... *Ostium cardiacum*

➢ Abb. 9.16 Speiseröhre, Luftröhre und Aorta, Ansicht von rechts

1 Oberer Kehlkopfnerv..... *N. laryngeus superior*
2 Unterer Schlundschnürer........*M. constrictor pharyngis inferior*
3 Schilddrüse.............. *Glandula thyreoidea*
4 Speiseröhre, Halsabschnitt........ *Oesophagus, Pars cervicalis*
5 Luftröhre...........................*Trachea*
6 Hintere Zwischenrippenschlagadern ....*Aa. intercostales posteriores*
7 Brustaorta.............. *Pars thoracica aortae*
8 Zungenbein.................... *Os hyoideum*
9 Schildknorpel-Zungenbein-Membran........... *Membrana thyreohyoidea*
10 Schildknorpel............ *Cartilago thyreoidea*
11 Ringknorpel-Schildknorpel-Muskel....................*M. cricothyroideus*
12 Gemeinsame Halsschlagader.........*A. carotis communis*
13 Schlüsselbeinschlagader.......... *A. subclavia*
14 Arm-Kopf-Schlagaderstamm..........*Truncus brachiocephalicus*
15 Aortenbogen....................*Arcus aortae*
16 Schlagaderband (Rest des Botallo-Gangs)........*Lig. arteriosum*
17 Rechter Oberlappenbronchus.........*Bronchus lobaris superior dexter*
18 Rechter Stammbronchus.............*Bronchus principalis dexter*
19 Speiseröhre, Brustabschnitt....... *Oesophagus, Pars thoracica*

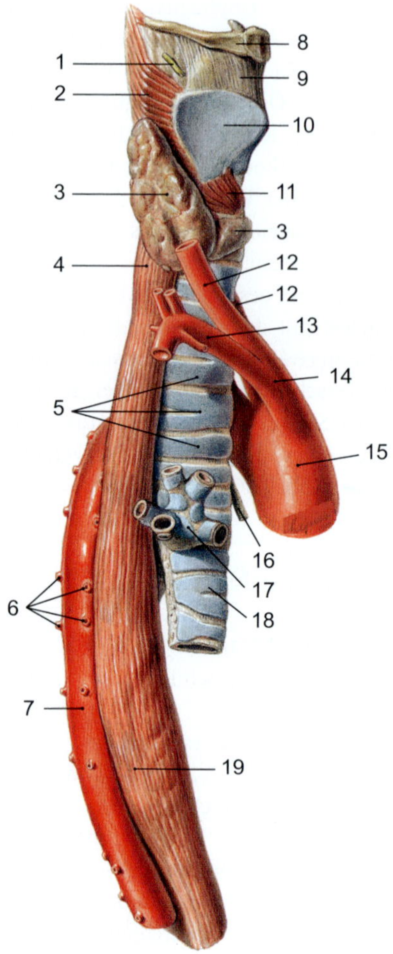

Abb. 9.16 [S007]

➢ Abb. 9.17 Natürliche Engstellen der Speiseröhre

Die Speiseröhre zeigt drei physiologische Engstellen, an denen sie mit der Umgebung verwachsen ist und an denen ihre Lichtung eingeengt ist. Verschluckte Fremdkörper bleiben bevorzugt hier hängen, aber hier nehmen auch oft Tumoren und Entzündungen ihren Ausgang.

Obere Speiseröhrenenge Sie befindet sich am Übergang vom Rachen in die Speiseröhre (Speiseröhrenmund), in Höhe des unteren Randes des Kehlkopfs. Der Speisröhrenmund ist die engste Stelle des Ösophagus (Durchmesser ca. 14 mm).

Mittlere Speiseröhrenenge Diese liegt etwa 10 cm tiefer; sie entsteht durch die Anlagerung des Aortenbogens.

Untere Speiseröhrenenge Die untere Enge liegt an der Durchtrittstelle durch das Zwerchfell (Hiatus oesophageus). Diese befindet sich ungefähr 1–2 cm vor der Mündungsstelle in den Magen. Die Größe der Zwerchfellenge ist vom Muskeltonus des Zwerchfells abhängig.

1 Luftröhre . . . . *Trachea*
2 Magen . . . . *Gaster*
3 Schildknorpelenge . . . . *Angustia cricoidea*
4 Aortenenge . . . . *Angustia aortica*
5 Zwerchfellenge . . . . *Angustia diaphragmatica*

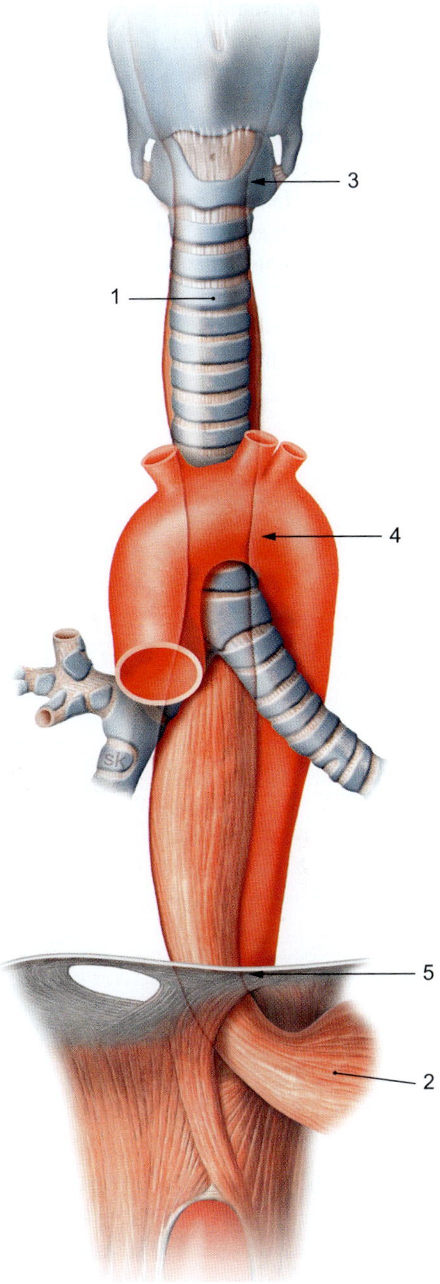

Abb. 9.17 [S700-L238]

➢ Abb. 9.18 Querschnitt durch die Speiseröhre, Lupenpräparat

An der Speiseröhrenwand kann man die Schleimhaut (1), die Verschiebeschicht (2), die Muskelwand (3) und die Hüllschicht (4) unterscheiden. Mithilfe der Muskelwand wird der geschluckte Bissen (Bolus) durch peristaltische Bewegungen in den Magen transportiert. Diese Bewegungen sind so kräftig, dass sie sogar flüssige Nahrung entgegen der Schwerkraft transportieren können. Deshalb ist es möglich, im Handstand oder Kopfstand zu trinken.

1 Schleimhaut (Mukosa) .... *Tunica mucosa*
2 Verschiebeschicht (Submukosa)................. *Tela submucosa*
3 Muskelwand (Muskularis) ... *Tunica muscularis*
4 Hüllschicht (Adventitia) ..... *Tunica adventitia*
5 Epithelüberzug der Schleimhaut .... *Lamina epithelialis*
6 Bindegewebsschicht der Schleimhaut .... *Lamina propria mucosae*
7 Muskelschicht der Schleimhaut ...... *Lamina muscularis mucosae*
8 Ringförmige (zirkuläre) Muskelschicht............... *Stratum circulare*
9 Längsgerichtete Muskelschicht.......... *Stratum longitudinale*

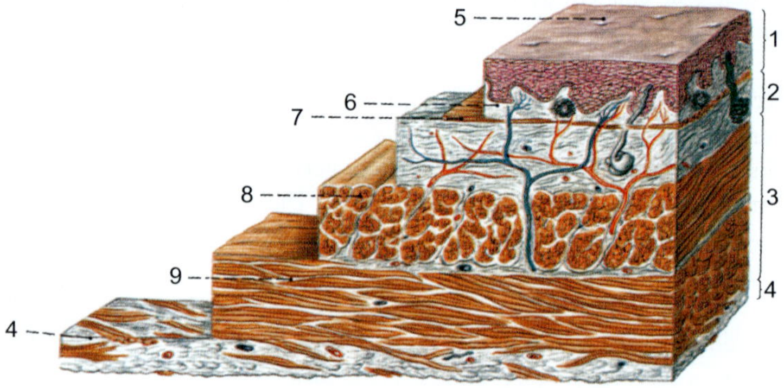

Abb. 9.18 [S007]

➢ Abb. 9.19 Magen und Anfangsteil des Zwölffingerdarms

Die wichtigsten Anteile des Magen sind der Mageneingang (Pars cardiaca), die Magenkuppel (Fundus gastricum), der Magenkörper (Corpus gastricus), Magenausgangsteil (Antrum pyloricum) und Magenausgang (Pylorus).

Der Magen hat folgende Aufgaben:

- Zerkleinerung und Speicherung der Nahrung und Abgabe an das Duodenum
- Abtötung von Mikroorganismen durch den sauren Magensaft (pH 1,0–1,5)
- Beginn der Eiweißverdauung durch Pepsin, Denaturierung der Eiweiße durch Salzsäure
- Sekretion des Intrinsic-Faktors

1 Speiseröhre, Bauchabschnitt ...... *Oesophagus, Pars abdominalis*
2 Linke Magenschlagader...... *A. gastrica sinistra*
3 Mageneingangsnaher Abschnitt...................... *Pars cardiaca*
4 Kleine Magenkrümmung .... *Curvatura ventriculi minor*
5 Leberschlagader .... *A. hepatica propria*
6 Pfortader .... *V. portae hepatis*
7 Lebergallengang .... *Ductus hepaticus*
8 Gallenblasengang.............. *Ductus cysticus*
9 Leber-Zwölffingerdarm-Band .... *Lig. hepatoduodenale*
10 Zwölffingerdarm, oberer Teil........... *Duodenum, Pars superior*
11 Magenausgang (Pförtner)............. *Pylorus*
12 Zwölffingerdarm, absteigender Teil .... *Duodenum, Pars descendens*
13 Rechte Magen-Netz-Schlagader .... *A. gastro-omentalis dextra*
14 Zwölffingerdarm, unterer Teil .... *Duodenum, Pars inferior*
15 Magenausgangsteil............... *Pars pylorica*
16 Magenkörper................ *Corpus gastricum*
17 Linke Magen-Netz-Schlagader....... *A. gastro-omentalis sinistra*
18 Große Magenkrümmung .... *Curvatura ventriculi major*

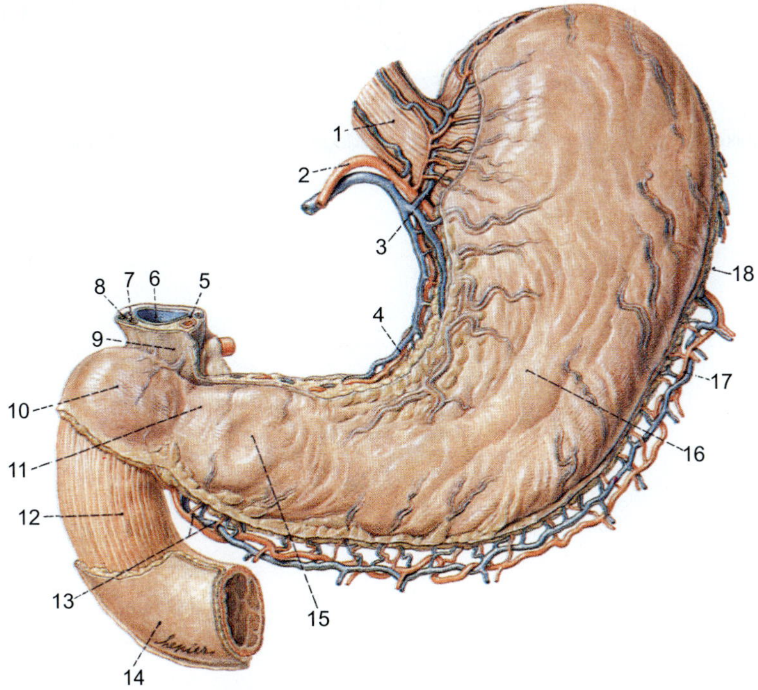

Abb. 9.19 [S007]

➢ Abb. 9.20 Verschiedene Magenformen

Zu sehen sind verschiedene Magenformen und Lage- und Formvarianten von inneren Organen bei verschiedenen Konstitutionstypen.

- **a** Stierhornform beim Pykniker (breitwüchsig gedrungener Typ)
- **b** Normaler Magen
- **c** Langmagen des Asthenikers (Leptosomer, mit langen dünnen Gliedmaßen, mager, blass, schmalgesichtig)

1 Kleine Magenkrümmung . . . . *Curvatura ventriculi minor*
2 Große Magenkrümmung . . . . *Curvatura ventriculi major*
3 Speiseröhre . . . . *Oesophagus*
4 Magenausgangsteil. . . . . *Pars pylorica*
5 Magenkörper. . . . . *Corpus gastricum*
6 Winkeleinschnitt, tiefster Punkt der kleinen Magenkrümmung . . . . *Incisura angularis*
7 Magenkuppel . . . . *Fundus ventricularis*

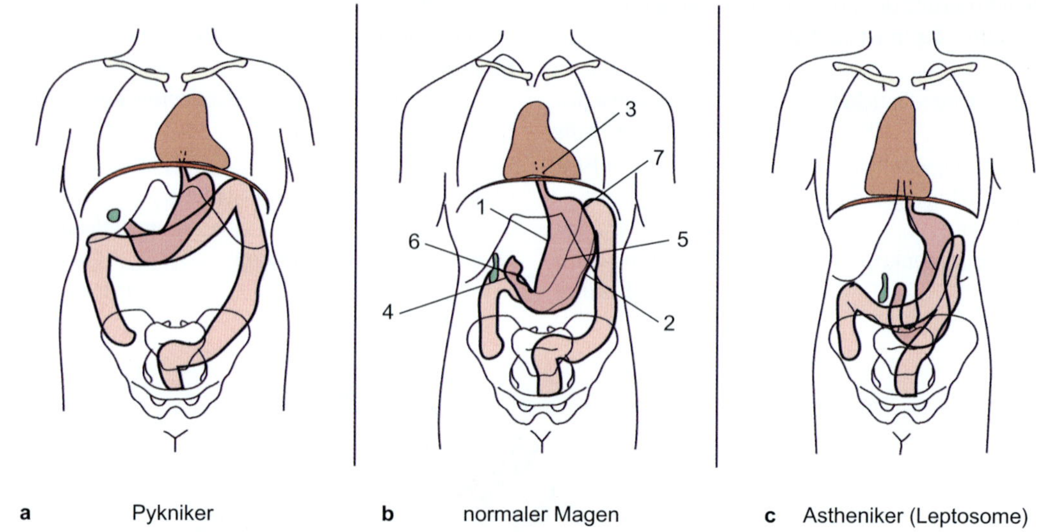

Abb. 9.20 [E530]

➢ Abb. 9.21 Aufgeschnittener Magen

Zu sehen sind die Falten (Plicae gastricae) der Mageninnenwand. Bei gefülltem Magen sind diese Schleimhautfalten verstrichen. Die Schleimhautfalten, die parallel zur kleinen Krümmung (1) liegen, die „Magenstraßen", ermöglichen auch bei gefülltem Magen einen schnellen Durchlauf von Flüssigkeiten.

Die Magenbewegung geht vom Auerbach-Plexus aus, eine Ansammlung von Nervenzellen des autonomen Nervensystems, die sich zwischen der ringförmigen und der längsgerichteten Muskelschicht der Magenwand (Muskularis) befindet. Ausgelöst wird die Tätigkeit des Auerbach-Plexus durch den Berührungsreiz der Nahrung mit der Magenwand. Seine Aktivität wird durch den Parasympathikus erhöht.

1 Kleine Magenkrümmung .... *Curvatura ventriculi minor*
2 Große Magenkrümmung .... *Curvatura ventriculi major*
3 Mageneingang .... *Ostium cardiacum*
4 Magenausgangsteil.......... *Antrum pyloricum*
5 Magenausgang (Pförtner)............. *Pylorus*
6 Zwölffingerdarm.................. *Duodenum*
7 Magenkuppel .... *Fundus ventricularis*
8 Magenfalten .... *Plicae gastricae*

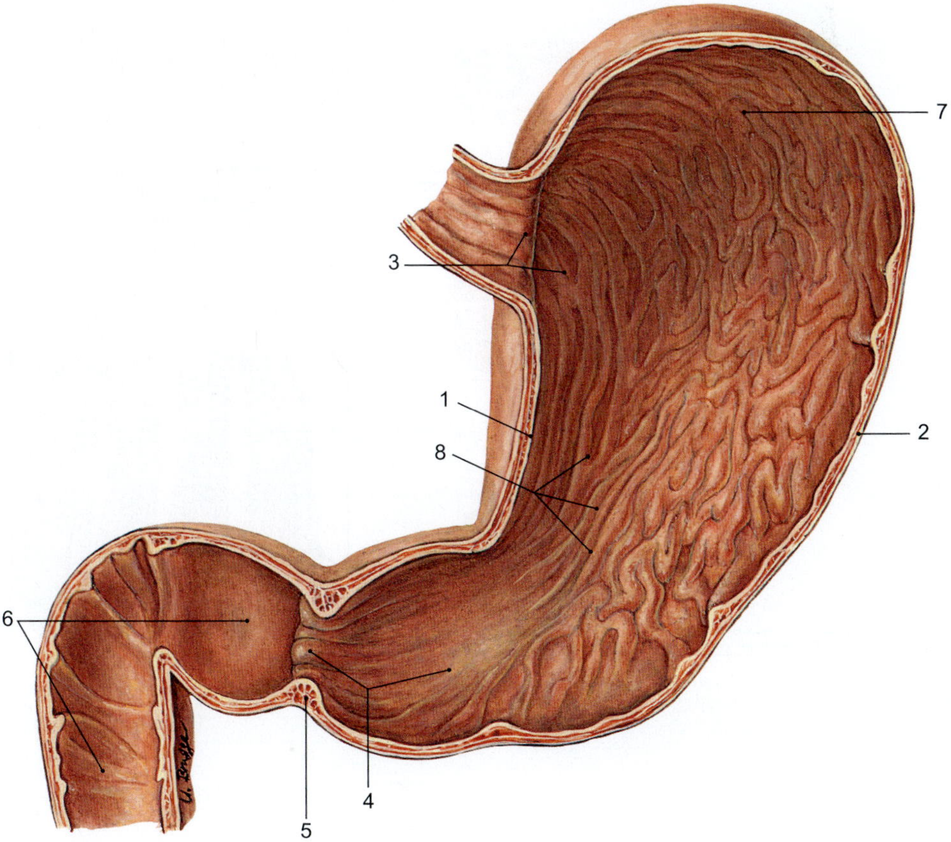

Abb. 9.21 [S007]

9

➢ Abb. 9.22 Magendrüsen der Magenschleimhaut

Zu sehen sind die Epithelzellen der Magenschleimhaut, die in Neben-, Beleg- und Hauptzellen unterteilt werden.

Nebenzellen Sie befinden sich im oberflächlich liegenden Anteil der Drüse. Hier wird alkalischer Schleim (Muzin) produziert. Dieser legt sich als schützender Film über die Magenwand, damit diese nicht durch den aggressiven Magensaft geschädigt wird.

Belegzellen Sie sondern Salzsäure und den Intrinsic-Faktor ab. Die Salzsäure denaturiert die Eiweiße und aktiviert Pepsinogen zu Pepsin. Der Intrinsic-Faktor wird benötigt, um das mit der Nahrung aufgenommene Vitamin B_{12} im Ileum durch die Darmwand zu transportieren.

Hauptzellen Sie befinden sich am Endteil der Drüsenausführgänge und produzieren das eiweißverdauende Enzym Pepsinogen, die Vorstufe des Pepsins. Es baut die Eiweiße zu Polypeptiden (Albumosen, Peptonen) ab.

1 Nebenzelle .... *Mucocytus cervicalis*
2 Beleg- bzw. Parietalzelle ... *Exocrinocytus parietalis*
3 Hauptzelle .... *Exocrinocytus principalis*

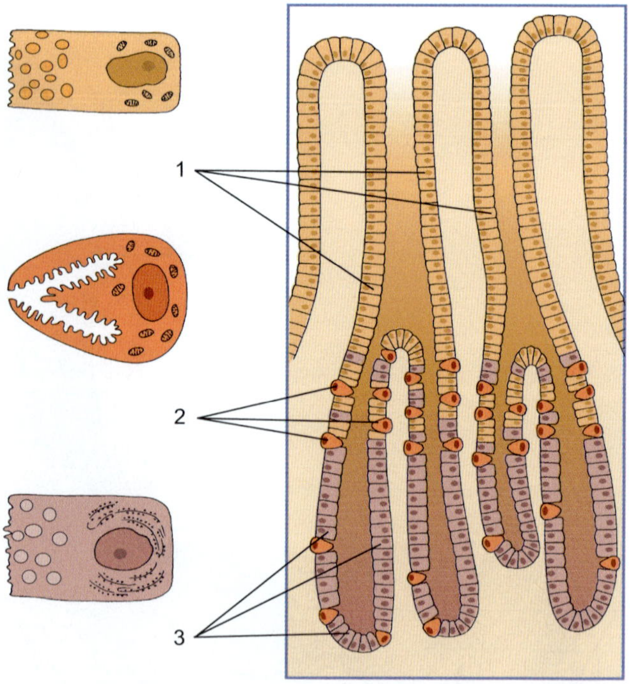

Abb. 9.22 [L190]

9

➢ Abb. 9.23 Querschnitt durch die Magenwand

Man kann deutlich die Schleimhaut (1) mit ihrem Überzug aus Zylinderepithel (5) und der darunter liegenden Bindegewebeschicht (6) erkennen. Beachten Sie, wie sich die Magendrüsen tief in das Bindegewebe der Schleimhaut einstülpen. Den Abschluss der Schleimhaut nach unten bildet eine dünne Schleimhautmuskelschicht (8). Es schließt sich eine Verschiebeschicht (2) an. Darunter liegt eine Muskelwand (3) aus zirkulär (9) und längsverlaufenden (10) Muskelfasern. An bestimmten Magenteilen gibt es darüber hinaus noch eine schrägverlaufende Muskelschicht. Außen ist der Magen vom Bauchfell (4) umgeben. Dadurch erhält der Magen von außen sein glattes, glänzendes Aussehen.

1 Schleimhaut (Mukosa) .... *Tunica mucosa*
2 Verschiebeschicht (Submukosa)................. *Tela submucosa*
3 Muskelwand (Muskularis)............... *Tunica muscularis*
4 Bauchfellüberzug .... *Tunica serosa*
5 Überzug aus einschichtigem Zylinderepithel........... *Epithelium mucosae*
6 Bindegewebe der Schleimhaut......... *Lamina propria mucosae*
7 Schlauchförmige Drüsen der Schleimhaut .... *Lamina epithelialis*
8 Muskelschicht der Schleimhaut........ *Lamina muscularis mucosae*
9 Ringförmige (zirkuläre) Muskelschicht............... *Stratum circulare*
10 Längsgerichtete Muskelschicht .... *Stratum longitudinale*
11 Bindegewebe des Bauchfells..... *Tela subserosa*
12 Einschichtiges Plattenepithel des Bauchfells .... *Peritoneum (Tunica serosa)*

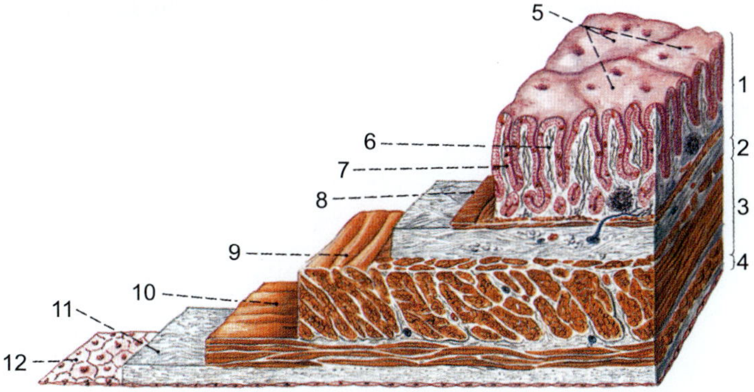

Abb. 9.23 [S007]

➢ Abb. 9.24 Innenauskleidung einer Magendrüse

Die Abbildung zeigt die Innenauskleidung eines Magengrübchens. Aus solchen Magengrübchen tritt der Magensaft aus und gelangt in das Innere des Magens, um seine Aufgaben zu erfüllen.

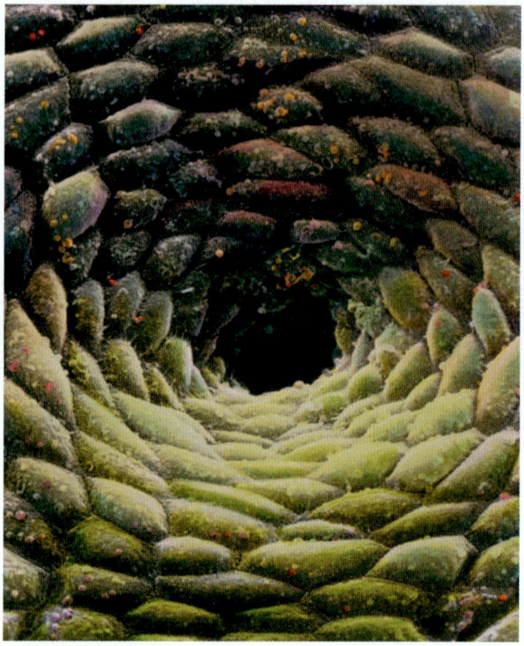

Abb. 9.24 [L190]

➢ Abb. 9.25 Lage des Dünndarms

Der Dünndarm beginnt am Pförtner (Pylorus) des Magens und erstreckt sich bis zum Dickdarm. Am Dünndarm kann man drei Abschnitte unterscheiden: den Zwölffingerdarm (Duodenum), Leerdarm (Jejunum) und Krummdarm (Ileum). Das Jejunum liegt mehr links oben im Bauchraum, das Ileum mehr rechts unten.

1 Speiseröhre .... *Oesophagus*
2 Milz .... *Lien*
3 Magen .... *Ventriculus (Gaster)*
4 Leber .... *Hepar*
5 Gallenblase .... *Vesica fellea*
6 Lebergallengang .... *Ductus hepaticus*
7 Bauchspeicheldrüse .... *Pancreas*
8 Zwölffingerdarm................. *Duodenum*
9 Leerdarm .... *Jejunum*
10 Krummdarm.......................... *Ileum*
11 Blinddarm .... *Caecum*
12 Wurmfortsatz .... *Appendix vermiformis*
13 Aufsteigender Dickdarm....... *Colon ascendens*
14 Querliegender Dickdarm.... *Colon transversum*
15 Absteigender Dickdarm ...... *Colon descendens*
16 S-förmiger Abschnitt (Sigmoid).......... *Colon sigmoideum*
17 Mastdarm .... *Rectum*

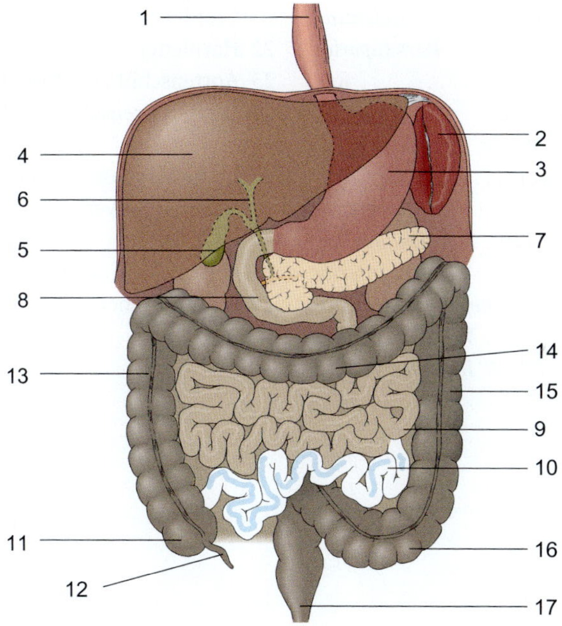

Abb. 9.25 [L190]

➢ Abb. 9.26 Lage des Zwölffingerdarms

Der Zwölffingerdarm (Duodenum) ist mit der Hinterwand des Oberbauchs verwachsen; er liegt also retroperitoneal (➢ Abb. 9.40). Das Duodenum umgibt hufeisenförmig den Kopf des Pankreas (8). Diese C-förmige Schlinge liegt vollständig oberhalb des Nabels.

Im Zwölffingerdarm liegt die Vater-Papille, die Mündungsstelle des Gallen- und Bauchspeicheldrüsengangs.

1 Zwerchfell .... *Diaphragma*
2 Nebenniere .... *Glandula suprarenalis*
3 Gemeinsamer Lebergallengang .... *Ductus hepaticus communis*
4 Gallenblasengang .... *Ductus cysticus*
5 Zwölffingerdarm, oberer Teil .... *Duodenum, Pars superior*
6 Niere .... *Ren*
7 Zwölffingerdarm, absteigender Teil .... *Duodenum, Pars descendens*
8 Kopf der Bauchspeicheldrüse .... *Caput pancreatis*
9 Zwölffingerdarm, unterer Teil .... *Duodenum, Pars inferior*
10 Gallengang .... *Ductus choledochus*
11 Pfortader .... *V. portae hepatis*
12 Leberschlagader .... *A. hepatica propria*
13 Untere Hohlvene .... *V. cava inferior*
14 Lebervenen .... *Vv. hepaticae*
15 Gemeinsame Leberschlagader .... *A. hepatica communis*
16 Mageneingangnaher Magenabschnitt .... *Pars cardiaca*
17 Stamm der Magen-, Leber- und Milzarterie .... *Truncus coeliacus*
18 Milzschlagader und Milzvene .... *A. lienalis und V. lienalis*
19 Bauchspeicheldrüse .... *Pancreas*
20 Obere Gekröseschlagader, obere Gekrösevene .... *A. mesenterica superior, V. mesenterica superior*
21 Übergang vom Zwölffingerdarm in den Leerdarm .... *Flexura duodenojejunalis*
22 Harnleiter .... *Ureter*
23 Aortenschlitz im Zwerchfell .... *Hiatus aorticus*
24 Speiseröhrenschlitz im Zwerchfell .... *Hiatus oesophageus*
25 Linke Magenschlagader, linke Magenvene .... *A. gastrica sinistra, V. gastrica sinistra*
26 Untere Gekrösevene .... *V. mesenterica inferior*
27 Quadratischer Lendenmuskel .... *M. quadratus lumborum*

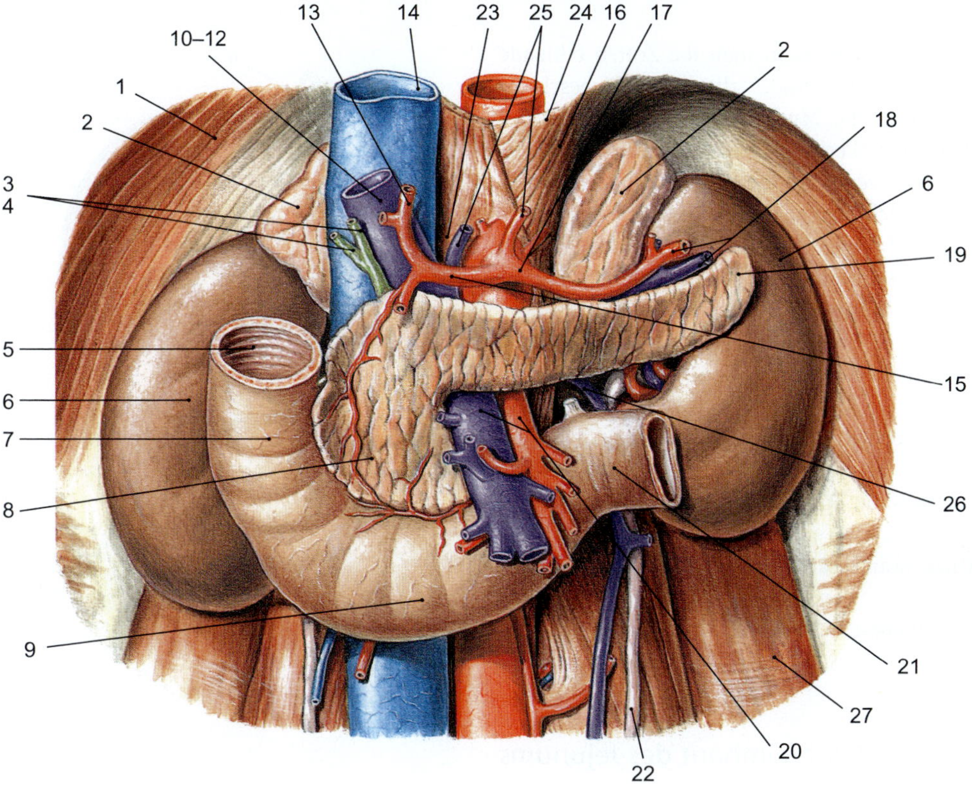

Abb. 9.26 [S007]

➤ Abb. 9.27 Aufbau der Dünndarmwand mit Zotten

An der Darmwand kann man die Zotten bildende Schleimhaut (Mukosa), die Verschiebeschicht (Submukosa), die Muskelwand (Muskularis) und das Bauchfell (Peritoneum) unterscheiden. In der Muskelwand verlaufen die glatten Muskelfasern in zwei Hauptrichtungen, in einer inneren Ringmuskelschicht und einer äußeren Längsmuskelschicht. Bitte beachten Sie zum Aufbau der Dünndarmwand die ➤ Abb. 9.28 bis ➤ Abb. 9.31.

1 Schleimhautschicht (Mukosa) .... *Tunica mucosa*
2 Verschiebeschicht (Submukosa) .... *Tela submucosa*
3 Muskelwand, Ringschicht.............. *Tunica muscularis, Stratum circulare*
4 Muskelwand, Längsschicht............. *Tunica muscularis, Stratum longitudinale*
5 Verschiebeschicht .... *Tela subserosa*
6 Gekröse .... *Mesenterium*

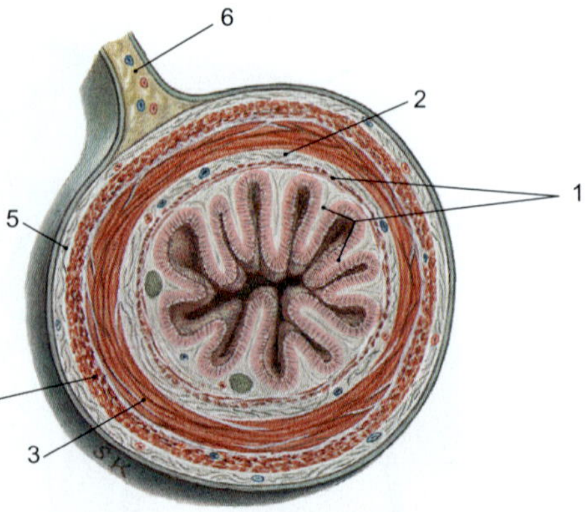

Abb. 9.27 [S007]

➤ Abb. 9.28 Schleimhaut des Jejunums

Die Abbildung zeigt, dass die Schleimhaut des Jejunums in Falten liegt. Diese Falten werden als Ringfalten (Plicae circularis) bezeichnet. Früher wurden sie auch Kerckring-Falten genannt, da Theodor Kerckring im Jahr 1717 diese Falten beschrieben hat. Die Ringfalten dienen, ebenso wie die Zotten, der Oberflächenvergrößerung des Darms (➤ Abb. 9.30 und ➤ Abb. 9.31). Sie sind nicht in allen Dünndarmabschnitten gleich stark ausgebildet.

1 Ringfalten der Darmschleimhaut (Kerckring-Falten)............ *Plicae circulares*
2 Muskelwand (Muskularis) .... *Tunica muscularis*
3 Bauchfell (Peritoneum).......... *Tunica serosa*
4 Verschiebeschicht zwischen Muskelwand und Bauchfell .... *Tela subserosa*

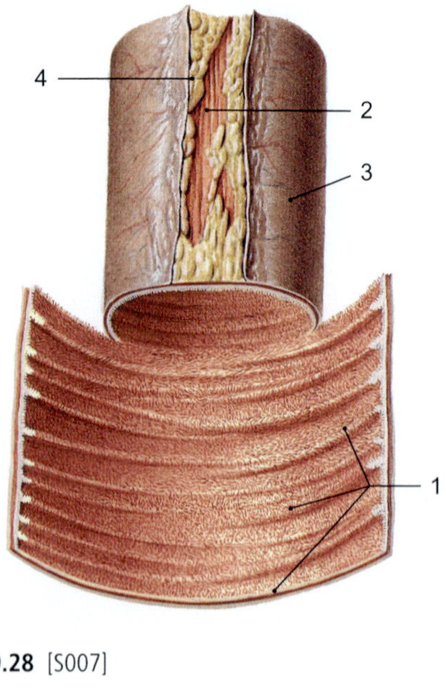

Abb. 9.28 [S007]

➢ Abb. 9.29 Schnitt durch die Dünndarmwand

Zotten (Villi) sind fingerartige Ausstülpungen, die in das Darmlumen hineinreichen. Sie vergrößern die Resorptionsfläche des Darms außerordentlich. Die etwa 1 mm hohen Zotten sind außen von einem einschichtigen Epithel überzogen. Diese Oberflächenepithelzellen haben nur eine Lebensdauer von ungefähr 2 Tagen und werden als gealterte Zellen ständig an der Zottenspitze abgestoßen. Die neuen Zellen wachsen aus den Krypten, aus Einstülpungen des Schleimhautepithels, auch Lieberkühn-Drüsen (9) genannt, nach oben. Bei dieser Erneuerung werden die Zellen wie auf einem Fließband nach oben geschoben. Aufgrund dieser hohen Zellteilungsrate ist die Darmschleimhaut sehr strahlenempfindlich.

Eingelagert im Bindegewebe der Schleimhaut (11) und auf der Schleimhaut (➢ Abb. 9.30), befinden sich Ansammlungen von lymphatischem Gewebe.

1 Schleimhaut (Mukosa) .... *Tunica mucosa*
2 Verschiebeschicht (Submukosa)................. *Tela submucosa*
3 Muskelwand (Muskularis)............... *Tunica muscularis*
4 Bauchfell (Peritoneum).......... *Tunica serosa*
5 Epithelüberzug der Schleimhaut .... *Lamina epithelialis*
6 Bindegewebe der Schleimhaut .... *Lamina propria mucosae*
7 Muskelschicht der Schleimhaut ...... *Lamina muscularis mucosae*
8 Zentrales Lymphgefäß........ *Vas lymphaticum*
9 Lieberkühn-Drüsen ...... *Glandulae intestinales*
10 Becher-Zelle
11 Lymphatisches Gewebe (Lymphfollikel)......... *Folliculus lymphaticus solitarius*

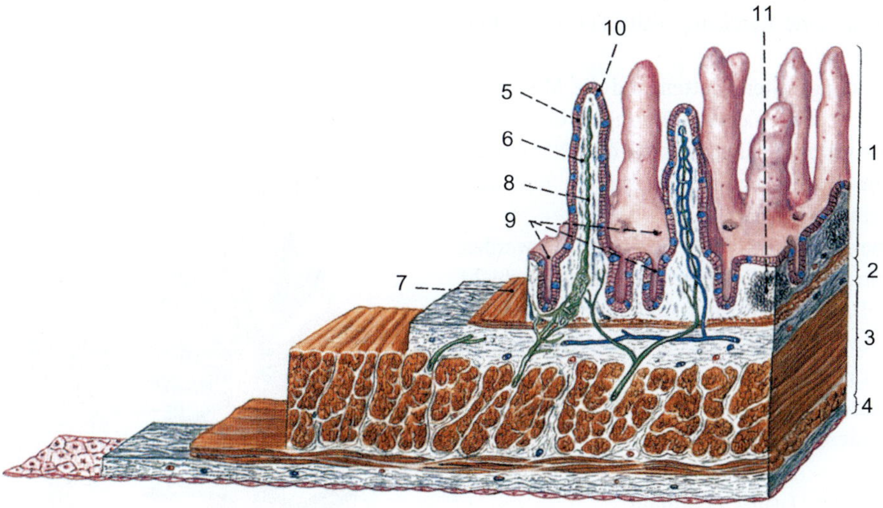

Abb. 9.29 [S007]

➤ Abb. 9.30 Peyer-Plaques im Ileum

Man sieht den Krummdarm (Ileum) aufgeschnitten. Beachten Sie die Ansammlung von lymphatischem Gewebe, das sich auf und innerhalb der Schleimhaut befindet (➤ Abb. 9.29). Man unterscheidet größere Ansammlungen von lymphatischem Gewebe, die Peyer-Plaques (1), von kleineren einzeln stehenden Lymphfollikeln (2). Peyer-Plaques findet man im Ileum. Im Jejunum gibt es praktisch nur Solitärfollikel, im Duodenum findet man weder Solitärfollikel noch Peyer-Plaques.

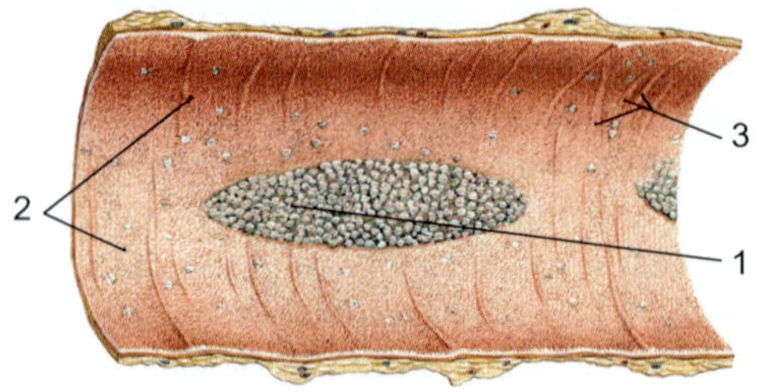

Abb. 9.30 [S007]

1 Peyer-Plaques .... *Folliculi lymphatici aggregate*
2 Solitärfollikel....... *Folliculi lymphatici solitarii*
3 Ringfalten der Darmschleimhaut (Kerckring-Falten)........... *Plicae circulares*

➤ Abb. 9.31 Wand des Jejunums

Bei diesem mikroskopischen Schnittbild der Dünndarmwand ist eine Kerckring-Falte (1) mit Zotten (2) zu sehen.

Die Kerckring-Falten, Zotten und die Mikrovilli, kleine, unbewegliche Zellausstülpungen, dienen der Oberflächenvergrößerung, damit die Nährstoffe, die sich im Darm befinden, besser ins Blut aufgenommen werden können.

Zottenbewegungen („Zottenpumpe") werden durch Kontraktionen der Schleimhautmuskelschicht ausgelöst. Dadurch wird der Zotteninhalt aus dem zentralen Lymphgefäß und den Zottenvenen ausgepresst. Außerdem verbessern diese Bewegungen den Kontakt zwischen Chymus (Nahrungsbrei) und resorbierenden Epithelzellen.

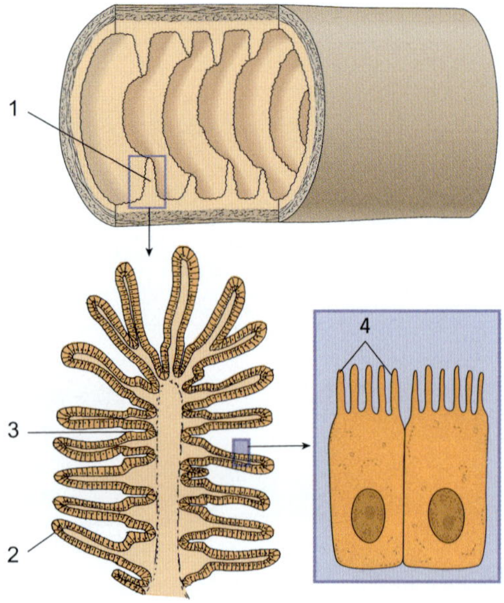

Abb. 9.31 [L190]

1 Ringfalte der Darmschleimhaut (Kerckring-Falte)............. *Plica circularis*
2 Darmzotten................. *Villi intestinales*
3 Einsenkung......................... *Krypte*
4 Fadenförmige Zellfortsätze.......... *Mikrovilli*

9

➢ Abb. 9.32 Schematische Darstellung des Dickdarms

Der Dickdarm liegt gewissermaßen wie ein Rahmen um das Jejunum und Ileum. Hauptanteile des Dickdarms sind der aufsteigende (2), querliegende (4), absteigende (6) Teil und das Sigmoid (7).

Die Hauptaufgabe des Dickdarms besteht darin, die Ausscheidung der unverdauten Nahrungsbestandteile vorzubereiten, indem er den optimalen Wassergehalt einstellt und Schleim zur Verbesserung der Gleitfähigkeit beimengt.

1 Blinddarm . . . . *Caecum*
2 Aufsteigender Dickdarm . . . . *Colon ascendens*
3 Rechte Dickdarmkrümmung . . . . *Flexura coli dextra*
4 Querliegender Dickdarm. . . . *Colon transversum*
5 Linke Dickdarmkrümmung . . . . *Flexura coli sinistra*
6 Absteigender Dickdarm . . . . . . *Colon descendens*
7 Sigmoid . . . . *Colon sigmoideum*
8 Mastdarm . . . . *Rectum*
9 Wurmfortsatz . . . . *Appendix vermiformis*
10 Krummdarm . . . . *Ileum*

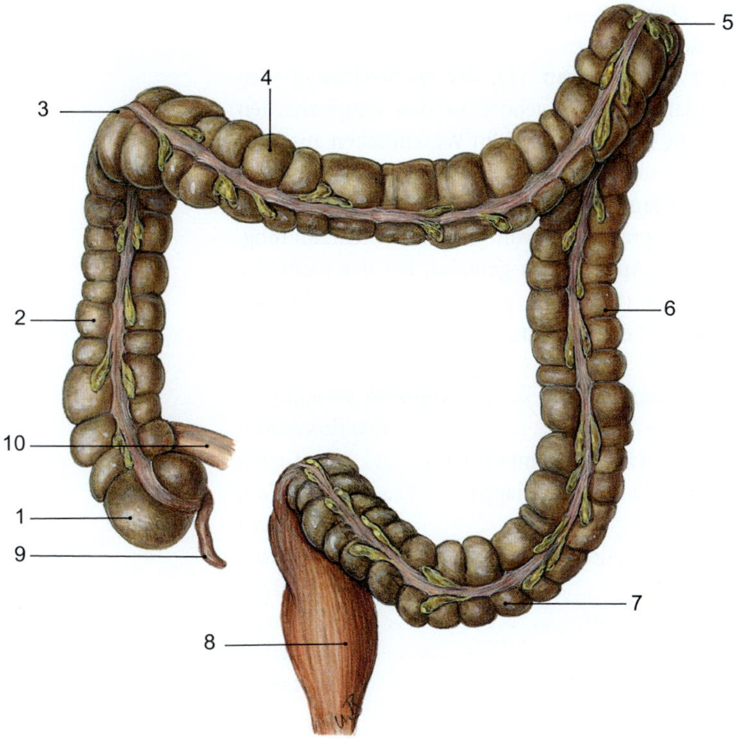

Abb. 9.32 [S007]

9

➢ Abb. 9.33 Blinddarm mit Bauhin-Klappe und Wurmfortsatz

Zwischen Dünn- und Dickdarm ist ein Verschlussmechanismus eingebaut, der den durchfließenden Nahrungsbrei nur in einer Richtung passieren lässt. Die Bauhin-Klappe (Ileozäkalklappe, 2) öffnet sich periodisch und lässt den Darminhalt aus dem Dünn- in den Dickdarm treten, verhindert aber einen Rückfluss und somit eine Vermischung der Bakterienbesiedelung des Dünndarms mit Bakterien des Dickdarms.

Die Klappe arbeitet mithilfe von Druckunterschieden zwischen Dünn- und Dickdarm. Herrscht im Dünndarm ein höherer Druck als im Dickdarm, öffnet sich die Schleimhautfalte und lässt den Speisebrei passieren. Liegt der Druck im Dickdarm über dem des Dünndarms, bleibt die Klappe geschlossen.

Der Wurmfortsatz (1), der trichterförmig vom Blinddarm abgeht, gehört zu den lymphatischen Organen, da seine Wand im Wesentlichen aus lymphatischem Gewebe besteht. Deshalb wird er auch als die „Mandel des Darms" bezeichnet. Spricht man umgangssprachlich von Blinddarmentzündung, so ist die Appendizitis gemeint, bei der nicht der Blinddarm (Caecum), sondern der Wurmfortsatz (Appendix) entzündet ist.

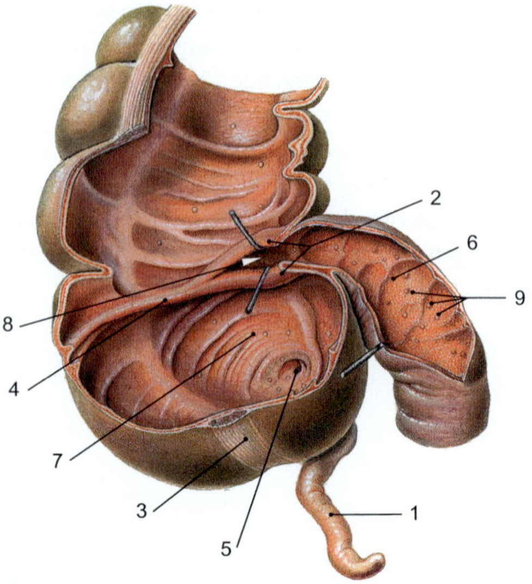

Abb. 9.33 [S007]

1 Wurmfortsatz .... *Appendix vermiformis*
2 Bauhin-Klappe .... *Valva ileocaecalis*
3 Streifen aus Längsmuskulatur .... *Taenia*
4 Zügel der Bauhin-Klappe .... *Frenulum valvae ilealis*
5 Mündung des Wurmfortsatzes......... *Ostium appendicis vermiformis*
6 Krummdarm......................... *Ileum*
7 Blinddarm.......................... *Caecum*
8 Mündung des Krummdarms ..... *Ostium ileale*
9 Ansammlungen von Lymphfollikeln .... *Noduli lymphoidei aggregati*

9

➤ Abb. 9.34 Unterscheidung von Dickdarm- und Dünndarmschlingen

Die äußere Dickdarmwand unterscheidet sich von der Dünndarmwand durch:

- **Tänien** (9, Längsmuskelstreifen, Bandstreifen)
- **Haustren** (Ausbuckelungen der Dickdarmwand)
- **Fettanhängsel** (8)

Beim Dickdarm ist die Längsmuskelschicht der Darmwand dünner als die Ringschicht (➤ Abb. 9.35). Deshalb sind drei, ungefähr 1 cm breite Tänien (Längsmuskelstreifen) außen angelagert. Diese Tänien ziehen an der Dickdarmwand ununterbrochen entlang. Zwischen den Längsmuskelstreifen wölbt sich die Dickdarmwand halbkugelig (Haustren) vor. Diese einzelnen Ausbucklungen werden durch tiefe Einschnürungen voneinander getrennt.

Insbesondere adipöse Männer können in den Fettanhängseln und im Gekröse (Mesenterium) ganz erhebliche Mengen Fett einlagern. Frauen hingegen speichern Fett vor allem im Unterhautfettgewebe und im großen Netz (Omentum majus).

1 Zwölffingerdarm (unter dem Bauchfell) . . . . . *Duodenum*
2 Leerdarm . . . . . *Jejunum*
3 Krummdarm . . . . . *Ileum*
4 Blinddarm . . . . . *Caecum*
5 Wurmfortsatz . . . . . *Appendix vermiformis*
6 Aufsteigender Dickdarm . . . . . *Colon ascendens*
7 Dünndarmgekröse . . . . . *Mesenterium*
8 Fettanhängsel . . . . . *Appendices epiploicae*
9 Längsmuskelstreifen . . . . . *Taenia libera*
10 Wurmfortsatzgekröse . . . . . *Mesoappendix*
11 Bauchspeicheldrüse . . . . . *Pancreas*

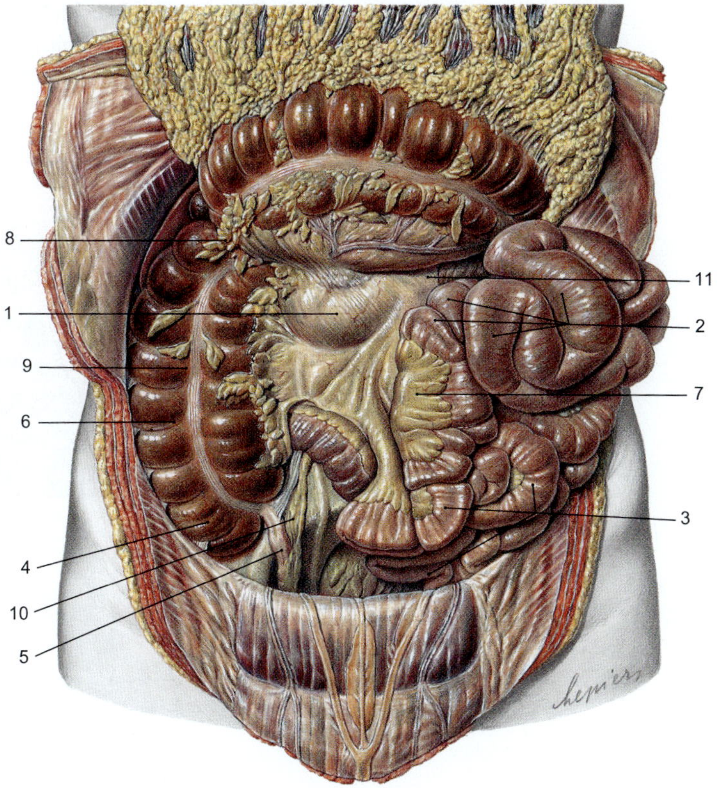

Abb. 9.34 [S007]

➢ Abb. 9.35 Aufbau der Dickdarmwand

Dargestellt ist ein Schnitt durch die Dickdarmwand in 33-facher Vergrößerung. Die Dickdarmwand besteht aus einer Schleimhautschicht (Mukosa, 1), einer Verschiebeschicht (Submukosa, 2) und einer Muskelwand (Muskularis, 3), wobei man eine Ring- und eine Längsmuskelschicht unterscheiden kann. Außerdem ist sie von einem Bauchfellüberzug (Serosa, 13) umgeben.

Die Dickdarmschleimhaut weist im Unterschied zur Schleimhaut des Dünndarms keine Zotten auf, sondern nur noch Krypten (Einbuchtungen, Zerklüftungen), die tief ins Bindegewebe hineinreichen. Diese sog. Lieberkühn-Drüsen haben eine Länge von 0,4–0,6 mm. Vor allem in ihrem unteren Abschnitt befinden sich zahlreiche schleimproduzierende Becherzellen. Der Schleim hat die Aufgabe, den Speisebrei für die Ausscheidung als Stuhl gleitfähig zu machen. Bei Dickdarmentzündungen kann die Schleimproduktion so gesteigert sein, dass es zu „Schleimstühlen“ kommt.

1 Schleimhautschicht (Mukosa) .... *Tunica mucosa*
2 Verschiebeschicht (Submukosa) .... *Tela submucosa*
3 Muskelwand (Muskularis) .... *Tunica muscularis*
4 Bauchfellüberzug (Serosa) .... *Tunica serosa*
5 Lieberkühn-Drüse .... *Glandula intestinalis*
6 Becherzelle
7 Epithelgewebe der Schleimhaut........ *Lamina epithelialis*
8 Bindegewebe der Schleimhaut......... *Lamina propria mucosae*
9 Muskelschicht der Schleimhaut........ *Lamina muscularis mucosae*
10 Ringförmige (zirkuläre) Muskelschicht............... *Stratum circulare*
11 Längsgerichtete Muskelschicht .... *Stratum longitudinale*
12 Bindegewebe des Bauchfells..... *Tela subserosa*
13 Einschichtiges Plattenepithel des Bauchfells .... *Peritoneum (Tunica serosa)*

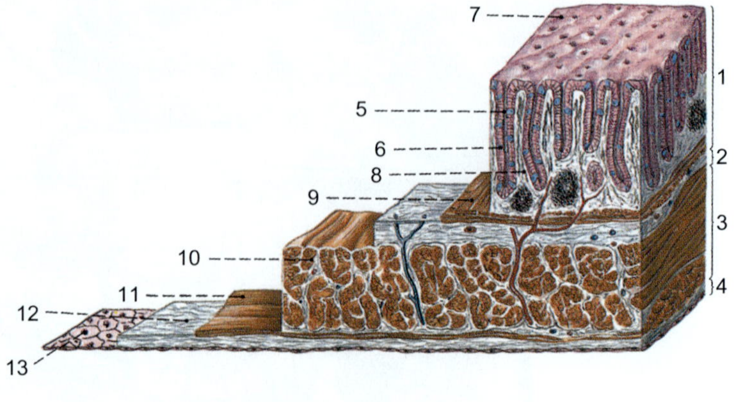

Abb. 9.35 [S007]

➢ Abb. 9.36 Projektion der Verdauungsorgane und der großen Schlagadern auf die vordere Körperoberfläche

Die Leber ist braun, Magen und Zwölffingerdarm sind violett, Bauchspeicheldrüse und Gallenblase grün und die Schlagadern rot dargestellt.

Bei einer Palpation (Abtasten) des Bauchraums sollten Sie darauf achten, dass eine angenehme Raumtemperatur herrscht und der Patient entspannt auf der Liege liegt. Damit die Bauchmuskulatur ausreichend entspannt werden kann, wird am besten eine Knierolle untergeschoben. Außerdem müssen die Hände *neben* dem Körper liegen und dürfen nicht unter dem Kopf verschränkt werden.

Zur genauen Lokalisation von Schmerzen im Bauchraum sollten Sie mit der Palpation vorsichtig an der Stelle beginnen, die am weitesten von der Schmerzstelle entfernt liegt. Werden z. B. Schmerzen im rechten Unterbauch angegeben, beginnen Sie im linken Oberbauch und palpieren langsam in Richtung der Schmerzstelle, damit Sie diese genau eingrenzen können.

Bei der Palpation des Bauchraums wird auf Druckempfindlichkeit, auf Druckschmerz, auf Abwehrspannung und Loslassschmerz untersucht.

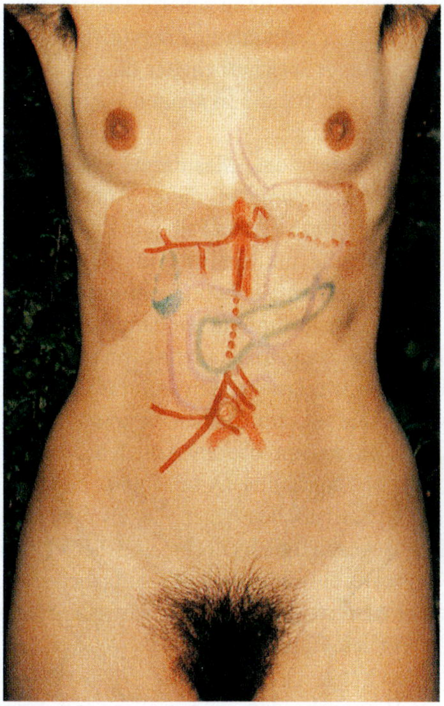

Abb. 9.36 [S021]

➢ Abb. 9.37 Längsschnitt durch Mastdarm und After

Der Mastdarm (Rektum) geht in Höhe des 2. bis 3. Kreuzbeinwirbels ohne scharfe Grenze aus dem Sigmoid (Colon sigmoideum) hervor. Er ist ein ca. 12–15 cm langer Speicherbehälter für den Stuhl, damit dieser nicht ständig in kleinen Portionen abgegeben werden muss.

Der Hauptteil des Mastdarms ist stark erweiterungsfähig, damit er dieser Aufgabe gerecht werden kann. Dazu gibt es Falten in der Mastdarmschleimhaut; die mittlere und kräftigste querverlaufende Mastdarmfalte heißt Kohlrausch-Falte. Sie befindet sich ungefähr 6 cm vor dem Analkanal.

Der 3–4 cm lange Analkanal ist von unwillkürlich und willkürlich arbeitenden Afterschließmuskeln umgeben, die es ermöglichen, den Stuhl zurückzuhalten. In seinem oberen Anteil hat der Analkanal 8–10 Längsfalten (Aftersäulen, 2), zwischen denen die Afternischen liegen. Die in diesen Aftersäulen gelegenen Gefäßgeflechte, sog. Schwellkörper (Corpus cavernosum), haben die Aufgabe, den After gasdicht zu verschließen. Diese Schwellkörper sind mit arteriellem Blut gefüllt.

Innere Hämorrhoiden Vergrößern sich einzelne Abschnitte des Schwellkörpers, bilden sich *innere* Hämorrhoiden. Blutungen aus den Hämorrhoiden bestehen aus hellrotem, arteriellem Blut, das dem Stuhloben aufliegt. Die von den Schwellkörpern abgehenden Venen durchtreten die Schließmuskeln. Sind die Schließmuskeln kontrahiert, so ist der Blutabfluss behindert und es kommt zu Stauungen in den Schwellkörpern, wodurch wiederum die Entstehung von inneren Hämorrhoiden begünstigt wird. Ein häufiges Anspannen der Gesäßmuskulatur durch Angst oder Stress fördert somit die Bildung von Hämorrhoiden (➢ Abb. 9.80, ➢ Abb. 9.81).

Äußere Hämorrhoiden spielen sich dagegen in oberflächlichen Venen ab (➢ Abb. 9.82).

Man vermutet, dass die häufig auftretenden Krebserkrankungen des Enddarms im Zusammenhang stehen mit seiner Speicherfunktion: Krebserregende Stoffe aus der Nahrung können dadurch viel länger auf die Schleimhaut einwirken. Diese Theorie würde auch erklären, warum Magenkrebs häufig auftritt.

Im Mastdarm gibt es keine Haustren und keine Tänien. Die Längsmuskelschicht ist hier geschlossen.

1 Mastdarmschleimhaut . . . . *Rectum, Tunica mucosa*
2 Aftersäulen (Längsfalten der Afterwand) . . . . *Columnae anales*
3 Unterhautfettgewebe . . . . . . *Panniculus adiposus*
4 Innerer Afterschließmuskel . . . . *M. sphincter ani internus*
5 Äußerer Afterschließmuskel. . . . . . . *M. sphincter ani externus*
6 Sitzbein . . . . *Os ischii*
7 Afterheber . . . . *M. levator ani*
8 Innerer Hüftlochmuskel . . . . *M. obturator internus*
9 Haut . . . . *Cutis*
10 Sitzbein-After-Grube . . . . *Fossa ischioanalis*
11 Samenbläschen (Bläschendrüse) . . . . *Vesicula seminalis (Glandula vesiculosa)*
12 Innere Schamschlagader . . . . *A. pudenda interna* und innere Schamvene . . . . . *V. pudenda interna*
13 Samenleiter . . . . *Ductus deferens*
14 Harnleiter . . . . *Ureter*
15 Sigmaschlinge . . . . *Colon sigmoideum*
16 Darmbein . . . . *Os ileum*

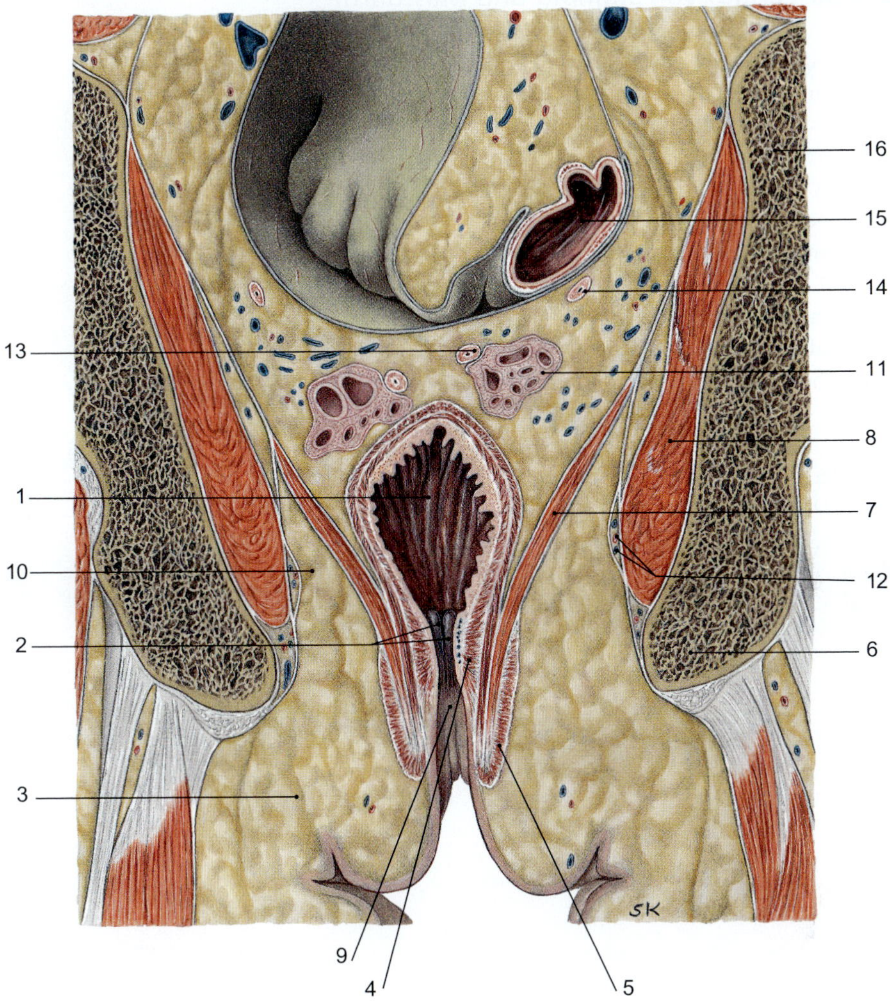

Abb. 9.37 [S007]

➢ Abb. 9.38 Verlauf von Sigmoid und Mastdarm

Nicht nur das Sigmoid zeigt einen S-förmigen Verlauf, sondern auch der Mastdarm. Bei letzterem zeigt sich die S-Form allerdings in einer ventralen / dorsalen Schwingung.

Diese S-Form des Mastdarms gewährleistet, dass der Stuhl im Speicherbehälter nicht auf dem Analkanal lastet, sondern auf dem Beckenboden. Nur so ist ein gut funktionierender Afterverschluss möglich. Zur Stuhlentleerung (Defäkation) wird der Mastdarm mithilfe der Analmuskulatur über den Analkanal angehoben. Nun kann der Stuhl abgesetzt werden.

1 Absteigender Dickdarm ...... *Colon descendens*
2 S-förmiger Dickdarmabschnitt (Sigmoid)................. *Colon sigmoideum*
3 Mastdarm .... *Rectum*
4 Analkanal .... *Canalis analis*

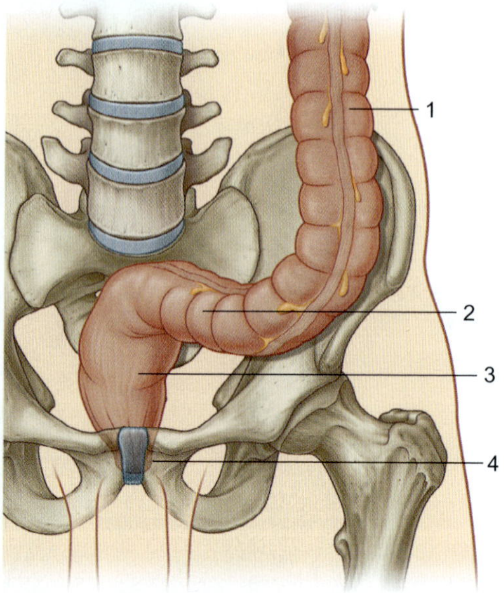

Abb. 9.38 [E580]

➤ Abb. 9.39 Afterschließmuskeln

Der Verschlussapparat des Afters besteht aus Muskulatur, Bindegewebe und Schwellkörpern. Die wichtigste Rolle spielen:

- Die S-Form des Mastdarms (➤ Abb. 9.38)
- Die Schwellkörper des Afterkanals (➤ Abb. 9.37)
- Die drei am Verschluss des Afterkanals beteiligten Muskeln, nämlich der innere und der äußere Afterschließmuskel und der Afterheber (auch ➤ Abb. 9.37). Sie gewährleisten einen flüssigkeitsdichten Verschluss, während die Schwellkörper zu einem gasdichten Verschluss führen.

Innerer Afterschließmuskel Der innere Afterschließmuskel (M. sphincter ani internus) ist ein Ringmuskel, der aus glatter Muskulatur besteht und am unteren Ende des Mastdarmes sitzt (2). Er umfasst die oberen ⅔ des Analkanals. Sein hoher Ruhetonus wird vom Sympathikus aufrechterhalten (auch ➤ Abb. 9.37).

Äußerer Afterschließmuskel Der äußere Afterschließmuskel (M. sphincter ani externus) ist ein Ringmuskel, der aus quergestreifter Skelettmuskulatur besteht (3). Er liegt um und unterhalb des inneren Afterschließmuskels (auch ➤ Abb. 9.37). Da er aus querg estreifter Muskulatur besteht, ist er willentlich beeinflussbar. Das Kleinkind muss lernen, diesen Muskel bewusst zu steuern, um eine kontrollierte Stuhlabgabe zu erreichen.

Afterheber Der Afterheber (M. levator ani) besteht ebenfalls aus quergestreifter Muskulatur. Er entspringt am Schambein und umfasst den Mastdarm schlingenförmig (➤ Abb. 9.37 Nr. 7). Er ist wesentlich an der S-Form des Mastdarms mitbeteiligt, da er das Analrohr nach vorne zieht, wodurch der Analkanal abgeknickt wird.

Innervation des Afterkanals Der Verschluss des Afterkanals wird von verschiedenen Nerven gesteuert: der innere Afterschließmuskel vom Sympathikus, der äußere vom Kreuzbeinnervengeflecht (N. pudendus) und der Afterheber von Steißbeinnervengeflecht. Gasdicht verschlossen wird der After von den Schwellkörpern des Afterkanals (➤ Abb. 9.37).

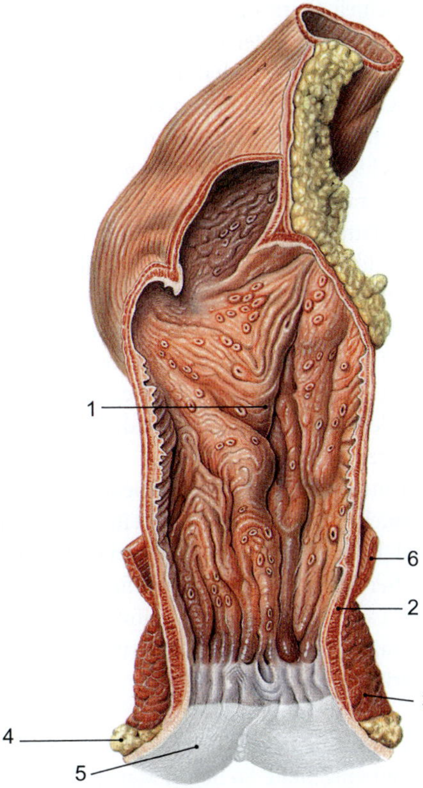

Abb. 9.39 [S007]

1 Mastdarmschleimhaut. . . . . *Rectum, Tunica mucosa*
2 Innerer Afterschließmuskel . . . . *M. sphincter ani internus*
3 Äußerer Afterschließmuskel. . . . . . . *M. sphincter ani externus*
4 Unterhautfettgewebe . . . . . . *Panniculus adiposus*
5 Haut . . . . *Cutis*
6 Afterheber (abgeschnitten). . . . . . . *M. levator ani*

➢ Abb. 9.40 Bauchfell

Das Bauchfell (Peritoneum) gehört wie das Brustfell und der Herzbeutel zu den serösen Häuten, da es Flüssigkeit abgibt. Es hat die Aufgabe, mit seiner glatten Oberfläche und einem Feuchtigkeitsfilm für die Verschieblichkeit der inneren Organe zu sorgen. Das Bauchfell besteht aus zwei Anteilen (Blättern), dem viszeralen und dem parietalen Blatt. Diese beiden Blätter gehen beim Stil des Gekröses ineinander über und bilden so einen geschlossenen Bauchfellsack.

- **Peritoneum viscerale:** Das viszerale Blatt des Bauchfells überzieht die Oberfläche der meisten Baucheingeweide. Es wird von vegetativen Eingeweidenerven versorgt und ist deshalb kaum schmerzempfindlich.
- **Peritoneum parietale:** Das parietale Blatt des Bauchfells überzieht die Innenseite der Bauchwand. Da hier viele Schmerzfasern verlaufen, ist es außerordentlich schmerzempfindlich.

Bei der Lage der Bauchorgane unterscheidet man eine intraperitoneale, eine retroperitoneale und eine extraperitoneale Lage.

Intraperitoneale Lage Das Organ wird vom viszeralen Blatt eingehüllt. So liegen Magen, Leber, Milz, Dünndarm, Blinddarm, Wurmfortsatz, querliegender Dickdarm, Sigmoid, Eierstock, Eileiter und der Körper der Gebärmutter intraperitoneal. Diese Lage gewährleistet, dass sich die Organe gut bewegen und ihre Größe verändern können, wie z. B. der Dünndarm bei seiner Verdauungsarbeit.

Retroperitoneale Lage Ein Organ liegt retroperitoneal, wenn es mehr oder weniger vollständig hinter dem viszeralen Blatt liegt. Zu den retroperitoneal gelegenen Organen gehören die Niere, die Harnblase, der Zwölffingerdarm, die Bauchspeicheldrüse sowie der auf- und absteigende Teil des Dickdarms. Zwölffingerdarm, Pankreas und der auf- und absteigende Dickdarm sind mit der hinteren Bauchwand verwachsen.

Extraperitoneale Lage Extraperitoneale Lage heißt, dass das betreffende Organ an keiner Stelle vom Bauchfell berührt wird. Dies trifft für die Vorsteherdrüse (Prostata) zu.

Gekröse Das Bauchfell darf die Bauchorgane jedoch nur so umgeben, dass Nerven, Blut- und Lymphgefäße in die Organe eintreten können. Damit also z. B. der Dünndarm mit Gefäßen und Nerven versorgt werden kann, lässt das Bauchfell an der hinteren Bauchwand jeweils bestimmte Stellen frei, an denen diese hindurchtreten können. Diese Stellen gehören zum Gekröse (Mesenterium). Bitte beachten Sie hierzu auch ➢ Abb. 9.41 und ➢ Abb. 9.42.

1 Zwerchfell .... *Diaphragma*
2 Leber .... *Hepar*
3 Kleines Netz .... *Omentum minus*
4 Magen .... *Gaster (Ventriculus)*
5 Dickdarmgekröse .... *Mesocolon*
6 Querliegender Dickdarm .... *Colon transversum*
7 Großes Netz .... *Omentum majus*
8 Leerdarm und Krummdarm .... *Jejunum et Ileum*
9 Verwachsungsfläche der Leber mit dem Zwerchfell .... *Area nuda*
10 Bauchspeicheldrüse (Pankreas) .... *Pancreas*
11 Netzbeutel .... *Bursa omentalis*
12 Zwölffingerdarm .... *Duodenum*
13 Dünndarmgekröse .... *Mesenterium*
14 Mastdarm .... *Rectum*

9

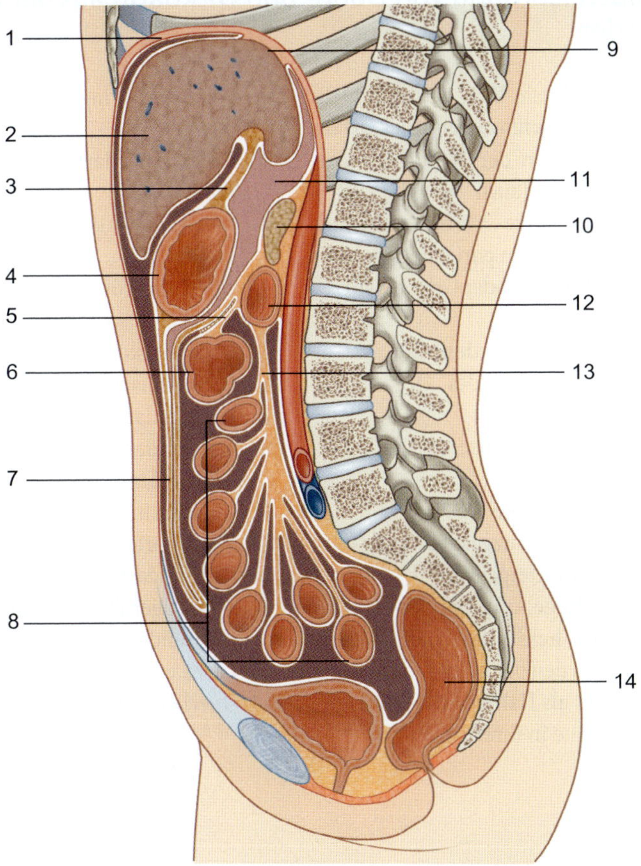

Abb. 9.40 [E580]

➢ Abb. 9.41 Blutversorgung von Dünn- und Dickdarm aus der oberen Gekröseschlagader

Das viszerale und das parietale Blatt des Bauchfells bilden zusammen einen geschlossenen Sack. Dazu schlägt sich das Bauchfell von der Wand der Körperhöhle auf das Organ um (auch ➢ Abb. 9.40). Das hierbei entstehende kurze Verbindungsstück zwischen dem viszeralen und dem parietalen Blatt des Bauchfells nennt man Gekrösestil oder Gekrösewurzel.

Gekröse Die Organgekröse werden mit „Meso“ und dem griechischen Namen des Organs bezeichnet:

- Mesenterium = Dünndarmgekröse
- Mesocolon = Dickdarmgekröse
- Mesogastrium = Magengekröse
- Mesoappendix = Wurmfortsatzgekröse und
- Mesometrium = Gebärmuttergekröse

Das Gekröse hat zwei wichtige Aufgaben. Es dient als „Versorgungsstraße“, das heißt, dass hier Nerven, Blut- und Lymphgefäße zu den betreffenden Organen ziehen. Zudem fungiert es als Halteband der Organe, denn es befestigt die Organe in ihrer Lage.

1 Querdickdarmgekröse . . . . *Mesocolon transversum*
2 Rechte Dickdarmschlagader und -vene . . . . *Aa. colica dextra et sinistra*
3 Mittlere Dickdarmschlagader . . . . *A. colica media*
4 Obere Gekröseschlagader . . . . *A. mesenterica superior*
5 Linke Dickdarmschlagader . . . . *A. colica sinistra*
6 Leerdarmschlagadern . . . . *Aa. jejunales*
7 Krummdarmschlagadern . . . . *Aa. ileales*
8 Krummdarm-Dickdarm-Schlagader . . . . *A. ileocolica*
9 Blinddarm . . . . *Caecum*
10 Wurmfortsatz . . . . *Appendix vermiformis*
11 Krummdarm . . . . *Ileum*
12 S-förmiger Dickdarmabschnitt (Sigmoid) . . . . *Colon sigmoideum*
13 Leerdarm . . . . *Jejunum*
14 Querliegender Dickdarm . . . . *Colon transversum*

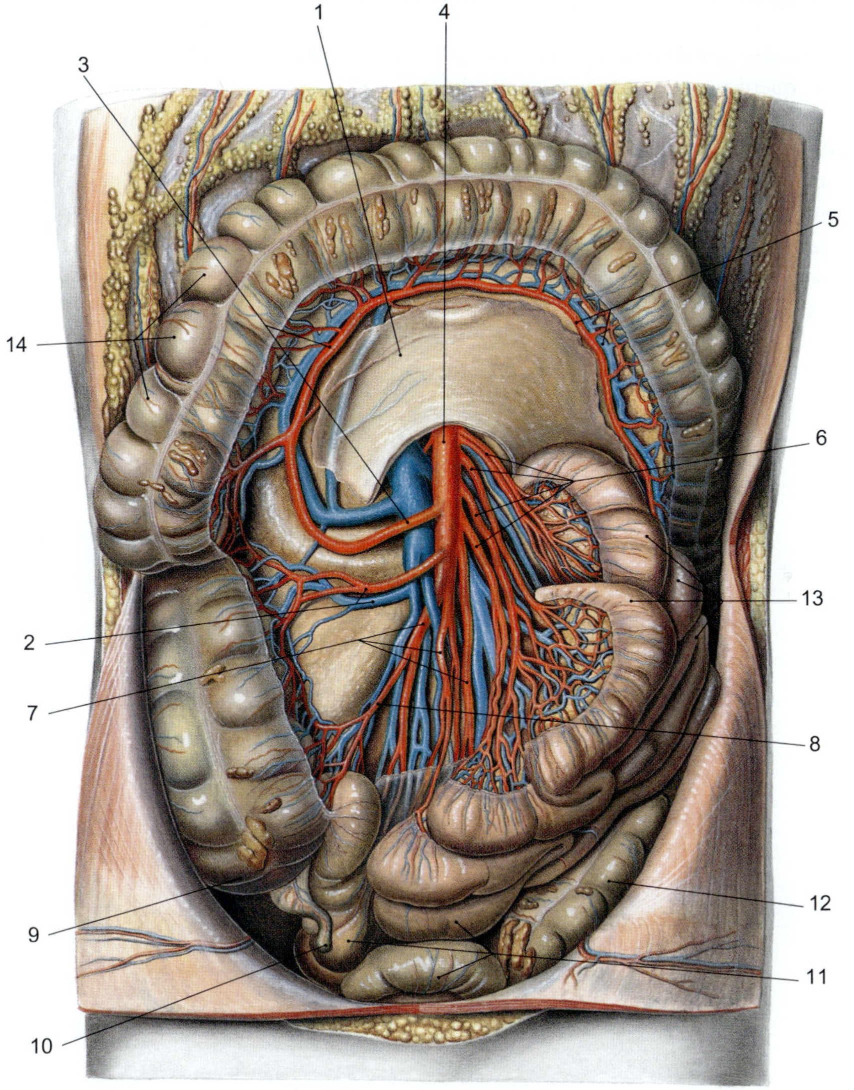

Abb. 9.41 [S007]

➢ Abb. 9.42 Blick auf das Gekröse (Mesenterium)

Die Bauchmuskulatur wurde durchtrennt und aufgeklappt. Der querliegende Dickdarm und das große Netz wurden nach oben gelegt. Dadurch wird deutlich, dass das große Netz (➢ Abb. 9.43) nicht an den Darmschlingen festgewachsen ist, sondern wie eine „Schürze" davor hängt.

Beachten Sie auch das Gekröse (3), das den Dünndarm an der Bauchrückwand befestigt und von dem aus die Versorgung des Darms erfolgt.

1 Großes Netz (nach oben gelegt) . . . . . . *Omentum majus*
2 Querliegender Dickdarm. . . . *Colon transversum*
3 Gekröse . . . . *Mesenterium*
4 Dünndarm. . . . . *Intestinum tenue*
5 S-förmiger Dickdarmabschnitt (Sigmoid). . . . . *Colon sigmoideum*
6 Wurmfortsatz . . . . *Appendix vermiformis*

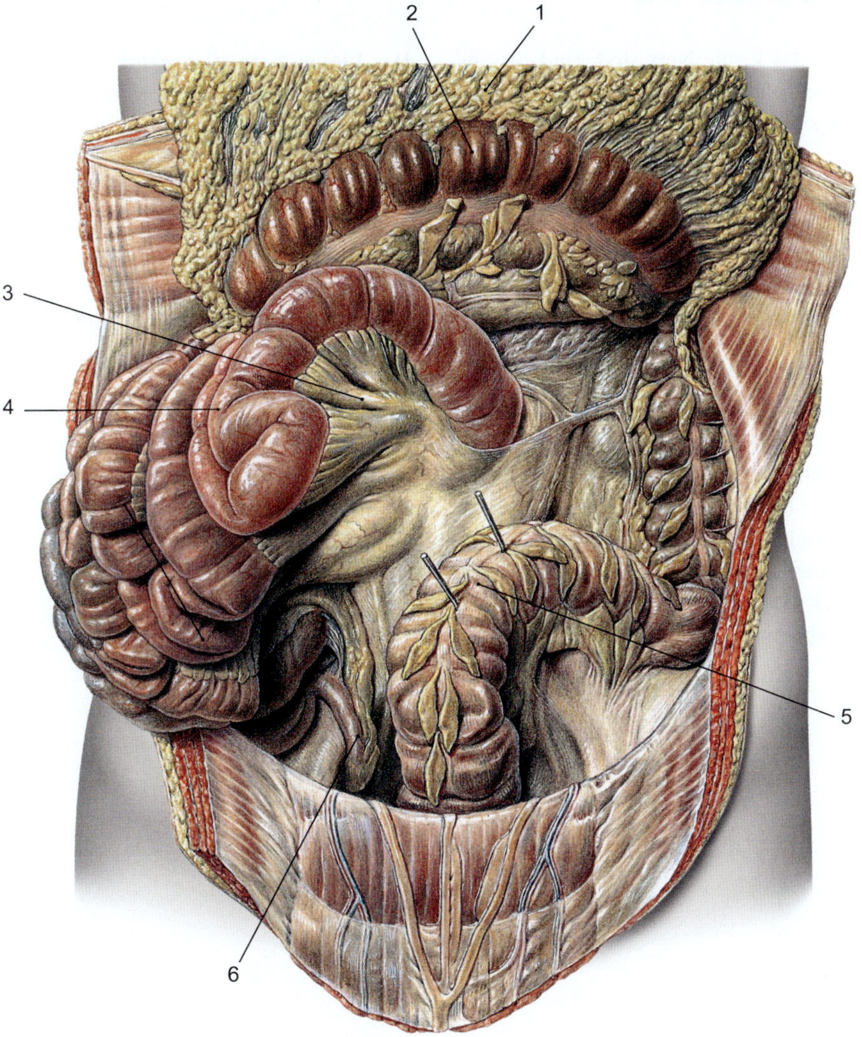

Abb. 9.42 [S007]

➢ Abb. 9.43 Großes Netz

Das große und das kleine Netz sind Bindegewebsplatten, die beidseitig vom viszeralen Blatt des Bauchfells umgeben sind.

Das große Netz (Omentum majus) Es geht vom querliegenden Dickdarm und von der großen Magenkrümmung aus und hängt schürzenartig vor dem Darm. Es fungiert als Fettdepot und übernimmt wichtige Abwehrfunktionen, denn es ist reich an Fresszellen und Lymphozyten. Bei Entzündungen im Bauchfellraum kann sich das große Netz auf die betreffende Stelle legen und diese abdichten und so unter Umständen einen Eiterdurchbruch in die Bauchfellhöhle vermeiden oder zumindest verzögern (gedeckte Perforation). Zudem kann das große Netz Flüssigkeit und kleine Teilchen resorbieren.

Bei Adipositas kann das große Netz mehrere Zentimeter dick werden und als „Fettschürze“ bis zu den Knien herabhängen.

Das kleine Netz (Omentum minus) Das kleine Netz verbindet die kleine Kurvatur des Magens sowie den Zwölffingerdarm mit der Leber. Es enthält die zur Leber führenden Gefäße, die Leberschlagader (A. hepatica propria), die Pfortader (V. portae hepatis) und den Gallengang (Ductus choledochus).

1 Großes Netz. . . . . *Omentum majus*
2 S-förmiger Dickdarmabschnitt (Sigmoid). . . . .*Colon sigmoideum*
3 Blinddarm . . . .*Caecum*
4 Querliegender Dickdarm. . . . *Colon transversum*
5 Rechter Leberlappen . . . . . . *Lobus hepatis dexter*
6 Linker Leberlappen . . . . . . *Lobus hepatis sinister*
7 Magen . . . . *Ventriculus (Gaster)*
8 Aufsteigender Dickdarm. . . . . . .*Colon ascendens*

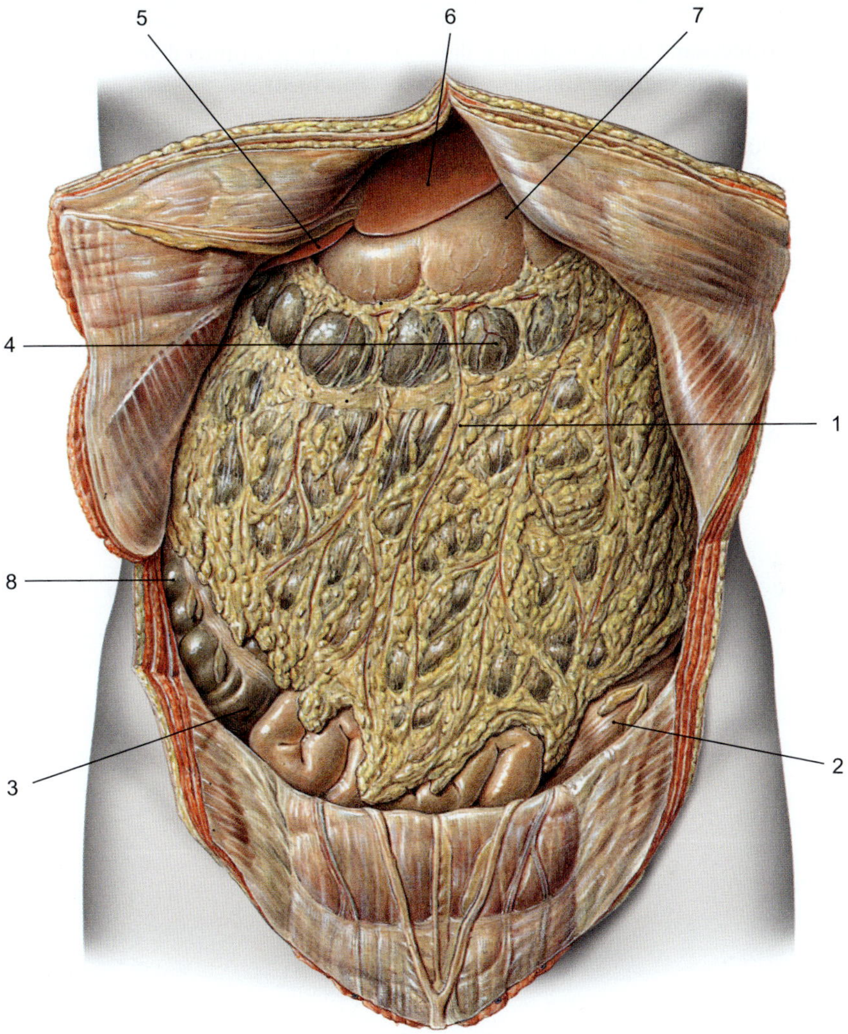

Abb. 9.43 [S007]

➤ Abb. 9.44 Hinterwand des Bauchraums

Dargestellt ist die Hinterwand des Bauchraums, die vom parietalen Blatt ausgekleidet ist. Um diese Ansicht zu ermöglichen, mussten Magen, Leber sowie große Teile des Dünn- und Dickdarms entfernt werden. Die Anheftungsstellen des auf- und absteigenden Dickdarms an der hinteren Bauchwand wurden mit * gekennzeichnet.

Das parietale Blatt bedeckt die Wand der Bauch- und Beckenhöhle und umschließt so die Bauchhöhle, die auch als Peritonealraum bezeichnet wird. Der Raum, der hinter dem parietalen Blatt liegt, heißt Retroperitonealraum. Hier liegen z.B. die Nieren (➤ Abb. 15.1) und die Bauchspeicheldrüse.

1 Nebenniere (unter dem Bauchfell) .... *Glandula suprarenalis*
2 Niere (unter dem Bauchfell).............. *Ren*
3 Zwölffingerdarm (unter dem Bauchfell) .... *Duodenum*
4 Bauchfell ....*Peritoneum*
5 Bauchspeicheldrüse (unter dem Bauchfell) .... *Pancreas*
6 Mastdarm .... *Rectum*
7 Harnblase .... *Vesica urinaria*
8 Gebärmutter .... *Uterus*
9 Kleines Becken .... *Pelvis minor*
10 Eileiter .... *Tuba uterina*
11 Eierstock .... *Ovarium*
12 Untere Hohlvene und Lebervenen .... *V. cava inferior et Vv. hepaticae*
13 Mageneingang (durchgetrennt) .... *Pars cardiaca*
14 Milz .... *Splen (Lien)*
15 Harnleiter .... *Ureter*

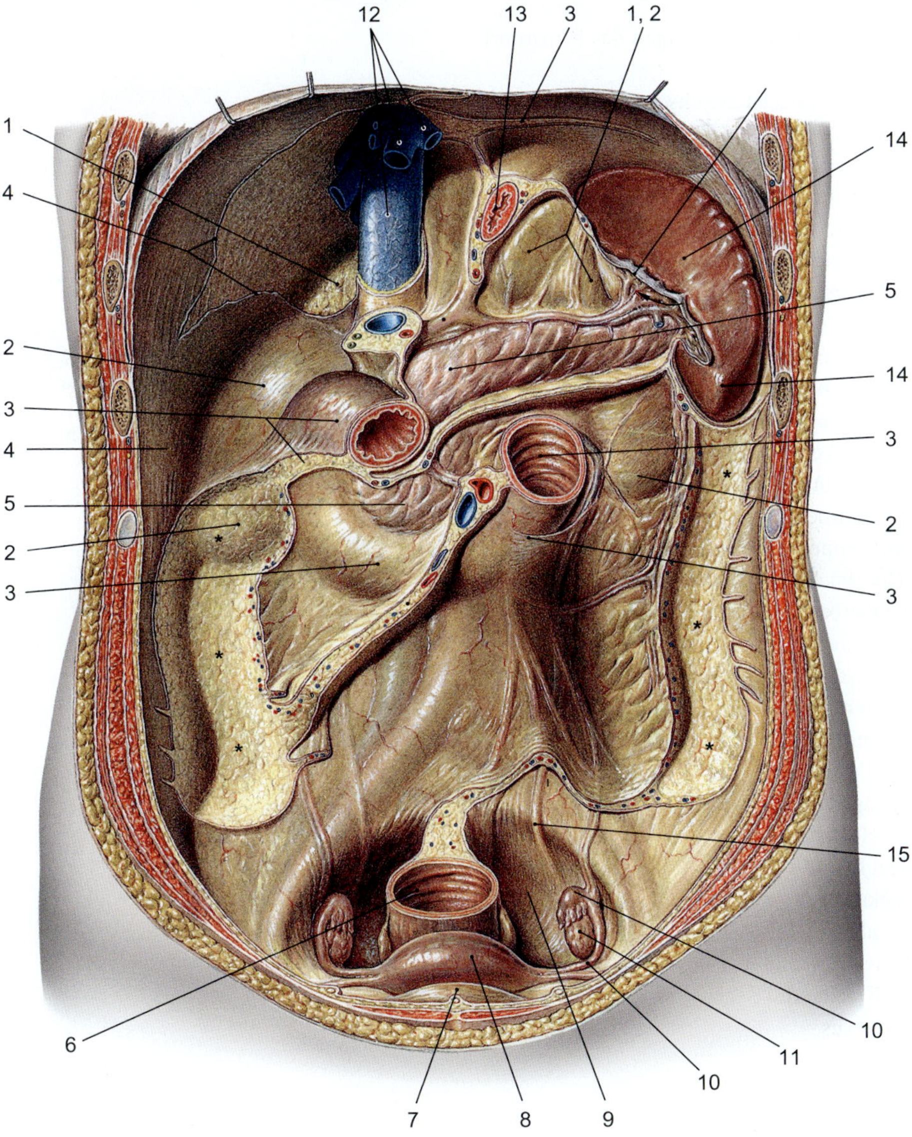

Abb. 9.44 [S007]

➤ Abb. 9.45 Mögliche Lagen des Wurmfortsatzes

Rot dargestellt sind mögliche Lagen des Wurmfortsatzes.

Der Wurmfortsatz ist durchschnittlich ungefähr 10 cm lang, allerdings kann die Länge variieren, vom völligen Fehlen bis hin zu 25 cm. Die verschiedenen Lagen und Längen des Appendix sind für die unterschiedlichen Schmerzlokalisationen bei einer Appendizitis verantwortlich. Die wichtigste Stelle, die geprüft werden muss, ist der McBurney-Punkt (➤ Abb. 9.46). Äußerst selten kommt es zu einem Zäkum-Hochstand (2) oder zu einem Situs inversus (8). Bei letzterem befinden sich die Organe spiegelverkehrt auf der anderen Seite des Körpers, z. B. liegt die Leber im linken Oberbauch.

Eine akute Appendizitis beginnt meist aus „heiterem Himmel“. Leitsymptome sind: Übelkeit, Erbrechen, Appetitlosigkeit, heftige Schmerzen, die zunächst im Mittelbauch beginnen (manchmal auch im Oberbauch) und nach einigen Stunden in den rechten Unterbauch ziehen, mäßiges Fieber sowie eine rektal-axillar gemessene Temperaturdifferenz über 0,6 °C. Typisch ist die Abwehrspannung.

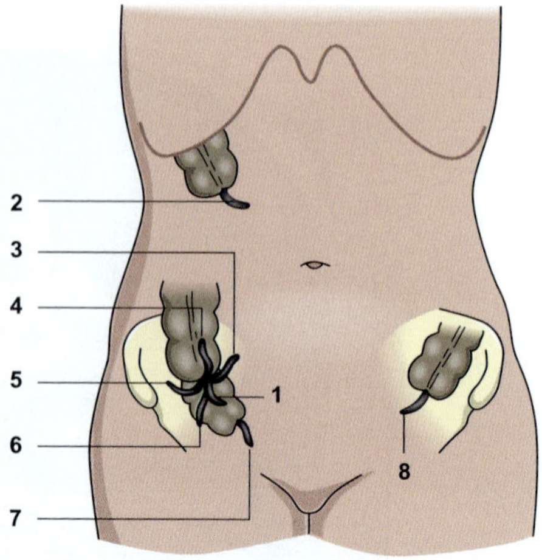

Abb. 9.45 [L157]

1 Normallage
2 Zäkum-Hochstand
3 Paraileal fixiert
4 Retrozökal
5 Parazökal
6 Im kleinen Becken
7 Zäkum-Tiefstand
8 Situs inversus

➢ Abb. 9.46 Lage des McBurney-Punkts und des Lanz-Punkts

Typische Druckschmerzpunkte bei Wurmfortsatzentzündung (Appendizitis) sind der McBurney-Punkt und der Lanz-Punkt.

- Der **McBurney-Punkt** liegt auf einer gedachten Verbindungslinie vom Nabel zum vorderen oberen rechten Darmbeinstachel (Spina iliaca anterior superior) am Übergang vom lateralen zum mittleren Drittel. Er entspricht ungefähr dem *Abgang* des Wurmfortsatzes vom Blinddarm.
- Der **Lanz-Punkt** liegt auf der Verbindungslinie der beiden vorderen oberen Darmbeinstacheln am rechten Drittelpunkt. Er entspricht der *Spitze* des herabhängenden Wurmfortsatzes.

Weitere wichtige Untersuchungen bei Verdacht auf Appendizitis sind:

Rovsing-Zeichen (➢ Abb. 9.47).

Blumberg-Zeichen Mit dem Blumberg-Zeichen wird auf Loslassschmerz hin untersucht. Dazu drückt man eine Stelle im *linken* Unterbauch ein und lässt schnell los. Gibt der Patient daraufhin einen Erschütterungsschmerz im Appendixbereich an, so spricht dies für eine Beteiligung des Bauchfells.

Psoas-Zeichen Beim Heben des gestreckten rechten Beins gegen Widerstand kommt es im rechten Unterbauch zu Schmerzen.

Douglas-Schmerz Dabei wird der Douglas-Raum auf Schmerzhaftigkeit untersucht. Der Douglas-Raum ist der tiefste Punkt der Bauchhöhle (bei der Frau: zwischen Uterus und Rektum; beim Mann: zwischen Harnblase und Rektum). Zur Prüfung wird eine rektale Austastung vorgenommen. Diese Untersuchung dient dem Erkennen einer Appendizitis bei einer atypischen Lage des Appendix.

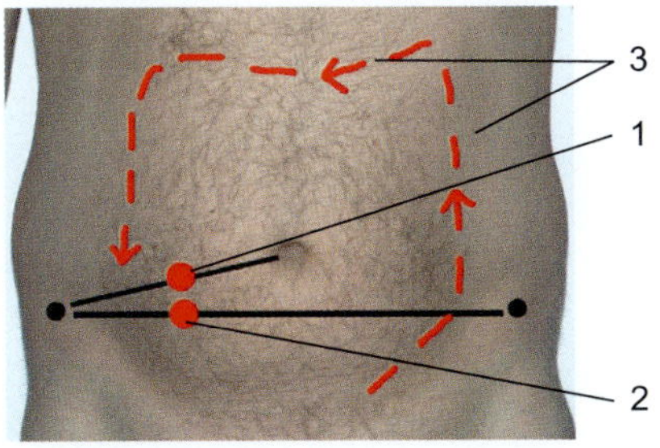

Abb. 9.46 [M553]

1 McBurney-Punkt
2 Lanz-Punkt
3 Rovsing-Zeichen

➢ Abb. 9.47 Rovsing-Zeichen

Zum Auslösen des Rovsing-Zeichens streicht man den Dickdarm entgegen seiner natürlichen Transportrichtung aus. Liegt eine Wurmfortsatzentzündung vor, nimmt der Schmerz im Appendixbereich zu, da der Druck im Wurmfortsatz erhöht wird. Diese Untersuchungsmethode ist nicht ungefährlich, da sie eventuell das Platzen eines vereiterten Appendix provoziert.

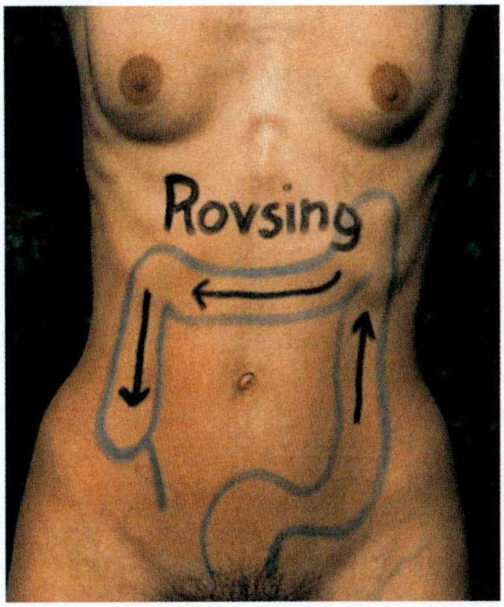

Abb. 9.47 [S002-9]

➢ Abb. 9.48 Stomatitis aphthosa (Aphthe)

Bei der 56-jährigen Patientin sind seit vielen Jahren immer wieder schmerzhafte Aphthen aufgetreten, die sich nach dem Genuss von gepfefferten, scharfen Nahrungsmitteln und nach dem Verzehr von Nüssen entwickelt haben.

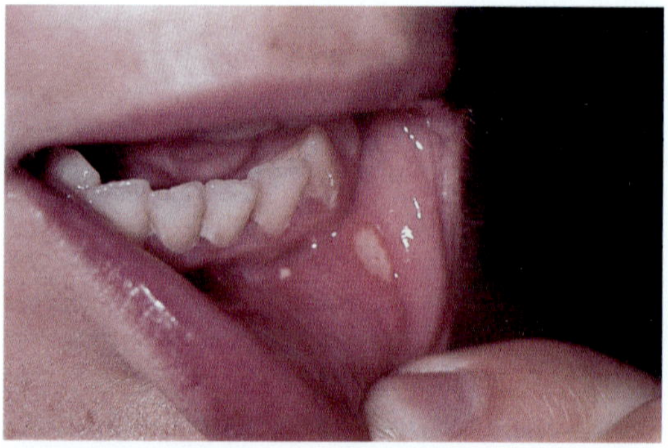

Abb. 9.48 [R246]

➢ Abb. 9.49 Stomatitis herpetica aphthosa (Stomatitis aphthosa, Aphthen)

Im gezeigten Fall handelt es sich um infektiöse Aphthen, die durch das Herpes-simplex-Virus hervorgerufen wurden. Zu sehen sind zahlreiche oberflächliche, kleine Erosionen mit weißlichem Fibrinbelag, die von einem scharfen, roten Hof umgeben sind. Im Allgemeinen heilen infektiöse Aphthen schneller ab als nichtinfektiöse.

Differenzialdiagnostisch muss bei entsprechenden Symptomen der Mundhöhle und Lippen immer in Betracht gezogen werden, dass sich hier Melanome und Plattenepithelkarzinome entwickeln können, vor allem bei Patienten mit Nikotin- und Alkoholabusus.

Denken Sie daran, dass Heilpraktiker aufgrund des „Gesetzes über die Ausübung der Zahnheilkunde" keine Erkrankung der Mundhöhle behandeln dürfen.

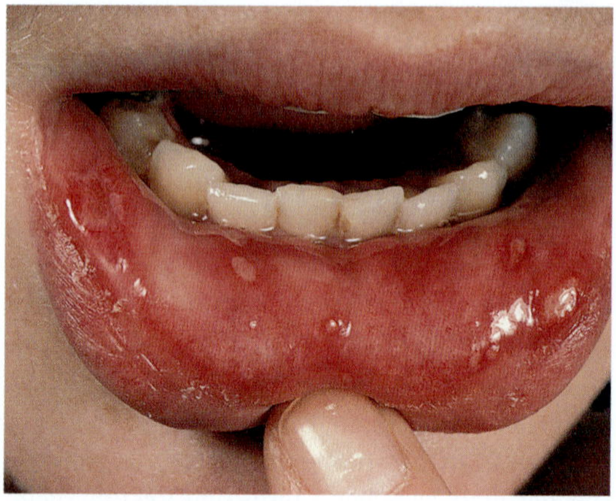

Abb. 9.49 [M551]

➢ Abb. 9.50 Mundwinkelrhagaden (Faulecken, Perlèche, Angulus infectiosus)

Mundwinkelrhagaden sind schlecht heilende Einrisse in den Mundwinkeln. Sie treten oft in Folge von Mangelernährung und bei ausgeprägten Resorptionsstörungen auf; vor allem Eisen- und Vitaminmangel spielen eine wichtige Rolle. Mundwinkelrhagaden können sich auch infolge bakterieller Entzündungen (Staphylokokken, Streptokokken) und Pilzbesiedelungen entwickeln.

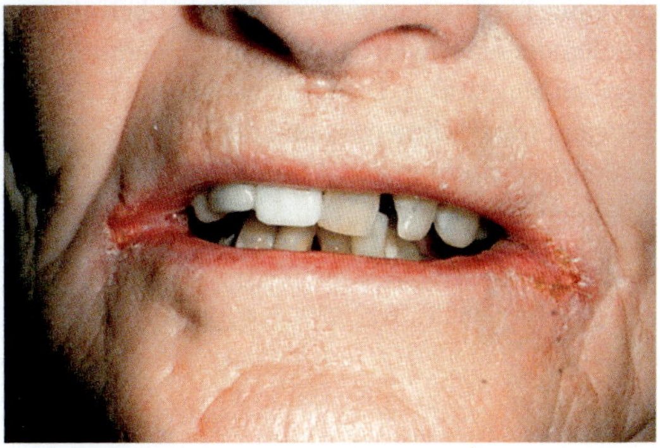

Abb. 9.50 [E576]

➢ Abb. 9.51 Leukoplakie (Weißschwielenkrankheit)

Man sieht auf der Zungenoberfläche weißliche Auflagerungen mit Verhornungen. Leiden AIDS-Patienten unter dieser Erscheinung, muss zur Abklärung unbedingt ein Hautarzt konsultiert werden, da sich insbesondere bei AIDS-Patienten oft ein Karzinom entwickelt.

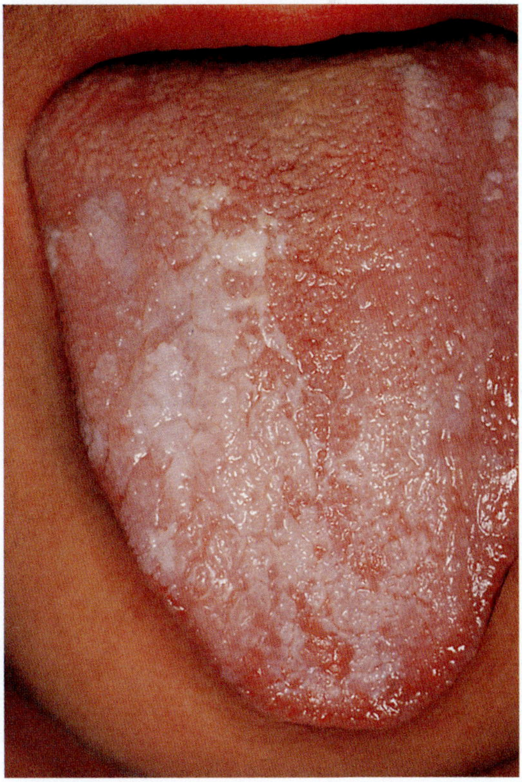

Abb. 9.51 [E273]

➢ Abb. 9.52 Landkartenzunge (Lingua geographica)

Bei einer Landkartenzunge wird in den betroffenen Herden die oberste Hornschicht der fadenförmigen Papillen abgestoßen. Die Ursache ist ungeklärt, der Vorgang selbst schmerzlos und der Befund harmlos. Allerdings besteht in den Arealen eine erhöhte Entzündungsneigung. In diesem Fall kommt es auch zu Schmerzen.

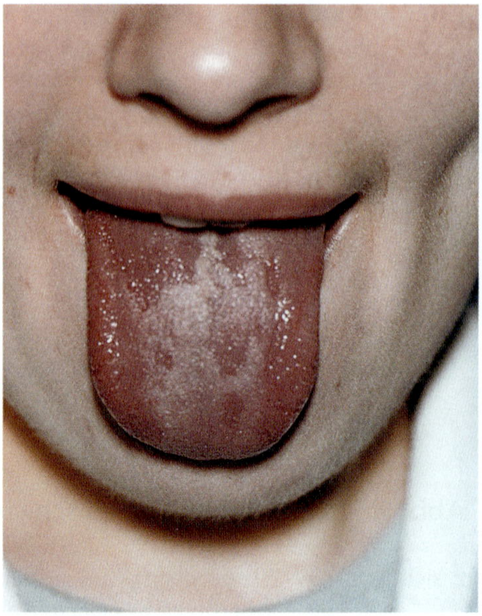

Abb. 9.52 [R246]

➢ Abb. 9.53 Schwarze Haarzunge (Lingua villosa nigra)

Bei der schwarzen Haarzunge sind die fadenförmigen Papillen verlängert, sodass es zu einer schwärzlichen Verfärbung kommt. Begünstigend wirken vor allem Zigarettenrauchen und schlechte Mundhygiene. Schmerzen bestehen keine, aber in ausgeprägten Fällen kann Juckreiz auftreten.

Die Zunge sollte mit einer speziellen Bürste kräftig gebürstet werden, zudem ist auf gute Mundhygiene zu achten.

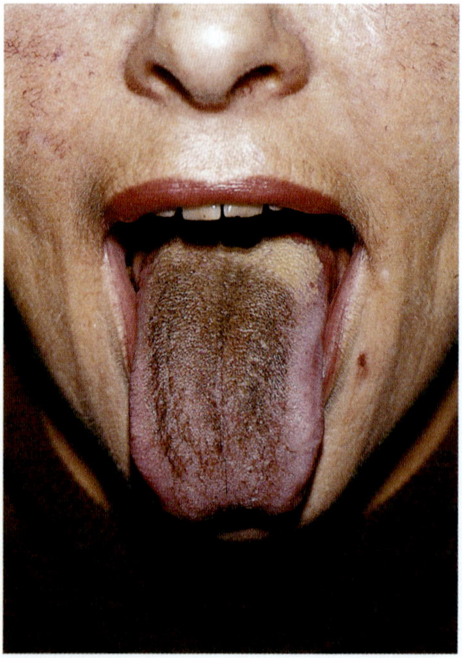

Abb. 9.53 [R246]

➢ Abb. 9.54 Speiseröhrenverengung (Striktur) nach Laugenverätzung

Verätzungen der Speiseröhre sind meist die Folge des absichtlichen (Selbsttötung) oder versehentlichen Trinkens von Laugen oder Säuren.

Die Abbildung zeigt eine Röntgendarstellung der Speiseröhre. Bei dem Patienten war eine Laugenverätzung der Speiseröhre aufgetreten, die mit einer Verengung (Striktur) ausgeheilt ist. Die verengte Stelle ist mit schwarzen Pfeilen markiert.

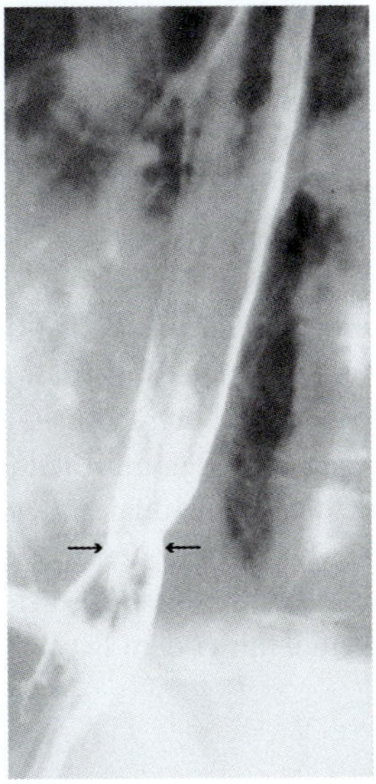

Abb. 9.54 [E574]

➢ Abb. 9.55 Ösophagoskopie bei schwerer Refluxösophagitis

Bei der Refluxösophagitis fließt Mageninhalt in die Speiseröhre zurück. Die Folge sind charakteristische erosive Schleimhautveränderungen, die mithilfe einer Ösophagoskopie diagnostiziert werden.

Die Abbildung zeigt eine endoskopische Aufnahme einer schweren Refluxösophagitis. Man sieht erosive, konfluierende Schleimhautdefekte und hämorrhagische „Straßen".

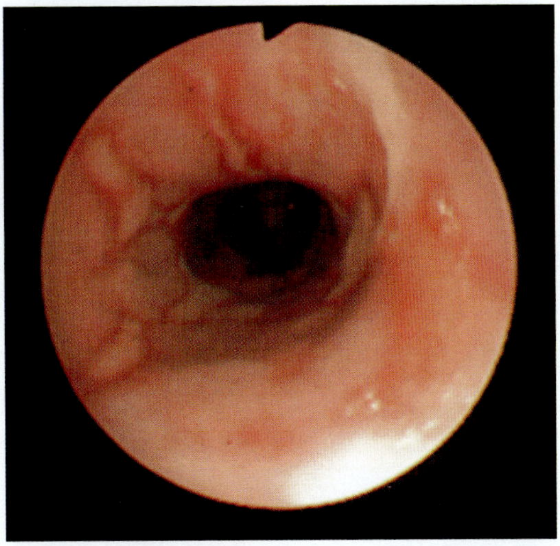

Abb. 9.55 [E316]

➤ Abb. 9.56 Schematische Darstellung verschiedener Arten von Hiatushernien

Eine Hiatushernie ist ein Zwerchfellbruch, in dessen Folge Magenanteile durch das Zwerchfell (Hiatus oesophageus) hindurch in den Brustkorb treten.

Gleithernien Die weitaus meisten Hiatushernien sind Gleithernien. Dabei steigt die Kardia (Mageneingang) zusammen mit den angrenzenden Magenabschnitten durch den Hiatus in den Brustkorb auf. Die meisten Gleithernien sind klein, gelegentlich können sie jedoch eine beträchtliche Größe erreichen. Die meisten Patienten mit Gleithernien haben keine Beschwerden. Manchmal entwickeln sich jedoch infolge der Insuffizienz des unteren Speiseröhrenschließmuskels Sodbrennen, Aufstoßen, Druck- und Schmerzgefühl hinter dem Brustbein.

Paraösophagealhernie Bei der Paraösophagealhernie behält die Kardia ihre Lage im Hiatus bei, aber es steigen zunächst kleinere, später größere Magenteile durch den Hiatus in den Brustkorb. Auch Paraösophagealhernien können symptomlos bleiben, sie können aber auch mit Völlegefühl, Übelkeit und Herzbeklemmung nach dem Essen einhergehen. Als Komplikation kann es zur Einklemmung oder Abklemmung des hernierten Magens kommen. In diesem Fall entwickelt sich ein akutes Abdomen.

1 Magengrund .... *Fundus*
2 Mageneingang .... *Kardia*
3 Speiseröhre .... *Oesophagus*
4 Brustfell .... *Pleura*
5 Zwerchfell .... *Diaphragma*
6 Bauchfell .... *Peritoneum*

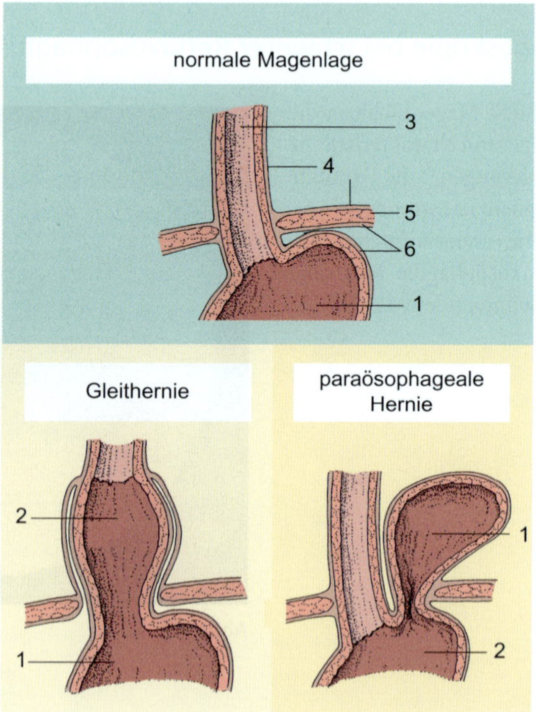

Abb. 9.56 [L190]

➤ Abb. 9.57 Speiseröhrendivertikel (Ösophagusdivertikel, Zenker-Divertikel)

Ösophagusdivertikel sind sackartige Ausstülpungen der Speiseröhrenwand. Ein großer Teil der Ösophagusdivertikel tritt am Übergang von der Muskelschicht des Rachens (Hypopharynx) in die Muskelschicht der Speiseröhre auf. Hier entsteht aufgrund der unterschiedlichen Verlaufsrichtungen der Muskelfasern ein muskelschwaches Dreieck (Laimer-Dreieck). An dieser Schwachstelle kann sich das Zenker-Divertikel entwickeln.

Die Abbildung zeigt unterschiedliche Entwicklungsstadien eines solchen Zenker-Divertikels.

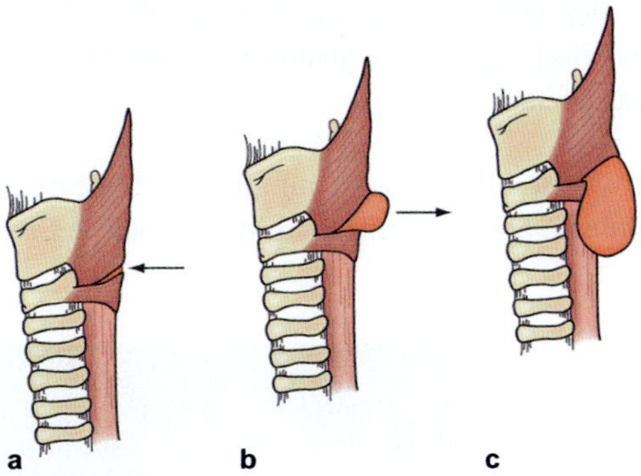

Abb. 9.57 [E775]

a Stadium I Das Divertikel kann sich beim Schlucken mit Speisebrei füllen und sich so allmählich vergrößern. Der Patient hat das Gefühl, als ob ihm der Bissen im Hals stecken bliebe. Bleiben im Divertikel Speisereste zurück, können diese von Bakterien zersetzt werden und zu einer Entzündung der Schleimhaut führen (Divertikulitis).

b Stadium II Schlingstörungen stehen im Vordergrund der Beschwerden.

c Stadium III Hat das Divertikel Stadium III erreicht, kann es sein, dass die Speise nicht mehr in den Ösophagus gelangen kann. Dann kommt es zum Erbrechen von unverdauter Nahrung.

➢ Abb. 9.58 Röntgendarstellung von Ösophagusdivertikeln

a Der Pfeil zeigt auf ein prall gefülltes Zenker-Divertikel, das bereits Stadium III (➢ Abb. 9.57) erreicht hat.

b Der weiße Pfeil zeigt auf ein Divertikel, das im mittleren Speiseröhrenabschnitt liegt. Solche Divertikel entstehen meist durch Schrumpfung benachbarter Lymphknoten, die eine Zugwirkung auf die Speiseröhrenwand ausüben. Diese Divertikel sind selten, machen keine Beschwerden und werden meist als Zufallsbefund bei Röntgenkontrollen erhoben.

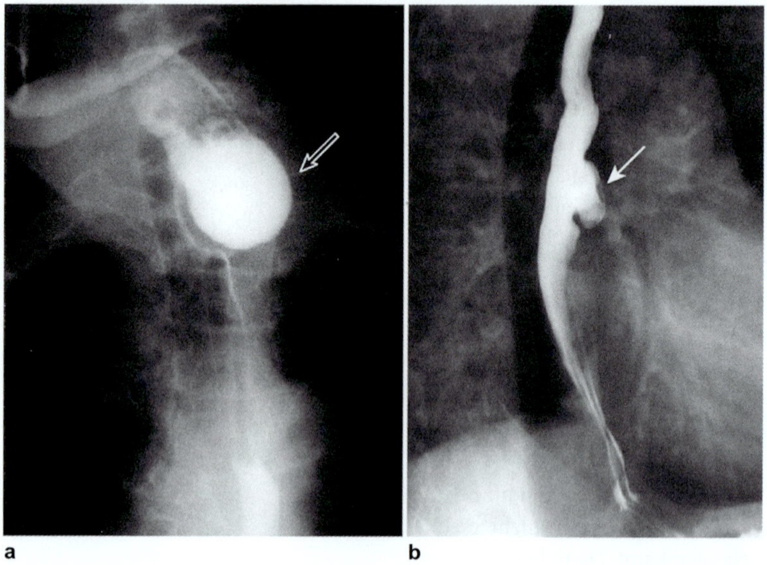

Abb. 9.58 [E513]

➢ Abb. 9.59 Speiseröhrenkrebs (Ösophaguskarzinom)

Tumoren der Speiseröhre sind fast immer bösartig. Sie befinden sich vorzugsweise im mittleren und unteren Speiseröhrenabschnitt. Die Tumoren wachsen schnell, sodass es bald zur Einengung der Speiseröhre kommt. Ösophaguskarzinome setzen schon in einem frühen Stadium Metastasen.

Speiseröhrenkrebs verursacht in einem frühen Stadium meist keine Beschwerden, in manchen Fällen kann das Unvermögen den eigenen Speichel zu schlucken ein erster Hinweis sein. Symptome entwickeln sich erst, wenn der Tumor alle Wandschichten durchsetzt hat. Leitsymptom des fortgeschrittenen Karzinoms ist die Schlingstörung. Zunächst ist das Schlucken fester Nahrung gestört, dann das weicher Speisen, danach kann nur noch getrunken werden. Bei vollständiger Blockade können auch keine Getränke mehr zugeführt werden. Weitere Symptome eines Speiseröhrenkarzinoms sind Gewichtsverlust, Regurgitation, Mundgeruch und Druckgefühl bzw. Schmerz hinter dem Brustbein.

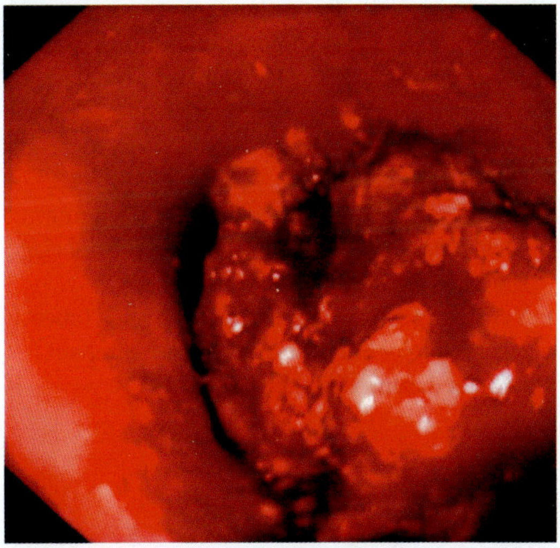

Abb. 9.59 [E393]

➢ Abb. 9.60 Röntgendarstellung eines Speiseröhrenkrebses

Die röntgenologische Darstellung zeigt ein ausgedehntes Karzinom im mittleren Speiseröhrenabschnitt. Es liegt eine beträchtliche Lumeneinengung vor. Der Bereich vor der Stenose dagegen zeigt eine deutliche Erweiterung (Dilatation), da sich hier die Nahrung staut, da sie nicht richtig weiter transportiert werden kann.

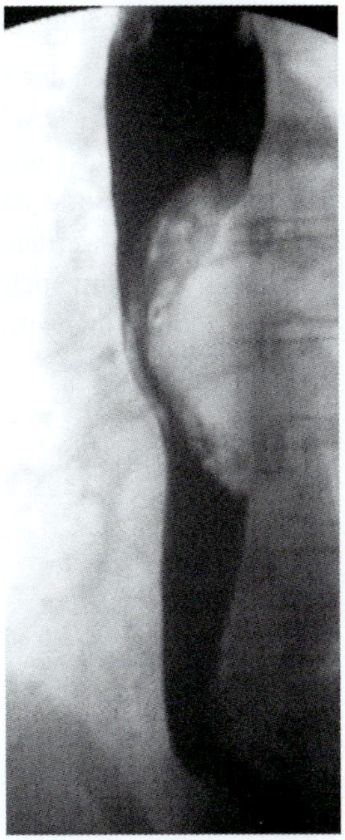

Abb. 9.60 [E393]

➢ Abb. 9.61 Laugenverätzung ersten bis dritten Grades der Magenschleimhaut

Die endoskopische Darstellung zeigt eine Laugenverätzung der Magenschleimhaut. Ähnlich wie bei Verbrennungen kann man auch bei Verätzungen verschiedene Schweregrade abgrenzen:

- **Verätzung 1. Grades:** geröteter und etwas geschwollener Bereich.
- **Verätzung 2. Grades:** weißlicher Bereich mit flachen Schleimhautgeschwüren mit Fibrinbelag. Die Mukosa ist zerstört.
- **Verätzung 3. Grades:** schwarzer Bereich (oben rechts) infolge einer Nekrose der Schleimhaut und der darunterliegenden Schichten

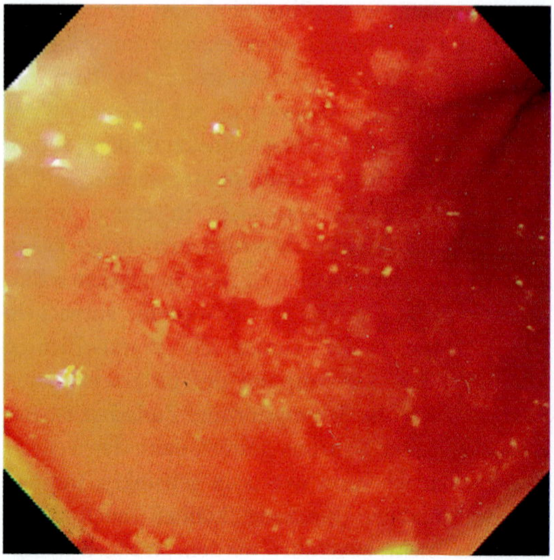

Abb. 9.61 [E316]

➢ Abb. 9.62 Magengeschwür (Ulcus ventriculi)

Die endoskopische Darstellung zeigt ein Magengeschwür.

Für ein Magengeschwür ist der Frühschmerz typisch, der 0,5 bis 1 Stunde nach der Nahrungsaufnahme einsetzt. Weitere mögliche Beschwerden sind Schmerzen im Oberbauch, Druck- und Völlegefühl nach den Mahlzeiten, Übelkeit und Aufstoßen. Besonders säurelockende Speisen werden schlecht vertragen. Ein Magengeschwür kann auch symptomlos verlaufen, vor allem bei Einnahme von ASS.

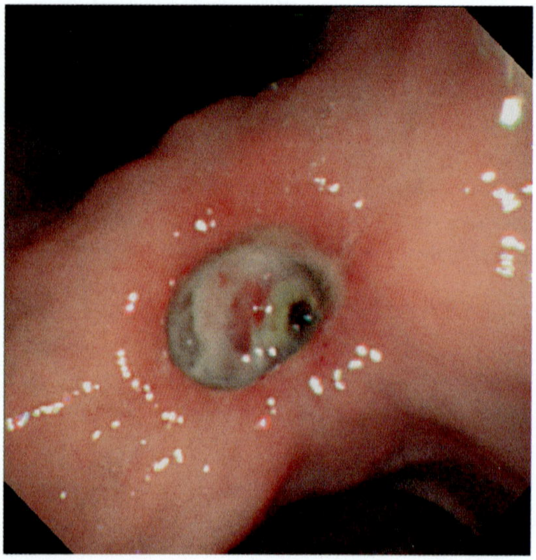

Abb. 9.62 [E805]

➤ Abb. 9.63 Zwölffingerdarmgeschwür (Ulcus duodeni)

Zu sehen ist ein akutes Zwölffingerdarmgeschwür.

Typische Symptome sind der Nüchternschmerz, der vor allem nachts auftritt sowie der Spätschmerz, der mehrere Stunden nach der letzten Nahrungsaufnahme einsetzt. ein

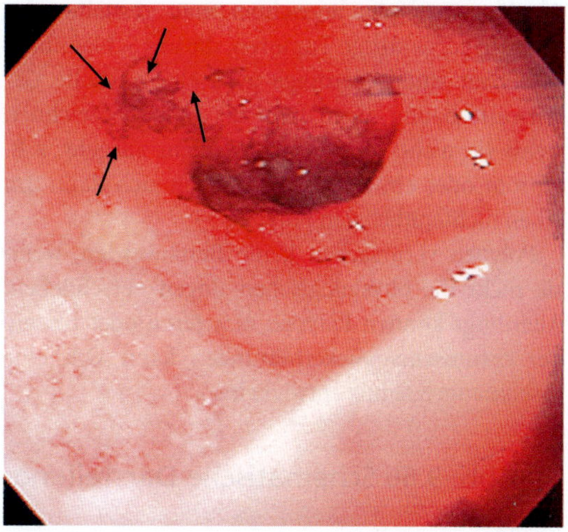

Abb. 9.63 [F393]

➤ Abb. 9.64 Akut blutendes Magengeschwür

Aus einem penetrierenden Geschwür ist es aus einem angedauten Gefäß zu einer Blutung gekommen. Es handelt sich um einen Notfall, der sofort operiert werden muss, da die Gefahr eines hypovolämischen Schocks, eines Magendurchbruchs oder einer Peritonitis bestehen.

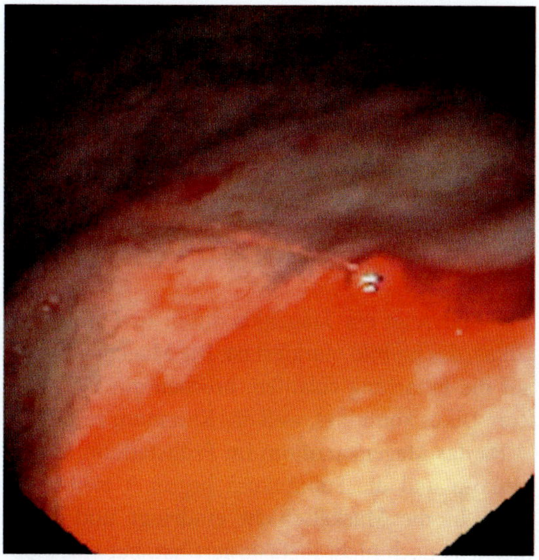

Abb. 9.64 [F394]

➢ Abb. 9.65 Magenpolypen

Als Magenpolypen bezeichnet man gestielte oder breitbasige, gutartige Tumoren, die aus Schleimhaut aufgebaut sind. Allerdings wird eine gestielte Geschwulst häufig auch dann als Polyp bezeichnet, wenn sie nicht von der Schleimhaut ausgeht, z. B. Fibrom oder ein Lipom. Es handelt sich dann um einen nichtepithelialen Polypen.

Polypen verursachen keine Beschwerden, wenn sie nicht die physiologischen Engen verschließen. Allerdings können Polypen ulzerieren oder bluten. Bei chronischen Sickerblutungen kann sich eine Eisenmangelanämie entwickeln.

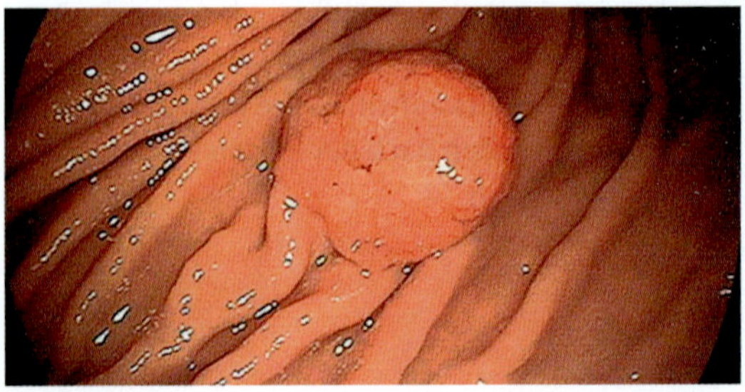

Abb. 9.65 [F395]

➢ Abb. 9.66 Schematische Darstellung einer endoskopischen Entfernung von Polypen

Polypen können maligne entarten.

Die Abbildung zeigt die Entfernung eines Polypen mittels einer Hochfrequenz-Diathermieschlinge. Mit dieser Diathermieschlinge wird ein gewebszerstörender Wärmegrad erreicht, sodass sie sich als Schneidinstrument verwenden lässt. Nach dem Schnitt wird der Polyp mit einer Fasszange geborgen.

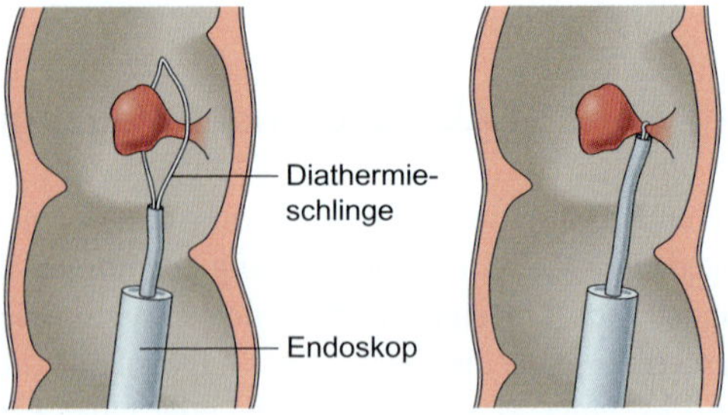

Abb. 9.66 [L190]

➢ Abb. 9.67 Magenkarzinom

9

Das Bild zeigt ein Magenkarzinom in Form eines Ulkus, das im Bild markiert ist. Die Magenfalten, die auf die Entartung zulaufen, brechen am Ulkus ab. Zum Ulkus kommt es, weil das Karzinom zerfällt.

Da das Magenkarzinom im Frühstadium auf die Mukosa und die Submukosa begrenzt bleibt und nicht in die Muskelschicht eindringt und daher meistens noch nicht metastasiert hat, hat eine Operation in diesem Stadium gute Erfolgsaussichten. Deshalb ist eine frühzeitige Abklärung mithilfe der Endoskopie und Biopsien in allen Verdachtsfällen anzustreben.

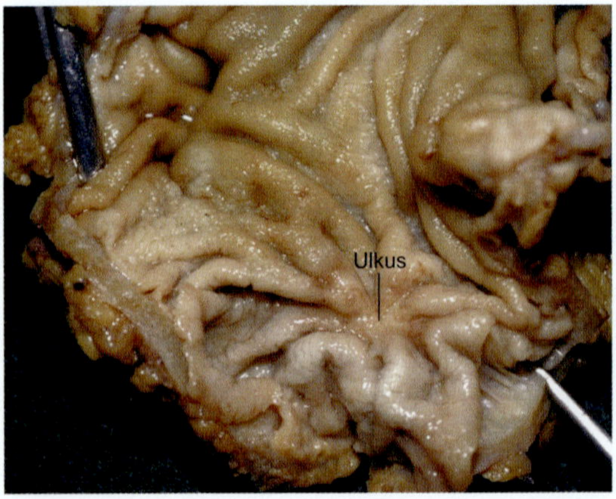

Abb. 9.67 [T173]

➢ Abb. 9.68 Schematische Darstellung von fortgeschrittenen malignen Magentumoren, Klassifikation nach Borrmann

Typ	I	II	III	IV
Wachstum	polypös	schüssel-förmig	ulzerierend/ infiltrierend	diffus-infiltrierend (szirrhös)
Häufigkeit	5 %	35 %	50 %	10 %
Prognose	rel. gut	rel. gut	schlecht	schlecht

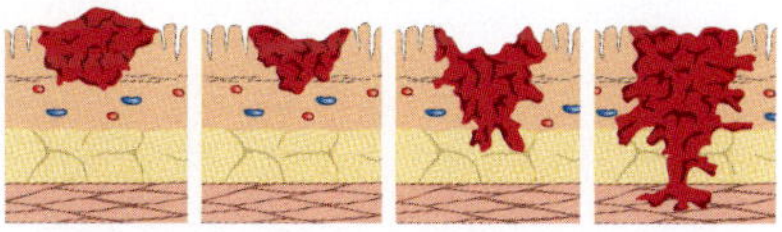

Abb. 9.68 [L157]

➢ Abb. 9.69 Morbus Crohn (Enteritis regionalis Crohn)

Der Morbus Crohn kann sich an allen Abschnitten des Verdauungstrakts manifestieren von der Speiseröhre, eventuell sogar von der Mundhöhle bis zum Dickdarm. Die schematisierte Darstellung zeigt, dass von der Erkrankung am häufigsten der letzte Abschnitt des Ileums (Ileitis terminalis Crohn) und der Dickdarm (Colitis Crohn) betroffen sind.

An Morbus Crohn erkranken bevorzugt jüngere Erwachsene. Meist verläuft die Erkrankung in Schüben. Bei jedem Patienten mit unklaren chronischen Bauchbeschwerden, die mit Schmerzen und Durchfällen einhergehen, muss differenzialdiagnostisch ein Morbus Crohn in Betracht gezogen werden.

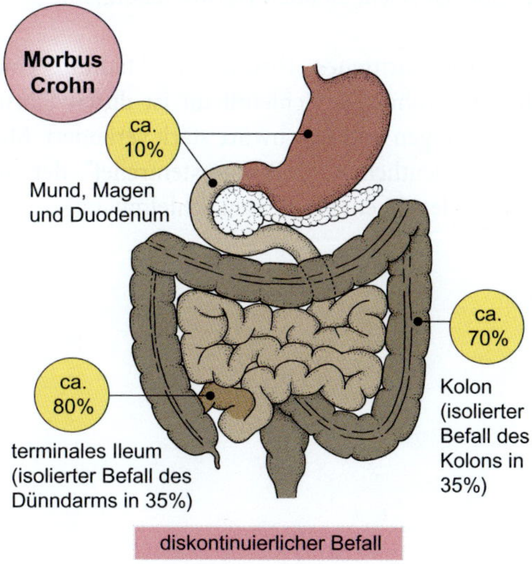

Abb. 9.69 [L157]

9

➢ Abb. 9.70 Endoskopische Aufnahmen bei Morbus Crohn

Bei Morbus Crohn sind alle Wandschichten von der Entzündung betroffen. Die Erkrankung beginnt mit unspezifischen entzündlichen Reaktionen, die zur Entwicklung flacher Schleimhautgeschwüre und Granulome führen. Im weiteren Krankheitsverlauf bilden sich durch die Geschwüre tiefe, langgestreckte Fissuren (Einrisse, Schrunden). Die dazwischen liegende Schleimhaut schwillt entzündlich an, sodass ein „Pflastersteinrelief" entsteht. Schließlich ist die Darmwand stark verdickt und von Narben durchzogen. Es kommt zur Lumeneinengung. Aus den tiefen Geschwüren und Fissuren können sich Abszesse und Fisteln zu den benachbarten Darmschlingen oder zur Hautoberfläche bilden.

a Endoskopische Aufnahme bei Morbus Crohn im Frühstadium. Man sieht mehrere kleine Ulzera auf der normal erscheinenden Darmschleimhaut.

b Fortgeschrittenes chronisches Stadium eines Morbus Crohn. Die Schleimhaut ist durch Fibrinauflagerungen und Geschwüre stark verändert. Man erkennt deutlich das „Pflastersteinrelief" der angeschwollenen, entzündlichen Schleimhaut.

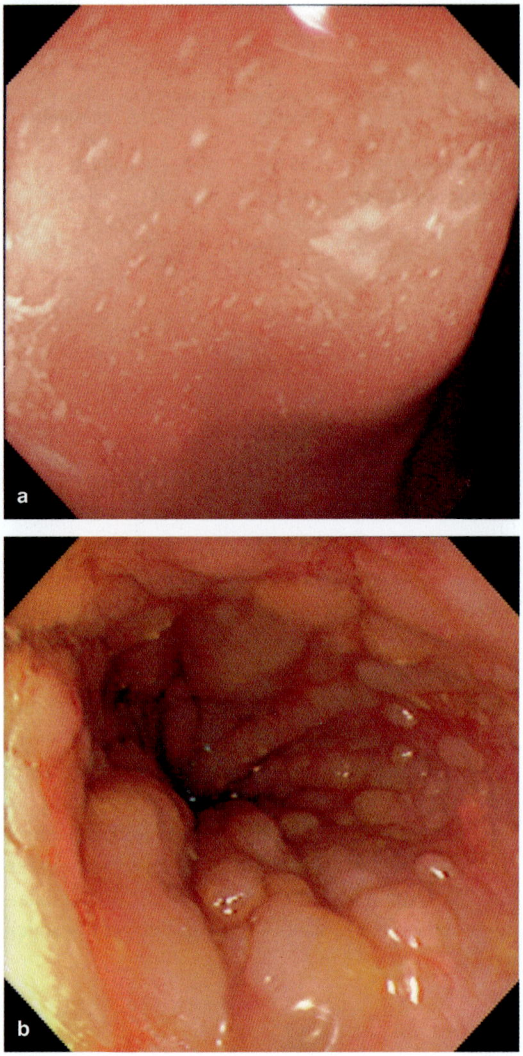

Abb. 9.70 [E316]

➤ Abb. 9.71 Erythema nodosum (Knotenrose)

Es handelt sich um eine Hautentzündung, die zur Ausbildung von schmerzhaften, rotbläulichen Knoten vor allem an den Unterschenkeln führt, manchmal treten sie auch an den Knie- und Fußgelenken und den Unterarmen auf. Die leicht erhabenen Knoten haben einen Durchmesser bis 5 cm, sind von teigiger Konsistenz und druckschmerzhaft. Oft bestehen zusätzlich Krankheitsgefühl, Fieber, Kopf- und Gliederschmerzen. Die Beschwerden verschwinden meist in einem Zeitraum von 3–6 Wochen. Betroffen sind vor allem Frauen zwischen dem 20. und 40. Lebensjahr.

Die Ursache für ein Erythema nodosum vermutet man in einer Überempfindlichkeitsreaktion (Allergie Typ IV). Das Erythema nodosum tritt meist im Rahmen einer anderer Erkrankung auf, wie entzündliche Darmerkrankungen (Morbus Crohn, Colitis ulcerosa), Mykosen, Streptokokken- und andere bakterielle und virale Infekte oder durch Arzneimitteleinnahme (z. B. orale Kontrazeptiva, Sulfonamide) oder während der Schwangerschaft. Bei ungefähr einem Drittel der Patienten findet man allerdings keine erkennbare Ursache (idiopathisches Erythema nodosum).

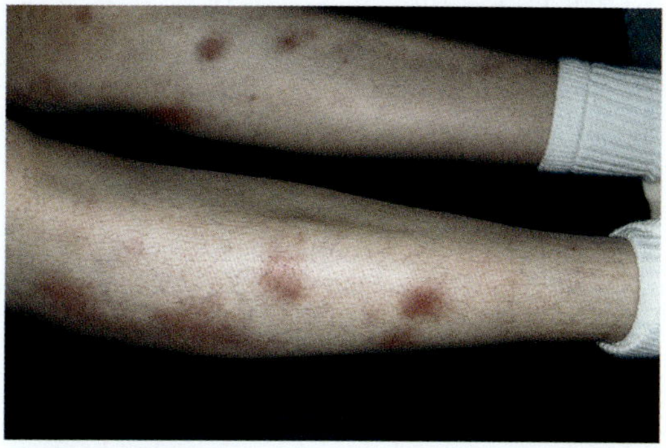

Abb. 9.71 [R246]

➢ Abb. 9.72 Zöliakie

Bei Zöliakie handelt sich um eine Überempfindlichkeit der Dünndarmschleimhaut gegen Gluten, dem Klebereiweiß im Getreide. Die wichtigsten Auslöser sind Weizen, Roggen, Dinkel und Gerste. Glutenfrei sind unter anderem Reis, Mais, Kartoffeln, Gemüse und Soja. Glutenfreie Produkte werden im Handel mit einer „durchgestrichenen Ähre“ gekennzeichnet.

Die Leitsymptome sind Durchfälle und die damit einhergehenden Mangelerscheinungen, vor allem Vitaminmangelzustände. Bei fortschreitender Erkrankung entwickeln sich Gewichtsabnahme und allgemeine Schwäche, Müdigkeit (durch Eisenmangel), Ödeme (durch Eiweißmangel), Osteomalazie bzw. Rachitis (durch Kalzium- und Vitamin-D-Mangel) und eine vermehrte Blutungsneigung (durch Vitamin-K-Mangel).

a Gesunde Dünndarmschleimhaut. Man sieht zahlreiche Zotten.

b Krankhaft veränderte Dünndarmschleimhaut bei Zöliakie. Die Zotten sind atrophiert. Die Krypten, in denen sich die Lieberkühn-Drüsen befinden, sind vertieft und es ist zum Verlust des Bürstensaums gekommen.

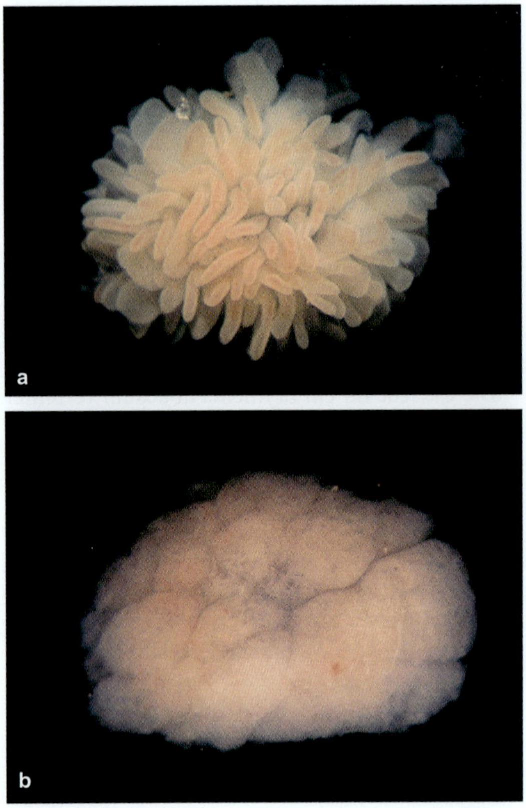

Abb. 9.72 [E179-166]

➢ Abb. 9.73 Colitis ulcerosa

Bei Colitis ulcerosa sind die Krankheitserscheinungen – wie der Name schon sagt – auf das Kolon beschränkt. Colitis ulcerosa ist eine chronisch rezidivierende Entzündung des Dickdarms. Meist beginnen die Beschwerden mit unklaren Bauchschmerzen und Durchfällen, die sich zu heftigsten Schmerzen steigern und zu schleimig-blutigen Durchfällen führen. In welcher Ausprägung die Symptome auftreten, hängt von der Ausdehnung und der Schwere der Entzündung im Dickdarm ab. Die Abbildung zeigt, in welcher Häufigkeit die Erkrankung in den verschiedenen Darmabschnitten auftritt.

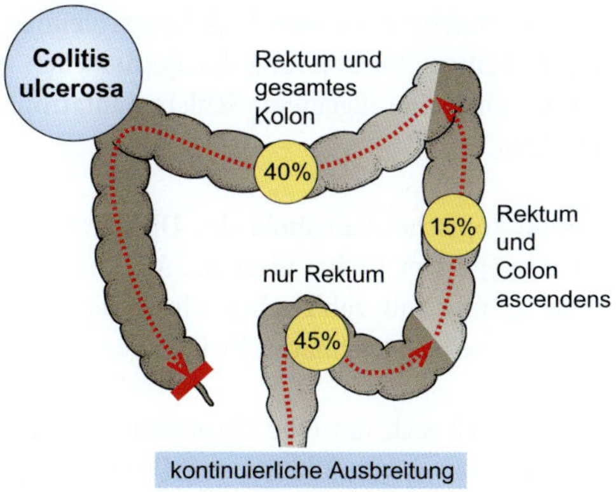

Abb. 9.73 [L157]

➢ Abb. 9.74 Endoskopische Aufnahmen von Colitis ulcerosa

Bei Colitis ulcerosa kommt es meist zu einer granulomatösen Entzündung der Dickdarmschleimhaut bei gleichzeitiger Rückbildung der Becherzellen. Es kann sich auch eine allgemeine Schleimhautatrophie entwickeln.

a Endoskopische Aufnahme des Dickdarmes bei stark ausgeprägter Colitis ulcerosa. Man sieht eine heftige Rötung mit zahlreichen blutenden Stellen und umschriebene Fibrinausschwitzungen.

b Es handelt sich um eine chronische Colitis ulcerosa, bei der es zur Bildung von Pseudopolypen gekommen ist. Diese für chronisch-entzündliche Darmerkrankungen typischen Pseudopolypen, die keine echten Neubildungen sind, sind aus entzündlichem Granulationsgewebe aufgebaut. Das weißlich erscheinende Gewebe ist atrophierte Schleimhaut.

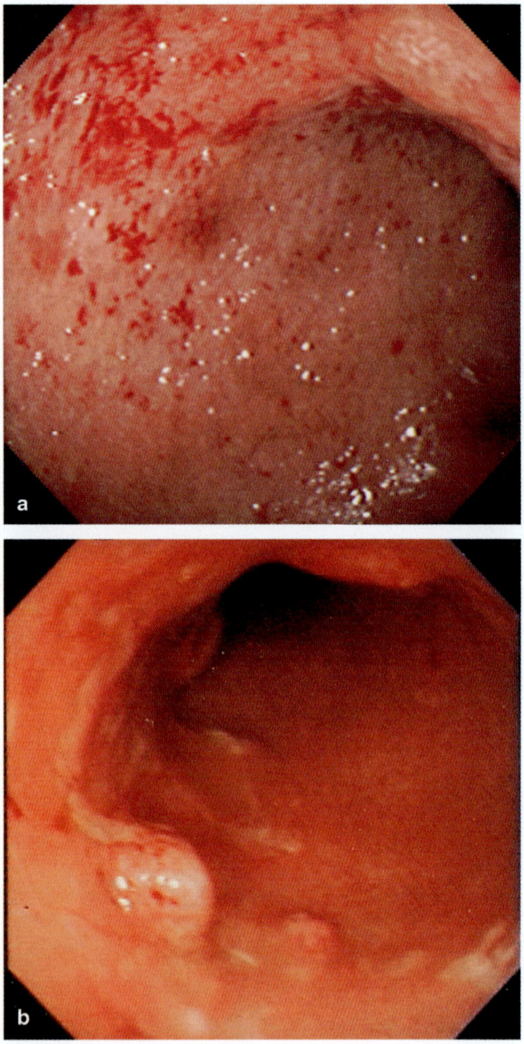

Abb. 9.74 [E316]

➢ Abb. 9.75 Unechte und echte Divertikel

Es handelt sich um eine schematische Darstellung von unechten und einem echten Dickdarmdivertikel. Divertikel sind Ausstülpungen der Darmwand. Bei echten Divertikeln stülpt sich die komplette Darmwand aus, bei unechten nur die innerste Schicht der Darmschleimhaut. Führt die Darmwand peristaltische Bewegungen aus, klafft an der Stelle, an der Blutgefäße vom Gekröse in die Darmwand eintreten, die Ringmuskulatur auseinander. An dieser Stelle können sich Divertikel bilden. Als Ursache kommen in Betracht: eine verminderte Festigkeit der Dickdarmwand, herabgesetzte Dehnungsfähigkeit des Dickdarms, eine altersbedingte Veränderung des Kollagens und eine Schwächung der Längsmuskulatur. Besonders Patienten mit Bindegewebserkrankungen neigen zu Divertikelbildung. Ballaststoffarme Ernährung fördert ihre Entstehung.

1 Dickdarmgekröse .... *Mesocolon*
2 Bandstreifen .... *Taenia*
3 Unechtes Divertikel (falsches Divertikel, Pseudodivertikel) .... *Diverticulum*
4 Echtes Divertikel .... *Diverticulum*

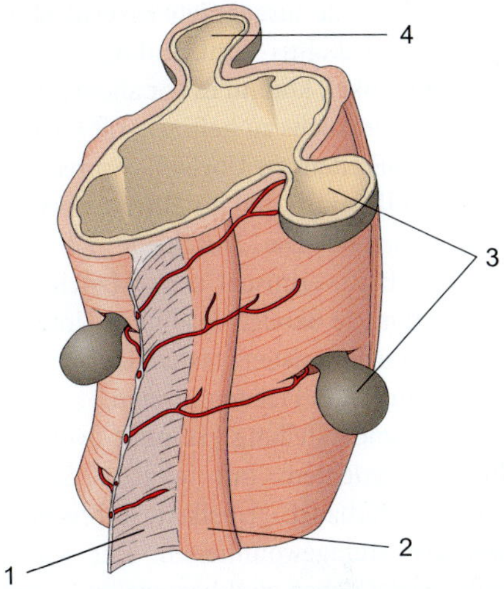

Abb. 9.75 [L190]

➢ Abb. 9.76 Ausgeprägte Divertikulose

Die Röntgendarstellung zeigt eine ausgeprägte Divertikulose, d. h. eine ausgeprägte Divertikelbildung. Bei einer Divertikulitis (Entzündung eines oder mehrerer Divertikel) kommt es vor allem im Bereich des linken Unterbauchs zu heftigen, oft kolikartigen Schmerzen, außerdem zu Übelkeit, Erbrechen, Meteorismus, Völlegefühl und zu einer Änderung der Stuhlgewohnheiten. Die Durchfälle können mit Schleim und Blut vermischt sein. Manchmal lässt sich der entzündete Bereich des linken Unterbauchs als walzenförmige Resistenz tasten. Je nach Schwere der Erkrankung kann Fieber auftreten.

Die Röntgendarstellung stammt von einem 50-jährigen Patienten mit akuten Schmerzen im linken Unterbauch, Übelkeit, Erbrechen und Wechsel der Stuhlgewohnheiten. Der Kolonkontrasteinlauf zeigt neben glatt begrenzten Divertikeln (schwarze Pfeile) auch deformierte, irregulär begrenzte Divertikel (schwarze Dreiecke) des Sigmas. Zudem findet sich eine asymmetrische Einengung des Kolonlumens mit Verziehung der Darmwand und verdickten Falten (weiße Pfeile). Die Abstände der Haustren sind verkürzt („Ziehharmonika-Zeichen"). Als Zeichen der chronisch-rezidivierenden – jetzt floriden – Entzündung besteht eine Quer- und Längsschrumpfung des Sigmas.

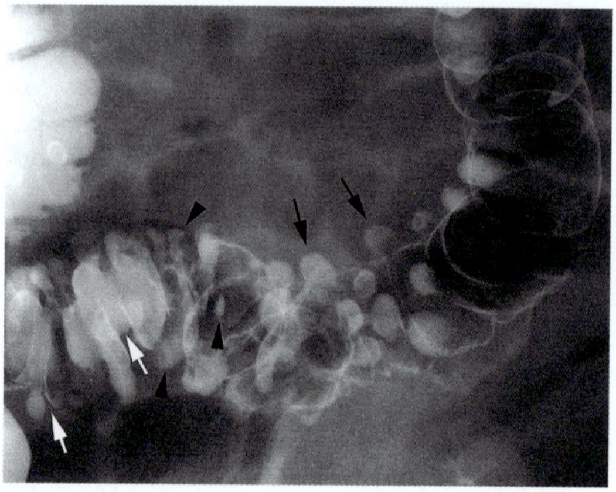

Abb. 9.76 [M500]

➢ Abb. 9.77 Meckel-Divertikel

Beim Meckel-Divertikel, einer angeborenen Fehlbildung von der 1–3 % der Bevölkerung betroffen sind, liegt eine 1–20 cm lange Ausstülpung des letzten Dünndarmabschnitts (Ileum) vor. Da in diesem Fall alle drei Wandschichten (Mukosa, Submukosa und Muskularis) ausgestülpt sind, handelt es sich um ein echtes Divertikel.

1 Krummdarm . . . . *Ileum*
2 Gekröse . . . . *Mesenterium*
3 Meckel-Divertikel . . . . *Diverticulum ilei*
4 Gekröse des Divertikels . . . . *Mesenterium diverticuli*

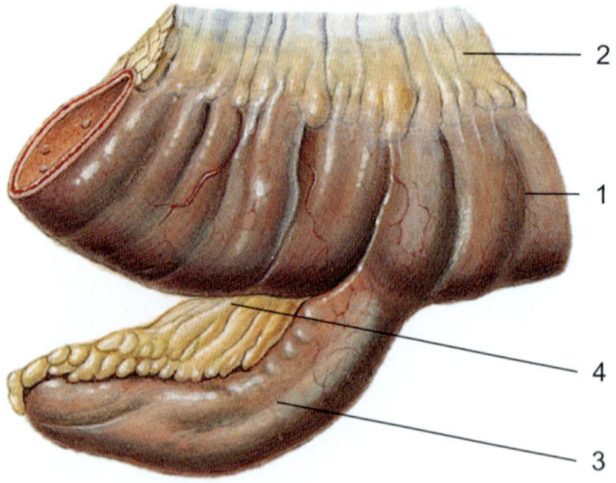

Abb. 9.77 [S007]

9

➢ Abb. 9.78 Dickdarmkrebs

Dickdarmkrebs entwickelt sich meist im Rektum und im Sigmoid. Bei der Entstehung spielen bestimmte Ernährungsgewohnheiten wie ballaststoffarme, fett- und fleischreiche Kost, Übergewicht, Colitis ulcerosa und andere langjährige chronisch-entzündliche Darmerkrankungen, Dickdarmpolypen, langjähriges Zigarettenrauchen und Alkohol eine wichtige Rolle. Betroffen sind insbesondere 60- bis 70-Jährige, der Tumor kann jedoch auch bereits vor dem 30. Lebensjahr auftreten.

Die Koloskopie zeigt ein ausgedehntes Karzinom mit tumorösem Wachstum im absteigenden Dickdarm (Colon descendens), das bereits zu einer erheblichen Stenosierung geführt hat.

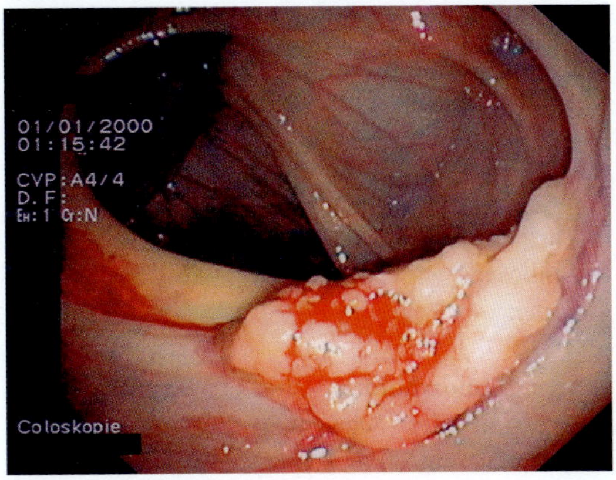

Abb. 9.78 [O545]

➢ Abb. 9.79 Innere und äußere Hämorrhoiden

Man unterscheidet äußere und innere Hämorrhoiden.

Äußere Hämorrhoiden treten in der äußeren Zone um die Aftergegend auf. Es handelt sich um gestaute Äste der V. rectalis inferior. Dadurch kann es zu perianalen Hämatomen oder zu Analvenenthrombosen, wie auf der Abbildung dargestellt, kommen.

Innere Hämorrhoiden sind eine knotenförmige Erweiterung der Schwellkörper (Corpus cavernosum), die auf einer Hyperplasie (Vergrößerung durch Zellvermehrung) beruhen. Ursache dieser Hyperplasie können Bewegungsmangel, häufige Verstopfung oder Durchfälle, Abführmittelmissbrauch, zu starkes Pressen beim Stuhlgang, vor allem „Nachpressen", angeborene Bindegewebsschwäche, zu starke Anspannung des Afterschließmuskels und Schwangerschaft sein.

Beim Hämorrhoidalleiden unterscheidet man verschiedene Entwicklungsstufen:

Stadium I Es entwickeln sich knotenförmige Gebilde, die äußerlich nicht zu sehen sind. Beim Stuhlgang kann es zu hellroten Blutauflagerungen kommen.

Stadium II Die Knoten sind nun so groß geworden, dass sie beim Stuhlgang vor den After gepresst werden. Nach dem Stuhlgang wandern die Knoten von allein in den Afterkanal zurück. In diesem Stadium kommt es zu starken Schmerzen. Die Blutungen nehmen ab.

Stadium III Die Knoten bleiben nun dauerhaft vor dem After. Sie können mit dem Finger zurückgeschoben (reponiert) werden. Es können sich durch Druck auf den Knoten Schmerzen, Juckreiz und Blutungen einstellen. Außerdem kann sich eine Inkontinenz entwickeln, bei der Stuhl und Winde nicht mehr ausreichend zurückgehalten werden können. Liegen Hämorrhoidalknoten längere Zeit vor dem After, so bilden sie sich zu Marisken um. Diese werden oft als Stadium IV bezeichnet.

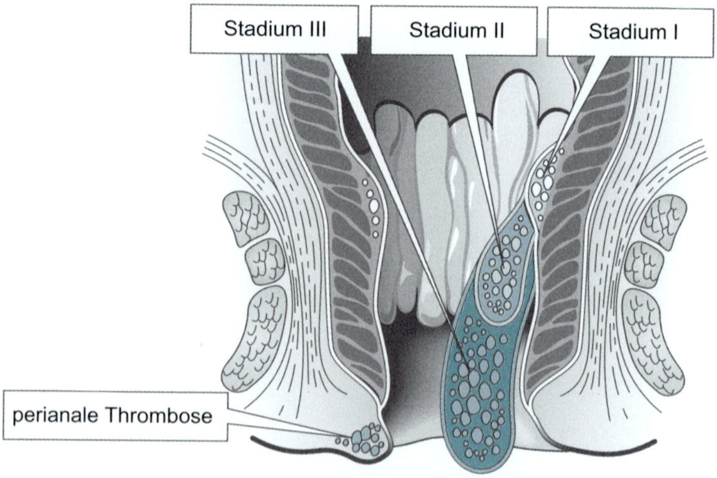

Abb. 9.79 [L106]

➢ Abb. 9.80 Hämorrhoiden

Zur besseren Lokalisation von Untersuchungsbefunden am After wird die Lage von Veränderungen in Analogie zum Zifferblatt der Uhr angegeben (Steinschnittlage). Man beschreibt z. B. einen Befund am After mit: Lage bei „5 Uhr". Dabei geht man von einer Rückenlage des Patienten mit gespreizten und im Hüft- und Kniegelenk gebeugten Beinen aus.

Die Abbildung zeigt einen Prolaps (Vorfall) innerer Hämorrhoiden.

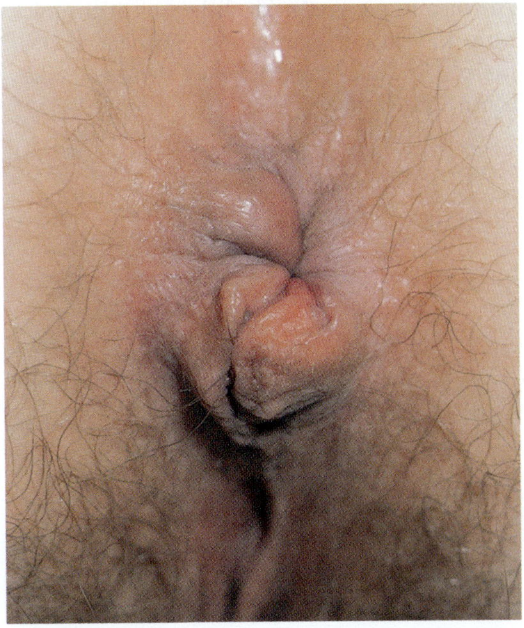

Abb. 9.80 [E508]

➢ Abb. 9.81 Vorfall der Analschleimhaut bei Hämorrhoidalleiden

Man sieht eine vorgefallene, rötlich entzündliche Darmschleimhaut sowie Marisken. Marisken sind nicht mehr reponierbare Hautfalten außen am Anus. Sie stellen den harmlosen Restzustand eines abgeheilten Hämorrhoidalknotens dar. Im Unterschied zu Hämorrhoiden füllen sich Marisken beim Betätigen der Bauchpresse nicht mit Blut.

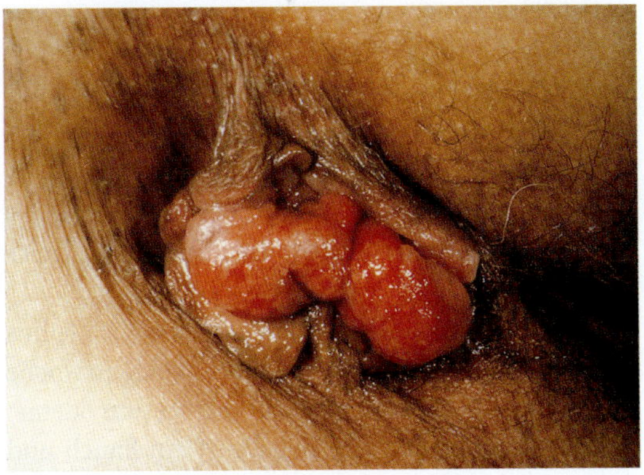

Abb. 9.81 [F283]

➢ Abb. 9.82 Analvenenthrombose

Zu sehen ist ein großer bläulicher, nicht ausdrückbarer Knoten mit einer glatten, glänzenden Oberfläche. Die Analvenenthrombose geht mit erheblichen Schmerzen einher.

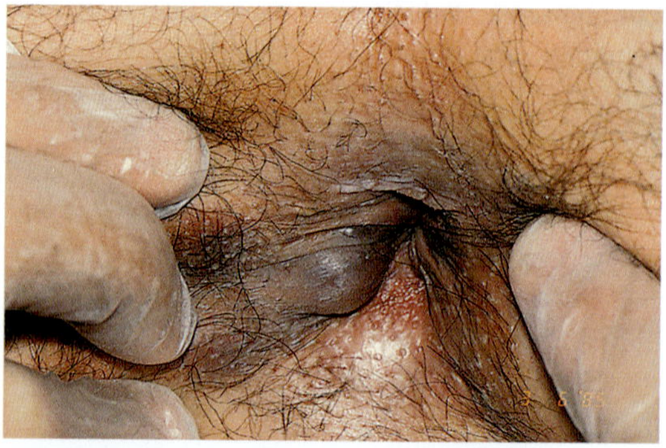

Abb. 9.82 [T473]

➢ Abb. 9.83 Akute Analfissuren und Ulkus

Analfissuren sind schmerzhafte, linear verlaufende Haut-Schleimhaut-Einrisse in der Aftergegend. Sie reichen bis an den inneren Analsphinkter. Sie dürfen nicht mit den ebenfalls schmerzhaften Analrhagaden verwechselt werden, die oberflächlicher, meist radiär verlaufen.

Auf der Abbildung ist außerdem bei 6 Uhr ein ovales Ulkus zu sehen, in dem die Längsfaserung des M. sphincter internus zu sehen ist. Es bestehen starke Schmerzen.

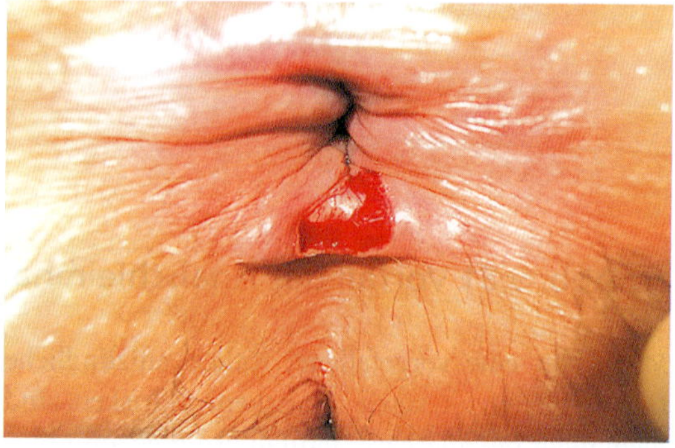

Abb. 9.83 [T473]

➢ Abb. 9.84 Roseolen bei Typhus abdominalis

Bei ungefähr einem Drittel der Patienten mit Typhus abdominalis treten ab der zweiten Krankheitswoche Roseolen auf. Es handelt sich hierbei um kleine, rosarote Flecken, die sich bevorzugt am Bauch und dem seitlichen Rumpf manifestieren. Bei schweren Krankheitsverläufen kommen Roseolen auch an den Extremitäten, dem Rücken und im Gesicht vor.

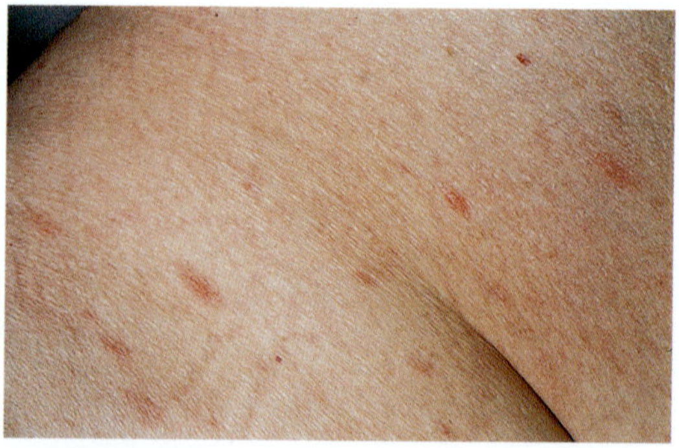

Abb. 9.84 [E316]

➢ Abb. 9.85 Spulwurmei

Zu einer Infektion mit Spulwürmern kommt es, wenn Nahrungsmittel (Gemüse, Salat und Obst) mit den Eiern des Spulwurmes verseucht sind.

Die Abbildung zeigt das Ei eines Spulwurmes. Typisch für das Spulwurmei ist seine dicke, unregelmäßige Außenhülle. Spulwürmer wachsen zu 20–25 cm langen Weibchen oder 15–17 cm langen Männchen heran.

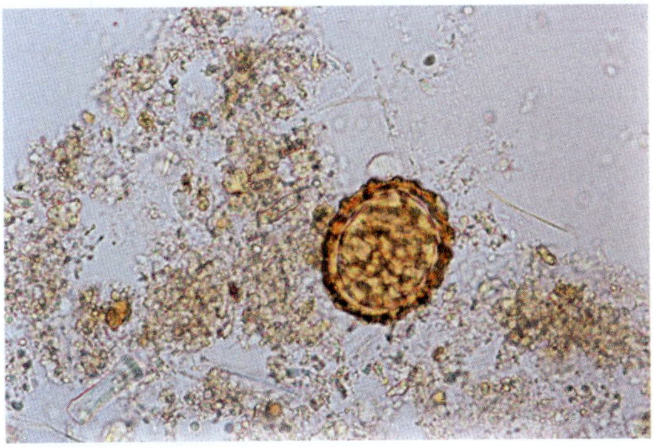

Abb. 9.85 [E673]

➢ Abb. 9.86 Schematische Darstellung der Spulwurmentwicklung

1 Die Spulwürmer werden als Wurmeier mit dem verseuchten Nahrungsmittel aufgenommen.
2 Die Wurmeier gelangen in den Dünndarm, wo die Larven ausschlüpfen. Diese geschlüpften Larven durchdringen die Dünndarmwand und wandern in die Darmvenen ein.
3 Die Larven lassen sich über das Blut des Pfortadersystems zur Leber schwemmen. Von hier aus gelangen sie über die untere Hohlvene zum Herz und von hier aus zur Lunge.
4 In der Lunge durchwandern sie die Alveolarwand und werden von den Bronchien aus, durch Husten, in den Kehlkopf befördert.
5 Durch Verschlucken gelangen die Larven nun wieder in den Dünndarm.
6 Hier wachsen die Larven innerhalb von ungefähr 60 Tagen heran und erlangen Geschlechtsreife.
7 Die erste Eiausscheidung beginnt ungefähr 70 Tage nach der Infektion.

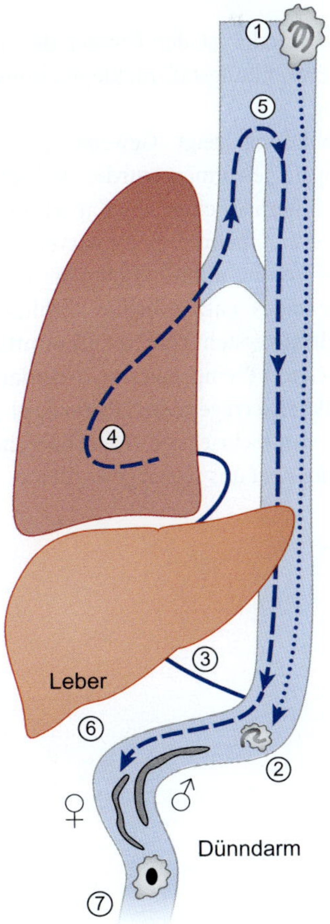

Abb. 9.86 [L231]

➢ Abb. 9.87 Madenwurmei

Madenwurmeier haben etwa eine Größe von 50–60 × 20–30 µm. Sie sind typischerweise asymmetrisch und enthalten pro Ei eine gut erkennbare Larve. Von Madenwürmern werden in erster Linie Kinder befallen.

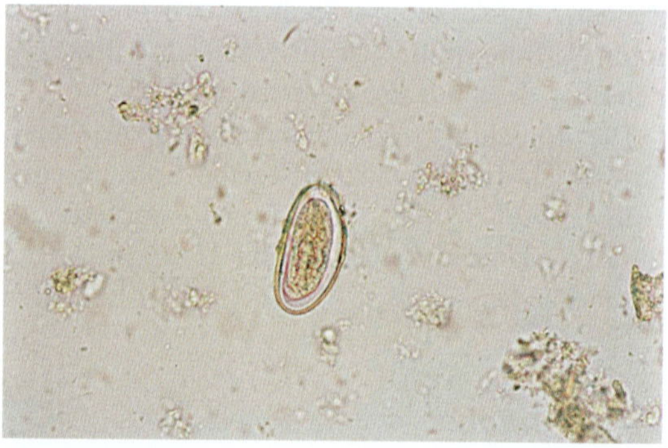

Abb. 9.87 [E673]

➢ Abb. 9.88 Trichinella spiralis

Trichinella spiralis ist der Erreger der Trichinose, einer im Erkrankungsfall meldepflichtigen Wurmerkrankung.

Die Abbildung zeigt Gewebe, das bei einer Muskelbiopsie gewonnen wurde, 70 Tage nach der Infektion. Innerhalb einer zur Kapsel umgebildeten Muskelfaser sind mehrere Wurmlarven zu erkennen. An den oberen und unteren Polen der Kapseln sieht man Reste eines entzündlichen Infiltrats. (Unter einem Infiltrat versteht man die Gesamtheit aller in normales Gewebe eingelagerten fremdartigen, vor allem krankheitserregenden Substanzen). Durch die gesetzlich vorgeschriebene Fleischbeschauung ist die Trichinose bei uns selten geworden.

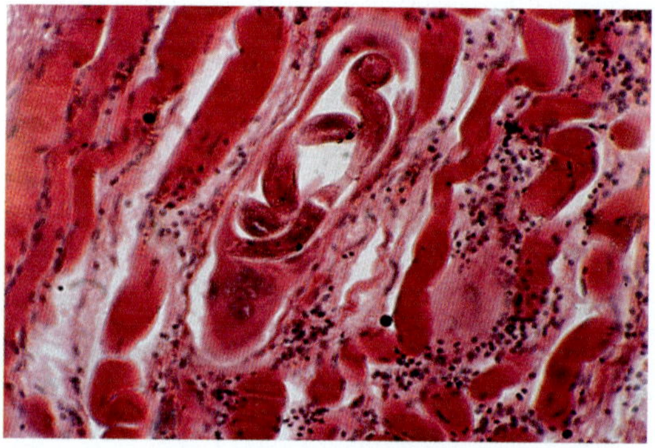

Abb. 9.88 [E673]

➢ Abb. 9.89 Rinderbandwurm

Der Rinderbandwurm kann eine Länge von ungefähr 10 m erreichen. Bandwürmer bestehen aus einem Kopf und aus einer langen Kette von Gliedern (Proglottiden).

a Teile eines Rinderbandwurms Man sieht deutlich die einzelnen Glieder, aus denen sich der Wurm zusammensetzt (Proglottidenkette). Kleinere derartige Bandwurmglieder können spontan mit dem Stuhl abgehen und den Betroffenen so auf die Bandwurminfektion hinweisen.

b Mehrere ineinander geschlungene Rinderbandwürmer Zahlreiche Schweine hatten sich mit ihnen infiziert.

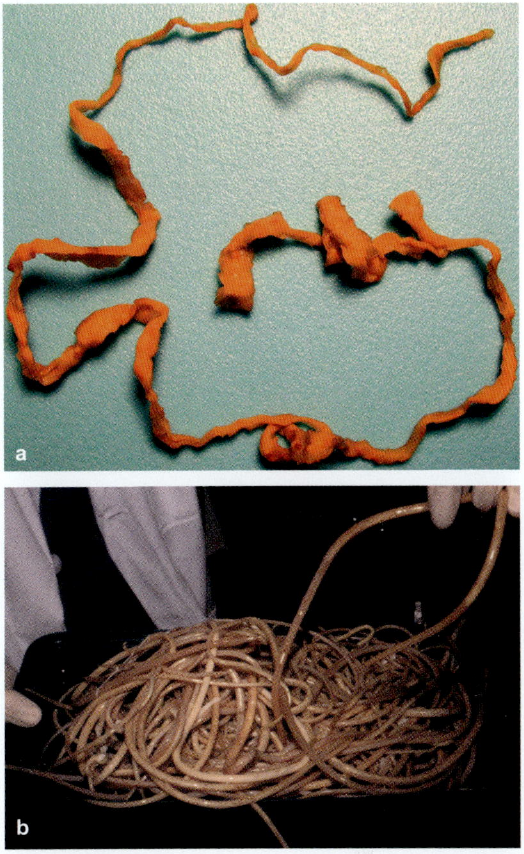

Abb. 9.89 [E553]

KAPITEL

10 Stoffwechsel

➢ Abb. 10.1 Magersucht (Anorexia nervosa)

Magersucht beginnt überwiegend bei jungen Mädchen zwischen dem 12. und 20. Lebensjahr. Sie entwickelt sich durch eine psychische Reifungskrise, bei der die Ablehnung der weiblichen Rolle im Mittelpunkt des Konflikts steht. Folgen der extremen Abmagerung sind ein Ausbleiben der Regel, ein Absinken des Blutdrucks, des Pulses sowie der Körpertemperatur. In ausgeprägten Fällen kann es zum Verhungern kommen.

Typisch ist, dass nicht nur wenig Nahrung zugeführt wird, sondern dass durch exzessiven Sport, Einnahme von Abführmitteln und Diuretika und durch selbst herbeigeführtes Erbrechen das Gewicht noch weiter reduziert wird. Die Abbildung a zeigt eine betroffene Patientin von dorsal, b von lateral. Bei c sieht man eine Skulptur, die von einem 14-jährigen magersüchtigen Mädchen hergestellt wurde, als man sie bat, ein Abbild von sich herzustellen. Man kann deutlich sehen, wie stark die Wahrnehmung des eigenen Körpers von der Realität abweicht.

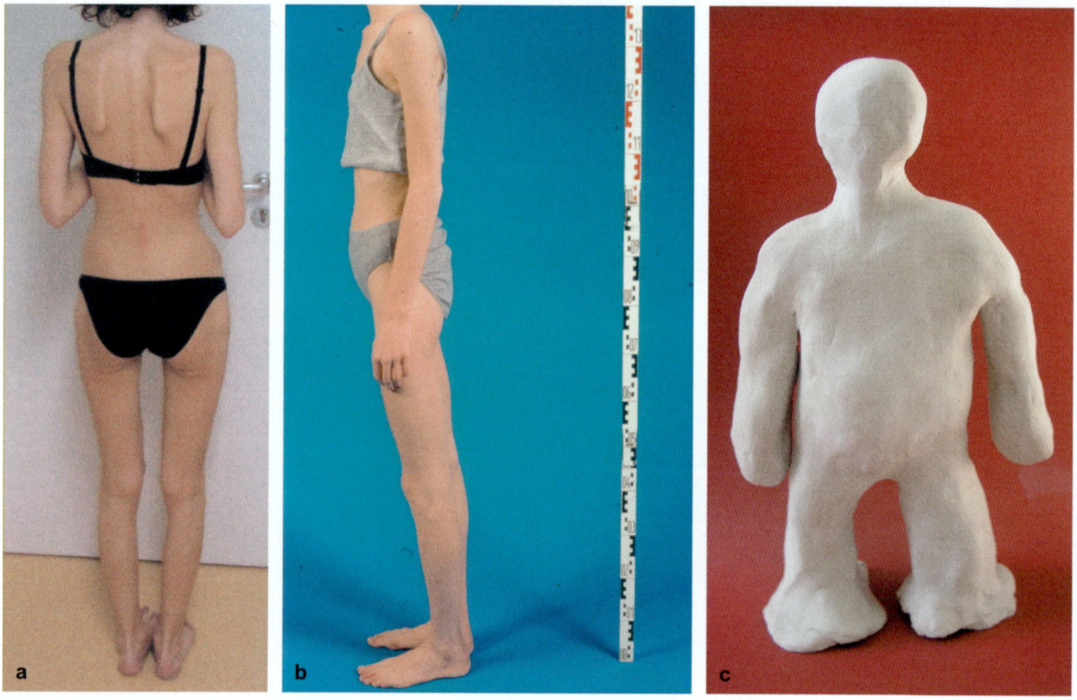

Abb. 10.1 [R232]

➢ Abb. 10.2 Fettsucht (Adipositas)

Wichtige Fettdepots sind das Unterhautfettgewebe, das Bauchfell, das Gewebe zwischen den Muskeln und um die Organe, hier bevorzugt um das Herz und um die Nieren.

Übergewicht begünstigt die Entwicklung vieler Erkrankungen, wie Bluthochdruck, Diabetes mellitus, koronare Herzkrankheiten, Fettleber und Gallenerkrankungen. Häufig bestehen Pulsbeschleunigung, Atemnot, deutlich erhöhte Blutfettwerte, Schäden an Gelenken und Bändern und weiße Streifen (Striae) auf der Haut.

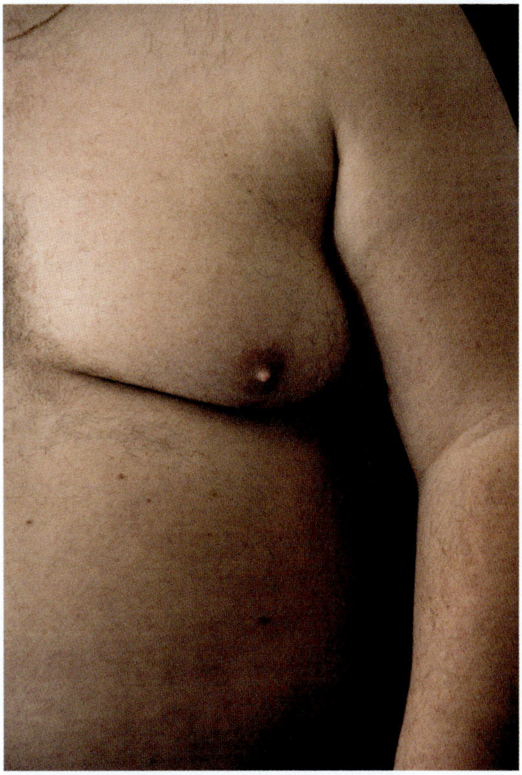

Abb. 10.2 [J787]

➢ Abb. 10.3 Xanthome bei Hyperlipidämie

Xanthome können bei Patienten mit Fettstoffwechselstörungen auftreten. Die stecknadelkopf- bis bohnengroßen Fetteinlagerungen können in manchen Fällen walnussgroß werden. Es sind weißliche bis gelbliche Knoten. Oft bilden sie sich nach Normalisierung des Bluttfettspiegels zurück. Allerdings können Rezidive auftreten.

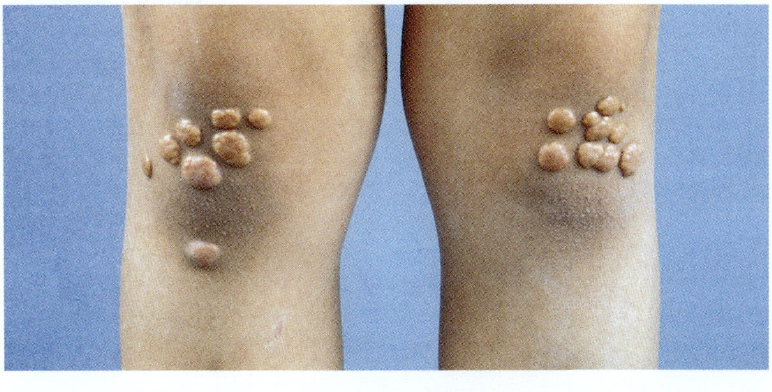

Abb. 10.3 [O530]

➢ Abb. 10.4 Xanthelasmen

Xanthelasmen sind flache, weißlich-gelbe Hautveränderungen, die bevorzugt um die Augen herum auftreten. Sie enthalten ebenso wie die Xanthome (➢ Abb. 10.3) Lipoproteine. Beachten Sie auch die Gebilde an der linken Nasolabialfalte und am Naseneingang. Bei dem abgebildeten Patienten wurden trotz des auffallenden Befunds keine erhöhten Fettwerte im Blut gefunden! Bei jüngeren Patienten sind Xanthome meist die Folge einer Erhöhung der Blutfettwerte (Hyperlipidämie). Bei einer Normalisierung der Blutfettwerte, können sich Xanthelasmen spontan zurückbilden.

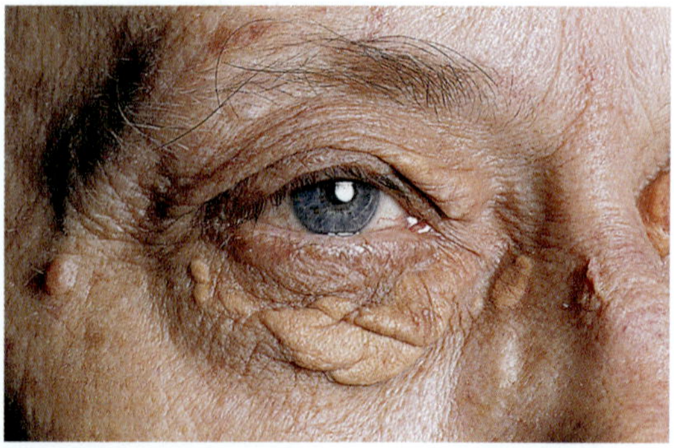

Abb. 10.4 [M551]

➢ Abb. 10.5 Xanthome der Handsehnen

Die Abbildung zeigt Xanthome, die sich an den Strecksehnen der Finger gebildet haben. Sie sind schmerzlos und verschieblich. Diese Sehnenxanthome können in Verbindung mit Hautxanthomen auftreten oder für sich alleine. Differenzialdiagnostisch müssen sie gegen Gichtknoten abgegrenzt werden.

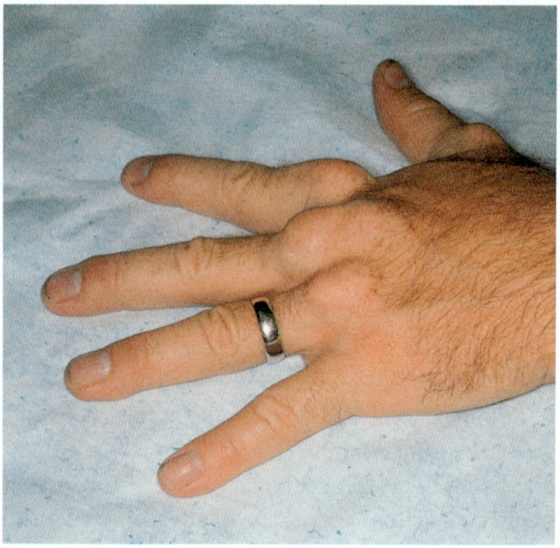

Abb. 10.5 [E508]

➢ Abb. 10.6 Xanthome der Achillessehne

Die Abbildung zeigt einen Patienten mit einer erblich bedingten Erhöhung des Blutfettspiegels. Es ist zu Fetteinlagerungen an der Achillessehne gekommen. Diese Beschwerden können bereits im Kindesalter auftreten.

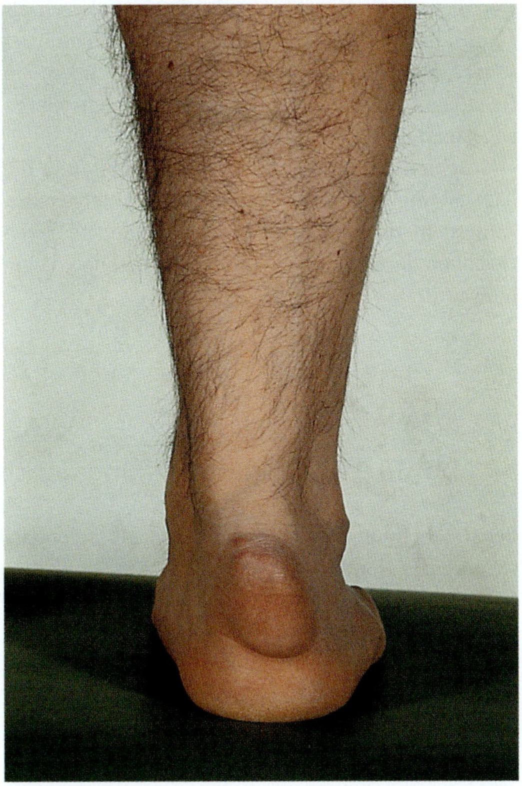

Abb. 10.6 [E316]

➢ Abb. 10.7 Kornealring

Der Kornealring wird noch als Arcus lipoides corneae, Arcus senilis oder als Greisenring bezeichnet. Man versteht hierunter eine ringförmige, weißliche Fetteinlagerung in die peripheren Kornealzellen. Der Kornealring kann zirkumskript, das heißt, um die gesamte Kornea oder nur partiell auftreten.

Kommt es im jugendlichen Alter zum Auftreten eines Kornealrings, liegt meist eine erblich bedingte Erhöhung der Blutfette vor. Bei älteren Menschen können sich Kornealringe auch ohne Hyperlipidämie ausbilden.

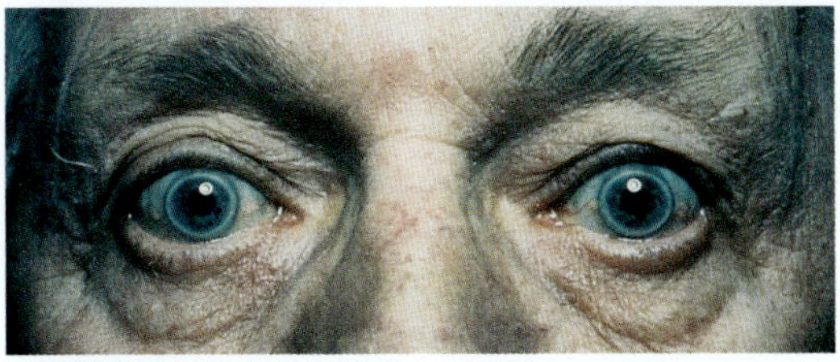

Abb. 10.7 [E273]

➢ Abb. 10.8 Chronische Gicht

Der Gicht liegt eine Störung des Purinstoffwechsels zugrunde. Im Blut findet man erhöhte Harnsäurewerte. Harnsäurekristalle werden vor allem in Gelenken, Geweben und als Steine in den Nieren abgelagert.

Beachten Sie in der vorliegenden Abbildung die Auftreibung der Fingergrund- und -mittelgelenke. Außerdem haben sich in der Nähe von mehreren Gelenken derbe, gerötete Knoten (Gichtknoten) gebildet.

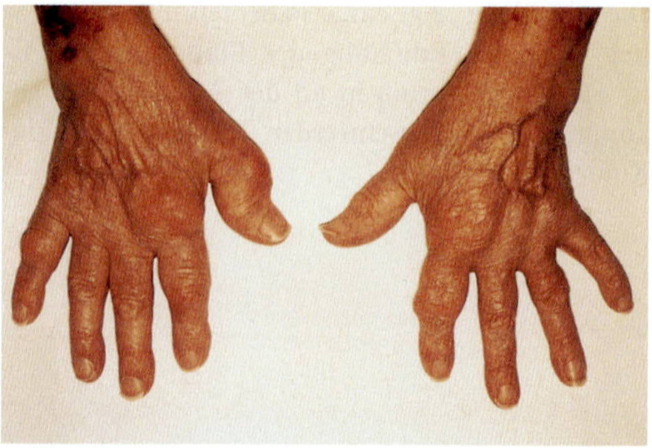

Abb. 10.8 [E273]

➢ Abb. 10.9 Röntgendarstellung der chronischen Gicht

Bei der Abbildung handelt es sich um die Röntgendarstellung der Hände eines Patienten mit chronischer Gicht. Beachten Sie bitte die fortgeschrittenen Gelenkzerstörungen. Die Gichtknoten sind als Weichteilschatten ebenfalls erkennbar. Bei Gichtknoten handelt es sich um schmerzlose, meist derbe Knötchen, in denen Harnsäure und Fett enthalten ist.

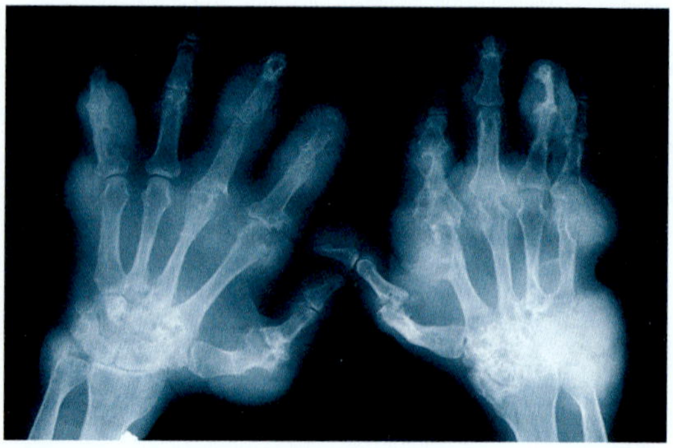

Abb. 10.9 [T170]

➢ Abb. 10.10 Akuter Gichtanfall (Podagra)

Man sieht einen akuten Gichtanfall am Großzehengrundgelenk (Podagra). Typische Auslöser eines Gichtanfalls sind überreichliches, fettreiches Essen, hoher Alkoholkonsum, körperliche Überbeanspruchung, Fastenkuren und Medikamenteneinnahme (v. a. Zytostatika).

Der Gichtanfall beginnt meist nachts. Das Gelenk ist stark gerötet, geschwollen, im großen Ausmaß bewegungsschmerzhaft und außerordentlich berührungsempfindlich. Der akute Anfall dauert unbehandelt einige Stunden bis mehrere Tage, evtl. Wochen. Meist treten Fieber und ein beeinträchtigtes Allgemeinbefinden auf. Im Blut findet man die üblichen Entzündungszeichen wie Leukozytose, beschleunigte BKS und CRP-Anstieg.

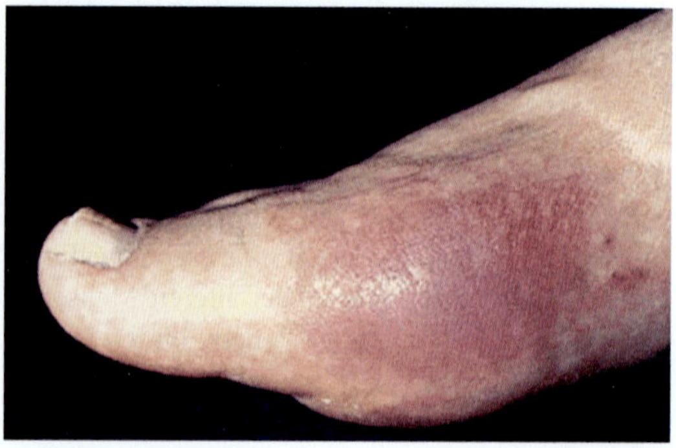

Abb. 10.10 [R246]

➢ Abb. 10.11 Ohrtophie

Ohrtophie sind Gichtknoten, die sich an der Ohrmuschel ausgebildet haben. Sie können sich bereits vor dem ersten Gichtanfall bilden oder auch noch im späteren Krankheitsverlauf. Gichtknoten bilden sich an schlecht durchbluteten Körperstellen. Sie bestehen aus Harnsäurekristallen und Fett.

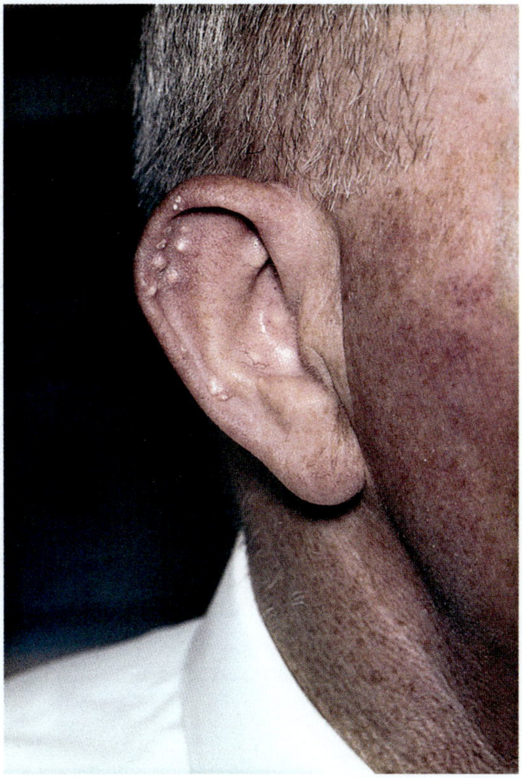

Abb. 10.11 [R246]

➢ Abb. 10.12 Tannenbaumphänomen

Zu sehen ist eine Patientin mit schwerer Osteoporose nach vier Wirbelkörperfrakturen. Das ausgeprägte „Tannenbaumphänomen" ist erkennbar an den schlaffen Hautfalten am Rücken, die bogenförmig von der Wirbelsäule aus kaudal-lateral verlaufen.

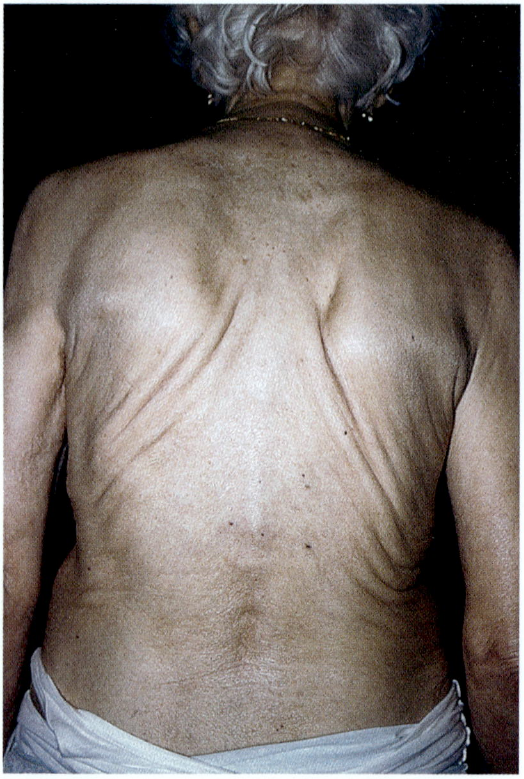

Abb. 10.12 [R246]

KAPITEL

11 Leber

➢ Abb. 11.1 Lage der Leber

Dargestellt sind die Organe des Oberbauchs nach Entfernung der vorderen Bauchwand. Die Leber reicht mit ihrem linken Lappen bis vor den Magen. Nach oben ist sie teilweise mit dem Zwerchfell verwachsen, nach hinten und unten liegt sie den Baucheingeweiden an.

1 Zwerchfell .... *Diaphragma*
2 Zwerchfellfläche der Leber .... *Facies diaphragmatica*
3 Kleines Netz .... *Omentum minus*
4 Zwölffingerdarm, oberer Teil .... *Duodenum, Pars superior*
5 Gallenblase .... *Vesica fellea*
6 Rechte Dickdarmbiegung .... *Flexura coli dextra*
7 Aufsteigender Dickdarm....... *Colon ascendens*
8 Querliegender Dickdarm.... *Colon transversum*
9 Magenausgang (Pförtner)............. *Pylorus*
10 Magenausgangsteil (Antrum pyloricum) .... *Pars pylorica*
11 Großes Netz................. *Omentum majus*
12 Linker Leberlappen ...... *Lobus hepatis sinister*
13 Mageneingang (Kardia).......... *Pars cardiaca*
14 Magenkuppel (Fundus).... *Fundus ventricularis*
15 Magenkörper................ *Corpus gastricum*
16 Große Magenkrümmung .... *Curvatura ventricularis major*
17 Kleine Magenkrümmung .... *Curvatura ventricularis minor*
18 Sichelförmiges Leberband .... *Lig. falciforme hepatis*
19 Magen-Dickdarm-Band ..... *Lig. gastrocolicum*
20 Eingang in den Netzbeutel .... *Foramen omentale*
21 Rundes Leberband........... *Lig. teres hepatis*
22 Niere.................................. *Ren*
23 Milz .... *Splen, Lien*

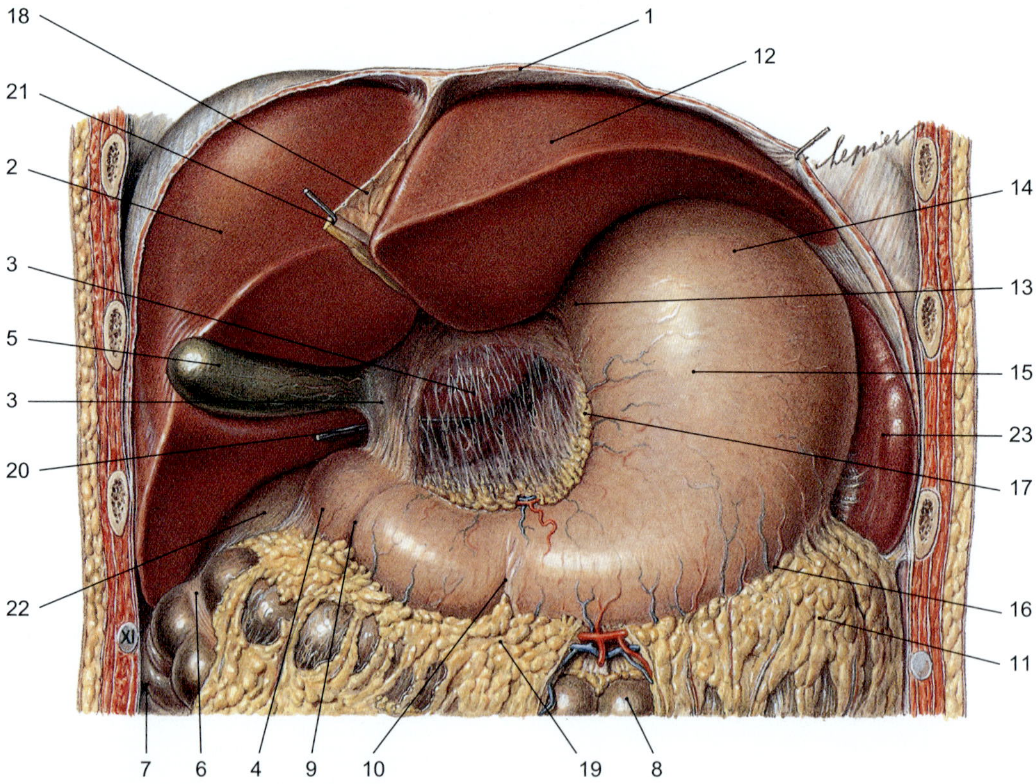

Abb. 11.1 [S007-2-23]

➢ Abb. 11.2 Aufbau der Leber

Die Ansicht der Leber von vorne lässt den rechten (1) und linken (2) Leberlappen erkennen.

Durch die Leberpforte (➢ Abb. 11.1) treten die Pfortader, die Leberarterie und der gemeinsame Lebergallengang. Beachten Sie, dass durch die Leberpforte **keine** Lebervene durchtritt. Die Lebervenen (meist drei Lebervenen) münden direkt in die untere Hohlvene ein.

1 Rechter Leberlappen ...... *Lobus hepatis dexter*
2 Linker Leberlappen ...... *Lobus hepatis sinister*
3 Gallenblase .... *Vesica fellea*
4 Rundes Leberband .... *Lig. teres hepatis*
5 Sichelband.................... *Lig. falciforme*
6 Dreieckiges Leberband .... *Lig. triangulare*
7 Kronenband ....*Lig. coronarium*
8 Zwerchfell ....*Diaphragma*
9 Unterrand der Leber .... *Margo inferior*

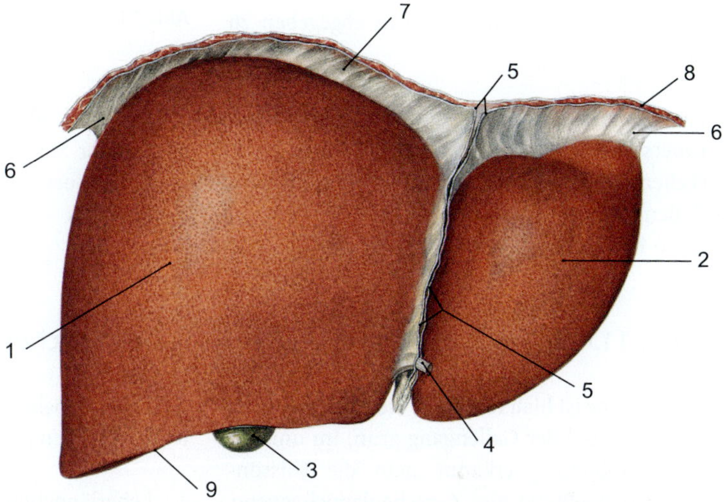

Abb. 11.2 [S007-2-23]

➤ Abb. 11.3 Ansicht eines Leberläppchens

Bei einem Leberläppchen liegen die Leberzellen (Hepatozyten) aneinandergereiht und bilden Leberzellbalken. Zwischen diesen Leberzellbalken befinden sich als Aussparung die Lebersinusoide, in denen sich das Pfortader- mit dem Leberarterienblut mischt. An der Wand der Sinusoide befinden sich die Kupffer-Sternzellen, die zum Monozyten-Makrophagen-System (MMS) gehören. Außer diesen Blutsinusoiden gibt es noch Gallenkapillaren, in denen sich die von den Leberzellen gebildete Gallenflüssigkeit sammeln kann, um über die Gallenwege in den Zwölffingerdarm abgegeben zu werden.

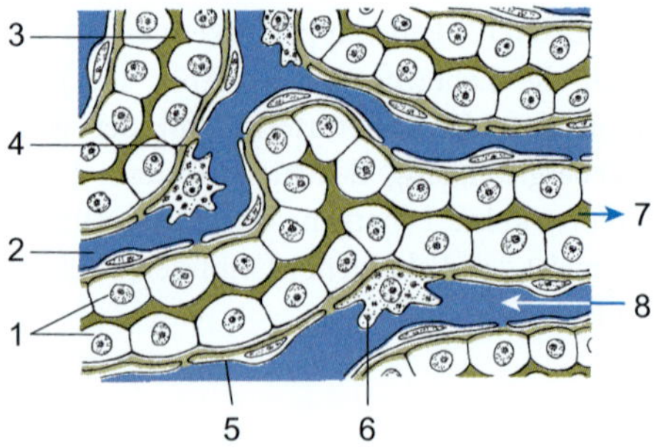

Abb. 11.3 [L190]

1 Leberzelle. . . . . *Hepatozyt*
2 Lebersinusoid (Leberkapillaren) . . . . *Vas sinusoidea*
3 Gallenkapillare
4 Dissé-Raum
5 Endothelzelle
6 Kupffer-Sternzelle
7 Gallenfluss
8 Blutfluss

➤ Abb. 11.4 Räumliche Darstellung eines Leberläppchens

Die Zentralvene ist blau markiert, die Arterie rot, die Pfortader lila und der Gallengang grün. Im unteren Teil der Abbildung erkennt man die Glisson-Trias (Trias hepatica) aus Zwischenläppchenvene, Zwischenläppchenarterie und der Zwischenläppchengallengang.

Das Blut fließt von einem Ast der Pfortader in die Lebersinusoide (Aussparungen zwischen den Leberzellbalken) zur Zentralvene. In den Lebersinusoiden können Stoffe aus dem Blut an die Leberzellen abgegeben werden, und umgekehrt können die Leberzellen Abbaustoffe in das Blut einleiten.

Damit die Leberzellen ausreichend mit Sauerstoff versorgt werden können, gibt die Leberschlagader sauerstoffreiches Blut in die Lebersinusoide ab, denn das Blut der Pfortader ist sauerstoffarm, da es im Darm schon ein Kapillargebiet durchlaufen hat.

Die Leberzellen bilden auch den Gallensaft. Dieser wird in einem eigenen Kanalsystem transportiert.

a Leberläppchen
b Leberzellen mit Blut- und Gallenkapillaren

1 Leberläppchen
2 Zentralvene . . . . *V. centralis*
3 Ast der Leberarterie . . . . *A. hepatica*
4 Ast der Pfortader . . . . *V. portae*
5 Periportalfeld mit Glisson-Trias
6 Zwischenläppchen-Gallengang . . . . *Ductulus interlobularis*
7 Leberzelle. . . . . *Hepatocyt*
8 Kupffer-Sternzelle
9 Endothelzelle
10 Gallenkapillare
11 Dissé-Raum
12 Lebersinusoide (Leberkapillaren) . . . . *Vasa sinusoidea*

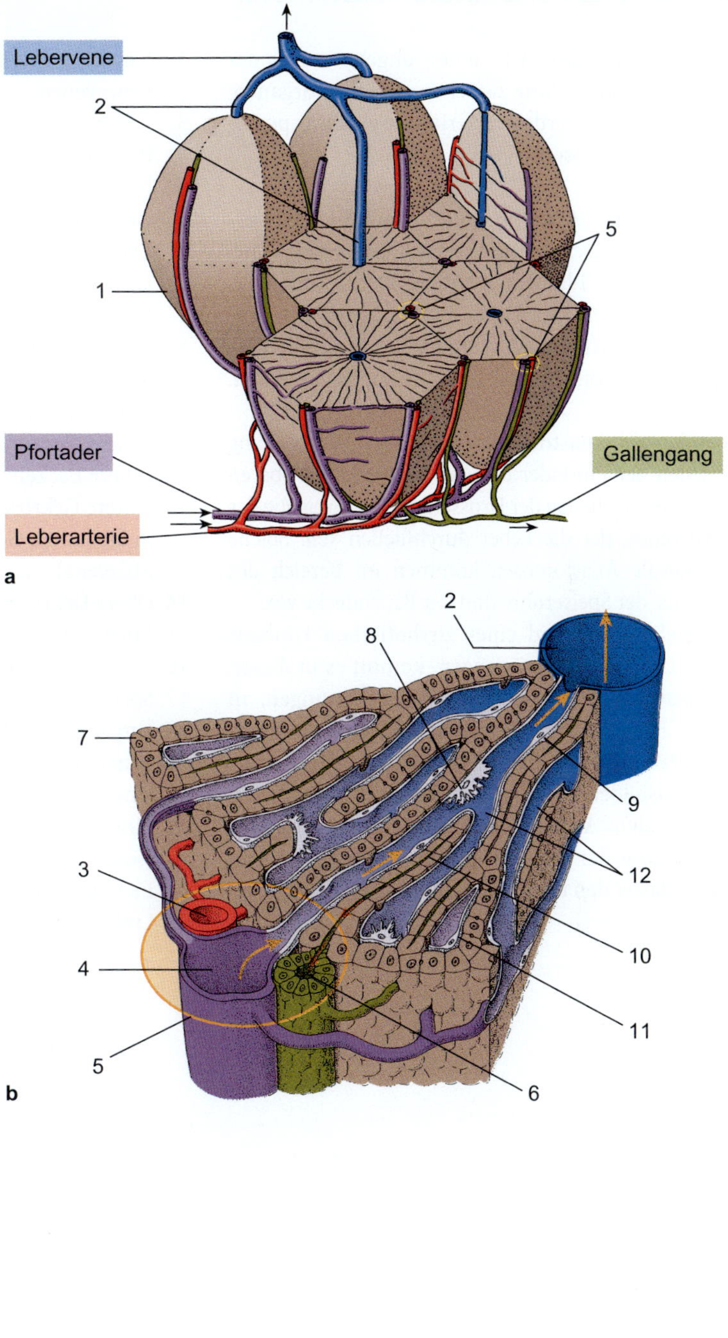
Lebervene
2
5
1
Pfortader
Gallengang
Leberarterie
a
2
8
7
9
12
3
10
4
11
5
6
b

Abb. 11.4 [L190]

➢ Abb. 11.5 Portokavale Anastomosen

Eine Anastomose ist eine angeborene oder erworbene Verbindung zwischen zwei Hohlorganen. Unterschieden werden arteriovenöse und portokavale Anastomosen:

Arteriovenöse Anastomosen sind direkte Verbindungen zwischen einer Arterie und einer Vene, ohne dass das Blut ein Kapillarsystem durchläuft. Diese arteriovenösen Anastomosen dienen der Umgehung, Entlastung oder Stilllegung von Kapillargebieten. Sie können auch operativ angelegt werden.

Portokavale Anastomosen sind eine Verbindung zwischen der Pfortader und der unteren oder oberen Hohlvene. Sie dienen der Drosselung oder Freigabe des Blutstromes, der die Leber durchfließen soll. Solche portokavale Anastomosen kommen im Bereich des Rektums, der Speiseröhre und der Bauchdecke vor.

Bestehen aufgrund eines zirrhotischen Umbaus in der Leber Einflussstörungen, kommt es in diesen portokavalen Anastomosen zu Rückstauungen, in deren Folge sich Rektumvarizen, Speiseröhrenkrampfadern oder ein Medusenhaupt der Bauchdecke ausbilden können. Das Blut, das sich in diesen portokavalen Anastomosen staut, kann nun der unteren bzw. der oberen Hohlvene zugeführt werden und entlastet den überforderten Pfortaderkreislauf.

1 Untere Hohlvene .... *V. cava inferior*
2 Lebervenen .... *Vv. hepaticae*
3 Leber .... *Hepar*
4 Pfortader .... *V. portae hepatis*
5 Nabelgebietvenen......... *Vv. para-umbilicales*
6 Oberflächliche Bauchwandvene ..... *V. epigastrica superficialis*
7 Untere Bauchwandvene .... *V. epigastrica inferior*
8 Gemeinsame Beckenvene ... *V. iliaca communis*
9 Äußere Beckenvene ....*V. iliaca externa*
10 Obere Mastdarmvene ....*V. rectalis superior*
11 Untere Mastdarmvenen .. *Vv. rectales inferiores*
12 Innere Beckenvene............*V. iliaca interna*
13 Untere Gekrösevene (mündet hier als Varietät in die innere Gekrösevene und nicht in die Milzvene).............. *V. mesenterica inferior*
14 Obere Gekrösevene .... *V. mesenterica superior*
15 Milzvene ....*V. splenica (V. lienalis)*
16 Linke Magenvene...........*V. gastrica sinistra*
17 Speiseröhrenvenen.......... *Vv. oesophageales*
18 Unpaare linke Brustwandvene... *V. hemiazygos*
19 Unpaare rechte Brustwandvene.......*V. azygos*
20 Untere Zwerchfellvene .....*V. phrenica inferior*
21 Linke Dickdarmvene ....*V. colica sinistra*
22 Hodenvene bzw. Eierstockvene ....*V. testicularis bzw. ovarica*
23 Linke Nierenvene............*V. renalis sinistra*

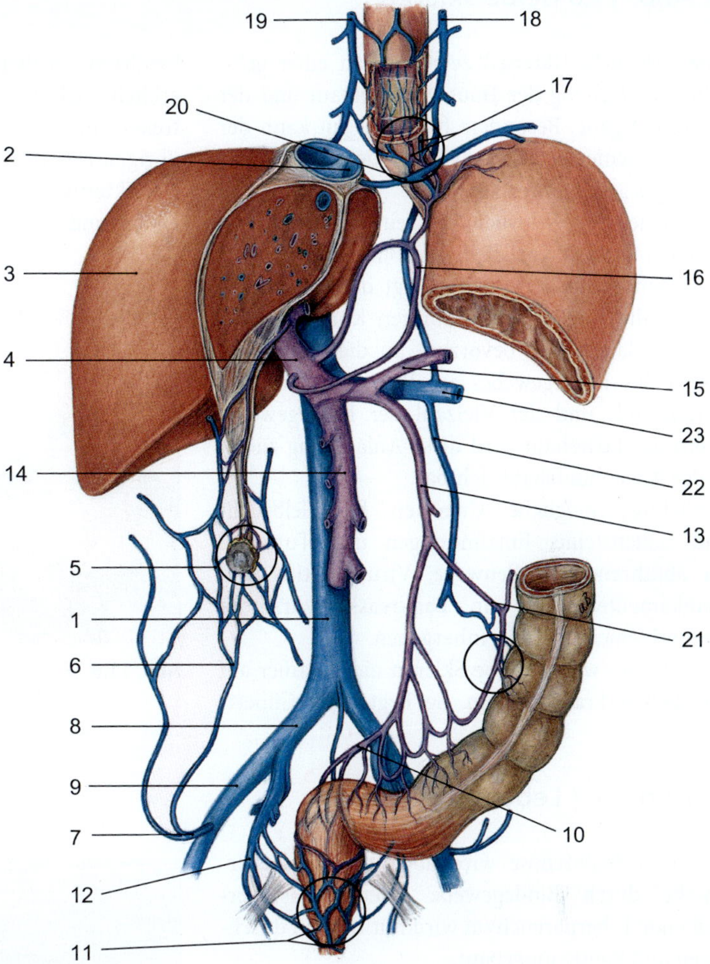

Abb. 11.5 [S007-2-23]

➢ Abb. 11.6 Gelbe Skleren

Eine Gelbsucht (Ikterus) zeigt sich an einer gelblichen Verfärbung der Haut, Schleimhaut und der inneren Organe. Besonders früh und gut kann der Ikterus an einer Gelbfärbung der Lederhaut (Sklera) des Auges gesehen werden.

Ursache der Gelbsucht ist ein Übertritt von Gallenfarbstoffen, vor allem von Bilirubin, ins Blut. Vom Blutgefäßsystem aus gelangt der Gallenfarbstoff in die Haut und die übrigen Körpergewebe. Bilirubin lagert sich bevorzugt an die elastischen Fasern des Bindegewebes an. Wegen des weißen Untergrunds und der Vielzahl der Bindegewebsfasern der Lederhaut wird diese Anlagerung zuerst an der Augenbindehaut sichtbar.

Wichtige mögliche Ursachen für Gelbsucht sind Gallensteine, Entzündungen und Tumoren der abführenden Gallenwege, Virushepatitis und Medikamente. Auch ein Pankreaskopfkarzinom kann mit einem Ikterus einhergehen.

Allerdings weisen gelbe Skleren nicht immer auf eine Lebererkrankung hin. So liegt beim Gilbert-Syndrom (früher: Meulengracht-Krankheit) eine erblich bedingte, intermittierende Erhöhung des freien (unkonjugierten) Bilirubins im Blut vor. Die übrigen Leberwerte befinden sich im Normbereich. Der Ikterus kann durch Stressfaktoren wie Schlafentzug und Nahrungskarenz provoziert werden.

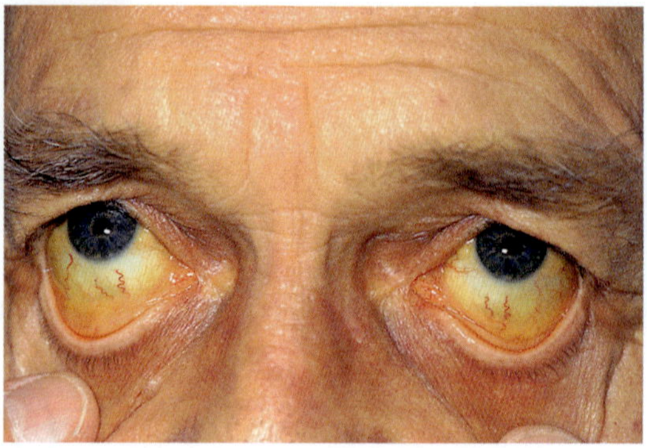

Abb. 11.6 [E273]

➢ Abb. 11.7 Leberzirrhose

Bei der Leberzirrhose wird abgestorbenes Lebergewebe durch Bindegewebe ersetzt. Das verbleibende Leberparenchym wird mit Narben durchzogen und knotig umgebaut.

In der Abbildung zu sehen sind zwei dysplastische Knoten (Pfeile), jeweils etwa 1 cm groß, in der zirrhotischen Leber eines 59-jährigen Mannes mit chronischer Hepatitis B. Das verbliebene Leberparenchym hat sich knotig vermehrt, damit die Leber ihrer Aufgabe besser nachkommen kann. Palpieren Sie eine solche Leber bei einem Patienten, finden Sie diese verkleinert, hart und mit einer höckerigen Oberfläche versehen.

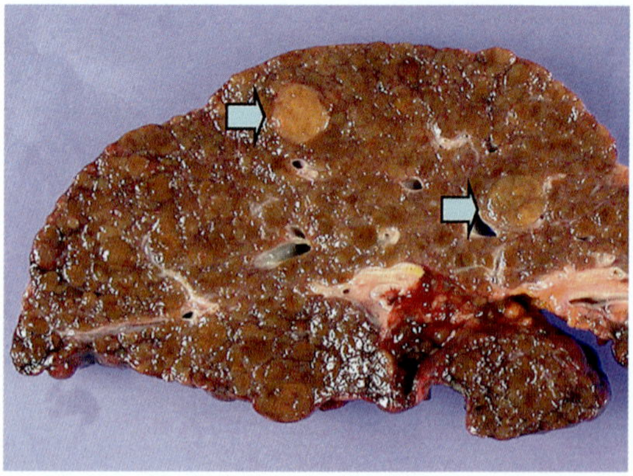

Abb. 11.7 [F396]

➢ Abb. 11.8 Medusenhaupt bei Pfortaderhochdruck

Ein zunehmender zirrhotischer Umbau der Leber behindert den Blutdurchfluss in der Leber. Durch den Blutstau vor der Leber kommt es zu Venenerweiterungen, vor allem der Ösophagus- und der Bauchdeckenvenen.

Die Abbildung zeigt deutlich hervortretende und geschlängelte Bauchdeckenvenen bei einem Patienten mit Leberzirrhose.

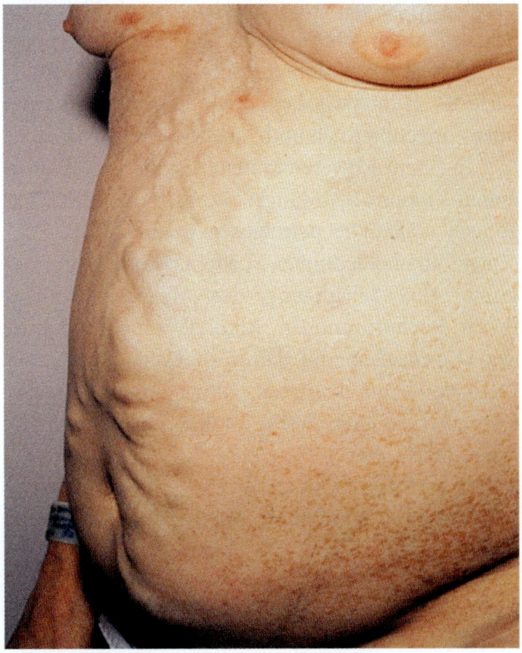

Abb. 11.8 [E273]

➢ Abb. 11.9 Gefäßsternchen (Spinnennaevi, Spider naevi, Naevus araneus)

Gefäßsternchen können im Gesicht, an Hals und Brust auftreten. An den unteren Extremitäten kommen sie kaum vor. Sie bestehen aus einer zentralen, leicht erhabenen, bis stecknadelkopfgroßen Arteriole, von der spinnenartig Teleangiektasien (erweiterte, kleine, oberflächliche Hautgefäße) abgehen.

Gefäßsternchen können bei Leberzirrhose, aber auch bei chronisch-progredienter Hepatitis auftreten. Allerdings können sie auch bei Jugendlichen vorkommen, die lebergesund sind. Treten Spider naevi während der Schwangerschaft auf, bilden sie sich fast immer nach der Entbindung zurück.

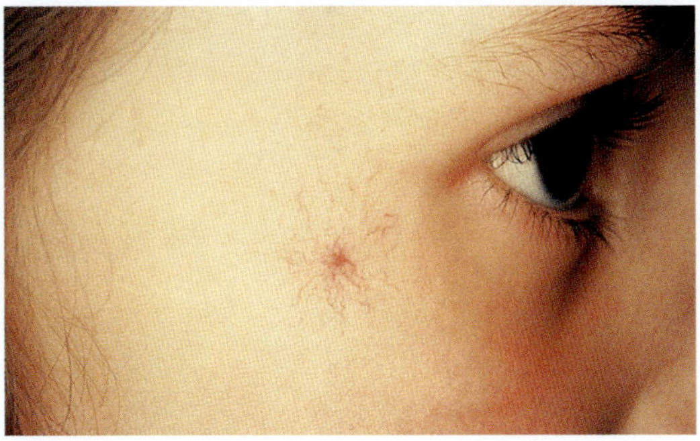

Abb. 11.9 [E273]

➢ Abb. 11.10 Lackzunge bei Leberzirrhose

Eine Lackzunge weist auf eine hochgradige Schleimhautatrophie bei gleichzeitigen entzündlichen Reaktionen hin (Moeller-Hunter-Glossitis, Hunter-Glossitis). Die Betroffenen klagen über Zungenbrennen und Parästhesien. Die Ursache liegt in einem schweren Mangelzustand, vor allem in einem Vitamin-B_{12}-Mangel, weshalb man die Lackzunge vor allem bei perniziöser Anämie findet.

Bei alkoholbedingter Leberzirrhose kann es durch eine Schädigung der Magenschleimhaut durch hochprozentigen Alkohol zur Schädigung der Magenzellen und damit zu einem Mangel an Intrinsic-Faktor kommen. Ohne Intrinsic-Faktor kann aber das Vitamin B_{12} im Ileum nicht durch die Darmwand treten.

Der wichtigste Parameter zur Aufdeckung einer perniziösen Anämie ist ein Anstieg des MCV (mean cell volumen).

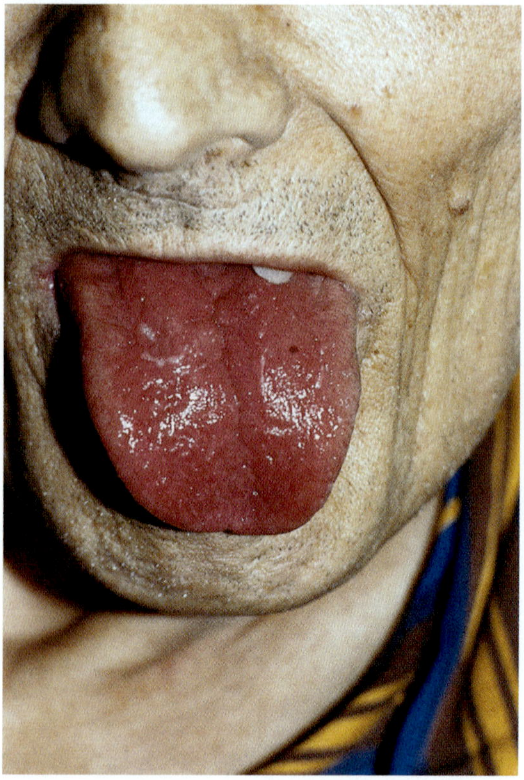

Abb. 11.10 [R246]

➢ Abb. 11.11 Rosazea (Kupferfinnenkrankheit) und Rhinophym (Knollennase)

Die Rosazea ist eine chronische Hauterkrankung, die häufig mit einer alkoholbedingten Leberschädigung einhergeht. Als Ursachen vermutet man jedoch auch eine genetische Disposition, eine Labilität des Gefäßnervensystems, Haarbalgmilben und Magen-Darm-Störungen.

Sie beginnt meist bei über 50-Jährigen mit einer fleckförmigen Hautrötung und Teleangiektasien im Bereich von Wangen und Nase. Bei fortschreitender Erkrankung kann es zu entzündlichen Schüben von Papeln und Pusteln und polsterartigen Infiltrationen kommen. Die Augenregion bleibt typischerweise frei.

Oft entwickelt sich, wie auch bei dem abgebildeten Patienten, zusätzlich ein Rhinophym, eine entzündliche Hyperplasie der Talgdrüsen. Eine chirurgische Entfernung mittels Elektrochirurgie oder Laser ist möglich.

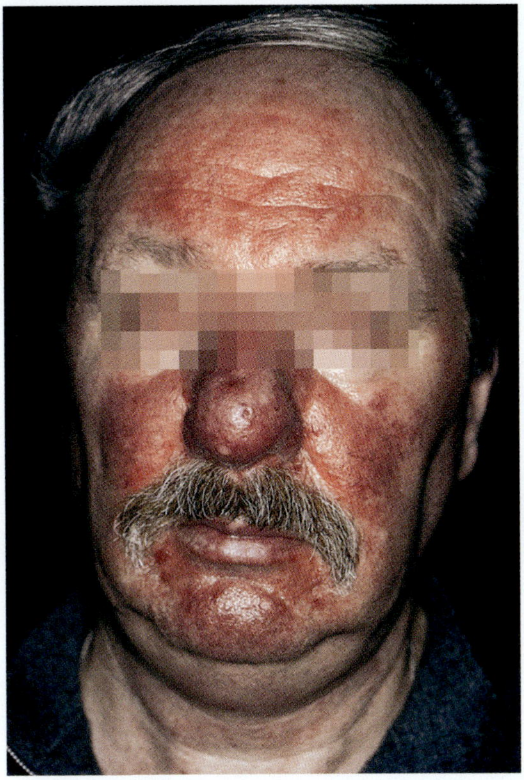

Abb. 11.11 [R246]

KAPITEL

12 Gallenblase und Gallenwege

➢ Abb. 12.1 Lage der Gallenblase

In der Abbildung sieht man die Leber mit ihren vier Leberlappen (1, 5, 6 und 7) von hinten, um die Gallenblase (2) sichtbar zu machen. Zu sehen sind auch der gemeinsame Lebergallengang (8) und der Hauptgallengang (3).

1 Linker Leberlappen ...... *Lobus hepatis sinister*
2 Gallenblase .... *Vesica fellea*
3 Hauptgallengang .... *Ductus choledochus*
4 Untere Hohlvene .... *V. cava inferior*
5 Rechter Leberlappen ...... *Lobus hepatis dexter*
6 Geschwänzter Leberlappen..... *Lobus caudatus*
7 Quadratischer Leberlappen.... *Lobus quadratus*
8 Gemeinsamer Lebergallengang .... *Ductus hepaticus communis*
9 Pfortader .... *V. portae hepatis*
10 Bauchfell .... *Peritoneum*
11 Verwachsungsfläche der Leber mit dem Zwerchfell .... *Area nuda*
12 Abdruck des querliegenden Dickdarms................... *Impressio colica*
13 Rundes Leberband........... *Lig. teres hepatis*

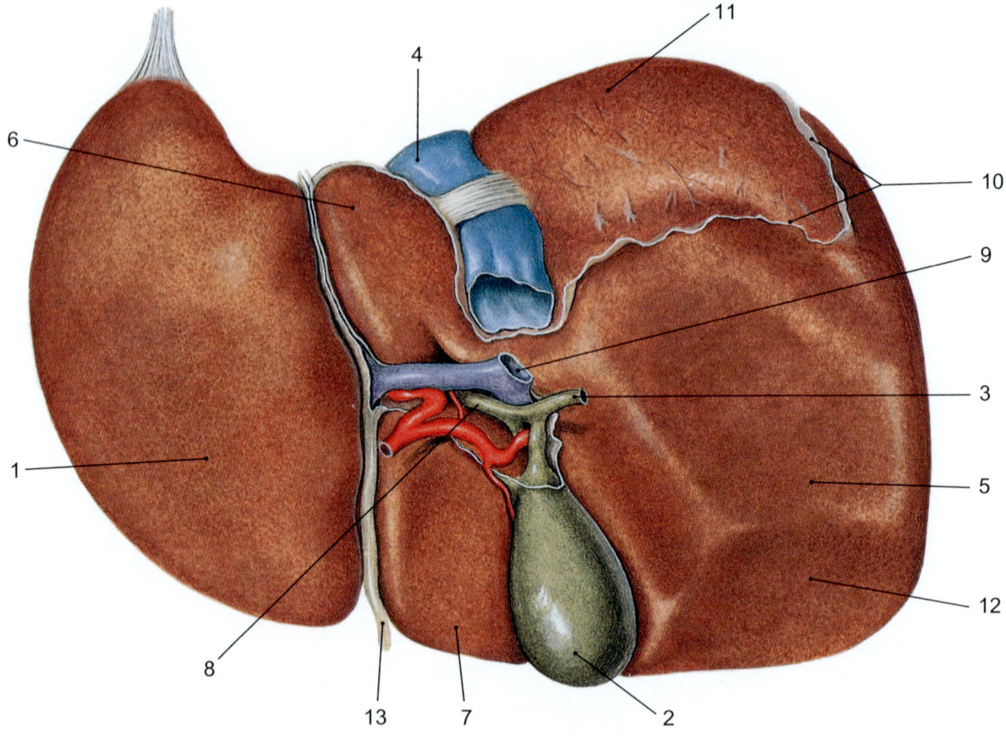

Abb. 12.1 [S007-2-23]

➢ Abb. 12.2 Gallenwege

Abgebildet sind die Gallenwege, Gallenblase und die Einmündungsstelle der Gallenwege in den Zwölffingerdarm (Duodenum) mit der Vater-Papille (➢ Abb. 12.3). Beachten Sie die Schleimhautfalten der Gallenblase.

1 Rechter Lebergallengang . . . . *Ductus hepaticus dexter*
2 Linker Lebergallengang . . . . . . *Ductus heptaticus sinister*
3 Gemeinsamer Lebergallengang . . . . *Ductus hepaticus communis*
4 Gallenblasengang . . . . *Ductus cysticus*
5 Gallenblase . . . . *Vesica fellea*
6 Gallengang . . . . *Ductus choledochus*
7 Vater-Papille . . . . *Papilla duodeni major*
8 Bauchspeicheldrüsenausführungsgang . . . . *Ductus pancreaticus*
9 Zwölffingerdarm . . . . *Duodenum*

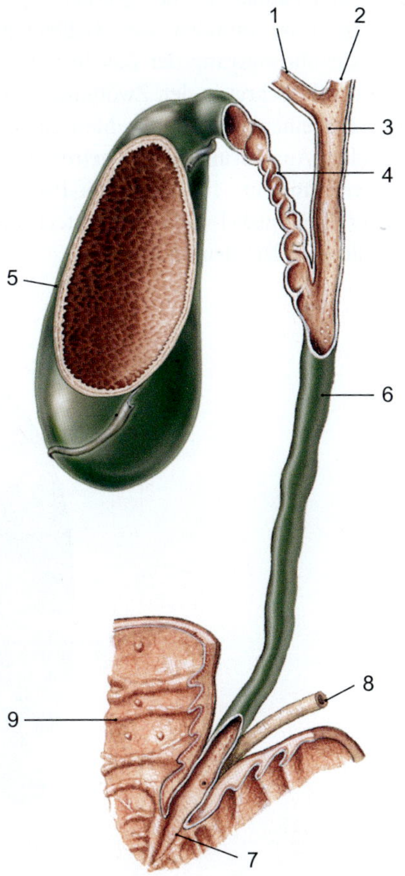

Abb. 12.2 [S007-2-23]

➢ Abb. 12.3 Vater-Papille

Auf der Vater-Papille (7), der großen Papille des Zwölffingerdarms, münden der Gallengang (2) und der Ausführungsgang der Bauchspeicheldrüse (3), um dort ihr Sekret in den Zwölffingerdarm abzugeben. Bei einem Drittel der Menschen treten diese beiden Ausführungsgänge getrennt in den Zwölffingerdarm ein. In der Vater-Papille liegt ein kleiner Ringmuskel (Oddi-Sphinkter), der den Sekreteinfluss ins Duodenum regelt.

1 Zwölffingerdarm. . . . . *Duodenum*
2 Gallengang. . . . . *Ductus choledochus*
3 Bauchspeichelgang. . . . . *Ductus pancreaticus*
4 Gemeinsamer Lebergallengang . . . . *Ductus hepaticus communis*
5 Gallenblasengang . . . . *Ductus cysticus*
6 Gallenblase . . . . *Vesica fellea*
7 Vater-Papille . . . . *Papilla duodeni major*

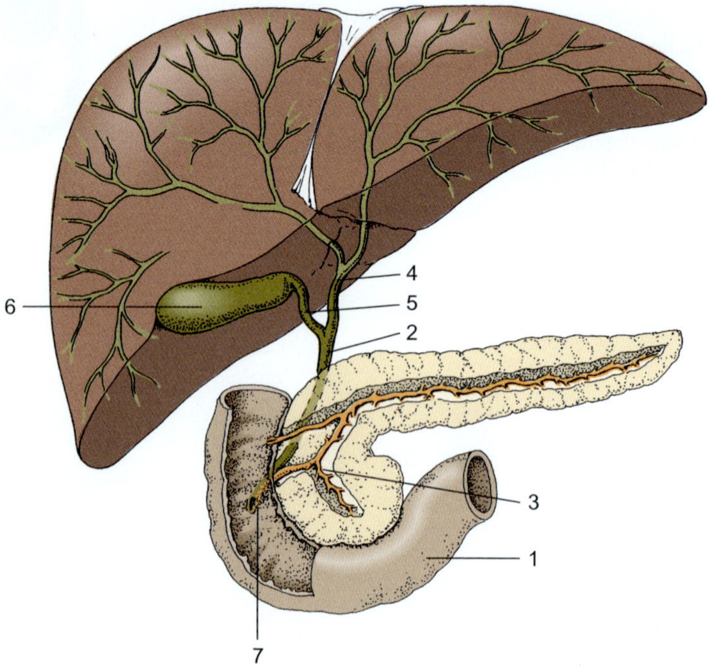

Abb. 12.3 [L190]

➢ Abb. 12.4 Lage der Gallenblase, Projektion auf die Körperoberfläche

Die Gallenblase ist grün dargestellt, die Leber orange und der Magen rosa. Die Gallenblase liegt hinter der Leber und erreicht mit dem Gallenblasengrund den Unterrand der Leber. Nur eine vergrößerte Gallenblase kann getastet werden, da die gesunde Gallenblase von weicher Konsistenz ist. Die Gallenblase muss alle Bewegungen der Leber mitmachen, deshalb ändert sich ihre Lage je nach Atmung und Körperhaltung.

a Sagittalebene
b Transumbilikale Ebene

1 Leber .... *Hepar*
2 Zwerchfell .... *Diaphragma*
3 Rippenbogen............ *Arcus costalis*
4 Gallenblase .... *Vesica fellea*
5 Vorderer oberer Darmbeinstachel........ *Spina iliaca anterior superior*
6 Wurmfortsatz .... *Appendix vermiformis*
7 Leistenband............ *Lig. inguinale*
8 S-förmiger Abschnitt des Dickdarms (Sigmoid) .... *Colon sigmoideum*
9 Absteigender Teil des Dickdarms............ *Colon descendens*
10 Magen .... *Gaster, Ventriculus*
11 Milz .... *Lien, Splen*

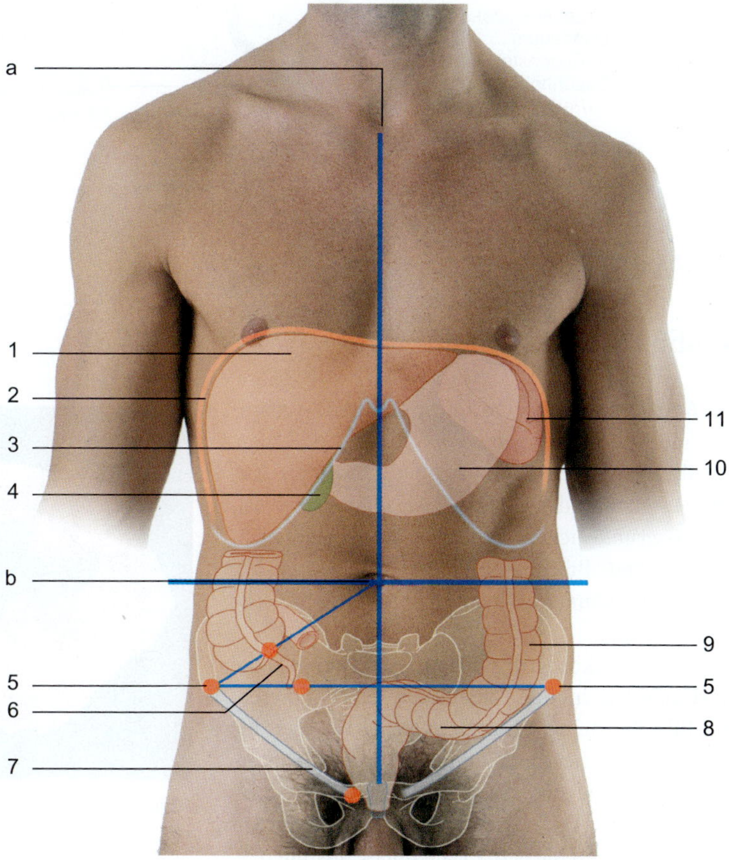

Abb. 12.4 [E580]

➢ Abb. 12.5 Verschiedene Steinlokalisationen und mögliche Komplikationen

Gallensteine können sich im gesamten galleableitenden System entwickeln und in der Gallenblase. Die Abbildung zeigt darüber hinaus die möglichen Komplikationen, die sich aus den jeweiligen Lokalisationen ergeben.

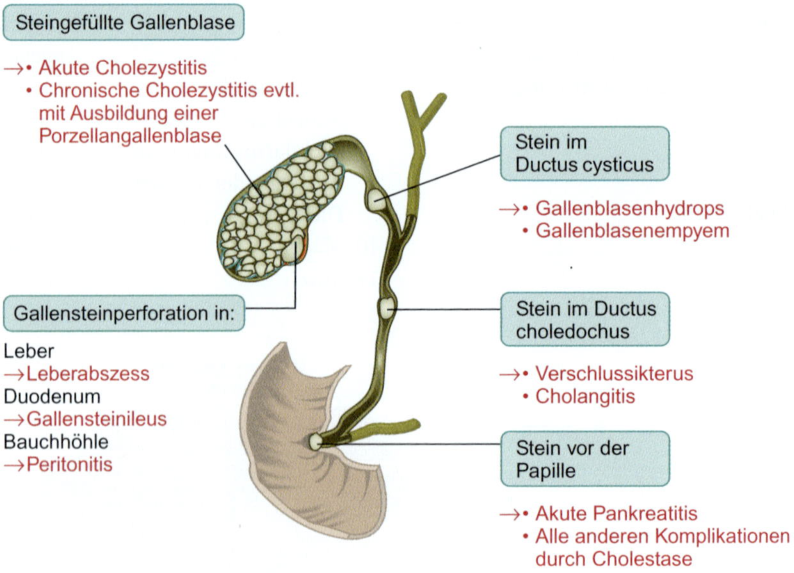

Abb. 12.5 [L190]

➢ Abb. 12.6 Gallensteine

Die Abbildung zeigt eine aufgeschnittene Gallenblase mit Bilirubinsteinen.

Gallensteine treten auf, wenn die normale Zusammensetzung der Gallenflüssigkeit gestört ist. Die wasserunlöslichen Substanzen wie Cholesterin, Kalzium und Bilirubin werden dann ausgefällt. Gallensteine können sich in Form und Größe sehr unterscheiden.

Kleine, sandkorngroße Steine (Gallengries), die zu Hunderten in der Gallenblase liegen können, sind Bilirubinsteine. Cholesterinsteine wachsen bis zu Kirschgröße heran. Es können sich auch Solitärsteine bilden, die aus verschiedenen Substanzen zusammengesetzt sind. Diese können hühnereigroß werden und dann die ganze Gallenblase ausfüllen.

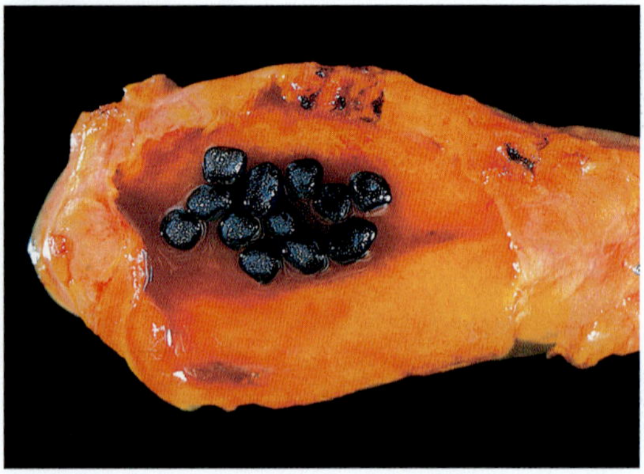

Abb. 12.6 [E554]

➢ Abb. 12.7 Gallensteine

a Cholesterinsteine In Nordeuropa bestehen 80–90 % der Gallensteine aus Cholesterin. Reine Cholesterinsteine sind gelb und kugelig bis oval. In der vorliegenden Abbildung handelt es sich jedoch um einen Kombinationsstein, der in seinem Inneren aus Cholesterin (gelb) besteht, ferner aus Kalzium (weißlich) und Bilirubin (schwarz). Er hat eine Hülle aus Bilirubin.

b Kombinationssteine Man sieht einen aufgeschnittenen Kombinationsstein aus Cholesterin, Bilirubin und Kalzium. Im Unterschied zu dem Kombinationsstein A besitzt dieser eine Kalkhülle.

c Bilirubinsteine Bilirubinsteine (Pigmentsteine) sind klein und von brauner bis schwarzer Farbe.

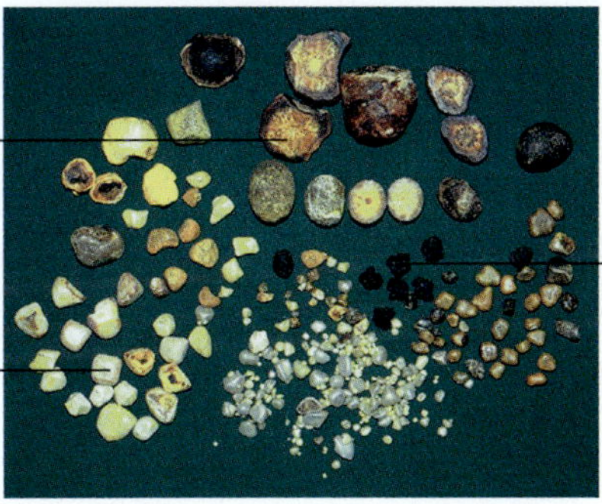

Abb. 12.7 [T173]

Schulmedizinische Therapie In der Schulmedizin stehen an Therapiemöglichkeiten bei Gallensteinen die Steinauflösung, die Zertrümmerung und die Operation zur Verfügung.

- **Steinauflösung (Cholelitholyse):** Die Steinauflösung gelingt nur bei Gallensteinen bestimmter chemischer Zusammensetzung, vor allem bei reinen Cholesterinsteinen. Sie erfolgt durch Medikamenteneinnahme und Ernährungsumstellung. Es ist zu bedenken, dass Cholesterinsteine nicht nur ausgefällt werden, wenn die Gallenflüssigkeit zu viel Cholesterin enthält, sondern auch bei zu wenig Gallensäure. In diesen Fällen wird versucht, durch Gabe von Gallensäure eine Steinauflösung herbeizuführen. Dabei muss das Medikament täglich eingenommen werden. Die Einnahmezeit beträgt oft 1–2 Jahre. Solange Steine vorhanden sind, besteht die Gefahr, dass sich Gallenblasenentzündungen und ein Verschlussikterus entwickeln.
- **Steinzertrümmerung (Lithotripsie):** Mit Lithotripsie bezeichnet man eine extrakorporale (außerhalb des Körpers erfolgend) Steinzertrümmerung. Dazu werden Stoßwellen verwendet, das sind mechanische Wellen, die eine besonders hohe Energie mit extrem steilen Anstiegsflanken haben. Diese Stoßwellen werden nun mittels eines Stoßwellengenerators auf die Steine gerichtet. Diese Fokussierung der einzelnen Wellenfronten auf den Stein bringt eine maximale Druckwirkung in den zu zerstörenden Stein, wobei das umgebende Gewebe nur schwach belastet wird. Damit der Gallenstein genau lokalisiert werden kann, wird er mittels Ultraschall geortet. Mithilfe des Ultraschallverfahrens kann auch der Therapieverlauf kontinuierlich überwacht werden. Bei Nierensteinen dagegen erfolgt die Lokalisation und Überwachung des Steins mittels Röntgendurchleuchtung in zwei unterschiedlichen Ebenen. Die Stoßwellenlithropsie hat zahlreiche Operationen überflüssig gemacht, wodurch für die Betroffenen das Risiko deutlich vermindert wurde. Zudem ist die Steinzertrümmerung ein wesentlich wirtschaftlicheres Verfahren als die Operation.
- **Operation:** Es wird nur bei den Gallensteinträgern operiert, die Beschwerden haben. Das ist bei ungefähr 20 % der Betroffenen der Fall.

KAPITEL

13 Bauchspeicheldrüse

➢ Abb. 13.1 Lage und Aufbau der Bauchspeicheldrüse

An der Bauchspeicheldrüse (Pankreas) kann man Kopf (16), Körper (17) und Schwanz (18) unterscheiden. Das Pankreas befindet sich in Höhe des ersten und zweiten Lendenwirbelkörpers hinter dem Magen. Es liegt retroperitoneal, also hinter dem Bauchfell, die Hinterfläche ist mit der Bauchwand verwachsen. Der Pankreaskopf liegt in der C-förmigen Zwölffingerdarmschlinge (1), der Schwanz reicht bis zur Milz.

1 Zwölffingerdarm.................. *Duodenum*
2 Pfortader................... *V. portae hepatis*
3 Bauchaorta ....*Pars abdominalis aortae*
4 Milz .... *Splen (Lien)*
5 Leber .... *Hepar*
6 Bauchspeicheldrüse................ *Pancreas*
7 Zwölffingerdarm-Leerdarm-Biegung ....*Flexura duodenojejunalis*
8 Obere Gekrösevene .... *V. mesenterica superior*
9 Mittlere Dickdarmvene.........*V. colica media*
10 Rechte Dickdarmvene.........*V. colica dextra*
11 Krummdarmdickdarmvene .... *V. ileocolica*
12 Leerdarmvenen..................*Vv. jejunales*
13 Untere Gekrösevene..... *V. mesenterica inferior*
14 Milzvene .... *V. splenica*
15 Linke Magenvene...........*V. gastrica sinistra*
16 Kopf der Bauchspeicheldrüse.......... *Caput pancreatis*
17 Körper der Bauchspeicheldrüse.........*Corpus pancreatis*
18 Schwanz der Bauchspeicheldrüse .... *Cauda pancreatis*

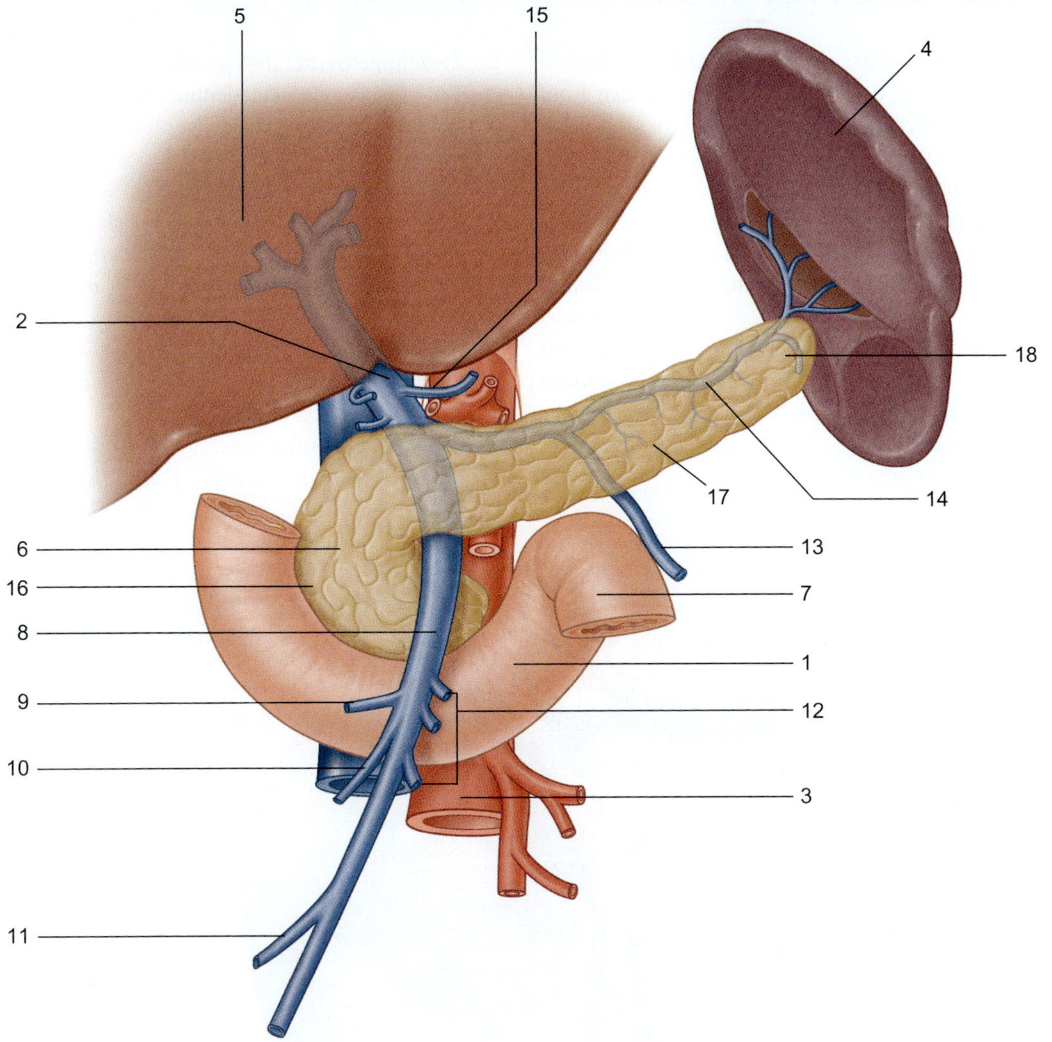

Abb. 13.1 [E580]

➢ Abb. 13.2 Bauchspeicheldrüse und Zwölffingerdarm von hinten

Beachten Sie, dass der Gallengang (7, Ductus choledochus) in der Abbildung teilweise den Kopf der Bauchspeicheldrüse durchdringt.

1 Magenausgangsteil (Antrum). . . . . .*Pars pylorica*
2 Magenausgang (Pförtner) . . . . *Pylorus*
3 Pfortader . . . . *V. portae hepatis*
4 Zwölffingerdarm (oberer Teil) . . . . . . *Duodenum (Pars superior)*
5 Gemeinsamer Lebergallengang . . . .*Ductus hepaticus communis*
6 Gallenblasengang . . . .*Ductus cysticus*
7 Gallengang. . . . . *Ductus choledochus*
8 Zwölffingerdarm (absteigender Teil) . . . . Duodenum (Pars descendens)
9 Kopf der Bauchspeicheldrüse . . . .*Caput pancreatis*
10 Zwölffingerdarm (unterer Teil) . . . . . *Duodenum (Pars inferior)*
11 Obere Gekrösevene . . . . *V. mesenterica superior*
12 Untere Gekröseschlagader . . . . . . *A. mesenterica superior*
13 Hauptausführungsgang der Bauchspeicheldrüse . . . . *Ductus pancreaticus*
14 Körper der Bauchspeicheldrüse . . . . *Corpus pancreatis*
15 Milzvene . . . . *V. lienalis (splenica)*

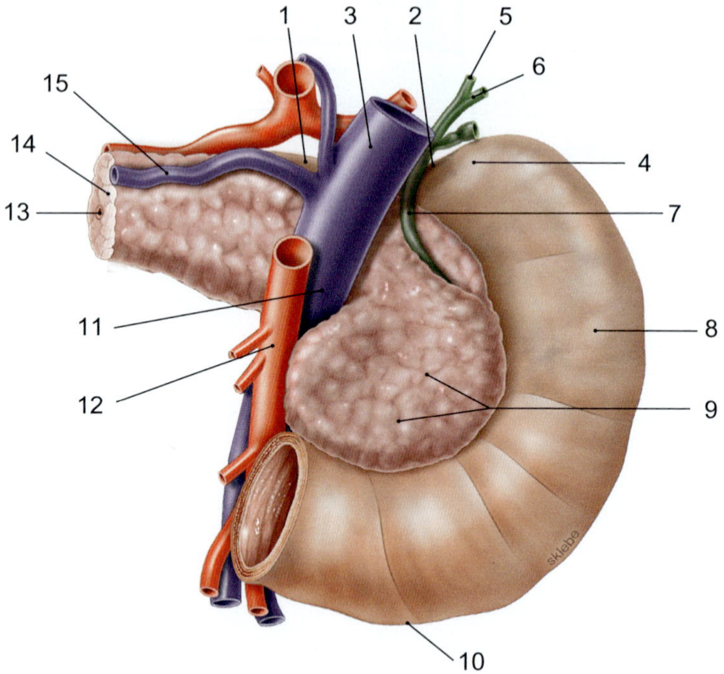

Abb. 13.2 [S007-2-23]

➢ Abb. 13.3 Bauchspeicheldrüse und ihre Nachbarorgane

Der Magen und die Milz wurden entfernt. So lässt sich erkennen, dass der Kopf (7) der Bauchspeicheldrüse in der C-förmigen Schlinge des Zwölffingerdarms (8) liegt; der Schwanz der Bauchspeicheldrüse läuft nach links aus und überlagert das linke Nierenhilum und reicht meist bis zum Milzhilum. Dabei berührt sie den Unterrand der Nebenniere.

1 Zwerchfell .... *Diaphragma*
2 Nebenniere .... *Glandula suprarenalis*
3 Gemeinsamer Lebergallengang .... *Ductus hepaticus communis*
4 Gallenblasengang .... *Ductus cysticus*
5 Magen-Zwölffingerdarm-arterie.................... *A. gastroduodenalis*
6 Niere................................. *Ren*
7 Kopf der Bauchspeicheldrüse .... *Caput pancreatis*
8 Zwölffingerdarm (absteigender Teil) .... *Duodenum (Pars descendens)*
9 Zwölffingerdarm (unterer Teil) .... *Duodenum (Pars inferior)*
10 Pfortader .... *V. portae hepatis*
11 Leberschlagader .... *A. hepatica propria*
12 Untere Hohlvene .... *V. cava inferior*
13 Gemeinsame Leberschlag-ader.................... *A. hepatica communis*
14 Stamm der Magen-, Leber- und Milzschlagader .... *Truncus coeliacus*
15 Milzschlagader .... *A. splenica (lienalis)*
Milzvene .... *V. splenica (lienalis)*
16 Bauchspeicheldrüse .... *Pancreas*
17 Obere Gekröseschlagader und obere Gekrösevene .... *A. mesenterica superior et V. mesenterica superior*
18 Leerdarm.......................... *Jejunum*
19 Brustaorta .... *Pars thoracica aortae*

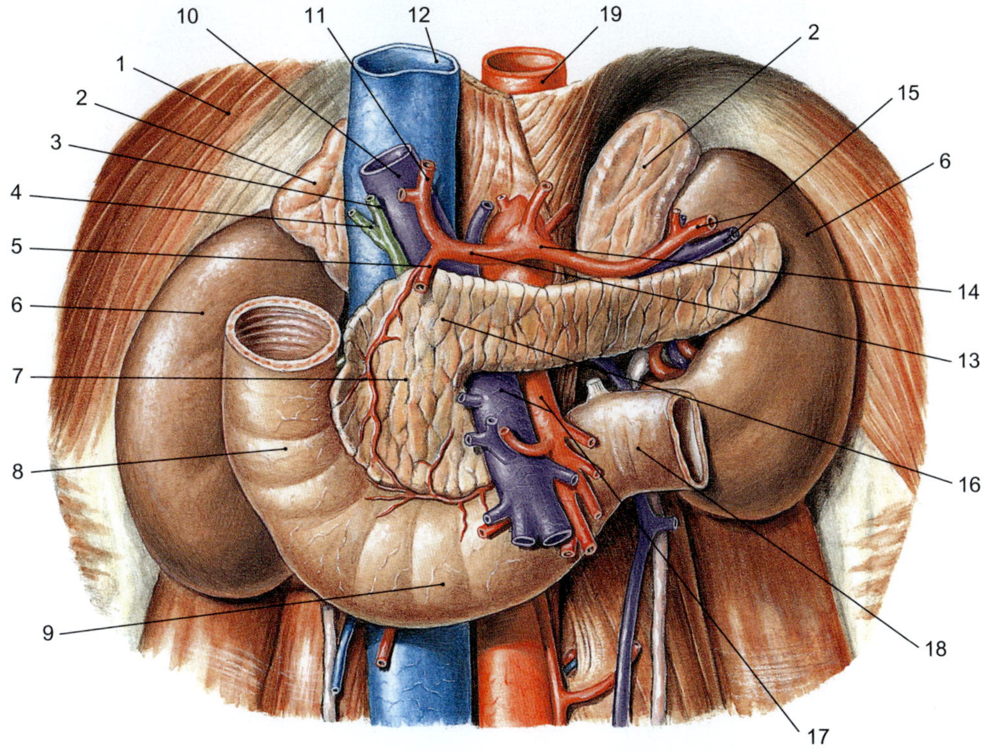

Abb. 13.3 [S007-2-23]

➢ Abb. 13.4 Oberbauchorgane nach Entfernung des Magens

Die Vorderfläche der Bauchspeicheldrüse ist mit Bauchfell überzogen. Ihre Hinterfläche ist mit der hinteren Bauchwand verwachsen (auch ➢ Abb. 9.40).

1 Gallenblase .... *Vesica fellea*
2 Kleines Netz .... *Omentum minus*
3 Zwölffingerdarm (oberer Teil)...... *Duodenum (Pars superior)*
4 Rechte Dickdarmbiegung .... *Flexura coli dextra*
5 Magen (Pförtnerabschnitt)............ *Gaster (Pars pylorica)*
6 Magen-Dickdarm-Band ..... *Lig. gastrocolicum*
7 Dünndarmgekröse............. *Mesenterium*
8 Übergang vom Zwölffingerdarm in den Leerdarm............ *Flexura duodenojejunalis*
9 Bauchfelltaschen am Übergang vom Zwölffingerdarm in den Leerdarm ......*Recessus duodenalis inferior*
10 Querliegender Dickdarm ... *Colon transversum*
11 Absteigender Dickdarm......*Colon descendens*
12 Bauchspeicheldrüse................. *Pancreas*
13 Milz........................... *Splen, Lien*
14 Netzbeutel (Rückwand) .... *Bursa omentalis*
15 Mageneingangnaher Magenabschnitt................ *Pars cardiaca*
16 Geschwänzter Leberlappen .... *Lobus caudatus*

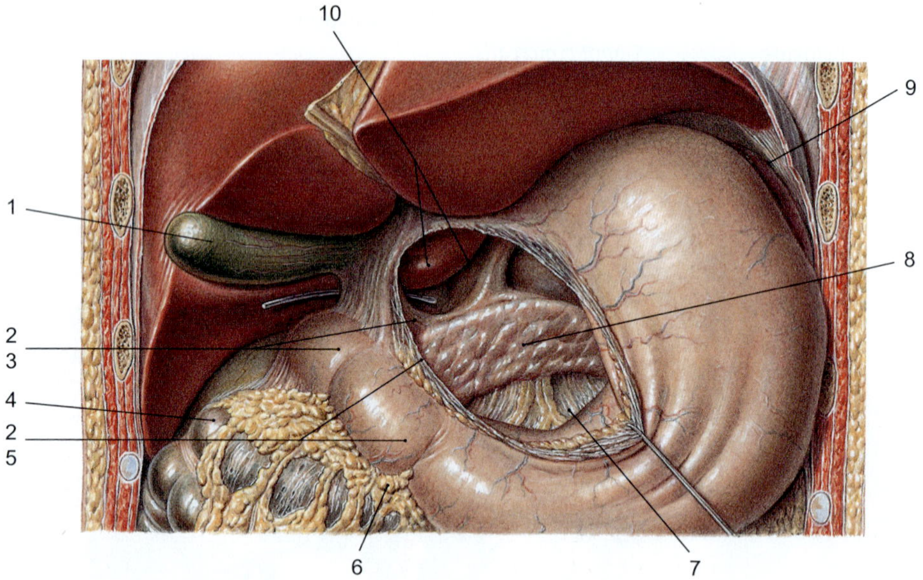

Abb. 13.4 [S007-2-23]

➢ Abb. 13.5 Ausführungsgänge der Bauchspeicheldrüse

Der Hauptausführungsgang der Bauchspeicheldrüse ist der Ductus pancreaticus. Er durchzieht die Drüse in seiner ganzen Länge (➢ Abb. 12.3 zur Vater-Papille).

1 Kopf der Bauchspeicheldrüse .... *Caput pancreatis*
2 Körper der Bauchspeicheldrüse .... *Corpus pancreatis*
3 Schwanz der Bauchspeicheldrüse .... *Cauda pancreatis*
4 Bauchspeicheldrüsengang .... *Ductus pancreaticus*
5 Zusätzlicher Bauchspeicheldrüsengang .... *Ductus pancreaticus accessorius*
6 Große Zwölffingerdarmpapille (Vater-Papille) .... *Papilla duodeni major*
7 Kleine Zwölffingerdarmpapille .... *Papilla duodeni minor*
8 Gallengang .... *Ductus choledochus*
9 Längsfalte in der Rückwand des Zwölffingerdarms .... *Plica longitudinalis duodeni*
10 Kerckring-Falten .... *Plicae circulares*
11 Zwölffingerdarm-Leerdarm-Biegung .... *Flexura duodenojejunalis*

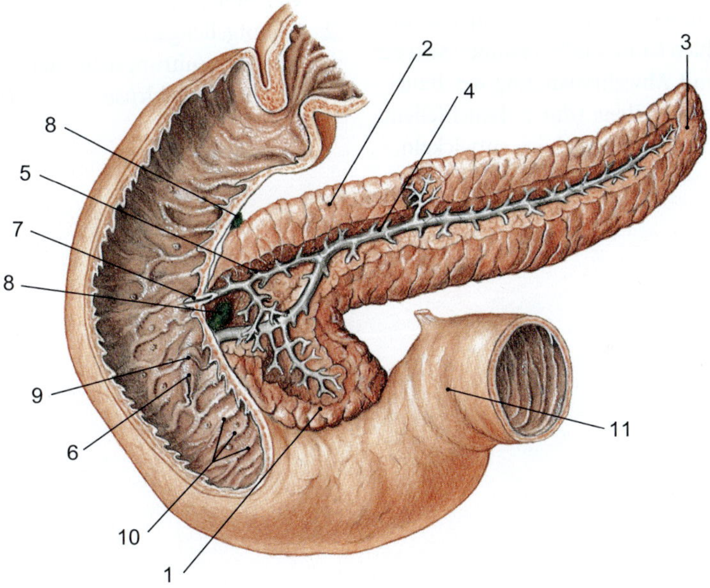

Abb. 13.5 [S007-2-23]

➢ Abb. 13.6 Akute Pankreatitis

Die Abbildung zeigt eine akute Pankreatitis in der endoskopisch retrograde Cholangiopankreatikografie (ERCP). Bei dem Patienten ist ein Gallenstein in der Vater-Papille eingeklemmt. In Folge dieses Abflusshindernisses kam es zum Rückstau von Pankreasenzymen, wodurch eine akute Pankreatitis ausgelöst wurde.

Eine akute Pankreatitis wird nicht nur durch eingeklemmte Gallensteinen verursacht, sondern es spielt auch chronischer Alkoholkonsum eine wichtige Rolle.

Leitsymptome der akuten Pankreatitis sind bei leichterem Verlauf Oberbauchschmerzen mit Übelkeit und Erbrechen. Bei schwerem Verlauf kommt es zu heftigen Oberbauchschmerzen, oft als sog. „gürtelförmiger Schmerz“, der in den Rücken und den Bauch ausstrahlen kann. Zudem können sich ein akutes Abdomen mit Abwehrspannung der Bauchdecke, ein paralytischer Ileus (durch Bauchfellentzündung), ein Ikterus oder ein Schock entwickeln.

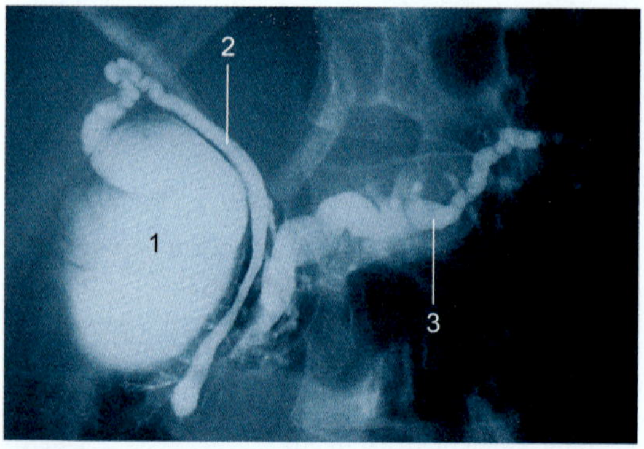

Abb. 13.6 [M466]

1 Gallenblase . . . . *Vesica fellea*
2 Hauptgallengang . . . . *Ductus choledochus*
3 Hauptausführungsgang der Bauchspeicheldrüse . . . . *Ductus pancreaticus*

KAPITEL

14 Endokrinologie

➢ Abb. 14.1 Hirnanhangdrüse (Hypophyse)

Dargestellt ist ein Medianschnitt durch die Hypophyse in 10-facher Vergrößerung. Die Hirnanhangdrüse (zur Lage ➢ Abb. 18.9, ➢ Abb. 18.11und ➢ Abb. 18.14) besteht aus zwei Anteilen, die sich in Aufgabe und Funktion voneinander unterscheiden:

Hypophysenvorderlappen (Adenohypophyse) Der Hypophysenvorderlappen gliedert sich in einen Stielteil, den sog. Trichterlappen (2), den Zwischenlappen (4) und den Hauptteil (1). Er produziert ACTH (adrenokortikotropes Hormon), TSH (thyreotropes Hormon), FSH (follikelstimulierendes Hormon), LH (luteinisierendes Hormon), STH (somatotropes Hormon) und PRL (Prolaktin). Der Hypophysenvorderlappen wird vom Hypothalamus durch Freisetzungs- und Hemmhormone gesteuert. Diese funktionelle Verbindung wird anatomisch durch ein kleines verästeltes Gefäßsystem (Pfortaderkreislauf) gewährleistet, das im Hypophysenstiel verläuft und den HVL mit dem Hypothalamus verbindet.

Hypophysenhinterlappen (Neurohypophyse) Der Hypothalamus bildet die Hormone Oxytocin und Adiuretin und gibt diese über Nervenfortsätze, die im Hypophysenstiel verlaufen, an den Hypophysenhinterlappen ab. Der Hypophysenhinterlappen speichert diese Hormone und gibt sie seinerseits bei Bedarf ans Blut ab.

1 Vorderlappen der Hirnanhangdrüse . . . . *Adenohypophysis*
2 Trichterlappen . . . . *Pars tuberalis*
3 Stiel der Hirnanhangdrüse . . . . *Infundibulum*
4 Zwischenlappen . . . . *Pars intermedia*
5 Hinterlappen der Hirnanhangdrüse . . . . *Neurohypophysis*

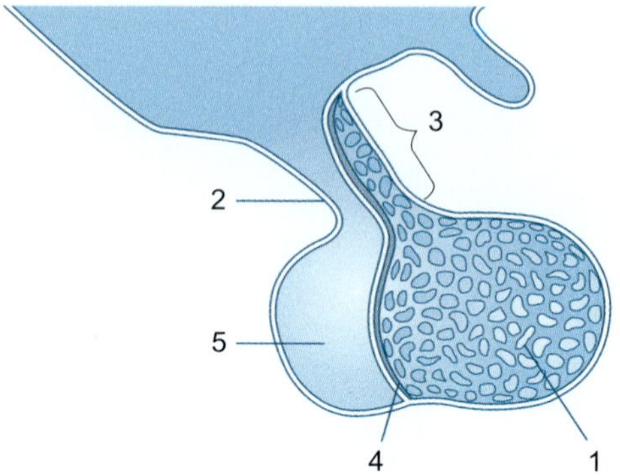

Abb. 14.1 [M560; L141]

➤ Abb. 14.2 Lage und Aussehen der Schilddrüse

Die Schilddrüse liegt im vorderen Halsbereich, unterhalb des Kehlkopfs. Sie umfasst die Luftröhre halbkreisartig. Man unterscheidet einen rechten und einen linken Lappen, die durch eine Brücke (Isthmus) verbunden sind. Die beiden Lappen sind manchmal unterschiedlich groß. Bei ungefähr der Hälfte der Menschen zieht von der Brücke aus ein Strang von Schilddrüsengewebe vor dem Schildknorpel des Kehlkopfs nach oben.

Zur Palpation der Schilddrüse stellt man sich hinter den sitzenden Patienten und tastet vom Kehlkopf ausgehend die Ringknorpelspange und unterhalb von dieser die Luftröhre. Nun bittet man den Patienten zu schlucken. Während des Schluckvorgangs ist zu spüren, wie der weiche Isthmus der Schilddrüse unter den tastenden Fingern nach oben und wieder zurückgleitet. Auf diese Weise lässt sich die Dicke der Brücke gut beurteilen.

Liegt eine krankhafte Vergrößerung der Schilddrüse vor, kann eine diffuse, solitäre oder multinoduläre Struma vorliegen. Aufgrund ihrer anatomischen Lage kann sich die Schilddrüse nicht nach rückwärts ausdehnen, da sich hier die Wirbelsäule befindet, sondern nur nach vorn und zur Seite hin. Dabei wird der Kopfwendermuskel zur Seite gedrängt und der Halsumfang nimmt zu.

Anmerkung zur Schreibweise: Bei der Schilddrüse ist sowohl die Schreibweise Glandula thyroidea als auch Glandula thyreoidea richtig und möglich. Das gilt übertragen auch für andere Wortzusammensetzungen mit thyro- bzw. thyreo-. Um eine Vereinheitlichung mit wichtigen Standardwerken der Anatomie zu erreichen, wurde bei anatomischen Bezeichnungen durchgängig die Variante thyro- gewählt, bei Krankheitsbezeichnungen, wie z. B. Thyreoiditis, jedoch die Variante mit dem erhaltenen „e".

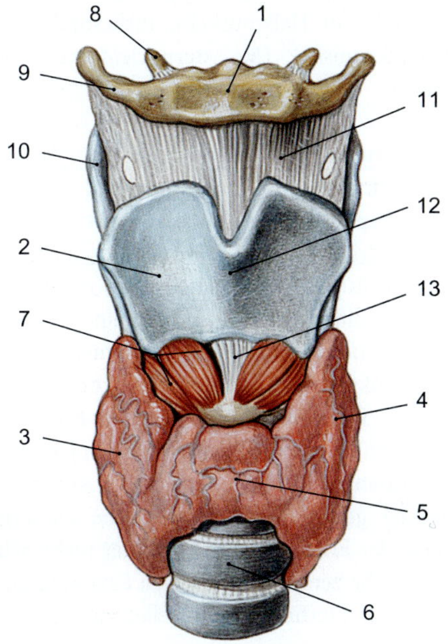

Abb. 14.2 [S007-3-23]

1 Zungenbein .... *Os hyoideus*
2 Schildknorpel .... *Cartilago thyroidea*
3 Schilddrüse .... *Glandula thyroidea* (rechter Lappen).............. *(Lobus dexter)*
4 Schilddrüse .... *Glandula thyroidea* (linker Lappen).............. *(Lobus sinister)*
5 Schilddrüsenenge (Brücke, Isthmus) .... *Isthmus glandulare thyroideae*
6 Luftröhre .... *Trachea*
7 Ringknorpel-Schildknorpel-Muskel .... *M. cricothyroideus*
8 Kleines Zungenbeinhorn......... *Cornu minus*
9 Großes Zungenbeinhorn..........*Cornu majus*
10 Oberes Horn des Schildknorpels ....*Cornu superius*
11 Schildknorpel-Zungenbein-Membran............ *Membrana thyrohyoidea*
12 Adamsapfel.............*Prominentia laryngea*
13 Ringknorpel-Schildknorpel-Band......... *Lig. crico-thyroideum medianum*

➢ Abb. 14.3 Lage der Schilddrüse unter den Halsmuskeln

Wie man sieht, sind die Lappen der Schilddrüse weitgehend von Halsmuskeln, insbesondere vom Kopfwendermuskel (M. sternocleidomastoideus) überdeckt.

Diffuse Struma Bei einer diffusen Vergrößerung der Schilddrüse sind der Isthmus und die beiden seitlichen Lappen tastbar, da die Kopfwendermuskeln zur Seite gedrängt werden. Die Oberfläche der Struma fühlt sich drüsig an und es sind keine Knoten zu palpieren. Eine diffuse Struma kann bei einer Schilddrüsenüberfunktion (Morbus Basedow), einer Schilddrüsenunterfunktion (z. B. bei Iodmangel) oder bei einer Hashimoto-Thyreoiditis vorliegen, einer Entzündung der Schilddrüse, die vor allem bei Frauen jenseits des 40. Lebensjahres auftritt und mit einer Autoantikörperbildung gegen Schilddrüsengewebe einhergeht. Im Laufe der Erkrankung wird immer mehr Schilddrüsengewebe zerstört, sodass sich eine ausgeprägte Schilddrüsenunterfunktion einstellen kann.

Knotige Struma (Struma nodosa)

- **Solitärer Schilddrüsenknoten:** Bei einem einzelnen Knoten in der Schilddrüse muss wegen des Verdachts der malignen Entartung immer eine sorgfältige klinische Abklärung erfolgen. Besonders ungünstig ist, wenn sich ein einzelner Knoten rasch vergrößert, wenn er sich hart anfühlt und gegenüber den Nachbargeweben nicht gut verschieblich ist.
- **Multinoduläre Struma:** Hier liegt eine vergrößerte Schilddrüse mit mindestens zwei oder mehreren abgrenzbaren Knoten vor. Mehrere Knoten lassen eher an eine Stoffwechselstörung und weniger an einen bösartigen Prozess denken. Dennoch muss auch in diesem Fall eine klinische Abklärung erfolgen.

1 Schilddrüse . . . . *Glandula thyroidea*
2 Luftröhre . . . . *Trachea*
3 Schlüsselbein. . . . .*Clavicula*
4 Großer Brustmuskel. . . . . *M. pectoralis major*
5 Kopfwender. . . . . *M. sternocleidomastoideus*
6 Kehlkopf . . . .*Larynx*
7 Brustbein-Zungenbein-Muskel . . . . *M. sternohyoideus*
8 Brustbein-Schildknorpel-Muskel . . . . *M. sternothyroideus*
9 Schildknorpel-Zungenbein-Muskel . . . .*M. thyrohyoideus*
10 Unterkieferspeicheldrüse . . . . *Glandula submandibularis*
11 Ohrspeicheldrüse . . . . *Glandula parotidea*
12 Zungenbein . . . . *Os hyoideum*
13 Brustbein-Zungenbein-Muskel . . . . *M. sternohyoideus*

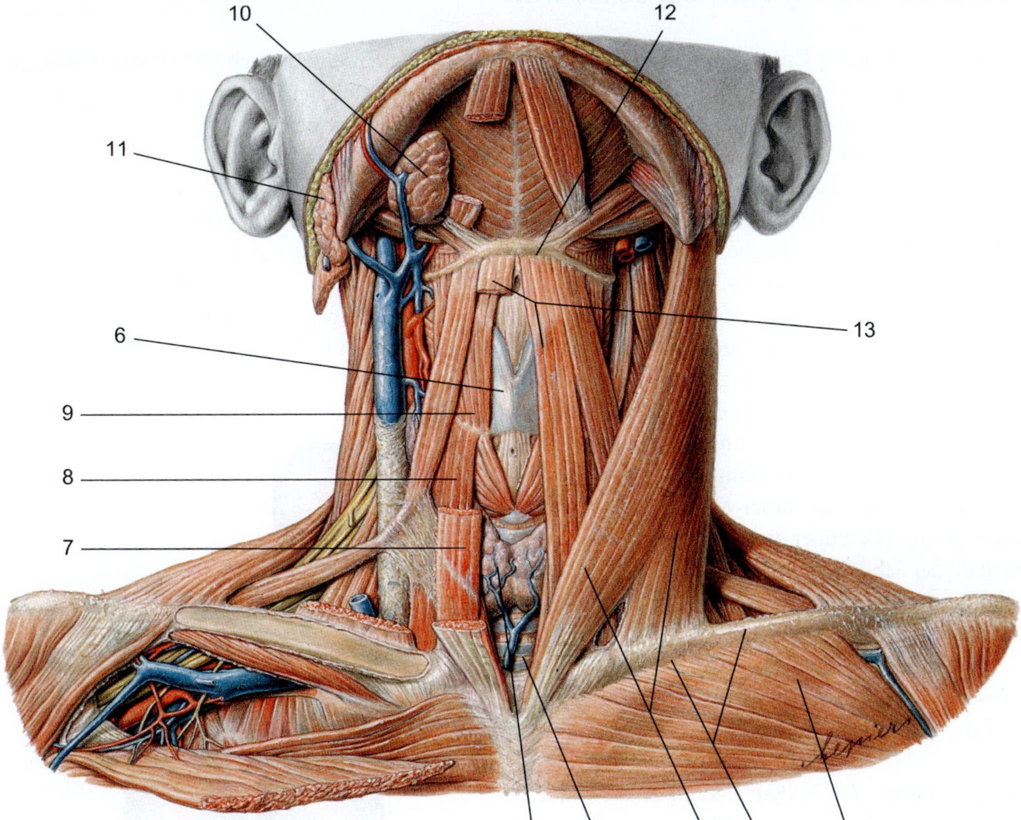

Abb. 14.3 [S007-3-23]

➢ Abb. 14.4 Szintigramm der Schilddrüse

Eine häufige klinische Untersuchungsmethode der Schilddrüse ist das Szintigramm. Die Schilddrüse benötigt zum Aufbau ihrer Hormone Iod. Deshalb wird fast das gesamte Iod, das dem Körper zugeführt wird, in der Schilddrüse gespeichert. Wird nun einem Patienten radioaktives Iod (oder Technetium 99 m) verabreicht, wird dieses in die Schilddrüse transportiert. Das hierzu verwendete radioaktive Iod hat eine sehr kurze Halbwertszeit, deshalb können nun die von der Schilddrüse ausgehenden Strahlungen mit einer Gammakamera aufgezeichnet werden. Die Darstellung dieser Strahlen erfolgt mittels eines Szintiscanners, der eine Strichmarkierung auslöst, sodass ein der Aktivitätsverteilung entsprechendes Strichbild entsteht. Mit dieser Methode kann man sich ein genaues Bild über die Aktivitätsverteilungen innerhalb der Schilddrüse machen.

Eine gesunde Schilddrüse zeigt eine gleichmäßige Aktivitätsverteilung. Kommt es in der Schilddrüse zu einer örtlichen Aktivitätssteigerung, so spricht man von „heißen Knoten", bei örtlichen Aktivitätsausfällen von „kalten Knoten".

Heißer Knoten Ein heißer Knoten entsteht aufgrund einer lokal vermehrten Hormonproduktion oder vermehrten Hormonspeicherung, z. B. infolge eines autonomen Adenoms, selten auch bei einem hormonaktiven, bösartigen Kropf (Struma maligna). Ein autonomes Adenom ist eine gutartige Vermehrung des Schilddrüsengewebes. Dieses Adenom wird als autonom bezeichnet, weil es nicht der Steuerung durch das TSH des Hypophysenvorderlappens unterliegt. Bei den autonomen Adenomen unterscheidet man zwei Formen:

- **Kompensiertes autonomes Adenom** mit einer euthyreoten (normalen) Stoffwechsellage
- **Dekompensiertes autonomes (toxisches) Adenom** mit einer hyperthyreoten Stoffwechsellage

Kalter Knoten Ein kalter Knoten zeigt einen Bezirk in der Schilddrüse an, in dem die zugeführte radioaktive Substanz nicht oder nur vermindert gespeichert wird. Als mögliche Ursachen kommen in Betracht: Zysten, Blutungen, Entzündungen, Metastasen, Verkalkungen, maligne Tumoren, Fibrosierungen und hormonell inaktive Adenome.

a Heißer Knoten im rechten Schilddrüsenlappen. Das gesunde Gewebe ich bei einer Supprimierung des Thyreoidea stimulierenden Hormons (TSH) nicht sichtbar.
b Heißer Knoten nach erfolgreicher Therapie. Der vormals heiße Knoten stellt sich nun kalt dar und das gesunde Gewebe kommt wieder zur Darstellung.
c Schilddrüsenszintigrafie eines gesunden Patienten zum Vergleich

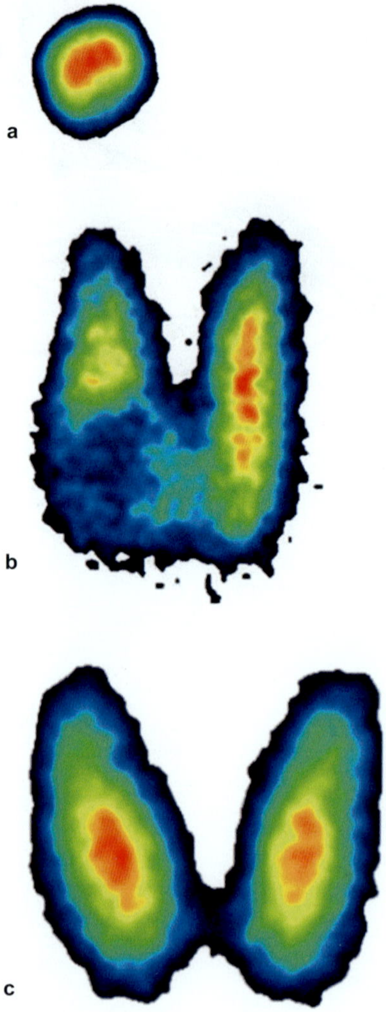

Abb. 14.4 [M478]

➤ Abb. 14.5 Horizontalschnitt durch den vorderen Halsbereich

Zu sehen sind die Schilddrüse (1) und Nebenschilddrüse (8) in ihrer Beziehung zur Luftröhre (3) und Speiseröhre (7). Bei einer Strumabildung (Kropf) der Schilddrüse können Atem- und Schluckbeschwerden auftreten, sobald Luft- und Speiseröhre durch die Struma komprimiert werden.

1 Schilddrüse .... *Glandula thyroidea*
2 Schilddrüsenenge (Brücke, Isthmus) .... *Isthmus glandulae thyroidea*
3 Luftröhre .... *Trachea*
4 Halsschlagader .... *A. carotis communis*
5 Innere Halsvene (innere Drosselvene) .... *V. jugularis interna*
6 Kopfwender......... *M. sternocleidomastoideus*
7 Speiseröhre .... *Oesophagus*
8 Nebenschilddrüse (Epithelkörperchen).... *Glandula parathyroidea*
9 Rückläufiger Kehlkopfnerv („Rekurrens") .... *N. laryngeus recurrens*
10 Siebter Halswirbel (Prominens) .... *Vertebra cervicalis VII*
11 Brustbein-Schildknorpel-Muskel .... *M. sternothyroideus*
12 Brustbein-Zungenbein-Muskel .... *M. sternohyoideus*
13 Vordere Halsvene (vordere Drosselvene) .... *V. jugularis anterior*
14 Hautmuskel des Halses .... *Platysma*
15 Oberflächliche Halsfaszie ...... *Fascia cervicalis*
16 Unpaare Schilddrüsenvenen..... *Vv. thyroideae inferiores*
17 Mittlere Halsfaszie .... *Fascia cervicalis*
18 Kapsel der Schilddrüse .... *Capsula fibrosa*
19 Verschieberaum zwischen Luftröhre und Speiseröhre .... *Spatium oesophagotracheale*
20 Nerven zu den unteren Zungenbeinmuskeln .... *Ansa cervicales*
21 Oberer Herznerv (sympathisch)... *N. cardiacus cervicalis superior*
22 Vagus (zehnter Hirnnerv)............ *N. vagus*
23 Untere Schilddrüsenschlagader .... *A. thyroidea inferior*
24 Wirbelvene .... *V. vertebralis*
25 Wirbelschlagader .... *A. vertebralis*
26 Unteres Halsganglion des Sympathikus .... *Ganglion stellatum*
27 Tiefe Halsfaszie............... *Fascia cervicalis*
28 Langer Halsmuskel............. *M. longus colli*
29 Membranöse Rückwand der Luftröhre .... *Paries membranaceus*
30 Verschiebeschicht hinter der Speiseröhre .... *Spatium retro-oesophageum*
31 Halslymphstamm............ *Truncus jugularis*

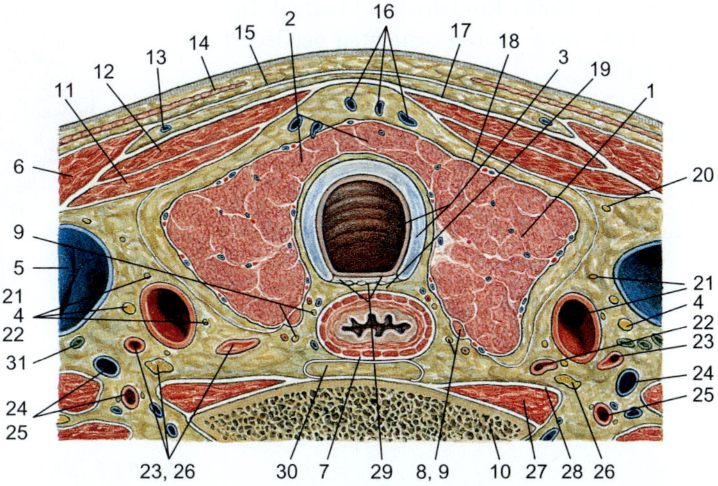

Abb. 14.5 [S007-3-23]

➢ Abb. 14.6 Lage der Nebenschilddrüse (Ansicht von dorsal auf die Schilddrüse)

Die Nebenschilddrüse (Glandula parathyroidea, Glandula parathyroidea) besteht aus vier hellen, weizenkorngroßen Epithelkörperchen. Diese liegen der Schilddrüse von hinten an, und zwar an den oberen und unteren Polen (➢ Abb. 14.2 und ➢ Abb. 14.5).

1 Kehldeckel . . . . *Epiglottis*
2 Schildknorpel . . . . *Cartilago thyroidea*
3 Schilddrüse . . . . *Glandula thyroidea*
4 Nebenschilddrüse (oberes Epithelkörperchen) . . . . . . *Glandula parathyroidea superior*
5 Nebenschilddrüse (unteres Epithelkörperchen) . . . *Glandula parathyroidea inferior*
6 Luftröhre . . . . *Trachea*

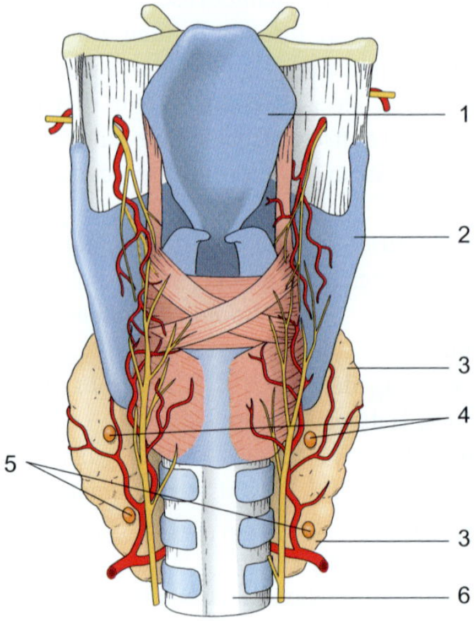

Abb. 14.6 [L190]

➢ Abb. 14.7 Nebenniere (Glandula suprarenalis)

Auf der Abbildung ist die rechte, dreieckige bzw. bischofsmützenförmige Nebenniere (zur Lage ➢ Abb. 13.3 und ➢ Abb. 15.1) zu erkennen. Der untere Teil der Nebenniere wurde abgeschnitten, um darstellen zu können, dass die Nebenniere aus einer Mark- und einer Rindenschicht besteht. Die Rindenschicht wird in drei Schichten gegliedert (➢ Abb. 14.9).

1 Nebennierenrinde (Kortex) . . . . *Cortex glandulae suprarenalis*
2 Nebennierenmark (Medulla) . . . . . . *Medulla glandulae suprarenalis*

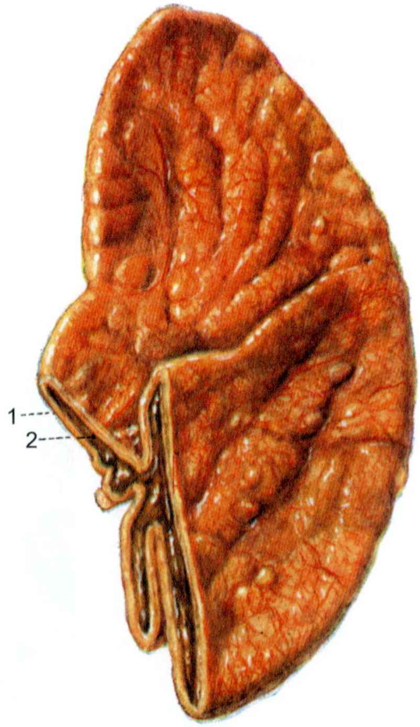

Abb. 14.7 [S007-2-23]

➢ Abb. 14.8 Schnittfläche der Nebenniere

Es sind deutlich eine Rinden- und eine Markschicht zu unterscheiden. Obwohl die Nebenniere nur 10 g wiegt, hat sie außerordentlich wichtige Aufgaben. Genau genommen sind die Nebennierenrinde und das Nebennierenmark zwei verschiedene Organe mit unterschiedlichen Funktionen und verschiedener embryonaler Abstammung. Die Nebennierenrinde entwickelt sich aus dem mittleren, das Nebennierenmark aus dem äußeren Keimblatt.

Beachten Sie den Venenreichtum der Markschicht. Venenreichtum ist für Hormondrüsen charakteristisch: Sie geben ihr Sekret direkt ans Blut ab, da sie im Unterschied zu den exokrinen Drüsen keine Ausführungsgänge besitzen.

1 Bindegewebige Kapsel .... *Capsula*
2 Cholesterinablagerungen
3 Zentralvene .... *V. centralis*
4 Außenschicht (Schicht der Mineralokortikoide) .... *Zona glomerulosa*
5 Mittelschicht (Schicht der Glukokortikoide) .... *Zona fasciculata*
6 Innenschicht (Schicht der Androgene) .... *Zona reticularis*
7 Nebennierenrinde .... *Cortex glandulae suprarenalis*
8 Nebennierenmark .... *Medulla glandulae suprarenalis*

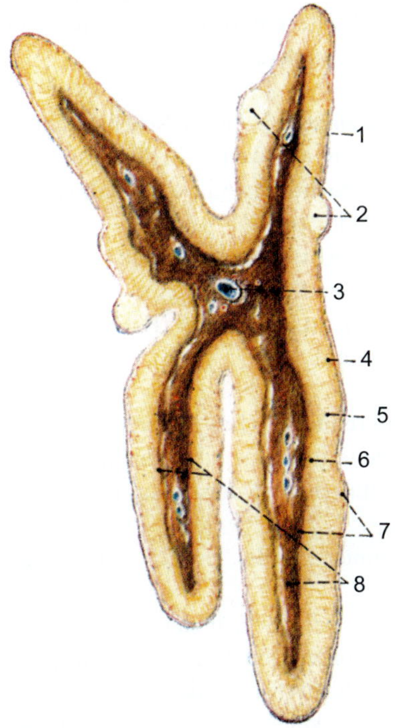

Abb. 14.8 [S007-2-23]

14

➢ Abb. 14.9 Schnittbild der Nebenniere

Das Schnittbild der Nebenniere zeigt die beiden Hauptabschnitte, die Nebennierenrinde (1) und das Nebennierenmark (5).

Nebennierenrinde An der Nebennierenrinde kann man nochmals drei weitere Zonen unterteilen:

- **Außenschicht:** Mineralokortikoide (Hauptvertreter: Aldosteron)
- **Mittelschicht:** Glukokortikoide (Hauptvertreter: Kortisol und Kortison)
- **Innenschicht:** Androgene (Hauptvertreter: Testosteron)

Nebennierenmark Das Nebennierenmark produziert die Katecholamine Adrenalin und Noradrenalin. Sie unterstützen den Sympathikus in seiner Wirkung.

1 Nebennierenrinde .... *Cortex glandulae suprarenalis*
2 Außenschicht (Schicht der Mineralokortikoide) .... *Zona glomerulosa*
3 Mittelschicht (Schicht der Glukokortikoide) .... *Zona fasciculata*
4 Innenschicht (Schicht der Androgene) .... *Zona reticularis*
5 Nebennierenmark .... *Medulla glandulae suprarenalis*

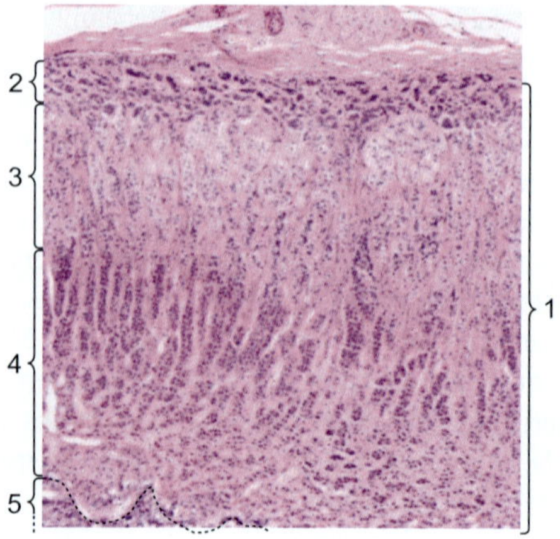

Abb. 14.9 [O568]

➢ Abb. 14.10 Mikroskopisches Bild der Bauchspeicheldrüse

In der Bauchspeicheldrüse sind zwei Organe mit ganz unterschiedlichen Aufgaben vereint:

Verdauungsdrüse Hier wird ein dünnflüssiges Sekret für die Eiweiß-, Kohlenhydrat- und Fettverdauung hergestellt.

Hormondrüse Hier werden die Hormone Insulin und Glukagon in den Langerhans-Inseln produziert.

Der Anteil der hormonproduzierenden Zellen an dem Gewicht der Bauchspeicheldrüse beträgt nur 2–8 %. Man schätzt, dass es ungefähr eine halbe Million Langerhans-Inseln gibt.

Die Abbildung zeigt mittig eine Langerhans-Insel, außen die Verdauungsdrüsen. Beachten Sie zu Aufbau und Lage der Bauchspeicheldrüse auch die ➢ Abb. 13.1, ➢ Abb. 13.2 und ➢ Abb. 13.3.

1 Rote Blutkörperchen . . . . *Erythrozyten*
2 Exkretorisches Endstück einer Verdauungsdrüse . . . . *Acini pancreatici*
3 Langerhans-Insel . . . . *Insula pancreatica*
4 Alpha-Zelle
5 Beta-Zelle
6 Delta-Zelle

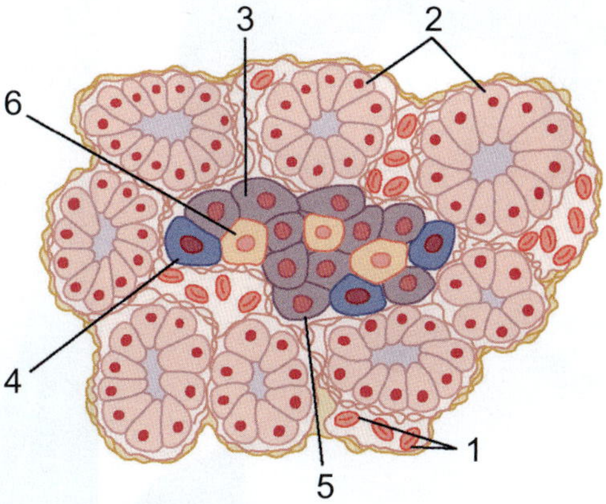

Abb. 14.10 [E778]

➢ Abb. 14.11 Akromegalie 1

Kommt es nach der Pubertät zu einer Überproduktion von Wachstumshormonen durch den Hypophysenvorderlappen, entwickelt sich eine Akromegalie. Durch die Anregung des Dickenwachstums der Knochen kommt es zur Verbreiterung der distalen Körperteile wie Kopf, Hände und Füße. Zudem vergröbern sich die Gesichtszüge. Von der Erkrankung können auch innere Organe und die Haut betroffen sein.

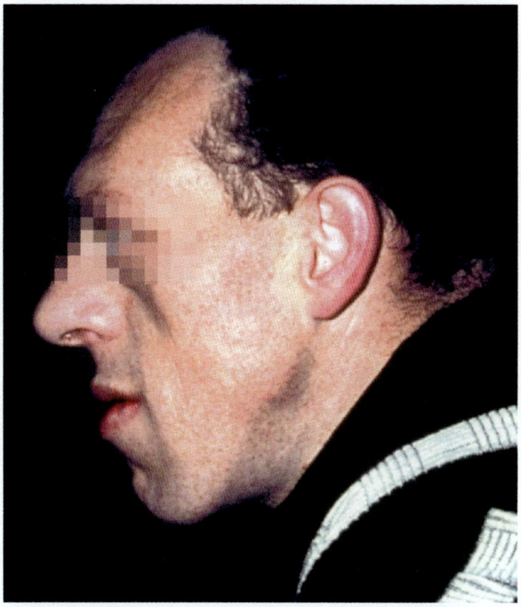

Abb. 14.11 [T127]

14

➢ Abb. 14.12 Akromegalie 2

Veränderung der Gesichtszüge einer Patientin mit Akromegalie. Beachten Sie die Größenzunahme der Nase, der Lippen, des Kiefers und die Vergröberung der Wülste über den Augenhöhlen.

Frühsymptome der Akromegalie sind: Kopfschmerzen, Parästhesien, Potenz- und Libidostörungen, vermehrtes Schwitzen, grobporige, verdickte, schlaffe Haut, Müdigkeit und Gewichtszunahme.

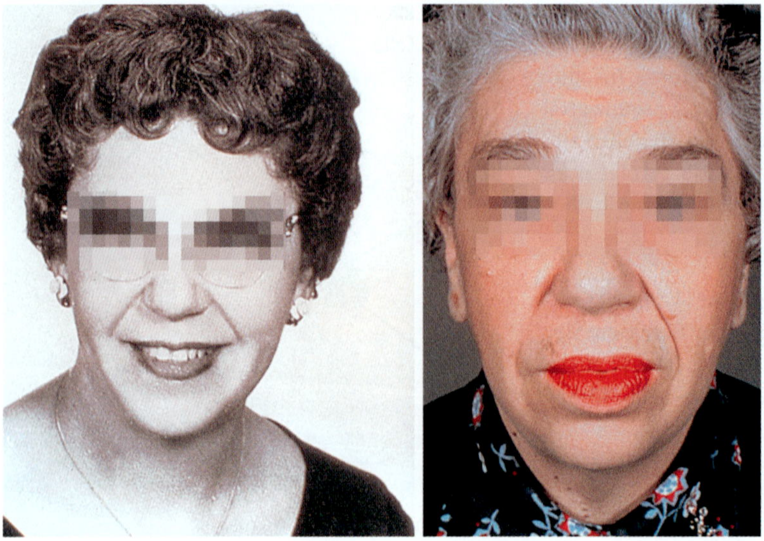

Abb. 14.12 [E779]

➢ Abb. 14.13 Schilddrüsenüberfunktion (Hyperthyreose)

Auffallend auf der Abbildung sind der ausgeprägte Exophthalmus (Hervortreten der Augäpfel) und die zurückgezogenen Oberlider. Leidet der Patient zusätzlich an Tachykardie und Struma (Kropf), so handelt es sich um die drei Hauptsymptome (Merseburger Trias) des Morbus Basedow, einer Autoimmunerkrankung.

Weitere mögliche Beschwerden, die bei Schilddrüsenüberfunktion auftreten können sind: Arrhythmien, Gewichtsabnahme trotz gesteigertem Appetit, Nervosität mit feinschlägigem Fingertremor, Schwitzen, Wärmeintoleranz und gesteigerte Reflexe.

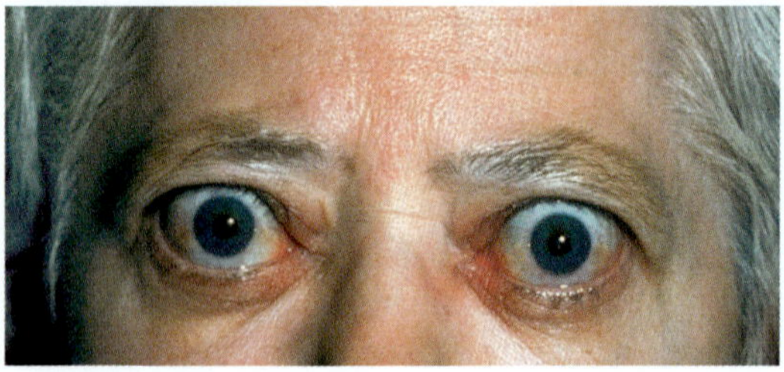

Abb. 14.13 [T127]

➢ Abb. 14.14 Gegenüberstellung von Hyper- und Hypothyreose

Die Abbildung zeigt einen übersichtlichen Vergleich von Hyper- und Hypothyreose. Die unterschiedlichen Symptomatiken ergeben sich daraus, dass bei einer Hyperthyreose ein erhöhter und bei der Hypothyreose ein erniedrigter Grundumsatz vorliegt.

Die Symptome der Überfunktion wurden schon bei ➢ Abb. 14.13 aufgelistet. Bei der Hypothyreose findet man Müdigkeit, Apathie, Kälteintoleranz, oft massive Obstipation, Appetitmangel und Gewichtszunahme. Eine Hypothyreose kann sich primär oder sekundär entwickeln. Bei der primären Form liegt die Ursache in der Schilddrüse in einer unzureichenden Produktion von Schilddrüsenhormonen, bei der sekundären Form liegt die Ursache außerhalb der Schilddrüse, z.B. im Hypothalamus und einer mangelnden Herstellung von TSH

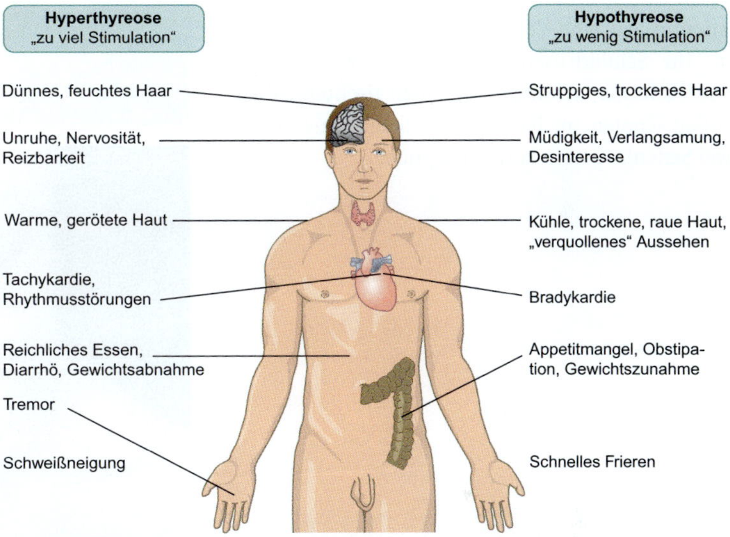

Abb. 14.14 [L138]

➢ Abb. 14.15 Struma (Kropf)

Deutlich zu sehen ist die Schilddrüsenvergrößerung im vorderen seitlichen Halsbereich. Beim Schlucken sieht und palpiert man, wie sich die Schilddrüse durch den Schluckakt nach oben bewegt. Eine Struma kann sowohl bei Schilddrüsenüber- als auch bei Schilddrüsenunterfunktion auftreten. Eine Struma kann sich auch bei normalen Schilddrüsenwerten entwickeln, in diesem Fall liegt eine euthyreote bzw. eine blande Struma vor.

Bei jeder Schilddrüsenvergrößerung ist eine Tumorerkrankung durch geeignete Untersuchungstechniken auszuschließen.

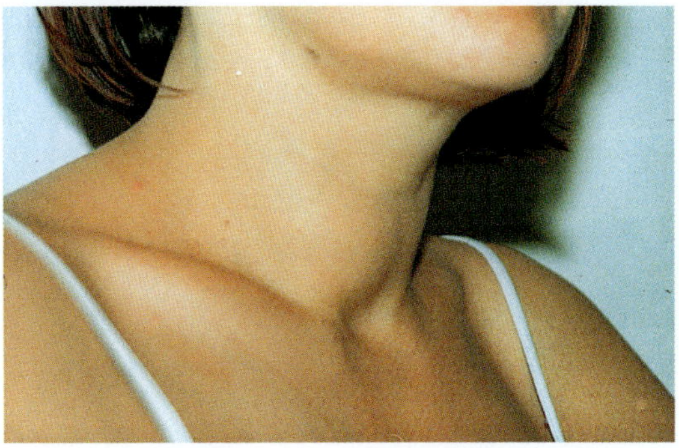

Abb. 14.15 [M553]

➢ Abb. 14.16 Schilddrüsenkrebs und Struma nodosa

a Schilddrüsenkrebs Abgebildet ist eine Patientin mit Schilddrüsenkrebs. Deutlich zu sehen ist die Verdickung am Hals.

Da sich weder durch Inspektion noch durch Palpation eine gut- von einer bösartigen Schilddrüsenvergrößerung sicher unterscheiden lässt, muss der Patient immer an den Arzt zur eingehenden Abklärung verwiesen werden.

b Struma nodosa Man sieht eine 20-jährige Patientin mit Struma nodosa vor der Operation. Der Patientin war eine Verdickung des Halses aufgefallen. Ihr Schilddrüsenhormonspiegel war normal. Eine Tastuntersuchung ergab einen tischtennisballgroßen Knoten im Isthmus der Schilddrüse sowie zwei Seitenlappen in Hühnereigröße.

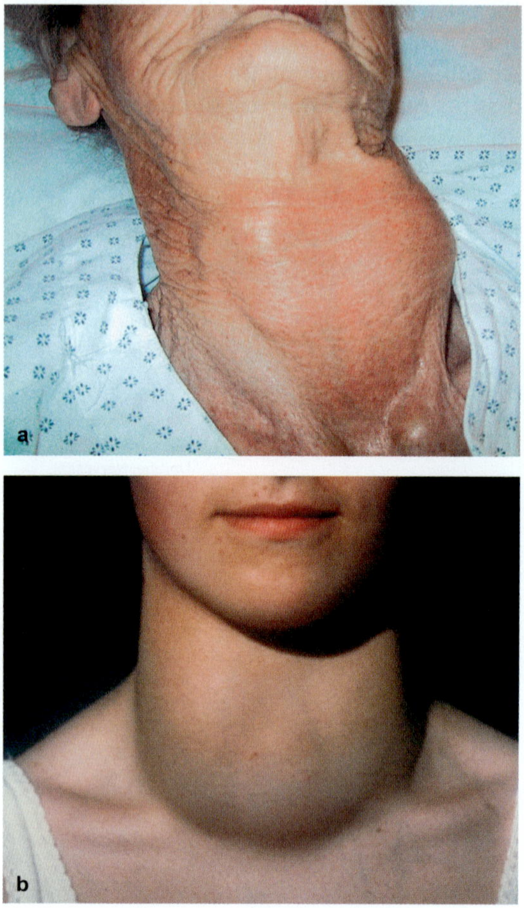

Abb. 14.16 [E780]

➢ Abb. 14.17 Myxödem

Ein Myxödem entwickelt sich bei schwerer Schilddrüsenunterfunktion. Trotz der Bezeichnung Myx*ödem*, handelt es sich nicht um ein echtes Ödem. Vielmehr werden schleimartige Substanzen (proteingebundene Polysaccharide) in der Leder- und Unterhaut abgelagert. Deshalb ist die Haut bei Myxödem zwar leicht eindrückbar, aber es bleibt keine Delle zurück.

Typischerweise besteht bei Myxödem eine trockene, raue, blass-fahle Haut. Zudem sind trockene, brüchige Nägel und schütteres Haar zu beobachten.

Da es sich um eine Schilddrüsenunterfunktion handelt, treten auch andere, für diese Erkrankung typische Beschwerden auf: Neigung zu Depressionen, Müdigkeit, Kälteintoleranz, hartnäckige Obstipation, Anämie, erniedrigte Blutzuckerwerte und verlangsamte Reflexe.

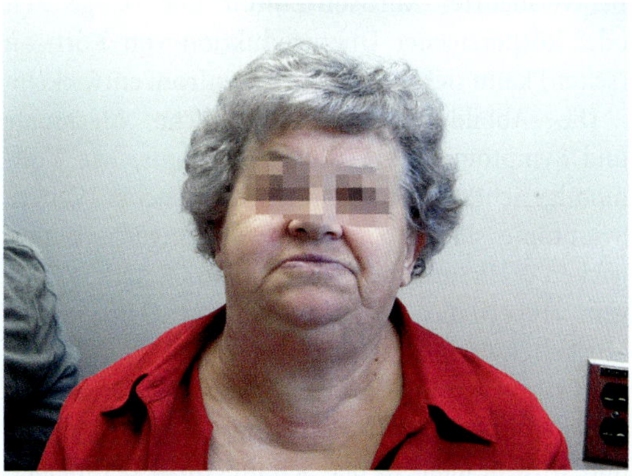

Abb. 14.17 [E781]

➢ Abb. 14.18 Cushing-Syndrom

Bei vermehrter Kortison-Zufuhr über lange Zeit oder körpereigener Überproduktion von Kortison (selten) kann sich ein Cushing-Syndrom entwickeln.

Die Abbildung zeigt körperliche Merkmale und Symptome des Cushing-Syndroms, wie Vollmondgesicht, Striae und Stammfettsucht: Weitere Symptome sind: Wachstumshemmungen, „Büffelnacken", Hirsutismus, Amenorrhö, Potenzstörungen, Hypertonie, Diabetes mellitus, Osteoporose, Muskelschwäche und Glaukom.

Kortison hat eine stark entzündungshemmende, antiallergische und immunsuppressive Wirkung und wird deshalb in der Schulmedizin bei lokalen sowie systemisch entzündlichen und allergischen Prozessen eingesetzt. In der Notfallmedizin hat Kortison oft eine lebensrettende Wirkung. Zu den geschilderten Nebenwirkungen kommt es nur bei Langzeiteinnahme.

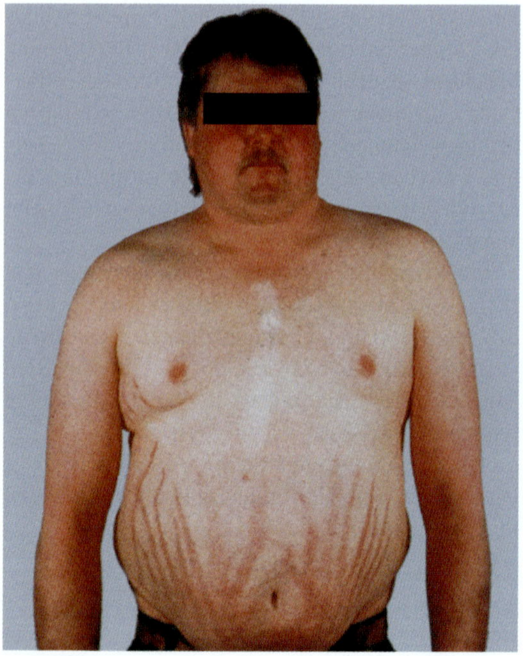

Abb. 14.18 [E554]

➢ Abb. 14.19 Striae bei Morbus Cushing

Bei den Striae (Streifen) handelt es sich um parallele, anfangs etwas erhabene, bläulich-rote Streifen der Haut, die später unter Atrophie und Pigmentverlust abheilen. Ursache der Striaebildung ist ein vermehrter Abbau der elastischen Fasern der Haut durch den erhöhten Kortisonspiegel.

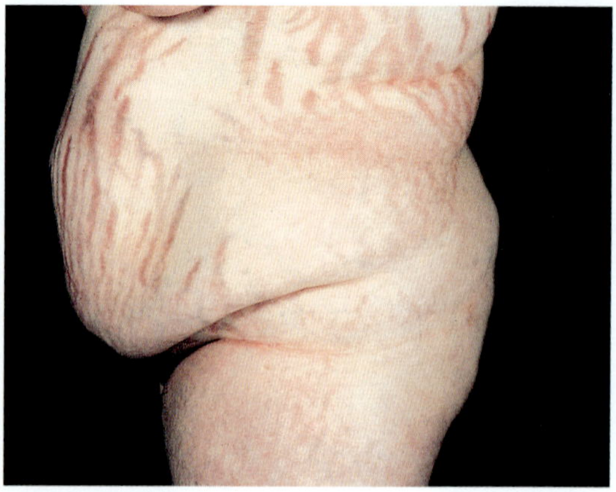

Abb. 14.19 [M537]

➢ Abb. 14.20 Atrophie des Unterhautfettgewebes nach Kortison-Injektion

Man sieht eine erhebliche Dellenbildung der Haut. Die Patientin erhielt an dieser Stelle vom Arzt eine Kortison-Injektion wegen einer Allergie. Als eine seltene Komplikation dieser Therapie ist es daraufhin zur Atrophie des Unterhautfettgewebes gekommen.

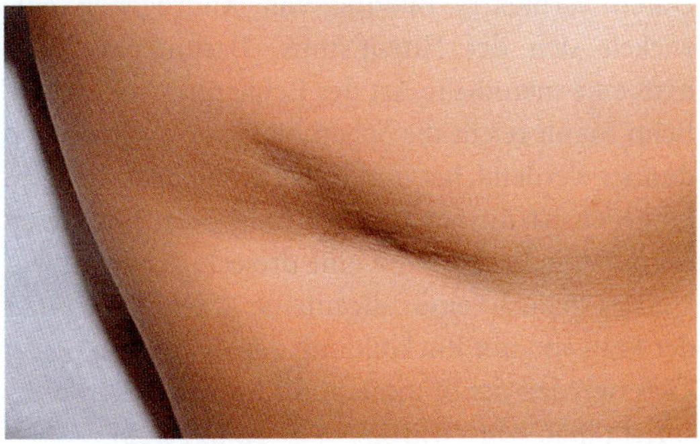

Abb. 14.20 [E414]

➢ Abb. 14.21 Akneähnlicher Hautausschlag nach Kortison-Therapie

Nach innerer Einnahme oder äußerer Anwendung von Kortison kann sich ein Hautausschlag entwickeln, der der jugendlichen Akne vom Erscheinungsbild her stark ähnelt. Akneähnliche Hautausschläge können aber auch nach Einnahme von Vitamin B, Barbituraten, Psychopharmaka, Brom, Iod und Tuberkulostatika auftreten.

Der Patient hatte sich wegen einer leichten Rötung und Schuppung der Haut einige Wochen zuvor mit einer stark wirksamen Kortison-Salbe behandelt. Der akneähnliche Hautausschlag trat als Reaktion auf die Behandlung auf.

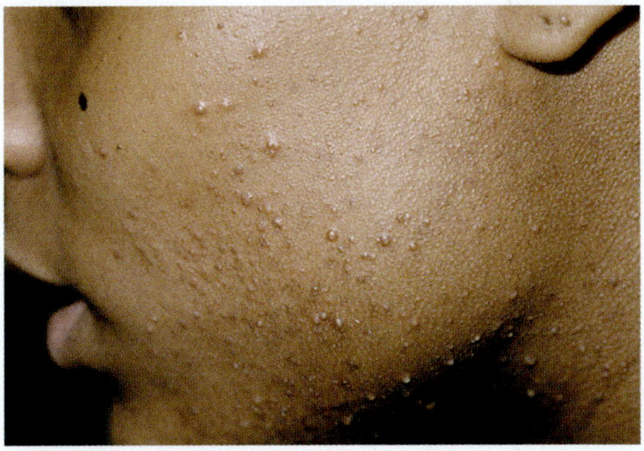

Abb. 14.21 [E681]

➢ Abb. 14.22 Adrenogenitales Syndrom (AGS)

Bei diesem Mädchen mit AGS ist es zu einer Vergrößerung der Klitoris gekommen. Die Ursache einer solchen Vergrößerung ist meist eine vermehrte Ausschüttung von Testosteron aus der Nebennierenrinde.

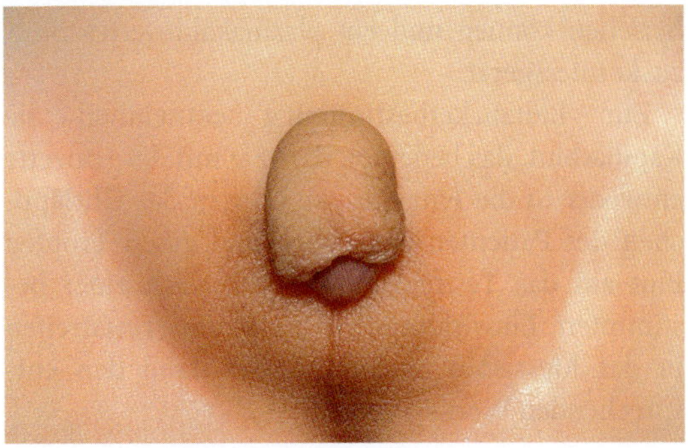

Abb. 14.22 [E782]

➤ Abb. 14.23 Hirsutismus

Durch vermehrte Bildung von Androgenen entwickelt sich der Hirsutismus. Darunter versteht man eine männliche Art der Behaarung bei Frauen. Beim Mann reicht die Schambehaarung, allmählich dünner werdend, bis zum Nabel hinauf. Bei der Frau hingegen ist die Schambehaarung oben horizontal begrenzt und zeigt somit eine dreieckige Form.

Setzt jedoch eine allgemeine Vermännlichung der Frau ein, mit Rückbildung der weiblichen Brust, Tieferwerden der Stimme und Klitorishypertrophie, spricht man von Virilismus (➤ Abb. 14.22).

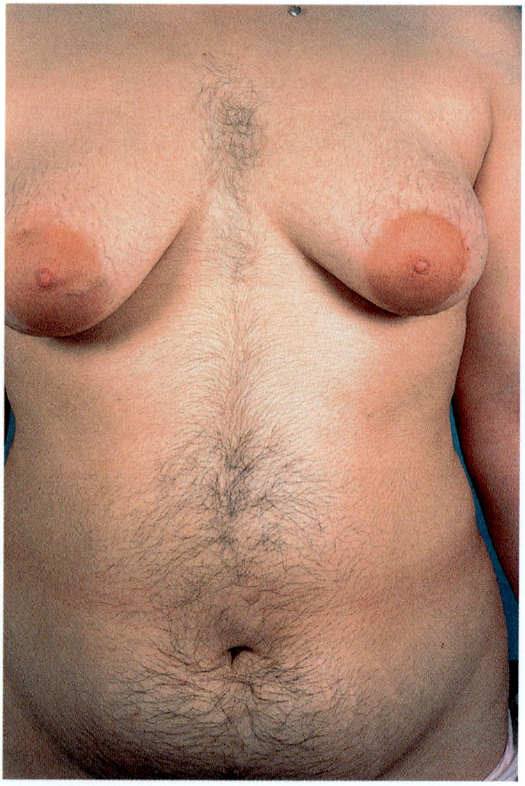

Abb. 14.23 [E478]

➤ Abb. 14.24 Blutzuckerbestimmung

Zur Blutzuckerbestimmung benötigen Sie eine sterile Einmal-Lanzette (blau), Tupfer, einen Glukose-Teststreifen, den Sie über die Apotheke beziehen können und ein plasmakalibriertes Blutzuckermessgerät.

Zur Blutzuckerbestimmung entnehmen Sie Kapillarblut, das bedeutet, dass Sie mit der Lanzette entweder in die Fingerkuppe oder in das Ohrläppchen des Patienten einstechen und einen Tropfen Blut auf das Testfeld aufbringen. Nach einer bestimmten Einwirkungszeit wird der Teststreifen in das Messgerät eingeführt, das dann den entsprechenden Wert ermittelt.

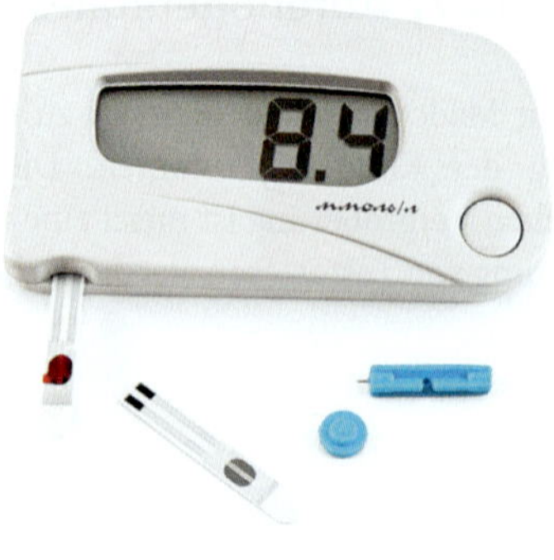

Abb. 14.24 [J787]

➢ Abb. 14.25 Rote Diabetikerbäckchen (Rubeosis faciei diabetica)

Beim Diabetes mellitus Typ 2 zeigt sich oft im Wangenbereich eine dauerhafte Gesichtsrötung. Im Unterschied zum Mitralgesicht kann hier die Rötung auch perioral und vor dem Ohr auftreten. Allerdings bleibt auch hier die Stirn meist erscheinungsfrei.

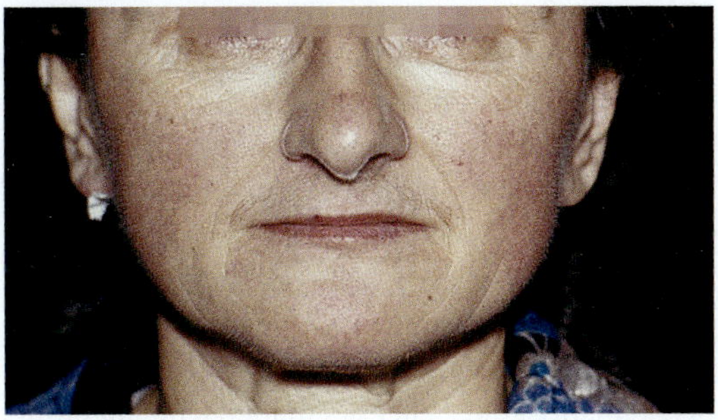

Abb. 14.25 [R246]

➢ Abb. 14.26 Kratzspuren bei Diabetes

Bei Diabetes mellitus kann Juckreiz generalisiert oder lokal (vor allem im anogenitalen Bereich) auftreten.

Juckreiz kann allerdings noch viele andere Ursachen haben: Allergien, Leber-, Galle- und Nierenkrankheiten, Morbus Hodgkin, Polyzythämie, lymphatische Leukämie und trockene Haut (vor allem im Alter). Auch viele Hautkrankheiten können mit Juckreiz einhergehen. Nach Ausschluss organischer Grunderkrankungen muss man psychische Ursachen in Betracht ziehen (z. B. „Man möchte aus der Haut fahren").

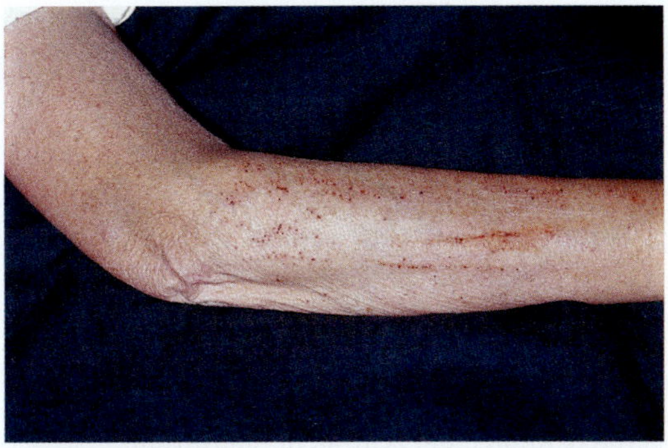

Abb. 14.26 [R246]

➢ Abb. 14.27 Hautveränderung bei Diabetes mellitus

Hauterkrankungen spielen bei Diabetes mellitus in doppelter Hinsicht eine Rolle. Zum einen können sie zur Erkennung eines bis dahin unbekannten Diabetes mellitus führen, zum anderen können sie bei bereits erkanntem Diabetes mellitus ein Signal für die Verschlechterung der Stoffwechsellage sein. Hautveränderungen können im Rahmen einer aktuellen Gewebsstoffwechselstörung bereits im Frühstadium des Diabetes mellitus oder aber als diabetische Spätkomplikation durch Mikro- oder Makroangiopathien auftreten.

Bei der abgebildeten Diabetikerin besteht am Unterschenkel ein roter entzündlicher Herd mit einem deutlich geröteten Randsaum. In dem Herd befinden sich atrophische, schuppende Zentren mit Ulzerationen.

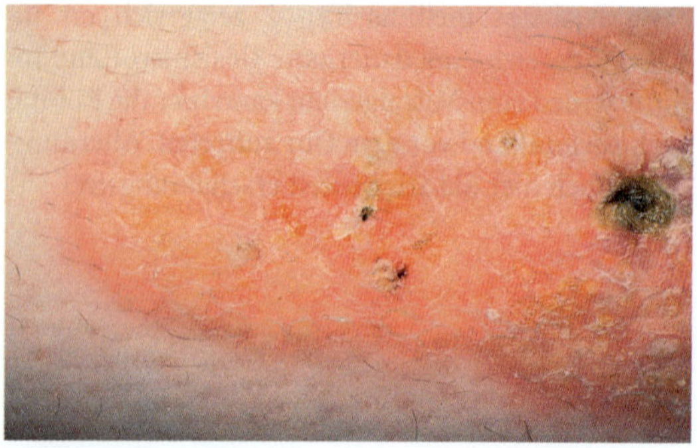

Abb. 14.27 [E508]

➢ Abb. 14.28 Furunkel und Karbunkel bei Diabetes mellitus

Furunkel und Karbunkel können bereits in einem frühen Stadium des Diabetes mellitus auftreten.

Bei einem **Furunkel** handelt es sich um eine Haarbalgentzündung, also um eine Entzündung eines Haarfollikels, seiner Talgdrüse und der Umgebung, meist durch Staphylokokken. Es entwickeln sich schmerzhafte, bohnen- bis walnussgroße, gerötete Knoten mit zentralem Eiterpfropf.

Bei einem **Karbunkel** haben sich mehrere Haarbälge entzündet. Ein Karbunkel besteht also aus mehreren benachbarten Furunkeln.

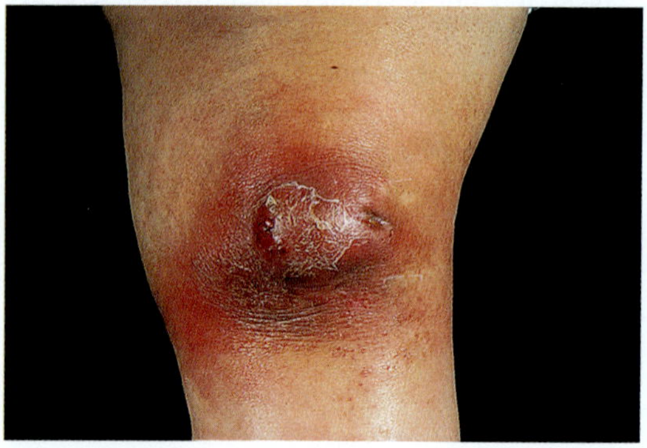

Abb. 14.28 [M551]

➢ Abb. 14.29 Diabetische Gangrän

Als Komplikation beim diabetischen Fuß kann sich schnell eine Gangrän entwickeln. Die Abbildung zeigt eine trockene Gangrän als eine scharf abgegrenzte blauschwarze Verfärbung der Ferse. Daneben sieht man noch zwei Geschwüre (Ulcera).

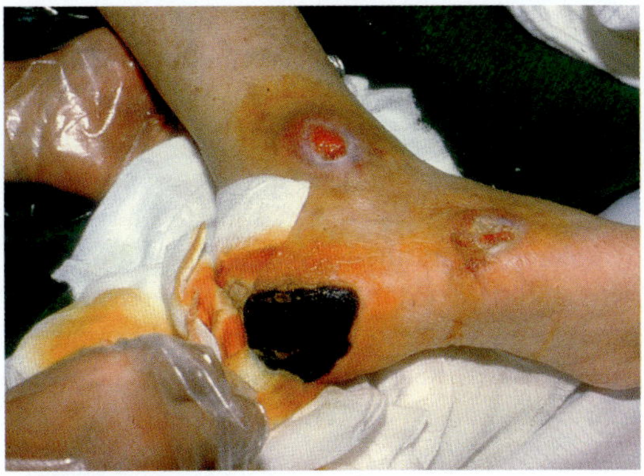

Abb. 14.29 [T195]

➢ Abb. 14.30 Diabetischer Fuß

Die Füße sind bei Diabetes-mellitus-Patienten ein besonders gefährdeter Bereich. Zum einen besteht bei schlechter Einstellung des Blutzuckers ein erhöhtes Infektionsrisiko, zum anderen kann es aufgrund von Makro- und Mikroangiopathien zu Folgeschäden kommen. Zudem können durch Polyneuropathien sensible Ausfallserscheinungen auftreten. In diesem Fall kann es zu tief greifenden Gewebeschäden kommen, weil nicht wahrgenommen wird, wenn sich z. B. durch schlecht sitzende Schuhe Druckstellen entwickeln oder zu heiße Wärmflaschen das Gewebe schädigen.

Da beim Diabetiker nicht nur eine Schmerzunempfindlichkeit bestehen kann, sondern zudem eine Stoffwechselstörung vorliegt, kann sich der Schaden rasch von der Haut auf die Weichteile, bis hin zu den Knochen ausbreiten. Die Abbildung zeigt eine tiefe Ulzeration.

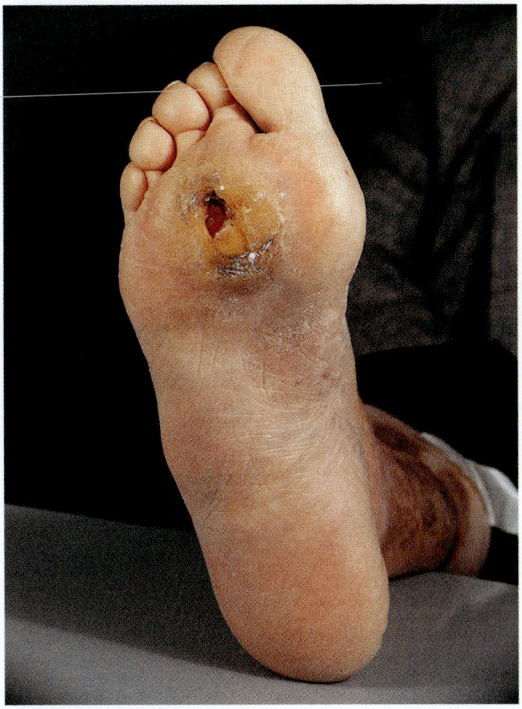

Abb. 14.30 [M108]

➢ Abb. 14.31 Polyneuropathie bei Diabetes mellitus

Eine Polyneuropathie ist eine entzündliche oder degenerative Erkrankung mehrerer peripherer Nerven. Man nimmt eine direkte Schädigung der Nerven an. Als Ursache kommen Diabetes mellitus, chronischer Alkoholismus und Schwermetallvergiftung (Blei) in Betracht. Es bestehen folgende Symptome: Parästhesien, Sensibilitätsstörungen und motorische Störungen. Im weiteren Verlauf der Erkrankung kann es zu schlaffen Lähmungen, Ausbleiben der Reflexe, Muskelatrophie und zu Ernährungsstörungen der Haut kommen.

Bei dem abgebildeten Patienten war vormals schon die 2. Zehe amputiert worden. Aufgrund des Diabetes entwickelte sich ein Nervenschaden der Füße, aufgrund dessen sich eine Schmerzunempfindlichkeit ausprägte. Infolgedessen bemerkte er zuerst den sich am Fuß entwickelnden Schaden nicht, sodass sich ein tiefes Druckgeschwür entwickeln konnte. Typisch ist bei Diabetes mellitus auch die verzögerte Wundheilung.

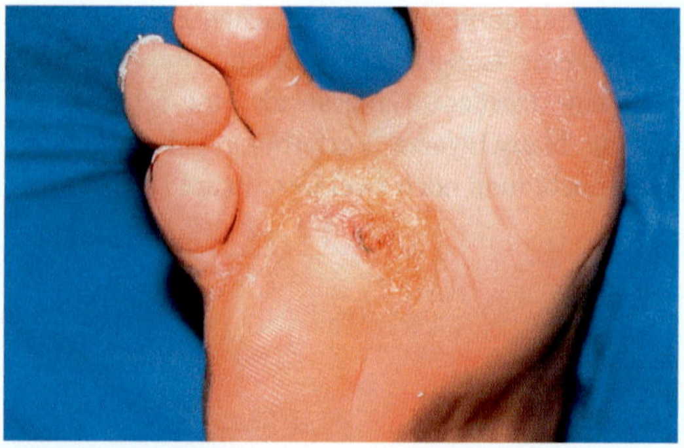

Abb. 14.31 [E783]

KAPITEL

15 Harnableitende Organe und Nieren

➤ Abb. 15.1 Lage der Nieren

Dargestellt ist die Hinterwand des Bauchraums mit Nieren und Harnwegen. Die Niere hat die Form einer Bohne. Sie ist etwa 4 cm dick, 7 cm breit und 11 cm lang („4711"). Die Nieren liegen retroperitoneal auf Höhe von Th12 – L2 (auch ➤ Abb. 15.4). Es ist deutlich zu sehen, dass die rechte, unterhalb der Leber liegende Niere, ungefähr 2–3 cm tiefer steht als die linke.

Oben auf den Nieren sitzen die Nebennieren (5), die rechte Nebenniere ist dreieckig, die linke halbmondförmig. Die Nebennieren gehören allerdings nicht zum Harnwegs- sondern zum Hormonsystem.

Jede Niere wird von einer Fettkapsel aus Stützfett umgeben. Auf der Abbildung ist allerdings nur die Fettkapsel um die rechte Niere zu sehen, auf der linken Seite wurde sie entfernt. Diese Fettkapsel füllt alle Hohlräume neben der Niere aus. Sie schützt nicht nur die Niere, sondern trägt dazu bei, dass sie in ihrer Lage gehalten wird.

1 Niere . . . . *Ren*
2 Harnleiter . . . . *Ureter*
3 Harnblase . . . . *Vesica urinaria*
4 Zwerchfell . . . . *Diaphragma*
5 Nebenniere . . . . *Glandula suprarenalis*
6 Mageneingang (abgeschnitten) . . . . *Pars cardiaca*
7 Mastdarm . . . . *Rectum*
8 Leber-, Milz- und Magenschlagaderstamm . . . . . *Truncus coeliacus*
9 Obere Gekröseschlagader . . . . *A. mesenterica superior*
10 Nierenschlagader . . . . *A. renalis*
11 Hodenschlagader . . . . *A. testicularis*
12 Untere Gekröseschlagader . . . . . . *A. mesenterica inferior*
13 Gemeinsame Beckenschlagader . . . . *A. iliaca communis*
14 Innere Beckenschlagader . . . . . . *A. iliaca interna*
15 Untere Hohlvene . . . . *V. cava inferior*
16 Lebervenen . . . . *Vv. hepaticae*
17 Nierenvene . . . . *V. renalis*
18 Hodenvene . . . . *V. testicularis*
19 Gemeinsame Beckenvene . . . . *V. iliaca communis*
20 Innere Beckenvene . . . . *V. iliaca interna*
21 Großer Lendenmuskel . . . . *M. psoas major*
22 Gerader Bauchmuskel (Rektus) . . . . *M. rectus abdominis*
23 Querer Bauchmuskel . . . . *M. transversus abdominis*
24 Innerer schräger Bauchmuskel . . . . . *M. obliquus abdominis internus*
25 Nebennierenschlagader . . . . *A. suprarenalis*
Nebennierenvene . . . . *V. suprarenalis*

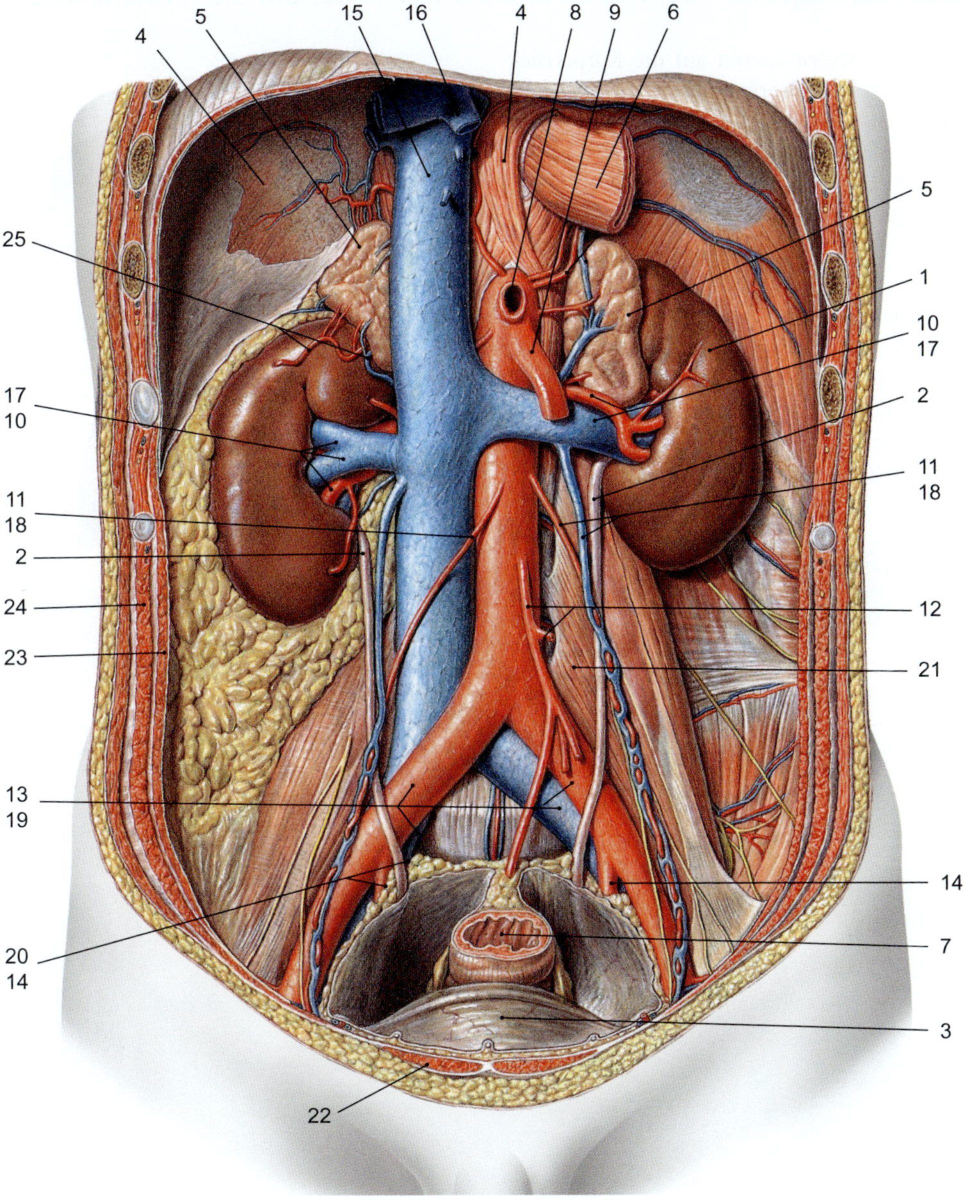

Abb. 15.1 [S007-2-23]

➢ Abb. 15.2 Projektion der Nieren und der Harnleiter auf die Rückenwand

Man sieht die beiden Nieren auf die Körperrückseite projiziert. Vom Nierenhilus ziehen die beiden Harnleiter zur Harnblase, die hinter der Schambeinfuge (Symphyse) liegt.

Dargestellt sind außerdem die 11. und 12. Brustwirbel- und darunter die 5 Lendenwirbelkörper (L1–5).

1 11. Rippe .... *Costa XI*
2 12. Rippe .... *Costa XII*
3 Linke Niere .... *Ren sinister*
4 Rechte Niere .... *Ren dexter*
5 Harnleiter .... *Ureter*
6 Querfortsätze der Lendenwirbel

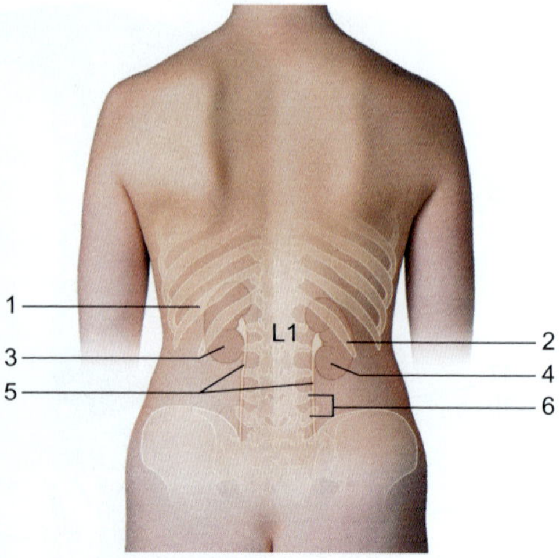

Abb. 15.2 [E580]

➢ Abb. 15.3 Niere

Die Nieren haben eine bohnenförmige Gestalt. Der Innenrand der Niere ist konkav gewölbt. In seiner Mitte befindet sich der Nierenhilus, die Durchtrittsstelle für Arterie, Vene und Harnleiter.

a Rechte Niere und Nebenniere von vorne
b Linke Niere und Nebenniere von vorne

1 Nierenschlagader .... *A. renalis*
2 Nierenvene .... *V. renalis*
3 Harnleiter .... *Ureter*
4 Nebenniere .... *Glandula suprarenalis*
5 Nierenhilum .... *Hilum renale*
6 Kollagenes Bindegewebe....... *Capsula fibrosa*
7 Baufett .... *Capsula adiposa*

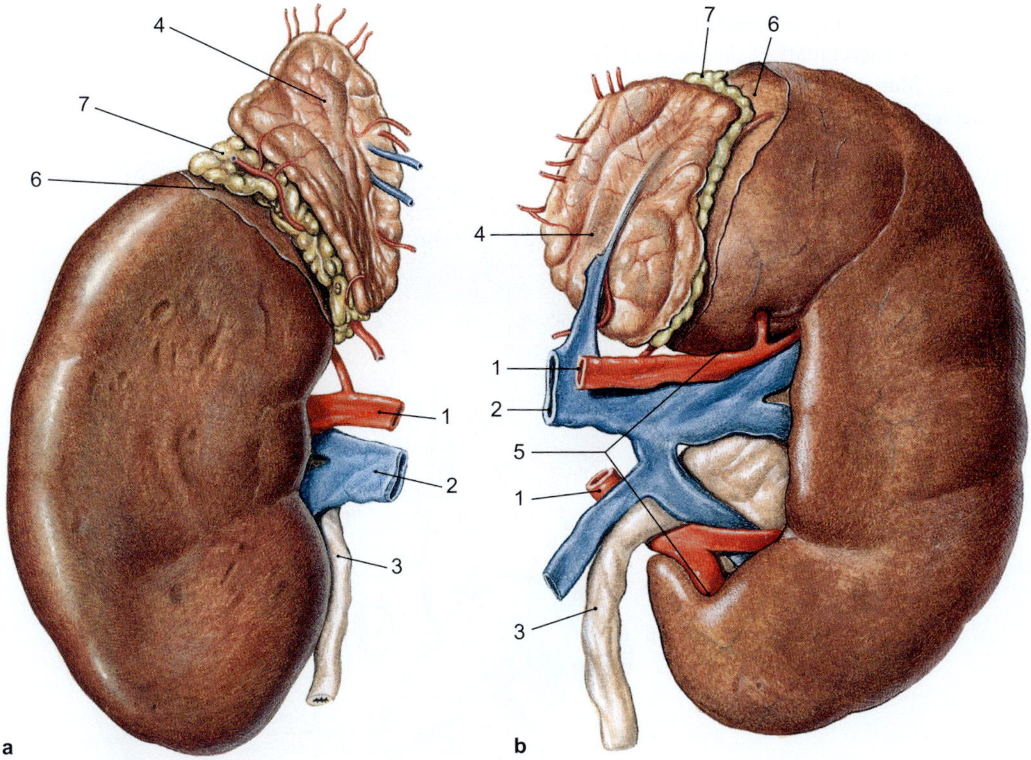

Abb. 15.3 [S007-2-23]

➢ Abb. 15.4 Linke Niere von vorne

Die Niere ist im Längsschnitt zu sehen. Deutlich zu unterscheiden sind die Nierenrinde (1), das Nierenmark mit seinen Pyramiden (9) und das Nierenbecken (5).

Die Nierenrinde befindet sich in der äußeren Zone. Sie hat ein feinkörniges Aussehen, weil sie die Nierenkörperchen enthält. Das dunklere Nierenmark besteht aus den Pyramiden. Hier liegen die geraden Anteile der Nierenkanälchen und verleihen ihnen ein streifiges Aussehen. Zwischen den Pyramiden des Nierenmarks senkt sich die Nierenrinde herab. Man spricht an diesen Stellen von den Nierensäulen (10).

1 Nierenrinde .... *Cortex renalis*
2 Bindegewebige Kapsel .... *Capsula fibrosa*
3 Nierenpapillen .... *Papillae renales*
4 Nierenschlagader .... *A. renalis*
5 Nierenbecken (Pyelon) .... *Pelvis renalis*
6 Nierenvene .... *V. renalis*
7 Fettkapsel .... *Capsula adiposa*
8 Harnleiter .... *Ureter*
9 Pyramiden .... *Pyramides renales*
(Nierenmark) .... *(Medulla renalis)*
10 Nierensäule .... *Columna renalis*
11 Nierenkelch .... *Calix renalis*
12 Bogenschlagader .... *A. arcuata*

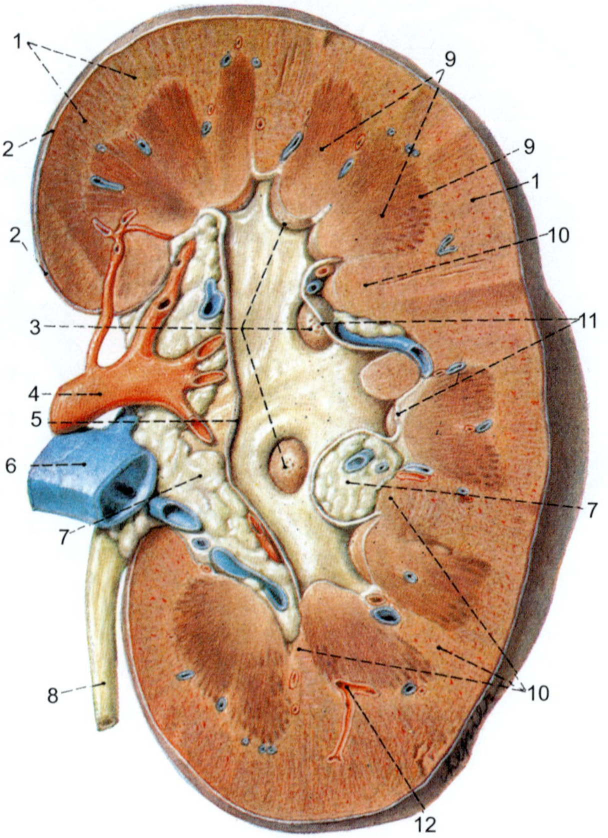

Abb. 15.4 [S007-2-23]

➢ Abb. 15.5 Nierenbecken, mögliche normale Formen

Zu unterscheiden sind das Nierenbecken und die Nierenkelche. Die Nierenkelche – sie werden von 8–10 Ausstülpungen des Nierenbeckens gebildet – sind die Auffangbehälter für den Harn, der aus den Nierenpapillen tropft. In jede Nierenpapille münden ungefähr zwanzig Sammelrohre. Ihre Mündungsstellen erscheinen auf der Papille als „kleine Löcher“. Damit kann man die Kelche und das Nierenbecken mit einer Melkmaschine vergleichen, die um das Euter (= Nierenpapillen) liegt.

a Dendritischer Typ Die Nierenkelche sind länger und erscheinen baumartig verzweigt (griechisch déndron = Baum).

b Ampullärer Typ Die Nierenkelche sind nur kurz. Sie münden in ein weites, sackähnliches Nierenbecken.

1 Harnleiter .... *Ureter*
2 Nierenbecken .... *Pelvis renalis*
3 Nierenkelche.................. *Calices renales*

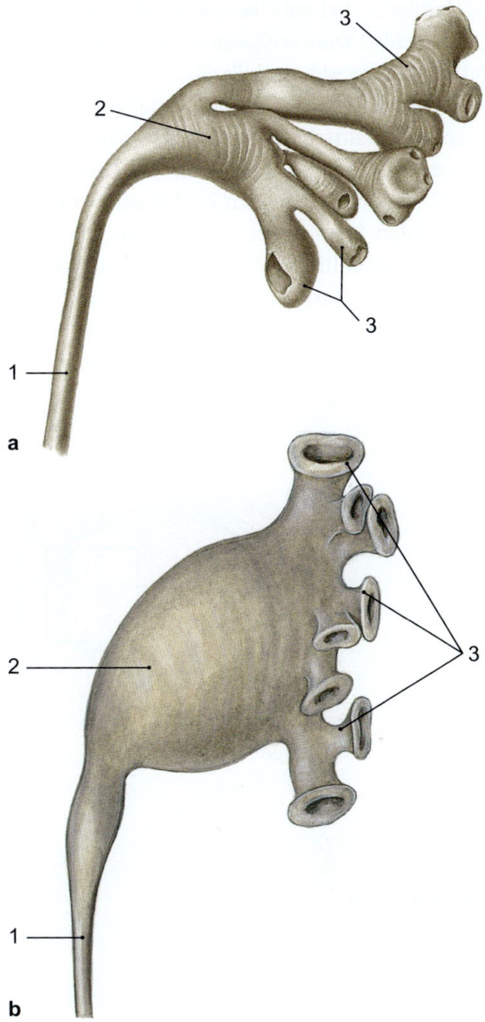

Abb. 15.5 [S007-2-23]

➤ Abb. 15.6 Querschnitt durch den Harnleiter

Die Harnleiter sind mit Übergangsepithel (➤ Abb. 3.1 f) ausgekleidet, daran schließen sich eine Muskelschicht und eine bindegewebige Hülle an.

Die Muskelschicht hat die Aufgabe, den Harn durch peristaltische Bewegungen vom Nierenbecken zur Blase zu transportieren. Dies hat den Vorteil, dass der Urin auch im Liegen weiterbefördert werden kann. Zwei- bis dreimal pro Minute läuft eine peristaltische Welle vom Nierenbecken zur Blase über den Harnleiter hinweg.

1 Übergangsepithel .... *Epithelium transitionale*
2 Verschiebeschicht .... *Lamina propria*
3 Muskelschicht.............. *Tunica muscularis*
4 Äußere Bindegewebeschicht............ *Tunica adventitia*
5 Innenraum .... *Lumen*
6 Deckzelle .... *Umbrella-Zelle*
7 Kruste............................... *Crusta*

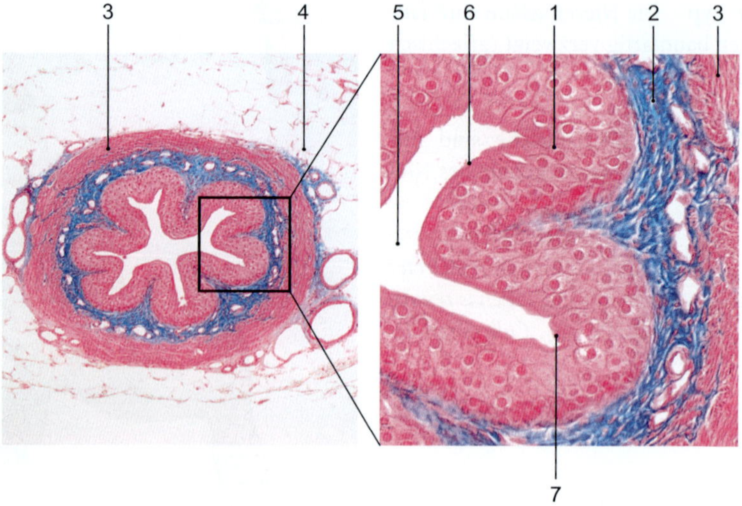

Abb. 15.6 [O568]

➢ Abb. 15.7 Harnblase und männliche Harnröhre von vorn eröffnet

Im entleerten Zustand liegt die Harnblase als schlaffer Sack hinter der Schambeinfuge (Symphyse), ihre Schleimhaut ist in diesem Zustand in Falten gelegt. Mit zunehmender Füllung verstreichen diese Falten.

Immer faltenlos ist die Schleimhaut am Blasendreieck (3, Trigonum vesicae). Dieses Dreieck wird von den beiden Mündungen der Harnleiter und dem Abgang der Harnröhre gebildet.

Die Harnleiter münden unten, seitlich von hinten und schräg in die Harnblase ein. Sie bilden einen Druckverschluss, der ein Zurückfließen des Harnes verhindert.

1 Schleimhautfalte (durch Harnleiter aufgewölbt) .... *Plica ureterica*
2 Harnleitermündung........... *Ostium ureteris*
3 Harnblasendreieck...........*Trigonum vesicae*
4 Harnblasenzäpfchen .... *Uvula vesicae*
5 Vorsteherdrüse......................*Prostata*
6 Samenhügel...............*Colliculus seminalis*
7 Ausspritzgang (Mündung) ....*Ductus ejaculatorius*
8 Kleiner Blindsack......... *Utriculus prostaticus*
9 Schleimhautfalte (Hinterwand der Harnröhre) ....*Crista urethralis*
10 Cowper-Drüse........ *Glandula bulbourethralis*
11 Verdicktes Ende des Harnröhrenschwellkörpers........ *Bulbus penis*
12 Harnröhrenschwellkörper ....*Corpus spongiosum penis*

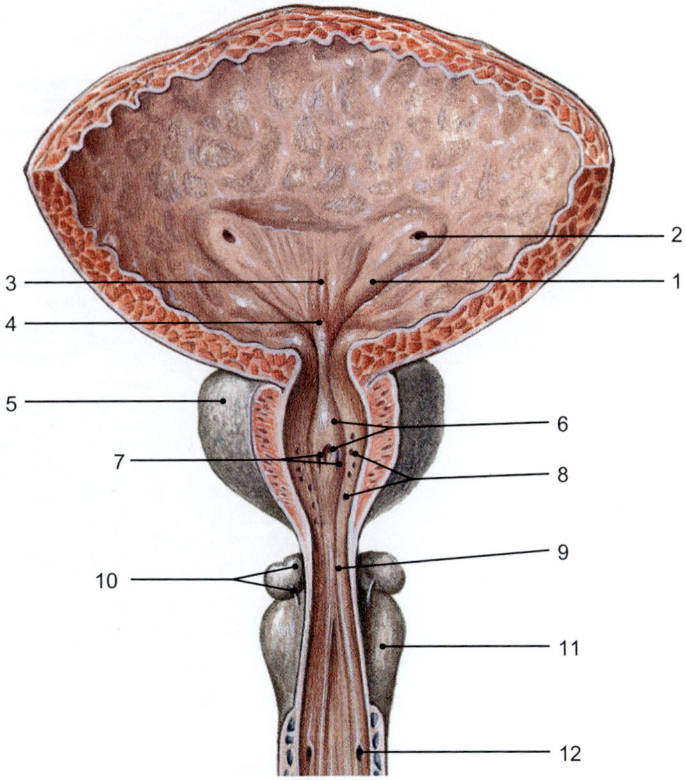

Abb. 15.7 [S007-2-23]

➢ Abb. 15.8 Schnittbild durch die Harnblasenwand

Die Wand der Harnblase besteht aus einer innen gelegenen Schleimhaut, die aus einer Bindegewebsschicht und einem darüber liegenden Übergangsepithel besteht. Daran schließen sich eine Verschiebeschicht, eine Muskelschicht und in dem unteren Anteil, der nicht vom Bauchfell überzogen ist, eine bindegewebige Hülle an. Der obere Anteil der Blase ist vom Bauchfell bedeckt. An der Muskelschicht (hier 18-fache Vergrößerung) lässt sich eine innere Längsmuskelschicht, eine mittlere Ringmuskelschicht und eine äußere Längsmuskelschicht unterscheiden.

1 Schleimhaut .... *Tunica mucosa*
2 Innere Längsmuskelschicht .... *Stratum longitudinale internum*
3 Mittlere Ringmuskelschicht .... *Stratum circulare*
4 Äußere Längsmuskelschicht........... *Stratum longitudinale externum*
5 Bindegewebige Hülle .... *Tunica adventitia*

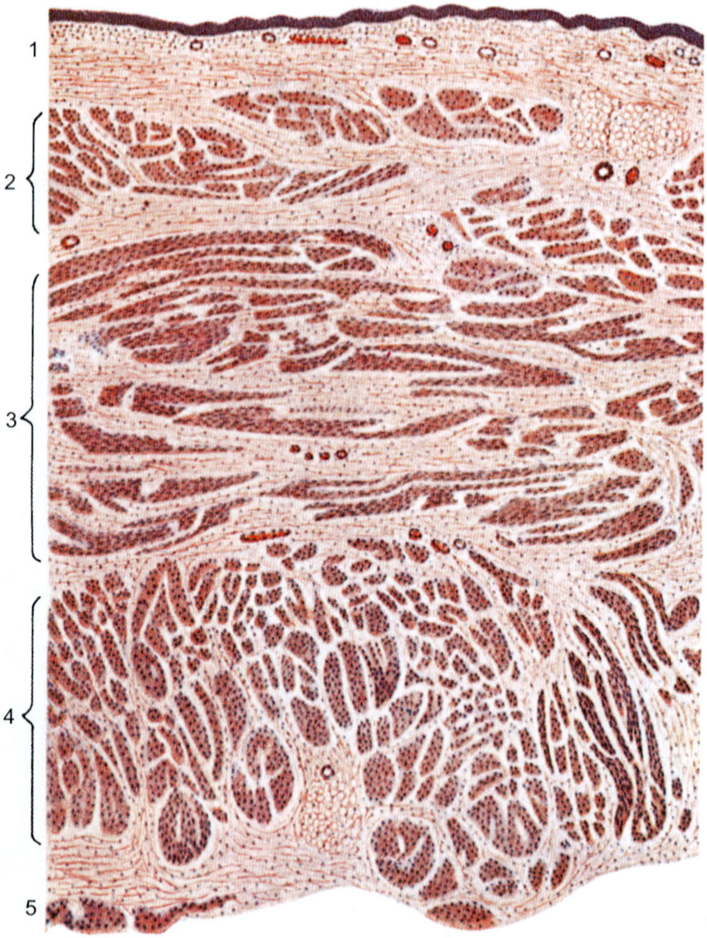

Abb. 15.8 [M375]

➢ Abb. 15.9 Schematische Darstellung eines Nierenkörperchens (Malpighi-Körperchen)

Ein Nierenkörperchen setzt sich aus einem Glomerulus und der Bowman-Kapsel zusammen:

Glomerulus Der Glomerulus ist ein Kapillarknäuel, aus dem der Primärharn abgepresst wird.

Bowman-Kapsel Die Bowman-Kapsel umgibt den Glomerulus. Sie stellt den „Auffangbehälter" für den aus den Glomeruli abgepressten Primärharn dar.

Ein Nierenkörperchen kann mit bloßem Auge gerade noch wahrgenommen werden. Schneidet man eine Niere auf, kann man die Nierenkörperchen als feine rote Pünktchen in der Nierenrinde liegen sehen.

1 Zuführendes Gefäß. . . . . *Vas afferens*
2 Abführendes Gefäß . . . .*Vas efferens*
3 Gefäßknäuel (Glomerulus) . . . .*Glomerulus corpusculi renalis*
4 Bowman-Kapsel
5 Proximaler Tubulus . . . . *Tubulus contortus proximalis*

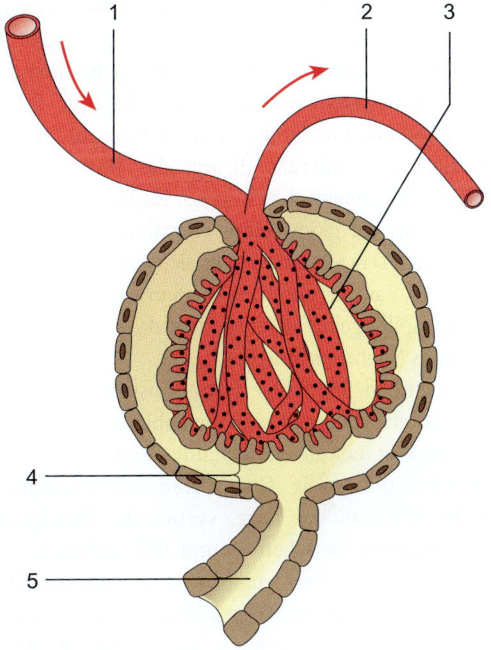

Abb. 15.9 [L106]

➢ Abb. 15.10 Nephron

Ein Nephron besteht aus folgenden anatomischen Strukturen:

1. **Nierenkörperchen:**
   - Glomerulus
   - Bowman-Kapsel
2. **Tubulussystem:**
   - Proximaler Tubulusanteil
   - Henle-Schleife
   - Distaler Tubulusanteil
   - Sammelrohre

1 Zuführendes Gefäß. . . . . *Vas afferens*
2 Abführendes Gefäß . . . .*Vas efferens*
3 Gefäßknäuel (Glomerulus) . . . .*Glomerulus corpusculi renalis*
4 Bowman-Kapsel
5 Proximaler Tubulus . . . . *Tubulus contortus proximalis*
6 Henle-Schleife
7 Distaler Tubulus. . . . . *Tubulus contortus distalis*
8 Sammelrohr . . . .*Tubulus renalis colligens*

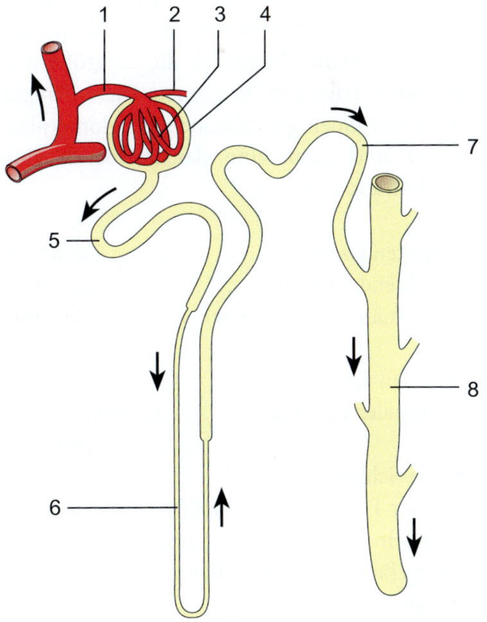

Abb. 15.10 [L106]

➢ Abb. 15.11 Nephron mit Kapillargebiet

Es ist eine Besonderheit der Niere, dass das Blut hier zwei Kapillargebiete durchläuft. Das erste Kapillargebiet liegt im Glomerulus und dient der glomerulären Filtration. Das zweite Kapillargebiet spinnt sich um das Tubulussystem und dient der tubulären Rückresorption und tubulären Sekretion. Eine zuführende Arteriole (Vas afferens) bringt das Blut zu dem Glomerulus, indem es sich in ein Kapillargebiet aufspaltet, um die glomeruläre Filtration durchführen zu können. Danach sammelt es sich zur abführenden Arteriole (Vas efferens), um sich kurz danach erneut in ein Kapillargebiet aufzuspalten, das den Tubulusanteil des Nephrons umspinnt.

Um eine gleichmäßige Filtrationsleistung in der Niere zu erreichen, ist eine gleichbleibende Durchblutung bzw. ein gleichbleibender Kapillardruck in der Niere notwendig. Durch eine Selbstregulation ist die Niere in der Lage, systolische Blutdruckschwankungen zwischen 80 und 190 mmHg auszugleichen. Diese Selbstregulation ist eine Leistung der zuführenden Arteriole (Vas afferens), die mit ihrer glatten Muskulatur, je nach Notwendigkeit, ihren Gefäßdurchmesser vergrößern oder verkleinern kann. Bei einer Blutdruckerhöhung verengen die zuführenden Arteriolen ihren Durchmesser und drosseln den Bluteinfluss in die Glomerulusschlingen; sinkt der Blutdruck ab, vergrößern die zuführenden Arteriolen ihr Lumen. Diese Fähigkeit gewährleistet einen gleichbleibenden glomerulären Blutdruck und damit eine gleichbleibende glomeruläre Filtrationsleistung.

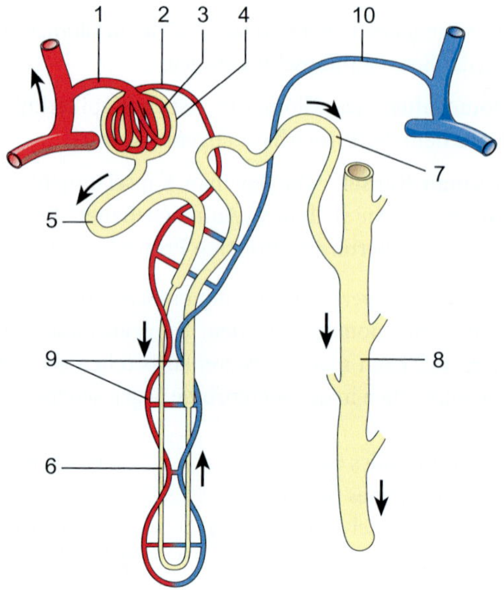

Abb. 15.11 [L106]

1 Zuführendes Gefäß. . . . . *Vas afferens*
2 Abführendes Gefäß . . . .*Vas efferens*
3 Gefäßknäuel (Glomerulus) . . . . *Glomerulus corpusculi renalis*
4 Bowman-Kapsel
5 Proximaler Tubulus . . . . *Tubulus contortus proximalis*
6 Henle-Schleife
7 Distaler Tubulus. . . . . *Tubulus contortus distalis*
8 Sammelrohr . . . .*Tubulus renalis colligens*
9 Haargefäße (umspinnen den Tubulus) . . . .*Kapillaren*
10 Zwischenläppchenvene . . . . *V. interlobularis*

➢ Abb. 15.12 Mehrfach-Teststreifen zur Urinuntersuchung

Mehrfach-Teststreifen haben sich im Praxisalltag in der Vorfelddiagnostik und zur Überwachung von Krankheitsverläufen bewährt. Zur Untersuchung wird der Teststreifen 1 Sekunde lang in den Harn eingetaucht, dann streift man ihn ab und nach 1 Minute kann man die Testfelder mit einer Farbskala vergleichen.

Vermutet man eine Erkrankung der Harnwege, sind die Testfelder Leukozyten, Nitrit, pH-Wert, Eiweiß, Glukose und Blut von Bedeutung.

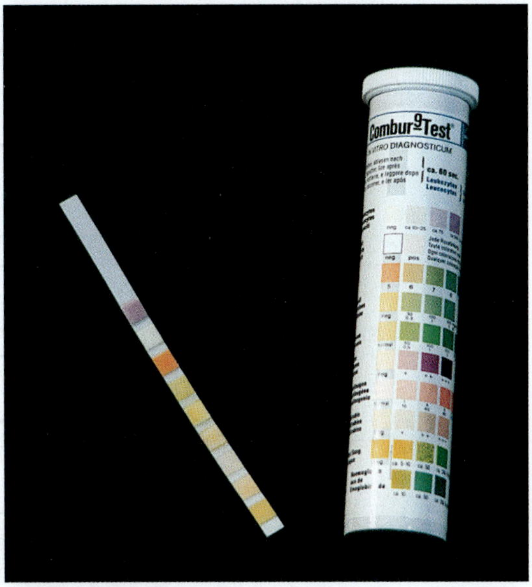

Abb. 15.12 [M553]

➢ Abb. 15.13 Blasenpunktion

Eine gut gefüllte Harnblase kann durch die Bauchwand oberhalb der Schambeinfuge punktiert werden, ohne dabei das Bauchfell zu verletzen. Eine Blasenpunktion wird bei Harnverhalten oder zur keimfreien Gewinnung von Harn zu Untersuchungszwecken durchgeführt.

1 Parietales Blatt des Bauchfells ...... *Peritoneum parietale*
2 Harnblase .... *Vesica urinaria*
3 Mastdarm .... *Rectum*
4 Schambeinfuge .... *Symphysis pubica*
5 Aushöhlung zwischen Mastdarm und Harnblase .... *Excavatio rectovesicalis*
6 Vorsteherdrüse .... *Prostata*

15

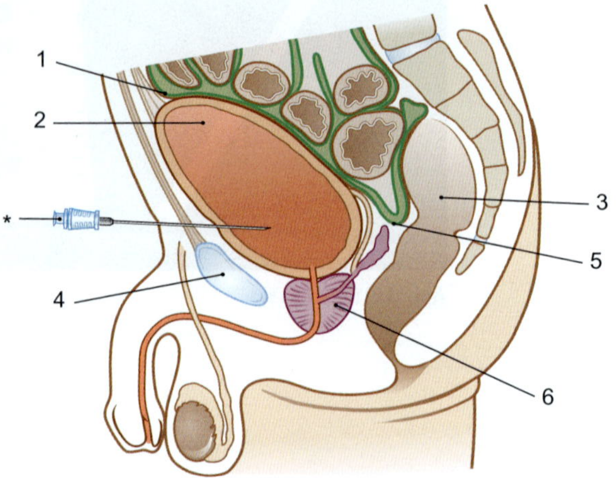

Abb. 15.13 [S007-2-23]

➢ Abb. 15.14 Legen eines Blasenkatheters beim Mann

Zu diagnostischen oder therapeutischen Zwecken kann ein Katheter durch die Harnröhre in die Blase vorgeschoben werden. Das Kathetern kann mit einem biegsamen Kunststoffkatheter erfolgen (wie in der Abbildung) oder mit einem starren Metallkatheter.

Katheter sollten unter möglichst sterilen Bedingungen eingeführt werden, um eine Infektion der Harnblase zu vermeiden. Muss ein Katheter über mehrere Tage in der Blase verweilen (Dauerkatheter), so lässt sich allerdings eine Infektion der Blase oft nicht verhindern.

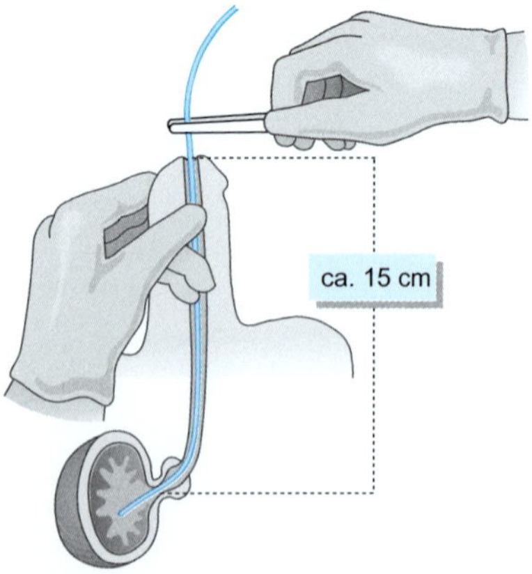

Abb. 15.14 [L157]

➢ Abb. 15.15 Nephrotisches Syndrom (Eiweißverlustniere, Nephrose)

Charakteristisch für das nephrotische Syndrom sind Ödeme. Diese können bei leichterer Erkrankung als Lidödeme auftreten. Bei schwererem Verlauf kann es zum morgendlichen Anschwellen der Hände und Füße aber auch zu allgemeinen Ödemen bis hin zu schwerer Bauchwassersucht (Aszites) und Elephantiasis kommen. Bei der Patientin fallen die ausgeprägten Lidödeme auf.

Beim nephrotischen Syndrom entwickelt sich folgender Symptom-Komplex:

- Verringerung der Bluteiweiße (Hypoproteinämie)
- Zunahme der Blutfette (Hyperlipidämie)
- Ausscheidung von Eiweißen und Fetten im Urin (Protein- und Lipidurie)

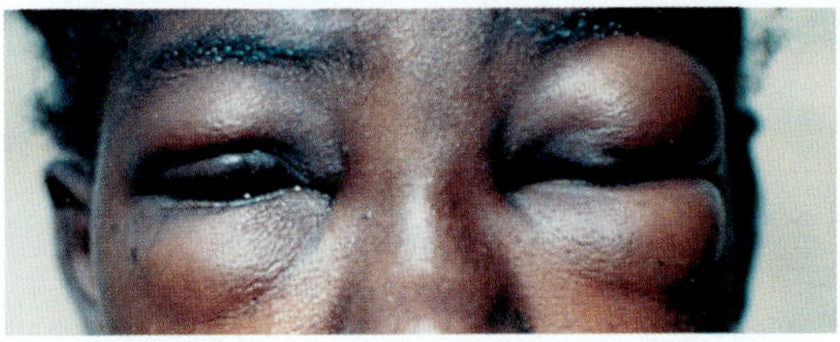

Abb. 15.15 [E444]

➢ Abb. 15.16 Renale Anämie

Die Abbildung zeigt eine Patientin mit schwerer Niereninsuffizienz. Durch den Erythropoetinmangel hat sich eine renale Anämie entwickelt. Erschwerend kommt hinzu, dass sich aufgrund der unzureichenden Tätigkeit der Niere Toxine im Blut befinden, die zur Hämolyse führen können. Außerdem kann durch Blutungen im Nierenbereich oder durch häufige Blutentnahmen zu Untersuchungszwecken zusätzlich Eisenverlust auftreten.

Bitte beachten Sie, dass die Patientin nicht nur die für die Anämie typische Blässe zeigt, sondern zusätzlich eine gelblich-bräunlich-gräuliche Verfärbung aufweist, die von Stoffwechseleinlagerungen in das Gewebe herrührt.

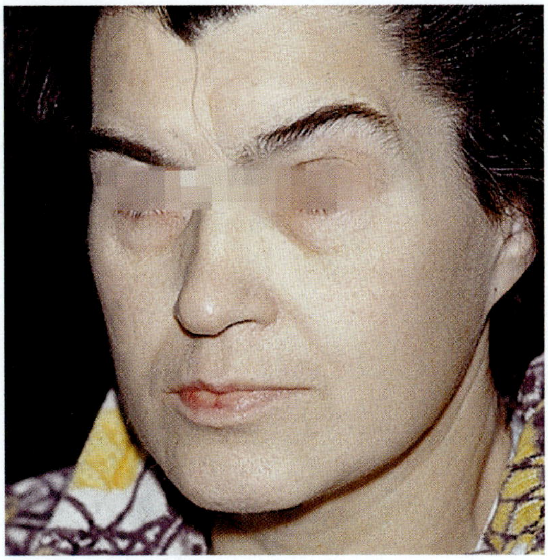

Abb. 15.16 [R246]

➢ Abb. 15.17 Angeborene Nierenerkrankungen

a Agenesie (Fehlen) der linken Niere
b Hypoplasie (Unterentwicklung) der linken Niere
c Doppelniere
d Hufeisenniere (Verschmelzungsniere)
e Wanderniere rechts

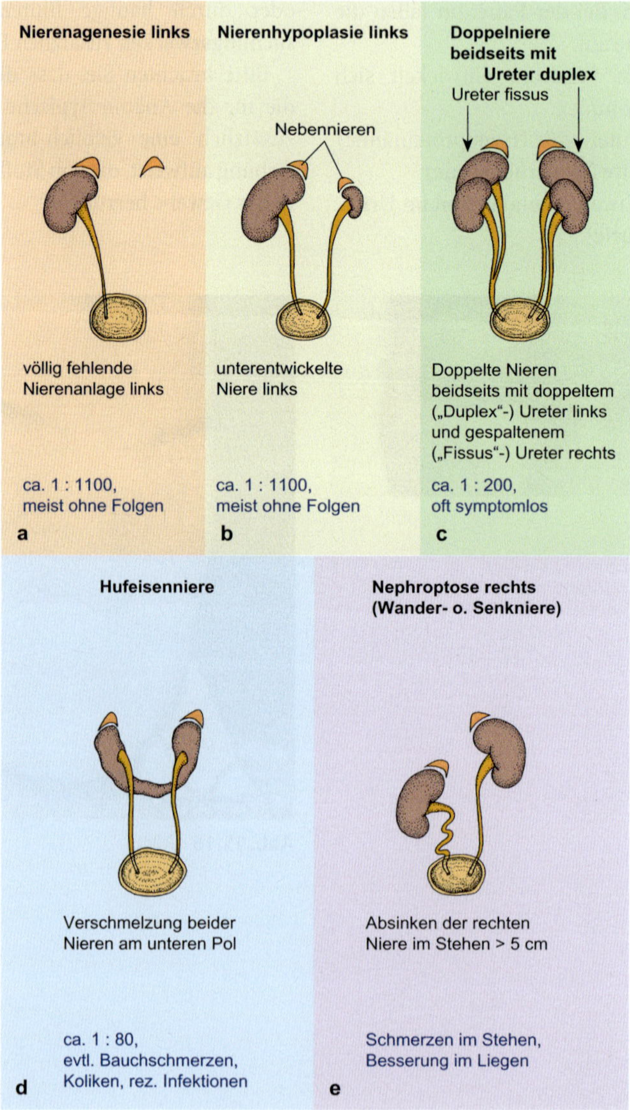

Abb. 15.17 [L190]

➢ Abb. 15.18 Angeborene Hufeisenniere

Bei einer Hufeisenniere (Verschmelzungsniere, Ren arcuatus) sind die unteren Pole der rechten und linken Niere miteinander verschmolzen. Es handelt sich um eine häufige Fehlbildung, man findet sie bei einem von 80 Neugeborenen.

Es kann zu Harnabflussbehinderungen kommen, wodurch Steinbildungen und Infektionen in diesem Bereich begünstigt werden.

1 Nierenarterie . . . . *A. renalis*
2 Nierenvene . . . . *V. renalis*
3 Harnleiter . . . . *Ureter*

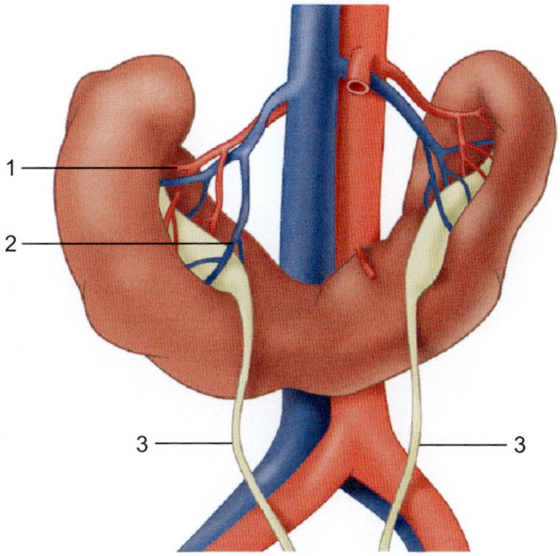

Abb. 15.18 [E355]

KAPITEL

16 Männliche und weibliche Geschlechtsorgane

➢ Abb. 16.1 Medianschnitt durch das männliche Becken

Bei den männlichen Geschlechtsorganen unterscheidet man:

- **Äußere Geschlechtsorgane:**
  - Penis
  - Hodensack (30)
- **Geschlechtsdrüsen:**
  - Hoden (18)
  - Bläschendrüse
  - Cowper-Drüse
  - Prostata (11)
- **Ableitende Ausführungsgänge:**
  - Nebenhoden (17 + 19)
  - Samenleiter
  - Ausspritzgang
  - Harn-Samen-Röhre (13 + 15 + 25)

1 Hirnwasserraum (Subarachnoidalraum) . . . . *Spatium subarachnoideum*
2 Harte Rückenmarkshaut . . . . *Dura mater spinalis*
3 Kreuzbeinkanal. . . . . *Canalis sacralis*
4 Bauchfelltasche zwischen Harnblase und Mastdarm . . . . *Excavatio rectovesicalis*
5 Querfalte des Mastdarms . . . . *Plica transversa recti*
6 Steißbein . . . . *Os coccygis*
7 Mastdarm . . . . *Rectum*
8 Äußerer Afterschließmuskel . . . . *M. sphincter ani externus*
9 Innerer Afterschließmuskel . . . . *M. sphincter ani internus*
10 Afterkanal . . . . *Canalis analis*
11 Vorsteherdrüse. . . . . *Prostata*
12 Harnröhrenschließmuskel . . . . *M. sphincter urethrae*
13 Harnröhre, Vorsteherdrüsenabschnitt . . . . *Urethra, Pars prostatica*
14 Ende des Harnröhrenschwellkörpers . . . . *Bulbus penis*
15 Harnröhre, membranöser Abschnitt. . . *Urethra, Pars membranacea*
16 Schambeinfuge . . . . *Symphysis pubica*
17 Nebenhodenkopf . . . . *Caput epididymidis*
18 Hoden . . . . *Testis*
19 Nebenhodenschwanz. . . . . . *Cauda epididymidis*
20 Harnblase . . . . *Vesica urinaria*
21 Bauchfell . . . . *Peritoneum*
22 Verschieberaum vor der Harnblase. . . . *Spatium retropubicum*
23 Innerer Harnröhrenmund . . . . . *Ostium urethrae internum*
24 Gliedschwellkörper . . . . *Corpus cavernosum penis*
25 Harnröhre Schwellkörperabschnitt . . . . *Urethra, Pars spongiosa*
26 Harnröhrenschwellkörper . . . . *Corpus spongiosum penis*
27 Eichel . . . . *Glans penis*
28 Schiffergrube. . . . . *Fossa navicularis urethrae*
29 Äußerer Harnröhrenmund. . . . . *Ostium urethrae externum*
30 Hodensack. . . . . *Scrotum*
31 Harnleitermündung. . . . . *Ostium ureteris*

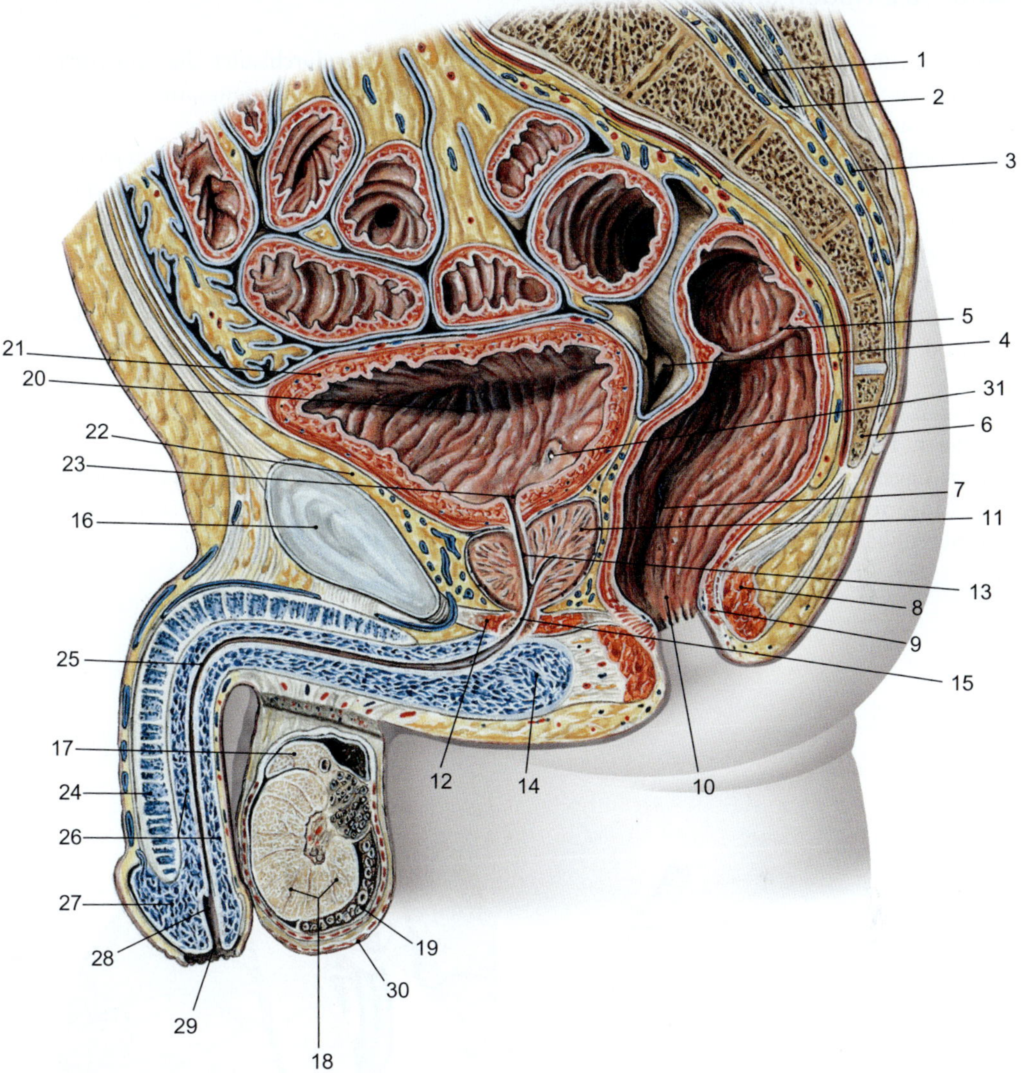

Abb. 16.1 [S007-2-23]

➢ Abb. 16.2 Hoden und Nebenhoden

Hoden Die eiförmigen Hoden liegen im taschenartigen Hodensack. Sie sind von einer bindegewebigen Kapsel umgeben, von der aus Trennwände in die Mitte ziehen und den Hoden in einzelne Läppchen unterteilen. In jedem Läppchen liegen 2–3 gewundene Hodenkanälchen. In diesen Hodenkanälchen werden Spermien produziert. Zwischen den Hodenkanälchen liegen im Bindegewebe die Leydig-Zwischenzellen, in denen Testosteron hergestellt wird.

Nebenhoden Die Nebenhoden liegen dem oberen und hinteren Teil der Hoden an. Es handelt sich um einen ungefähr 4–5 m langen Schlauch, der auf eine Länge von etwa 5 cm zusammengeknäuelt ist. Die Nebenhoden haben die Aufgabe, Samen zu speichern. Hier durchlaufen die Samenzellen auch einen allerletzten Ausreifungsprozess.

1 Rankenvenengeflecht. . . . . *Plexus pampiniformis*
2 Nebenhodenkopf . . . . *Caput epididymidis*
3 Abführende Hodenkanälchen . . . . *Ductuli efferentes testis*
4 Blind endender Seitenast. . . . . . . *Ductus aberrans*
5 Samenleiter . . . . *Ductus deferens*
6 Nebenhodenkörper . . . . *Corpus epididymidis*
7 Nebenhodenschwanz. . . . . . *Cauda epididymidis*
8 Hodenläppchen . . . . *Lobuli testis*
9 Bindegewebshülle des Hodens . . . . *Tunica albuginea*
10 Trennwände . . . . *Septula testis*
11 Hodenarterie. . . . . *A. testicularis*

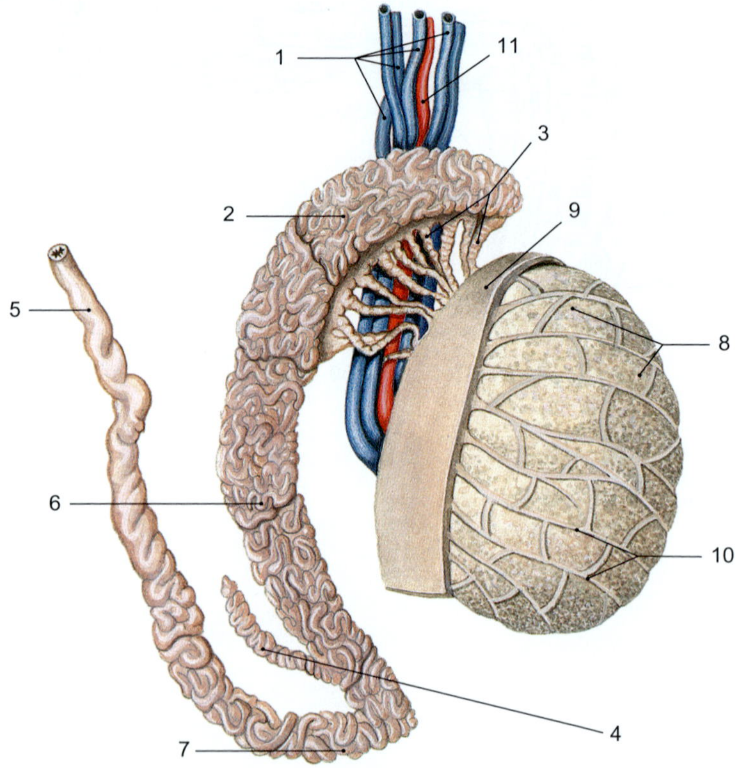

Abb. 16.2 [S007-2-23]

➢ Abb. 16.3 Abstieg des Hodens während der Fetalzeit

Während der Fetalzeit werden die Hoden im Bauchraum angelegt. Sie wandern gegen Ende der Fetalzeit, manchmal auch erst nach der Geburt, durch den Leistenkanal in den Hodensack hinunter. Es kann vorkommen, dass ein oder auch beide Hoden nicht vollständig in den Hodensack absinken, sondern entweder im Bauchraum oder im Leistenkanal liegen bleiben (Kryptorchismus). In diesem Fall ist zwar die Testosteronabgabe nicht beeinträchtigt, aber der betroffene Hoden kann keine Spermien produzieren, da die Temperatur für deren Produktion zu hoch ist.

Die zur Samenzellbildung benötigte Temperatur liegt etwas unterhalb der Körpertemperatur von 37 °C. Durch den Hodenhebermuskel (M. cremaster) im Hodensack ist eine genaue Temperaturregulation möglich. Sinkt die Temperatur im Hoden zu stark ab, so zieht der Hodenhebermuskel die Hoden näher an den Bauchraum heran. Steigt die Temperatur an, so erschlafft der Muskel und die Hoden sinken nach unten.

1 Hoden . . . . *Testis*
2 Hodenleitband . . . . *Gubernaculum*
3 Parietales Blatt des Bauchfells . . . . *Peritoneum parietale*
4 Innere Bauchwandfaszie . . . . *Fascia transversalis*

16

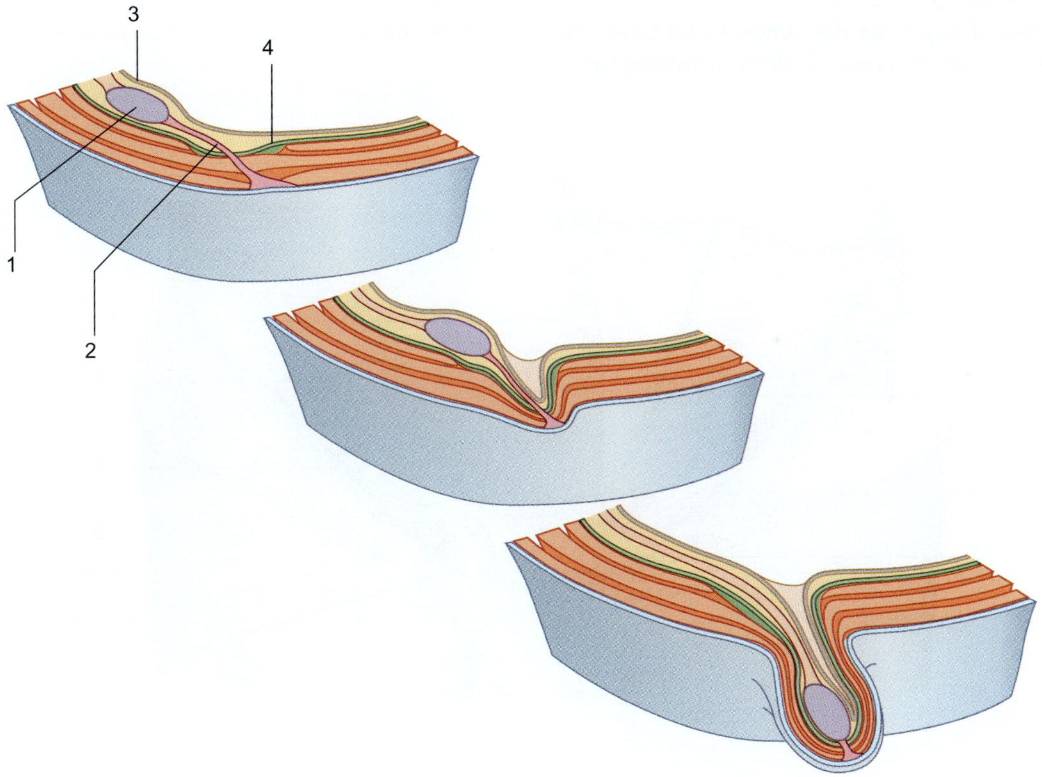

Abb. 16.3 [E580]

➢ Abb. 16.4 Leistengegend beim Mann

Wenn die Hoden während der Fetalzeit absteigen und in den Hodensack verlagert werden, nehmen sie auf ihrem Weg Blutgefäße und Nerven mit. Deshalb darf der Leistenkanal nach der Geburt nicht völlig verschlossen werden, sondern er bleibt als Durchtrittsstelle zeitlebens offen. Er ist damit aber immer ein „Schwachpunkt" der Bauchwand, an dem es zu Leistenbrüchen kommen kann.

Im Leistenkanal der Frau verläuft das runde Mutterband, das am oberen seitlichen Rand der Gebärmutter entspringt und zur seitlichen Beckenwand zieht, um durch den Leistenkanal zu den großen Schamlippen zu ziehen. Das runde Mutterband entspricht im Verlauf dem Samenleiter des Mannes. Frauen sind nicht so gefährdet einen Leistenbruch zu bekommen wie Männer. Bei ihnen ist der Leistenkanal enger, da das runde Mutterband einen kleineren Durchmesser als der Samenstrang hat.

1 Leistenband . . . . *Lig. inguinale*
2 Äußerer Leistenring . . . . . . *Anulus inguinalis superficialis*
3 Äußerer schräger Bauchmuskel . . . . . *M. obliquus externus abdominis*
4 Innerer schräger Bauchmuskel . . . . . *M. obliquus internus abdominis*
5 Samenstrang . . . . *Funiculus spermaticus*
6 Äußerer Schenkel . . . . *Crus laterale*
7 Innerer Schenkel . . . . *Crus mediale*
8 Hodenheber . . . . *M. cremaster*
9 Gliedaufhängeband . . . . *Lig. suspensorium penis*
10 Collesi-Band . . . . *Lig. reflexum*
11 Sehnenplatte . . . . *Aponeurosis*
12 Weiße Linie . . . . *Linea alba*
13 Bogenförmige Sehnenfaserzüge . . . . *Fibrae intercrurales*

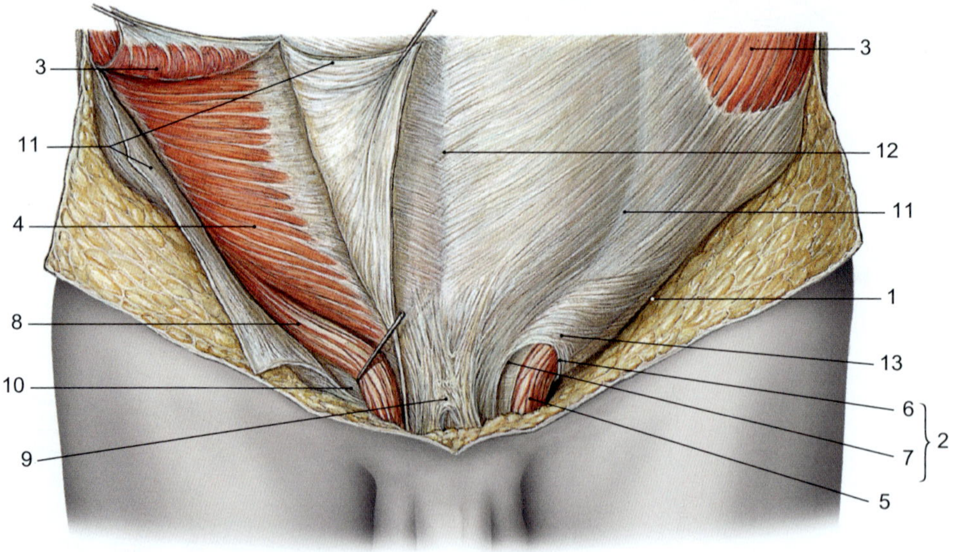

Abb. 16.4 [S007-1-23]

➤ Abb. 16.5 Schematische Darstellung der Samenwege

Dargestellt sind die Hodenkanälchen (1), die zu zweit oder zu dritt geschlängelt in den Hodenläppchen liegen. Von hier aus ziehen sie zu dem Hodennetz (4) und weiter in die abführenden Hodenkanälchen (2), um schließlich in den Nebenhoden zu gelangen. Der Nebenhoden ist ein Speicher für die Samenfäden (➤ Abb. 16.2).

Am Nebenhoden lassen sich Kopf, Körper und Schwanz unterscheiden. Der Schwanz des Nebenhodens geht haarnadelförmig in den Samenleiter über, der in seinem ersten Abschnitt noch stark geschlängelt ist und somit auf eine Gesamtlänge von 50–60 cm kommt.

1 Hodenkanälchen .... *Tubuli seminiferi*
2 Abführende Hodenkanälchen .... *Ductuli efferentes testis*
3 Samenleiter .... *Ductus deferens*
4 Hodennetz (Kanalnetz) .... *Rete testis*
5 Nebenhodenkopf .... *Caput epididymidis*
6 Nebenhodenkörper .... *Corpus epididymidis*
7 Nebenhodenschwanz...... *Cauda epididymidis*
8 Organkapsel des Hodens...... *Tunica albuginea*
9 Scheidenhaut........... *Tunica vaginalis testis*

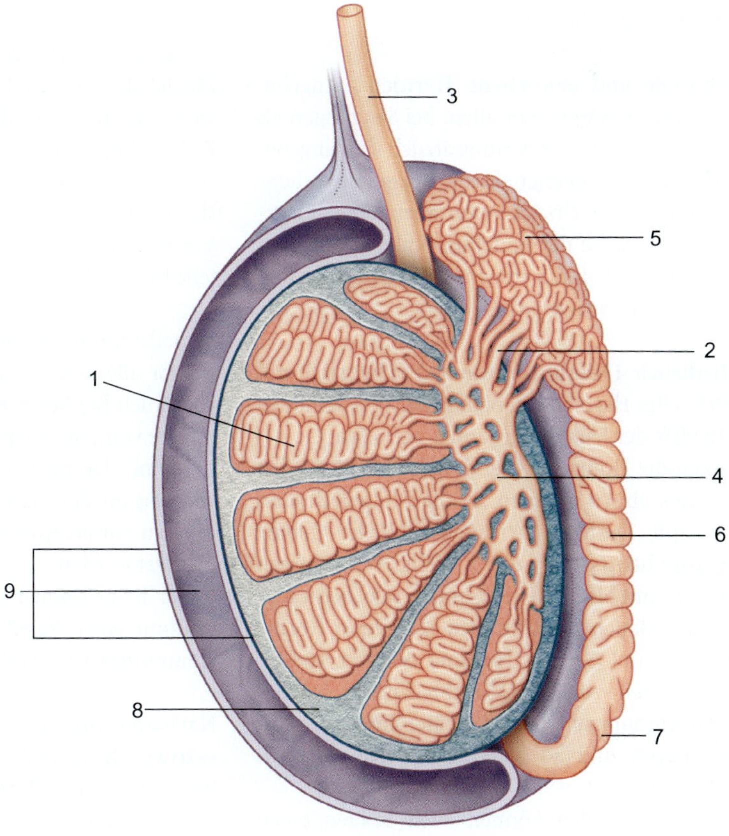

Abb. 16.5 [E580]

➢ Abb. 16.6 Hernien (Weichteilbrüche)

Man sieht auf der Abbildung, dass das Bauchfell und Darmschlingen durch die Pforte des Leistenbruchs getreten sind. Ein solcher Eingeweide- oder Weichteilbruch, bei dem Eingeweide oder Organteile in den Bruchsack treten, wird als Hernie bezeichnet, im Unterschied zu einem Knochenbruch, der Fraktur heißt.

Bei einer Hernie „bricht" die Bauchwandmuskulatur und ermöglicht so, dass Anteile des Bauchfelles durch den Bruch durchtreten. Später können Eingeweide oder Organteile folgen. In letzterem Fall bestehen zwei Gefahren: Zum einen kann es zu einem Darmverschluss (Ileus) kommen, da der Darminhalt nicht weitertransportiert werden kann, zum anderen kann es zum Abklemmen von Blutgefäßen kommen und damit zur Gangränbildung.

Angeborene und erworbene Hernien Angeborene Hernien kommen vor allem bei Säuglingen als Nabelhernien (s. u.) vor. Grundsätzlich sind angeborene Hernien viel seltener als erworbene. Erworbene Hernien haben als Ursachen vor allem eine anlagebedingte Schwäche der Bauchmuskulatur. Ihre Bildung wird jedoch durch chronische Obstipation und Adipositas begünstigt.

Leistenbruch (Hiatus inguinalis) Sie sind mit 70–80 % aller Hernien die häufigsten Weichteilbrüche. In 90 % der Fälle sind Männer betroffen.

Sinken die Hoden während der Fetalzeit in den Hodensack ab, so nehmen sie die Blutgefäße und Nerven mit. Deshalb darf auch nach der Geburt diese Durchtrittsstelle nicht völlig verschlossen werden. Damit bleibt sie aber immer ein „Schwachpunkt" der Bauchwand, an dem es zu einer Hernie kommen kann (➢ Abb. 16.4 und ➢ Abb. 16.5).

Meist treten zunächst Bauchfellanteile (großes Netz, Omentum majus) durch, später können Darmanteile folgen und so zu einem Darmverschluss (Ileus) führen.

In seltenen Fällen können auch Frauen einen Leistenbruch bekommen. Bei ihnen verläuft im Leistenkanal das runde Mutterband (➢ Abb. 16.15 Nr. 2 und ➢ Abb. 16.16 Nr. 14), das am oberen, seitlichen Rand der Gebärmutter entspringt und in einem großen Bogen zur seitlichen Beckenwand verläuft, um durch den Leistenkanal zu den großen Schamlippen zu ziehen. Das runde Mutterband entspricht im Verlauf dem Samenleiter des Mannes. Da bei der Frau der Leistenkanal enger ist und das runde Mutterband einen kleineren Durchmesser hat als der Samenleiter, ist die Gefahr eines Leistenbruches nicht sehr groß.

Schenkelhernie (Femoralhernie, Hernia femoralis) Sie machen ungefähr 10 % der Weichteilbrüche aus. Betroffen sind vor allem Frauen zwischen dem 50. und 80. Lebensjahr.

Schenkelhernien bilden sich direkt unter dem Leistenband, an der Stelle, an der die Oberschenkelschlagader (A. femoralis) in den Oberschenkel eintritt.

Der Ablauf ist wie bei der Leistenhernie auch: Zunächst ist in der Leistenregion eine leichte Vorwölbung zu sehen, die von einem unangenehmen Ziehen begleitet sein kann. Die Vorwölbung verstärkt sich beim Husten und Niesen. Anfangs gleitet sie meist wieder von alleine zurück. Später ist die Vorwölbung dauerhaft vorhanden. Es können Darmteile hindurchtreten und einen Ileus verursachen.

Nabelhernien (Hernia umbilicalis) Man findet sie vor allem beim Säugling, gelegentlich treten sie aber auch bei Schwangeren, durch Adipositas oder infolge von schwerem Heben auf.

Kleine Hernien von Säuglingen heilen meist spontan bis zum Ende des 1. Lebensjahres aus. Sie müssen nur bei Komplikationen, wie Einklemmung, operiert werden.

Bei Erwachsenen dagegen besteht im Anfangsstadium einer Nabelhernie ein beträchtliches Einklemmungsrisiko (Inkarzerationsrisiko).

Narbenhernie (Hernia cicatricea, Hernia postoperativa) Es handelt sich um einen Weichteilbruch im Bereich einer Operationsnarbe. Narbenhernien können sich entwickeln, wenn die Festigkeit der Narbe beeinträchtigt ist, z. B. durch eine vorangegangene Wundinfektion. Begünstigend wirken aber auch Vitamin-C-Mangel oder ein erhöhter Druck in der Narbenregion.

1 Innere Bauchwandfaszie .... *Fascia transversalis*
2 Hoden .... *Testis*
3 Darmschlingen
4 Blutgefäße
5 Innerer
Leistenring .... *Anulus inguinalis profundus*
6 Äußerer
Leistenring ..... *Anulus inguinalis -superficialis*
7 Samenstrang .... *Funiculus spermaticus*
8 Nebenhoden .... *Epididymis*

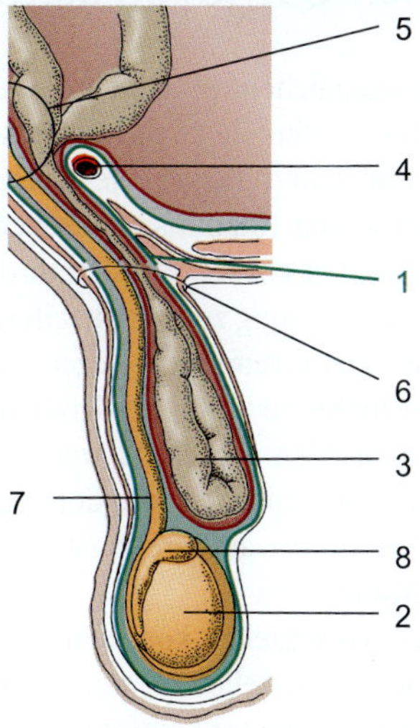

Abb. 16.6 [L190]

➢ Abb. 16.7 Querschnitt durch ein Hodenkanälchen

In den Hodenkanälchen werden die Samenzellen gebildet und hier reifen sie auch heran. Am äußeren Rand der Kanälchen liegen die unreifsten Vorstufen dieser Zellen (Stammsamenzellen, 3). Diese Stammsamenzellen entwickeln sich durch ständige Teilung und Umbildung zu immer reiferen Formen. Während der Heranreifung bewegen sie sich vom Rand immer mehr zur Mitte des Hodenkanälchens. Sind die Samenzellen ausgereift, werden sie zu den Nebenhoden abtransportiert und dort gelagert.

Bis ein Spermium ausgereift ist, vergehen ungefähr 2–3 Monate.

Außer den Samenzellen kommen in den Hodenkanälchen noch Stützzellen (5) vor. Sie reichen von der Basalmembran bis zur Lichtung des Kanälchens. Sie schützen, stützen und ernähren die Samenzelle.

1 Leydig-Zwischenzellen .... *Endocrinocyti interstitiales*
2 Ungeschwänzte Samenzelle ..... *Spermatidium*
3 Stammsamenzelle .... *Spermatogonie*
4 Spermatozyt I. Ordnung .... *Spermatocytus primaries*
5 Stützzelle .... *Sertoli-Zelle*
6 Tubuluslumen

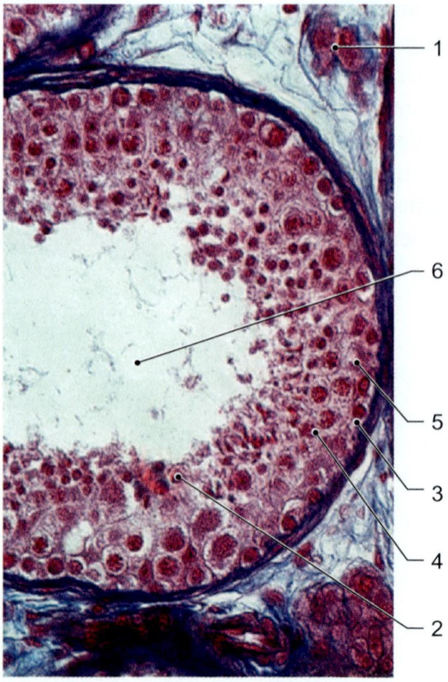

Abb. 16.7 [T475]

16

➢ Abb. 16.8 Verlauf des Samenleiters

Der Samenleiter beginnt am Nebenhoden, steigt durch den Leistenkanal in die Bauchhöhle, läuft seitlich an der Harnblase entlang, kommt zwischen Harnblase und Harnleiter zu liegen und tritt dann in die Prostata ein, um sich hier mit dem Ausführungsgang der Bläschendrüsen (5) zu vereinigen.

1 Hoden .... *Testis*
2 Nebenhoden .... *Epididymis*
3 Samenleiter .... *Ductus deferens*
4 Vorsteherdrüse..................... *Prostata*
5 Bläschendrüse............ *Glandula vesiculosa* (Samenbläschen) .... *Vesicula seminalis*
6 Harnblase .... *Vesica urinaria*
7 Cowper-Drüse....... *Glandula bulbo-urethralis*
8 Ende des Harnröhrenschwellkörpers.............. *Corpus spongiosum penis*
9 Harnleiter .... *Ureter*
10 Nierenbecken .... *Pelvis renalis*
11 Niere.................................. *Ren*
12 Ausspritzgang........... *Ductus ejaculatorius*

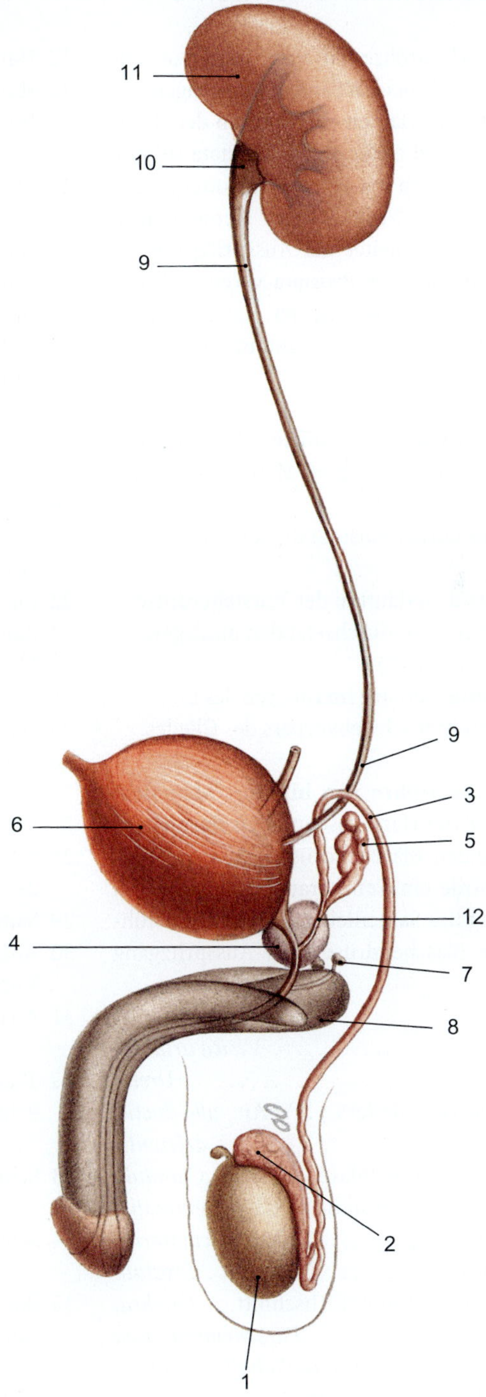

Abb. 16.8 [S700]

➢ Abb. 16.9 Männliche Harnröhre

Die männliche Harnröhre hat eine Länge von ungefähr 20–25 cm. Die beiden Samenleiter steigen von den Nebenhoden auf, laufen ein Stück an der Harnblase (1) entlang und treten in die Prostata (6) ein. Hier vereinigen sie sich mit den Ausführungsgängen der Bläschendrüse. Nach dieser Vereinigungsstelle wird der Samenleiter als Ausspritzgang (5) bezeichnet. Innerhalb der Prostata vereinigen sich die beiden Ausspritzgänge mit der Harnröhre, die aus der Harnblase kommt, zur kombinierten Harn-Samen-Röhre.

a Männliche Harnröhre von vorne Die Harnröhre wurde von vorne her eröffnet. Man sieht deutlich ihre verschiedenen Anteile:

- **Pars intramuralis:** durchstößt die Harnblasenwand.
- **Pars prostatica:** verläuft in der Vorsteherdrüse.
- **Pars membranacea:** durchsetzt den bindegewebigen Beckenboden (7).
- **Pars spongiosa:** verläuft im Inneren des unpaaren Harnröhrenschwellkörpers des Gliedes.

b Männliche Harnröhre von hinten Man sieht den unteren Teil der Harnblase mit den Harnleitern (2) und die beiden Bläschendrüsen. Aus der Vorsteherdrüse wurde ein Teil herausgeschnitten, um die Vereinigung des Samenleiters mit dem Ausführungsgang der Bläschendrüse zum Ausspritzgang (5) zu zeigen.

1 Harnblase .... *Vesica urinaria*
2 Harnleiter .... *Ureter*
3 Ampulle des Samenleiters...... *Ampulla ductus deferentis*
4 Bläschendrüse (Samenbläschen) ......*Glandula vesiculosa (Vesicula seminalis)*
5 Ausspritzgang........... *Ductus ejaculatorius*
6 Vorsteherdrüse.....................*Prostata*
7 Harnröhre, membranöser Abschnitt... *Urethra, Pars membranacea*
8 Cowper-Drüse........ *Glandula bulbourethralis*
9 Gliedschwellkörper ....*Corpora cavernosa penis*
10 Harnröhrenschwellkörper.............. *Corpus spongiosum penis*
11 Eichel .... *Glans penis*
12 Harnblasendreieck...........*Trigonum vesicae*
13 Harnleitermündung........... *Ostium ureteris*
14 Innerer Harnröhrenmund .....*Ostium urethrae internum*
15 Mündungen der Ausspritzgänge ....*Ductus ejaculatorii*
16 Schiffergrube (Erweiterung der Harnröhre vor dem äußeren Harnröhrenmund) .... *Fossa navicularis urethrae*
17 Vorhaut .... *Praeputium penis*
18 Äußerer Harnröhrenmund.....*Ostium urethrae externum*
19 Ausführungsgang der Bläschendrüse ....*Ductus excretorius*
20 Schwellkörperschenkel ....*Crus penis*
21 Rinne zwischen den Gliedschwellkörpern ....*Sulcus corporum cavernosorum*
22 Eichelkrone..................*Corona glandis*
23 Bauchfelltasche zwischen Harnblase und Mastdarm .... *Excavatio rectovesicalis*
24 Harnblasengrund..............*Fundus vesicae*
25 Schambein (abgesägt) .... *Os pubis*
26 Verdicktes Ende des Harnröhrenschwellkörpers ....*Bulbus penis*
27 Harnblasenzäpfchen .... *Uvula vesicae*
28 Schleimhautfalte an der Hinterwand der Harnröhre................*Crista urethralis*
29 Samenhügel...............*Colliculus seminalis*
30 Ausführungsgänge der Vorsteherdrüse.............. *Ductus prostatici*
31 Ausführungsgang der Cowper-Drüse ....*Ductus glandulae bulbo-urethralis*
32 Bindegewebehülle der Gliedschwellkörper...............*Tunica albuginea corporum cavernosorum*
33 Schwellkörperbälkchen... *Trabeculae corporum cavernosorum*
34 Schwellkörperkavernen.....*Cavernae corporum cavernosorum*
35 Buchten der Harnröhrenschleimhaut (mit Mündungen der Harnröhrendrüsen)........ *Lacunae urethrales*
36 Tiefe Gliedschlagader........ *A. profunda penis*
37 Rankenschlagadern ....*Aa. helicinae*
38 Schleimhautfalte am oberen Rand der Schiffergrube........ *Valvula fossae navicularis*

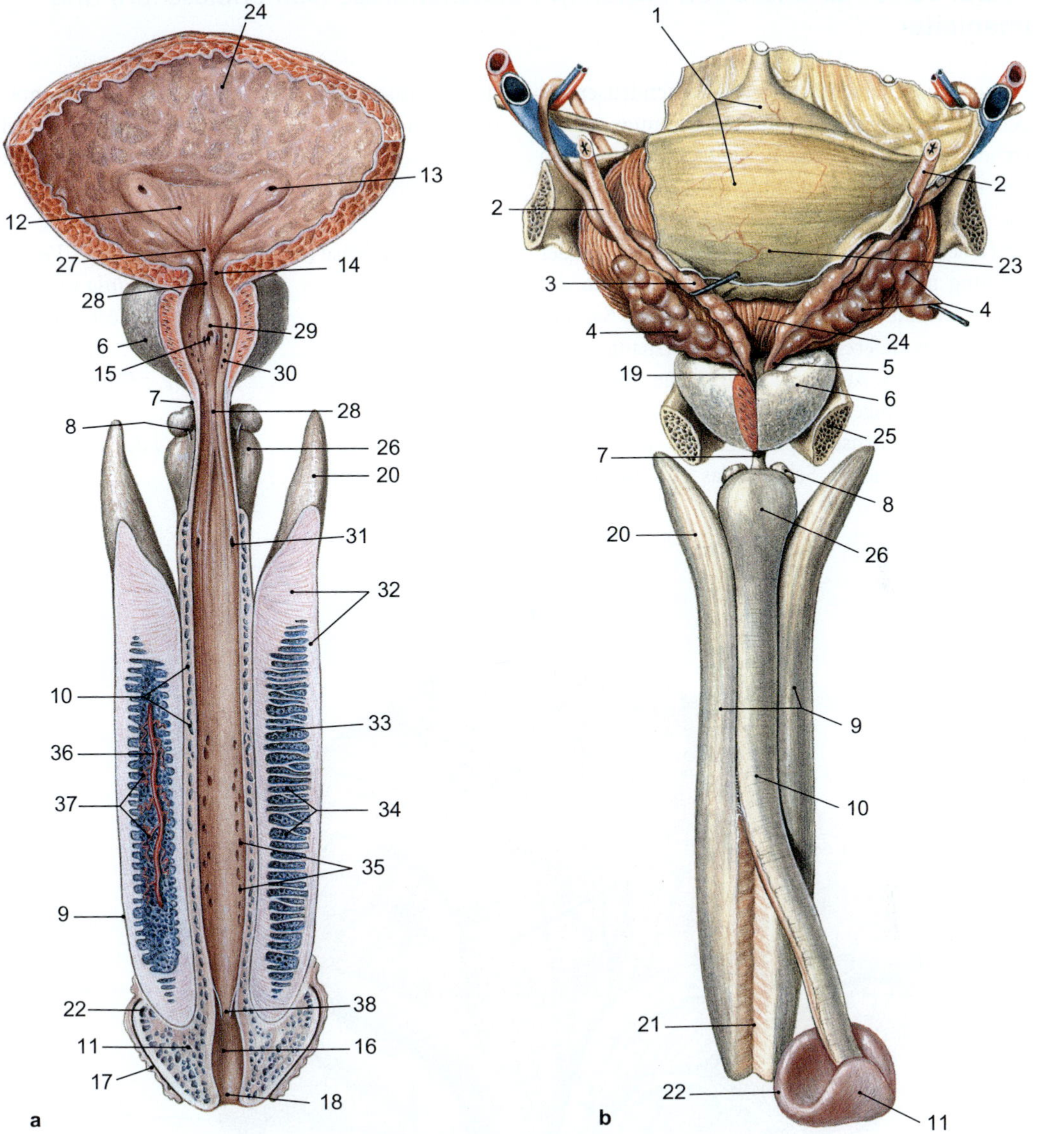

Abb. 16.9 [S007-2-23]

➢ Abb. 16.10 Harnblase von hinten mit Bläschendrüse (Samenbläschen) und Samenleiter

Die paarigen, schlauchförmigen Bläschendrüsen (1) liegen der Harnblase (2) von hinten, unten an. Sie bestehen aus einem einzigen, vielfach gewundenen Gang. An ihrem unteren Ende geht die Bläschendrüse in einen kurzen, geraden Ausführungsgang über (Ductus excretorius), der allerdings auf der Abbildung nicht zu sehen ist, da er innerhalb der Prostata verläuft. Er vereinigt sich mit dem Samenleiter (Ductus deferens) zum Ausspritzgang (Ductus ejaculatorius). Außen ist die Bläschendrüse von einer bindegewebigen Kapsel umgeben.

Die Bläschendrüsen produzieren ein alkalisches, fruktosereiches Sekret, das die Bewegung der Spermien ermöglicht und sie ernährt. Während des Samenergusses (Ejakulation) zieht sich die Bläschendrüse mittels ihrer Muskelwand zusammen und gibt ihr Sekret in die Samenflüssigkeit ab.

1 Bläschendrüse (Samenbläschen) ...... *Vesicula seminalis, Glandula vesiculosa*
2 Harnblase .... *Vesica urinaria*
3 Harnleiter .... *Ureter*
4 Samenleiter .... *Ductus deferens*
5 Ampulle des Samenleiters .... *Ampulla ductus deferentis*
6 Vorsteherdrüse .... *Prostata*

16

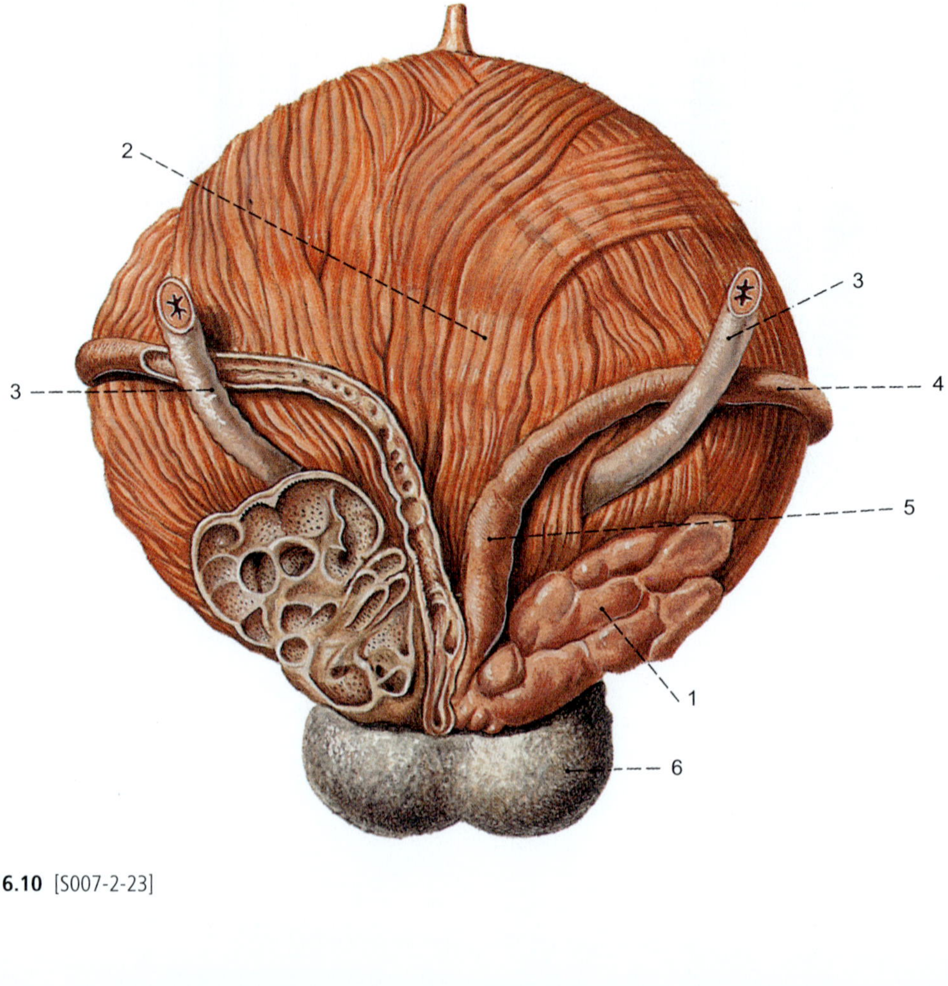

Abb. 16.10 [S007-2-23]

➢ Abb. 16.11 Lage der Cowper-Drüse im Beckenboden

Die paarigen Cowper-Drüsen (5) sind ungefähr erbsengroß und liegen im Beckenboden. Sie sezernieren bei sexueller Erregung schon präkoital („Vorlusttröpfchen") ein schleimiges Sekret in die Harn-Samen-Röhre, um hier noch eventuell verbliebene Urinreste unwirksam zu machen und um die Gleitfähigkeit während des Geschlechtsakts zu gewährleisten.

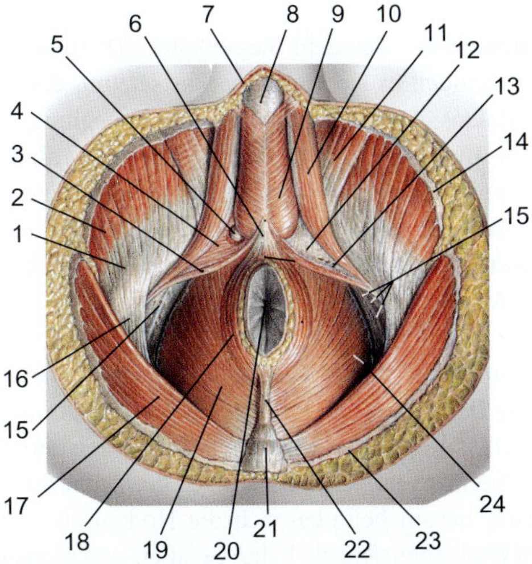

Abb. 16.11 [S007-2-23]

1 Sitzbeinhöcker .... *Tuber ischiadicum*
2 Großer Anzieher.......... *M. adductor magnus*
3 Oberflächlicher querer Dammmuskel ...... *M. transversus perinei superficialis*
4 Tiefer querer Dammmuskel ..... *M. transversus perinei profundus*
5 Cowper-Drüse....... *Glandula bulbo-urethralis*
6 Sehnenzentrum des Damms.......... *Centrum tendineum perinei*
7 Fleischhaut des Hodensacks...... *Tunica dartos*
8 Harnröhrenschwellkörper .... *Corpus spongiosum penis*
9 Harnröhrenschwellkörpermuskel .... *M. bulbospongiosus*
10 Sitzbeinschwellkörpermuskel .... *M. ischiocavernosus*
11 Schlanker Muskel.................. *M. gracilis*
12 Urogenitalzwerchfell .... *Diaphragma urogenitale*
13 Durchtrittsstellen für Gefäße und Nerven
14 Oberschenkelfaszie................ *Fascia lata*
15 Beckenfaszie (auf innerem Hüftlochmuskel) mit Durchtrittsstellen für Gefäße und Nerven .... *Fascia obturatoria*
16 Kreuzbein-Sitzbeinhöcker-Band .... *Lig. sacrotuberale*
17 Großer Gesäßmuskel...... *M. gluteus maximus*
18 Äußerer Afterschließmuskel....... *M. sphincter ani externus*
19 Afterheber .... *M. levator ani*
20 After .... *Anus*
21 Steißbein .... *Os coccygis*
22 After-Steißbein-Band........ *Lig. anococcygeum*
23 Faszie auf dem großen Gesäßmuskel............. *M. gluteus maximus*
24 Sitzbein-After-Grube........ *Fossa ischio-analis*

➢ Abb. 16.12 Männliches Glied und Samenstrang

Man unterscheidet Samenleiter und Samenstrang.

Samenleiter Bei dem Samenleiter (Ductus deferens) handelt es sich um eine Fortsetzung des Nebenhodens, der am unteren Hodenpol beginnt, 50–60 cm lang ist und innerhalb des Hodensacks ab dem oberen Hodenpol im Samenstrang verläuft. Er zieht vom Leistenkanal weiter zur Harnblase und mündet dann in die Prostata ein. Hier vereinigt er sich mit dem Ausführungsgang der Bläschendrüse.

Samenstrang Der ungefähr 20 cm lange Samenstrang (Funiculus spermaticus) dagegen beginnt am oberen Pol des Hodens und endet am Leistenring. In seinem innersten Anteil liegt der Samenleiter. Darum herum befinden sich die Hodenhüllen mit dem Hodenhebermuskel, den Gefäßen und Nerven.

1 Samenleiter .... *Ductus deferens*
2 Hodenschlagader .... *A. testicularis*
3 Rankenvenengeflecht..... *Plexus pampiniformis*
4 Gliedrückennerv.............. *N. dorsalis penis*
5 Gliedrückenschlagader .... *A. dorsalis penis*
6 Tiefe Gliedrückenvene .... *V. dorsalis profunda penis*
7 Oberflächliche Gliedrückenvene ..... *V. dorsalis superficialis penis*
8 Hodenvene .... *V. testicularis*
9 Eichel .... *Glans penis*
10 Äußerer Harnröhrenmund..... *Ostium urethrae externum*
11 Äußere tiefe Schamvene und -arterie ...... *V. pudenda externa profunda, A. pudenda externa profunda*
12 Samenstrang .... *Funiculus spermaticus*

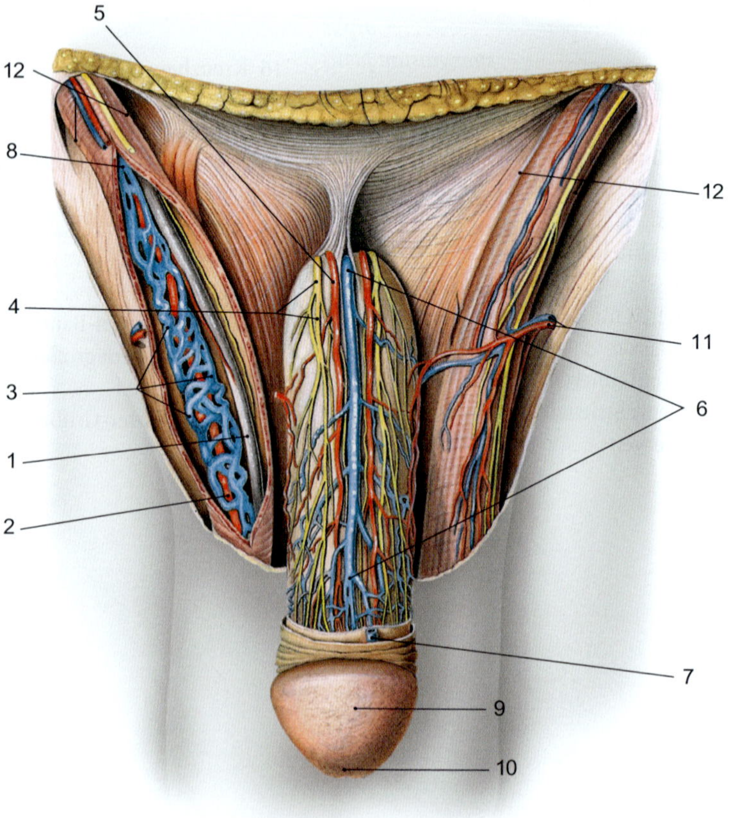

Abb. 16.12 [S007-2-23]

➢ Abb. 16.13 Schwellkörper des männlichen Glieds

Der Querschnitt durch das männliche Glied zeigt die paarigen Gliedschwellkörper (4) und den unpaaren Harnröhrenschwellkörper (2), der um die kombinierte Harn-Samen-Röhre (3) liegt. Der Harnröhrenschwellkörper ist bei der Erektion lediglich zu einer „weichen" Schwellung fähig, damit die Harn-Samen-Röhre bei der Ejakulation nicht zusammengepresst wird.

Damit eine Erektion ausgelöst werden kann, müssen bestimmte Sperrvorrichtungen erschlaffen, um den Blutstrom in die Schwellkörper freizugeben. Dieser vom Parasympathikus gesteuerte Vorgang setzt ein gewisses Maß an Entspannung voraus. Durch Anspannung (Sympathikus gesteuert) kann dieser Vorgang gestört werden.

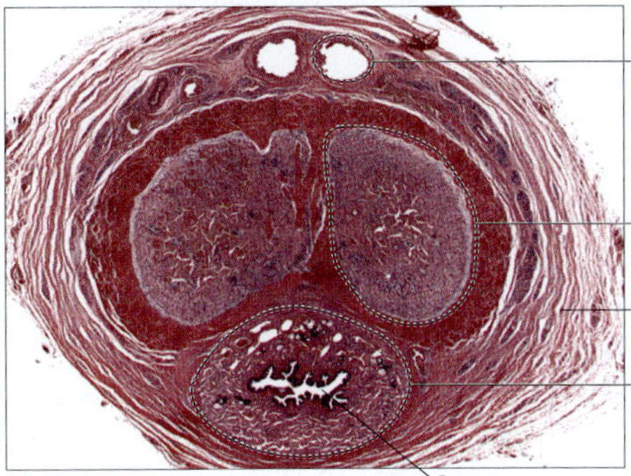

Abb. 16.13 [E645]

1 Oberflächliche Gliedfaszie......... *Fascia penis superficialis*
2 Harnröhrenschwellkörper.............. *Corpus spongiosum penis*
3 Harnröhre.......................... *Urethra*
4 Gliedschwellkörper .... *Corpus cavernosum penis*
5 Tiefe Gliedrückenvene..... *V. dorsalis profunda penis*

➢ Abb. 16.14 Vorhautverengung (Phimose)

Bei der Vorhautverengung kann die Vorhaut nicht über die Eichel zurückgeschoben werden. Man unterscheidet eine vollständige von einer unvollständigen Phimose. Bei der vollständigen Phimose lässt sich die Vorhaut schon beim erschlafften Glied nicht zurückschieben. Bei der unvollständigen dagegen nur beim erigierten Glied nicht. Bei stark ausgeprägten Verengungen kann es zu Störungen der Harnentleerung kommen.

An der Eichel und der Vorhaut sitzen Drüsen, die ein Sekret abgeben (Smegma). Durch die Vorhautverengung wird die Reinigung des Vorhautsacks erschwert, sodass es zu Zersetzungsvorgängen kommen kann, die eine ständige Entzündung unterhalten. Durch die im Smegma entstehenden krebserregenden Stoffe kann sich bei unbehandelter Phimose Peniskrebs entwickeln. Das Smegma kann auch, so wird vermutet, krebsauslösend für Gebärmutterkrebs wirken.

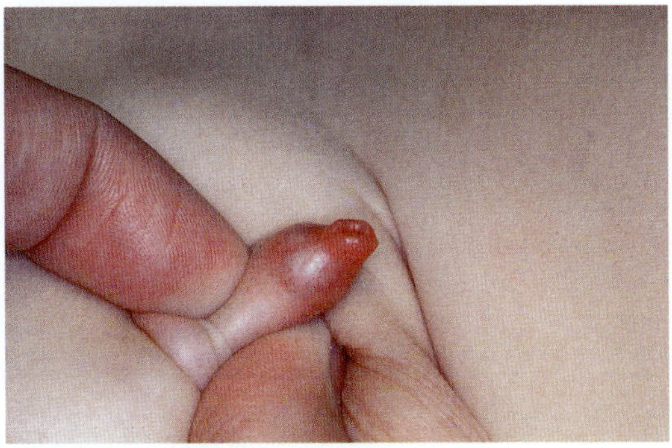

Abb. 16.14 [E784]

➢ Abb. 16.15 Medianschnitt durch das weibliche Becken

Bei den weiblichen Geschlechtsorganen unterscheidet man:

- **Innere Geschlechtsorgane:**
  - Eierstock (Ovarium)
  - Eileiter (Tuba uterina, Salpinx)
  - Gebärmutter (Uterus)
  - Scheide (Vagina)
- **Äußere Geschlechtsorgane:**
  - Venushügel (Mons pubis)
  - Große und kleine Schamlippen (Labia pudendi majora et minora)
  - Scheidenvorhof (Vestibulum vaginae)
  - Kitzler (Klitoris)

1 Untere Bauchwandschlagader .... *A. epigastrica inferior* und untere Bauchwandvene .... *et V. epigastrica inferior*
2 Rundes Mutterband .... *Lig. teres uteri*
3 Enger Teil des Eileiters .... *Isthmus tubae uterinae*
4 Eierstock .... *Ovarium*
5 Fransentrichter des Eileiters ...... *Infundibulum tubae uterinae*
6 Eileiter .... *Tuba uterina (Salpinx)*
7 Äußere Beckenvene .... *V. iliaca externa*
8 Eierstockaufhängeband ...... *Lig. suspensorium ovarii*
9 Harnleiter .... *Ureter*
10 Gebärmutterhöhle .... *Cavitas uteri*
11 Dickdarm (Sigmoid) .... *Colon sigmoideum*
12 Douglas-Raum (zwischen Gebärmutter und Mastdarm) .... *Excavatio recto-uterina*
13 Mastdarm .... *Rectum*
14 Innerer Harnröhrenmund ..... *Ostium urethrae internum*
15 Harnleitermündung .... *Ostium ureteris*
16 Muttermund .... *Ostium uteri*
17 Scheidengewölbe .... *Fornix vaginae*
18 Steißgefäßknäuel .... *Corpus coccygeum*
19 Harnblase .... *Vesica urinaria*

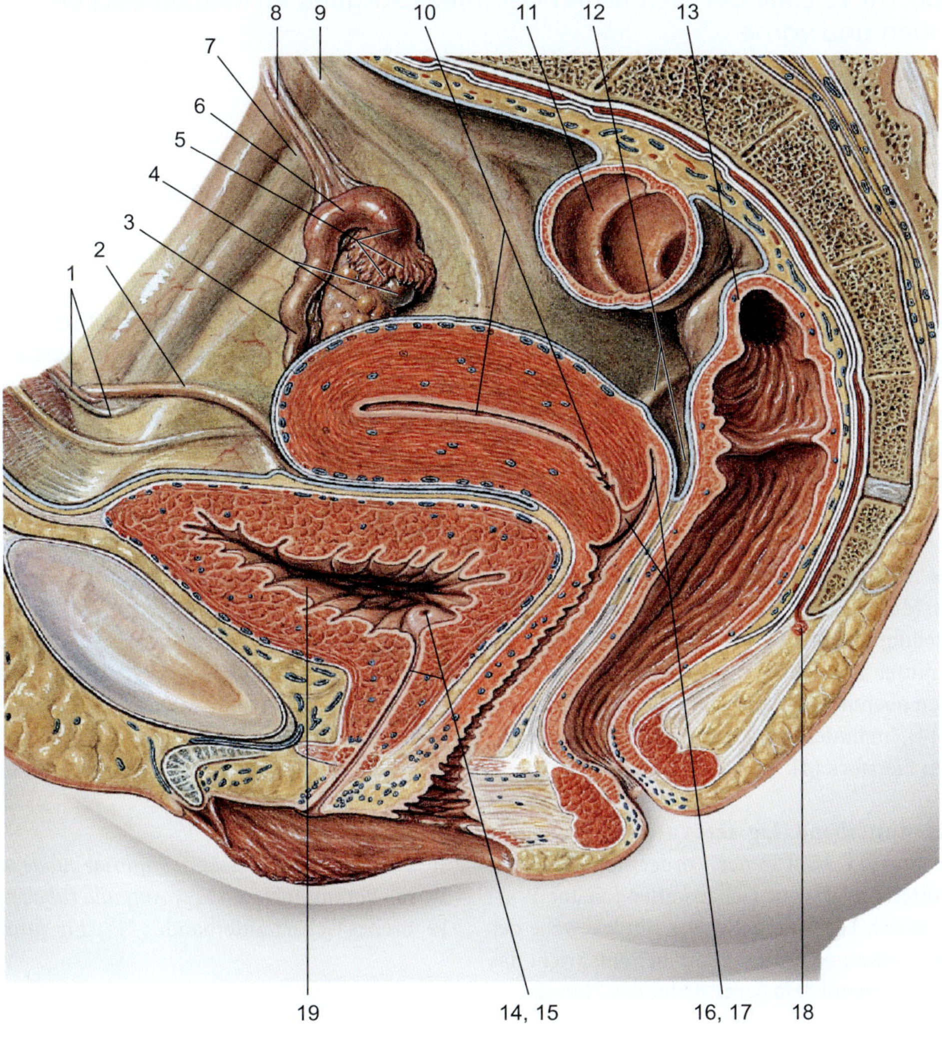

Abb. 16.15 [S007-2-23]

➤ Abb. 16.16 Lage der weiblichen Geschlechtsorgane im kleinen Becken von oben und vorne

Die vordere Bauchwand wurde entfernt, sodass Eileiter und Eierstock gut zu sehen sind. Auf der rechten Bildhälfte wurden Eierstock und Eileiter auseinander gezogen, um die Beweglichkeit der beiden zu demonstrieren.

Die Gebärmutter liegt zwischen Mastdarm und Harnblase. Da diese beiden Organe ständig ihren Füllungszustand ändern, muss die Gebärmutter gut beweglich sein. Beachten Sie die enge Nachbarschaft von Wurmfortsatz (1) und Eileiter (5). Die Gebärmutter wird einerseits durch die Harnblase und andererseits durch die Mutterbänder in ihrer Lage gehalten. Man unterscheidet hierbei das breite und das runde Mutterband.

Breites Mutterband (Lig. latum uteri) Beim breiten Mutterband (19) handelt es sich um eine Bauchfellduplikatur, die von den Seitenkanten der Gebärmutter zur seitlichen Beckenwand läuft. Im vorderen oberen Anteil enthält es das runde Mutterband (14), im hinteren oberen Anteil den Eileiter (5) und den Eierstock (4).

Rundes Mutterband (Lig. teres uteri) Das runde Mutterband (14) läuft in der Vorderwand des breiten Mutterbandes vom Gebärmutter-Eileiter-Winkel durch den Leistenkanal in das Bindegewebe der großen Schamlippe. Vom Verlauf her entspricht das runde Mutterband dem Samenleiter des Mannes.

1 Wurmfortsatz .... *Appendix vermiformis*
2 Blinddarm .... *Caecum*
3 Fransentrichter des Eileiters .... *Infundibulum tubae uterinae*
4 Eierstock .... *Ovarium*
5 Eileiter .... *Tuba uterina (Salpinx)*
6 Gebärmutter .... *Uterus*
7 Bauchfelltasche zwischen Harnblase und Gebärmutter .... *Excavatio vesico-uterina*
8 Harnblase .... *Vesica urinaria*
9 Gerader Bauchmuskel ..... *M. rectus abdominis*
10 Douglas-Raum (Bauchfelltasche zwischen Gebärmutter und Mastdarm) .... *Excavatio recto-uterina*
11 Harnleiter .... *Ureter*
12 Eierstockaufhängeband ...... *Lig. suspensorium ovarii*
13 Eierstock-Gebärmutter-Band .... *Lig. ovarii proprium*
14 Rundes Mutterband .... *Lig. teres uteri, Lig. rotundum*
15 Eierstockgekröse .... *Mesovarium*
16 Mastdarm .... *Rectum*
17 Fransentrichter des Eileiters .... *Fimbriae tubae uterinae*
18 Eileiterampulle .... *Ampulla tubae uterinae*
19 Breites Gebärmutterband ...... *Lig. latum uteri*

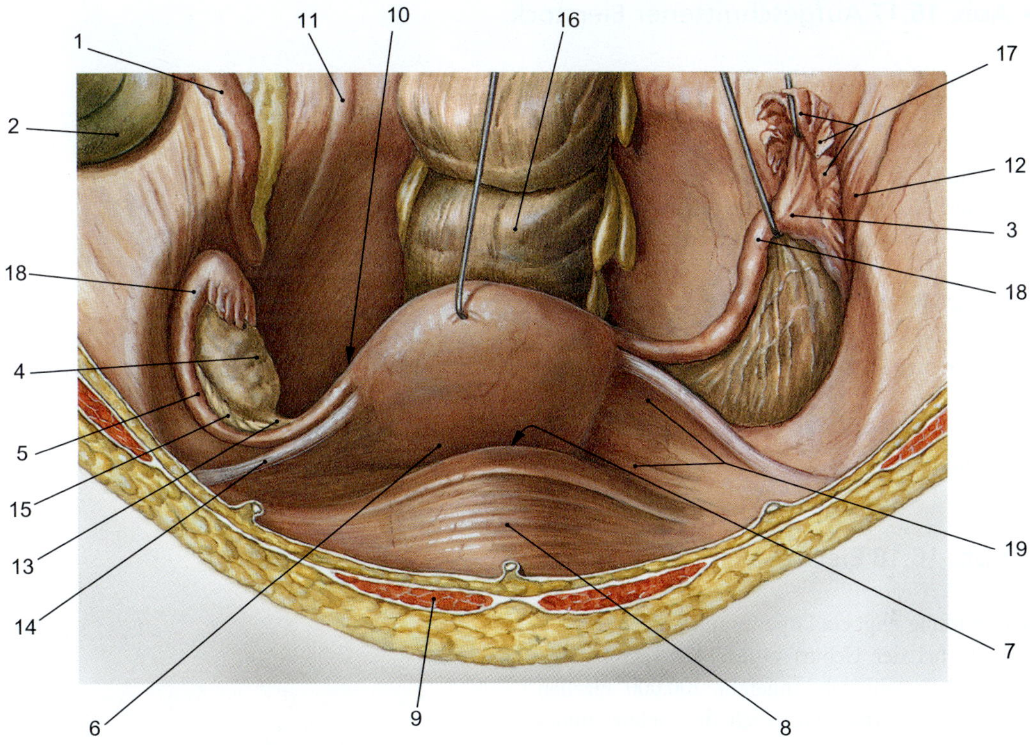

Abb. 16.16 [S007-2-23]

➢ Abb. 16.17 Aufgeschnittener Eierstock

Auf der Abbildung sind Eizellen unterschiedlichen Reifezustands zu sehen.

1 Eierstock . . . . *Ovar*
2 Primärfollikel . . . . .*Folliculus ovaricus primarius*
3 Sekundärfollikel . . . .*Folliculus ovaricus secundarius*
4 Tertiarfollikel . . . . . *Folliculus ovaricus tertiarius*
5 Graaf-Follikel . . . . . . *Folliculus ovaricus matures*
6 Eileitertrichter. . . . .*Fimbriae tubae uterinae*
7 Eizelle. . . . . *Ovocytus*
8 Eileiter . . . .*Tuba uterina (Salpinx)*
9 Gelbkörper . . . . *Corpus luteum*

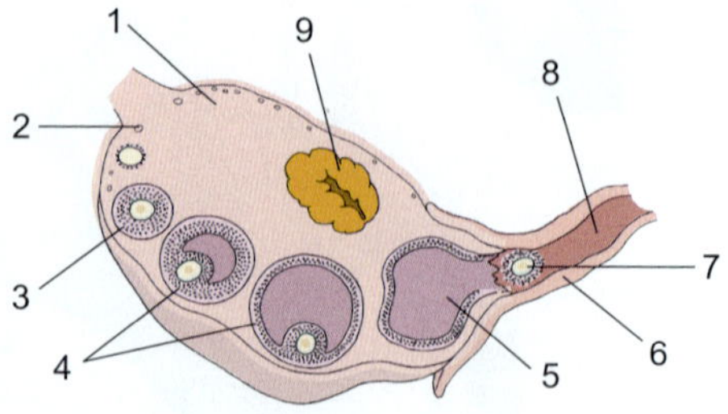

Abb. 16.17 [L190]

➢ Abb. 16.18 Eierstock

Die Abbildung zeigt ein Lupenpräparat.

Bereits bei der Geburt eines Mädchens ist die endgültige Anzahl von ungefähr 200.000 Eizellen pro Eierstock vorhanden. Nach der Geburt findet dort keine Zellvermehrung mehr statt, sondern es vollziehen sich nur noch Wachstums- und Reifungsvorgänge. Von den insgesamt 400.000 vorhandenen Eizellen reifen im Laufe des Lebens der Frau von der Pubertät bis zur Menopause 400–500 Eizellen zum Graaf-Follikel heran.

Die unreifen Eizellen liegen in der Eierstockrinde und sind von Follikelzellen umgeben. Die Eizelle, zusammen mit den sie umgebenden Follikelzellen, wird als Eierstockfollikel oder kurz als Follikel bezeichnet.

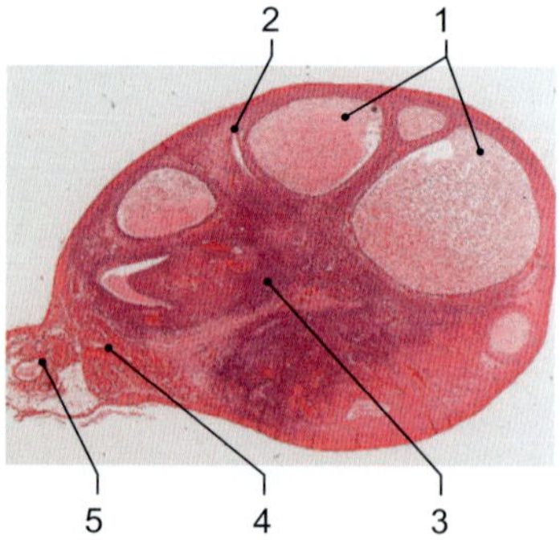

Abb. 16.18 [T476]

1 Tertiärfollikel (Bläschenfollikel) . . . . . *Folliculus ovaricus tertiarius (vesiculosus)*
2 Straffes kollagenes Bindegewebe . . . .*Tunica albuginea*
3 Eierstockmark. . . . . *Medulla ovarii*
4 Eierstockhilum . . . .*Hilum ovarii*
5 Eierstockgekröse. . . . . *Mesovarium*

➢ Abb. 16.19 Primär-, Sekundär- und Tertiärfollikel

Je nach Ausreifungsgrad der Follikel im Eierstock unterscheidet man Primär-, Sekundär- und Tertiärfollikel (Bläschenfollikel).

a Primärfollikel Die Eizelle ist von einer Schicht Follikelzellen (Körnerschicht) umgeben. Dieser Zustand dauert beim Mädchen bis zur Pubertät an.

b Sekundärfollikel Beim Sekundärfollikel haben sich die Follikelzellen vermehrt, sodass die -Eizelle nun von mehreren Schichten Follikelzellen -umgeben ist. Mit Beginn des Menstruationszyklus entwickelt sich unter dem Einfluss von FSH (follikelstimulierendes Hormon), das aus dem Hypophysenvorderlappen stammt, eine ganze Gruppe von Sekundärfollikeln.

1 Eizelle .... *Ovocytus*
2 Zellkern (der Eizelle) .... *Nucleus*
3 Kernkörperchen .... *Nucleolus*
4 Glashaut .... *Zona pellucida*
5 Grundhäutchen .... *Membrana basalis*
6 Körnerschicht (kernreiche Schicht von Follikelzellen) .... *Epithelium folliculare (Stratum granulosum)*

c Tertiärfollikel (Bläschenfollikel) In dem Follikel hat sich ein flüssigkeitsgefüllter Hohlraum gebildet. Der Bläschenfollikel, der sich im Verlauf des Zyklus zum sprungreifen Bläschenfollikel entwickelt, wird als Graaf-Follikel bezeichnet.

1 Eizelle .... *Ovocytus*
2 Zellkern (der Eizelle) .... *Nucleus*
3 Körnerschicht .... *Epithelium folliculare*
4 Grundhäutchen .... *Membrana basalis*
5 Innere Follikelhülle .... *Theca interna*
6 Äußere Follikelhülle .... *Theca externa*
7 Follikelflüssigkeit

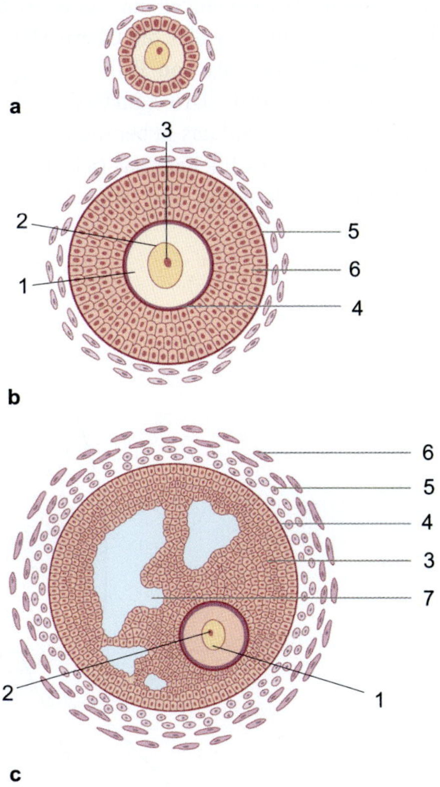

Abb. 16.19 [L234]

➤ Abb. 16.20 Eierstock und Eileiter mit Fransentrichter

Der sprungreife Graaf-Follikel hat eine Größe von ungefähr 1–2 cm. Er wölbt die Oberfläche des Eierstocks vor. Die Bildung von Follikelflüssigkeit nimmt weiter zu, sodass der Druck im Graaf-Follikel steigt, bis dieser platzt und das Ei herausschleudert. Der Fransentrichter des Eileiters hat sich über die erwartete Sprungstelle gelegt und fängt die Eizelle auf.

1 Fransentrichter des Eileiters...... *Infundibulum tubae uterinae*
2 Eierstock .... *Ovarium*
3 Eierstock-Gebärmutter-Band........ *Lig. ovarii proprium*
4 Eileiterampulle .... *Ampulla tubae uterinae*
5 Rundes Mutterband............ *Lig. teres uteri*
6 Eileiterenge .... *Isthmus tubae uterinae*

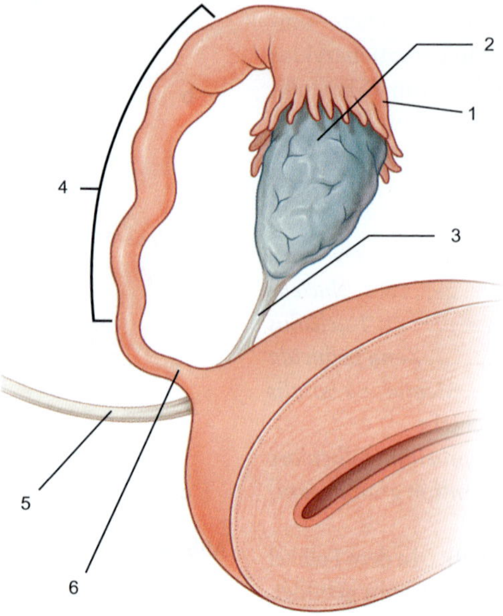

Abb. 16.20 [E580]

➢ Abb. 16.21 Querschnitt durch den Eileiter

Am Eileiter (in der Abbildung in 20-facher Vergrößerung) kann man drei Schichten unterscheiden:

- Innere, reich gefaltete Schleimhautschicht (6)
- Muskelschicht (4 + 5) aus zirkulär (4) und längsgerichteter (5) Muskelfaserschicht
- Bauchfellüberzug (3)

Durch den Aufbau in zirkuläre und längsgerichtete Muskelfaserschicht kann der Eileiter peristaltische Bewegungen ausführen, um das Ei im Eileiter vorwärts zu transportieren.

1 Schlagadern .... *Arteriae*
2 Eileitergekröse .... *Mesosalpinx*
3 Bauchfellüberzug .... *Peritoneum*
4 Zirkuläre Muskelfaserschicht .... *Stratum circulare*
5 Längsgerichtete Muskelfaserschicht ...... *Stratum longitudinale*
6 Falten der Eileiterschleimhaut ... *Plicae tubariae*
7 Venen .... *Venae*

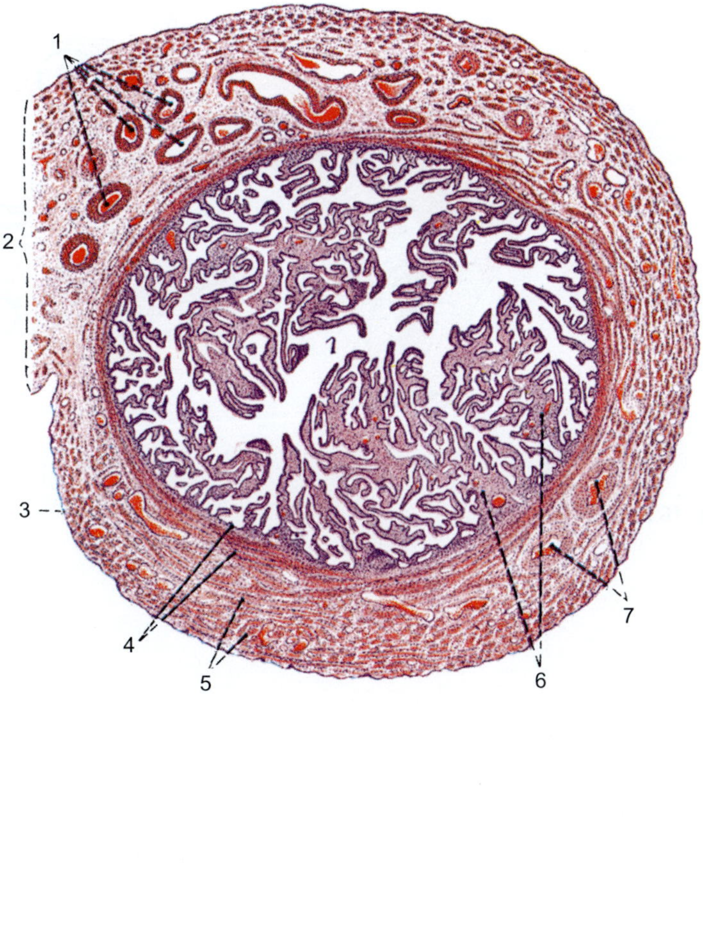

Abb. 16.21 [M375]

➢ Abb. 16.22 Schematische Darstellung von Eileiter mit Eierstock und Gebärmutter

Die Eileiter haben die Aufgabe, die Eizelle nach dem Eisprung aufzufangen und vom Eierstock zur Gebärmutter zu transportieren. Kommt es im Eileiter zur Befruchtung der Eizelle, beginnt sich die befruchtete Zelle bereits im Eileiter zu teilen. Die Abbildung zeigt, in wie viele Zellen sich die befruchtete Eizelle auf ihrem Weg durch den Eileiter teilt.

1 Abgegebene Eizelle
2 Befruchtung
3 Zygote
4 Furchung
5 Vierzell-Stadium
6 Morula-Stadium
7 Blastozyste am Übergang in den Uterus
8 Schlüpfen des Keimlings und einsetzende Implantation

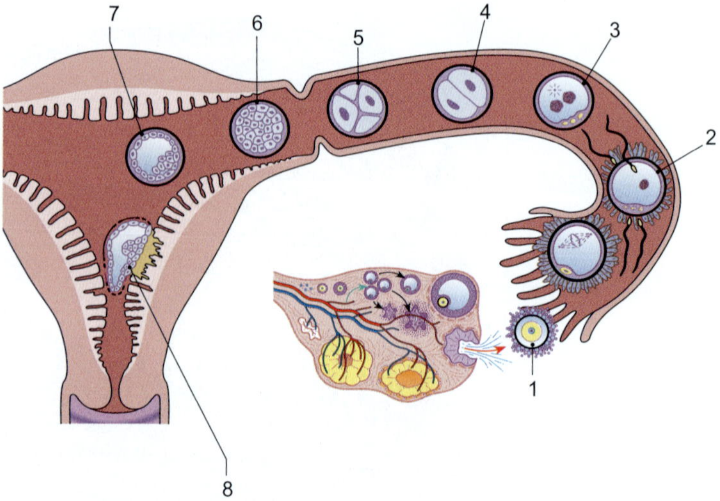

Abb. 16.22 [L141]

➢ Abb. 16.23 Gebärmutter (Uterus), Eileiter und Eierstock

An der Gebärmutter unterscheidet man Gebärmutterkuppel, bzw. Gebärmuttergrund (15), den Gebärmutterkörper (6), den Gebärmutterhals (7) und die Portio (8), das ist der in die Scheide hineinragende Teil der Gebärmutter.

Beim Wandaufbau der Gebärmutter unterscheidet man eine innere Schleimhautschicht, eine mittlere Muskelschicht (11) und einen äußeren Überzug aus Bauchfell (12).

1 Eierstock . . . . . *Ovarium*
2 Eierstockfollikel . . . . . *Folliculi ovarici*
3 Fransentrichter des Eileiters . . . . . *Infundibulum tubae uterinae*
4 Eileiter . . . . . *Tuba uterina (Salpinx)*
5 Gelbkörper . . . . . *Corpus luteum*
6 Gebärmutterkörper . . . . . *Corpus uteri*
7 Gebärmutterhalskanal . . . . . *Canalis cervicis uteri*
8 Portio (in die Scheide ragender Teil des Gebärmutterhalses) . . . . . *Portio vaginalis*
9 Gebärmutterhöhle . . . . . *Cavitas uteri*
10 Muttermund . . . . . *Ostium uteri*
11 Muskelwand . . . . . *Myometrium (Tunica muscularis)*
12 Bauchfellüberzug . . . . . *Perimetrium (Tunica serosa)*
13 Scheide . . . . . *Vagina*
14 Querfalten der Scheidenschleimhaut . . . . *Rugae vaginales*
15 Gebärmutterkuppel (Gebärmuttergrund) . . . . . *Fundus uteri*
16 Gebärmutter-Eierstock-Band . . . . . *Lig. ovarii proprium*
17 Eileitergekröse . . . . . *Mesosalpinx*
18 Eileiterampulle . . . . . *Ampulla tubae uterinae*
19 Gebärmutterenge . . . . . *Isthmus uteri*
20 Breites Gebärmutterband . . . . . *Lig. latum uteri*

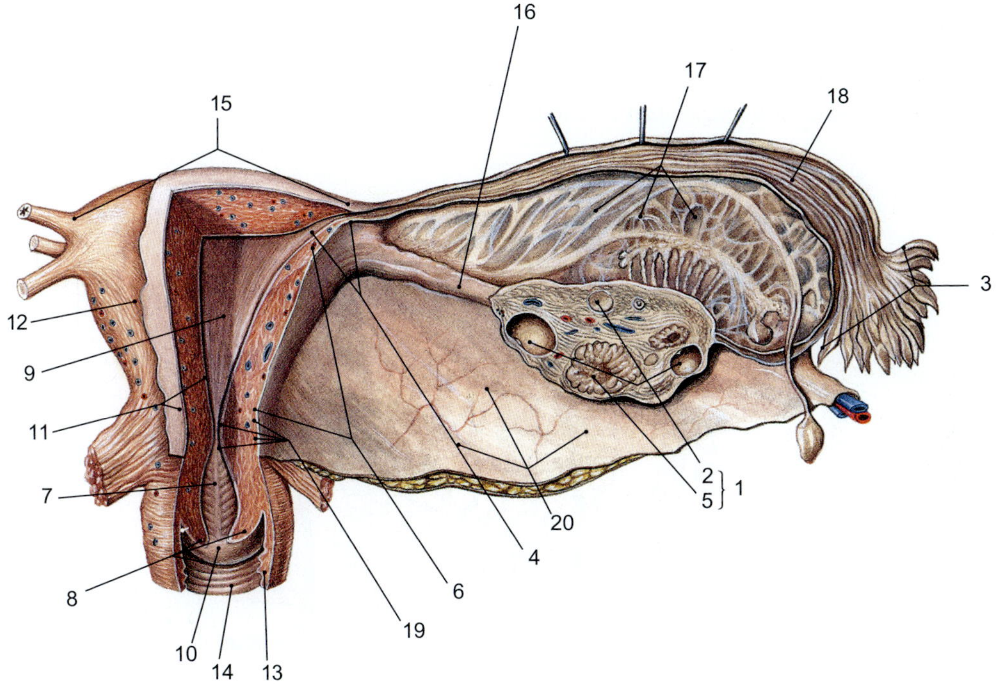

Abb. 16.23 [S007-2-23]

➤ Abb. 16.24 Gebärmutterschleimhaut

An der Gebärmutter unterscheidet man drei Schichten, und zwar eine Schleimhautschicht, eine Muskelschicht und einen Bauchfellüberzug.

Schleimhautschicht (Endometrium) An der Gebärmutterschleimhaut kann man nochmals zwei Schichten erkennen:

- **Basalschicht:** Sie liegt direkt der Muskelschicht an und wird während der Regelblutung (Menstruation) nicht abgestoßen.
- **Funktionsschicht:** Sie liegt der Basalschicht auf und wird während der Menstruation ausgeschieden. Man kann an ihr eine oberflächennahe kompakte Schicht und eine lockere Mittelschicht unterscheiden.

In jedem Zyklus wird die Schleimhaut des Gebärmutterkörpers auf die Aufnahme einer befruchteten Eizelle vorbereitet. Erfolgt jedoch keine Befruchtung, so wird die nicht benötigte Schleimhaut abgestoßen und es kommt zur monatlichen Regelblutung.

Muskelschicht (Myometrium) Die Muskelschicht besteht aus glatter Muskulatur. Die Muskelzellen können sich während der Schwangerschaft bis auf das 20-Fache ihrer ursprünglichen Länge ausdehnen. Nach der Geburt des Kindes bilden sie sich wieder zurück.

Bauchfellüberzug (Perimetrium) Durch den Bauchfellüberzug hat die Gebärmutter die Möglichkeit, sich im Bauchraum frei zu entfalten, indem sie die anderen Organe zur Seite drängt.

Die **Aufbauphase** (Proliferationsphase) der Gebärmutterschleimhaut erfolgt vom 5. bis zum 14. Zyklustag. Die **Sekretionsphase** der Gebärmutterschleimhaut beginnt nach dem Eisprung und dauert vom 15. bis zum 28. Zyklustag. Die Schleimhaut erreicht bis zum Zyklusende eine Höhe von 6–8 mm.

1 Deckgewebe .... *Epithelium*
2 Funktionsschicht ..... *Lamina propria mucosae*
3 Basalschicht .... *Stratum basale*
4 Gebärmutterdrüsen .... *Glandulae uterinae*
5 Muskelwand der Gebärmutter .... *Myometrium*
6 Gebärmutterschleimhaut .... *Endometrium*
7 Gerade und spiralförmige Arterien ..... *Arteriae*

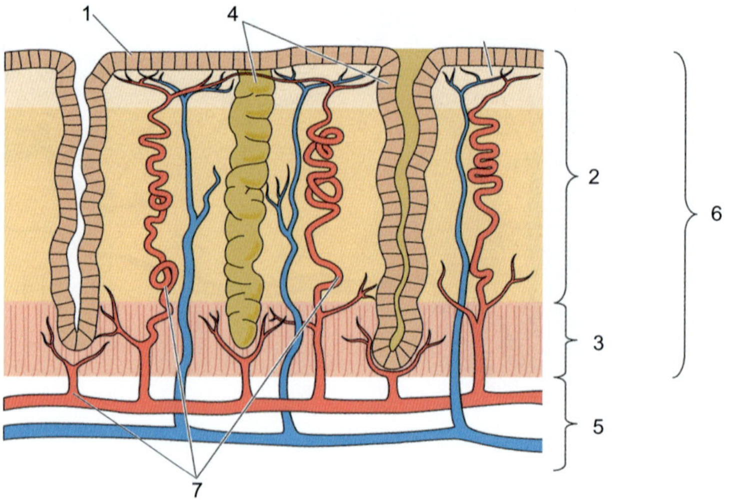

Abb. 16.24 [E547]

➢ Abb. 16.25 Scheide und Gebärmutter

Die Scheide ist ein mit Schleimhaut ausgekleideter, ca. 10 cm langer Muskelschlauch, der nach oben die Portio der Gebärmutter umfasst und sich nach unten mit dem Scheidenausgang nach außen öffnet.

Auf der Abbildung wurde die Scheide in ihrer gesamten Länge aufgeschnitten, um einen Blick auf ihre Innenauskleidung zu ermöglichen. Zu sehen sind die Querfalten der Schleimhaut, die aber nach mehreren Geburten und im Alter verstreichen.

In der Scheide halten Milchsäurebakterien (Lactobacillus azidophilus = Döderlein-Scheidenflora) ein saures Milieu (pH = 5) aufrecht. Dies wirkt der Ansiedlung anderer Bakterien und Pilzen entgegen. Eine gesunde Scheidenflora ist ein wichtiger Schutz gegen eintretende Erreger. Aus diesem Grund spielt die Sanierung der Scheidenflora in der Naturheilkunde eine wichtige Rolle, z. B. durch Gabe von Vaginalkapseln mit Milchsäurebakterien.

1 Gebärmutterhöhle .... *Cavum uteri*
2 Eileiter .... *Tuba uterina (Salpinx)*
3 Gebärmutterhals.................. *Cervix uteri*
4 Portio (in die Scheide ragender Teil des Gebärmutterhalses)........ *Portio vaginalis*
5 Scheidenöffnung............. *Introitus vaginae*
6 Äußere Harnröhrenmündung .... *Ostium urethrae externum*
7 Klitoris............................. *Clitoris*
8 Muskelwand der Scheide..... *Tunica muscularis*
9 Harnleiter .... *Ureter*
10 Breites Mutterband .... *Lig. latum uteri*
11 Eierstock .... *Ovar*
12 Harnblase .... *Vesica urinaria*
13 Eierstock-Gebärmutter-Band........ *Lig. ovarii proprium*
14 Eierstockgekröse................. *Mesovarium*
15 Fransen des Eileitertrichters........ *Fimbriae tubae uterinae*
16 Reifendes Follikel in verschiedenen Stadien

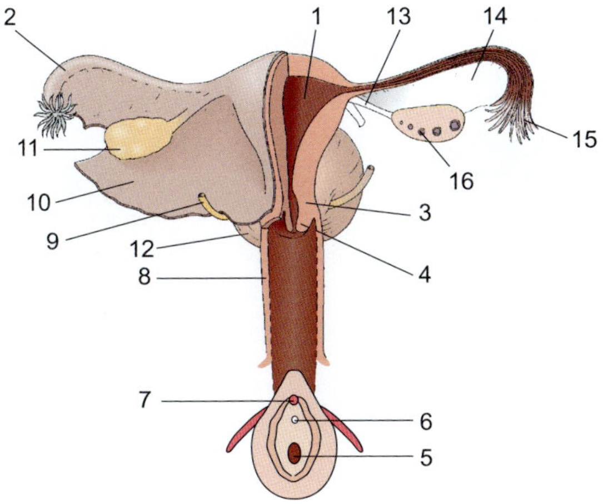

Abb. 16.25 [L190]

➢ Abb. 16.26 Scheidenkranz (Jungfernhäutchen, Hymen)

Der Scheidenkranz (früher: Jungfernhäutchen) ist eine ringförmige Schleimhautfalte, die die äußere Scheidenöffnung ringsum begrenzt und deshalb auch als vaginale Korona bezeichnet wird. Sie hat die Aufgabe, einen Schutzwall gegen die Einwanderung von Bakterien vor allem aus dem Darm zu bilden. Neuere Untersuchungen haben gezeigt, dass es nur bei ungefähr der Hälfte der Frauen beim ersten Geschlechtsverkehr zu einem kleinen Riss und damit zu einer kleinen Blutung kommt. Somit eignet sich das Hymen nicht zum Nachweis, ob eine Frau bereits Sexualverkehr hatte oder nicht.

Die Abbildung zeigt mehrere vorkommende Varianten des Scheidenkranzes.

1 Häufigste Form des Scheidenkranzes mit einer zentralen Öffnung
2 Halbmondförmige Öffnung
3 Auffallend kleine Öffnung
4 Zweigeteilte Öffnung
5 Fehlende Öffnung des Scheidenkranzes. Hier ist eine künstliche Eröffnung notwendig, damit das Menstruationsblut abfließen kann.

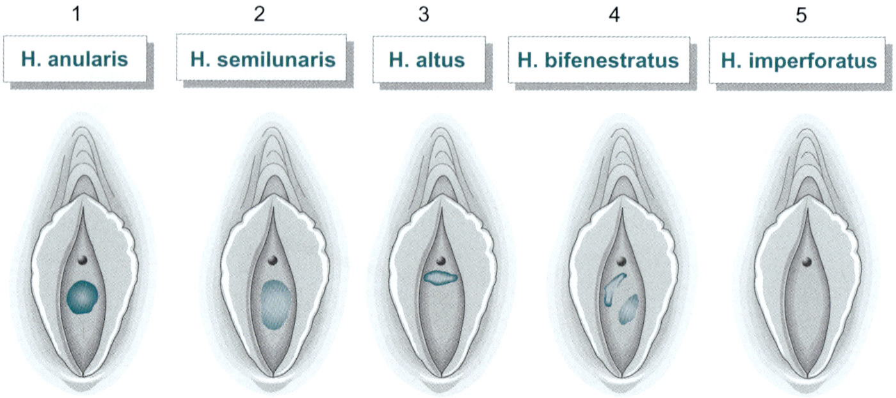

Abb. 16.26 [L157]

Abb. 16.27 Äußere Geschlechtsorgane der Frau

Die kleinen Schamlippen umfassen den Scheidenvorhof, die großen die Schamspalte. Letztere gehen vorne vom Schamberg aus und laufen hinten in der Aftergegend wieder zusammen. Die vordere Falte der kleinen Schamlippen vereinigt sich zur Kitzlervorhaut (8).

In den Scheidenvorhof münden die Harnröhre, die Scheide, die kleinen Scheidenvorhofdrüsen und die großen Scheidenvorhofdrüsen (Bartholin-Drüsen). Bei den letzteren handelt es sich um zwei erbsengroße Drüsen, deren Sekret den Scheidenvorhof befeuchtet. Sie münden an der Innenseite der kleinen Schamlippen in der Nähe der Scheidenöffnung (11).

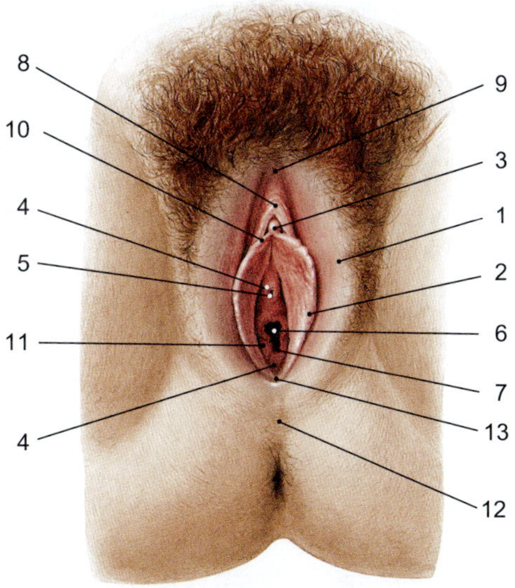

Abb. 16.27 [S007-2-23]

1 Große Schamlippe ...... *Labium majus pudendi*
2 Kleine Schamlippe ..... *Labium minus pudendi*
3 Klitoris .... *Glans clitoridis*
4 Scheidenvorhof............ *Vestibulum vaginae*
5 Äußere Harnröhrenmündung .... *Ostium urethrae externum*
6 Scheidenmund .... *Ostium vaginae*
7 Scheidenkranz (Jungfernhäutchen)..... *Hymen*
8 Kitzlervorhaut........... *Praeputium clitoridis*
9 Vorderer Zusammenschluss der großen Schamlippen .... *Commissura labiorum anterior*
10 Kitzlerbändchen .... *Frenulum clitoridis*
11 Bartholin-Drüsen (Mündung) .... *Glandula vestibularis major*
12 Hinterer Zusammenschluss der großen Schamlippen ... *Commissura labiorum posterior*
13 Hintere Vereinigung der kleinen Schamlippen ...... *Frenulum labiorum pudendi*

16

➢ Abb. 16.28 Weiblicher Beckenboden

Der weibliche Beckenboden entspricht im Wesentlichen dem männlichen (➢ Abb. 16.11), allerdings hat die Frau einen weiteren Beckenausgang. Der Damm, also das Gebiet zwischen den äußeren Geschlechtsorganen und dem After, ist bei der Frau kürzer als beim Mann. Beim Mann erstreckt sich der Damm von der Wurzel des Gliedes bis zum Anus.

1 Klitoris .... *Clitoris*
2 Kleine Schamlippe ..... *Labium minus pudendi*
3 Äußere Harnröhrenmündung .... *Ostium urethrae externum*
4 Reste des Scheidenkranzes .... *Carunculae hymenales*
5 Scheide .... *Vagina*
6 After .... *Anus*
7 Afterheber .... *M. levator ani*
8 Äußerer Afterschließmuskel .... *M. sphincter ani externus*
9 Großer Gesäßmuskel ...... *M. gluteus maximus*
10 Steißbein .... *Os coccygis*
11 Sitzbeinhöcker .... *Tuber ischiadicum*
12 Sitzbein-After-Grube .... *Fossa ischio-analis*

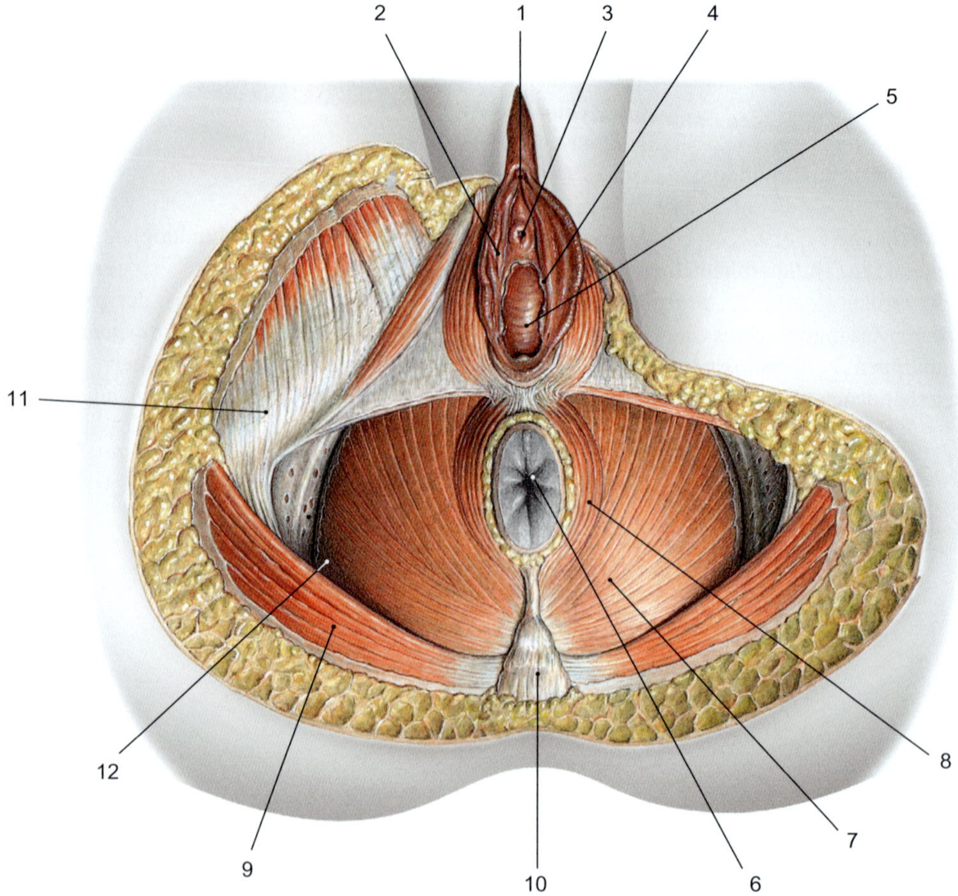

Abb. 16.28 [S007-2-23]

➢ Abb. 16.29 Warzenhof der Frau

Die Brustwarze wird von einem runden, pigmentierten Warzenhof umgeben. Talg- und Schweißdrüsen bilden hier kleine Höckerchen. Sie haben die Aufgabe den Warzenhof einzufetten, um einen besseren Kontakt mit dem Mund des Säuglings zu gewährleisten.

Berührungsreize lösen ebenso wie Kältereize einen Aufrichtereflex aus. Dabei zieht sich der Ringmuskel zusammen, sodass die Brustwarze länger wird und stärker hervortritt. Der Sinn dieses Reflexes: Beim Stillen schiebt sich die Brustwarze geradezu in den Mund des Säuglings.

1 Warzenhofdrüsen (Montgomery-Drüsen) .... *Glandulae areolares*
2 Warzenhof.................. *Areola mammae*

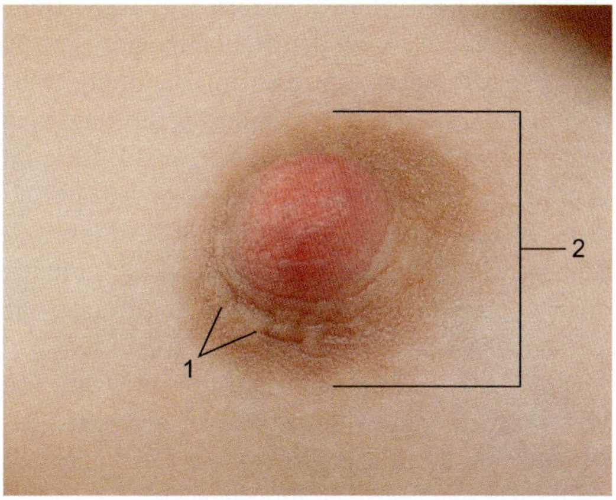

Abb. 16.29 [S002-9]

➢ Abb. 16.30 Lage der weiblichen Brustdrüsen

Die Brustdrüsen gehören, ebenso wie Talg-, Duft- und Schweißdrüsen, zu den Hautanhangdrüsen, da das Brustdrüsengewebe im Unterhautfettgewebe liegt und sein Sekret durch einen Ausführungsgang an die Außenhaut abgibt. An einer Brustdrüse kann man 12–15 Einzeldrüsen unterscheiden. Jede Einzeldrüse enthält ein eigenes System von Ausführungsgängen (Milchgängen). Diese Milchgänge münden unabhängig voneinander auf der Brustwarze. Sie laufen radspeichenartig auf die Brustwarze zu.

Die Größe der weiblichen Brust wird im Wesentlichen vom eingelagerten Fettgewebe bestimmt. Ihre Form dagegen von der Beschaffenheit des dazwischen liegenden Bindegewebes.

Zur besseren Darstellung der weiblichen Brustdrüsen wurden die Haut und das Unterhautfettgewebe entfernt. Die Brustdrüsen liegen auf dem großen Brustmuskel, den sie allerdings seitlich etwas überragen.

Bei Brustkrebs entwickelt sich das Karzinom meist an mehreren Stellen. Findet man nicht mehrere Herde, lassen sich häufig mehrere Krebsvorstufen finden.

Muss die Brust wegen einer Krebserkrankung operiert werden, so unterscheidet man mehrere Operationsvarianten.

Radikale Brustkrebsoperation (Mastektomie, Ablatio mammae) Sie wird durchgeführt, wenn bereits die Achsellymphknoten mit Metastasen besiedelt sind. In diesem Fall müssen die gesamten Brustdrüsen mit dem Unterhautfettgewebe, den darunter liegenden Brustmuskeln sowie die Achsellymphknoten entfernt werden. Die verbleibende große Wundfläche muss meist durch Hautverschiebungen oder Hautverpflanzungen abgedeckt werden. Gefürchtete Komplikationen dieser Methode sind Sensibilitätsstörungen und das durch die Behinderung des Lymphabflusses verursachte Lymphödem am Arm. Um seine Entstehung zu verhindern, kann schon vorbeugend mit Lymphdrainage behandelt werden.

Eingeschränkte radikale Brustkrebsoperation Da der große Brustmuskel nicht entfernt wird, bleibt der Arm besser beweglich. Heute wird diese Methode bevorzugt eingesetzt, weil die Überlebensaussichten fast genauso groß sind wie bei der radikalen Brustkrebsoperation. Da das Aussehen der Brust bei dieser Operation nicht so stark verändert wird, sind die psychischen Folgen bei den betroffenen Frauen nicht so einschneidend.

Einfache Brustdrüsenentfernung Diese Methode wird durchgeführt, wenn die Krebserkrankung schon so weit fortgeschritten ist, dass eine radikale Brustkrebsoperation keinen Heilerfolg mehr verspricht. In diesen Fällen werden nur die Brustdrüsen entfernt und die Metastasen bestrahlt.

Brusterhaltende Operation Sie kann bei kleinen Tumoren durchgeführt werden, wenn die Achsellymphknoten frei von Krebszellen sind. In diesem Fall wird der Tumor weit im gesunden Gewebe herausgeschnitten. Anschließend wird bestrahlt, um eventuell noch vorliegende Krebsherde zu zerstören.

Ist es unklar, ob die Achsellymphknoten mit befallen sind, so wird heute der Wächterlymphknoten (Sentinel-Lymphknoten), der erste abführende Lymphknoten der Region, untersucht. Ist der Wächterlymphknoten frei von Metastasen, liegt in 95 % der Fälle keine Lymphknotenmetastasierung vor.

1 Milchgang .... *Ductus lactifer*
2 Läppchen der Milchdrüse ..... *Lobuli glandulae mammariae*
3 Fettkörper .... *Stratum adiposum*
4 Cooper-Bänder .... *Ligg. suspensoria mammaria*

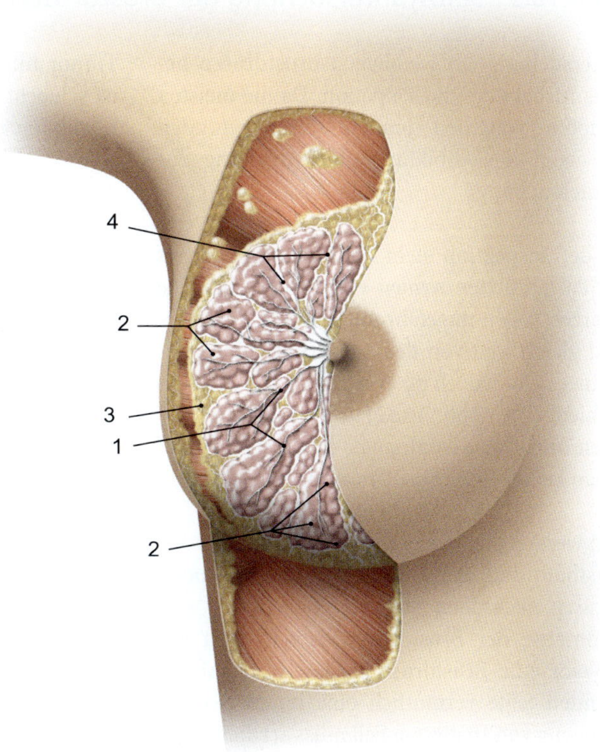

Abb. 16.30 [S007-1-23]

➢ Abb. 16.31 Selbstuntersuchung der Brustdrüsen

Die Untersuchung der weiblichen Brustdrüsen besteht aus Inspektion und Palpation. Da die meisten Krebsknoten von den Frauen selbst gefunden werden, zeigt die Abbildung eine Anleitung zur Selbstuntersuchung.

a Bei der Inspektion steht die Patientin mit auf die Hüften gestützten Armen vor dem Spiegel. Die Brustwarzen sollen ungefähr auf gleicher Höhe stehen und gleich weit von der Körpermittellinie entfernt sein; es gibt jedoch oft anlagebedingte Größenunterschiede (➢ Abb. 16.32). Die Haut über der gesunden Brustdrüse ist nirgends eingezogen und es besteht an keiner Stelle eine Orangenhaut.

b Nun werden die Arme angehoben, dabei werden die Brusthaut und die in der Unterhaut liegenden Brustdrüsen nach oben gezogen. Hierbei darf sich die Symmetrie der Brustdrüsen jedoch nicht ändern. Bleibt eine Brustdrüse zurück, liegt auf der betreffenden Seite vermutlich eine bindegewebige Verwachsung vor. In diesem Fall muss ärztlich abgeklärt werden, ob dies eine gut- oder bösartige Ursache hat.

c Bei der Untersuchung wird die Hand flach auf die Brust gelegt. Die Fingerspitzen tasten in die Tiefe des Gewebes. Eine gesunde Brustdrüse ist von weicher, gut beweglicher Konsistenz. Ein maligner Tumor hingegen fühlt sich hart und derb an und ist schlecht verschieblich, da er zerstörerisch in das Nachbargewebe einwächst. Allerdings ist nicht jede Gewebeverhärtung mit einem Tumorgeschehen gleichzusetzen. Bei Mastopathie z. B., einem bei vielen Frauen vorliegenden degenerativen oder gutartig wuchernden Umbauprozess der Brustdrüsen, liegen auch Verhärtungen vor. Diese sind allerdings immer gut verschieblich.

Es werden nun sorgfältig alle vier Brustquadranten (➢ Abb. 16.34) abgetastet.

d Die Brustwarze wird mit Daumen und Zeigefinger vorsichtig zusammengedrückt. Dabei ist auf möglichen Sekretaustritt zu achten.

e Die Brustuntersuchung wird im Liegen wiederholt.

f Nun werden die Achselhöhlen gründlich nach verhärteten Lymphknoten abgetastet. Dabei ist darauf zu achten, dass die Arme locker aufliegen und nicht abgespreizt sind, da man dann nicht tief genug in die Achselhöhle eindringen kann.

Wird bei der **Untersuchung ein Knoten** festgestellt, egal welcher Größe und Beschaffenheit, muss die Patientin an einen **Spezialisten zur Abklärung** verwiesen werden.

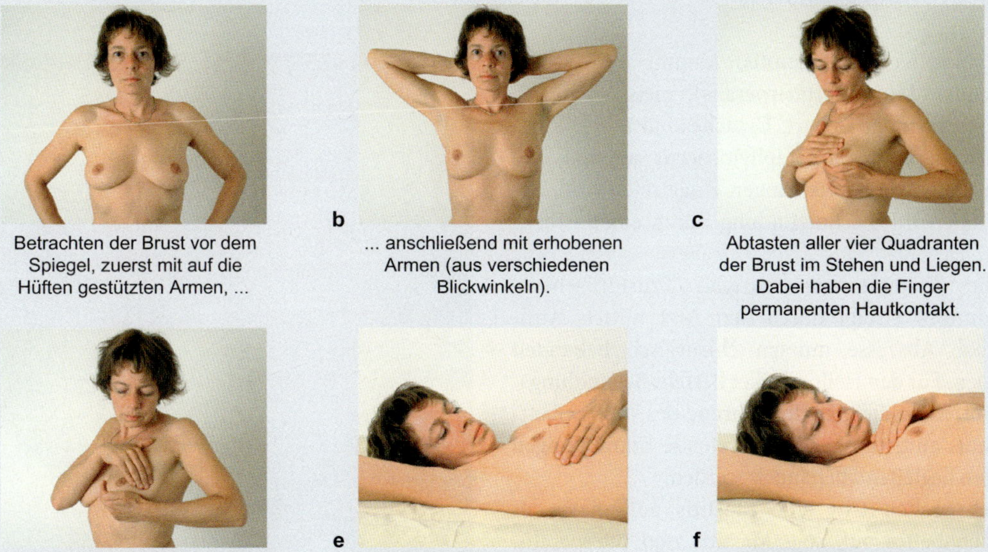

a Betrachten der Brust vor dem Spiegel, zuerst mit auf die Hüften gestützten Armen, ...

b ... anschließend mit erhobenen Armen (aus verschiedenen Blickwinkeln).

c Abtasten aller vier Quadranten der Brust im Stehen und Liegen. Dabei haben die Finger permanenten Hautkontakt.

d Nach der Untersuchung im Stehen Zusammendrücken der Brustwarze mit Daumen und Zeigefinger (Sekretaustritt? Farbe des Sekrets?).

e Wiederholung der Brustuntersuchung im Liegen.

f Abschließend Untersuchung der Achselhöhlen auf vergrößerte und veränderte Lymphknoten.

Abb. 16.31 [K115]

➢ Abb. 16.32 Weibliche Brust

Auch gesunde Brustdrüsen weisen meist einen bestimmten Größenunterschied auf. Obwohl die abgebildete Brust einen beträchtlichen Größenunterschied zeigt, ist das medizinisch unbedenklich. Allerdings sind Brustunterschiede größeren Ausmaßes für die betreffende Frau oft eine große seelische Belastung.

Ein Größenunterschied allerdings, der sich **nach** vorheriger gleicher Größe der Brustdrüsen einstellt, ist verdächtig und muss klinisch abgeklärt werden.

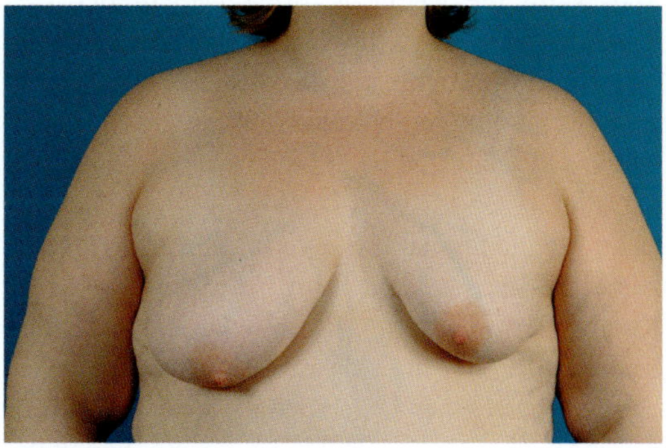

Abb. 16.32 [E785]

➢ Abb. 16.33 Mastitis

Zur Mastitis (Mastadenitis) kommt es v. a. bei stillenden Müttern (puerperalis), meist in der 2. Woche nach der Geburt. Ursache sind in der Regel Hautbakterien (v. a. Staphylococcus aureus), die über kleine Hautverletzungen eingetreten sind. Begünstigt wird die Entzündung durch einen Milchstau.

Die Therapie von eitrigen Brustdrüsenentzündungen erfolgt durch den Arzt mittels Antibiotika. Abszesse müssen chirurgisch behandelt werden. Für den Heilpraktiker besteht Behandlungsverbot, wenn die Mastitis während des Wochenbettverlaufs auftritt, danach auftretende Erkrankungen dürfen begleitend behandelt werden.

Sehr selten tritt eine Mastitis außerhalb des Wochenbettes auf, sog. Mastitis non puerperalis. In diesem Fällen muss man daran denken, dass ein sekretproduzierendes Malignom die Ursache sein könnte. Kommt es zum Sekretstau, so begünstigt dies eine Entzündung.

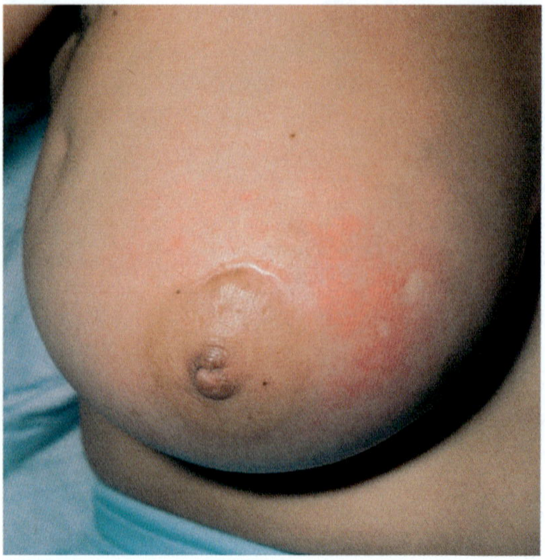

Abb. 16.33 [E786]

16

➢ Abb. 16.34 Prozentuale Verteilung der Häufigkeit von Krebserkrankungen der Brustdrüsen

Man kann die weibliche Brust, gemäß der vorliegenden Abbildung, in vier Quadranten einteilen. Ungefähr die Hälfte der Brustkrebserkrankungen entsteht im äußeren oberen Quadranten der Brustdrüse. Am seltensten ist der innere untere Quadrant betroffen.

Im Anfangsstadium verursacht Brustkrebs keinerlei Beschwerden. Damit bleibt der getastete Knoten der wichtigste Hinweis. Ob ein getasteter Knoten gut- oder bösartig ist, lässt sich mit Sicherheit erst nach einer Untersuchung des Geschwulstgewebes sagen. An gutartigen Knoten können in der Brust z. B. Lipome, Zysten, Fibrome und Kalkeinlagerungen (Kalzifikation) auftreten.

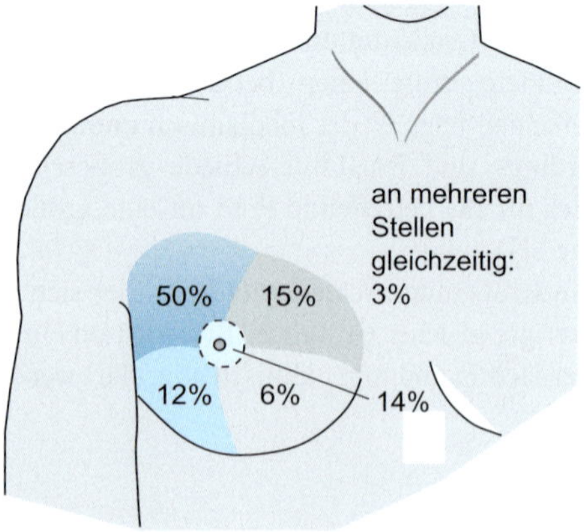

Abb. 16.34 [L190]

➢ Abb. 16.35 Mammografie

Die Mammografie ist eine Untersuchung der Brustdrüsen mithilfe von weichen Röntgenstrahlen. Mit weichen Röntgenstrahlen meint man, dass nur bestimmte Anteile des Strahlenspektrums benutzt werden. Das angefertigte Röntgenbild der Brustdrüse wird als Mammogramm bezeichnet. Es gibt Absorptionsunterschiede zwischen Haut, Fettgewebe, Drüsengewebe und Verkalkungen wieder.

Auf dem vorliegenden Mammogramm sind Bindegewebszüge und Blutgefäße zu sehen, da diese die Röntgenstrahlen stärker absorbiert haben als das dazwischen liegende Fettgewebe. Die weißen Dreiecke weisen auf die Brustdrüsen, der weiße Pfeil auf die Mamille.

Krebsgewebe ist strahlendichter als das übrige Gewebe der Brustdrüse, weil hier die Zellen dichter nebeneinander liegen. So können auf einem Mammogramm schon kleine Geschwülste festgestellt werden.

Die Mammografie eignet sich für die Früherkennung des Brustkrebses, da mit ihr nicht nur kontrastarme Weichteile, sondern auch feinste Mikrokalzifikationen festgestellt werden können. Aus dem Gesagten könnte man nun vielleicht schließen, dass man mit der Mammografie die ideale Untersuchungsmethode gefunden hätte, um Krebs in einem sehr frühen Stadium auf jeden Fall rechtzeitig zu erkennen, wenn die Frauen in bestimmten Abständen, vielleicht alle 3–6 Monate, routinemäßig eine Mammografie anfertigen ließen. Dabei darf man aber nicht vergessen, dass Röntgenstrahlen ihrerseits den Körper schädigen und die Bildung eines bösartigen Tumors begünstigen können. Aus diesem Grund wird die Mammografie nur ganz gezielt eingesetzt, um unklare Tastbefunde abzuklären.

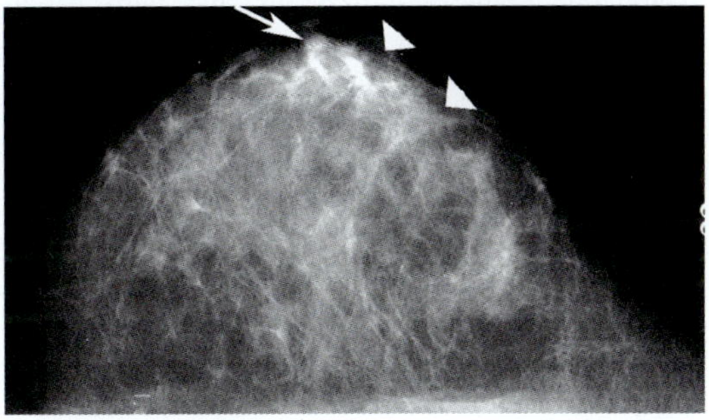

Abb. 16.35 [M500]

➢ Abb. 16.36 Mammografie Brusttumor

Der weiße Pfeil zeigt auf ein Fibroadenom, das sich in der linken Brust gebildet hat. Bei einem Fibroadenom handelt es sich um einen meist 1–2 cm großen, schmerzlosen Knoten, der aus Wucherungen aus Epithel- und Bindegewebszellen besteht. Bei der Palpation stellt man fest, dass er eine gummiartige bis feste Konsistenz aufweist. Betroffen sind vor allem Frauen im gebärfähigen Alter. Fibroadenome können sich spontan zurückbilden. Eine Entartung ist äußerst selten.

Bei Jugendlichen kommt es manchmal zu Riesenfibroadenomen (juvenile Fibroadenome), die eine Größe von 15–20 cm erreichen können. Diese zeichnen sich durch rasches Wachstum aus und können zu einer Deformierung der Brust führen. Die Prognose ist hier jedoch auch gut.

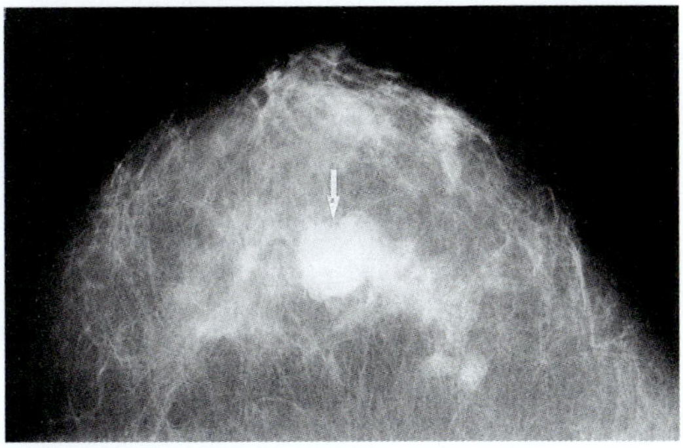

Abb. 16.36 [T477]

➢ Abb. 16.37 Weiblicher Menstruationszyklus

Weiblicher Menstruationszyklus, bei dem es zu einer Befruchtung der Eizelle gekommen ist. Der Gelbkörper bildet sich nicht zurück, sondern er produziert weiter Progesteron, ungefähr bis zum 4. Schwangerschaftsmonat. Die Gebärmutterschleimhaut wird nicht abgestoßen, da sich nun die Frucht hier einnistet.

Im oberen Bereich der Abbildung ist die Hormonkonzentration dargestellt. Das Hormon HCG (Humanes Choriongonadotropin) wird beim Eintreten einer Schwangerschaft von den Zellen produziert, die die Eizelle versorgen.

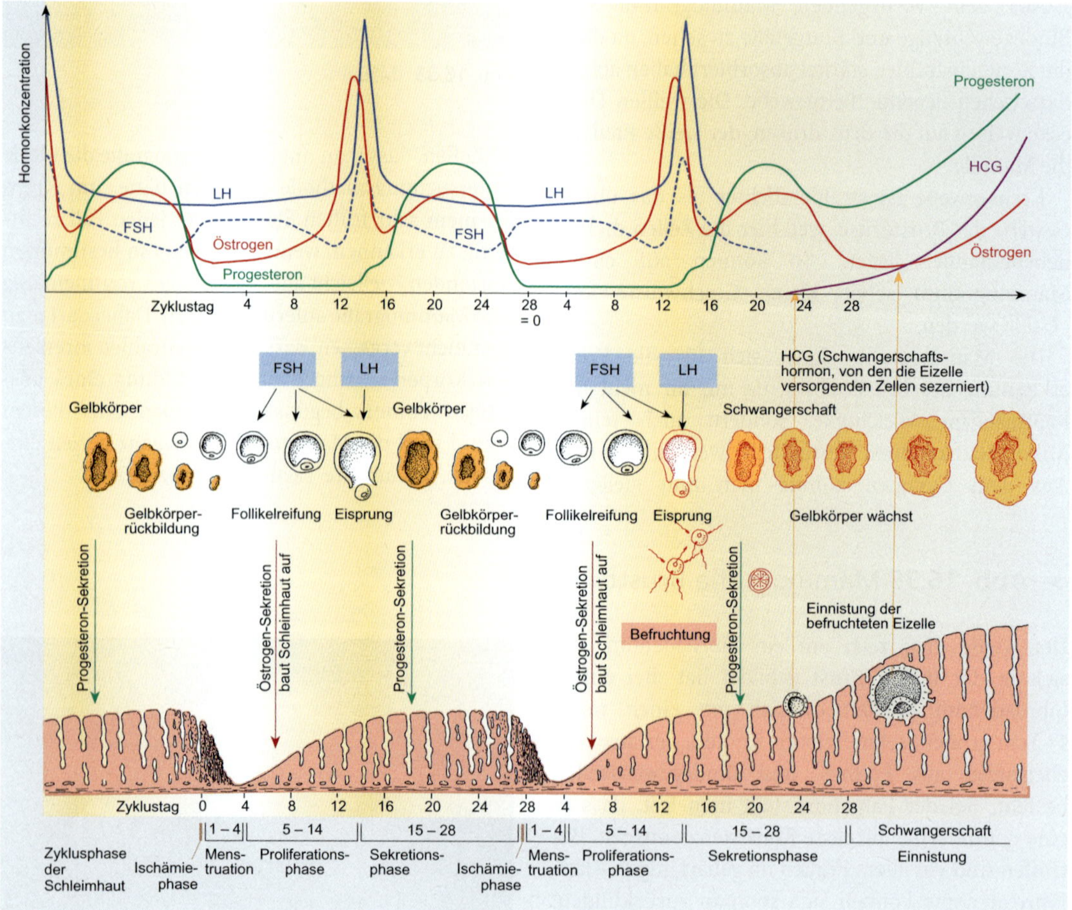

Abb. 16.37 [L190]

KAPITEL

17 Atemwege und Lungen

➢ Abb. 17.1 Äußere Nase

Die knorpeligen Teile der äußeren Nase sind blau dargestellt. Der elastische Knorpel befindet sich im vorderen Anteil der Nase und im Nasenflügel. Die Nasenscheidewand besteht aus hyalinem Knorpel, hat aber auch noch einen hinteren knöchernen Anteil. Das Nasenbein dagegen ist nur knöchern.

1 Großer Nasenflügelknorpel .... *Cartilago alaris major*
2 Seitliche Nasenknorpel .... *Cartilagines nasi laterales*
3 Nasenbein .... *Os nasale*
4 Nasenbein-Stirnbein-Naht .... *Sutura frontonasalis*
5 Stirnbein-Oberkiefer-Naht .... *Sutura frontomaxillaris*
6 Oberkiefer .... *Maxilla*
7 Nasenbein-Oberkiefer-Naht .... *Sutura nasomaxillaris*
8 Tränenbein .... *Os lacrimale*
9 Kleine Nasenflügelknorpel .... *Cartilagines alares minores*
10 Nasenscheidewand............... *Septum nasi*

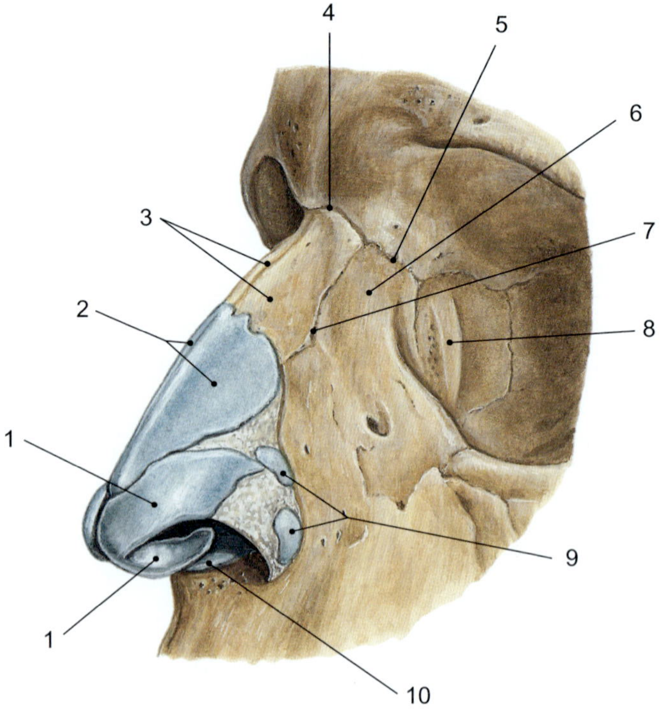

Abb. 17.1 [S007-3-23]

➢ Abb. 17.2 Seitliche knöcherne Wand der rechten Nasenhöhle

Die Abbildung zeigt einen Medianschnitt durch die Nase.

1 Türkensattel .... *Sella turcica*
2 Keilbeinhöhle .... *Sinus sphenoidalis*
3 Obere Nasenmuschel........... *Concha nasalis superior*
4 Gaumenbein .... *Os palatinum*
5 Flügelfortsatz (Teil des Keilbeins) ..... *Processus pterygoideus* (Mittleres Blatt) ....*(Lamina medialis)*
6 Öffnung der Oberkieferhöhle in die Nasenhöhle ....*Hiatus maxillaris*
7 Oberkiefer .... *Maxilla*
8 Stirnbeinhöhle .... *Sinus frontalis*
9 Oberkiefer (Stirnfortsatz des Oberkiefers) ...... *Maxilla (Processus frontalis)*
10 Tränenbein .... *Os lacrimale*
11 Seitlicher Nasenknorpel .... *Cartilago nasi lateralis*
12 Linker großer Nasenflügelknorpel.......... *Cartilago alaris major sinister*
13 Mittlere Nasenmuschel............... *Concha nasalis medialis*
14 Untere Nasenmuschel............... *Concha nasalis inferior*

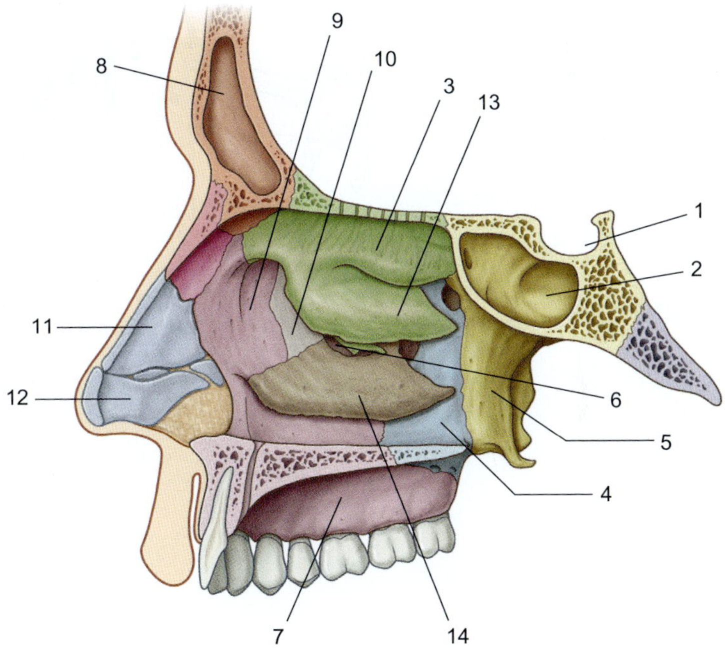

Abb. 17.2 [E580]

➢ Abb. 17.3 Frontalschnitt durch den vorderen Schädelbereich

Innerhalb des Schädels befinden sich zahlreiche Hohlräume. Diese haben die Aufgabe, das Gewicht des Kopfes zu vermindern und Organe zu schützen, wie z. B. das Gehirn und die Augen.

1 Nasenhöhle .... *Cavitas nasi*
2 Augenhöhle......................... *Orbita*
3 Vordere Siebbeinzellen .... *Cellulae ethmoidales*
4 Kieferhöhle .... *Sinus maxillaris*
5 Obere Nasenmuschel... *Concha nasalis superior*
6 Mittlere Nasenmuschel ... *Concha nasalis media*
7 Nasenscheidewand............... *Septum nasi*
8 Untere Nasenmuschel ... *Concha nasalis inferior*
9 Knöcherner Gaumen .... *Palatum osseum*

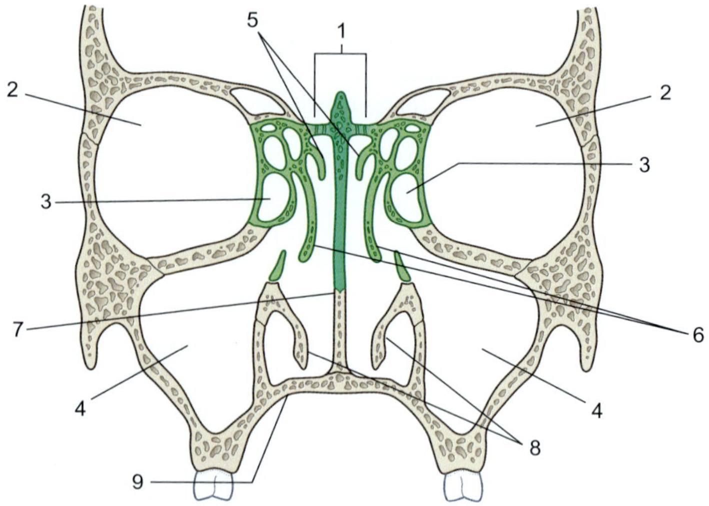

Abb. 17.3 [E580]

➢ Abb. 17.4 Horizontalschnitt durch den Kopf auf Höhe der Augen

Beachten Sie die räumliche Nähe von Augenhöhle, Nasenhöhle und Gehirn. Aufgrund dieser topografischen Gegebenheiten kann die Entzündung eines Organs leicht auf das Nachbarorgan übergreifen.

1 Nase ... *Nasus*
2 Siebbeinzellen ... *Cellulae ethmoidales*
3 Keilbeinhöhle ... *Sinus sphenoidalis*
4 Augapfel ... *Bulbus oculi*
5 Innerer gerader Augenmuskel ... *M. rectus medialis*
6 Äußerer gerader Augenmuskel ... *M. rectus lateralis*
7 Keilbein ... *Os sphenoidale*
8 Innere Halsschlagader ... *A. carotis interna*
9 Sehnerv ... *N. opticus*
10 Sehnervkanal ... *Canalis opticus*
11 Augenarterie ... *A. ophthalmica*
12 Nasenhöhle ... *Cavitas nasi*
13 Großhirn ... *Cerebrum*

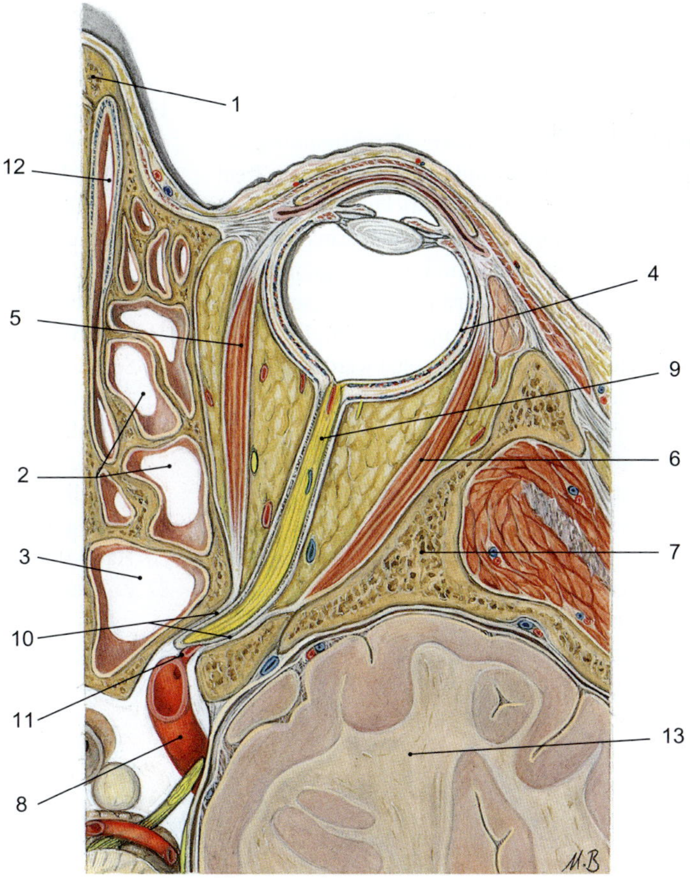

Abb. 17.4 [S007-3-23]

➢ Abb. 17.5 Übersichtsdarstellung von Kopf und Hals

Bei der Abbildung wurde der Schnitt etwas links der Mittellinie durch Kopf und Hals durchgeführt, sodass die Nasenscheidewand betrachtet werden kann.

Im Halsbereich sind die wichtigsten operativen Zugangswege:

Zugang zum Rachen Hier erfolgt der Zugang zum Rachen durch einen Schnitt zwischen Zungenbein und Kehlkopf (I).

Kehlkopfspaltung (Laryngotomie) Der Schildknorpel wird in der Mitte gespalten, sodass dieser aufgeklappt werden kann und ein Blick in das Kehlkopfinnere möglich ist. Diese Operation wird z. B. bei einem Kehlkopftumor durchgeführt (II).

Koniotomie Die operative Durchtrennung des Bands zwischen Ring- und Schildknorpel am Kehlkopf ist als Noteingriff bei Erstickungsgefahr angezeigt, z. B. bei Glottisödem durch Wespenstich. Bei der Koniotomie werden Schild- und Ringknorpel getastet, zwischen beiden wird ein Schnitt parallel zur Spange des Ringknorpels vorgenommen. Da hierbei meist Schäden am Kehlkopf gesetzt werden, wird die Koniotomie nur bei Lebensgefahr durchgeführt (III).

Oberer Luftröhrenschnitt Es wird ein Längsschnitt durch Haut und Luftröhre zwischen Ringknorpel und Isthmus der Schilddrüse vorgenommen (IV).

Unterer Luftröhrenschnitt Es wird ein Längsschnitt durch Haut und Luftröhre unterhalb des Isthmus der Schilddrüse ausgeführt. In Folge eines Luftröhrenschnittes kann es durch Schrumpfung und Verziehung des Narbengewebes zur Verengung der Luftröhre kommen (V).

1 Nasenbein . . . . *Os nasale*
2 Nasenknorpel . . . . *Cartilagines nasi*
3 Nasenvorhof . . . . *Vestibulum nasi*
4 Nasenscheidewand. . . . . *Septum nasi*
5 Rachenmündung der Ohrtrompete (Eustachi-Röhre) . . . . *Ostium pharyngeum tubae auditivae*
6 Keilbeinhöhle . . . . *Sinus sphenoidalis*
7 Rachenmandel . . . . *Tonsilla pharyngea*
8 Oberkiefer . . . . *Maxilla*
9 Nasenrachenraum (Epipharynx). . . . . *Pars nasalis pharyngis*
10 Weicher Gaumen . . . . *Palatum molle*
11 Unterkiefer . . . . *Mandibula*
12 Gaumenmandel . . . . *Tonsilla palatina*
13 Zungenbein . . . . *Os hyoideum*
14 Kehldeckel. . . . .*Epiglottis*
15 Schildknorpel . . . . *Cartilago thyroidea*
16 Taschenfalte . . . . *Plica vestibularis*
17 Stimmlippe . . . . *Plica vocalis*
18 Ringknorpel . . . . *Cartilago cricoidea*
19 Schilddrüsenbrücke (Isthmus). . . . . *Isthmus glandulae thyeoideae*
20 Keilbein . . . . *Os sphenoidale*
21 Luftröhre . . . . *Trachea*
22 Speiseröhre . . . . *Oesophagus*
23 Atlas (erster Halswirbel) . . . . *Atlas*
24 Gelenk zwischen Atlas und Zapfen des Axis. . . . . *Articulatio atlanto-axialis mediana*
25 Mundrachenraum (Mesopharynx) . . . . *Pars oralis pharyngis*
26 Harte Rückenmarkshaut . . . . *Dura mater*
27 Zungenmandel . . . . *Tonsilla lingualis*

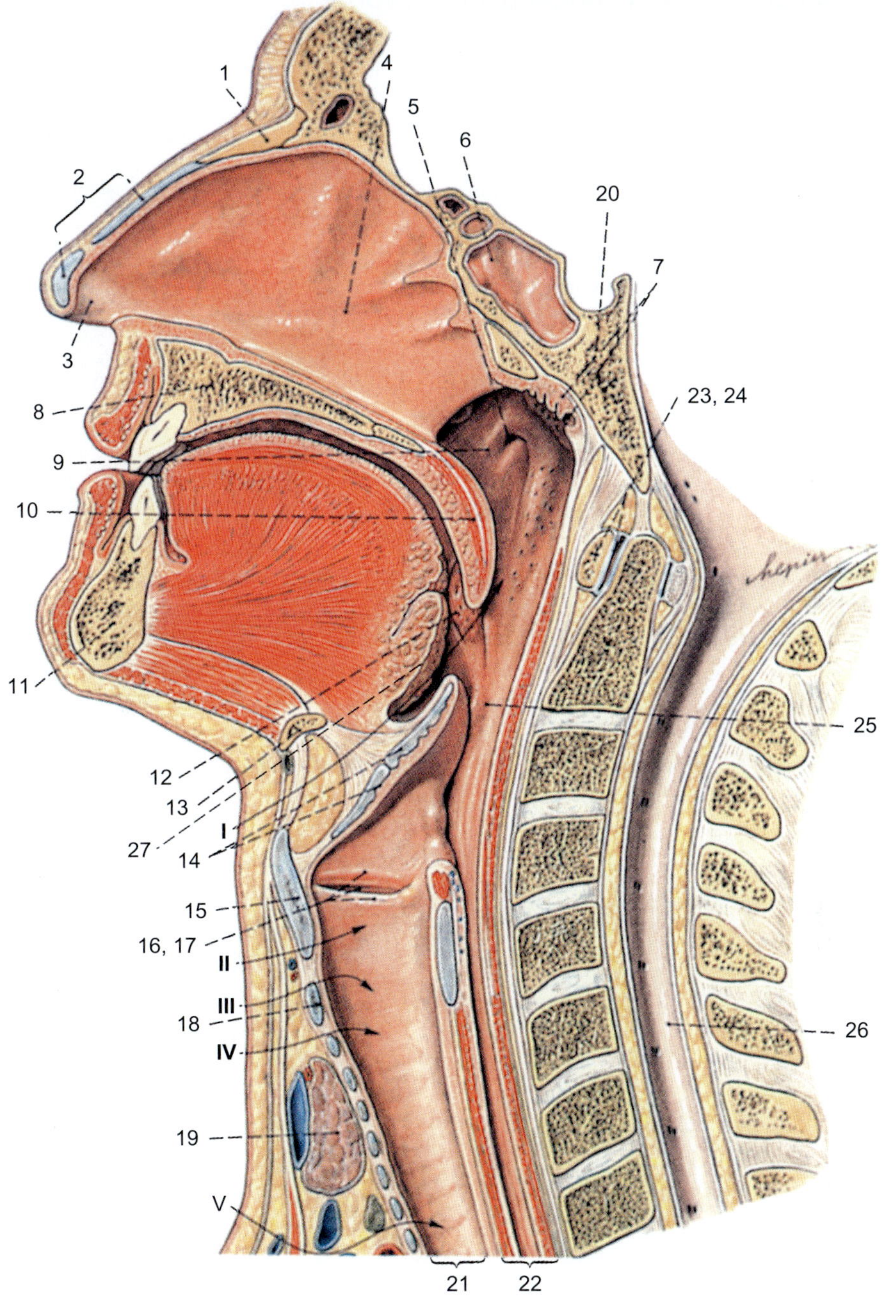

Abb. 17.5 [S007-3-23]

➢ Abb. 17.6 Kehlkopf und Zungenbein von vorne

Blau dargestellt sind die knorpeligen Anteile von Kehlkopf und Luftröhre, gelb die knöchernen Anteile des Zungenbeins und grau Membranen und Bänder.

Beachten Sie den Schildknorpel (1) des Kehlkopfs, dessen Vorwölbung („Adamsapfel", 2) vor allem beim Mann gut zu sehen ist. Der Ringknorpel (3) bildet die Basis des Kehlkopfes, er ist vorne schmal und hinten breit.

1 Schildknorpel .... *Cartilago thyroidea*
2 Adamsapfel............. *Prominentia laryngea*
3 Ringknorpel .... *Cartilago cricoidea*
4 Knorpelspangen der Luftröhre............... *Cartilagines trachealis*
5 Membran zwischen Zungenbein und Schildknorpel .... *Lig. thyrohyoideum*
6 Kehldeckel......................... *Epiglottis*
7 Zungenbein.................... *Os hyoideum*
8 Großes Horn.................... *Cornu majus*
9 Kleines Horn................... *Cornu minus*
10 Fettkörper des Kehlkopfes.......... *Corpus adiposum laryngis*

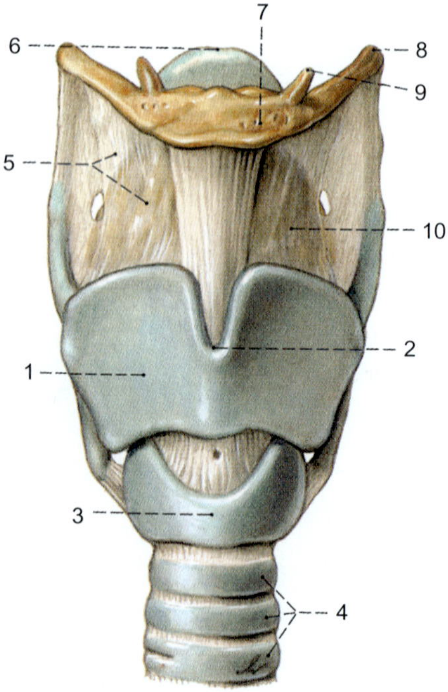

Abb. 17.6 [S007-3-23]

➢ Abb. 17.7 Kehlkopf von rechts hinten

Das Zungenbein und der Schildknorpel wurden teilweise entfernt, um einen Blick auf die Kehlkopfmuskulatur zu ermöglichen. Die verschiedenen Kehlkopfknorpel sind miteinander durch Muskeln verbunden.

1 Kehldeckel .... *Epiglottis*
2 Schleimhauthöckerchen .... *Tuberculum cuneiforme*
3 Schleimhauthöckerchen über dem Spitzenknorpel ...... *Tuberculum corniculatum*
4 Schräger Stellknorpelmuskel .... *M. arytaenoideus obliquus*
5 Querer Stellknorpelmuskel .... *M. arytaenoideus transversus*
6 Ringknorpel-Stellknorpelmuskel .... *M. crico-arytaenoideus*
7 Ringknorpel .... *Cartilago cricoidea*
8 Zungenbein-Kehldeckel-Band .... *Lig. hyoepiglotticum*
9 Teil des schrägen Stellknorpelmuskels .... *M. arytaenoideus obliquus*
10 Schildknorpel-Stellknorpelmuskel .... *M. thyro-arytaenoideus*
11 Ringknorpel-Schildknorpel-Band .... *Lig. cricothyroideum*
12 Seitlicher Ringknorpel-Stellknorpelmuskel .... *M. crico-arytaenoideus lateralis*
13 Gelenkfläche des Ringknorpels für den Schildknorpel ...... *Facies articularis thyroidea*
14 Blindsack.................... *Sacculus laryngis*

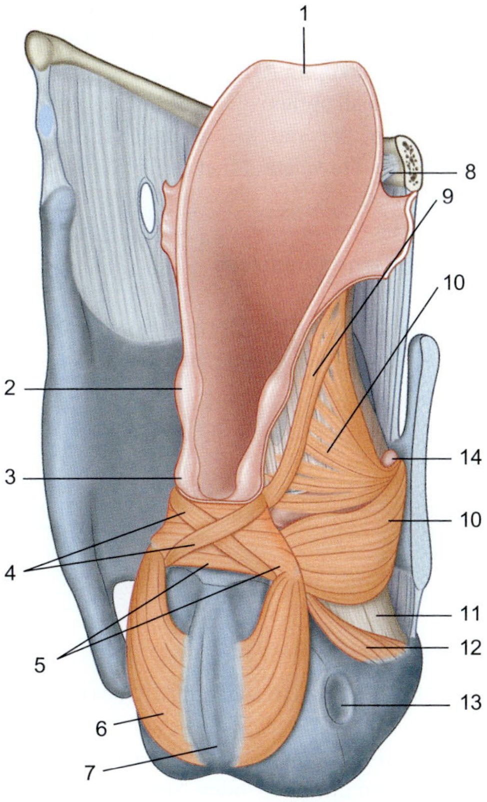

Abb. 17.7 [E580]

➢ Abb. 17.8 Mögliche Stellungen der Stimmbänder

Die Öffnung zwischen den beiden Stimmbändern wird als Stimmritze bezeichnet. Ihre Weite wird durch die Kehlkopfmuskulatur reguliert, die ihrerseits vom Kehlkopfnerv (N. recurrens) innerviert wird, einem Ast des N. vagus (X. Hirnnerv). Während des Sprechens öffnet und schließt sich die Stimmritze ständig.

1 Geschlossene Stimmritze

2 Geöffnete Stimmritze (Respirationsstellung)
Nun ist Ein- und Ausatmung möglich.

1

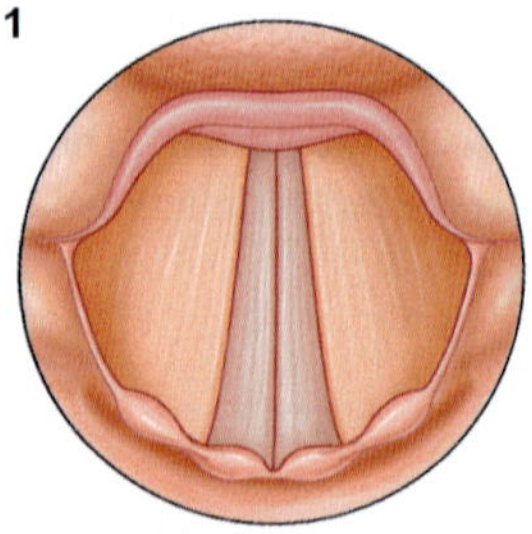

2

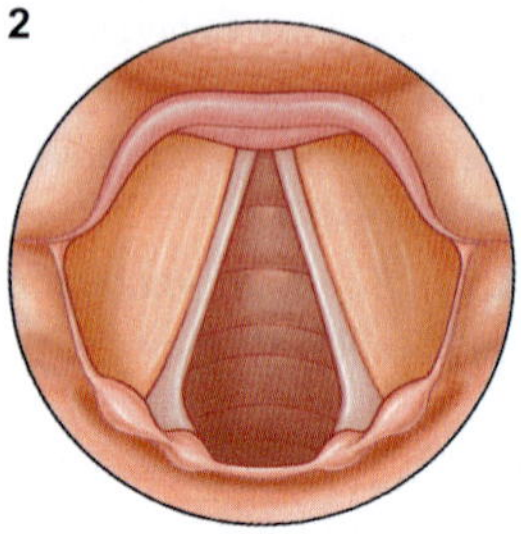

Abb. 17.8 [E580]

➢ Abb. 17.9 Lage von Schilddrüse und Luftröhre zu ihren Nachbarorganen

Die rechte Hälfte der Schilddrüse wurde entfernt, damit die dahinter liegenden Strukturen erkannt werden können.

1 Zungenbein .... *Os hyoideum*
2 Schildknorpel .... *Cartilago thyroidea*
3 Ringknorpel .... *Cartilago cricoidea*
4 Mittleres Halsganglion ...... *Ganglion cervicale medium*
5 Vorderer Treppenmuskel .... *M. scalenus anterior*
6 Mittlerer Treppenmuskel .... *M. scalenus medius*
7 Luftröhre .... *Trachea*
8 Armnervengeflecht .... *Plexus brachialis*
9 Hinterer Treppenmuskel........... *M. scalenus posterior*
10 Lunge .... *Pulmo*
11 Zwerchfellnerv .... *N. phrenicus*
12 Arm-Kopf-Vene .... *V. brachiocephalica*
13 Oberer Kehlkopfnerv (Äußerer Ast) .... *N. laryngealis superior (Ramus externus)*
14 Oberer Kehlkopfnerv (Innerer Ast) .... *N. laryngealis superior (Ramus internus)*
15 Obere Kehlkopfschlagader .... *A. laryngea superior*
16 Obere Schilddrüsenschlagader..... *A. thyroidea superior*
17 Gemeinsame Halsschlagader .... *A. carotis communis*
18 Innere Halsvene (Drosselvene) ..... *V. jugularis interna*
19 „Umherschweifender Nerv" (X. Hirnnerv, Vagus) .... *N. vagus*
20 Schilddrüse .... *Glandula thyroidea*
21 Untere Schilddrüsenschlagader .... *A. thyroidea inferior*
22 Milchbrustgang .... *Ductus thoracicus*
23 Schlüsselbeinschlagader .... *A. subclavia*
24 Schlüsselbeinvene................ *V. subclavia*

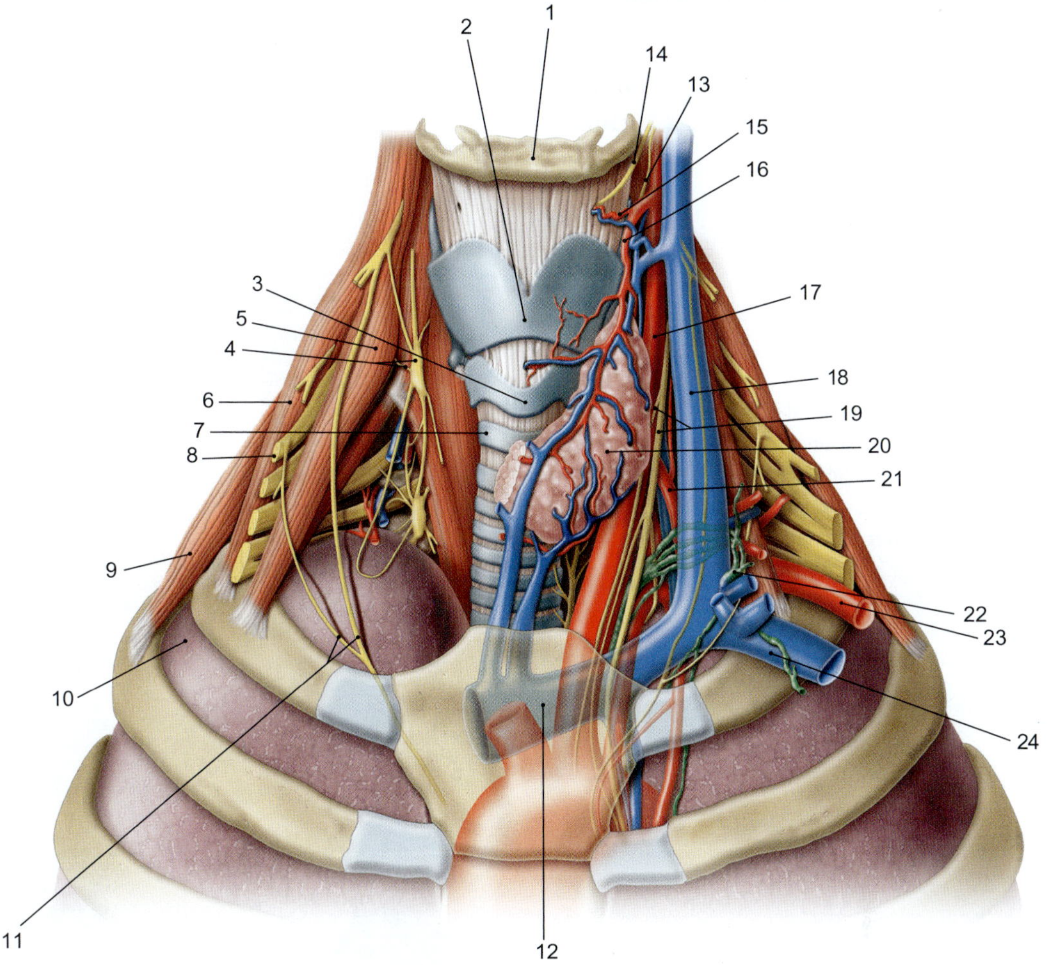

Abb. 17.9 [S007-3-23]

➢ Abb. 17.10 Luftröhre (Trachea)

1 Schildknorpel (des Kehlkopfs) . . . . *Cartilago thyroidea*
2 Ringknorpel (des Kehlkopfs) . . . . *Cartilago cricoidea*
3 Luftröhre . . . . *Trachea*
4 Teilungsstelle der Luftröhre . . . . *Bifurcatio tracheae*
5 Rechter Stammbronchus. . . . .*Bronchus principalis dexter*
6 Linker Stammbronchus. . . . .*Bronchus principalis sinister*
7 Oberer rechter Segmentbronchus . . . . . . *Bronchus lobaris superior dexter*
8 Mittlerer rechter Segmentbronchus . . . .*Bronchus lobaris medius dexter*
9 Unterer rechter Segmentbronchus . . . . . . *Bronchus lobaris inferior dexter*

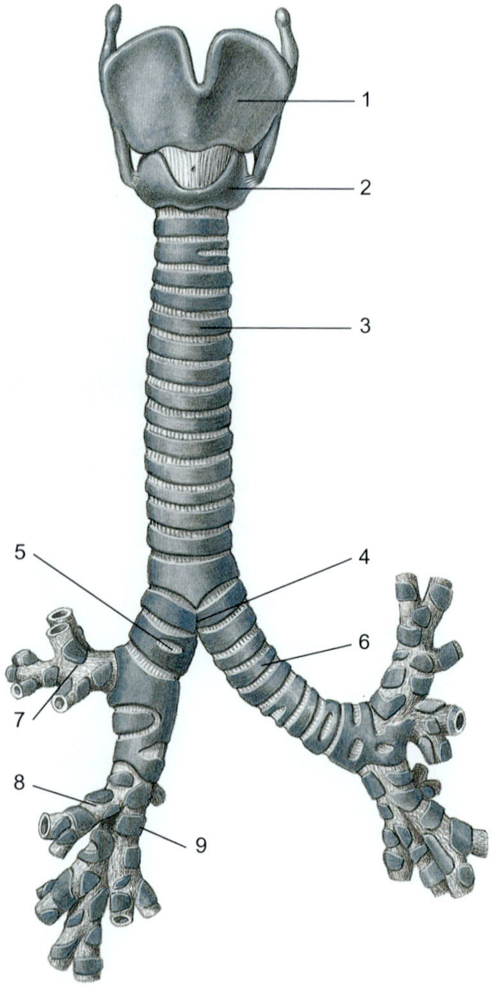

Abb. 17.10 [S007-2-23]

➤ Abb. 17.11 Querschnitt durch die Luftröhre

Die Luftröhre ist ein ca. 11 cm langes, elastisches Rohr und verbindet den Kehlkopf mit den beiden Stammbronchien. Sie ist aus 16–20 hufeisenförmigen Knorpelspangen (3) aufgebaut, die durch Ringbänder miteinander verbunden sind. Die Knorpelspangen halten einerseits das Lumen offen und ermöglichen ein Durchströmen der Atemluft, andererseits gewährleisten sie die Verformbarkeit und Elastizität während der Ein- und Ausatmung sowie bei Lageveränderung (z. B. Schlucken oder beim Rückwärtsbeugen des Kopfs). Die Enden der Knorpelspangen sind durch elastisches und kollagenes Bindegewebe, in das glatte Muskelfasern eingelagert sind, miteinander verbunden (1). Zwischen den einzelnen Knorpelspangen spannt sich Bindegewebe aus.

Die Innenauskleidung der Luftröhre besteht aus Schleimhaut (2). Sie ist mit mehrreihigem Flimmerepithel (➤ Abb. 3.1c) überzogen, das einer Basalmembran aufsitzt. In der Schleimhaut sitzen viele Drüsen, die teilweise sogar bis in die Verschiebe- und Muskelschicht hinabreichen. Die Flimmerhärchen des Epithels befördern durch den Flimmerschlag Schleim, Krankheitserreger, Staubpartikel und auch Fremdkörperchen in Richtung Kehlkopf. Sind allerdings die Flimmerhärchen geschädigt, wie z. B. bei chronischer Bronchitis, wird der Schleim nicht mehr ausreichend nach außen transportiert. Er haftet den Wänden an und in Folge des erhöhten Atemwiderstands können größere Schleimablagerungen nur noch durch Husten aus dem Atemtrakt entfernt werden.

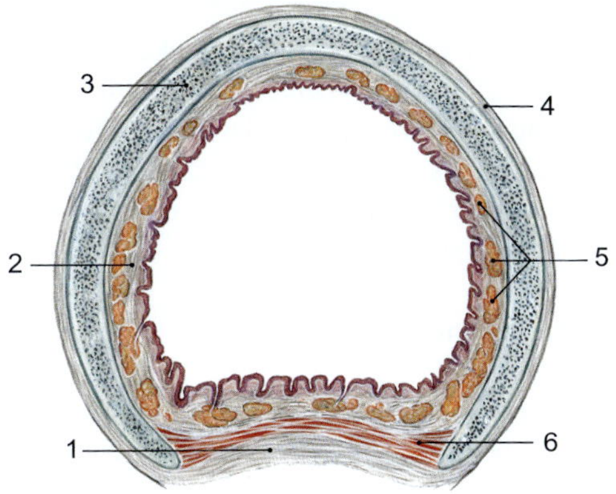

Abb. 17.11 [S007-2-23]

1 Bindegewebige Rückenwand .... *Paries membranaceus*
2 Schleimhaut (Mukosa) .... *Tunica mucosa*
3 Knorpelspange .... *Cartilago trachealis*
4 Adventitia .... *Tunica adventitia*
5 Luftröhrendrüsen......... *Glandulae tracheales*
6 Luftröhrenmuskel .... *M. trachealis*

17

➢ Abb. 17.12 Änderung der Luftröhrenlichtung in Abhängigkeit von der Atmung

Die Luftröhre verändert in Abhängigkeit vom herrschenden Druck und damit in Abhängigkeit von der Atmung ihre Weite. Berücksichtigen Sie bei der Abbildung, dass es sich um eine schematische Darstellung handelt und die Veränderungen in Wirklichkeit nicht so ausgeprägt sind.

1 Bindegewebige Rückenwand .... *Paries membranaceus*
2 Schleimhaut (Mukosa) .... *Tunica mucosa*
3 Knorpelspange .... *Cartilago trachealis*
4 Adventitia .... *Tunica adventitia*

a Ruhezustand der Luftröhre

b Einatmung Die Luftröhre erweitert durch den Unterdruck ihre Lichtung, also ihren Durchmesser.

c Verstärkte Ausatmung Bei einer verstärkten Ausatmung, z. B. beim Husten oder Niesen, wird die Luftröhre durch den Überdruck im Brustraum zusammengedrückt. Ihre Lichtung verkleinert sich.

17

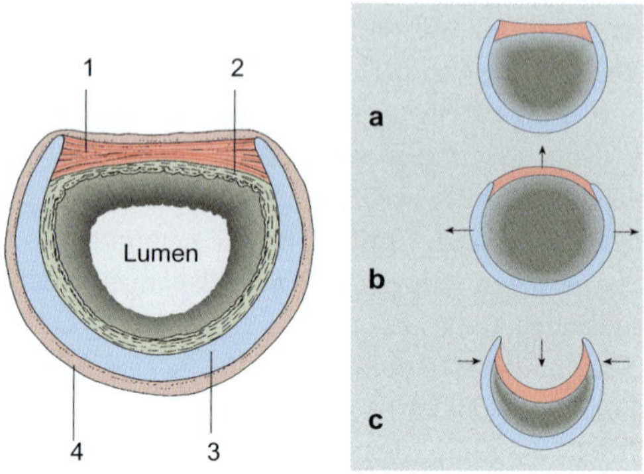

Abb. 17.12 [L190]

➢ Abb. 17.13 Projektion von Luftröhre, Stammbronchien und Lungen auf die vordere Brustwand

In Höhe des vierten Brustwirbels teilt sich die Luftröhre in einen rechten und linken Stammbronchus auf. Von vorne betrachtet liegt diese Teilungsstelle in Höhe der Ansätze der zweiten Rippen am Brustbein.

Beachten Sie, dass die Lungenspitzen geringfügig die Schlüsselbeine überragen. Würde ein Heilpraktiker in dieser Region eine Akupunkturnadelung oder neuraltherapeutische Maßnahmen durchführen, könnte er sehr schnell das Brustfell und die Lunge verletzen.

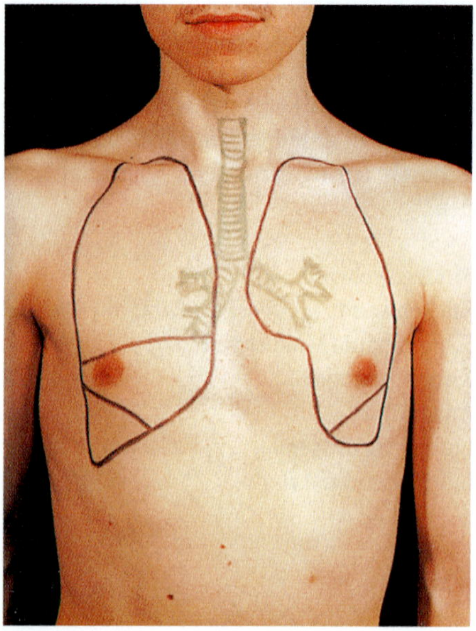

Abb. 17.13 [S021]

➢ Abb. 17.14 Luftröhre, Bronchien und Lungen

Zu sehen ist die Luftröhre mit ihrer Aufzweigung in die beiden Hauptbronchien (grün), Lappenbronchien (lila) und in die einzelnen Segmentbronchien (blau). Die Anzahl der Segmente in der linken Lunge schwankt zwischen acht und zehn, in der rechten Lunge können stets zehn Segmente unterschieden werden.

Die Lunge hat keine eigene Form, sondern sie füllt den Raum aus, der im Brustkorb rechts und links des Mediastinums zur Verfügung steht. Da sich die Lunge nach unten dem Zwerchfell anschmiegt, ist die Lungenbasis konkav gewölbt. Die linke Lunge ist deutlich kleiner als die rechte, da das Herz überwiegend links liegt und hier Raum beansprucht.

An der rechten Lunge kann man Ober-, Mittel- und Unterlappen unterscheiden, an der linken nur Ober- und Unterlappen.

1 Luftröhre . . . . *Trachea*
2 Lappenbronchus. . . . . *Bronchus lobaris*
3 Hauptbronchus. . . . . *Bronchus principalis*

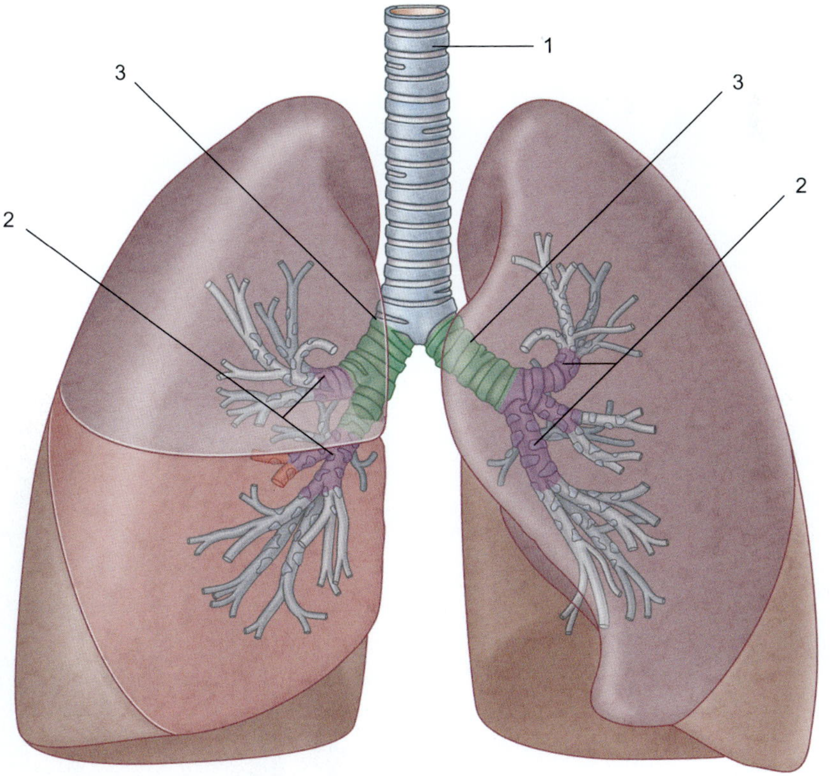

Abb. 17.14 [E580]

17

➢ Abb. 17.15 Rechte Lunge

a Rechte Lunge von der Rippenseite Beachten Sie Ober- (1), Mittel- (2) und Unterlappen (3).

1 Oberlappen .... *Lobus superior*
2 Mittellappen .... *Lobus medius*
3 Unterlappen .... *Lobus inferior*
4 Horizontale Lungenspalte............. *Fissura horizontalis*
5 Schräge Lungenspalte .... *Fissura obliqua*
6 Lungenspitze................. *Apex pulmonis*

b Rechte Lunge von der Körpermitte Man sieht den Lungenhilus (Hilum pulmonis). Hierbei handelt es sich um die Durchtrittsstelle der Lungenarterien, der Lungenvenen und des Stammbronchus.

1 Unterlappen .... *Lobus inferior*
2 Mittellappen .... *Lobus medius*
3 Oberlappen .... *Lobus superior*
4 Horizontale Lungenspalte............. *Fissura horizontalis*
5 Schräge Lungenspalte .... *Fissura obliqua*
6 Lungenspitze................. *Apex pulmonis*
7 Äußere Fläche der Lunge .... *Facies costalis*
8 Herzbucht .... *Impressio cardiaca*
9 Zwerchfellseite .... *Facies diaphragmatica*
10 Stammbronchus.......... *Bronchus principalis*
11 Lungenschlagadern .... *Aa. pulmonales*
12 Lungenvenen .... *Vv. pulmonales*

17

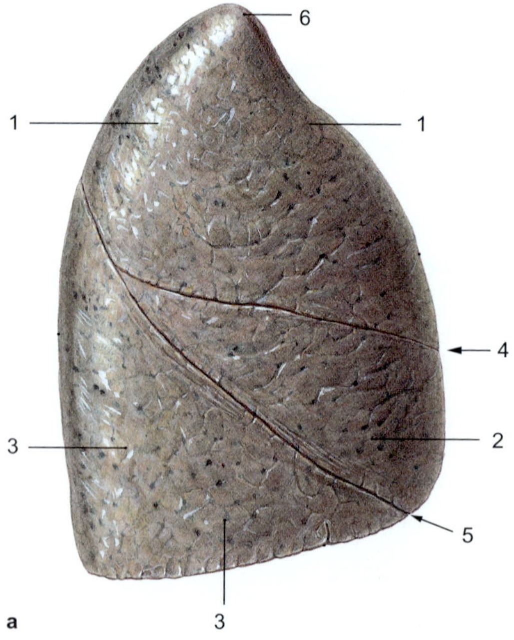

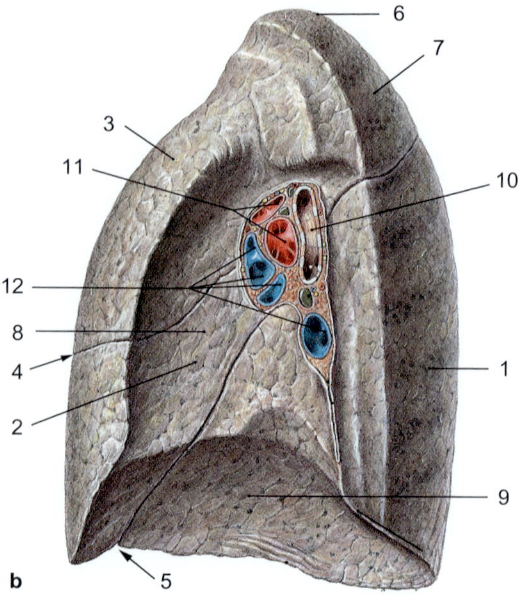

Abb. 17.15 [S007-2-23]

➢ Abb. 17.16 Projektion der einzelnen Lungensegmente auf die Rumpfwand

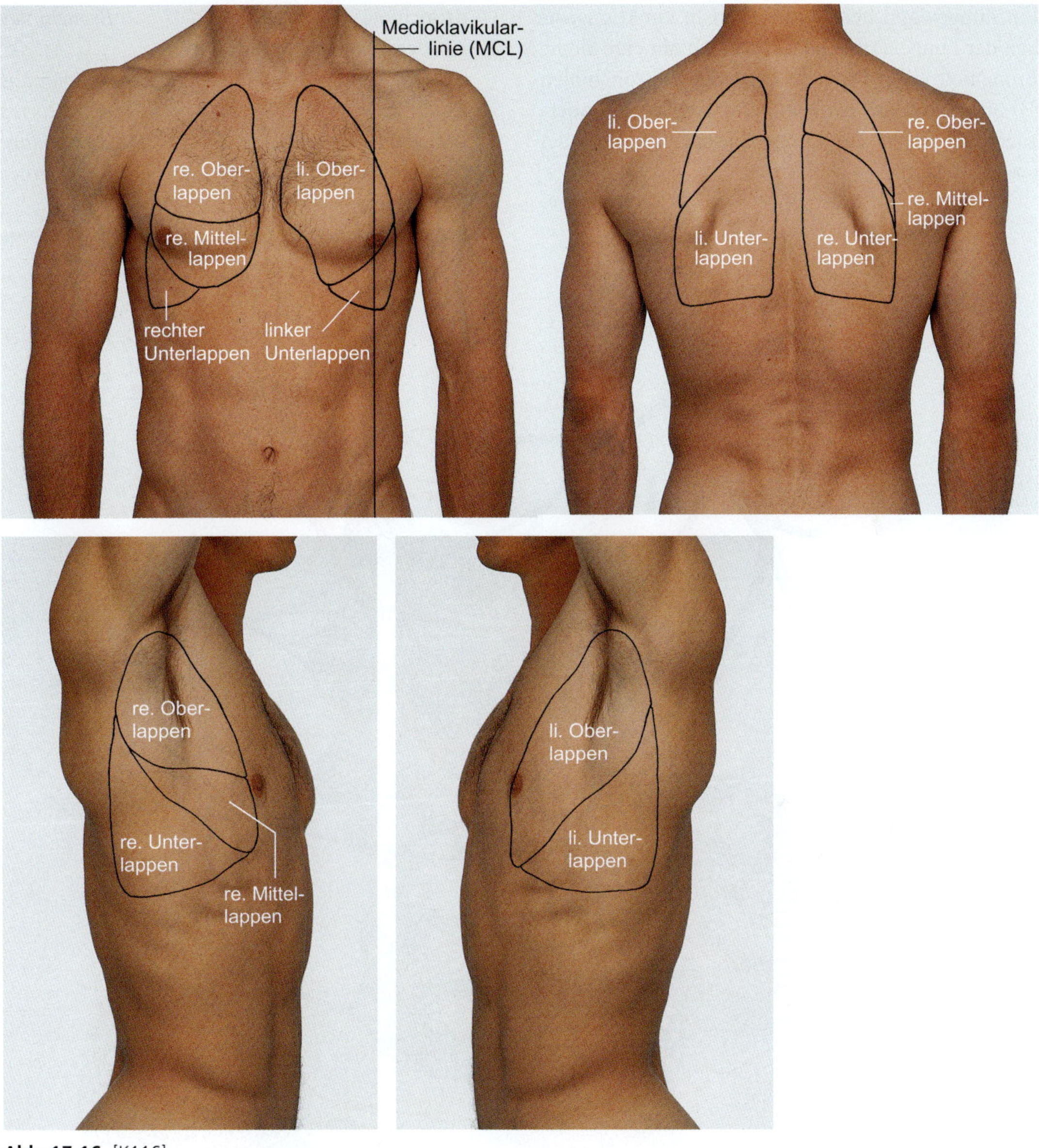

Abb. 17.16 [K116]

➢ Abb. 17.17 Lungenläppchen 1

Ein Lungenläppchen ist die kleinste Funktionseinheit der Lunge. Dabei handelt es sich um eine kleine Bronchiole (1), die sich zu den Endbronchiolen (3) aufspaltet, um dann in den Alveolargang überzugehen, der in das Lungenbläschen (6) mündet (➢ Abb. 17.18).

1 Bronchiole .... *Bronchiolus*
2 Ast der Lungenschlagader .... *Ast der A. pulmonalis*
3 Endbronchiole .... *Bronchiolus respiratorius*
4 Lungenkapillarnetz .... *Rete capillare*
5 Ast einer Lungenvene .... *Ast einer V. pulmonalis*
6 Lungenbläschen (Alveole)..... *Alveoli pulmonis*

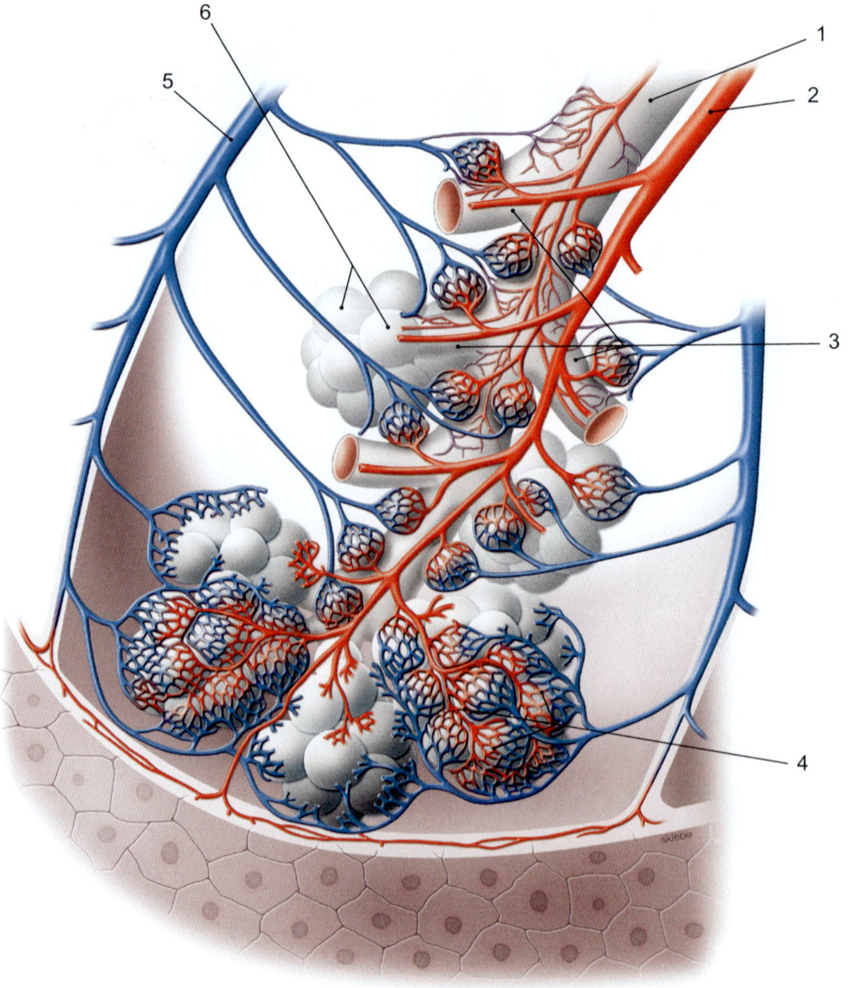

Abb. 17.17 [S007-2-23]

➢ Abb. 17.18 Lungenläppchen 2

Ein Lungenläppchen hat einen Durchmesser von ungefähr 1 cm. Zu ihm gehören alle Alveolen, die aus einer Bronchiole hervorgehen.

1 Bronchiole .... *Bronchiolus*
2 Lungenbläschen (Alveole)..... *Alveoli pulmonis*
3 Endbronchiole .... *Bronchiolus respiratorius*
4 Alveolargang................ *Ductus alveolaris*
5 Luftröhre .... *Trachea*
6 Hauptbronchus........... *Bronchus principalis*
7 Segmentbronchus........ *Bronchus segmentalis*
8 Lappenbronchus............. *Bronchus lobaris*
9 Endbronchiole .... *Bronchiolus terminalis*

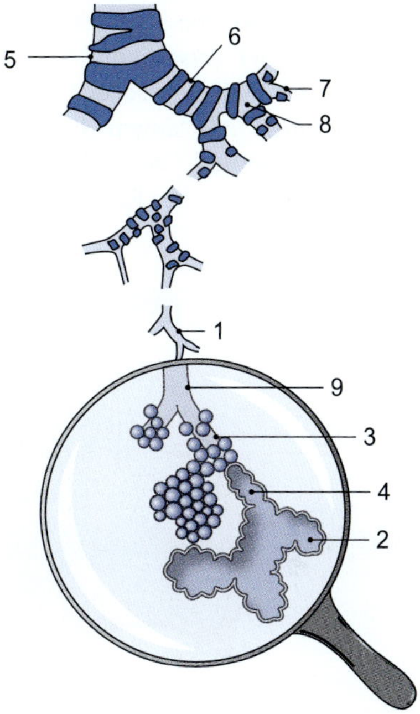

Abb. 17.18 [L141]

> Abb. 17.19 Atembewegung

Bei der Einatmung (Inspiration) vergrößert sich der quere Durchmesser des Brustkorbs (Bilder links), bei der Ausatmung (Exspiration) verkleinert er sich (Bilder rechts). Diese Veränderungen können mit einem flexiblen Metermaß gemessen werden (> Abb. 17.20). Bei der Einatmung werden die Rippen durch die Zwischenrippenmuskulatur angehoben und das Zwerchfell nach unten abgesenkt. Bei der Ausatmung hingegen werden die Rippen abgesenkt und das Zwerchfell nach oben bewegt.

Die Einatmung ist ein aktiver Vorgang, die Ausatmung ein passiver.

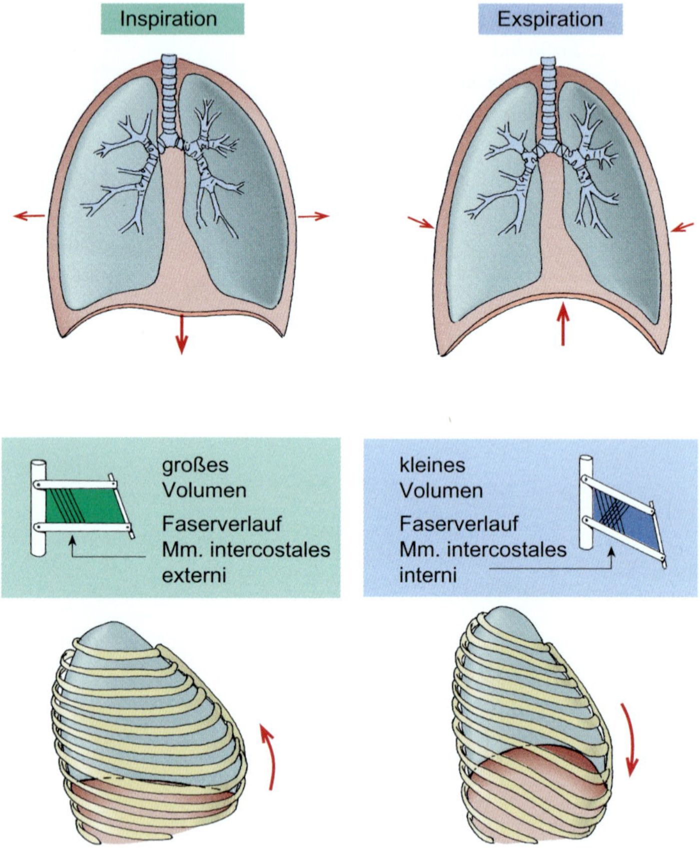

Abb. 17.19 [L190]

➢ Abb. 17.20 Messung des Brustumfangs bei den Atembewegungen

Der Brustumfang wird bei der tiefsten Ausatmung und der tiefsten Einatmung gemessen. Er variiert je nach Alter, Körperbautyp und Trainingszustand. Die während der Atembewegung gemessene Brustumfangsänderung beträgt bei einem jungen, gesunden Erwachsenen meist 6–15 cm. Bei Emphysematikern ist sie auf 1–2 cm abgesenkt.

a Brustkorb von lateral
b Brustkorb im Querschnitt

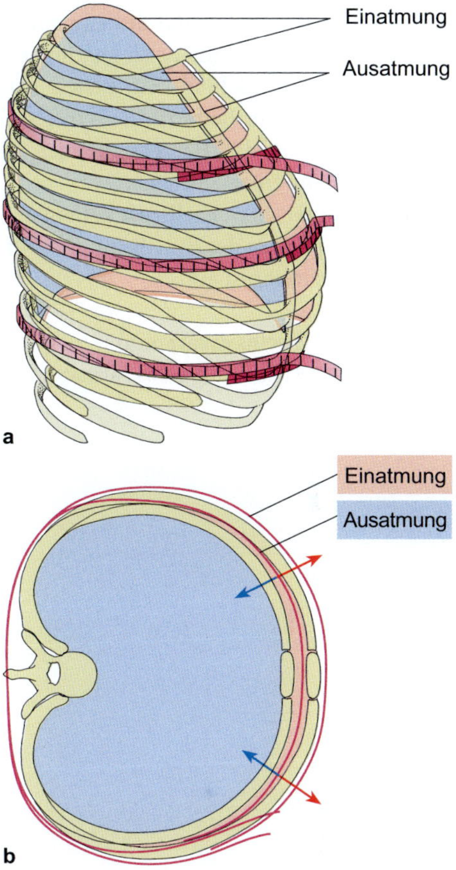

Abb. 17.20 [L190]

➢ Abb. 17.21 Trichterbrust und Hühnerbrust

Bei der **Trichterbrust** liegt eine muldenförmige Einstülpung des Brustbeins und der angrenzenden Rippenknorpel vor. Es handelt sich fast immer um eine angeborene Fehlbildung. Nur selten kommt Rachitis als Ursache in Betracht. Bei einer gleichzeitigen Verlagerung des Herzens, können funktionelle Herzbeschwerden auftreten.

Bei einer **Hühner**- bzw. **Kielbrust** kommt es zum kielartigen Vorspringen des Brustbeins. Oft tritt zusätzlich eine Trichterbrust auf.

a Trichterbrust (Pectus excavatum)
b Hühner- bzw. Kielbrust (Pectus carinatum)

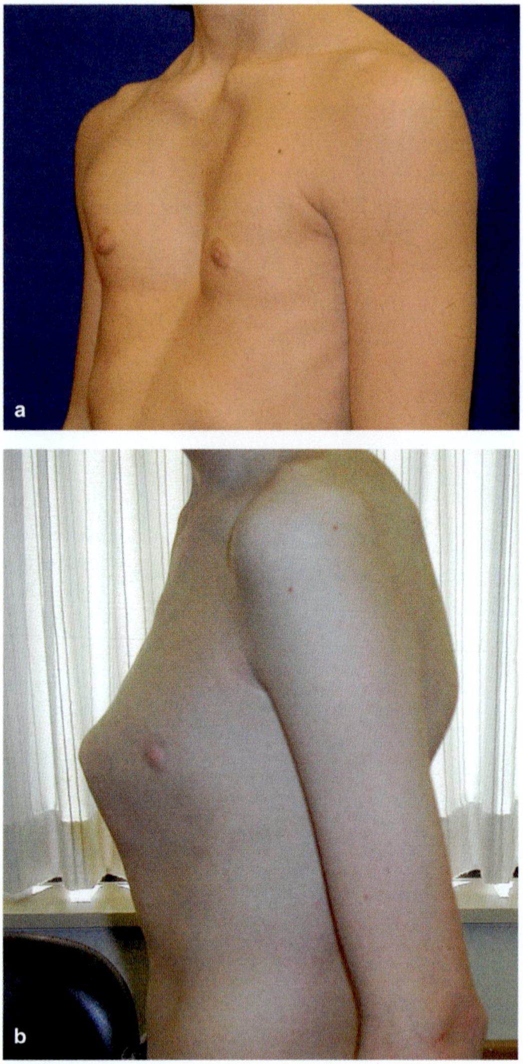

Abb. 17.21 [E775]

➢ Abb. 17.22 Zwerchfell

Die 5. – 8. Rippe und der untere Teil des Brustbeins wurden entfernt, um einen Blick auf das Zwerchfell zu ermöglichen.

Das Zwerchfell ist der wichtigste Atemmuskel. Die Ruheatmung erfolgt fast ausschließlich als Zwerchfellatmung (Bauchatmung). Hierbei wird das Sehnenzentrum des Zwerchfells um ungefähr 1–2 cm auf- und abbewegt, bei der tiefen Atmung dagegen meist um 3–6 (bis hin zu 10) cm. Nur bei verstärkter Atmung wird die Rippenatmung (Brustatmung) mit eingesetzt.

I 7. und 8. Rippe
II Zweiter Lendenwirbel ..... *Vertebra lumbalis II*

1 Seitliches Bogenband ..... *Lig. arcuatum laterale*
2 Mediales Bogenband .... *Lig. arcuatum mediale*
3 Aortenschlitz (Durchtrittsstelle im Zwerchfell für die Aorta) ..... *Hiatus aorticus*
4 Zwerchfell .... *Diaphragma*
5 Brustbein .... *Corpus sterni*

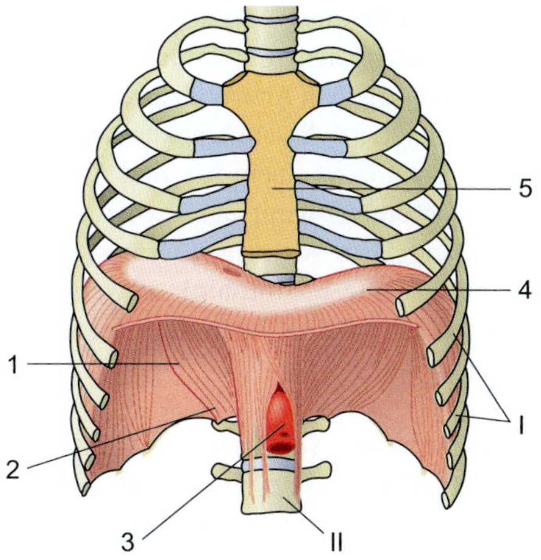

Abb. 17.22 [L190]

➢ Abb. 17.23 Verschiedene Atmungstypen

Cheyne-Stokes-Atmung Dieser Atemtyp wurde nach dem schottischen Arzt John Cheyne (1777–1836) und dem irischen Arzt William Stokes (1804–1878) bezeichnet. Bei diesem krankhaft veränderten Atemtyp kommt es zu einem An- und Abschwellen des Atemzugvolumens mit dazwischen liegendem Atemstillstand. Diese Atemveränderung kann Folge von Vergiftungen (z. B. Morphin), schwerster Herzinsuffizienz, Enzephalitis oder Arteriosklerose der Gehirngefäße sein.

Kußmaul-Atmung Die Kußmaul-Atmung wurde nach dem deutschen Arzt Adolf Kußmaul (1822–1902) benannt. Bei dieser „großen Atmung" kommt es zu besonders tiefen und regelmäßigen Atemzügen. Die Kußmaul-Atmung tritt vor allem im diabetischen und manchmal im urämischen Koma auf. Sie kann sich jedoch auch bei Aufenthalt in sehr großen Höhen einstellen.

Biot-Atmung Die Biot-Atmung wurde nach dem französischen Arzt Camille Biot (1774–1862) bezeichnet. Bei diesem Atemtyp kommt es zu kräftigen, gleichmäßigen Atemzügen, zwischen denen Atempausen auftreten. Er tritt bei Meningoenzephalitis und Gehirnerkrankungen (Hirnblutungen und Hirnödemen) auf.

Schnappatmung Es handelt sich um ein „nach Luft schnappen", das man v. a. in der Sterbephase (Agonie) finden kann, manchmal auch im Anschluss an eine Cheyne-Stokes-Atmung oder nach einem Herz-Kreislauf-Stillstand. Typisch für die Schnappatmung ist, dass es zwischen den einzelnen schnappenden Atemzügen zu langen Atempausen kommt. Grund ist eine schwere Schädigung des Atemzentrums, das nur noch auf starken Sauerstoffmangel reagiert.

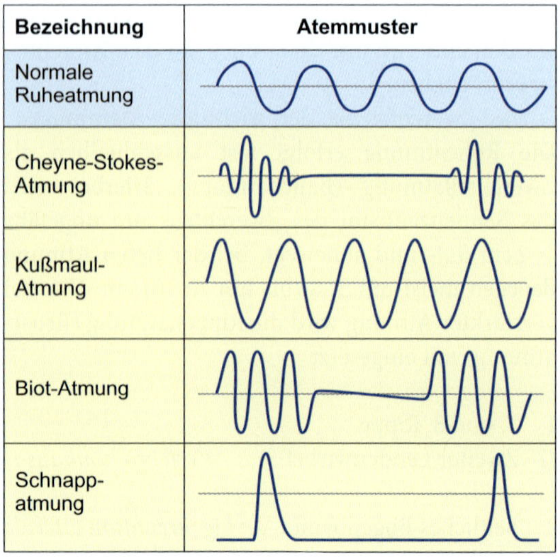

Abb. 17.23 [A400]

➢ Abb. 17.24 Prüfung des Stimmfremitus

Der Patient wird aufgefordert, mehrmals hintereinander die Zahl 99 so tief wie möglich zu sagen. Um die dabei entstehenden Schwingungen zu tasten, legt der Untersucher seine Fingergrundgelenke auf den unteren Lungenrand. Allerdings zeigt diese Methode bei hoher Stimmlage, also vor allem bei Kindern und manchen Frauen, keine befriedigenden Ergebnisse.

Wichtig ist bei dieser Untersuchung der Seitenvergleich.

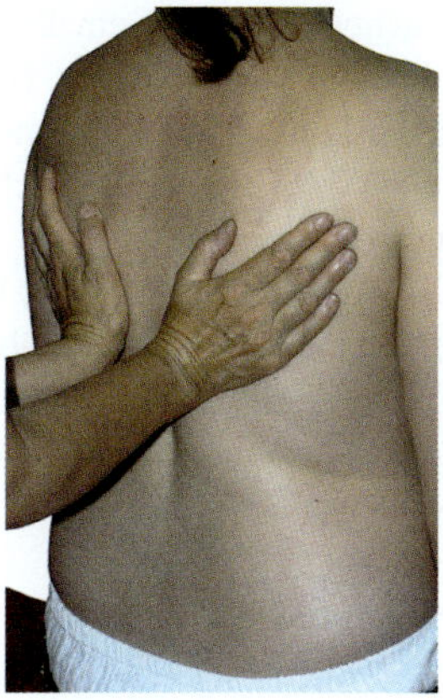

Abb. 17.24 [M553]

➢ Abb. 17.25 Kehlkopfspiegelung (Laryngoskopie)

Hat ein Heilpraktiker die entsprechende Sachkenntnis, darf er eine Kehlkopfspiegelung durchführen.

a Mit dem Kehlkopfspiegel lässt sich der Kehlkopf von oben betrachten. Man sieht die Stimmlippen in der Atemstellung (Respirationsstellung).

b Ansicht des Kehlkopfs von der Seite

c Ansicht des Kehlkopfs von oben, wie er sich bei der Kehlkopfspiegelung zeigt

1 Kehldeckel .... *Epiglottis*
2 Stimmlippe .... *Plica vocalis*
3 Einschnitt zwischen den Stellknorpelspitzen .... *Incisura interarytenoidea*

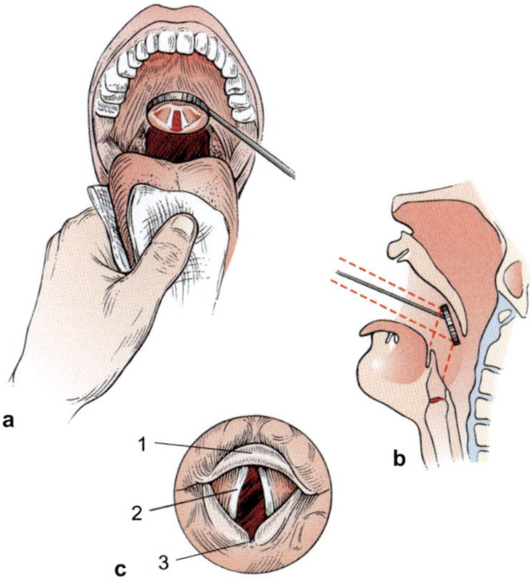

Abb. 17.25 [E508]

➢ Abb. 17.26 Bronchoskopie

Bei einer Bronchoskopie wird ein Bronchoskop in das Bronchialsystem vorgeschoben. Die Abbildung zeigt die bronchoskopisch aufgenommene Teilungsstelle der Luftröhre (Bifurcatio tracheae) in die beiden Stammbronchien.

Ein Bronchoskop kann ein dünnes Rohr (starres Bronchoskop) oder ein Schlauch (flexibles Bronchoskop) sein. Durch den Kanal können benötigte Instrumente, z. B. Biopsiezange oder optische Geräte, eingeführt werden.

1 Rechter Hauptbronchus .... *Bronchus principalis dexter*
2 Linker Hauptbronchus .... *Bronchus principalis sinister*
3 Luftröhrengabelung.................. *Carina*

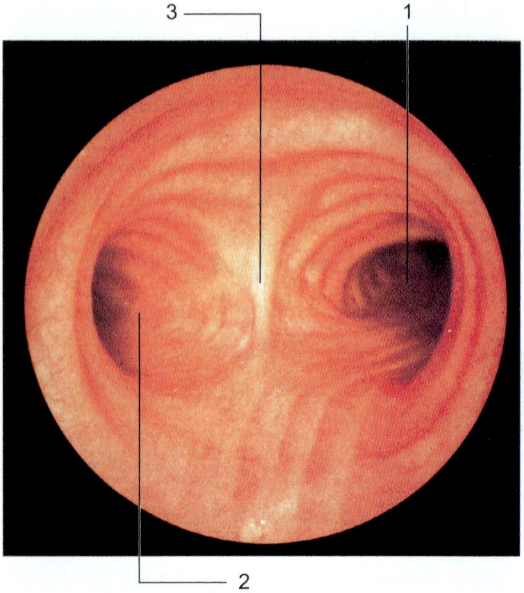

Abb. 17.26 [E580]

➢ Abb. 17.27 Röntgendarstellung einer gesunden Lunge

Beim Röntgen unterscheidet man zwei Verfahren, nämlich die Röntgenaufnahme und die Röntgendurchleuchtung. Die **Röntgenaufnahme** dient der Darstellung von Augenblickswerten. Die **Röntgendurchleuchtung** wird zur Darstellung von dynamischen Prozessen verwendet, z. B. können bestimmte Bewegungsabläufe nach Schlucken von Kontrastmittelbrei beobachtet werden.

Das Röntgenbild beruht auf dem folgenden Prinzip: Wird ein Körper von Röntgenstrahlen durchdrungen, so absorbieren (aufsaugen, verschlucken) die durchstrahlten Gewebe die Röntgenstrahlen unterschiedlich stark. Dadurch entsteht ein Schattenbild, das auf einem lichtempfindlichen Film sichtbar gemacht werden kann. Dieses Schattenbild beinhaltet unterschiedliche Grauschattierungen (Röntgenaufnahme).

Die vorliegenden Abbildungen zeigen eine Röntgenaufnahme des Thorax. Gewebe, das gut strahlendurchlässig ist, erscheint hier schwarz. Gewebe, das die Strahlung nicht oder nur sehr schwach durchtreten lässt, erscheint hell.

Die Röntgenaufnahme eignet sich besonders zur Abklärung unklarer Lungenprozesse, zum Nachweis eines Pleuraergusses oder Pneumothorax. Bei infiltrativen Veränderungen der Lunge bringt eine Röntgendarstellung jedoch im Allgemeinen keine weiteren diagnostischen Erkenntnisse.

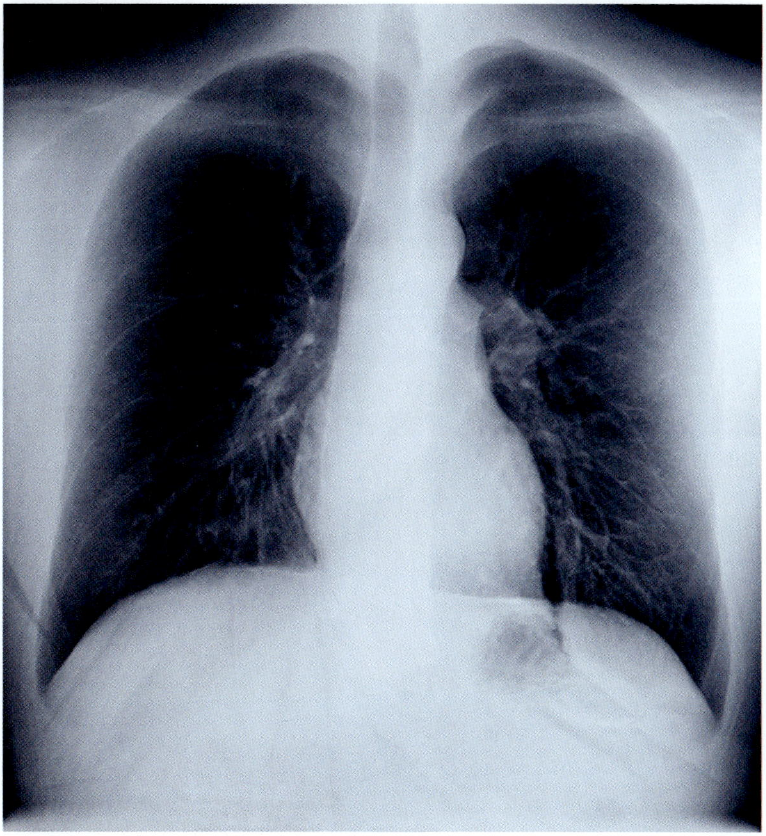

Abb. 17.27 [J787; M500]

➢ Abb. 17.28 Lungenemphysem

Bei einem Lungenemphysem ist der Luftgehalt der Lungen vermehrt. Ursache hierfür ist eine Erweiterung der Alveolen, durch eine Zerstörung ihrer Scheidewände.

Die Röntgenaufnahme zeigt einen 66-jährigen Patienten mit Lungenemphysem. Der Mann litt bereits seit Jahren an einer Belastungsdyspnoe und war bis 7 Jahre vor der Erkrankung starker Raucher. Anlass zur Röntgenuntersuchung gab eine zunehmende Ruhedyspnoe.

Bitte vergleichen Sie die Röntgenaufnahme mit dem Normalbefund der vorstehenden Abbildung. Man sieht ein beidseits tiefstehendes Zwerchfell (kurze weiße Pfeile). Beachten Sie auch die verminderte Gefäßzeichnung durch vermehrte Strahlentransparenz (lange weiße Pfeile). In der Aufnahme a zeichnet sich zudem ein median gelegener Kardio- / Mediastinalschatten ab (schwarzer Pfeil).

a Ansicht von vorne
b Ansicht von der Seite

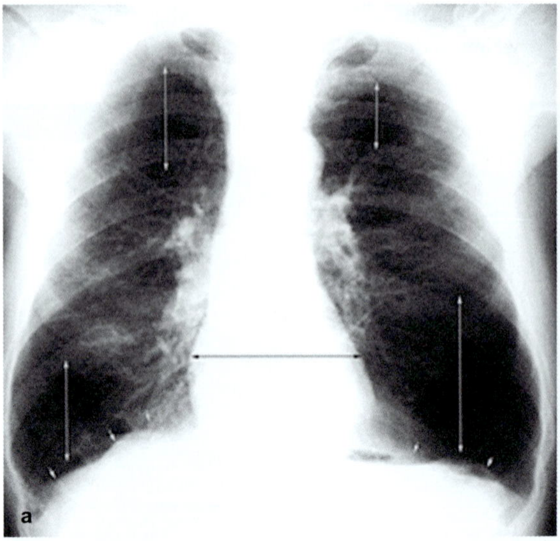

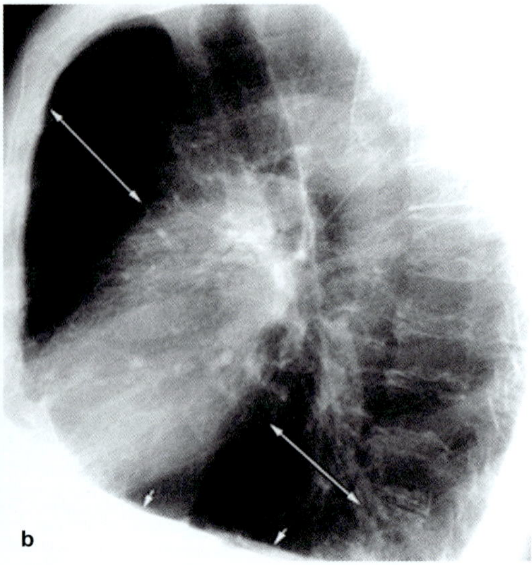

Abb. 17.28 [M506]

➢ Abb. 17.29 Bronchiektasen

Bronchiektasen sind nicht mehr rückbildungsfähige Erweiterungen einer oder mehrerer mittlerer oder kleiner Bronchien, durch Zerstörung der Bronchialwand in Folge von z. B. Infektionen, Schadstoffen, Fremdkörpern oder bestimmten Lungenerkrankungen (z. B. zystische Fibrose).

Durch die verminderte Fähigkeit der Zilien die Atemwege zu reinigen, sammelt sich vermehrt Schleim in den Bronchien. Die dadurch entstehende bakterielle Besiedelung schädigt die Bronchialschleimhaut und das Lungenparenchym zusätzlich.

Die abgebildete Bronchografie zeigt deutlich ausgeprägte sackförmige Bronchiektasen im Mittellappen.

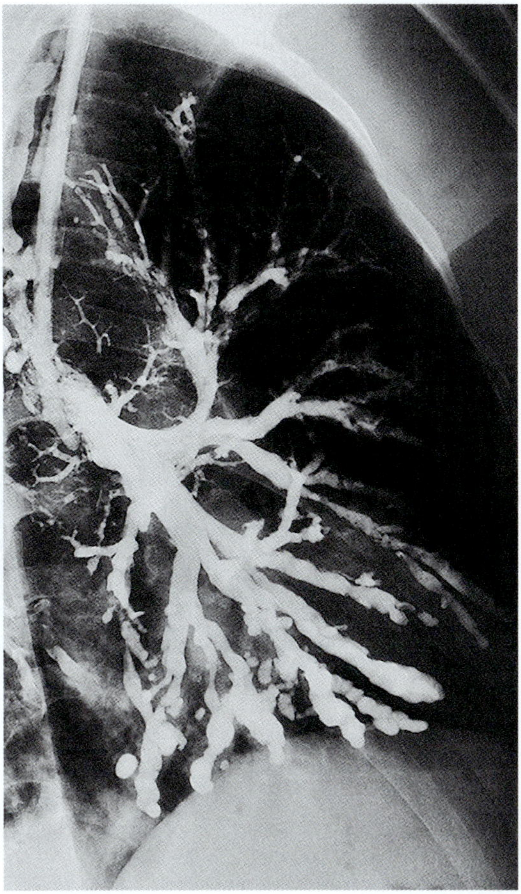

Abb. 17.29 [E592]

➢ Abb. 17.30 Lobärpneumonie

Die Röntgenaufnahme zeigt eine Patientin mit einer Lobärpneumonie im rechten Lungenmittellappen. Man erkennt eine flächige Verschattung im Bereich des Lungenlappens mit relativ scharfer Begrenzung.

a Aufnahme von vorne
b Aufnahme von der Seite

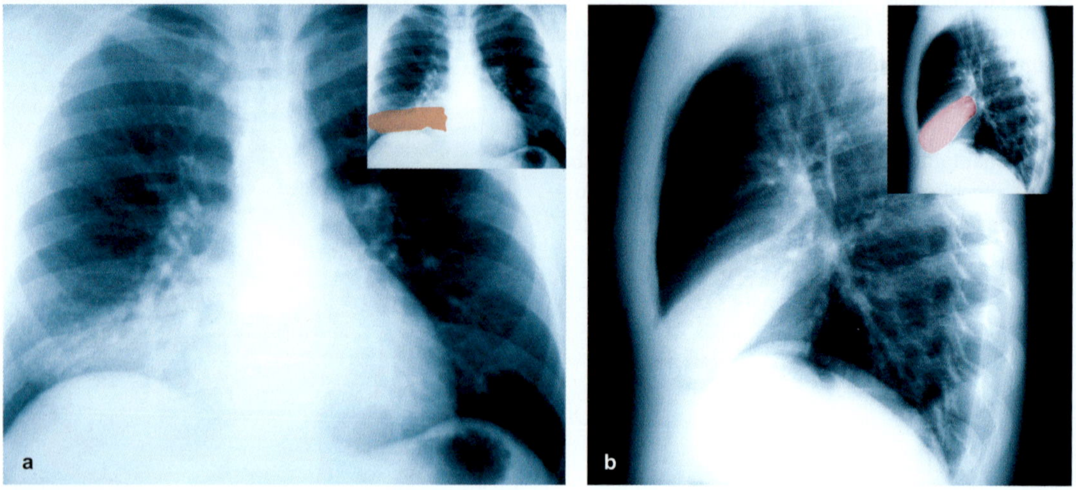

Abb. 17.30 [T197]

➢ Abb. 17.31 Lungenabszess

Man sieht auf der Röntgenaufnahme einen Patienten mit einem Lungenabszess in der rechten Lunge.

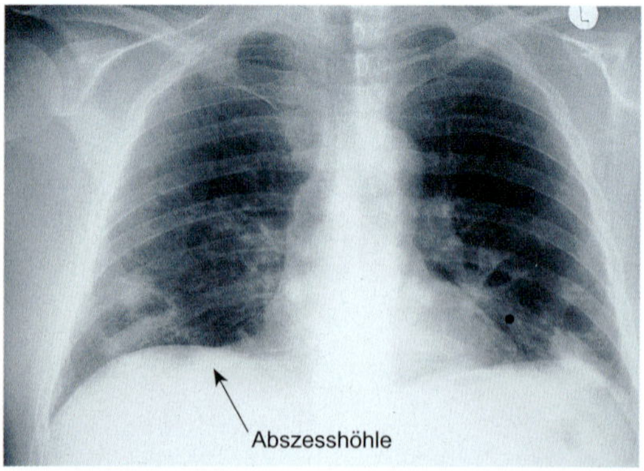

Abb. 17.31 [M104]

➢ Abb. 17.32 Blue Bloater

Zu sehen ist ein Blue Bloater (BB), ein adipöser Patienten mit fortgeschrittenem Lungenemphysem und ausgeprägter Zyanose.

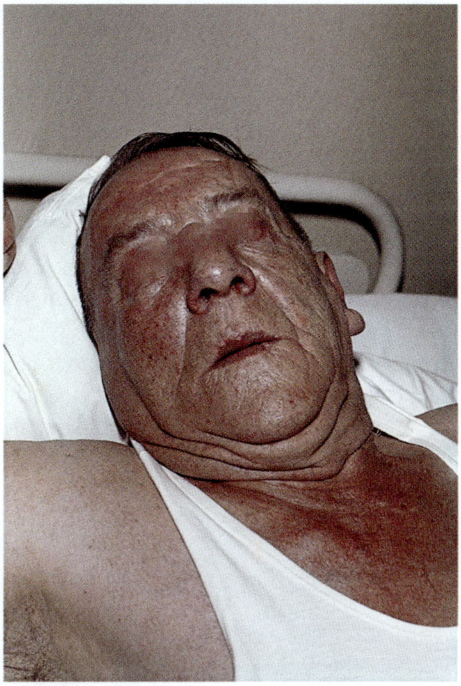

Abb. 17.32 [R246]

➤ Abb. 17.33 Pink Puffer und Blue Bloater

Beim Emphysematiker unterscheidet man zwei Typen:

a Pink Puffer (rosafarbener Schnaufer) Er ist schlank und weist nur eine leichte rosafarbene Hautverfärbung auf.

Wie man auf der Abbildung sieht, besteht ausgeprägte Atemnot, denn der Betroffene nimmt die „Kutscherhaltung" ein. Damit meint man, dass er die Arme auf dem Bett bzw. Stuhl aufstützt, um die Atemhilfsmuskulatur zu aktivieren. Wie man sieht, setzt der Patient wegen der Atemnot gerade die Lippenbremse ein. Dazu atmet er bei geschlossenem Mund durch die Nase ein. Dann lässt er die Luft leicht und ohne Anstrengung, also ohne zu pressen oder zu drücken, wieder durch die locker aufeinanderliegenden Lippen ausströmen. Dazu spitzt er die Lippen, damit der Atemwegkanal verengt ist. Durch diese Atemtechnik verhindert er, dass die Bronchiolen kollabieren.

b Blue Bloater (blauer Aufgedunsener) Er ist übergewichtig und zeigt eine ausgeprägte bläuliche Zyanose.

Bei ihm ist das Krankheitsbild so weit fortgeschritten, dass er gar nicht mehr in der Lage ist, größere körperliche Aktivitäten auszuführen, weshalb er weniger über Atemnot klagt. Häufig kommt es zur chonisch-obstruktiven Bronchitis mit reichlich Auswurf.

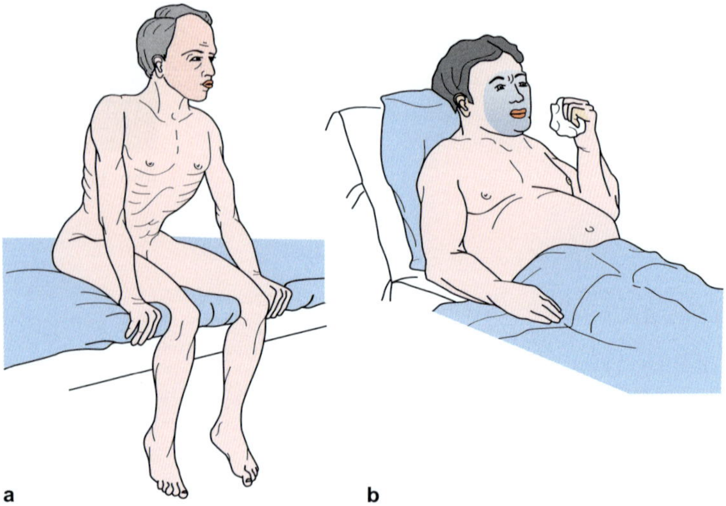

Abb. 17.33 [E437]

➢ Abb. 17.34 Sarkoidose, kleinknotige Form

Die Sarkoidose (Morbus Boeck) kann akut oder chronisch verlaufen. Sie kann entweder nur ein Organ befallen, z. B. die Haut oder die Lunge oder aber mehrere Organe.

Die Abbildung zeigt eine Patientin mit einer chronischen Hautsarkoidose der kleinknotigen Form. Auf der linken Wange befinden sich rötliche Papeln in gruppierter Anordnung.

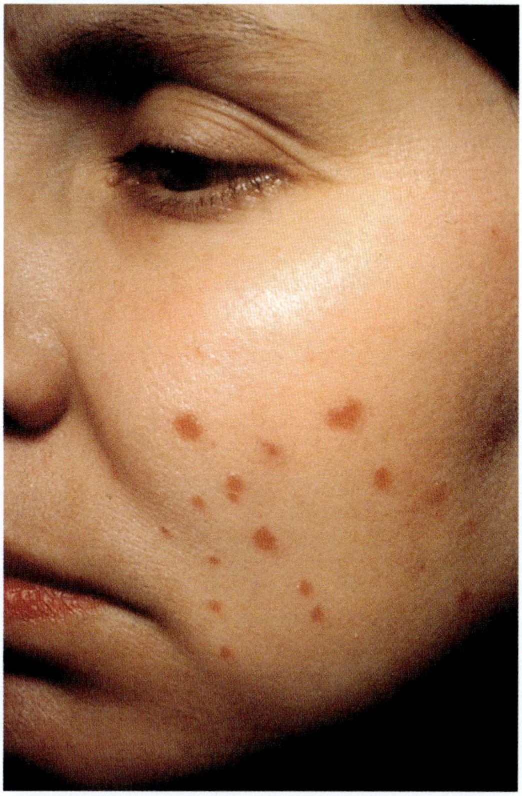

Abb. 17.34 [E273]

➢ Abb. 17.35 Sarkoidose, flächenhaft-infiltrative Form

Bei der Hautsarkoidose lässt sich nach dem Erscheinungsbild eine großknotige, eine kleinknotige und eine flächenhaft-infiltrative Form unterscheiden. Auf der Abbildung sieht man einen deutlich abgegrenzten, flachen, randbetonten, braun-roten Herd auf der rechten Wange.

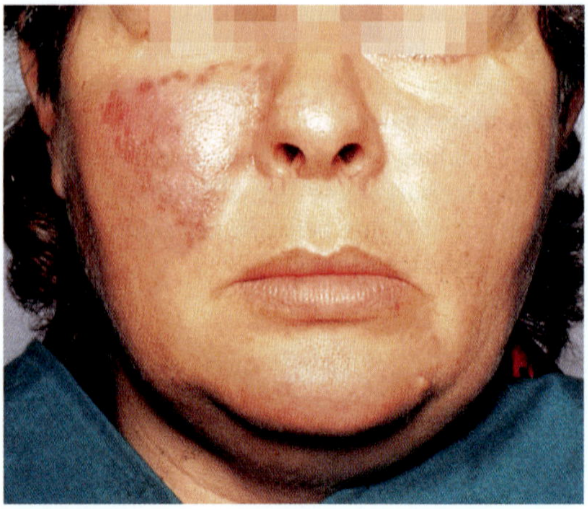

Abb. 17.35 [E273]

➢ Abb. 17.36 Kaverne bei Lungentuberkulose

Röntgenaufnahme eines Patienten mit kavernöser Lungentuberkulose im rechten Oberlappen. Eine Kaverne ist ein krankhafter Hohlraum, der sich durch Gewebseinschmelzung gebildet hat. Die Kaverne kann durch Abhusten leer sein oder sie kann mit einer käsigen Masse aus Eiter, Gewebstrümmern und Bakterien angefüllt sein.

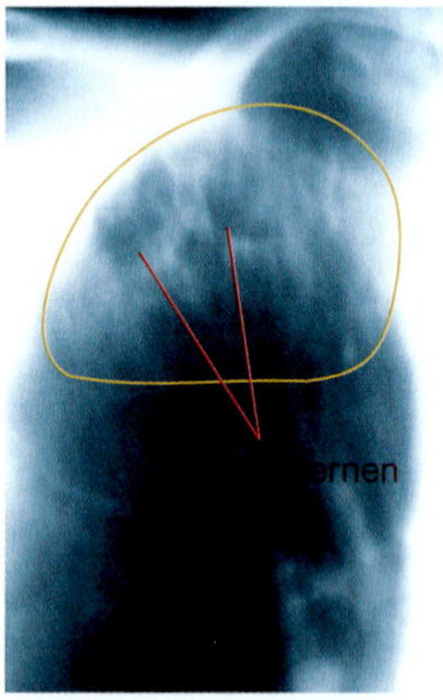

Abb. 17.36 [T197]

➢ Abb. 17.37 Lungentuberkulose

Die Röntgenaufnahme zeigt eine Patientin mit Lungentuberkulose im rechten Oberlappen. Man sieht im Tuberkulose-Herd zusammenfließende Infiltrate mit vielen kleinen Einschmelzungen.

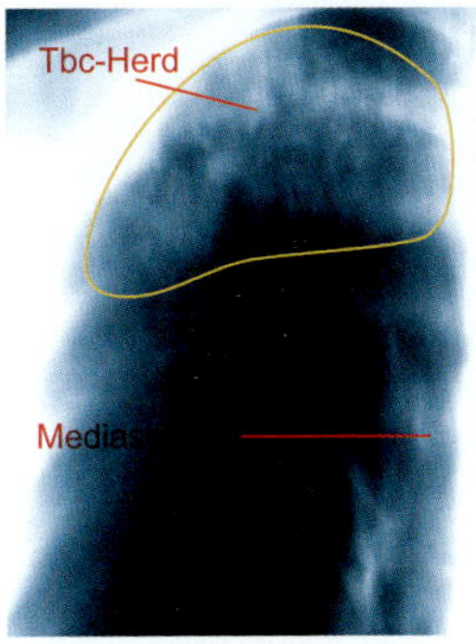

Abb. 17.37 [T197]

➢ Abb. 17.38 Hauttuberkulose

Die heutzutage selten vorkommende Hauttuberkulose kann in unterschiedlichen Erscheinungsformen auftreten. Bei Lupus vulgaris (fressende Flechte, Wolf), der häufigsten Form, entwickeln sich kleine, rötlich-bräunliche Knötchen, die leicht erhaben sind, teilweise konfluieren und eine feinlamellige Schuppung besitzen können. Die einzelnen Knötchen zeigen einen zentralen Gewebszerfall.

Die Hauttuberkulose kann isoliert auftreten oder als Begleiterkrankung einer Tuberkulose, die sich an anderen Organen, vor allem der Lunge, manifestiert. In Mitteleuropa ist seit der ersten Hälfte des 19. Jahrhunderts ein kontinuierlicher Rückgang der Durchseuchung mit Tuberkulose, einschließlich der Hauttuberkulose zu beobachten. Um die Jahrhundertwende waren 90 % der Kinder Tuberkulin-positiv. Sie hatten also einen tuberkulösen Primäraffekt durchgestanden. Im Jahr 1948 waren es nur noch 35 % und 1974 3 %. In neuerer Zeit nimmt die Erkrankung vor allem bei AIDS-Infizierten stark zu.

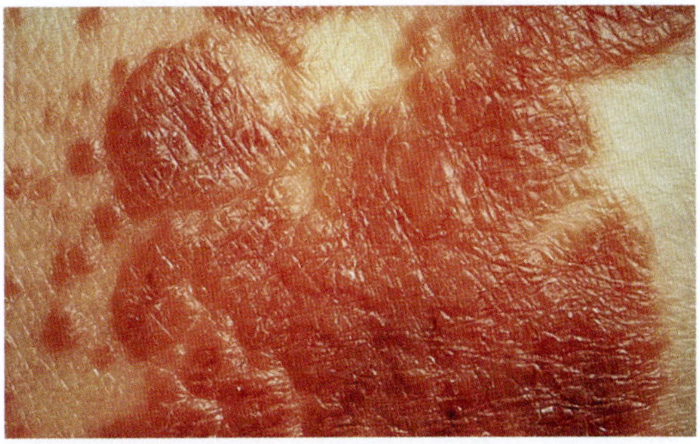

Abb. 17.38 [E273]

KAPITEL

18 Nervensystem

➢ Abb. 18.1 Übersicht über das Nervensystem

Aufgrund seiner Lage unterteilt man das Nervensystem in das Zentralnervensystem und das periphere Nervensystem.

- **Zentralnervensystem (ZNS):**
  - Gehirn (Nr. 1 und 2) und
  - Rückenmark (Nr. 4)
- **Peripheres Nervensystem (PNS):**
  - 12 Hirnnervenpaaren, die direkt aus dem Gehirn entspringen
  - 31 Rückenmarksnervenpaaren, die aus dem Rückenmark austreten

1 Großhirn .... *Cerebrum*
2 Kleinhirn .... *Cerebellum*
3 Armnervengeflecht .... *Plexus brachialis*
4 Rückenmark .... *Medulla spinalis*
5 Speichennerv...................... *N. radialis*
6 Mittelarmnerv.................. *N. medianus*
7 Ellennerv .... *N. ulnaris*
8 Lenden-Kreuzbein-Nervengeflecht ...... *Plexus lumbosacralis*
9 Oberschenkelnerv .... *N. femoralis*
10 Ischiasnerv .... *N. ischiadicus*
11 Rückenmarksnerv .... *N. spinalis*
12 Hirnnerv .... *N. cranialis*

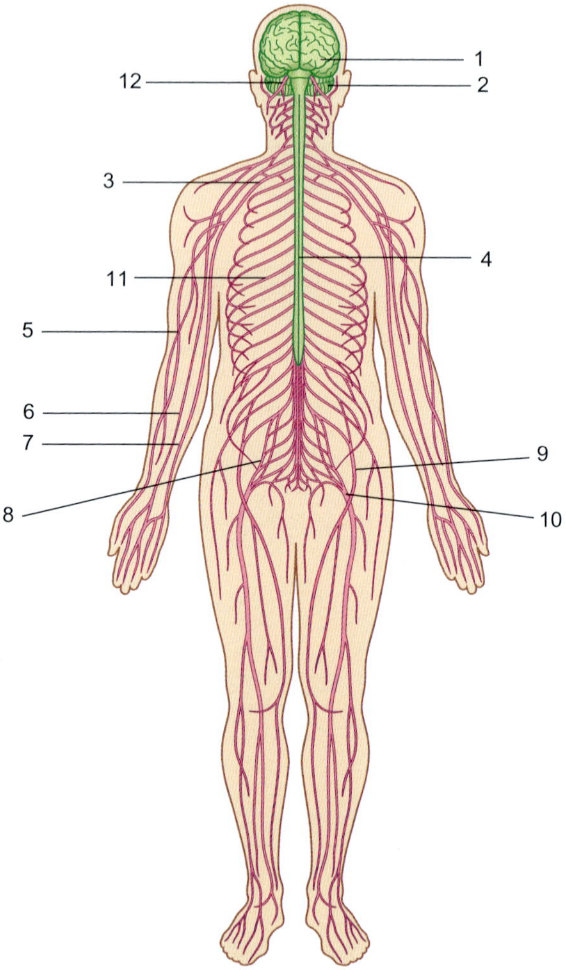

Abb. 18.1 [E580]

➢ Abb. 18.2 Schematische Darstellung von Querschnitten durch das Rückenmark

Der Querschnitt durch das Rückenmark zeigt, dass dieses aus grauer und weißer Substanz besteht. Die graue Substanz (in der Abbildung gelb bzw. grün) liegt im Inneren des Rückenmarks und ist in etwa schmetterlingsförmig. Hier liegen die Nervenzellkerne. Die weiße Substanz umhüllt mit ihren durchziehenden Nervenbahnen die graue wie einen Mantel. Die Nervenbahnen sind Fortsätze der Nervenzellen (Nervenzellfasern), die vom Gehirn kommen oder zum Gehirn ziehen. Die weiße Farbe stammt von den markreichen (myelinisierten) Fett-Eiweiß-Hüllen, die die Nervenfasern umgeben.

Die Abbildung zeigt, dass die weiße Substanz von oben nach unten abnimmt, da in dieser Reihenfolge immer mehr motorische Nervenfasern das Rückenmark verlassen, um zu den Muskeln zu laufen. Zudem treten von unten nach oben immer neue, sensible Fasern in das Rückenmark ein, die die weiße Substanz von unten nach oben zunehmen lassen.

Anders verhält es sich mit der grauen Substanz. Sie ist im unteren Halsabschnitt, im unteren Lendenabschnitt und im oberen Kreuzbeinabschnitt sehr ausgeprägt, weil in diesem Gebiet die Schaltstationen der Nervenzellen für die Arme und Beine liegen (➢ Abb. 18.1).

Höhe der Querschnitte durch das Rückenmark

1 Erstes Halssegment *C1*
2 Viertes Halssegment *C4*
3 Siebtes Halssegment *C7*
4 Zweites Brustsegment *Th2*
5 Zwölftes Brustsegment *Th12*
6 Fünftes Lendensegment *L5*
7 Erstes Kreuzbeinsegment *S1*
8 Viertes Kreuzbeinsegment *S4*

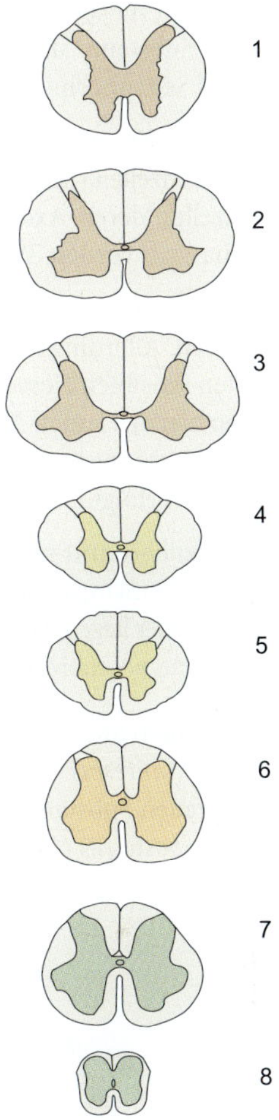

Abb. 18.2 [L190]

➢ Abb. 18.3 Querschnitt durch das Rückenmark

Die Abbildung zeigt einen Querschnitt durch das Rückenmark im unteren Halsbereich.

An der grauen Substanz unterscheidet man Vorder-, Hinter- und Seitenhorn:

Vorderhorn Im Vorderhorn liegen die Zellkörper der motorischen Nervenzellen (Motoneurone, motorische Vorderhornzelle), deren Axone (Nervenfortsätze) das Rückenmark als vordere Wurzel verlassen.

Hinterhorn Im Hinterhorn liegen Zellkörper der sensiblen Nervenzellen. Allerdings liegen bereits die Zellkörper der ersten sensiblen Nervenfasern in den Spinalganglien. Von hier aus laufen Axone zum Hinterhorn, in dem eine Erregungsumschaltung auf das zweite sensible Neuron erfolgt.

Seitenhorn Das Seitenhorn tritt nur in den Rückenmarkabschnitten C8 bis L3 (Sympathikus) und S2 bis S4 (Parasympathikus) auf. Hier liegen die Zellleiber für das unwillkürliche (autonome, vegetative) Nervensystem.

1 Vorderhorn der grauen Substanz. . . . . *Cornu anterius (Columna anterior)*
2 Hinterhorn der grauen Substanz . . . . *Cornu posterius (Columna posterior)*
3 Vorderstrang der weißen Substanz . . . *Funiculus anterior*
4 Seitenstrang der weißen Substanz . . . . *Funiculus lateralis*
5 Hinterstrang der weißen Substanz . . . *Funiculus posterior*
6 Vordere motorische Wurzel des Rückenmarksnervs . . . . . *Radix anterior motoria*
7 Hintere sensible Wurzel des Rückenmarksnervs . . . . *Radix posterior sensoria*
8 Weiche Rückenmarkshaut . . . *Pia mater spinalis*
9 Netzsubstanz. . . . . *Formatio reticularis*
10 Sensible Hinterstrangbahnen, Burdach Hirnstrangbahnen . . . . *Fasciculus cuneatus*
11 Vordere Mittelspalte des Rückenmarks . . . . *Fissura mediana anterior*
12 Hintere Rückenmarkscheidewand. . . . . . *Septum medianum posterius*
13 Zentrale graue Substanz . . . . . . *Substantia grisea intermedia centralis*
14 Zentralkanal . . . . *Canalis centralis*
15 Schlanke Hinterstrangbahnen, Goll Hirnstrangbahnen . . . . . . *Fasciculus gracilis*

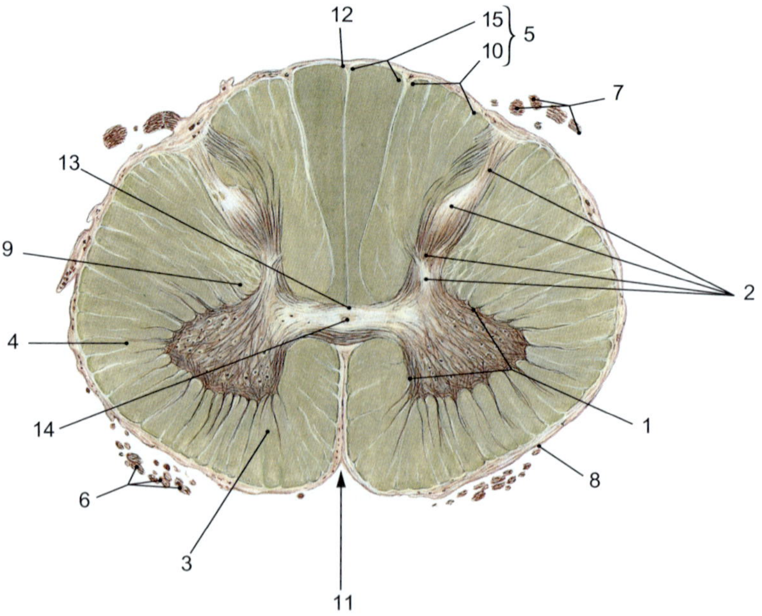

Abb. 18.3 [S007-3-23]

➢ Abb. 18.4 Lage des Rückenmarks im Rückenmarkkanal

Die harte Rückenmarkshaut (Dura mater spinalis) umhüllt das Rückenmark wie ein Sack (Durasack) und begleitet die Nervenwurzeln im Zwischenwirbelloch. Zu sehen ist, dass die Dura mater im Wirbelkanal aus zwei getrennten Blättern besteht: einem *äußeren Blatt,* das dem Wirbelkanal von innen aufliegt und die Aufgaben der Knochenhaut erfüllt und einem *inneren Blatt,* das dem Membranteil der Spinnwebenhaut aufliegt.

Im Subarachnoidalraum zirkuliert der Liquor, der das empfindliche Rückenmark vor Erschütterung schützt. Außerdem dient er dem Austausch von Stoffwechselprodukten zwischen Blut und ZNS.

1 Dornfortsatz .... *Processus spinosus*
2 Harte Rückenmarkshaut.... *Dura mater spinalis*
3 Epiduralraum zwischen den zwei Durablättern .... *Spatium epidurale*
4 Hirnwasserraum (Subarachnoidalraum) .... *Spatium subarachnoideum*
5 Spinalganglion .... *Ganglion spinale*
6 Rückenmarksnerv .... *N. spinalis*
7 Übergang der Dura in die Nervenscheide .... *Epineurium*
8 Vorderer Ast des Rückenmarksnervs .... *Ramus anterior*
9 Verbindungsast zum Grenzstrang............. *Ramus communicans*
10 Vordere Wurzel des Rückenmarksnervs .... *Radix anterior*
11 Gezähntes Band .... *Lig. denticulatum*
12 Hintere Wurzel des Rückenmarksnervs .... *Radix posterior*
13 Weiche Rückenmarkshaut ... *Pia mater spinalis*
14 Spinnwebenhaut (Arachnoidea)...... *Arachnoidea mater spinalis*
15 Knochenhaut..................... *Periosteum*

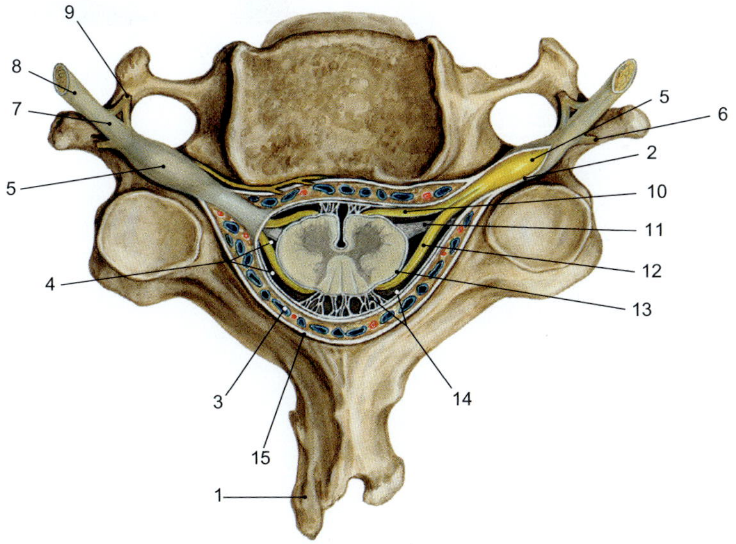

Abb. 18.4 [S007-1-23]

➢ Abb. 18.5 Projektion der Wirbelsäule und der Rückenmarksegmente auf den Rücken

Die schwarze Linie markiert die einzelnen Wirbelsäulenabschnitte. Die weiße Linie zeigt die Ausdehnung des Rückenmarks mit den einzelnen Rückenmarksegmenten. Beim Erwachsenen endet das Rückenmark in Höhe des 1. – 2. Lendenwirbels. Unterhalb von L1 /L2 verlaufen noch die zu ihren Austrittsstellen absteigenden Nervenfasern der Spinalnerven L2 bis Co1 im Wirbelkanal.

Unterhalb von L1 /L2 befindet sich also keine graue Substanz mehr, sondern nur noch weiße. Weil es hier nur noch durchziehende Nervenfasern gibt, spricht man vom Pferdeschwanz (Cauda equina).

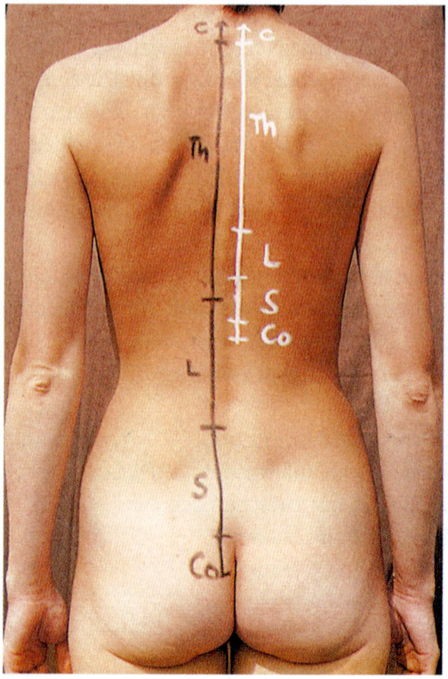

Abb. 18.5 [S002-9]

➢ Abb. 18.6 Segmentanordnung von Rückenmark und Wirbelsäule

Das Rückenmark gliedert sich in 31 Rückenmarksegmente, aus denen jeweils ein Spinalnervenpaar (Rückenmarksnervenpaar) hervorgeht. Die Spinalnerven werden nach ihren Austrittsstellen aus der Wirbelsäule bezeichnet. Die meisten Spinalnerven verlassen das Rückenmark nicht in der Segmenthöhe, in der sie aus dem Rückenmark entspringen, sondern verlaufen erst noch ein Stück in der weißen Substanz, bevor sie aus den Zwischenwirbellöchern der Wirbelsäule austreten.

Diese Verschiebung ist auf die embryonale Entwicklung zurückzuführen. Während der Fetalzeit wird zuerst das Rückenmark mit seinen Nerven angelegt, später bildet sich die Wirbelsäule um das Rückenmark aus. Die Wirbelsäule wächst in der Folgezeit etwas schneller und zieht dabei gewissermaßen die Nervenfasern mit nach unten.

Im oberen Halsbereich stimmen die Höhe der Rückenmarksegmente (arabische Ziffern) und die Wirbel noch weitgehend überein. Nach unten nimmt die Strecke zu, die die Spinalnerven im Wirbelkanal verlaufen.

Beachten Sie, dass es im Halsbereich sieben Wirbel gibt, aber acht Halsnervenpaare, da das erste Halsnervenpaar zwischen Hinterhauptbein und dem 1. Halswirbel und das letzte Halsnervenpaar unterhalb des 7. Halswirbels austritt.

Gelb:	8 Segmente des Halsrückenmarks
Rosa:	12 Segmente des Brustrückenmarks
Blau:	5 Segmente des Lendenrückenmarks
Grün:	5 Segmente des Kreuzbeinrückenmarks
Weiß:	1 Segment des Steißbeinrückenmarks

C1 – C8:	Halssegmente
T1 – T12:	Brustsegmente
L1 – L5:	Lendensegmente
S1 – S5:	Kreuzbeinsegmente
Co1 – Co3:	Steißbeinsegmente

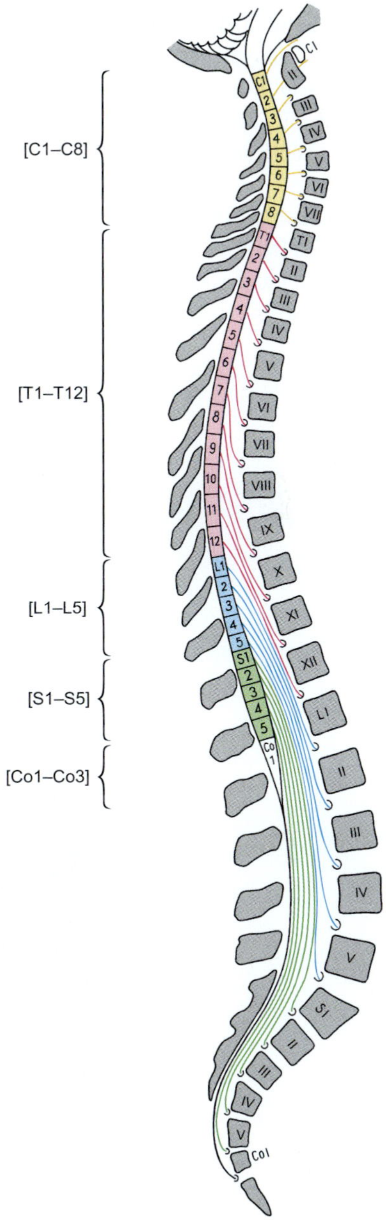

Abb. 18.6 [S007-3-23]

➢ Abb. 18.7 Rückenmarkshäute und Rückenmark von dorsal

Die Dornfortsätze der Wirbel wurden entfernt, um einen Blick auf die Rückenmarkshäute und das Rückenmark zu ermöglichen. Stufenweise wurden zudem die harte Rückenmarkshaut (Dura mater spinalis) und die Spinnwebenhaut (Arachnoidea mater spinalis) entfernt.

1 Harte Rückenmarkshaut . . . . *Dura mater spinalis*
2 Wirbelbogen (abgesägt) . . . . *Arcus verbetrae*
3 Spinnwebenhaut des Rückenmarks (Arachnoidea). . . . . . *Arachnoidea mater spinalis*
4 Seitlicher Lendenzwischenrippenmuskel . . . . *M. intertransversarius lateralis lumborum*
5 Pferdeschwanz . . . . *Cauda equina*
6 Vordere Wurzel des Rückenmarksnervs . . . . *Radix anterior*
7 Spinalganglion . . . . *Ganglion spinale*
8 Hintere Wurzel des Rückenmarksnervs . . . . *Radix posterior*
9 Rückenmark . . . . *Medulla spinalis*
10 Weiche Rückenmarkshaut . . . *Pia mater spinalis*

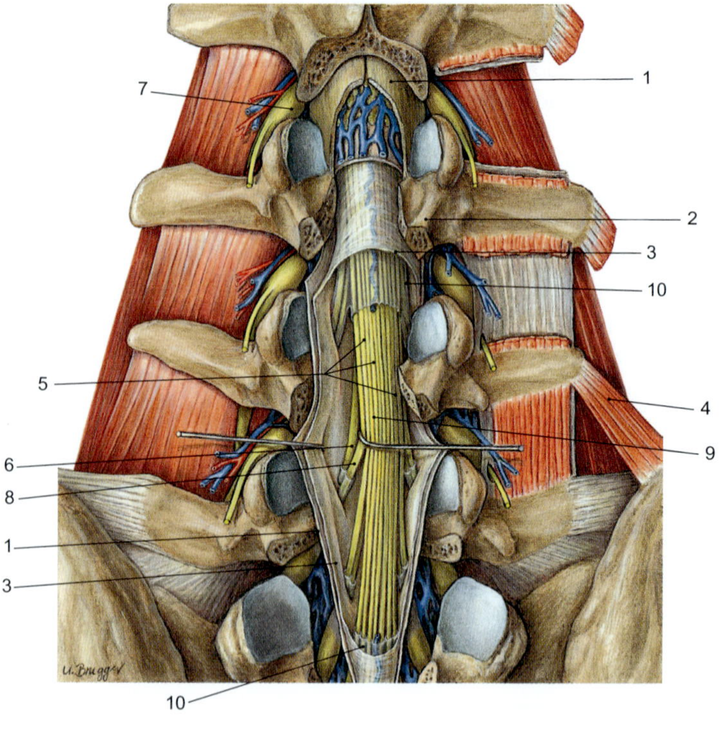

Abb. 18.7 [S007-1-23]

18

➢ Abb. 18.8 Lumbalpunktion

Obwohl das Rückenmark mit seiner grauen Substanz in Höhe von L1 / L2 der Wirbelsäule endet, reicht der „Durasack" bis zum 2. Kreuzbeinwirbel. In dem Abschnitt L1 / L2 bis zum 2. Kreuzbeinwirbel handelt es sich allerdings nur noch um durchziehende Nervenfasern (Pferdeschwanz, Cauda equina).

Bei klinischen Untersuchungen muss häufig Hirn-Rückenmark-Flüssigkeit (Liquor) entnommen werden oder es müssen Medikamente (Betäubungsmittel bei Spinalanästhesie) in den Liquorraum injiziert werden. Bei dieser Lumbalpunktion (LP) wird meist ober- oder unterhalb des 4. Lendenwirbeldornfortsatzes punktiert, weil hier keine graue Substanz des Rückenmarks mehr verletzt werden kann. Die LP wird am sitzenden Patienten vorgenommen, der sich nach vorne beugt, damit sich die Zwischenräume zwischen den Dornfortsätzen erweitern.

1 Wirbelkörper L2 .... *Corpus vertebrae L2*
2 Bandscheibe .... *Discus intervertebralis*
3 Rückenmark .... *Medulla spinalis*
4 Wirbelbogen .... *Arcus vertebrae*
5 Wirbelkanal............... *Canalis vertebralis*

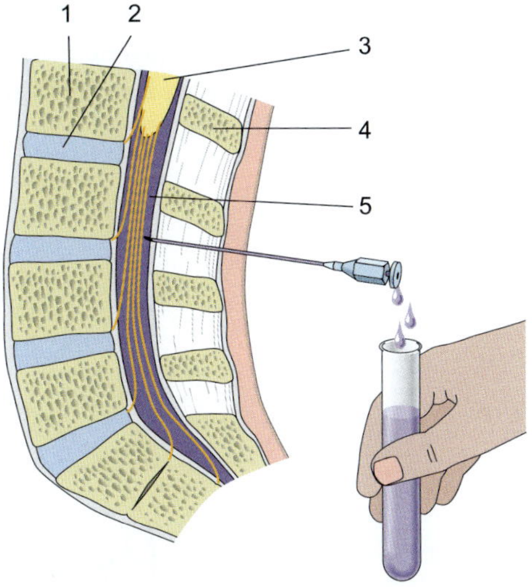

Abb. 18.8 [L190]

➢ Abb. 18.9 Unterteilungen des Gehirns

Das Gehirn wird in sechs Hauptabschnitte unterteilt: verlängertes Mark, Brücke, Mittelhirn, Kleinhirn, Zwischenhirn, Großhirn. Das verlängerte Mark, die Brücke und das Mittelhirn werden zum Hirnstamm zusammengefasst.

1 Großhirn .... *Cerebrum (Telencephalon)*
2 Zwischenhirn .... *Diencephalon*
3 Mittelhirn .... *Mesencephalon*
4 Brücke .... *Pons*
5 Kleinhirn .... *Cerebellum*
6 Verlängertes Mark .... *Medulla oblongata*
7 Hirnanhangdrüse, Hypophyse .... *Glandula pituitaria (Hypophysis)*

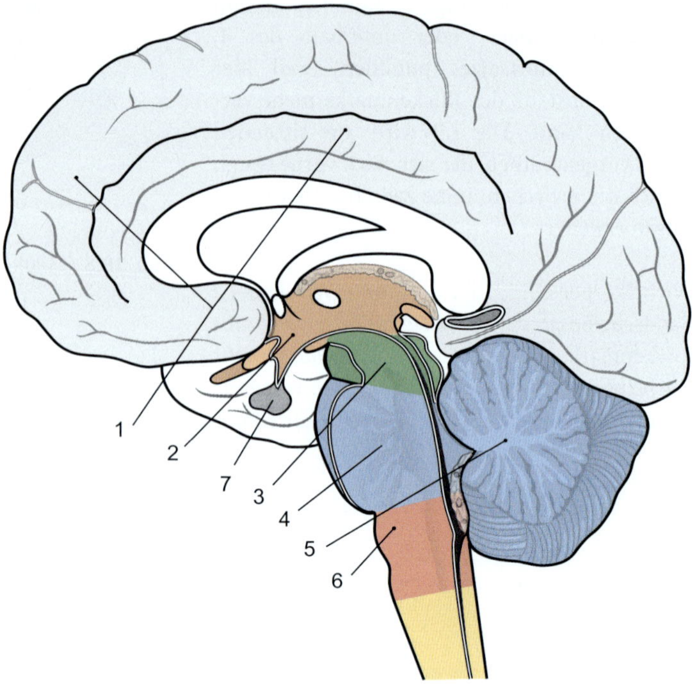

Abb. 18.9 [S007-3-23]

➤ Abb. 18.10 Anatomie des Gehirns von Fisch (1), Schimpanse (2) und Mensch (3)

Das Großhirn ist der Sitz des Bewusstseins, d. h. alle Sinnesreize, die bewusst werden sollen, müssen die Großhirnrinde erreichen. Alle bewussten Handlungen und Bewegungen nehmen von hier ihren Ausgang. Das Großhirn ist entwicklungsgeschichtlich betrachtet der jüngste Anteil des Gehirns.

Vergleicht man bei verschiedenen Tierarten die Größe der einzelnen Hirnabschnitte, gibt es beträchtliche Unterschiede. Die Abbildung zeigt das Verhältnis des Großhirns zum übrigen Gehirn beim Fisch, Schimpansen und beim Menschen. Das Großhirn ist rosa dargestellt.

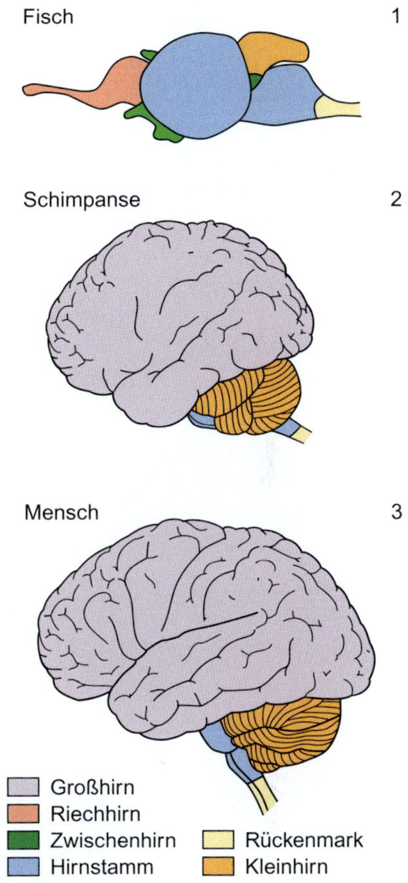

Abb. 18.10 [L190]

18

➢ Abb. 18.11 Längsschnitt durch das Gehirn

Das Gehirn wurde in der Körpermittelebene durchgeschnitten (Medianschnitt).

1 Kleinhirn .... *Cerebellum*
2 Sehhügel .... *Thalamus*
3 Hinterhauptlappen........... *Lobus occipitalis*
4 Vierhügelplatte.................. *Lamina tecti*
5 Furche zwischen Scheitel- und Hinterhauptlappen.... *Sulcus parieto-occipitalis*
6 Scheitellappen................ *Lobus parietalis*
7 Zirbeldrüse (Epiphyse) .... *Corpus pineale (Glandula pinealis)*
8 Adergeflecht der dritten Hirnkammer............... *Plexus choroideus ventriculi tertii*
9 Balken (Querverbindung der Großhirnhälften).......... *Corpus callosum*
10 Hirngewölbe .... *Fornix*
11 Durchscheinende Scheidewand........ *Septum pellucidum*
12 Vordere Querverbindung......... *Commissura anterior*
13 Stirnlappen .... *Lobus frontalis*
14 Hypothalamus
15 Hirnanhangdrüse (Hypophyse)..... *Hypophysis (Glandula pituitaria)*
16 Brücke .... *Pons*
17 Wasserleiter (Aquädukt)......... *Aquaeductus*
18 Verlängertes Mark......... *Medulla oblongata*
19 Mittelhirn .... *Mesencephalon*

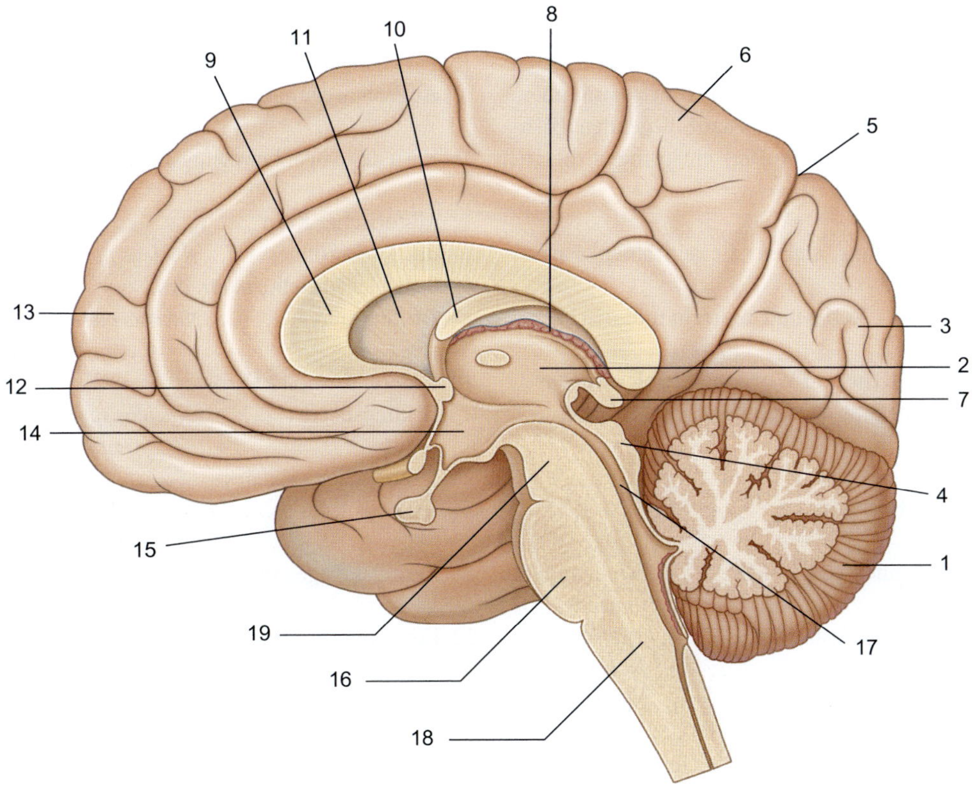

Abb. 18.11 [E580]

➢ Abb. 18.12 Hirnstamm

Der Hirnstamm setzt sich aus dem verlängerten Mark, der Brücke und dem Mittelhirn zusammen. Aus den in der grauen Substanz liegenden Hirnnervenkernen (Kerne, Nuclei) entspringen die III. bis XII. Hirnnerven.

In der Abbildung stellen die einzelnen Farben folgendes dar:
Rot und Lila: Kerne und Wurzeln motorischer Nerven
Hellblau: Kerne und Wurzeln sensibler Nerven
Gelb: Kerne und Wurzeln parasympathischer Nerven
Dunkelblau: Kerne und Wurzeln des Gleichgewichts- und Hörnervs

1–10 Die Hirnnerven III – XII. . . . . *Nn. craniales (encephalici)*
1 Augenbewegungsnerv . . . . *N. oculomotorius*
2 Augenrollnerv. . . . . *N. trochlearis*
3 Drillingsnerv. . . . . *N. trigeminus*
4 Augenabziehnerv . . . . *N. abducens*
5 Gesichtsnerv . . . . *N. facialis*
6 Hör- und Gleichgewichtsnerv. . . . . *N. vestibulocochlearis (N. statoacusticus)*
7 Zungen- und Rachennerv . . . . *N. glossopharyngeus*
8 „Umherschweifender“ Nerv (Vagus). . . . . *N. vagus*
9 Beinerv. . . . . *N. accessorius*
10 Unterzungennerv . . . . *N. hypoglossus*
11 Roter Kern. . . . . *Nucleus ruber*
12 Hirnschenkel. . . . . *Pedunculus cerebralis*
13 Brücke . . . . *Pons*
14 Zirbeldrüse (Epiphyse) . . . . *Corpus pineale (Glandula pinealis)*
15 Parasympathischer Kern des Augenbewegungsnervs . . . . *Nucleus oculomotorius accessorius*
16 Kern des Augenbewegungsnervs . . . . *Nucleus nervi oculomotorii*
17 Motorischer Kern des Augenrollnervs . . . *Nucleus nervi trochlearis*
18 Sensibler Mittelhirnkern des Drillingsnervs . . . . *Nucleus mesencephalicus trigeminalis*
19 Unterer sensibler Kern des Drillingsnervs . . . . *Nucleus spinalis inferior nervi trigeminalis*
20 Motorischer Kern des Drillingsnervs . . . . *Nucleus motorius nervi trigeminalis*
21 Kern des Augenabziehnervs . . . . . . *Nucleus nervi abducentis*
22 Kerne des Gleichgewichtsnervs . . . . *Nuclei vestibulares*
23 Motorischer Kern des Gesichtsnervs. . . . *Nucleus nervi facialis*
24 Oberer Speichelkern . . . .*Nucleus salivarius superior*
25 Kerne des Hörnervs . . . . *Nuclei cochleares*
26 Unterer Speichelkern . . . . *Nucleus salivarius inferior*
27 Parasympathischer Kern des Vagus . . . . *Nucleus dorsalis nervi vagi*
28 Kern des Unterzungennervs . . . . . . *Nucleus nervi hypoglossi*
29 Motorischer Kern des IX. bis XI. Hirnnervs . . . . *Nucleus ambiguus*
30 Geschmackskern . . . .*Nucleus solitarius*
31 Unterer motorischer Kern des Beinervs . . . . *Nucleus nervi accessorii*

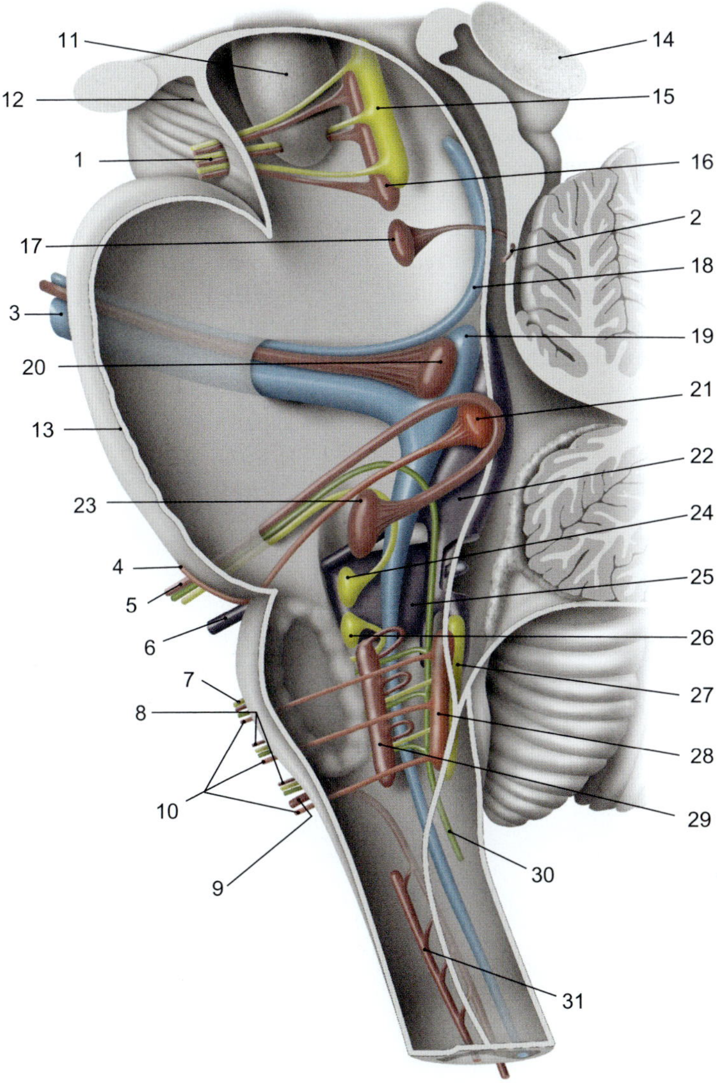

Abb. 18.12 [S007-3-23]

➢ Abb. 18.13 Schnitt durch das Kleinhirn

Der Schnitt durch das Kleinhirn zeigt, dass die graue Substanz (Anhäufung von Nervenzellkernen) in der Kleinhirnrinde liegt. Das Kleinhirnmark besteht aus weißer Substanz (aus durchziehenden Nervenfasern). In dieser weißen Substanz liegen die Kerne wie Inseln eingelagert.

Am Kleinhirn unterscheidet man anatomisch die beiden Kleinhirnhemisphären, also die sich rechts und links seitlich ausdehnenden Kleinhirnhälften. Zwischen diesen beiden Kleinhirnhemisphären liegt der unpaare Mittelteil, der Kleinhirnwurm (5).

1 Kleinhirnrinde . . . . *Cortex cerebellaris*
2 Oberer Kleinhirnstiel . . . . *Pedunculus cerebellaris superior*
3 Vierte Hirnkammer . . . . *Ventriculus quartus*
4 Oberes Marksegel . . . . *Velum medullare superius*
5 Kleinhirnwurm . . . . *Vermis cerebelli*
6 Dachkern . . . . *Nucleus fastigii*
7 Zahnkern . . . . *Nucleus dentatus*
8 Kugelkern . . . . *Nucleus globosus*
9 Pfropfkern . . . . *Nucleus emboliformis*
10 Kleinhirnkerne . . . . *Nuclei cerebelli*
11 Kleinhirnknötchen . . . . *Nodulus*
12 Kleinhirnmark . . . . *Corpus medullare*
13 Markstrahlen . . . . *Laminae albae*

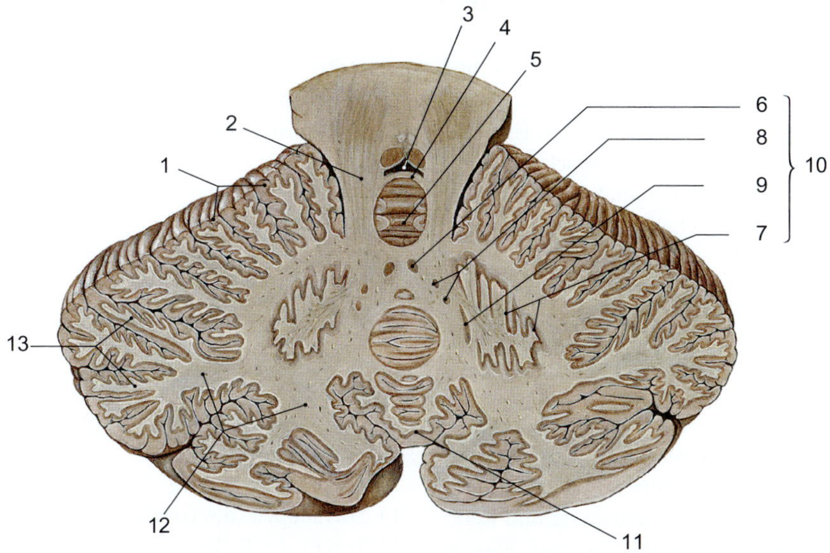

Abb. 18.13 [S007-3-23]

➢ Abb. 18.14 Medianschnitt durch den Kopf, Übersichtsdarstellung

Das Zwischenhirn liegt zwischen Großhirn und Hirnstamm. Es hat zu den benachbarten Teilen fließende Übergänge. Es liegt um den III. Hirnventrikel (1). Man unterteilt das Zwischenhirn in Thalamus (Sehhügel) und Hypothalamus, die beide unterschiedliche Aufgaben haben.

Thalamus Der Thalamus ist als zentrale Schaltstelle für die Sinnesverarbeitung aus Haut, Ohr und Auge verantwortlich. Er ist das „Tor zum Bewusstsein", das heißt, Impulse, die vom Thalamus an das Großhirn weitergeleitet werden, werden bewusst.

Hypothalamus Der Hypothalamus ist das zentrale Steuerungssystem des vegetativen und endokrinen Systems. Er ist für die Aufrechterhaltung und Koordination von Atmung, Blutdruck, Kreislauf, Flüssigkeits- und Nahrungsaufnahme sowie für die Aufrechterhaltung der Körpertemperatur verantwortlich.

1 Dritte Hirnkammer .... *Ventriculus tertius*
2 Hirnsichel .... *Falx cerebri*
3 Zirbeldrüse (Epiphyse) .... *Corpus pineale (Glandula pinealis)*
4 Gerader Blutleiter................. *Sinus rectus*
5 Kleinhirn .... *Cerebellum*
6 Vierte Hirnkammer .... *Ventriculus quartus*
7 Basisschlagader (unpaar) .... *A. basilaris*
8 Verlängertes Mark .... *Medulla oblongata*
9 Rückenmark .... *Medulla spinalis*
10 Untere Nasenmuschel ... *Concha nasalis inferior*
11 Hirnanhangdrüse (Hypophyse) ..... *Hypophysis (Glandula pituitaria)*
12 Sehnervenkreuzung .... *Chiasma opticum*
13 Stirnlappen (des Großhirns)..... *Lobus frontalis*
14 Furche des Balkens....... *Sulcus corporis callosi*
15 Balken .... *Corpus callosum*
16 Harte Hirnhaut........... *Dura mater cranialis*

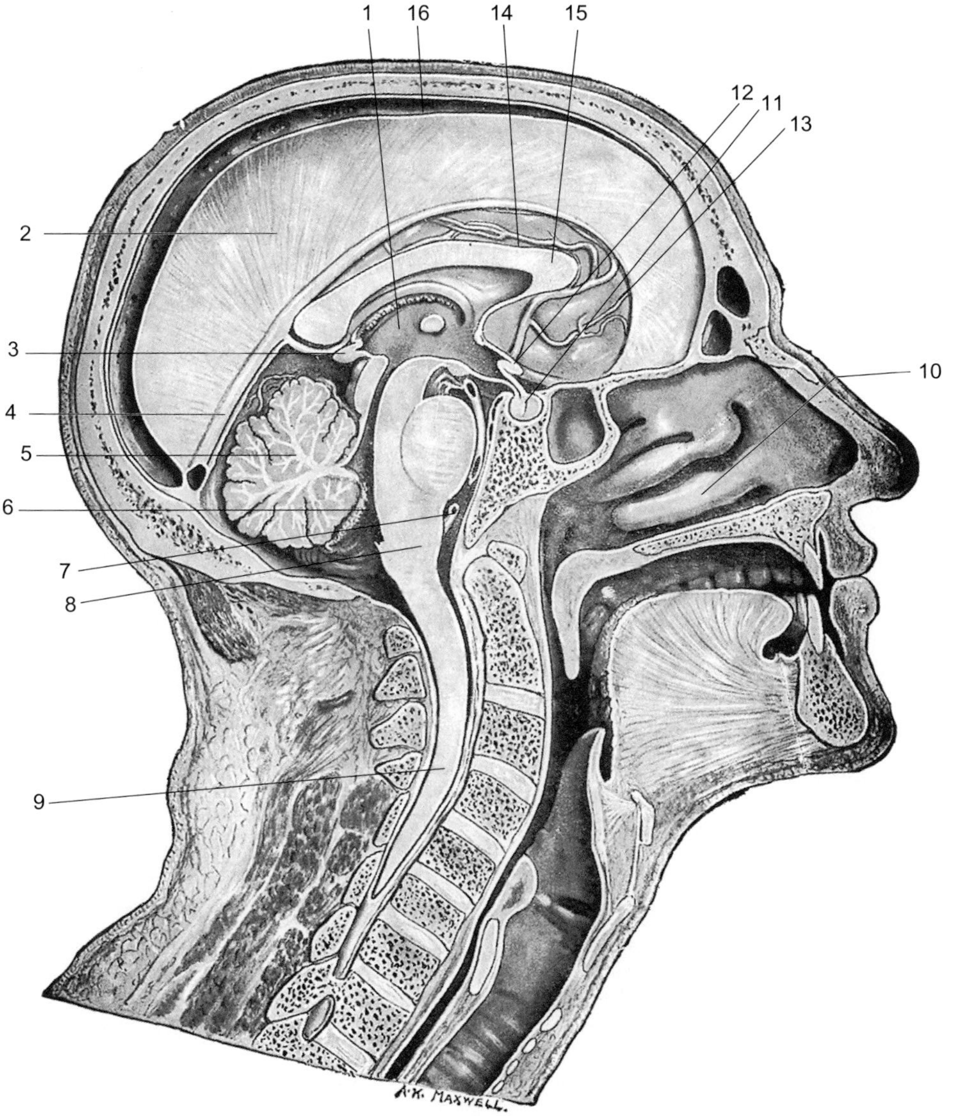

Abb. 18.14 [E787]

➢ Abb. 18.15 Schnitt durch das Großhirn

Man sieht die außen liegende graue Substanz (Ansammlung von Nervenzellkernen) und die innen liegende weiße Substanz (durchziehende Nervenfasern). Wie Inseln eingelagert in die weiße Substanz liegen die grauen Basalganglien (Kerne, Nuclei).

Dargestellt sind außerdem die wichtigsten inneren Hirnvenen, die das Blut vom Hirn zurücktransportieren.

1 Weiße Substanz .... *Substantia alba*
2 Graue Substanz.............. *Substantia grisea*
3 Basalganglien (Kerne) ....*Nuclei basales*
4 Große Gehirnvene .... *V. cerebri magna*
5 Sehhügel .... *Thalamus*
6 Kleinhirn .... *Cerebellum*

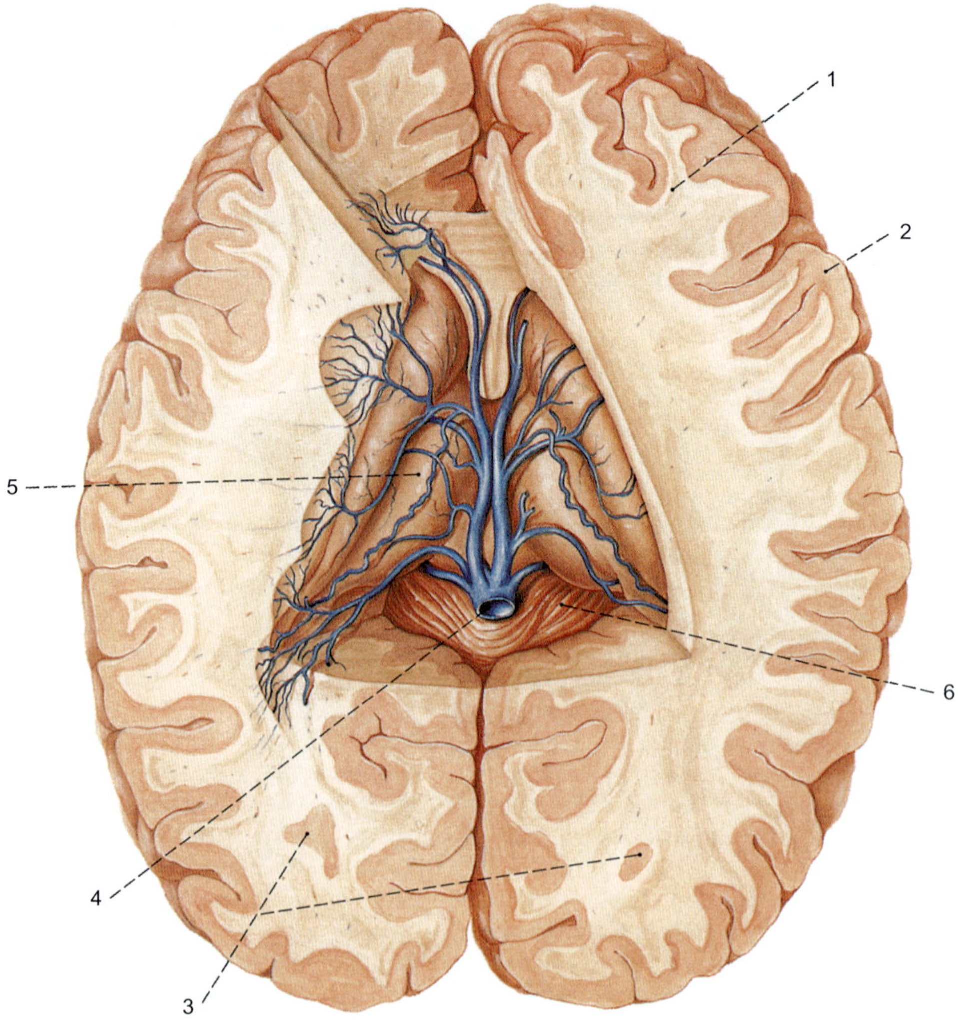

Abb. 18.15 [S007-3-23]

➢ Abb. 18.16 Linke Großhirnhälfte

Die Abbildung zeigt die linke Großhirnhälfte von der Seite.

Rot: Stirnlappen . . . . *Lobus frontalis*
Blau: Scheitellappen . . . . *Lobus parietalis*
Grün: Schläfenlappen. . . . . *Lobus temporalis*
Orange: Hinterhauptlappen . . . . *Lobus occipitalis*

1 Teile des Stirnlappens . . . . *Lobus frontalis*
2 Furche vor der vorderen Zentralwindung . . . .*Sulcus praecentralis*
3 Zentralfurche . . . . *Sulcus centralis*
4 Furche zwischen Hinterhauptslappen und Scheitellappen. . . . . *Sulcus parieto-occipitalis*
5 Scheitellappen. . . . . *Lobus parietalis*
6 Okzipitalpol. . . . . *Polus occipitalis*
7 Hinterhauptlappen. . . . . *Lobus occipitalis*
8 Präokzipitale Einkerbung . . . .*Incisura preoccipitalis*
9 Schläfenlappen . . . . *Lobus temporalis*
10 Seitliche Großhirnfurche (Sylvius-Spalte). . . . . *Sulcus lateralis*
11 Temporalpol . . . . *Polus temporalis*
12 Erweiterung des Subarachnoidalraums, die mit Gehirn- und Rückenmarkflüssigkeit gefüllt ist . . . . *Fossa lateralis cerebri*
13 Frontalpol . . . . *Polus frontalis*

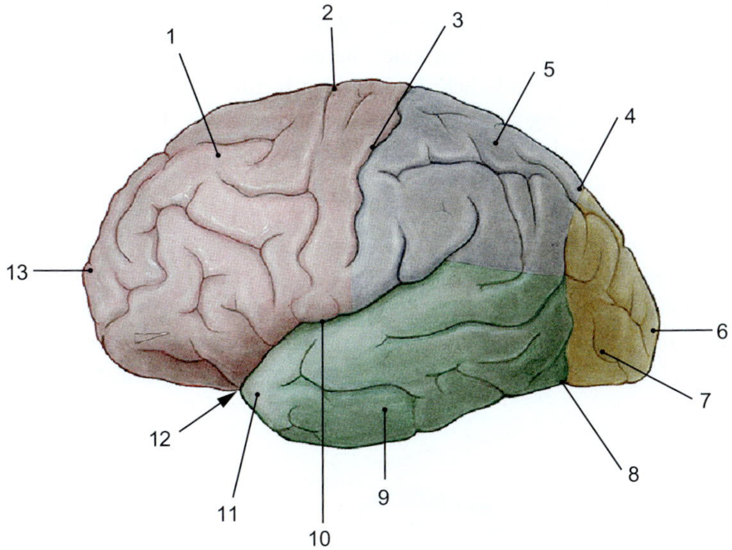

Abb. 18.16 [S007-3-23]

➢ Abb. 18.17 Darstellung des Körperschemas auf der vorderen und hinteren Zentralwindung

Im Stirnlappen liegt auf der **vorderen Zentralwindung** das motorische Rindenfeld (B). Hier nehmen die willkürlichen Bewegungsimpulse ihren Ausgang (Ursprung der Pyramidenbahn). Einer bestimmten Bewegung und einer bestimmten Körperstelle entspricht ein bestimmter Bezirk in diesem Rindenfeld. Man sieht, dass der gesamte Körper auf dieser Zentralwindung dargestellt ist, allerdings sind die Proportionen stark verschoben. Da Körperteile, die eine fein abgestimmte motorische Bewegung ausführen können, ein großes Gebiet der Zentralwindung beanspruchen, nehmen Hände und Mund ein verhältnismäßig großes Gebiet ein. So muss der Mund als Sprechwerkzeug fein abgestimmte Bewegungen ausführen. Im Vergleich dazu hat der Rumpf nur wenige Bewegungsmöglichkeiten. Die Gewichtung der einzelnen Bereiche ist allerdings nicht unveränderlich. Kommt es z. B. zu einem Verlust des Zeigefingers, müssen die übrigen Finger dessen Aufgaben übernehmen. In diesem Fall beanspruchen diese ein größeres Gebiet auf dem motorischen Rindenfeld.

Auf der **hinteren Zentralwindung** im Scheitellappen liegt das sensible Rindenfeld (A). Hier enden die Bahnen der Tast-, Schmerz- und Temperaturempfindung. Ähnlich dem Projektionsfeld der Motorik ist auch beim Projektionsfeld der Sensibilität der gesamte Körper repräsentiert. Man sieht, dass sich die Proportionen etwas unterscheiden. Auf dem Projektionsfeld der Sensibilität nehmen diejenigen Körperteile einen großen Raum ein, mit denen man gut fühlen kann. Besonders sensible Zonen sind Lippen, Zunge und Zeigefinger. Fällt ein bestimmtes Gebiet in der hinteren Zentralwindung aus, hat der Betreffende in dem zugeordneten Körperteil kein Gefühl mehr. An den bewegungsunfähigen Arealen können noch Reflexe ausgelöst werden, da diese im Rückenmark und nicht im Großhirn geschaltet werden. So lässt sich z. B. bei einem Patienten, der sein Bein aufgrund eines Ausfalls im motorischen Rindenfeld nicht anheben kann, trotzdem der Patellarsehnenreflex auslösen.

a Darstellung des Körpers auf der hinteren Zentralwindung (sensible Rinde)
b Darstellung des Körpers auf der vorderen Zentralwindung (motorische Rinde)

1 (Graue Substanz) .... *Cortex cerebri (Substantia grisea)*
2 Weiße Substanz .... *Substantia alba*
3 Pyramidenbahn .... *Tractus pyramidalis*
4 Projektionsbahn .... *Tractus nervosi projectionis*

18

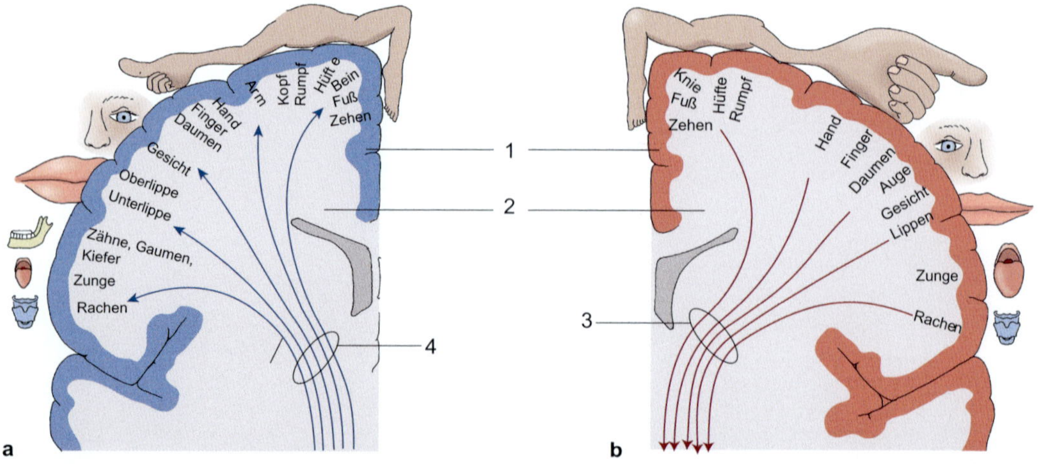

Abb. 18.17 [L190]

➢ Abb. 18.18 Pyramidenbahn und Bahnen zwischen Großhirn und Kleinhirn

Die Pyramidenbahn (Tractus corticospinalis) ist rot dargestellt. Sie geht von der vorderen Zentralwindung der Großhirnrinde aus und zieht von hier ohne Unterbrechung zu den entsprechenden Segmenten des Rückenmarks bzw. zu den Hirnnervenkernen. In der Pyramidenbahn laufen die bewussten willkürlichen Bewegungsimpulse.

Ungefähr 70–90 % der Fasern der Pyramidenbahn kreuzen sich im verlängerten Mark, man spricht von der Pyramidenbahnkreuzung (8).

- Diese gekreuzten Bahnen verlaufen als **Pyramidenseitenstrangbahn** (7) in der weißen Substanz des Rückenmarks.
- Die ungekreuzt bleibenden Fasern bilden die **Pyramidenvorderstrangbahn** (6). Sie kreuzen erst in dem Rückenmarksegment zu dem sie ziehen zur Gegenseite.

Sowohl die Pyramidenseitenstrangbahn als auch die Pyramidenvorderstrangbahn enden in verschiedenen Höhen des Rückenmarks an den motorischen Vorderhornzellen (Motoneuronen).

Die Pyramidenbahn leitet nicht nur die bewussten, willkürlichen Bewegungsimpulse, sondern sie wirkt auch hemmend auf den Muskeltonus und die Muskeleigenreflexe ein. Bei einer Schädigung der Pyramidenbahn tritt eine spastische Lähmung auf, weil die Hemmung des Muskeltonus fehlt. Zudem zeigt sich eine gesteigerte Reflexbereitschaft (Hyperreflexie). Zur Abklärung einer Schädigung der Pyramidenbahn (Pyramidenbahnläsion) dient das Babinski-Zeichen (➢ Abb. 18.55).

Rot: Pyramidenbahn
Blau: Großhirn-Kleinhirn-Bahnen

1 Großhirnrinde .... *Cortex cerebralis*
2 Pyramidenbahnen ...... *Tractus corticospinalis*
3 Rinden-Brücken-Bahnen .... *Fibrae corticopontinae*
4 Kleinhirn .... *Cerebellum*
5 Mittlerer Kleinhirnstiel .... *Pedunculus cerebellaris medius*
6 Pyramidenvorderstrangbahn .... *Tractus corticospinalis pyramidalis anterior*
7 Pyramidenseitenstrangbahn........... *Tractus corticospinalis pyramidalis lateralis*
8 Pyramidenkreuzung ....*Decussatio pyramidum motoria*
9 Brückenkerne ....*Nuclei pontis*

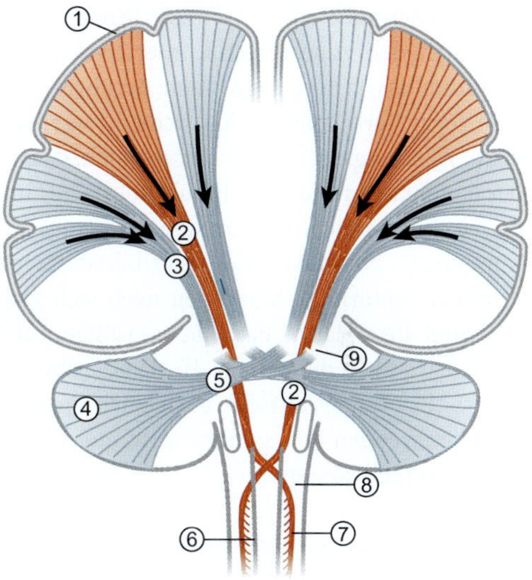

Abb. 18.18 [L231]

➢ Abb. 18.19 Landkarte der Großhirnrinde

In der Abbildung wurden auf den Gehirnwindungen die Bereiche der wichtigsten Funktionen farblich markiert. Bei Schädigungen eines Bereichs entwickeln sich bestimmte Ausfallerscheinungen. Die Hirnforschung hat wichtige Erkenntnisse aufgrund von eng begrenzten Hirnverletzungen erlangt, z. B. bei Tumoren.

- Besteht ein solcher Defekt in der vorderen Zentralwindung (motorischen Rinde), treten Lähmung der zugehörigen Muskelgruppe auf. Besteht z. B. eine Schädigung des oberen Bereichs der linken Großhirnhemisphäre, auf der das Bein repräsentiert ist, ist das rechte Bein gelähmt. Allerdings kann der Patellar- oder Achillessehnenreflex nach wie vor ausgelöst werden (Text zu ➢ Abb. 18.17).
- Kommt es jedoch zu einer Zerstörung in der hinteren Zentralwindung (sensible Rinde), besteht an dem zugehörigen Körperteil eine Empfindungsstörung, sodass eine Berührung oder sogar Verbrennung nicht bemerkt werden kann. Allerdings ist es auch hier möglich, dass der Patient aufgrund eines Berührungsreizes in diesem Körperteil reflexartig zusammenzuckt.

Zu beachten ist, dass eine Sensibilitätsstörung fast immer motorische Störungen nach sich zieht. Der Grund liegt darin, dass die sensiblen Rückmeldungen an die motorische Hirnrinde über das erreichte Bewegungsausmaß ausbleiben, weshalb die auszuführenden Bewegungen nicht mehr richtig gesteuert werden können.

Agnosie Als Agnosie bezeichnet man eine Störung des Erkennens. Es handelt sich um eine Krankheit, bei der Sinneswahrnehmungen nicht bewusst erkannt werden können. Die Sinnesorgane (z. B. Auge, Ohr) sind jedoch in ihrer Funktionstüchtigkeit nicht beeinträchtigt, sondern die Ursache liegt in einer Störung der Großhirnrinde. Es werden folgende Formen der Agnosie unterschieden:

- **Optische Agnosie** (Seelenblindheit): Bei normaler Sehleistung der Augen und Sehnerven können visuelle Eindrücke zwar wahrgenommen, das Gesehene jedoch nicht bewusst erkannt werden. Der Patient könnte das ihm vorgelegte Bild z. B. folgendermaßen beschreiben: „Ich sehe eine Frau mit einem Korb in der Hand. Hier steht ein Mann hinter einer Waage. Auf dem Tisch hier liegen Salatköpfe, Äpfel und Tomaten." Er könnte aber nicht angeben, dass es sich um eine Marktsituation handelt (Simultanagnosie).
- **Akustische Agnosie** (Seelentaubheit): Bei der akustischen Agnosie werden Geräusche oder Töne gehört, jedoch nicht in ihrem Zusammenhang erkannt, z. B. als Vogelstimme oder Melodie.
- **Taktile Agnosie** (Stereoagnosie): Es liegt eine Unfähigkeit vor, Gegenstände durch Tasten zu erkennen. Geben Sie einem Patienten bei geschlossenen Augen eine Tasse in die Hand, kann er den Gegenstand nicht benennen. Öffnet er die Augen, so ist ihm klar, dass es sich um eine Tasse handelt.

Aphasie Mit Aphasie bezeichnet man eine Unfähigkeit, sich mithilfe der Sprache auszudrücken.

- **Motorische Aphasie:** Das Sprachverständnis ist erhalten, aber es besteht ein Unvermögen, die Sprechmuskulatur koordiniert einzusetzen. Der Ort der Schädigung liegt hierbei in der Broca-Sprachregion.
- **Sensorische Aphasie:** Ist hingegen die Wernicke-Sprachregion geschädigt, entwickelt sich eine sensorische Aphasie als Unfähigkeit, den Sinn von gehörten Wörtern und Sätzen zu verstehen. Die Patienten können zwar flüssig sprechen und oft sprechen sie auch viel. Dabei sind die einzelnen Wörter meist verständlich, das Gesagte ergibt aber kaum einen Sinn. Der Betroffene selbst erkennt seine Störung nicht und reagiert dann aufgrund des Unverständnisses seiner Umgebung oft ungehalten.

Apraxie Apraxie ist das Unvermögen, koordinierte Bewegungen auszuführen. Die Apraxie kann sich als motorische Aphasie (siehe oben) zeigen oder als motorische Agrafie. Bei dieser fehlt die für das Schreiben notwendige Koordinationsfähigkeit. Arm und Hand können jedoch ungehindert bewegt werden.

Alexie (Buchstabenblindheit) Bei einem Ausfall des Lesezentrums werden die Buchstaben zwar gesehen, aber ihre Bedeutung wird nicht erkannt.

Amusie Es kommt zu einem Verlust der Musikalität aufgrund einer lokalen Schädigung der Großhirnrinde. Dabei unterscheidet man zwischen einer Unfähigkeit Melodien aufzufassen (sensorische Amusie) von einer Unfähigkeit Musik zu spielen (motorische Amusie). Es kommt dann auch zu einer Unfähigkeit, Noten zu verstehen (Notenblindheit).

1 Primär motorisches Rindenfeld (motorische Rinde)
2 Primär sensorisches Rindenfeld (sensible Rinde)
3 Wernicke-Zentrum (Sprachverständnis)
4 Lesezentrum
5 Sehzentrum
6 Hörrinde
7 Broca-Zentrum (motorisches Sprachzentrum)

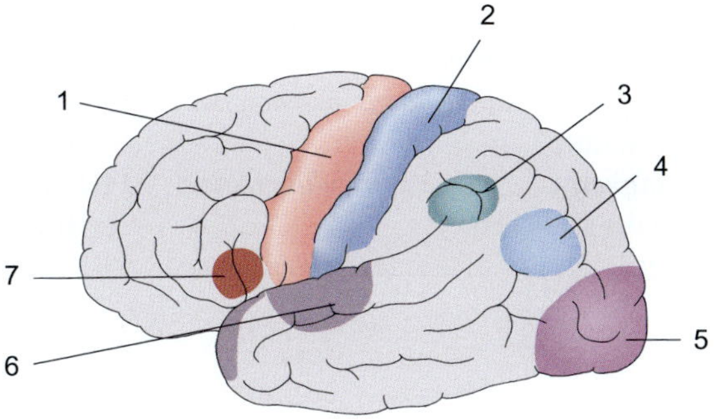

Abb. 18.19 [L190]

➢ Abb. 18.20 Hirnkammern (Ventrikel), Ansicht von links

Die vier Hirnkammern des Gehirns stehen miteinander in Verbindung. Man kann die beiden Seitenventrikel, den dritten und den vierten Ventrikel unterscheiden. Der dritte und vierte Ventrikel sind durch den „Wasserleiter“ (Aquädukt) miteinander verbunden. In den Hirnkammern zirkuliert die Hirn-Rückenmark-Flüssigkeit (Liquor cerebrospinalis).

1 Seitliche Hirnkammer (Seitenventrikel) .... *Ventriculus lateralis*
2 Dritte Hirnkammer (dritter Ventrikel) .... *Ventriculus tertius*
3 Wasserleiter des Mittelhirns (Aquädukt) .... *Aquaeductus mesencephali*
4 Vierte Hirnkammer (vierter Ventrikel) .... *Ventriculus quartus*
5 Vorderhorn der seitlichen Hirnkammer .... *Cornu frontale*
6 Vordere Querverbindung......... *Commissura anterior*
7 Zwischenkammerloch .... *Foramen interventriculare*
8 Querverbindung der Sehhügel .... *Adhaesio interthalamica*
9 Kammerbucht oberhalb der Sehnervenkreuzung .... *Recessus opticus*
10 Trichterbucht .... *Recessus infundibuli*
11 Hinterhorn der seitlichen Hirnkammer .... *Cornu occipitale*
12 Unterhorn der seitlichen Hirnkammer .... *Cornu temporale*
13 Seitenbucht der vierten Hirnkammer .... *Recessus lateralis*
14 Mittlere Öffnung der vierten Hirnkammer .... *Apertura mediana*
15 Zentralkanal des Rückenmarks *Canalis centralis*

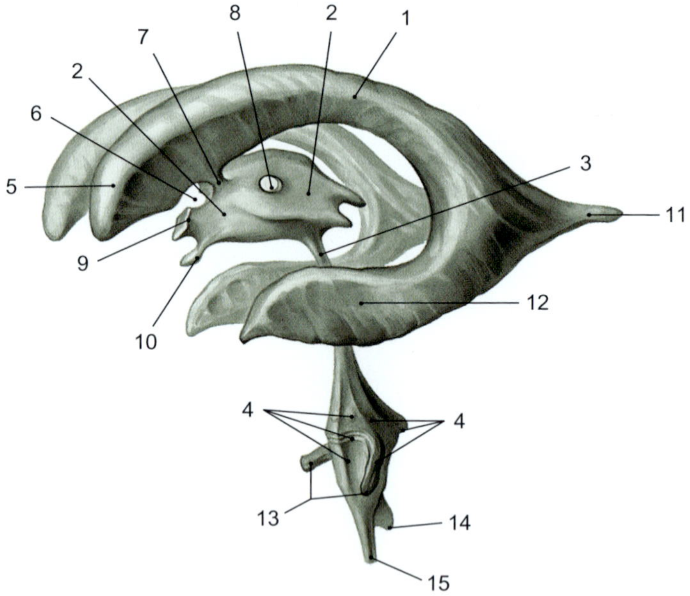

Abb. 18.20 [S007-3-23]

➢ Abb. 18.21 Hirnkammern (Ventrikel)

Die Abbildung zeigt das Größenverhältnis der Hirnkammern zum übrigen Gehirn. Die Hirnkammern sind dunkelgrün dargestellt. Der paarige Seitenventrikel (Ventriculus lateralis) setzt sich aus dem Cornu frontale (13), Pars centralis (1), Cornu occipitale (16) und Cornu temporale (9) zusammen.

1 Mittelteil .... *Pars centralis*
2 Kleinhirn .... *Cerebellum*
3 Vierte Hirnkammer .... *Ventriculus quartus*
4 Zentralkanal .... *Canalis centralis*
5 Verlängertes Mark .... *Medulla oblongata*
6 Brücke .... *Pons*
7 Wasserleiter (Aquädukt) .... *Aquaeductus*
8 Dritte Hirnkammer .... *Ventriculus tertius*
9 Unterhorn .... *Cornu temporale*
10 Schläfenlappen .... *Lobus temporalis*
11 Seitliche Großhirnfurche (Sylvia-Spalte) .... *Sulcus lateralis*
12 Stirnlappen .... *Lobus frontalis*
13 Vorderhorn .... *Cornu frontale*
14 Zentralfurche .... *Sulcus centralis*
15 Scheitellappen .... *Lobus parietalis*
16 Hinterhorn .... *Cornu occipitale*
17 Hinterhauptlappen .... *Lobus occipitalis*
18 Seitliche Öffnung der vierten Hirnkammer .... *Apertura lateralis*

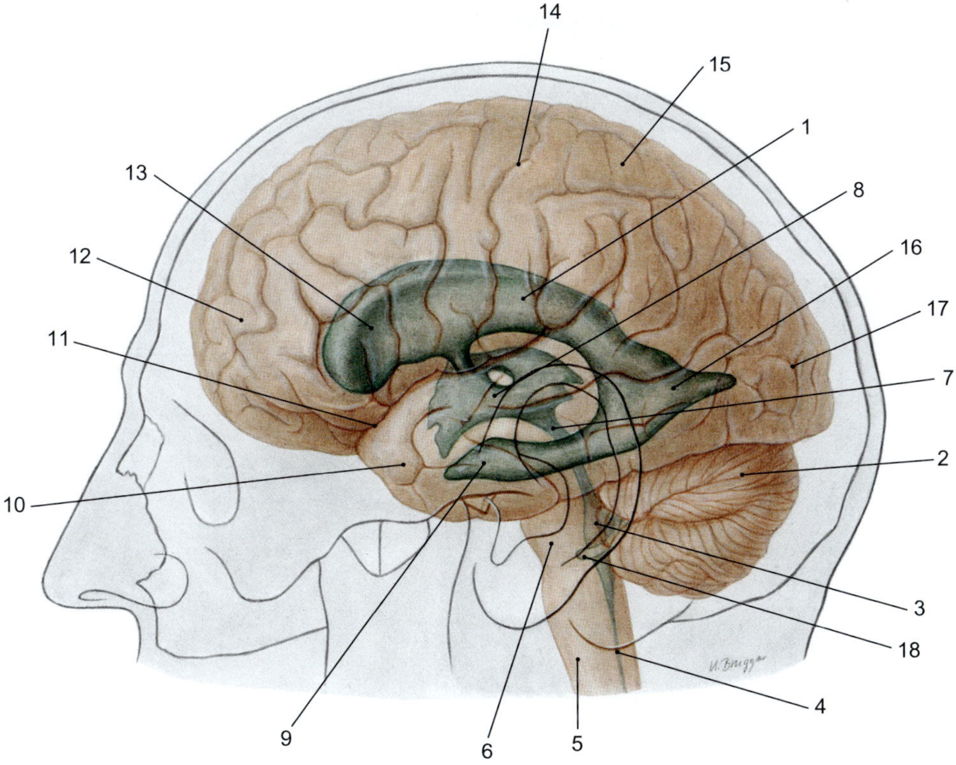

Abb. 18.21 [S007-3-23]

➢ Abb. 18.22 Liquorräume

Der Liquor wird im Wesentlichen von den Adergeflechten der Seitenventrikel produziert. Er fließt von hier aus in den dritten und vierten Ventrikel, um dann aus der vierten Hirnkammer über drei Öffnungen in den Subarachnoidalraum des Gehirns und des Rückenmarks überzutreten.

Da ständig Hirnwasser neu produziert wird, muss es auch wieder resorbiert werden. Diese Resorption (➢ Abb. 18.23 und ➢ Abb. 18.26) erfolgt von der weichen Hirnhaut und von Granulationen (Zotten, 7) der Spinnwebenhaut aus in das venöse Blut.

1 Harte Hirnhaut .... *Dura mater cranialis*
2 Blutleiter .... *Sinus durae matris*
3 Hirnwasserraum (Subarachnoidalraum) .... *Spatium subarachnoideum*
4 Weiche Hirnhaut .... *Pia mater cranialis*
5 Vierte Hirnkammer .... *Ventriculus quartus*
6 Mittlere Öffnung der vierten Hirnkammer .... *Apertura mediana ventriculi quarti*
7 Zotten .... *Granulationes arachnoideae*
8 Dritte Hirnkammer .... *Ventriculus tertius*
9 Wasserleiter .... *Aquaeductus*
10 Brücke .... *Pons*
11 Adergeflecht der vierten Hirnkammer .... *Plexus choroideus*
12 Rückenmark .... *Medulla spinalis*
13 Kleinhirnzisterne .. *Cisterna cerebellomedullaris*
14 Kleinhirn .... *Cerebellum*
15 Balken .... *Corpus callosum*
16 Seitenventrikel .... *Ventriculi laterales*

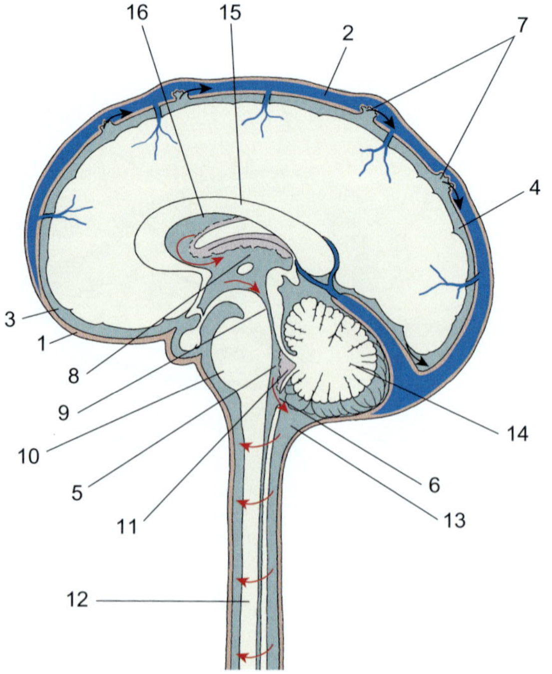

Abb. 18.22 [L190]

➢ Abb. 18.23 Liquorabfluss

Dargestellt ist ein Schnitt durch das Schädeldach und die Hirnhäute im Bereich der tiefen Längsspalte (Fissura longitudinalis cerebri) zwischen den beiden Großhirnhälften.

Man sieht die Granulationen (Zotten) der Spinnwebenhaut in die weiten Blutleiter (blau) ragen. Die Zotten nehmen das Hirnwasser auf und leiten es in das venöse Blut. Die harte Hirnhaut und die Zotten der Spinnwebenhaut sind schwarz dargestellt.

1 Verbindung zwischen Blutleiter und Kopfhautvene . . . . *V. emissaria*
2 Pfeilnaht . . . . *Sutura sagittalis*
3 Oberer Hirnsichelblutleiter. . . . . *Sinus sagittalis superior*
4 Zotten der Spinnwebenhaut . . . . . *Granulationes arachnoideae*
5 Schädeldach . . . . *Calvaria*
6 Harte Hirnhaut . . . . *Dura mater cranialis*
7 Hirnwasserraum (Subarachnoidalraum) . . . . *Spatium subarachnoideum*
8 Hirnsichel . . . . *Falx cerebri*
9 Spinnwebenhaut (Arachnoidea). . . . . *Arachnoidea mater cranialis*
10 Weiche Hirnhaut . . . . *Pia mater cranialis*
11 Großhirnrinde . . . . *Cortex cerebralis*

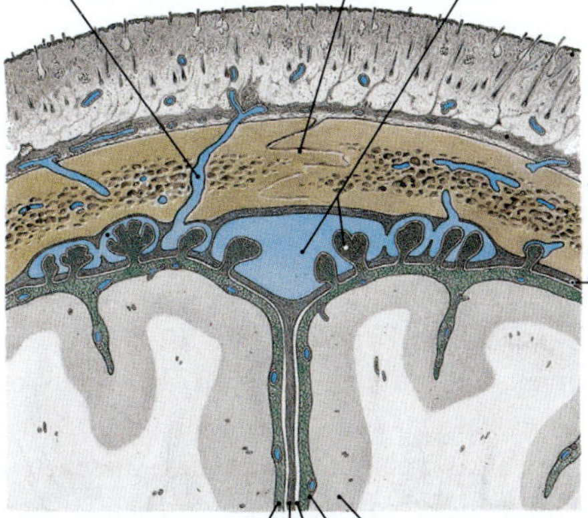

Abb. 18.23 [S007-3-23]

➢ Abb. 18.24 „Wasserkopf" (Hydrozephalus)

Ist das Gleichgewicht zwischen Liquorproduktion und -resorption gestört oder der Abfluss des Hirnwassers behindert, erhöht sich der Druck im Schädelinneren. Bei einem Kleinkind gibt der Schädelknochen dem erhöhten Druck nach und wächst. Es entwickelt sich ein sog. Wasserkopf (Hydrozephalus). Dabei kann das Hirngewebe geschädigt werden, sodass schwere Intelligenzdefekte auftreten können.

Durch die Hirndrucksteigerung kommt es auch zu einem erhöhten Druck auf die III., IV., und VI. Hirnnerven, die zu den äußeren Augenmuskeln zielen. Dies hat ein Verdrehen des Augapfels nach unten zur Folge. Dadurch erinnert das Aussehen der Pupille hinter dem Lid an eine untergehende Sonne. Deshalb bezeichnet man das als Sonnenuntergangsphänomen.

Zu unterscheiden sind ein innerer und äußerer Wasserkopf:

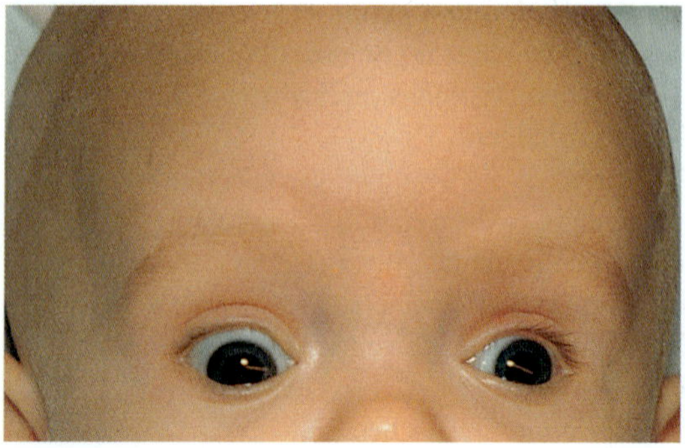

Abb. 18.24 [E386]

Innerer Wasserkopf Bei einem inneren Wasserkopf sind die drei Öffnungen vom 4. Ventrikel zum Subarachnoidalraum verlegt. Dadurch sammelt sich der Liquor in den Hirnkammern, diese weiten sich durch den gesteigerten Druck aus und pressen so von innen das Gehirn an die Schädeldecke.

Äußerer Wasserkopf Beim äußeren Wasserkopf liegt die Störung in den fehlenden Zotten der Spinnwebenhaut (➢ Abb. 18.23). Da der Liquor nicht dem venösen Blut zugeführt werden kann, sammelt er sich im Subarachnoidalraum. Dadurch wird das Gehirn von außen komprimiert, außerdem entsteht Druck von innen auf die Schädeldecke; die weichen Knochen des kindlichen Schädels geben diesem Druck nach und wachsen (➢ Abb. 24.56).

➢ Abb. 18.25 Hirnhaut

Bei den Hirnhäuten unterscheidet man eine harte und weiche Hirnhaut sowie die Spinnwebenhaut.

Die weiche **Hirnhaut** liegt dem Gehirn direkt auf. Die harte Hirnhaut liegt dem Schädelknochen als Knochenhaut an.

Zwischen diesen beiden befindet sich die **Spinnwebenhaut.** Diese besteht aus einem Membranteil und einem Bälkchenwerk. Mit ihrem Membranteil liegt sie der harten Hirnhaut an, nach unten ist sie über das Bälkchenwerk mit der weichen Hirnhaut verbunden.

Zwischen dem Membranteil der Spinnwebenhaut und der weichen Hirnhaut befindet sich der **Hirnwasserraum** (Subarachnoidalraum, Cavitas subarachnoidea), in dem der Liquor zirkuliert.

Wie Sie aus der Abbildung ersehen können, zieht der Membranteil der Arachnoidea zusammen mit der Dura mater über die Großhirnfurchen hinweg, während die weiche Hirnhaut den Hirnfurchen und -windungen direkt aufliegt.

Der Subarachnoidalraum umhüllt das gesamte Gehirn und das Rückenmark, somit „schwimmen" diese beiden gleichsam in dieser schützenden Flüssigkeit. Die Hirn-Rückenmark-Flüssigkeit wirkt zudem temperaturausgleichend für Gehirn und Rückenmark und in geringem Maß dient sie der Ernährung von Nervengewebe.

Im Subarachnoidalraum verlaufen Blutgefäße.

1 Schädeldach . . . . *Calvaria*
2 Harte Hirnhaut . . . . *Dura mater cranialis*
3 Spinnwebenhaut (Arachnoidea). . . . . *Arachnoidea mater cranialis*
4 Weiche Hirnhaut . . . . *Pia mater cranialis*
5 Schlagader . . . . *Arterie*
6 Hirnwindung . . . . *Gyrus*
7 Hirnwasserraum (Subarachnoidalraum) . . . . *Cavitas subarachnoidea*

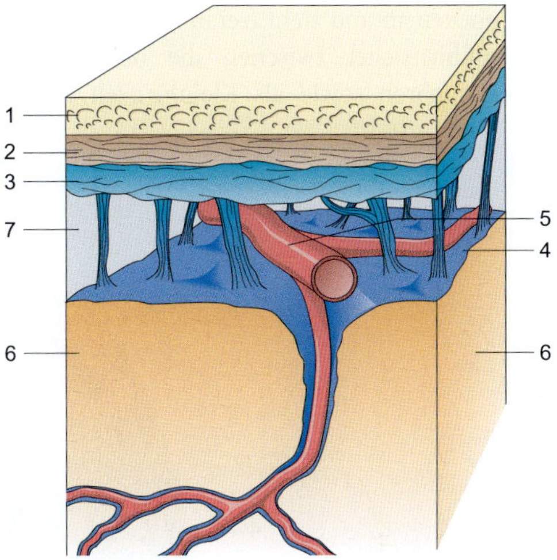

Abb. 18.25 [L106]

➢ Abb. 18.26 Harte Hirnhaut (Dura mater cranialis)

Die Entfernung der Knochen des Schädeldachs lässt die harte Hirnhaut erkennen. Zwischen Schädelknochen und harter Hirnhaut verlaufen die Hirnhautschlagadern. Bei Verletzung dieser Meningealgefäße – meist ist die mittlere Hirnhautschlagader (5) betroffen – entwickelt sich eine Epiduralblutung (➢ Abb. 18.57), in deren Folge die harte Hirnhaut vom Schädelknochen abgedrängt wird.

Die harte Hirnhaut umgibt das gesamte Gehirn. Sie bildet die innere Knochenhaut des Schädelknochens. Sie hebt sich allerdings an zwei Stellen vom Knochen ab und zieht frei in die Schädelhöhle: Als Großhirnsichel zwischen die beiden Großhirnhemisphären sowie als Kleinhirnzelt mit der Kleinhirnsichel – hier spannt sie sich zwischen dem Groß- und dem Kleinhirn aus (➢ Abb. 18.27 und ➢ Abb. 18.38).

1 Zotten der Spinnwebenhaut ..... *Granulationes arachnoideae*
2 Harte Hirnhaut .... *Dura mater cranialis*
3 Schädeldach .... *Calvaria*
4 Mittlere Hirnhautvene...... *V. meningea media*
5 Mittlere Hirnhautschlagader...................... *A. meningea media*
6 Oberer Hirnsichelblutleiter...... *Sinus sagittalis superior*

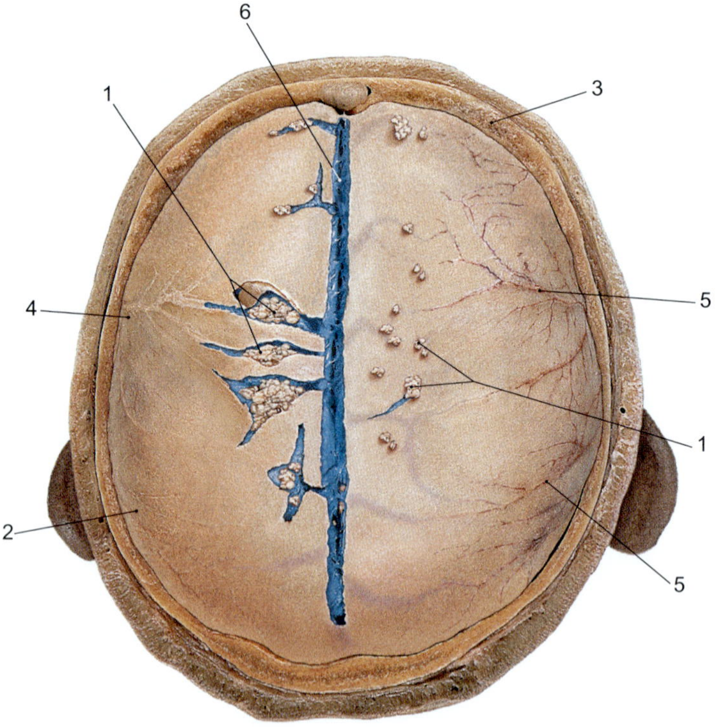

Abb. 18.26 [S007-3-23]

➢ Abb. 18.27 Schädelhöhle mit harter Hirnhaut

Die harte Hirnhaut löst sich an zwei Stellen vom Schädelknochen los und zieht ins Schädelinnere. Hier bildet sie Scheidewände aus straffem kollagenem Bindegewebe, als Großhirnsichel und als Kleinhirnzelt mit der Kleinhirnsichel.

Die Großhirnsichel (1) Die Großhirnsichel trennt die beiden Großhirnhälften. An den Rändern der Großhirnsichel verlaufen große Blutleiter (starrwandige, klappenlose, venöse Gefäße).

Das Kleinhirnzelt (5) Das Kleinhirnzelt trennt das Großhirn vom Kleinhirn. Auf der Abbildung wurde ein Teil des Kleinhirnzelts entfernt, um einen Blick in die hintere Schädelgrube zu ermöglichen.

Kleinhirnsichel Es handelt sich um eine Trennwand zwischen den beiden Kleinhirnhälften.

1 Großhirnsichel .... *Falx cerebri*
2 Oberer Hirnsichelblutleiter...... *Sinus sagittalis superior*
3 S-förmiger Blutleiter .... *Sinus sigmoideus*
4 Unterer Hirnsichelblutleiter..... *Sinus sagittalis inferior*
5 Kleinhirnzelt............. *Tentorium cerebelli*
6 Große Großhirnvene .... *V. cerebri magna*
7 Querer Blutleiter............ *Sinus transversus*
8 Zusammenfluss der Blutleiter .... *Confluens sinuum*
9 Großes Hinterhauptloch .....*Foramen magnum*
10 Kavernöser Blutleiter......... *Sinus cavernosus*
11 Sehnerv (II. Hirnnerv).............. *N. opticus*
12 Hypophyse...................... *Hypophysis*
13 Gerader Blutleiter................ *Sinus rectus*

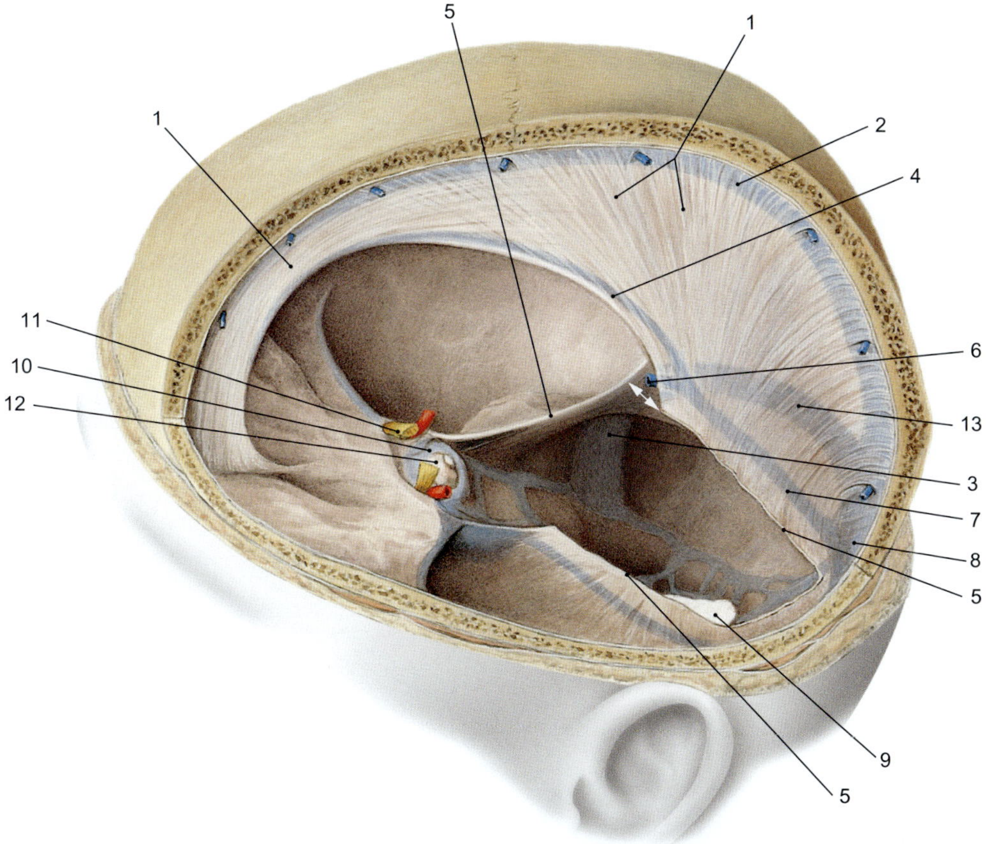

Abb. 18.27 [S007-3-23]

➢ Abb. 18.28 Weiche Hirnhaut (Pia mater cranialis)

Der Schädelknochen, die harte Hirnhaut und die Spinnwebenhaut wurden entfernt, um den Blick auf die weiche Hirnhaut freizugeben. Die weiche Hirnhaut liegt dem Gehirn direkt auf und dringt deshalb in alle Furchen und Windungen der Großhirnrinde ein. Sie besteht aus lockerem Bindegewebe. Über der weichen Hirnhaut, also im Subarachnoidalraum, verlaufen eine Vielzahl von Blutgefäßen.

1 Stirnlappen .... *Lobus frontalis*
2 Scheitellappen................ *Lobus parietalis*
3 Harte Hirnhaut........... *Dura mater cranialis*
4 Oberer Hirnsichelblutleiter .... *Sinus sagittalis superior*
5 Äste der mittleren Großhirnvene .... *V. cerebri media*
6 Oberflächliche äußere Hirnvenen .... *Vv. superiores cerebri*
7 Brückenvenen........... *Vv. superiores cerebri*
8 Oberflächliche anastomosierende Vene .... *V. anastomotica superior*
9 Zotten der Spinnwebenhaut ..... *Granulationes arachnoideae*
10 Seitliche Ausbuchtungen des Hirnsinus.................... *Lacunae laterales*

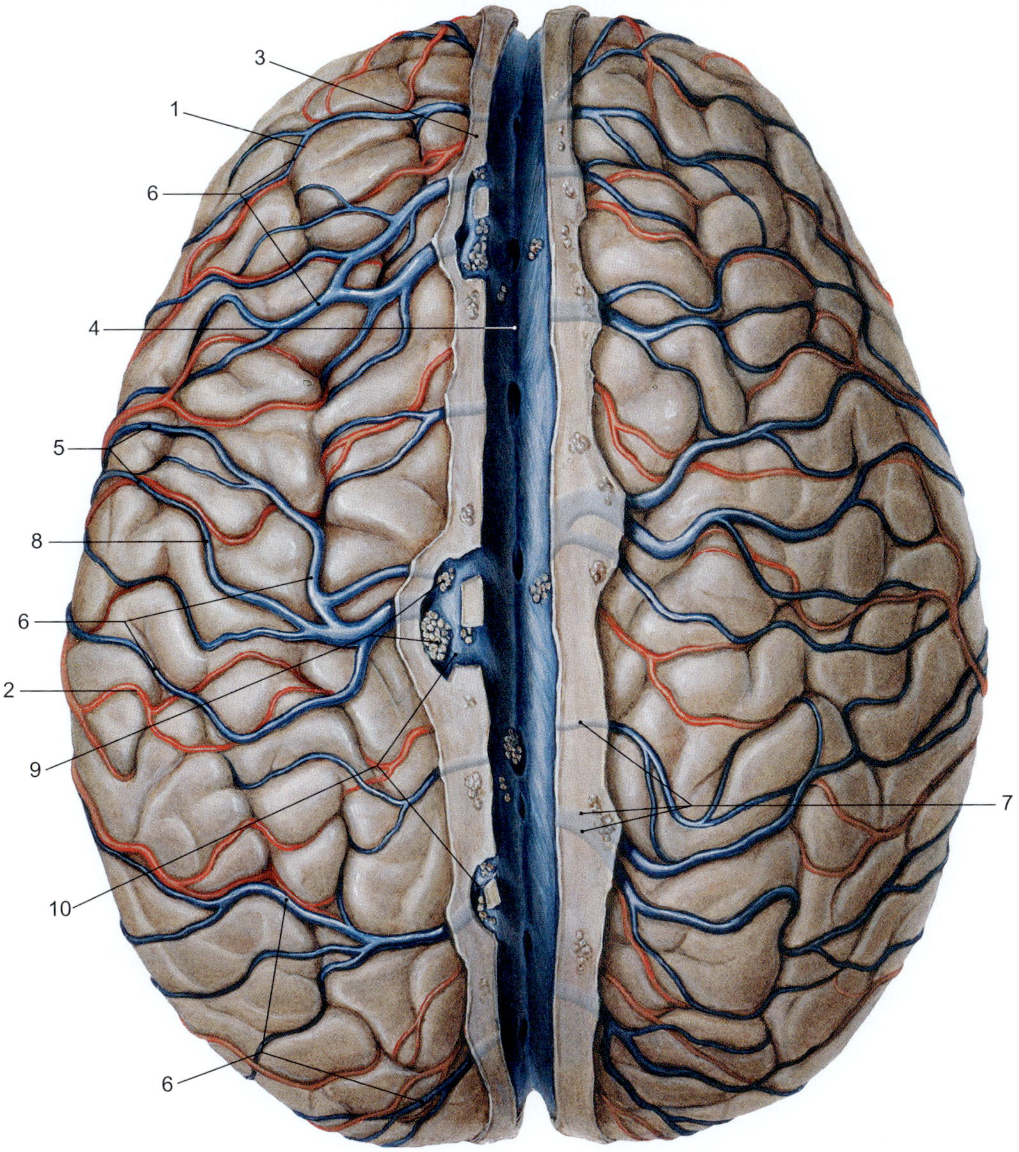

Abb. 18.28 [S007-3-23]

➢ Abb. 18.29 Wichtige Bahnen und Schaltstellen des Rückenmarks

Die Spinalnerven sind mit dem Rückenmark über eine vordere und eine hintere Wurzel verbunden. Die hintere Wurzel schwillt kurz vor ihrem Eintritt ins Rückenmark zu einem Nervenknoten (Spinalganglion) an. Hier befinden sich die Nervenzellkerne der afferenten sensiblen Nervenfasern.

Wie man sieht, besteht ein Rückenmarksnerv (7) aus afferenten und efferenten Fasern. Bei den afferenten handelt es sich um sensible, bei den efferenten um motorische und vegetative Bahnen. Alle Bahnen eines Rückenmarksnervs entspringen aus einem Rückenmarksegment.

1 Äußere Hinterstrangbahn . . . *Fasciculus cuneatus*
2 Innere Hinterstrangbahn . . . . *Fasciculus gracilis*
3 Hintere Wurzel des Rückenmarksnervs . . . . *Radix posterior*
4 Spinalganglion . . . . *Ganglion spinale*
5 Vordere Wurzel des Rückenmarksnervs . . . . *Radix anterior*
6 Seitliche Bahn der Schmerz- und Temperaturempfindung . . . . *Tractus spinothalamicus lateralis*
7 Rückenmarksnerv . . . . *N. spinalis*
8 Vordere Bahn der Schmerz- und Temperaturempfindung . . . . *Tractus spinothalamicus anterior*
9 Kleinhirnseitenstrangbahn . . . . *Tractus spinocerebellaris*
10 Pyramidenseitenstrangbahn . . . . *Tractus corticospinalis lateralis*
11 Pyramidenvorderstrangbahn . . . . *Tractus corticospinalis anterior*
12 Extrapyramidales System

18

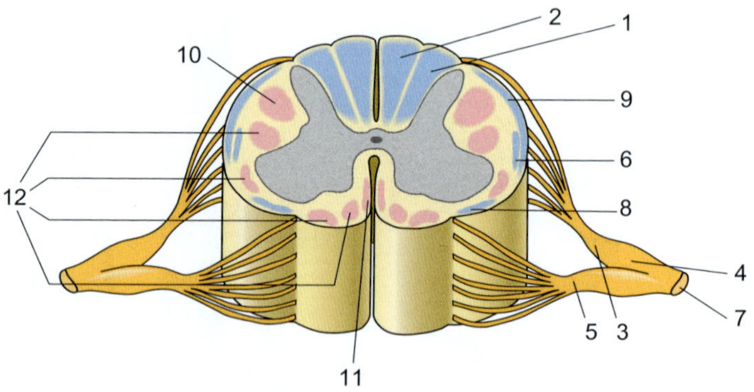

Abb. 18.29 [L190]

➢ Abb. 18.30 Zuordnung von Hautsegmenten (Dermatomen) zu Rückenmarkabschnitten

Ein Hautsegment oder Dermatom bezeichnet *den* Hautabschnitt, aus dem die sensiblen Anteile eines bestimmten Rückenmarksnervs stammen. Die einzelnen Dermatome sind jedoch räumlich nicht so scharf abgegrenzt, wie man es aufgrund der Abbildungen vermuten könnte, vielmehr reichen die Fasern des einen Dermatoms in die des nächsten Dermatoms, sodass sie sich durchaus überlagern.

Die Kenntnisse der Lage der Hautsegmente (Dermatome) erlaubt die Lokalisation von Erkrankungen im Wirbelkanal. Zu beachten ist, dass auf der Körpervorderseite das fünfte bis achte Halssegment und das erste Brustsegment in die Arme hinaus verlegt sind. Deshalb kommt es am vorderen Rumpf zwischen C4 und Th2 zu einem „Segmentsprung".

Über die Dermatome kann sich das Zentralnervensystem darüber informieren, aus welchem Körperabschnitt ein ankommender Reiz stammt. Je nachdem, an welcher Stelle ein Impuls ins Rückenmark eintritt, ordnet das Zentralnervensystem diesen Reiz einem bestimmten Segment zu. Manchmal wird der Schmerz jedoch nicht an *der* Stelle empfunden, wo der Ort der Schädigung liegt, sondern in *dem* Abschnitt der Peripherie, der von dem gleichen Rückenmarkssegment versorgt wird. So kann es sein, dass Schmerzen bei einem Herzinfarkt im Unterkiefer oder in der linken Kleinfingerseite empfunden werden.

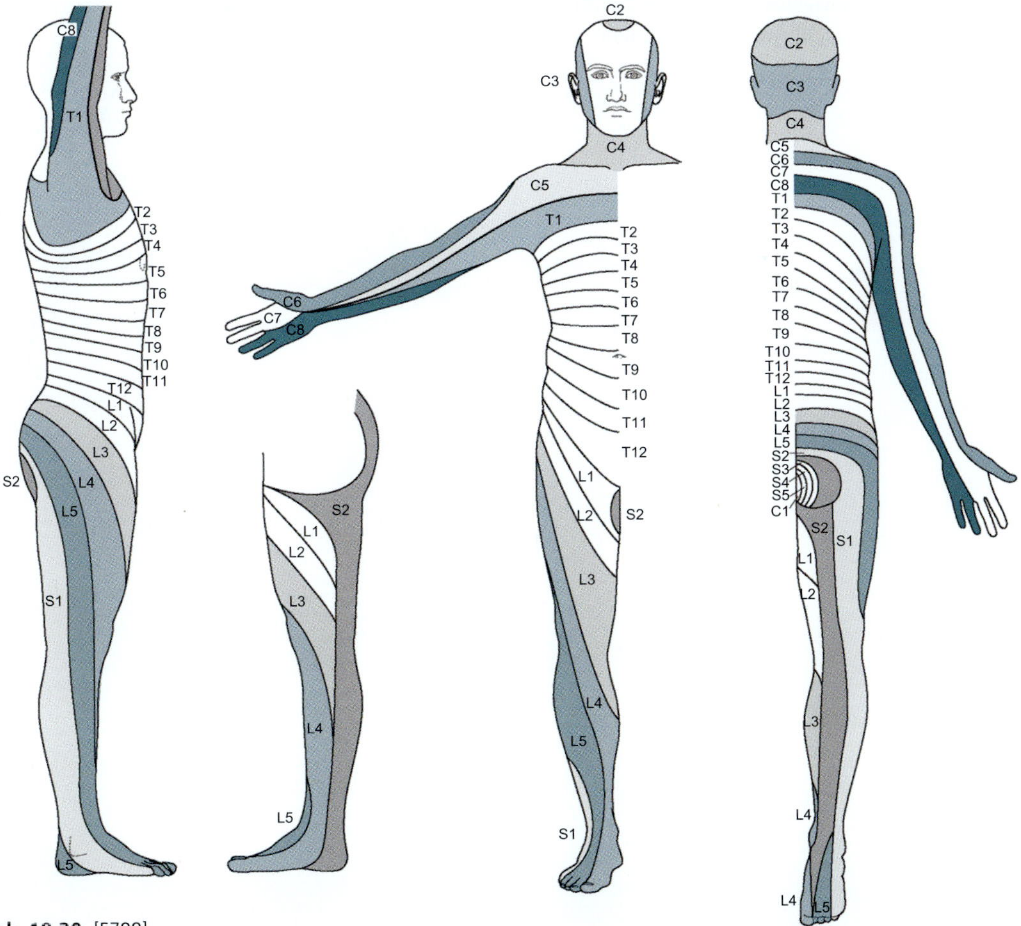

Abb. 18.30 [E788]

➤ Abb. 18.31 Der projizierte Schmerz

Kommt es an der Schulter zu einer starken mechanischen Reizung des hier oberflächlich verlaufenden Nervs, so läuft die elektrische Erregung den Nerv (N. ulnaris) entlang bis ins Gehirn. Hier wird die eingehende Meldung verarbeitet und das Gehirn projiziert dann den Schmerz in das Ausbreitungsgebiet des Nervs, in dem normalerweise der Ort der Schädigung liegt. Dies sind die Ober- und Unterarmgebiete entsprechend der Segmente C5 und C6. Deshalb wird nun der Schmerz an diesen Stellen gefühlt, obwohl der Ort der Reizung die Schulterregion war.

Nach Amputation kann es zu einem „Phantomschmerz" kommen. In einem solchen Fall kann das Narbengewebe, das die Nervenstümpfe umgibt, einen mechanischen Reiz auf die Schmerzfaser ausüben. Die dadurch ausgelöste Schmerzempfindung wird dann in das nicht mehr vorhandene Glied projiziert.

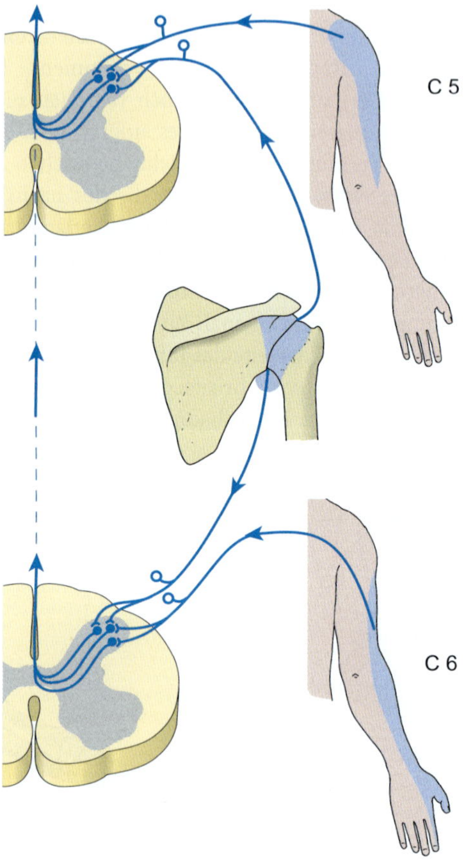

Abb. 18.31 [L190]

➢ Abb. 18.32 Verschaltung der Schmerzbahnen

Zu einem Rückenmarksegment gehörende afferente Schmerzfasern der Haut und Eingeweide werden im Rückenmark im gleichen Segment umgeschaltet. Danach steigen sie in einer gemeinsamen Bahn (Tractus spinothalamicus) der weißen Substanz des Rückenmarks zum Gehirn auf. Das Gehirn projiziert nun eine eingehende Schmerzmeldung (in der Abbildung vom Appendix) bevorzugt in die Haut des betreffenden Segments (➢ Abb. 18.31 und ➢ Abb. 18.33), weil ihm dieser Ort als Ursache von Schmerzreizen aus Erfahrung bekannt ist.

1 Hau . . . . *Cutis*
2 Eingeweide . . . . *Viscera*
3 Sensible Nervenbahn von der Haut
4 Sensible Nervenbahn von den Eingeweiden
5 Spinalganglion . . . . *Ganglion spinale*
6 Hinterwurzel . . . . *Radix posterior*
7 Vorderwurzel . . . . *Radix anterior*
8 Weiße Substanz des Rückenmarks . . . . *Substantia alba*
9 Graue Substanz des Rückenmarks . . . . *Substantia grisea*
10 Aufsteigende sensible Bahn (zum Gehirn) . . . . *Tractus spinothalamicus*
11 Weißer Verbindungsast . . . . *R. communicans albus*
12 Grauer Verbindungsast . . . . *R. communicans griseus*
13 Grenzstrang des Sympathikus . . . . *Truncus sympathicus*
14 Wurmfortsatz . . . . *Appendix*

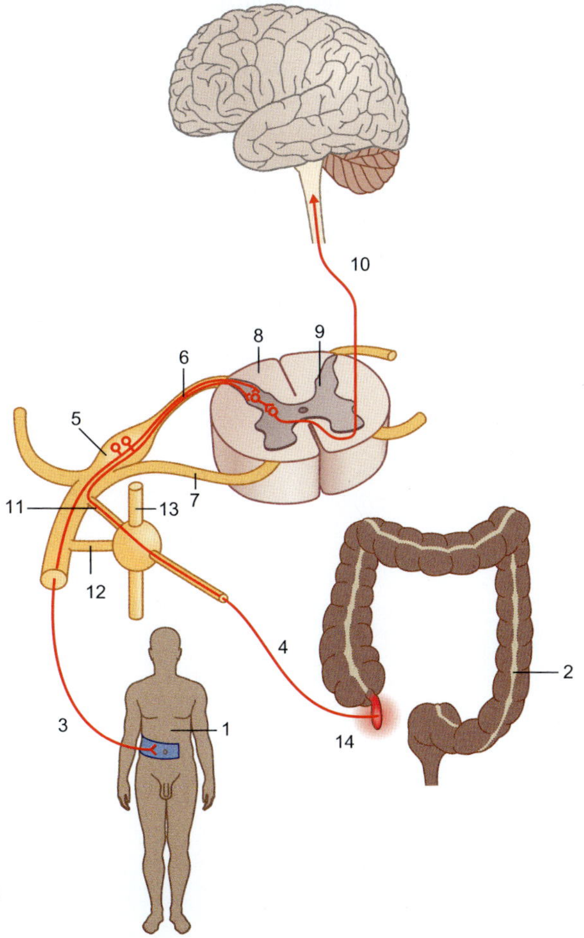

Abb. 18.32 [E580]

➢ Abb. 18.33 Übersicht über wichtige Head-Zonen

Bei Erkrankungen innerer Organe kommt es nicht nur zum Eingeweideschmerz, sondern auch zu Schmerzen im zugehörigen Hautgebiet. Die Schmerzprojektion erfolgt in *den* Abschnitt der Peripherie, der von demselben Rückenmarksegment wie das betroffene Organ versorgt wird.

Eine Übertragung von Reizen ist auch in anderer Richtung möglich, und zwar von der Haut auf das zugeordnete innere Organ. So bewirkt ein **viszerokutaner Reflex** (viszeral = die Eingeweide betreffend, Kutis = Haut) bei lokaler Wärmeanwendung nicht nur eine Weitstellung der Hautgefäße, sondern auch die der tief liegenden Gefäße, die das zugehörige Organ versorgen. So können Krämpfe innerer Organe gemildert werden. Dieser Reflex wird auch bei anderen Anwendungen, z. B. bei den physikalischen Therapien genutzt. Diese in der Erfahrungsheilkunde seit langem bekannten Zusammenhänge wurden 1893 von dem englischen Neurologen Sir Henry Head eingehend erforscht. Nach ihm wurden die den inneren Organen zugeordneten Hautareale Head-Zonen benannt.

Head-Zonen, die Hautgebiete, in die Schmerzen von inneren Organen projiziert werden, liegen nicht immer direkt über den erkrankten Organen. Ist eine Nervenfaser sehr stark erregt, kann der Schmerz noch in das Nachbardermatom projiziert werden. So tritt z. B. bei Gallenwegerkrankungen der Schmerz nicht nur im rechten Oberbauch auf, sondern er kann in die rechte Schultergegend ausstrahlen. Ebenso bleiben bei Angina pectoris die Schmerzen nicht nur auf das Herz beschränkt, sie entwickeln sich auch im linken Arm. Wie auf der Abbildung zu erkennen ist, kann über den viszerokutanen Reflex eine Reizung des Zwerchfellnervs Schulterschmerzen verursacht (1).

1 Head-Zone des Zwerchfells. *C4*
2 Head-Zone des Herzens . . . . *T3 – T4*
3 Head-Zone der Speiseröhre . . . . *T4 – T5*
4 Head-Zone des Magens *T8*
5 Head-Zone von Leber und Gallenblase . . *T8 – T11*
6 Head-Zone des Dünndarms *T10*
7 Head-Zone des Dickdarms *T11*
8 Head-Zone der Harnblase. . . . . *T11 – L1*
9 Head-Zone von Niere und Hoden . . . . . *T10 – L1*

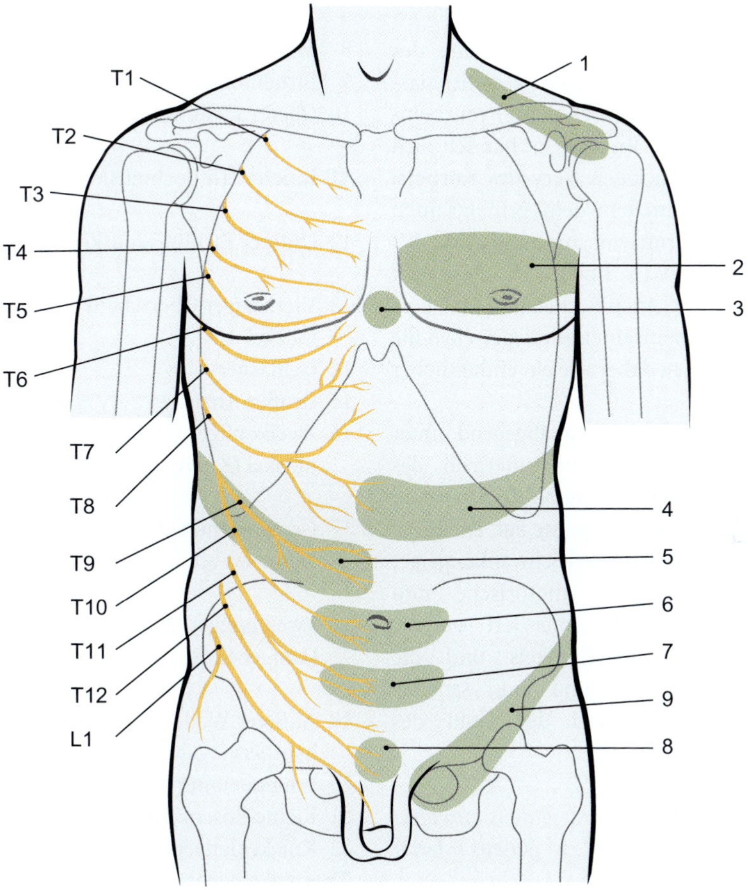

Abb. 18.33 [S007-1-23]

➢ Abb. 18.34 Der Ischiasnerv und seine Abzweigungen

Dargestellt sind die Nerven der Hinterseite des Oberschenkels und der Kniekehle. Der Ischiasnerv (N. ischiadicus) entspringt dem Kreuzbeingeflecht (➢ Abb. 18.35, Nr. 19). Es handelt sich um den längsten und dicksten Nerv des Körpers. Er besteht aus zwei Anteilen: dem gemeinsamen Wadenbeinnerv (N. peronaeus communis, Nr. 17) und dem Schienbeinnerv (N. tibialis, Nr. 20). Diese beiden Anteile sind im kleinen Becken und im Oberschenkel von einer gemeinsamen Bindegewebshülle umgeben und erscheinen daher wie ein einheitlicher Nerv.

Der Ischiasnerv verlässt die Gesäßgegend unter dem großen Gesäßmuskel, zieht unterhalb des zweiköpfigen Oberschenkelmuskels (Nr. 16, 18) weiter und spaltet sich hier in zwei Hauptäste auf. Die Höhe der Teilungsstelle unterliegt großen Schwankungen.

Der N. ischiadicus führt motorische und sensible Anteile. Motorisch innerviert er die Beugemuskulatur des Oberschenkels und die Muskeln von Unterschenkel und Fuß; sensibel versorgt er den größten Teil der Haut des Unterschenkels.

1 Großer Gesäßmuskel ...... *M. gluteus maximus*
2 Unterer Gesäßnerv .... *N. gluteus inferior*
3 Hinterer Oberschenkelhautnerv .... *N. cutaneus femoris posterior*
4 Schlanker Muskel .... *M. gracilis*
5 Halbsehniger Muskel .... *M. semitendinosus*
6 Halbmembranöser Muskel .... *M. semimembranosus*
7 Mittlerer Wadenhautnerv .... *N. cutaneus surae medialis*
8 Mittlerer Gesäßmuskel ...... *M. gluteus medius*
9 Birnenförmiger Muskel .... *M. piriformis*
10 Oberer Zwillingsmuskel .... *M. gemellus superior*
11 Innerer Hüftlochmuskel .... *M. obturator internus*
12 Unterer Zwillingsmuskel .... *M. gemellus inferior*
13 Viereckiger Oberschenkelmuskel .... *M. quadratus femoris*
14 Ischiasnerv .... *N. ischiadicus*
15 Großer Anzieher .... *M. adductor magnus*
16 Zweiköpfiger Oberschenkelmuskel (Kurzer Kopf) .... *M. biceps femoris (Caput breve)*
17 Gemeinsamer Wadenbeinnerv .... *N. fibularis communis (N. peronaeus communis)*
18 Zweiköpfiger Oberschenkelmuskel (Langer Kopf) .... *M. biceps femoris (Caput longum)*
19 Äußerer Wadenhautnerv .... *N. cutaneus surae lateralis*
20 Schienbeinnerv .... *N. tibialis*
21 Kleine Rosenvene .... *V. saphena parva*
22 Kniekehlenvene .... *V. poplitea*
23 Kniekehlenarterie .... *A. poplitea*
24 Perforierende Arterien .... *Aa. perforantes*
25 Innere Schamarterie und -vene .... *A. pudenda interna und V. pudenda interna*
26 Untere Gesäßarterie .... *A. glutea inferior*
27 Obere Gesäßarterie .... *A. glutea superior*

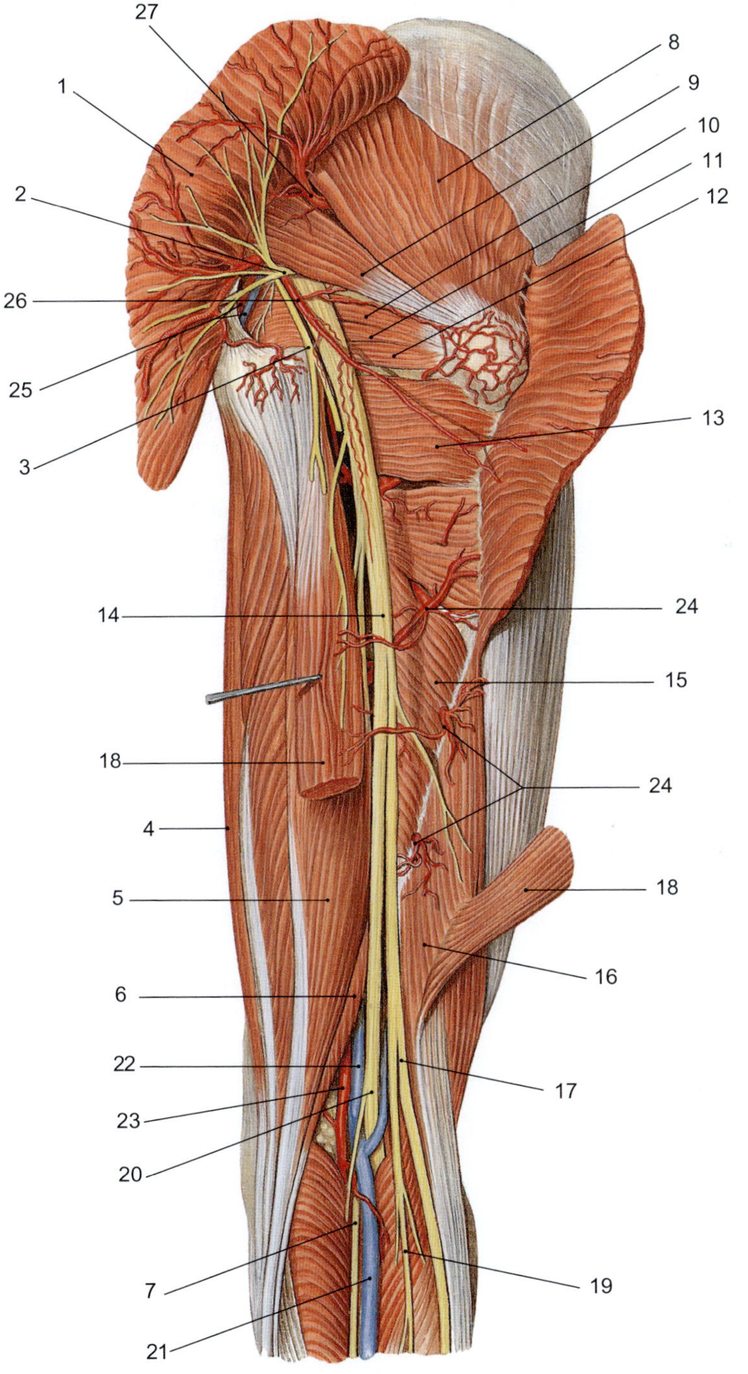

Abb. 18.34 [S007-1-23]

➢ Abb. 18.35 Kreuzbein-Nervengeflecht

Aus den Spinalnerven L4 bis S3 bildet sich das Kreuzbein-Nervengeflecht. Es liegt an der Hinterwand des kleinen Beckens, seitlich der Kreuzbeinlöcher.

1 Unterrippennerv .... *N. subcostalis*
2 Darmbein-Unterbauch-Nerv .... *N. iliohypogastricus*
3 Großer Lendenmuskel.......... *M. psoas major*
4 Darmbein-Leisten-Nerv ...... *N. ilio-inguinalis*
5 Querer Bauchmuskel........... *M. transversus abdominis*
6 Schamgegend-Oberschenkel-Nerv .... *N. genitofemoralis (R. femoralis)*
7 Schamgegend-Oberschenkel-Nerv .... *N. genitofemoralis (R. genitalis)*
8 Äußerer Oberschenkelhautnerv .... *N. cutaneus femoris lateralis*
9 Oberschenkelnerv .... *N. femoralis*
10 Steißgeflecht .... *Plexus coccygeus*
11 Äußere Beckenschlagader...... *A. iliaca externa*
12 Vordere Äste des Oberschenkelnervs.................... *Rr. cutanei anteriores (des N. femoralis)*
13 Zwölfte Rippe .... *Costa XII*
14 Quadratischer Lendenmuskel .... *M. quadratus lumborum*
15 Teil des Lendennervengeflechts......... *Plexus lumbalis (lumbaris)*
16 Grenzstrang............. *Truncus sympathicus*
17 Fünfter Lendennerv............. *N. lumbalis V*
18 Hüftlochnerv.................. *N. obturatorius*
19 Kreuzbeingeflecht (aus dem der Ischiasnerv entspringt) .... *Plexus sacralis*
20 Leistenband.................... *Lig. inguinale*
21 Durchtrittsstelle der Oberschenkelgefäße.......... *Lacuna vasorum*
22 Schneidermuskel .... *M. sartorius*

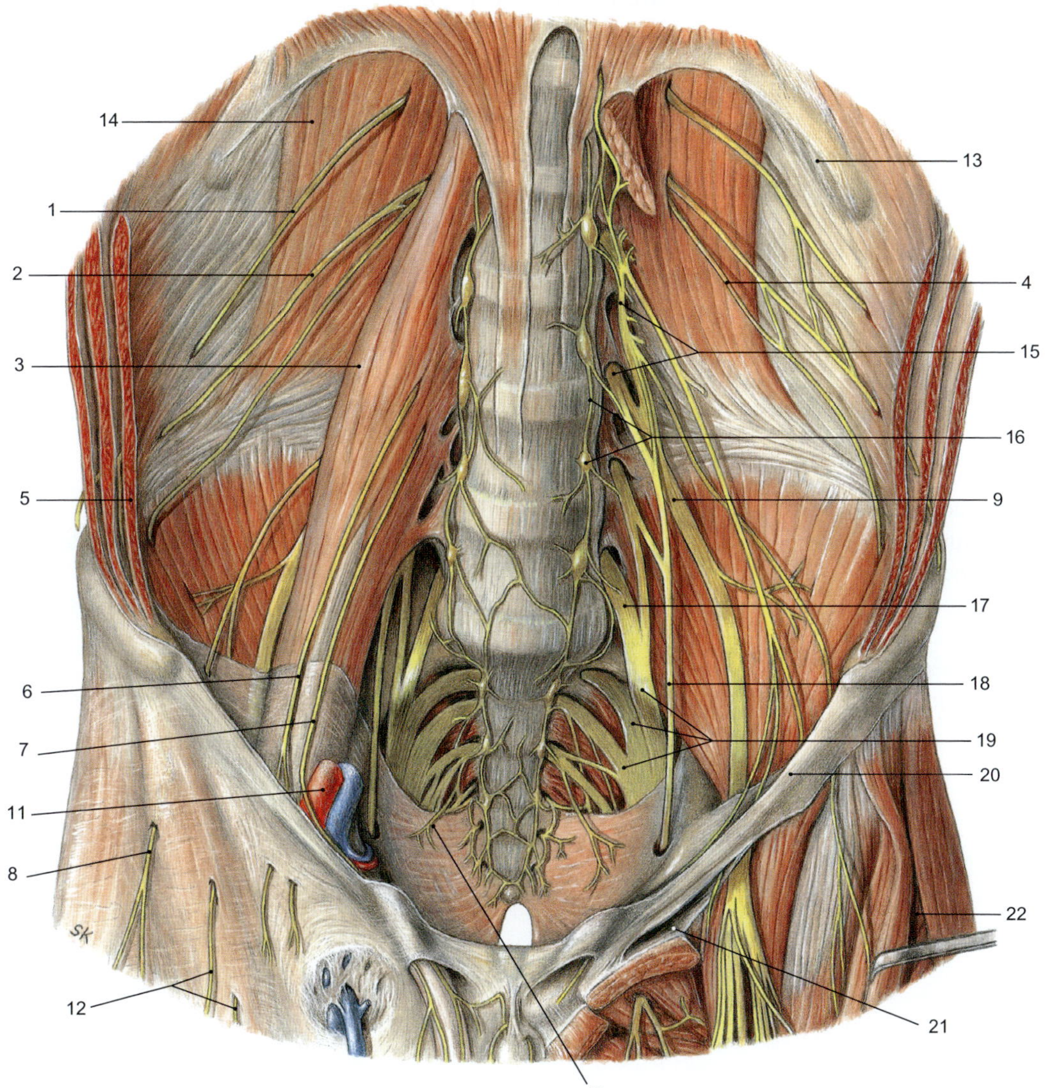

Abb. 18.35 [S007-1-23]

➢ Abb. 18.36 Überblick über die Hirnnerven

Hirnnerven treten paarig aus dem Gehirn aus und verlassen den Hirnschädel durch kleine Öffnungen (Foramina). Die zwölf Hirnnervenpaare werden nach der Reihenfolge ihres Austritts aus dem Gehirn mit römischen Ziffern durchnummeriert. Allerdings sind der I. und der II. Hirnnerv entwicklungsgeschichtlich betrachtet keine Hirnnerven sondern Hirnteile.

Rot: Motorische Nerven
Blau: Sensible Nerven
Orange: Parasympathische Nerven

I Hirnnerv
Geruchsnerv .... *N. olfactorius*
II Hirnnerv
Sehnerv .... *N. opticus*
III Hirnnerv
Augenbewegungsnerv ...... *N. oculomotorius*
IV Hirnnerv
Augenrollnerv .... *N. trochlearis*
V Hirnnerv
Drillingsnerv .... *N. trigeminus*
VI Hirnnerv
Augenabziehnerv .... *N. abducens*
VII Hirnnerv
Gesichtsnerv .... *N. facialis*
VIII Hirnnerv
Hör- und Gleichgewichtsnerv .... *N. vestibulocochlearis*
IX Hirnnerv
Zungen- und Rachennerv .... *N. glossopharyngeus*
X Hirnnerv
Umherschweifender Nerv .... *N. vagus*
XI Hirnnerv
Beinerv .... *N. accessorius*
XII Hirnnerv
Unterzungennerv .... *N. hypoglossus*

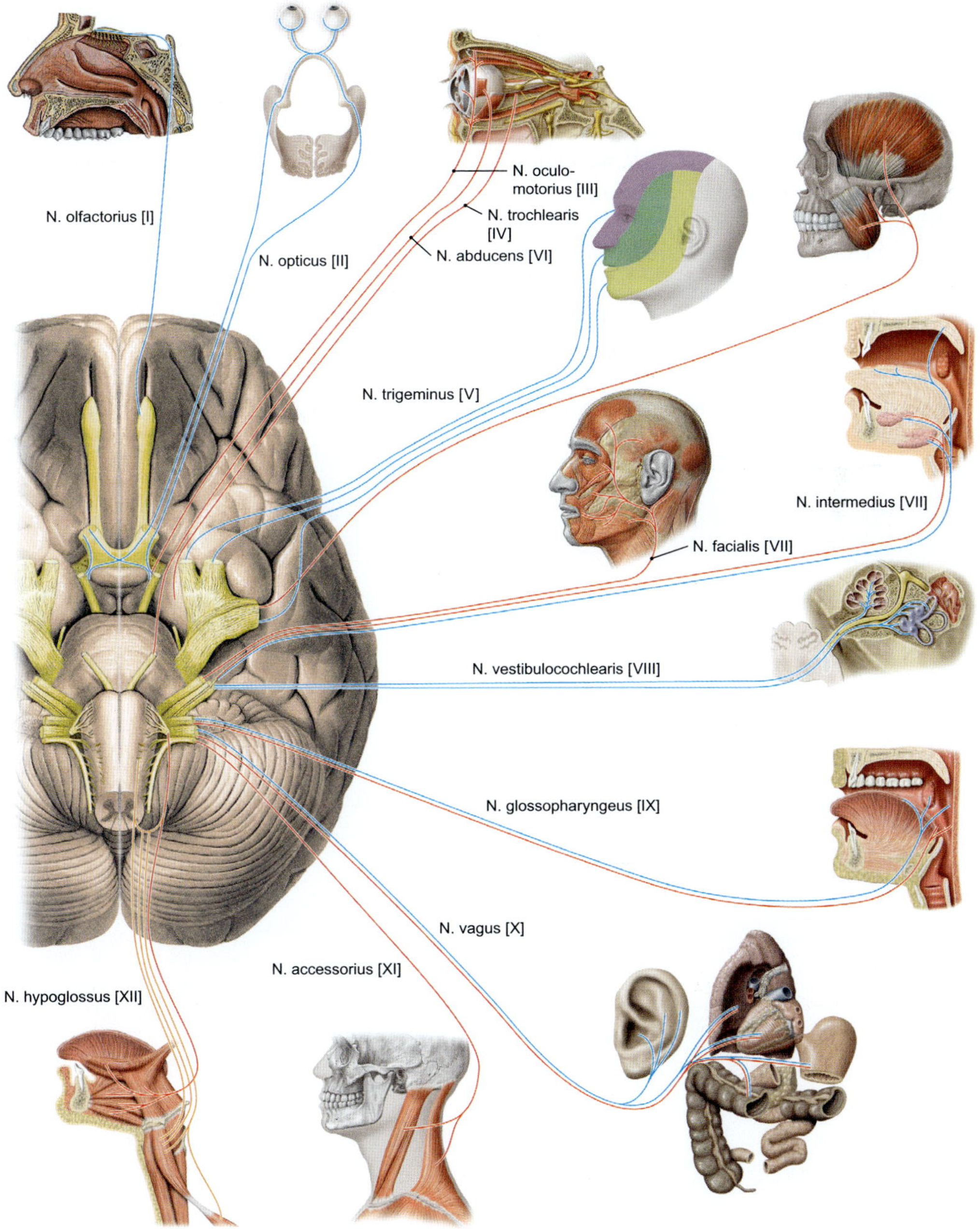

Abb. 18.36 [S007-3-23]

➤ Abb. 18.37 Hirnbasis mit den Ursprungsstellen der zwölf Hirnnerven

1 I. Hirnnerv (Geruchsnerv) .... *N. olfactorius*
2 II. Hirnnerv (Sehnerv).............. *N. opticus*
3 III. Hirnnerv (Augenbewegungsnerv) ...... *N. oculomotorius*
4 IV. Hirnnerv (Augenrollnerv) .... *N. trochlearis*
5 V. Hirnnerv (Drillingsnerv) ...... *N. trigeminus*
6 VI. Hirnnerv (Augenabziehnerv) .... *N. abducens*
7 VII. Hirnnerv (Gesichtsnerv) .... *N. facialis*
8 VIII. Hirnnerv (Hör- und Gleichgewichtsnerv) ..... *N. vestibulocochlearis*
9 IX. Hirnnerv (Zungen-Rachen-Nerv).... *N. glossopharyngeus*
10 X. Hirnnerv (Vagus) .... *N. vagus*
11 XI. Hirnnerv (Beinerv) .... *N. accessories*
12 XII. Hirnnerv (Unterzungennerv) .... *N. hypoglossus*
13 Stirnlappen .... *Lobus frontalis*
14 Schläfenlappen .... *Lobus temporalis*
15 Brücke .... *Pons*
16 Kleinhirn .... *Cerebellum*
17 Verlängertes Mark......... *Medulla oblongata*
18 Hinterhauptlappen........... *Lobus occipitalis*
19 Sehnervenkreuzung.......... *Chiasma opticum*
20 Hirnanhangdrüse (Hypophyse)..... *Hypophysis (Glandula pituitaria)*
21 Zwischenhirn .... *Diencephalon*
22 Rückenmark .... *Medulla spinalis*

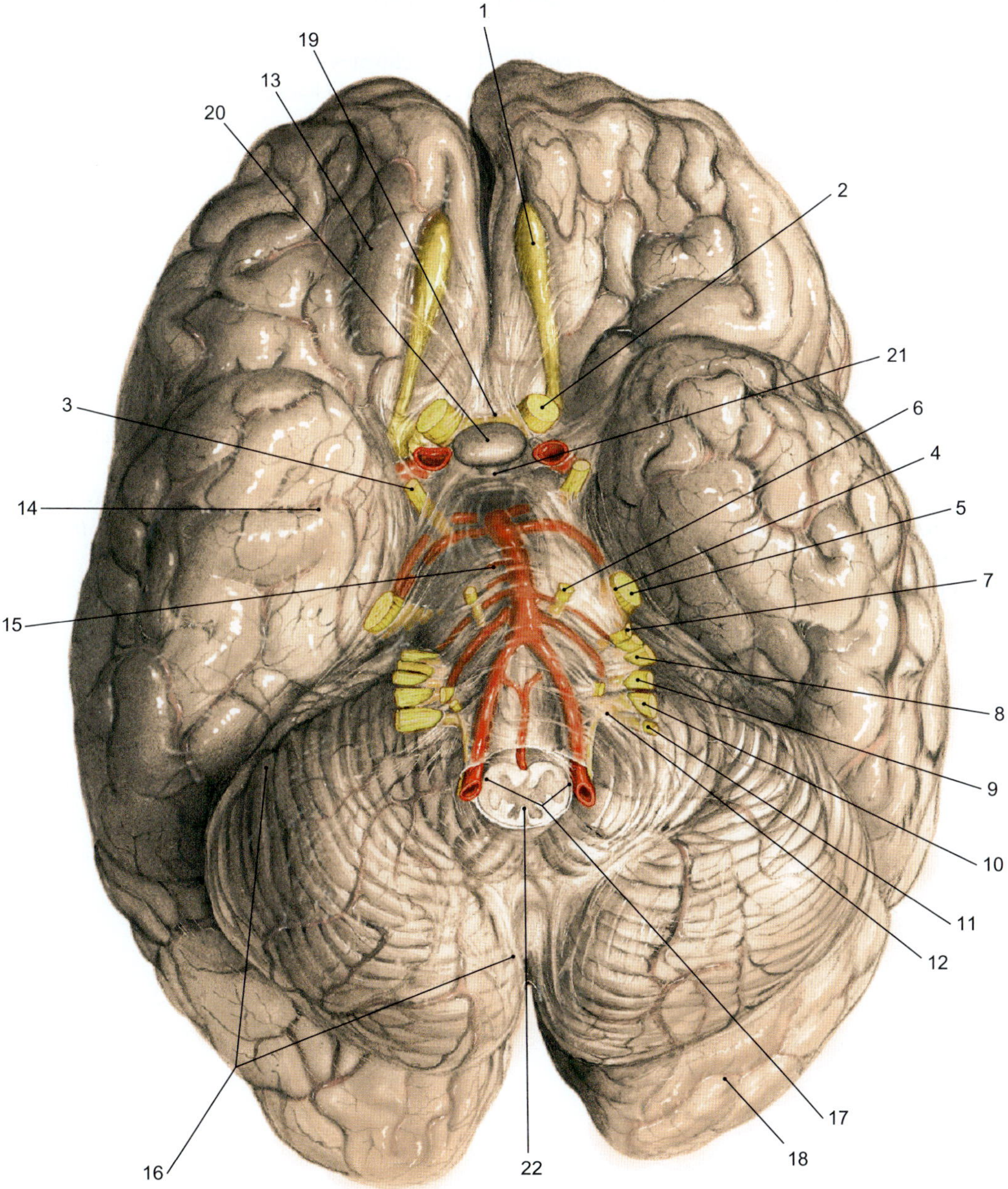

Abb. 18.37 [S007-3-23]

➢ Abb. 18.38 Austrittsstellen wichtiger Hirnnerven

Zu sehen ist ein Längsschnitt durch den Hinterkopf. Das Kleinhirn wurde teilweise entfernt, um einen Blick auf das verlängerte Mark, die Brücke und das Mittelhirn zu gestatten. Beachten Sie die Austrittsstellen des VII. (10), IX. (11), X. (12) und XI. (13) Hirnnervs.

1 Dritte Hirnkammer . . . . *Ventriculus tertius*
2 Vierte Hirnkammer . . . . *Ventriculus quartus*
3 Harte Hirnhaut . . . . *Dura mater cranialis*
4 Hirnsichel . . . . *Falx cerebri*
5 Oberer Hirnsichelblutleiter . . . . . . *Sinus sagittalis superior*
6 Unterer Hirnsichelblutleiter . . . . . *Sinus sagittalis inferior*
7 Gerader Blutleiter . . . . *Sinus rectus*
8 Große Großhirnvene . . . . *V. magna cerebri*
9 Kleinhirnzelt . . . . *Tentorium cerebelli*
10 Gesichtsnerv (VII. Hirnnerv) . . . . *N. facialis*
11 Zungen- und Rachennerv (IX. Hirnnerv) . . . . *N. glossopharyngeus*
12 „Umherschweifender“ Nerv (X. Hirnnerv) . . . . *N. vagus*
13 Beinerv (XI. Hirnnerv) . . . . *N. accessories*
14 Rückenmark . . . . *Medulla spinalis*
15 Sehstrang . . . . *Tractus opticus*
16 Augenrollnerv (IV. Hirnnerv) . . . . *N. trochlearis*
17 Sehnerv (II. Hirnnerv) . . . . *N. opticus*
18 Riechkolben . . . . *Bulbus olfactorius*
19 Augenbewegungsnerv (III. Hirnnerv) . . . . *N. oculomotorius*
20 Augenabziehnerv (VI. Hirnnerv) . . . . *N. abducens*
21 Drillingsnerv (V. Hirnnerv) . . . . . . *N. trigeminus*
22 Hör- und Gleichgewichtsnerv (VIII. Hirnnerv) . . . . *N. vestibulocochlearis*

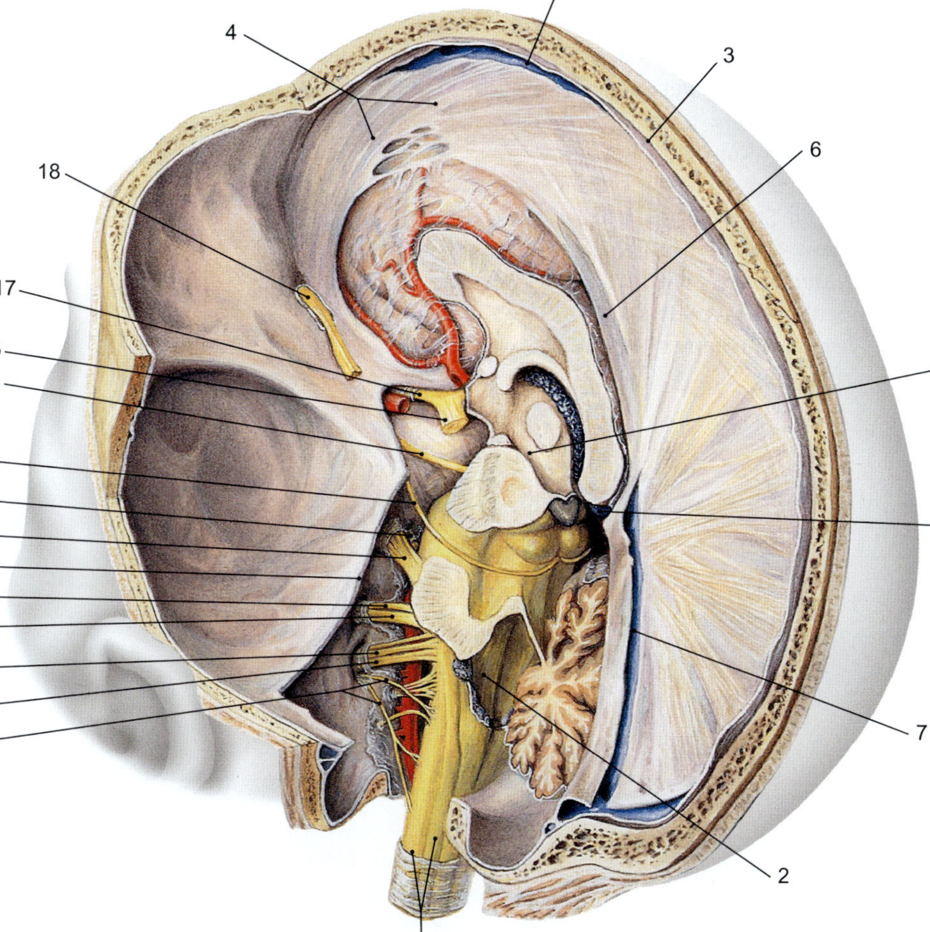

Abb. 18.38 [S007-3-23]

➢ Abb. 18.39 Aufzweigung des Drillingsnervs (N. trigeminus, V. Hirnnerv)

Der Drillingsnerv spaltet sich kurz nach seinem Austritt aus dem Kleinhirnstiel in drei Äste auf: Augenhöhlennerv, Oberkiefernerv und Unterkiefernerv. Damit ist der Drillingsnerv fast für die gesamte sensible Innervation der Kopfhaut zuständig.

Der Augenhöhlennerv innerviert das Oberlid, den Nasenrücken, die Stirn und die Scheitelgegend. Der Oberkiefernerv versorgt das Gebiet zwischen Lidspalte und Mundspalte, mit Ausnahme des Nasenrückens. Seitlich steigt er etwas über das Jochbein empor. Der Unterkiefernerv reicht von der Unterlippe bis zum Kinn.

Rot: Motorische Nerven
Blau: Sensible Nerven
Lila: Parasympathische Nerven

1 Drillingsnerv . . . . *N. trigeminus*
2 1. Ast des Drillingsnervs (Augenhöhlennerv) . . . . *N. ophthalmicus*
3 2. Ast des Drillingsnervs (Oberkiefernerv) . . . . *N. maxillaris*
4 3. Ast des Drillingsnervs (Unterkiefernerv) . . . . *N. mandibularis*

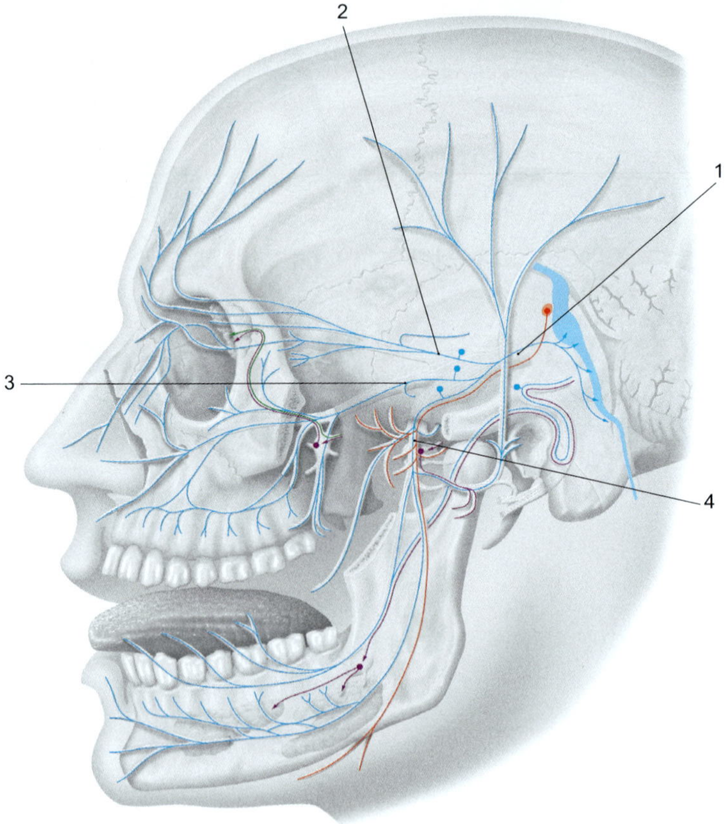

Abb. 18.39 [S007-3-23]

18

➢ Abb. 18.40 Schädigung des Gesichtsnervs (N. facialis, VII. Hirnnerv)

Der Gesichtsnerv (N. facialis) innerviert die Gesichtsmuskulatur, die Tränendrüsen und die Unterkiefer- und Unterzungenspeicheldrüse. Außerdem führt er Geschmacksfasern von der Zunge. Je nach Ort der Schädigung unterscheidet man zwischen zentraler und peripherer Lähmung:

Periphere Lähmung (➢ Abb. 18.40) Die Schädigung des Nervs liegt außerhalb des Zentralnervensystems. Ursache ist meist eine Schwellung des Nervs durch einen immunologischen Prozess oder eine Virusinfektion. Folgende Symptome können auftreten: herabhängender Mundwinkel, verstrichene Nasolabialfalte (Falte zwischen Nase und Mundwinkel) sowie das Unvermögen die Stirn zu runzeln, das Auge zu schließen, zu Pfeifen und die Zähne zu zeigen. Je nach Ort der peripheren Schädigung können Störungen der Tränensekretion auftreten, manchmal entwickelt sich im weiteren Krankheitsverlauf das Krokodilstränenphänomen – dabei kommt es beim Essen zu Tränensekretion. Außerdem können Schmeckstörungen im vorderen Zungenbereich, Ohrenschmerzen (können auch den Lähmungserscheinungen vorausgehen) und gesteigertes Hörempfinden (Hyperakusis) durch mangelnde Feineinstimmung der Gehörknöchelchen bestehen.

Zentrale Lähmung Die Schädigung liegt im Bereich des Gehirns, z. B. durch Schlaganfall oder Tumor. In diesem Fall treten die Lähmungserscheinungen vor allem im unteren Gesichtsbereich auf, deshalb kann das Auge geschlossen und die Stirn gerunzelt werden, aber die Muskulatur im Mundbereich kann nicht bewegt werden.

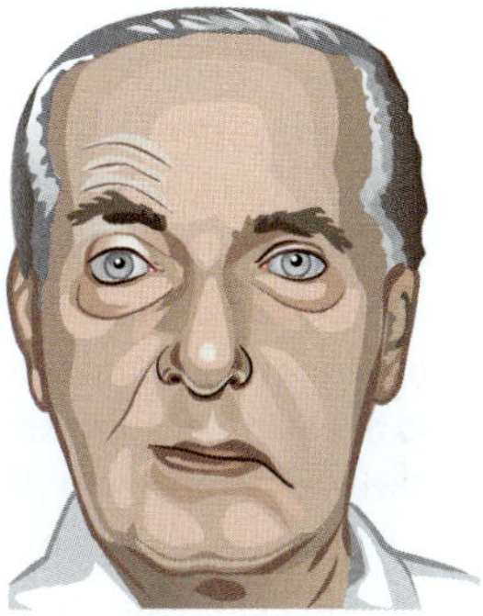

Abb. 18.40 [L255]

➢ Abb. 18.41 Schaltschema des Sympathikus

Der Sympathikus setzt sich aus folgenden Hauptanteilen zusammen:

- Nervenzellen in den Seitenhörnern des Rückenmarks (graue Substanz)
- Vorderwurzel des Rückenmarksnervs
- Anteile von Rückenmarksnerven
- Grenzstrang
- Eingeweideganglien

Der Nervenzellkern der ersten efferenten sympathischen Nervenfaser befindet sich im Seitenhorn des Rückenmarks, der Nervenzellkern des zweiten liegt entweder im Grenzstrang oder in Eingeweideganglien. Damit nehmen die sympathischen Nervenfasern den folgenden Weg: Das sympathische Neuron entspringt im Seitenhorn des Rückenmarks, tritt in die weiße Substanz des Rückenmarks über, zieht zur Vorderwurzel, dann zum Rückenmarksnerv. Mit diesem verläuft es allerdings nur auf einer Strecke von ungefähr 1 cm und zweigt dann zum Grenzstrang ab. Hier gibt es zwei Möglichkeiten: Entweder kommt es hier zur Umschaltung auf das zweite sympathische Neuron oder die Faser zieht ohne Umschaltung durch den Grenzstrang hindurch, um in diesem Fall organnah in einem Eingeweideganglion umgeschaltet zu werden.

- **Im Grenzstrang umgeschaltet** werden Impulse, die zum Herz, den Blutgefäßen, den Bronchien, den Augen und zu den Speicheldrüsen ziehen. Nach ihrer Umschaltung läuft die Nervenfaser zum Rückenmarksnerv zurück, um in die Peripherie zu ziehen.
- **Im Grenzstrang nicht umgeschaltet** werden die Fasern, die zu den Bauch-Becken-Organen ziehen. Diese werden erst organnah in Eingeweideganglien umgeschaltet (s. u.).

1 Seitenhorn .... *Cornu laterale (Columna lateralis)*
2 Vorderwurzel .... *Radix anterior*
3 Rückenmarksnerv .... *N. spinalis*
4 Grenzstrangganglion .... *Ganglion trunci sympathici*
5 Eingeweideganglion................ *Ganglion plexus autonomici*
6 Eingeweide (hier Darm) ...... *Vicera (Enteron)*
7 Spinalganglion .... *Ganglion spinale*

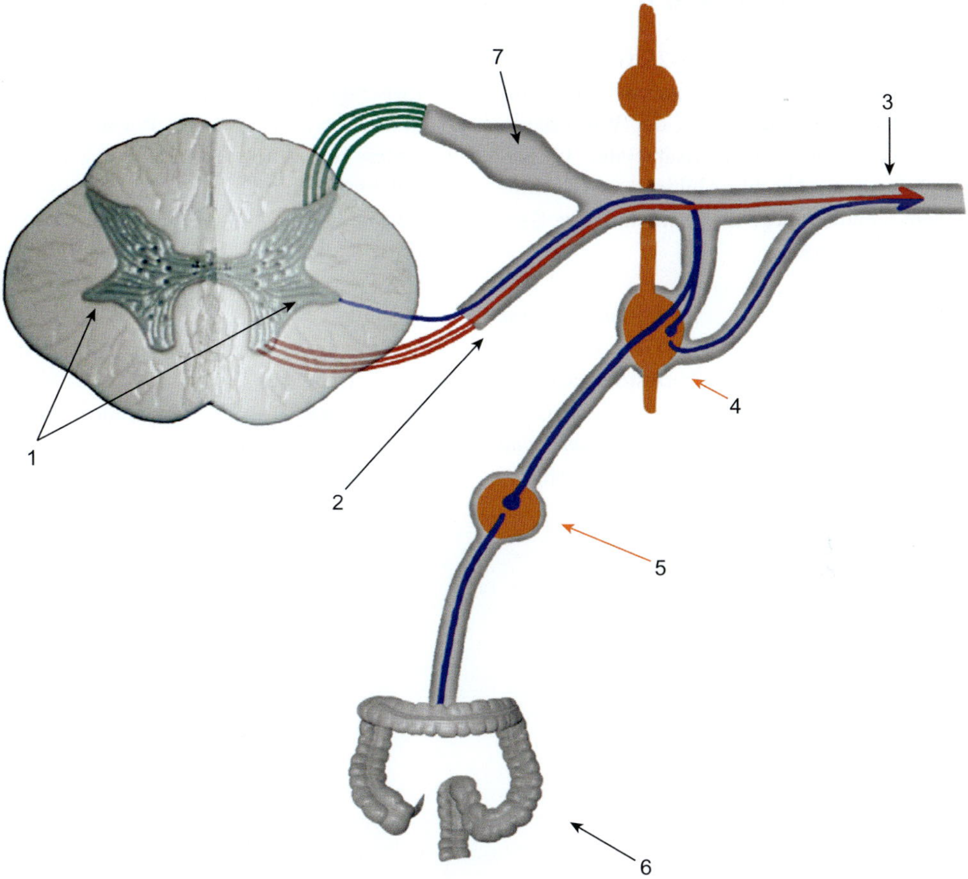

Abb. 18.41 [M553]

➢ Abb. 18.42 Grenzstrang (Truncus sympathicus)

Der Grenzstrang besteht aus 22–25 Ganglien, die untereinander durch Nervenstränge in Verbindung stehen. Er liegt rechts und links der Wirbelsäule, und zwar ventral der Querfortsätze der Wirbelkörper. Den unteren Abschluss bildet das in der Mitte vor dem Steißbein liegende kleine unpaare Ganglion (Ganglion impar).

1 Wirbelkörper .... *Corpus vertebrae*
2 Wirbelbogen .... *Arcus vertebrae*
3 Querfortsatz .... *Processus transversus*
4 Rippe .... *Costa*
5 Zwerchfell .... *Diaphragma*
6 Speiseröhre .... *Oesophagus*
7 Hauptschlagader (Aorta)................ *Aorta*
8 Zwischenrippenschlagader, -vene und -nerv............ *A., V. und N. intercostalis*
9 Untere Hohlvene .... *V. cava inferior*
10 Milchbrustgang .... *Ductus thoracicus*
11 Rückenmark .... *Medulla spinalis*
12 Harte Rückenmarkshaut.... *Dura mater spinalis*
13 Spinnwebenhaut........... *Arachnoidea mater spinalis*
14 Spinalganglion .... *Ganglion spinale*
15 Grenzstrang des Sympathikus .... *Truncus sympathicus*
16 „Umherschweifender“ Nerv .... *N. vagus*
17 Herzbeutel (Perikard) .... *Pericardium*

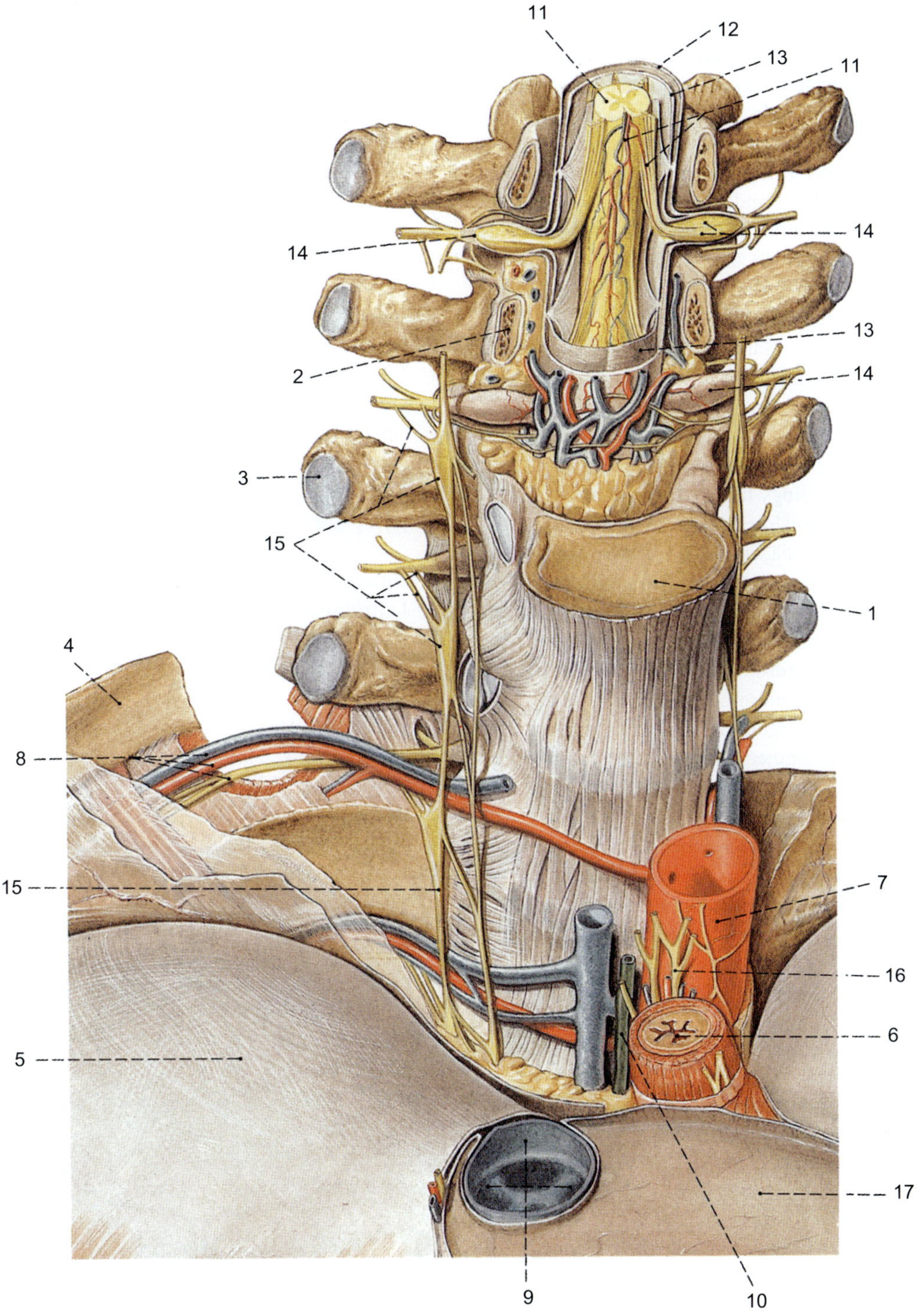

Abb. 18.42 [S700]

➢ Abb. 18.43 Seitlicher Halsbereich mit Blutgefäßen und Nerven

Man sieht, wie im Halsbereich die Nerven und Gefäße zwischen den Halsmuskeln verlaufen. Dabei kommt den Treppenmuskeln (Mm. scaleni) eine wichtige Rolle zu. Zwischen dem vorderen und mittleren Treppenmuskel (M. scalenus anterior et medius, ➢ Abb. 17.9 Nr. 5 und 6) befindet sich eine Lücke, durch die das Armnervengeflecht (Plexus brachialis, ➢ Abb. 17.9 Nr. 8) und die Schlüsselbeinarterie (A. subclavia, ➢ Abb. 17.9. Nr. 23) durchtreten. Diese bezeichnet man als Skalenuslücke.

Kommt es im Halsbereich zu Verspannungen, so wird diese Durchtrittsstelle verengt und es kann zu Nervenschmerzen, Parästhesien und evtl. sekundären Morbus-Raynaud-Anfälle kommen. Die Nervenschmerzen können in Schulter und Arm auftreten, allerdings findet man sie meist auf der ulnaren Seite des Unterarms.

In schweren Fällen kann es zur Muskelatrophie und zu Lähmungen kommen. Dies bezeichnet man als Halsrippensyndrom (Skalenussyndrom, Naffziger-Syndrom). Allerdings rechnet man das Skalenussyndrom heute zunehmend dem Thoracic-outlet-Syndrom (TOS, Schultergürtel-Kompressionssyndrom) zu. Darunter fasst man alle Symptome zusammen, die durch Kompression des Plexus brachialis und der A. subclavia im oberen Brustkorbbereich auftreten. Dazu gehören nicht nur das vorstehend beschriebene Skalenussyndrom, sondern auch z.B. das Kostoklavikularsyndrom (Enge zwischen der ersten Rippe und dem Schlüsselbein) und das Hyperabduktionssyndrom, bei dem beim seitlichen Abspreizen des Armes (Abduktion) bei gleichzeitiger Bewegung des Armes nach dorsal, die Nerven und Gefäße unter dem Rabenschnabelfortsatz eingeklemmt werden.

1 Beinerv (XI. Hirnnerv) .... *N. accessorius*
2 Verbindungsäste des Sympathikus .... *Rr. communicantes des Truncus sympathicus*
3 Innere Brustkorbschlagader ...... *A. thoracica interna*
4 Unterzungennerv (XII. Hirnnerv) .... *N. hypoglossus*
5 Oberer Herznerv (sympathisch) ... *N. cardiacus cervicalis superior*
6 Mittlerer Herznerv (sympathisch) .... *N. cardiacus cervicalis medius*
7 Unterschlüsselbeinarterie .... *A. subclavia*
8 Luftröhre .... *Trachea*
9 Innere Halsschlagader .... *A. carotis interna*
10 Äußere Halsschlagader .... *A. carotis externa*
11 Gemeinsame Halsschlagader .... *A. carotis communis*
12 Schlüsselbein .... *Clavicula*
13 Rückläufiger Kehlkopfnerv (Rekurrens) .... *N. laryngeus recurrens*
14 Zwerchfellnerv .... *N. phrenicus*
15 Umherschweifender Nerv (X. Hirnnerv) .... *N. vagus*
16 Achselarterie .... *A. axillaris*

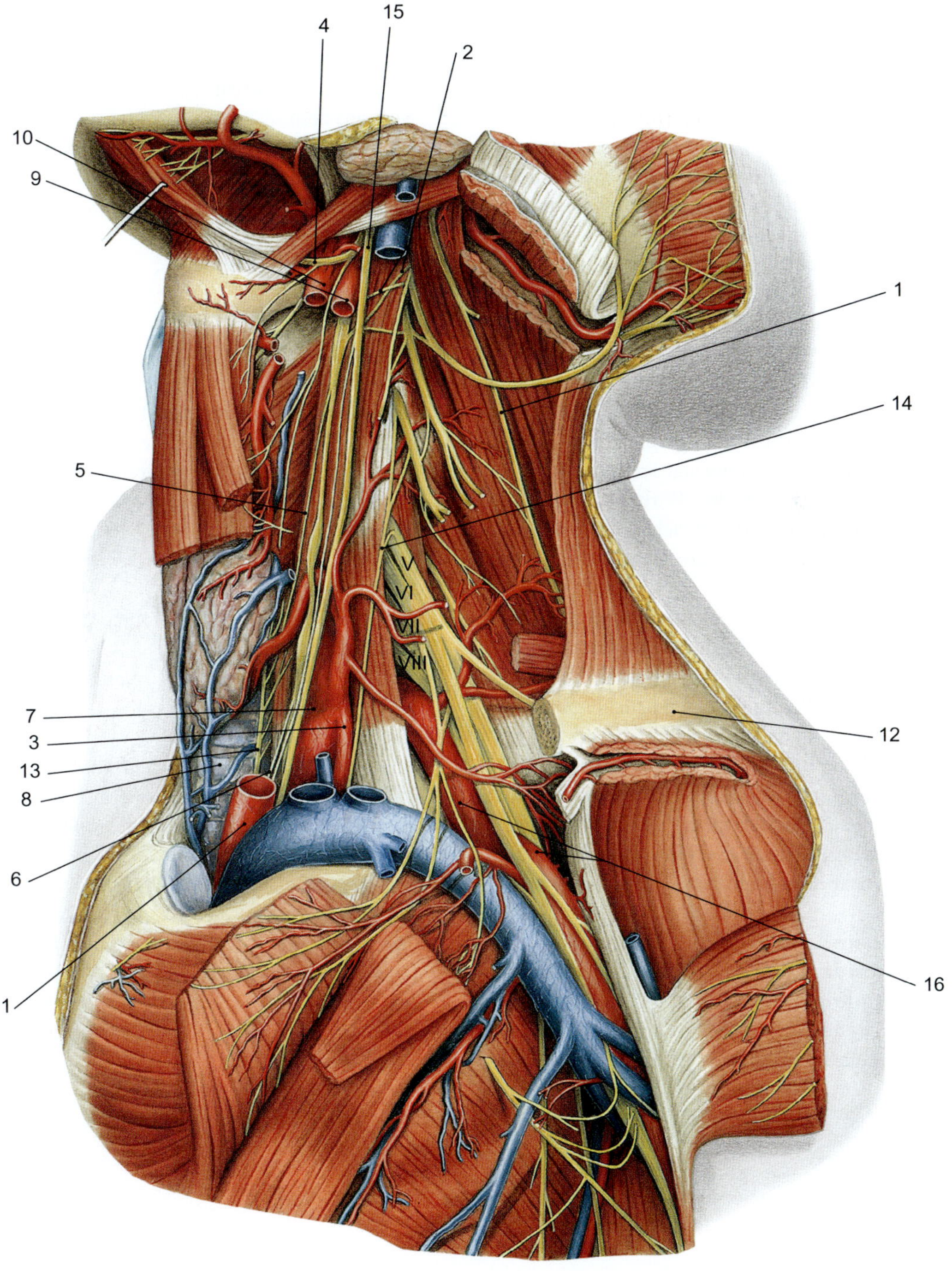

Abb. 18.43 [S007-3-23]

➢ Abb. 18.44 Sonnengeflecht (Solarplexus, Plexus solaris, Plexus coeliacus)

Das Sonnengeflecht ist ein Teil des Bauchaortengeflechtes (Plexus aorticus abdominalis). Dieses erstreckt sich von der Durchtrittsstelle der Aorta durch das Zwerchfell bis zu ihrer Teilungsstelle (Bifurcatio aortae). Das Bauchaortengeflecht ist eine Durchflechtung sympathischer, parasympathischer und viszerosensibler Fasern. Von ihrer Lage her unterscheidet man Magen-, Milz-, Leber-, Bauchspeicheldrüsen-, Nieren-, Nebennieren-, Harnleiter-, unteres und oberes Gekrösegeflecht und das Sonnengeflecht. Letzteres liegt um den Leber-, Milz- und Magenschlagaderstamm (Truncus coeliacus). Zu beachten ist allerdings, dass der Begriff „Sonnengeflecht“ oft uneinheitlich benutzt wird, vor allem beim Autogenen Training.

Im Bauchraum, vor der Wirbelsäule am Abgang der großen Äste der Bauchaorta, finden sich als Schaltstellen noch weitere Ganglien des Sympathikus.

Die sympathischen Fasern der Bauchorgane entspringen in den Seitenhörnern des Rückenmarks, durchlaufen den Grenzstrang ohne Umschaltung, ziehen weiter in Richtung zu den Bauchorganen und werden erst in Ganglien, die in Nähe des Erfolgsorgans liegen, umgeschaltet. Der Zellkörper der ersten sympathischen Nervenfaser liegt also im Seitenhorn des Rückenmarks. Der Zellkörper der zweiten sympathischen Nervenfaser liegt in dem Ganglion nahe beim Zielorgan.

1 Speiseröhre . . . . . . *Oesophagus*
2 Nerv aus dem Lenden-Kreuzbeingeflecht . . . . . . *N. iliosacralis*
3 Nerv aus dem Lendennervengeflecht . . . . . . *N. iliohypogastricus*
4 Nerv aus dem Lendennervengeflecht . . . . . . *N. ilio-inguinalis*
5 Nerv aus dem Lendennervengeflecht . . . . . . *N. genitofemoralis*
6 Nerv aus dem Lendennervengeflecht . . . . . . *N. cutaneus femoris lateralis*
7 „Umherschweifender“ Nerv (Vagus) . . . . . . *N. vagus*
8 Leber-, Milz- und Magenschlagaderstamm . . . . . *Truncus coeliacus*
9 Sonnengeflecht . . . . . . *Plexus coeliacus*
10 Oberes Gekrösenervengeflecht . . . . . . *Plexus mesentericus superior*
11 Vegetatives Nervengeflecht für die Beckenorgane . . . . *Plexus hypogastricus superior*
12 Unteres Gekrösenervengeflecht . . . . . . *Plexus mesentericus inferior*
13 Zwischenrippennerv . . . . . . *N. subcostalis*
14 Brustkorbnerv . . . . . . *N. thoracicus*
15 Großer Eingeweidenerv . . . . . . *N. splanchnicus major*
16 12. Rippe . . . . . . *Costa XII*
17 Quadratischer Lendenmuskel . . . . . . *M. quadratus lumborum*
18 Zwischengekrösenervengeflecht . . . . . . *Plexus intermesentericus*
19 Sympathischer Grenzstrang . . . . . . *Truncus sympathicus*
20 Darmbeinkamm . . . . . . *Crista iliaca*
21 Oberschenkelnerv . . . . . . *N. femoralis*
22 Darmbeinmuskel . . . . . . *M. iliacus*
23 Kreuzbeingeflecht . . . . . . *Plexus sacralis*
24 Steißbeinganglion . . . . . . *Ganglion impar*
25 Mastdarm . . . . . . *Rectum*

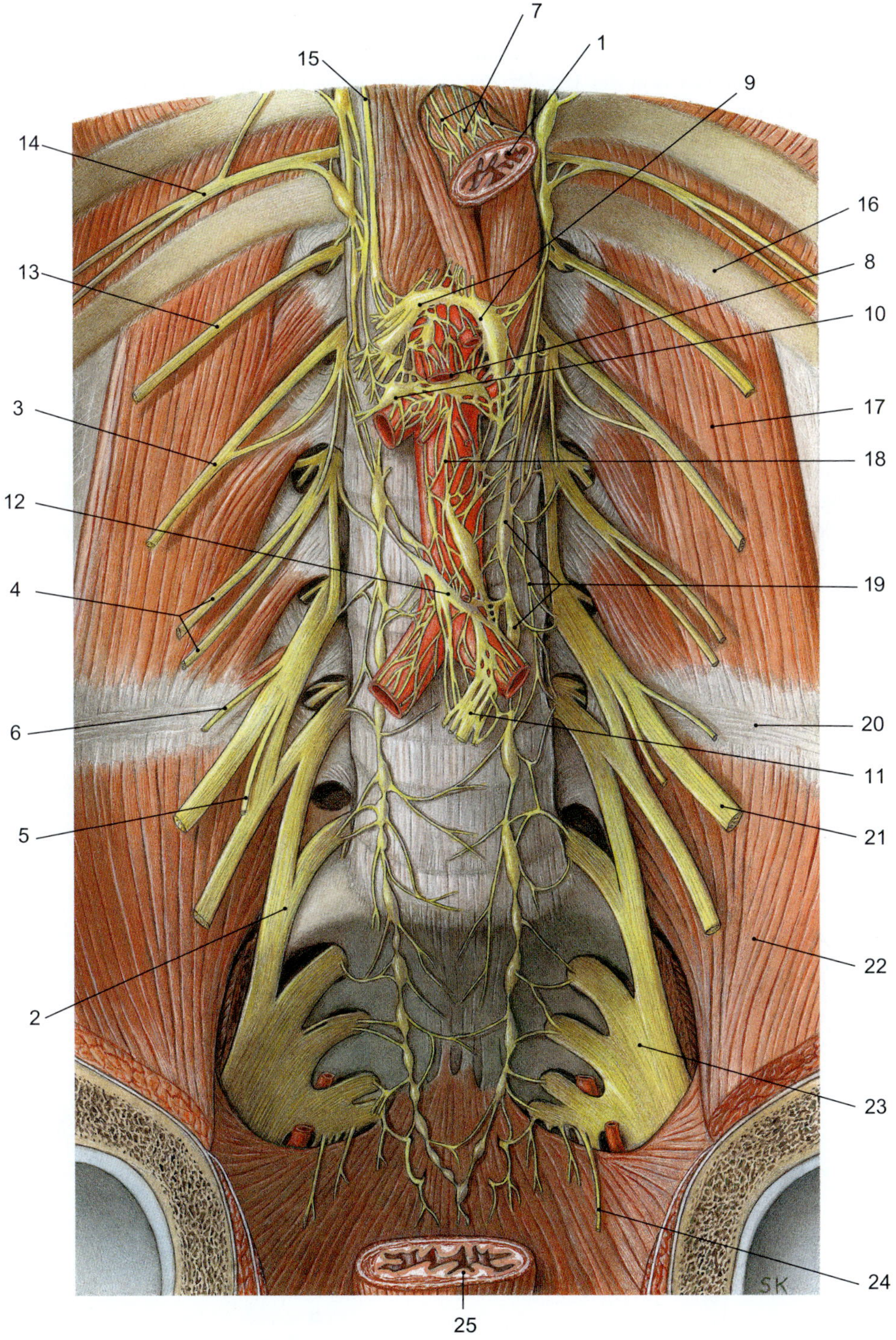

Abb. 18.44 [S007-1-23]

➤ Abb. 18.45 Eigen- und Fremdreflex

Dargestellt sind ein Eigenreflex **(a)** und ein Fremdreflex **(b).** Beim Eigenreflex liegt der Ort der Reizung und der Reaktion im gleichen Organ (Muskel). Bei einem Fremdreflex dagegen in zwei Organen, typischerweise ist dabei die Haut der Ort der Reizung und ein Muskel der Reaktionsort.

Trifft ein Reiz auf den Rezeptor, wird ein elektrischer Impuls produziert, der die sensible afferente Nervenbahn entlang läuft. Der Zellkörper dieser afferenten Bahn liegt im Spinalganglion. Die sensible Zelle endet aber erst beim Hinterhorn des Rückenmarks. Hier erfolgt die Umschaltung. Handelt es sich um einen Eigenreflex erfolgt die Umschaltung direkt auf die efferente motorische Bahn. Bei einem Fremdreflex dagegen erfolgt die Umschaltung von dem einen auf das andere Organ durch ein Schaltneuron.

Über die efferente Nervenfaser erfolgt die Weiterleitung zur motorischen Endplatte von der aus die Muskelverkürzung ausgelöst wird.

a Eigenreflexe
b Fremdreflexe

1 Rezeptor (Muskelspindel)
2 Afferente sensible Nervenfaser
3 Spinalganglion
4 Motoneuron
5 Efferente Nervenfaser
6 Motorische Endplatte
7 Hautrezeptor
8 Schaltneuron (Interneuron)

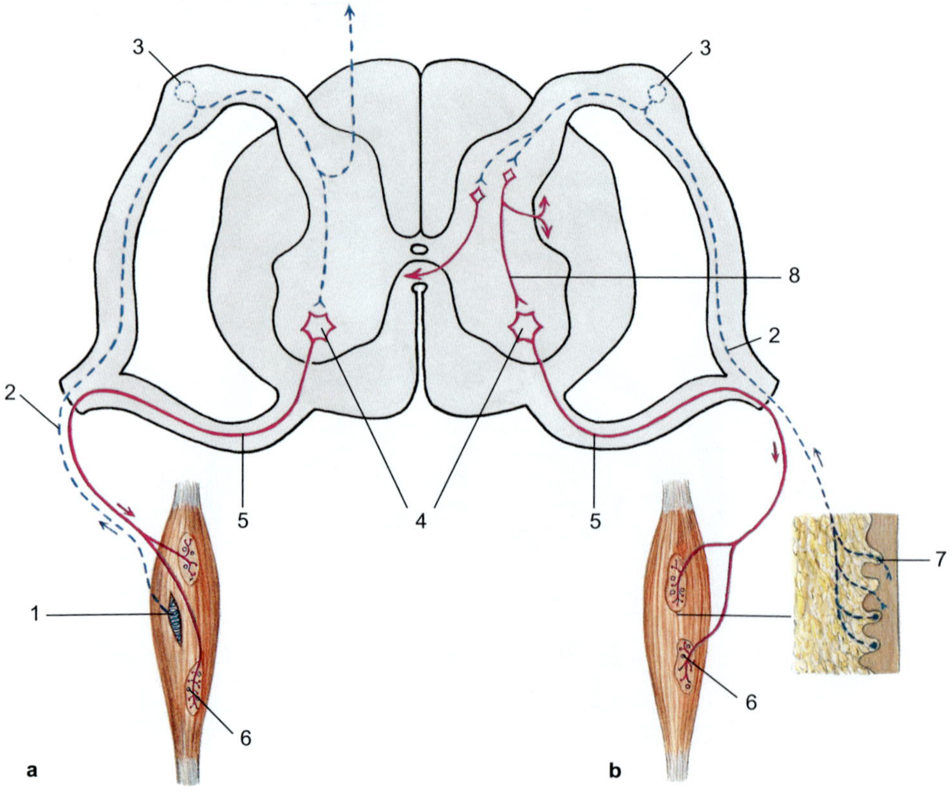

Abb. 18.45 [S702-L127]/[G1076]

➢ Abb. 18.46 Reflexhammer und Nadel

Bei der Reflexprüfung kommt man mit einem Minimum an technischem Aufwand aus. Man benötigt dazu nur einen Reflexhammer und Einmal-Zahnstocher. Mit dem Reflexhammer werden die Eigenreflexe geprüft; mit den Einmal-Zahnstochern die Fremdreflexe. Früher wurde statt der Einmal-Zahnstocher eine Prüfnadel (siehe Abbildung) verwendet. Davon ist man jedoch abgekommen, um eine Übertragung von Krankheiten wie z. B. AIDS oder Virushepatitis B, C zu vermeiden.

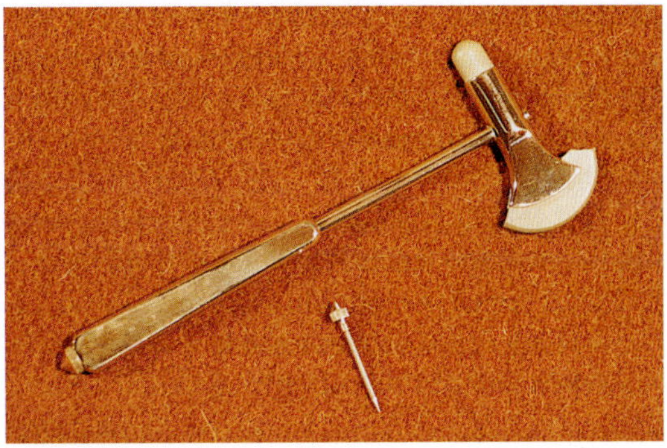

Abb. 18.46 [M553]

➢ Abb. 18.47 Pupillenverengung und Pupillenerweiterung (Miosis und Mydriasis)

Beachten Sie vor der Reflexprüfung der Pupillen deren Weite, das heißt, ob beim Patienten eine Pupillenverengung (Miosis, a) oder eine Pupillenerweiterung (Mydriasis, b) vorliegt. Selbstverständlich müssen dabei die Lichtverhältnisse berücksichtigt werden. Bei schlechten Lichtverhältnissen erweitert sich die Pupille, bei zunehmender Helligkeit verengt sie sich entsprechend.

Bei einer ständig vorliegenden Miosis oder Mydriasis können krankhafte Prozesse die Ursache sein.

Beidseitige Miosis Sie kann grundsätzlich durch eine gesteigerte Erregung des Schließmuskels des Sehlochs (M. sphincter pupillae) oder in Folge einer Lähmung des Erweiterers des Sehlochs (M. dilatator pupillae) hervorgerufen werden. Weitere mögliche Ursachen sind Morphium, Medikamente zur Glaukomtherapie, Syphilis, Meningitis und Schädigung der Brücke (Pons).

Einseitige Miosis Hier kommen als Ursache in Betracht: Horner-Symptom-Komplex, Iritis, Syphilis und Medikamente, z.B. Miotika (pupillenverengende Mittel), die zur Glaukomtherapie eingesetzt werden.

Beidseitige Mydriasis Sie kann grundsätzlich durch eine Lähmung der parasympathischen Anteile des Augenbewegungsnervs (III. Hirnnerv, N. oculomotorius) oder durch eine Reizung des Sympathikus verursacht werden. Aber auch Medikamente, Kokain, Hirnblutungen, Struma (als Halsdruckzeichen), Schädigung des Mittelhirns und vegetative Labilität müssen in Betracht gezogen werden.

Einseitige Mydriasis Mögliche Ursachen sind Medikamente, Migräne- oder Glaukomanfall oder Adie-Syndrom. Beim Adie-Syndrom handelt es sich um eine konstitutionelle Anomalie der Pupillenreaktion mit Reflexstörungen (Hypo- oder Areflexie), die meist in den unteren (Patellar- und Achillessehnenreflex), selten in den oberen Gliedmaßen besteht. Häufig treten auch vegetative Störungen auf. Die Ursache ist unbekannt. Bei der anormalen Pupillenreaktion handelt es sich um eine Pupillotonie, das heißt, es besteht einseitig eine entrundete, sehr weite Pupille bei verminderter oder fehlender Lichtreaktion und bei verlangsamter Wiedererweiterung. Die Naheinstellungsreaktion (Konvergenzreaktion) kann ebenfalls einseitig verzögert sein.

Findet man für eine beidseitige Miosis oder Mydriasis keine organischen Erklärungen, so kann man die folgenden Überlegungen anstellen:

Liegt eine Pupillenverengung vor, so deutet dies auf eine nervale Übersteuerung durch den Parasympathikus hin. Das könnte bedeuten, dass der Betreffende eher die Neigung hat, sich von der Umwelt und von sozialen Kontakten zurückzuziehen. Diese Pupillenform tritt vor allem im höheren Lebensalter auf.

Liegt dagegen eine Pupillenerweiterung vor, so weist dies auf eine nervale Übersteuerung des Sympathikus hin. Von der Umwelt wird eine weite Pupille eher als angenehm empfunden, da sie unbewusst signalisiert: Ich will etwas mit meinem Gegenüber zu tun haben. Eine enge Pupille wird als unangenehm empfunden („Die böse Alte mit dem stechenden Blick"). Aus diesem Grund kam es früher vor gesellschaftlichen Anlässen häufig vor, dass man sich ein pupillenerweiterndes Präparat in die Augen träufelte (z. B. Atropin), damit die Pupille weit wurde. Die Betreffenden sahen dann zwar nicht mehr scharf, signalisierten aber auf unbewusste Art ihrem Gegenüber, dass sie zu Kontakt bereit sind.

Eine Pupillenerweiterung des Patienten kann auch ein Hinweis darauf sein, dass er in der Situation „Kampf und Flucht" lebt. Diese Pupillenform kann bei Menschen vorkommen, die sich „gestresst" fühlen und die eher nach außen als nach innen leben. Eine Mydriasis tritt bevorzugt bei Kindern auf, die noch für alles offen sind, und die noch möglichst viel an Umweltreizen und Informationen in sich hineinlassen wollen.

Bitte beachten Sie zu krankhaften Pupillenreaktionen ➢ Abb. 18.47.

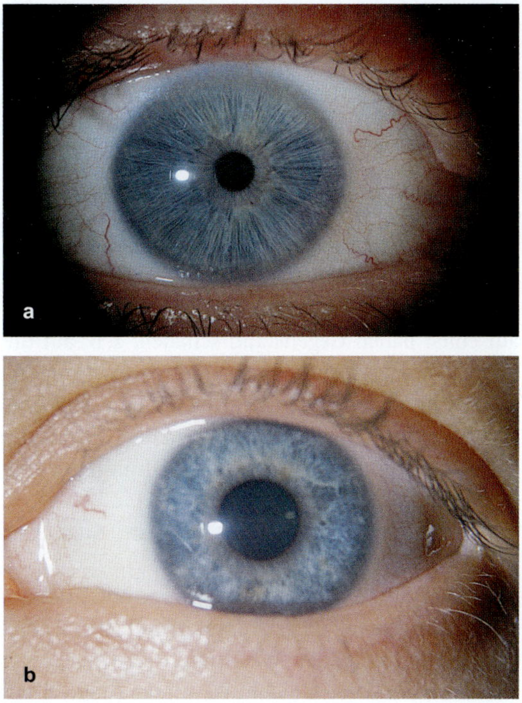

Abb. 18.47 [M553]

➢ Abb. 18.48 Prüfung der Lichtreflexe am Auge

Fällt Licht in ein oder in beide Augen, kommt es zur reflektorischen Pupillenverengung, und zwar verengen sich immer beide Pupillen, auch wenn nur in ein Auge Licht fällt.

Prüfung der Lichtreflexe Achten Sie bei der Prüfung des Lichtreflexes darauf, dass der Patient in die Ferne blickt, am besten an die Decke. Er darf nicht auf einen nahen Gegenstand schauen, z. B. auf die Untersuchungsleuchte, da sich sonst durch die Fixierung auf einen nahen Gegenstand eine Pupillenverengung einstellt. Achten Sie auch darauf, dass die Untersuchungsleuchte nicht zu hell strahlt, um eine Reizmydriasis zu vermeiden.

Bei der Prüfung der Lichtreflexe am Auge geht man in drei Schritten vor:

- Bringen Sie Licht in das rechte Auge und prüfen Sie, ob es hier zu einer prompten und ausreichenden Pupillenverengung kommt.
- Bringen Sie danach Licht in das linke Auge und prüfen Sie hier die Reaktion.
- Zuletzt bringen Sie wieder Licht in das rechte Auge und prüfen nun, ob sich hierbei die linke Pupille ausreichend zusammenzieht.

Die Pupillenengstellung, die am nicht belichteten Auge stattfindet, wird als konsensuelle (gleichsinnige, übereinstimmende) Lichtreaktion der Pupille bezeichnet. Diese konsensuelle Lichtreaktion fehlt bei Pupillenstarre und bei totaler Erblindung (Amaurose). Bei der Pupillenstarre unterscheidet man zwischen der reflektorischen und der absoluten Pupillenstarre.

Reflektorische Pupillenstarre Bei reflektorischer Pupillenstarre bleiben die direkte und die indirekte (konsensuelle) Lichtreaktion aus. Die Konvergenzreaktion (Naheinstellungsreaktion) ist auslösbar. Damit meint man, dass sich die Pupille auf die Fixierung eines nahen Gegenstandes hin zusammenzieht.

Ursachen für reflektorische Pupillenstarre sind Neurosyphilis, Enzephalitis und Tumoren im Mittelhirn (Vierhügelplatte).

Absolute Pupillenstarre Hier fehlt sowohl die Licht- als auch die Naheinstellungsreaktion. Ursache können eine Lähmung des N. oculomotorius sein, Schädel-Hirn-Traumen, Prozesse im Mittelhirn oder an der Schädelbasis, Meningitis, Botulismus, Hirntumoren und Vergiftungen. Außerdem können Mydriatika (pupillenerweiternde Medikamente) eine absolute Pupillenstarre verursachen.

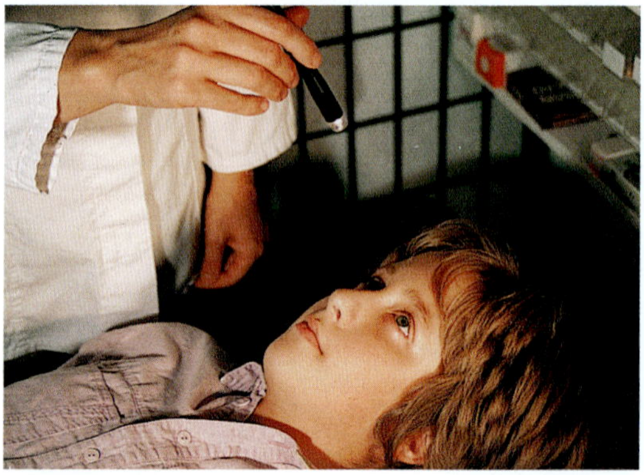

Abb. 18.48 [M553]

18

➢ Abb. 18.49 Bizepsreflex

Der Unterarm des sitzenden Patienten liegt entspannt auf seinem Oberschenkel. Der Untersucher tastet mit seinem Zeigefinger nach der Bizepssehne in der Ellenbeuge und spannt sie etwas an. Nun erfolgt ein Schlag mit dem Reflexhammer auf den eigenen Zeigefinger oder Daumen.

Es handelt sich um einen wenig lebhaften Reflex, bei dem man vor allem seitenvergleichend vorgeht. Die Reflexantwort besteht in einer leichten Beugung des Unterarmes.

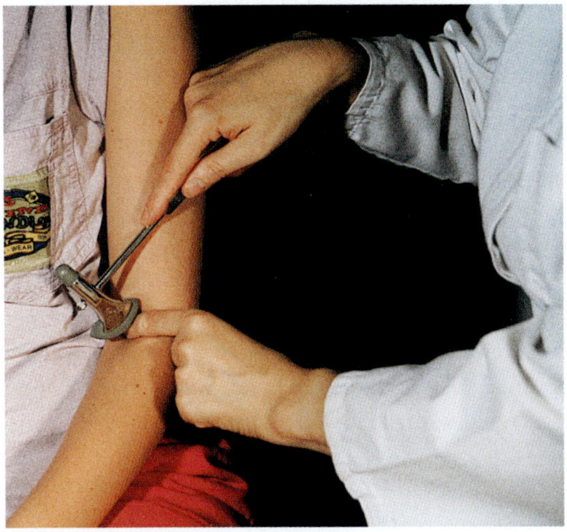

Abb. 18.49 [M553]

➢ Abb. 18.50 Radiusreflex

Prüft man den Radiusreflex am sitzenden Patienten, so lässt dieser den Arm locker herabhängen. Der Untersucher ergreift die Hand und dreht dabei die Radiuskante nach oben. Die Hand und der Arm des Patienten befinden sich in einer entspannten Mittelstellung. Der Schlag erfolgt auf die Seitenkante des distalen Radiusrandes.

Die Reflexantwort besteht in einer leichten Armbeugung im Ellenbogengelenk.

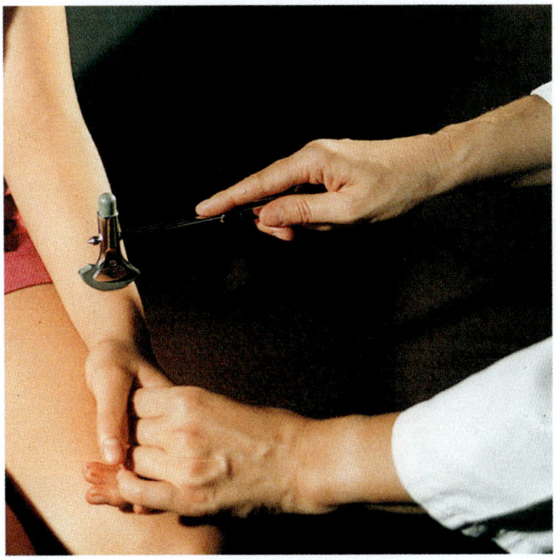

Abb. 18.50 [M553]

➢ Abb. 18.51 Trizepsreflex

Der Trizepsreflex wird am besten am stehenden Patienten geprüft. Dazu stellt sich der Untersucher etwas vor und neben den Patienten, der seinen Arm locker und entspannt herabhängen lässt. Der Untersucher ergreift den Arm und dreht ihn etwas nach hinten und zur Seite. Es muss darauf geachtet werden, dass der Arm immer noch entspannt hängt! Der Schlag erfolgt nun auf die Trizepssehne dicht über dem Ellenbogen. Die Reflexantwort besteht in einer Kontraktion des Trizeps, wobei es zu einer leichten Streckbewegung des Unterarmes kommen kann. Es ist auch ausreichend, wenn man nur ein Zucken des Muskels wahrnimmt.

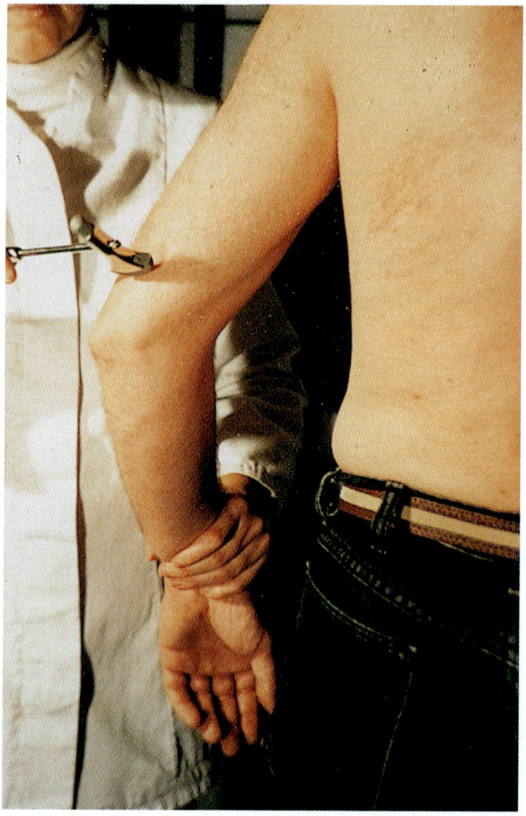

Abb. 18.51 [M553]

➢ Abb. 18.52 Bauchhautreflex und epigastrischer Reflex

Bauchhautreflex Da der Bauchhautreflex und der epigastrische Reflex Fremdreflexe sind, erfolgt deren Prüfung mit Einmal-Zahnstochern. Zur Prüfung des Bauchhautreflexes führt man – wie abgebildet – rasche Striche in Richtung des Bauchnabels aus. Die Reflexantwort liegt in einer Verziehung des Nabels zur Reizseite. Achten Sie darauf, dass der Patient entspannt ist, auch der Kopf muss entspannt liegen! Die Arme sollen sich locker neben dem Körper befinden und dürfen keinesfalls über den Kopf angehoben sein. Kommt der Bauchhautreflex nicht zustande, können mechanische Ursachen vorliegen, wie zu schlaffe oder zu straffe Bauchdecke (Schwangerschaft), Narben oder lokale Erkrankungen. Fehlende oder seitendifferente Bauchhautreflexe treten bei Multipler Sklerose, Läsion der Pyramidenbahn und bei Schädigung des Reflexbogens in der entsprechenden Höhe auf.

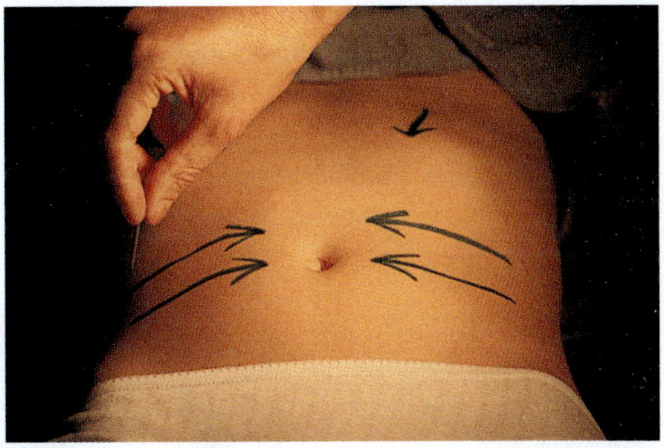

Abb. 18.52 [M553]

Epigastrischer Reflex Der epigastrische Reflex wird durch einen raschen Prüfstrich von etwas unterhalb der Brustwarze nach abwärts erzeugt.

Die Reflexantwort besteht in einer Einziehung des Epigastriums, der „Magengrube“. Damit bezeichnet man die Region zwischen den Rippenbögen, unterhalb der Schwertfortsatzspitze des Brustbeins.

18

➢ Abb. 18.53 Patellarsehnenreflex (Quadrizepsreflex)

Wird der Reflex am liegenden Patienten geprüft, so sind die Beine leicht angewinkelt und werden vom Untersucher von unten her mit dem linken Unterarm abgestützt. Der Schlag erfolgt auf die Sehne des vierköpfigen Oberschenkelmuskels unterhalb der Kniescheibe. Die Reizantwort besteht in einer Kontraktion des vierköpfigen Oberschenkelmuskels, wodurch es zu einer leichten Streckbewegung des Unterschenkels kommt.

Kann keine Reizantwort ausgelöst werden, liegt möglicherweise eine Störung im Reflexbogen, ein Bandscheibenvorfall oder eine beginnende Lähmung unterschiedlicher Ursache vor.

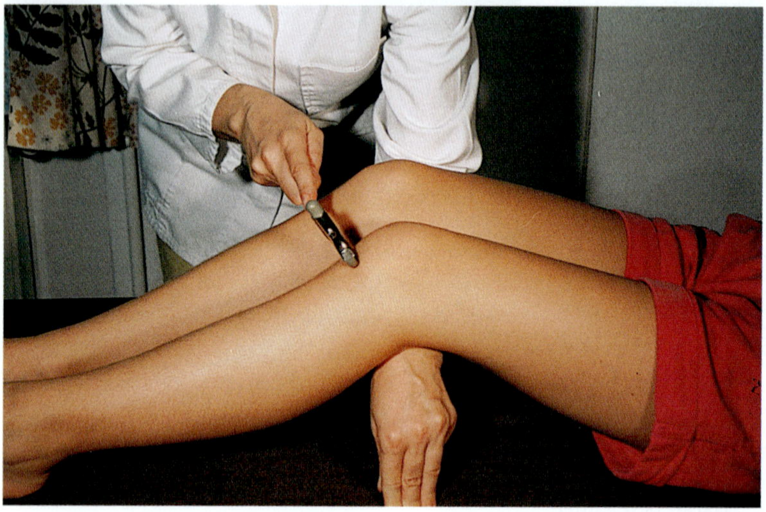

Abb. 18.53 [M553]

➢ Abb. 18.54 Achillessehnenreflex

Der Patient kniet auf der Untersuchungsliege und lässt die Füße locker herabhängen. Der Schlag erfolgt von hinten auf die Achillessehne. Die Reizantwort besteht in einer Plantarflexion des Fußes, also in einer Beugung des Fußes in Richtung Fußsohle. Bei Areflexie (Fehlen des Reflexes) kann eine Störung im Reflexbogen vorliegen oder ein Bandscheibenvorfall bestehen. Möglicherweise verweist der Befund auch auf das Anfangsstadium einer Lähmung.

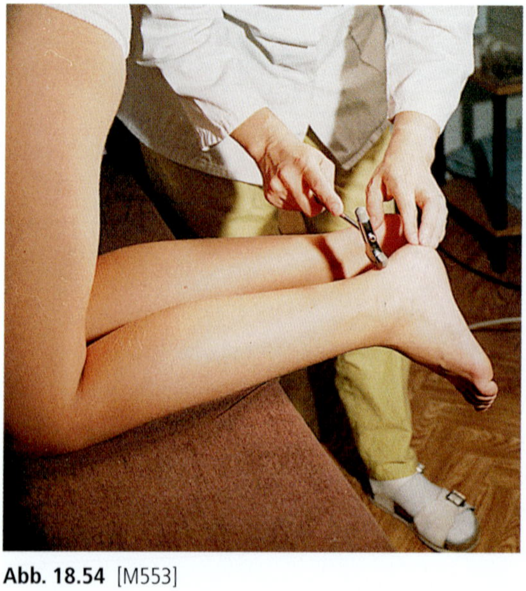

Abb. 18.54 [M553]

➢ Abb. 18.55 Fußsohlenreflex

Der Untersucher streicht mit der Nadel von der Ferse ausgehend an der Seite der Fußsohle in Richtung der kleinen Zehe und weiter bis zum Großzehengrundgelenk. Beim Gesunden kommt es als Reflexantwort zu einer leichten Krümmung der Zehen, eventuell reagiert der Fuß gleichzeitig mit einer leichten Fluchtbewegung.

Tritt statt der Krümmung der Zehen eine langsame Dorsalflexion der Großzehe und/oder eine Spreizung der Zehen auf, so handelt es sich um das **Babinski-Zeichen.** Dieses kann ein Hinweis auf einen bestehenden Pyramidenbahnschaden, auf Multiple Sklerose und auf das Frühstadium einer Urämie sein.

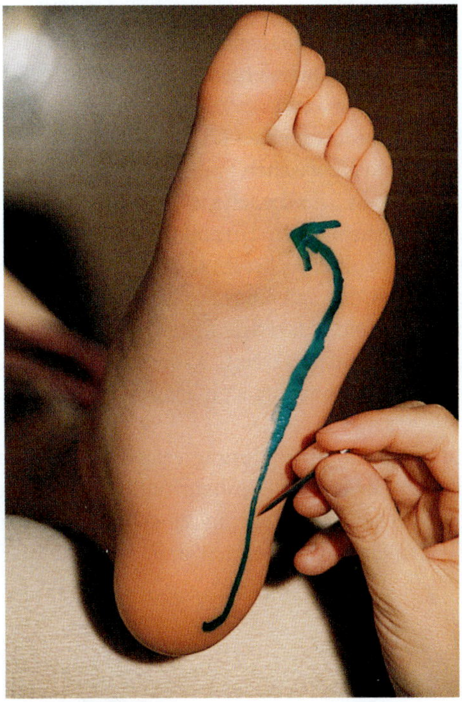

Abb. 18.55 [M553]

➢ Abb. 18.56 Craniale Computertomografie (CCT)

Gezeigt wird ein horizontales Computertomogramm durch die Schädelbasis. Die knöchernen Anteile des Schädels treten deutlich heller in Erscheinung. Man sieht aber auch die Augäpfel in den Augenhöhlen liegen. Beachten Sie auch den Raum, den das Gehirn beansprucht und die Nasenmuscheln.

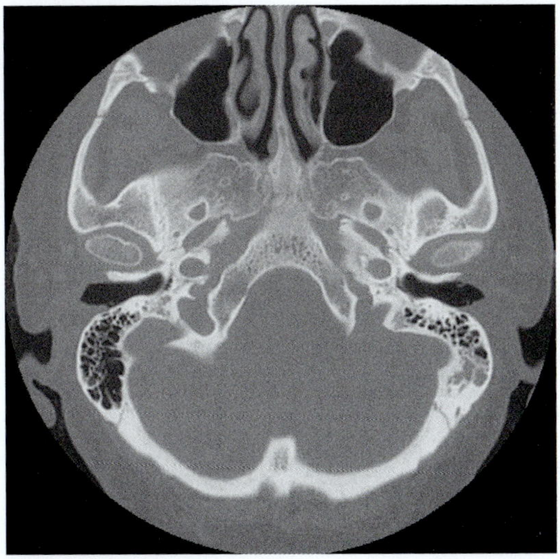

Abb. 18.56 [E484]

➢ Abb. 18.57 Hirnblutung

Kommt es zu Blutungen aufgrund einer Gefäßruptur im Bereich der Hirnhäute, kann sich das Blut grundsätzlich in drei Räume ergießen:

Subarachnoidalraum (Hirnwasserraum) Die Blutung erfolgt zwischen Spinnwebenhaut und weicher Hirnhaut. Die Ursache ist ein geplatztes Aneurysma, weshalb diese Hirnblutung meist spontan auftritt, also ohne vorherige Kopfverletzung. Es entwickelt sich das „meningeale Syndrom" mit Kopfschmerzen und Nackensteifigkeit (ohne Fieber). Je nach Schwere des Verlaufs kann es zum Bewusstseinsverlust bis hin zum Koma kommen.

Epiduralraum Die Blutung erfolgt in den Raum zwischen der harten Hirnhaut und dem Knochen. Die Ursache liegt meist in einer Kopfverletzung aufgrund eines Falles. Nach dem Sturz kehrt das Bewusstsein zunächst zurück, wird aber aufgrund des steigenden Hirndrucks nach Minuten bis Tagen wieder getrübt. Durch den immer größer werdenden Bluterguss wird das Gehirn immer mehr zusammengepresst.

Subduralraum Die Blutung erfolgt in den Raum zwischen Spinnwebenhaut und harter Hirnhaut. In diesem Fall handelt es sich um venöse Sickerblutungen. Es vergehen meist einige Tage, manchmal sogar Wochen, bis sich Zeichen einer Hirndrucksteigerung zeigen.

1 Akutes subdurales Hämatom
2 Subdurales Hämatom mit intrakranialer Einblutung in den Temporallappen
3 Hirnödem

18

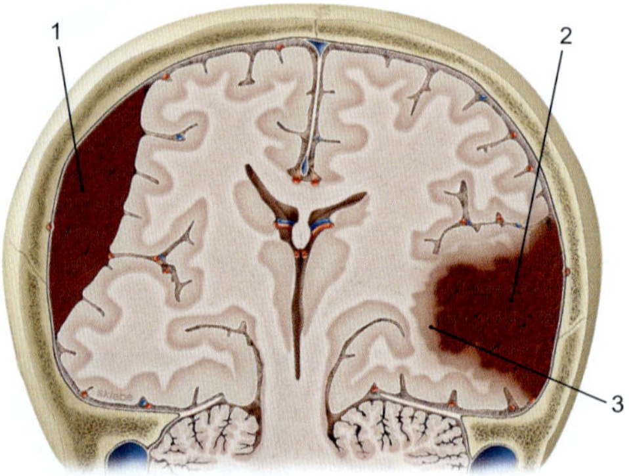

Abb. 18.57 L238

➢ Abb. 18.58 Gliom

Man sieht eine kraniale MRT (Magnetresonanztomografie) nach Verabreichung eines Kontrastmittels. Der schwarze Pfeil zeigt auf ein schwarzes nekrotisches Zentrum. Der weiße Pfeil zeigt auf ein Ödem, das sich um den Herd herum gebildet hat.

Bei dem Tumor handelt es sich um ein Glioblastoma multiforme, das bei einem 56-Jährigen festgestellt wurde, der sich 3 Wochen zuvor wegen linksseitiger Lähmungen in der Praxis vorstellte.

Uncharakteristische Symptome bei Hirntumoren sind zentrales Erbrechen, Kopfschmerzen und Schläfrigkeit, Leitsymptome sind motorische und sensible Ausfallserscheinungen.

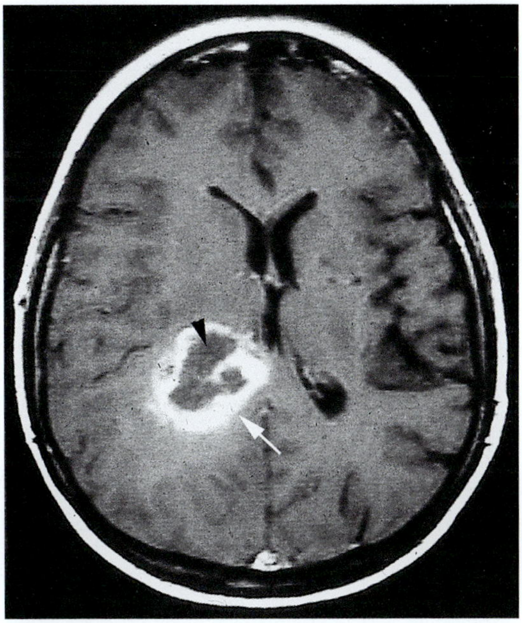

Abb. 18.58 [M443]

KAPITEL

19 Auge

➢ Abb. 19.1 Augengegend

1 Augenbrauen .... *Supercilia*
2 Wimpern .... *Cilia*
3 Oberlid .... *Palpebra superior*
4 Unterlid .... *Palpebra inferior*
5 Innerer Augenwinkel .... *Angulus oculi medialis*
6 Äußerer Augenwinkel .... *Angulus oculi lateralis*
7 Sehloch (Pupille) .... *Pupilla*
8 Regenbogenhaut .... *Iris*
9 Lederhaut mit aufliegender Augenbindehaut .... *Sclera mit Tunica conjunctiva*

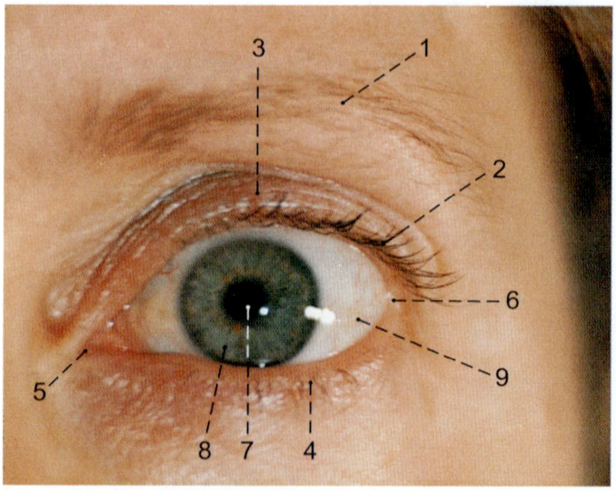

Abb. 19.1 [M553]

➢ Abb. 19.2 Oberer und unterer Bindehautsack

Die Augenbindehaut kleidet die Lider von innen her aus und liegt über der Vorderfläche der Lederhaut bis zum Hornhautrand (Limbus). Damit erstreckt sie sich über das „Weiße" des Auges. Da die Bindehaut bei den Übergängen vom Auge auf das Ober- und das Unterlid jeweils eine Umschlagfalte bildet, entsteht ein „Bindehautsack".

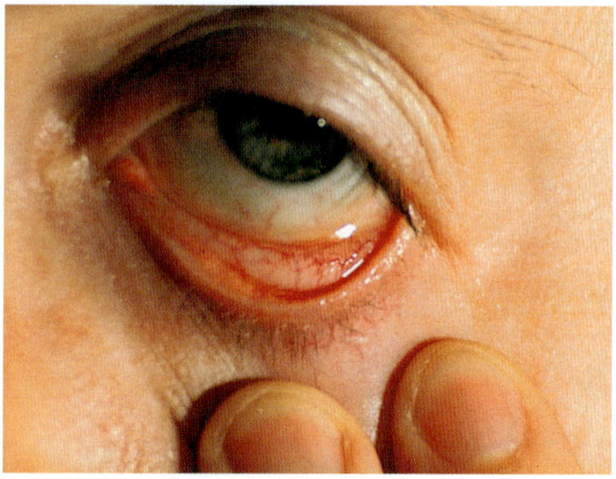

Abb. 19.2 [M553]

➢ Abb. 19.3 Ober- und Unterlid und Tränendrüse des rechten Auges

Die Haut und der Augenschließmuskel wurden entfernt.

Ober- und Unterlid erhalten ihre Festigkeit durch eine eingelagerte Bindegewebsplatte (10). Die Tränendrüse (1, 2) liegt im vorderen Teil der Augenhöhle, seitlich oberhalb des Augapfels. Die Sehne des Lidhebermuskels (11) zerlegt sie in zwei Teile. Die Tränenflüssigkeit ist farblos und enthält ungefähr 1 % Kochsalz. Pro Tag werden etwa 0,5 Liter Tränenflüssigkeit produziert.

1 Tränendrüse .... *Glandula lacrimalis* (oberer Teil) .... *(Pars orbitalis)*
2 Tränendrüse .... *Glandula lacrimalis* (unterer Teil) .... *(Pars palpebralis)*
3 Ausführungsgänge der Tränendrüse .... *Ductuli excretorii*
4 Äußeres Lidband .... *Lig. palpebrale laterale*
5 Bindegewebeplatte am Eingang der Augenhöhle .... *Septum orbitale*
6 Jochbein .... *Os zygomaticum*
7 Untere Lidplatte (Tarsus) .... *Tarsus inferior*
8 Oberkiefer .... *Maxilla*
9 Inneres Lidband .... *Lig. palpebrale mediale*
10 Obere Lidplatte (Tarsus) ...... *Tarsus superior*
11 Oberlidhebermuskel ...... *M. levator palpebrae superioris*

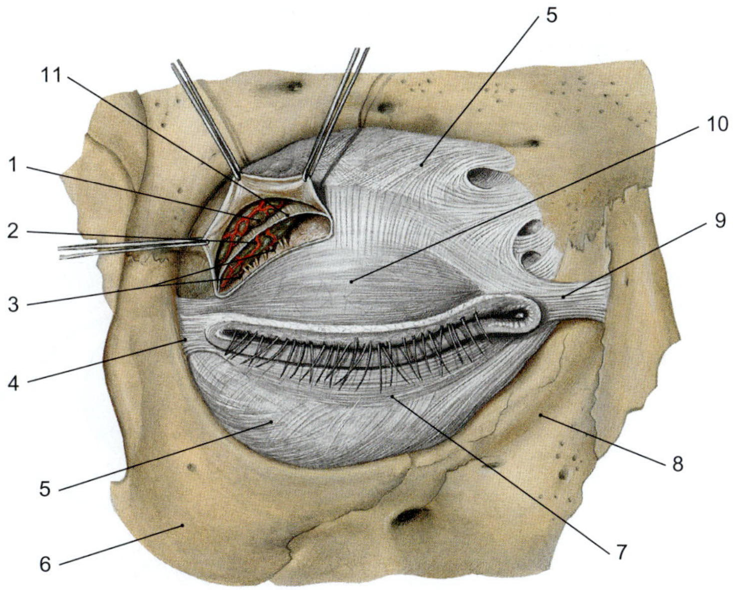

Abb. 19.3 [S700-L285]/[E1043]

➢ Abb. 19.4 Ableitende Tränenwege des rechten Auges

Die von den Tränendrüsen produzierte Flüssigkeit wird durch den Lidschlag über die Bindehaut und die Hornhaut verteilt. Dadurch wird verhindert, dass die der Luft ausgesetzten Augenabschnitte austrocknen. Der Abfluss erfolgt über den oberen und unteren Tränenpunkt (7) auf dem Tränenwärzchen (11), in das obere und untere Tränenkanälchen (9), weiter in den Tränensack (12) und über den Tränennasengang (14) in den unteren Nasengang (15).

1 Bindehaut des Auges .... *Tunica conjunctiva bulbaris*
2 Bindehautsack .... *Saccus conjunctivalis*
3 Lidbindehaut .... *Tunica conjunctiva palpebralis*
4 Unteraugenhöhlennerv (Ast des Drillingsnervs) .... *N. infraorbitalis*
5 Kieferhöhle .... *Sinus maxillaris*
6 Ausführungsgänge der Tränendrüse .... *Ductuli excretorii*
7 Tränenpunkt auf dem Tränenhügel .... *Punctum lacrimale auf der Papilla lacrimalis*
8 Halbmondförmige Bindehautfalte .... *Plica semilunaris conjunctivae*
9 Tränenkanälchen .... *Canaliculus lacrimalis*
10 Augenschließmuskel .... *M. orbicularis oculi*
11 Tränenwärzchen .... *Caruncula lacrimalis*
12 Tränensack .... *Saccus lacrimalis*
13 Mittlere Nasenmuschel .... *Concha nasalis media*
14 Tränennasengang .... *Ductus nasolacrimalis*
15 Mündung des Tränennasengangs in den unteren Nasengang
16 Untere Nasenmuschel .... *Concha nasalis inferior*

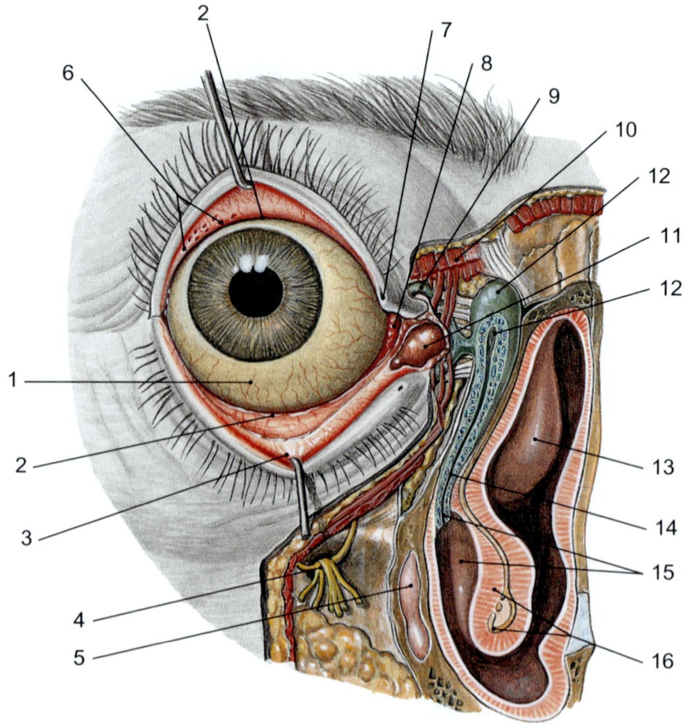

Abb. 19.4 [S007-3-23]

➢ Abb. 19.5 Fremdkörperentfernung aus dem Auge

Wenn man einen Fremdkörper, z. B. ein kleines Insekt, aus dem Auge entfernen will, hebt man zuerst das Unterlid an, da man es leicht vom Augapfel abziehen kann und prüft, ob sich der Fremdkörper hier befindet **(c)**.

Befindet sich der Fremdkörper im Oberlid, zieht man das Oberlid an den Wimpern über das Unterlid **(a)**. Dabei bleibt der Fremdkörper oft an den Wimpern des Unterlids hängen. Hat dieses Verfahren keinen Erfolg, muss das Oberlid vom Augapfel abgehoben werden. Dies gelingt wegen der eingelagerten Bindegewebeplatte nicht so leicht. Deshalb geht man folgendermaßen vor:

Der Patient schaut nach unten. Dann zieht man das Oberlid mit der linken Hand an den Wimpern nach unten. Mit dem Daumen der rechten Hand tastet man den Oberrand der Lidplatte und drückt diese nach unten. Gleichzeitig zieht man das Oberlid vom Auge ab und stülpt es nach oben um. Damit ist die Bindehaut des Oberlides freigelegt. Ein Fremdkörper kann nun leicht entfernt werden. Hat man ein Glasstäbchen oder etwas Ähnliches zur Hand, so kann man dies zum Umstülpen des Oberlides benutzen. Der Vorgang gelingt dann noch leichter (**a** und **b**).

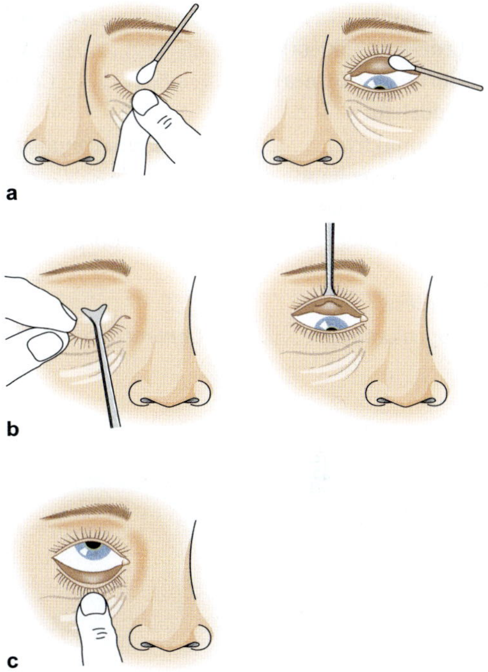

Abb. 19.5 [M431; L106]

➢ Abb. 19.6 Horizontalschnitt durch das linke Auge

1 Netzhaut ... *Retina*
2 Aderhaut ... *Choroidea*
3 Lederhaut (Sklera) ... *Sclera*
4 Hornhaut (Kornea) ... *Cornea*
5 Bindehaut (Konjunktiva) ... *Tunica conjunctiva*
6 Regenbogenhaut ... *Iris*
7 Strahlenkörper (Ziliarkörper) ... *Corpus ciliare*
8 Linse ... *Lens*
9 Vordere Augenkammer ... *Camera anterior bulbi*
10 Hintere Augenkammer ... *Camera posterior bulbi*
11 Sehloch (Pupille) ... *Pupilla*
12 Glaskörper ... *Corpus vitreum*
13 Gelber Fleck (Stelle schärfsten Sehens) ... *Macula lutea*
14 Blinder Fleck (Sehnervenpapille) ... *Discus nervi optici*
15 Sehnerv ... *N. opticus*
16 Achse des Augapfels ... *Axis bulbi*
17 Sehachse (zur Stelle des schärfsten Sehens) ... *Axis opticus*

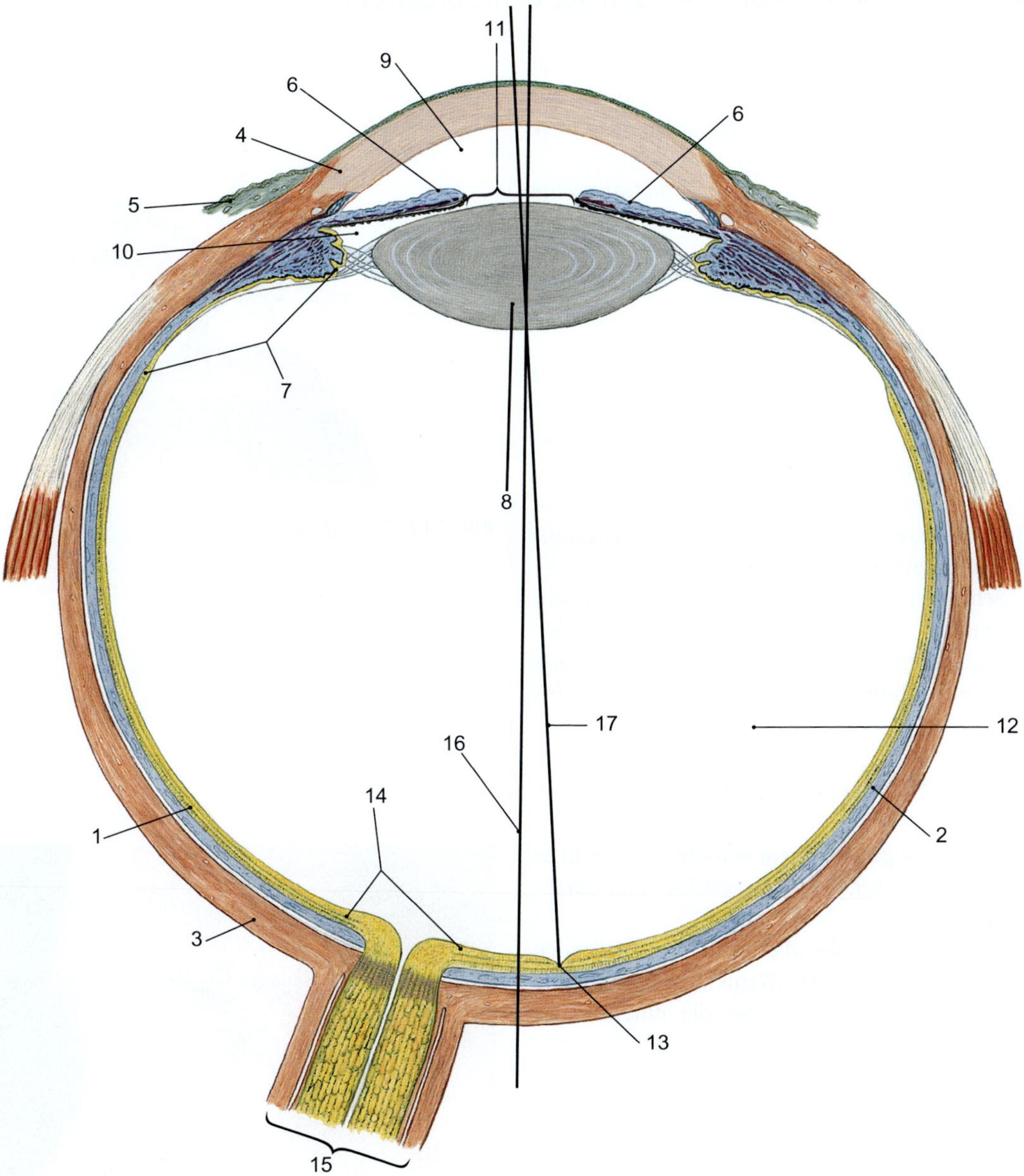

Abb. 19.6 [S007-3-23]

➢ Abb. 19.7 Mikroskopisches Bild aus dem vorderen Augenabschnitt

1 Hornhaut .... *Cornea*
2 Kammerwinkel .... *Angulus iridocornealis*
3 Schlemm-Kanal .... *Sinus venosus sclerae*
4 Balkenwerk des Kammerwinkels .... *Reticulum trabeculare*
5 Bindehaut .... *Tunica conjunctiva*
6 Lederhaut .... *Sclera*
7 Aderhaut .... *Choroidea*
8 Netzhaut .... *Retina*
9 Strahlenkörpermuskel (längsverlaufende Fasern) ...... *M. ciliaris (Fibrae longitudinales)*
10 Strahlenkörpermuskel (ringförmig verlaufende Fasern) .... *M. ciliaris (Fibrae circulares)*
11 Strahlenkörpermuskel .... *M. ciliaris*
12 Strahlenfortsätze .... *Processus ciliares*
13 Strahlenzone .... *Zonula ciliaris*
14 Muskel zur Erweiterung des Sehlochs .... *M. dilatator*
15 Linse .... *Lens pupillae*
16 Pigmentepithel .... *Epithelium pigmentosum*
17 Regenbogenhaut .... *Iris*

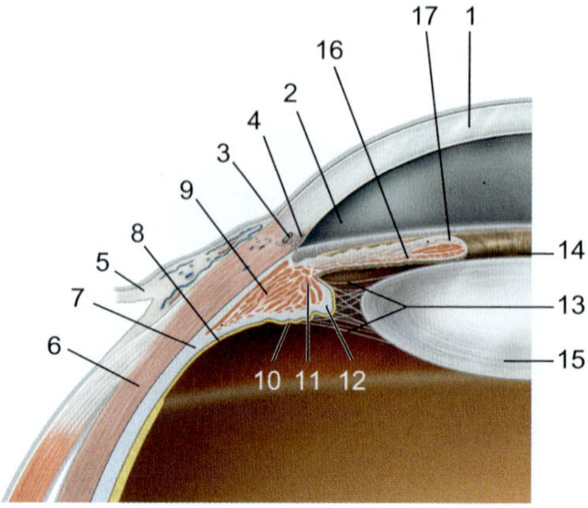

Abb. 19.7 [S700-L275]

➢ Abb. 19.8 Hornhaut des Auges

Die Lederhaut geht in ihrem vorderen Abschnitt in die Hornhaut über. Diese ist gefäßfrei und durchsichtig.

Sie hat die Aufgabe, die ins Auge einfallenden Lichtstrahlen zu brechen. Wenn Sie die Abbildung genau betrachten, können Sie die durchsichtige Hornhaut über der Iris sehen.

1 Hornhaut .... *Cornea*
2 Regenbogenhaut .... *Iris*

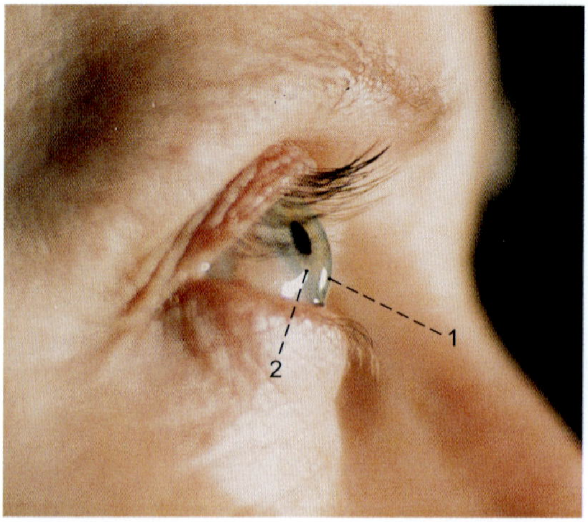

Abb. 19.8 [M553]

➢ Abb. 19.9 Schnittbild der Hornhaut

Über Iris und Pupille liegt die Hornhaut (Cornea). Sie hat die Aufgabe, die Lichtstrahlen zu brechen. Die Durchsichtigkeit der gefäßlosen Hornhaut hängt von ihrem normalen Quellungszustand ab. In ihrem vorderen Teil wird die Hornhaut durch die Tränenflüssigkeit befeuchtet, in ihrem hinteren Abschnitt durch das Kammerwasser. Bei Austrocknung der Hornhaut, z. B. weil der Lidschlag aufgrund einer Lähmung des N. facialis fehlt, quillt sie übermäßig auf und wird trüb. Aus diesem Grund trübt sich die Hornhaut schon bald nach dem Tod.

An der Hornhaut kann man fünf Schichten unterscheiden:

a Vorderes Epithel Das vordere, der Außenwelt zugewandte Deckgewebe, besteht aus unverhorntem, mehrschichtigem Plattenepithel.

b Vordere Grenzmembran Sie besteht aus einer Basalmembran und einem Filz feinster Fibrillen, in das eine Kittsubstanz eingelagert ist.

c Hauptschicht Sie macht mengenmäßig den größten Teil der Hornhaut aus. Sie besteht aus dichtem kollagenem Bindegewebe mit abgeplatteten Zellen.

d Hintere Grenzmembran Sie ist wie die vordere Grenzmembran gebaut, allerdings ist sie etwas dünner.

e Hinteres Epithel Es handelt sich um ein einschichtiges Plattenepithel.

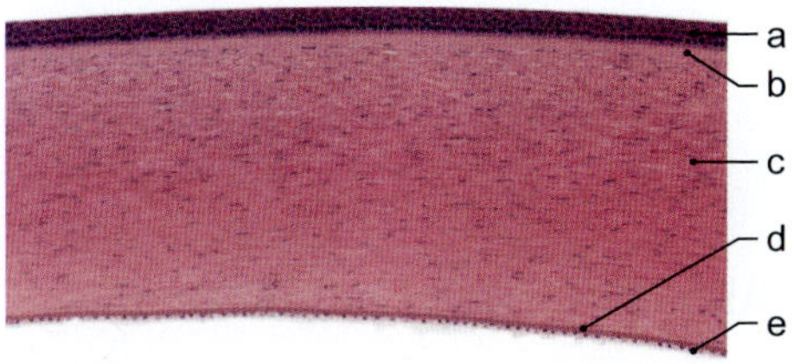

Abb. 19.9 [M475]

➢ Abb. 19.10 Iris (Regenbogenhaut)

Die Iris wird vom vorderen Teil der Aderhaut gebildet. Sie reguliert den Lichteinfall mithilfe von zwei Muskeln:

Schließmuskel des Sehlochs (M. sphincter pupillae). Der am Rand des Sehlochs liegende, zirkulär angeordnete Ringmuskel wird vom Parasympathikus innerviert und hat die Aufgabe, die Pupille zu verengen.

Erweiterer des Sehlochs (M. dilatator pupillae). Er zieht radspeichenartig vom Pupillen- zum Irisrand. Er wird vom Sympathikus innerviert und hat die Aufgabe, die Pupille zu vergrößern (➢ Abb. 19.7, Nr. 14).

1 Schließmuskel des Sehlochs .... *M. sphincter pupillae*
2 Erweiterer des Sehlochs .... *M. dilatator pupillae*

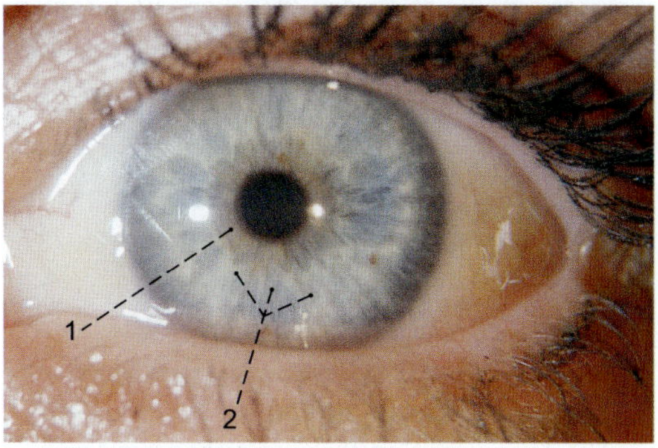

Abb. 19.10 [M553]

➢ Abb. 19.11 Linse

Die Linse liegt hinter Pupille und Iris, mit ihrer Rückseite liegt sie dem Glaskörper an. Sie ist gefäßfrei und bikonvex. Außen ist sie von einer elastischen Kapsel umgeben.

1 Linsenstrahlen .... *Radii lentales*
2 Hinterer Linsenpol .... *Polus posterior lentis*
3 Linsenhinterfläche ...... *Facies posterior lentis*
4 Linsenäquator .... *Aequator lentis*
5 Linsenvorderfläche .... *Facies anterior lentis*
6 Vorderer Linsenpol .... *Polus anterior lentis*
7 Linsenachse .... *Axis lentis*

➢ Abb. 19.12 Netzhaut (Retina)

Betrachtet man die Netzhaut unter dem Mikroskop, so kann man deutlich zehn Schichten unterscheiden. Die folgenden Nummern 1 bis 10 entsprechen dem Gang des Lichts, das bei der Nr. 1 in die Netzhaut eindringt und dann die verschiedenen Schichten durchdringt, bis es zu den Stäbchen- und Zapfenzellen gelangt. Lebendes Gewebe ist durchsichtig, solange keine Farbstoffe (z. B. Melanin) eingelagert sind.

a Schematische Darstellung der Netzhaut
b Schnittbild der Netzhaut

1 Innere Grenzmembran *(Stratum limitans internum):* bildet die Grenze zum Glaskörper.
2 Nervenfaserschicht *(Stratum neurofibrarum):* Die Axone der Nervenfasern ziehen zur Austrittsstelle des N. opticus, dem blinden Fleck und von hier weiter ins Gehirn.
3 Ganglienzellschicht *(Stratum ganglionare):* Zellkörper der Nervenfasern.
4 Innere Netzschicht *(Stratum plexiforme internum):* Synapsen zwischen den Nervenzellen und den Schaltzellen.
5 Innere Körnerschicht *(Stratum nucleare internum):* Hier liegen die Zellkörper der Schaltzellen und die Zellkerne der Stützzellen.
6 Äußere Netzschicht *(Stratum plexiforme externum):* Hier liegen die Synapsen zwischen den Schaltzellen und den lichtempfindlichen Stäbchen- und Zapfenzellen.
7 Äußere Körnerschicht *(Stratum nucleare externum):* Hier befinden sich die Zellkörper der Stäbchen- und Zapfenzellen.
8 Äußere Grenzmembran *(Stratum limitans externum):* siebartige Platte aus Fortsätzen der Stützzellen, die von den Fortsätzen der Stäbchen- und Zapfenzellen durchbrochen wird.
9 Stäbchen- und Zapfenzellen *(Stratum neuroepitheliale, Stratum photosensorium):* eigentliche Schicht der lichtempfindlichen Sehzellen.
10 Pigmentepithel *(Stratum pigmentosum):* einschichtiges kubisches Epithelgewebe, das stark pigmentiert ist und das der Aderhaut fest anliegt.
11 Amakrine Zellen sind querverbindende Nervenzellen.
12 Zellkörper der Horizontalzellen, die auch Querverbindungen herstellen

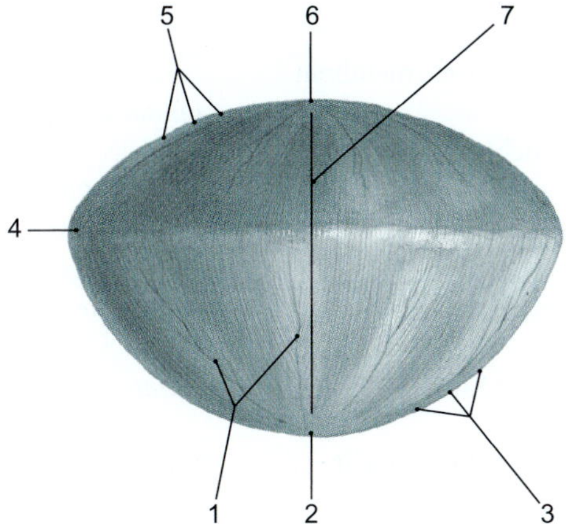

Abb. 19.11 [S007-3-23]

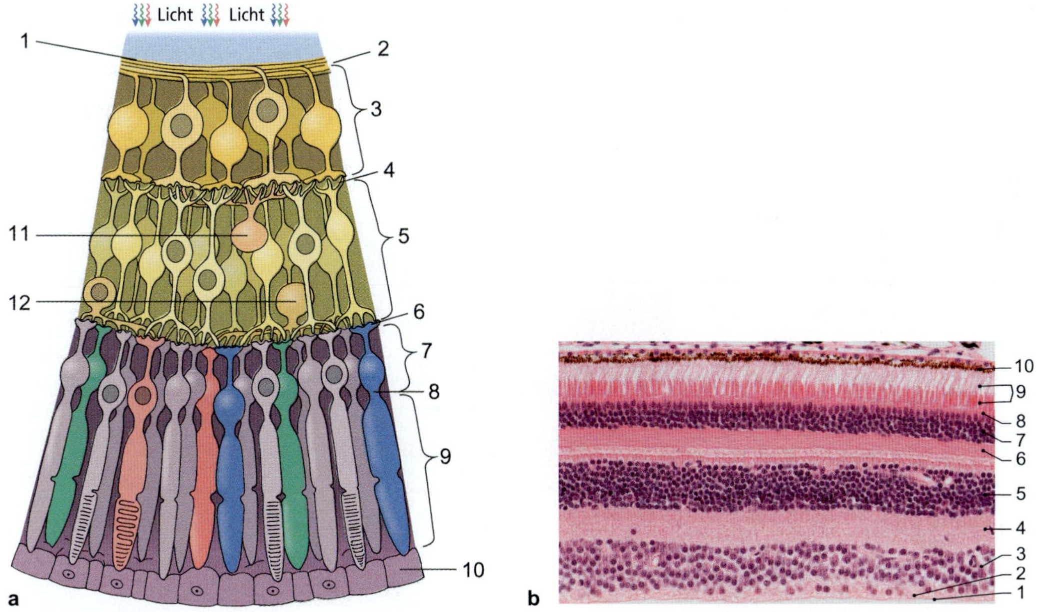

Abb. 19.12 [L190]

➢ Abb. 19.13 Gelber Fleck (Macula lutea)

Der gelbe Fleck ist die Stelle des schärfsten Sehens. Er liegt in der Sehachse (➢ Abb. 19.6) und enthält nur Zapfen. Wird das Auge auf eine bestimmte Stelle fixiert, wird der Kopf in die Stellung gebracht, dass die einfallende Strahlung auf den gelben Fleck trifft. Hier ist die Netzhaut so gebaut, dass das Bild möglichst wenig verfälscht wird.

Zapfen dienen dem Sehen bei Tageslicht, weil sie eine bestimmte Lichtmenge benötigen, um angeregt zu werden. Sie zeichnen sich durch eine hohe Kontrastempfindlichkeit aus sowie durch ihre Fähigkeit Farben zu unterscheiden.

Im gelben Fleck kommen keine Stäbchen vor. Sie reagieren im Vergleich zu den Zapfen bereits auf geringere Lichtmenge. Da sie nur helligkeitsempfindlich sind, kann man in der Dämmerung keine Farben mehr wahrnehmen, da die Lichtmenge für die Erregung der Zapfen nicht ausreicht. Für die Erregung der Stäbchen reicht die einfallende Lichtmenge jedoch noch aus. Es kommt zum Hell-Dunkel-Sehen.

Am gelben Fleck befinden sich keine Blutgefäße. Außerdem weichen die inneren Schichten der Netzhaut etwas zur Seite, wodurch eine Grube entsteht (Fovea centralis).

1 Innere Grenzmembran . . . . *Stratum limitans internum*
2 Schicht der Sehnervenfasern . . . . *Stratum neurofibrarum*
3 Schicht der Sehnervenzellen . . . . *Stratum ganglionare*
4 Innere Netzschicht . . . . *Stratum plexiforme internum*
5 Innere Körnerschicht . . . . *Stratum nucleare internum*
6 Äußere Netzschicht . . . . *Stratum plexiforme externum*
7 Äußere Körnerschicht . . . . *Stratum nucleare externum*
8 Äußere Grenzmembran . . . . . . *Stratum limitans externum*
9 Schicht der Stäbchen und Zapfen . . . . . . *Stratum photosensorium (Stratum neuroepitheliale)*
10 Pigmentepithel . . . . *Stratum pigmentosum*
11 Sehnervenzellen . . . . *Neuronum multipolare*
12 Gelber Fleck (Stelle des schärfsten Sehens) . . . . *Macula lutea*
13 Zapfenzellen . . . . *Epitheliocytus conifer*

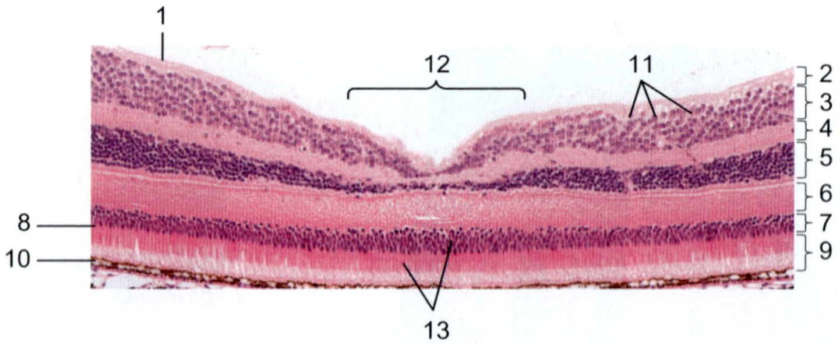

Abb. 19.13 [M475]

19

➢ Abb. 19.14 Blinder Fleck (Papilla nervi optici)

Der blinde Fleck wird durch die Austrittsstelle des Sehnervs (N. opticus) aus dem Augapfel gebildet. Da sich hier keine Sehzellen befinden, können die einfallenden Lichtstrahlen auch nicht registriert werden. Normalerweise bemerkt man diesen Gesichtsfeldausfall nicht, da man mit zwei Augen sieht und die blinden Flecke nicht zusammenfallen. Außerdem kann das Gehirn den Bildausfall ergänzen, sodass es auch beim Sehen mit nur einem Auge in dieser Hinsicht zu keiner Beeinträchtigung kommt.

1 Netzhaut .... *Retina*
2 Siebplatte der Lederhaut .... *Lamina cribrosa sclerae*
3 Sehnerv .... *N. opticus*
4 Blutgefäße und Nerven .... *Vasa et nervi*
5 Zentrale Netzhautschlagader .... *A. centralis retinae*

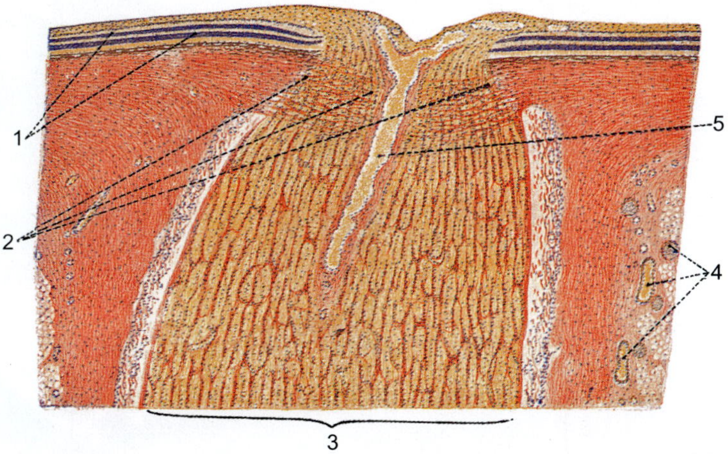

Abb. 19.14 [M375]

➢ Abb. 19.15 Lage der Augäpfel, Sehbahnen und Sehnervenkreuzung

Da der obere Teil der Schädelknochen entfernt wurde, sind die Augäpfel von oben zu sehen. Zu erkennen ist der austretende Sehnerv (N. opticus, 2), der zur Sehnervenkreuzung (Chiasma opticum, 3) verläuft. Nach dieser Kreuzungsstelle, an der sich die Sehnervenfasern teilweise kreuzen, wird der Sehnerv als Sehstrang (Tractus opticus, 4) bezeichnet. Er zieht zur Sehrinde im Hinterhauptlappen des Großhirns.

1 Augapfel .... *Bulbus oculi*
2 Sehnerv .... *N. opticus*
3 Sehnervenkreuzung ....*Chiasma opticum*
4 Sehstrang ....*Tractus opticus*
5 Augenhöhle .... *Orbita*
6 Großer Keilbeinflügel .... *Ala major*
7 Siebplatte (des Siebbeins) ......*Lamina cribrosa*
8 Siebbein .... *Os ethmoidale*

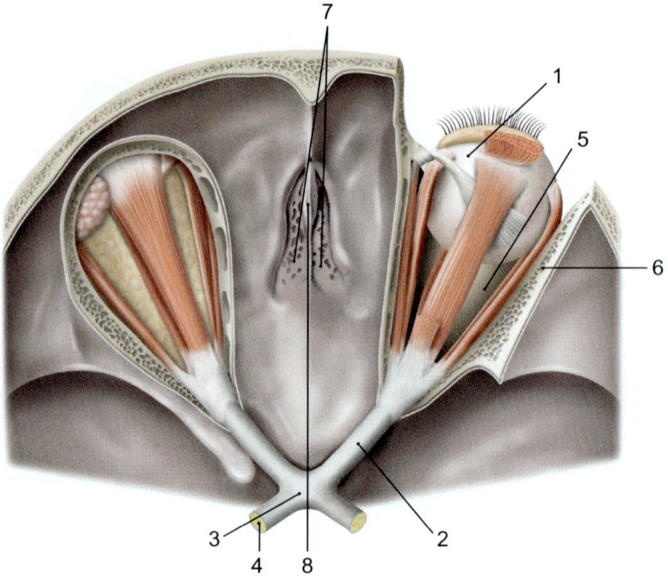

Abb. 19.15 [S007-3-23]

➢ Abb. 19.16 Ausfallerscheinungen im Gesichtsfeld bei Störungen der Sehbahn

- **a** Netzhaut .... *Retina*
- **b** Sehnerv .... *N. opticus*
- **c** Sehnervenkreuzung.......... *Chiasma opticum*
- **d** Sehstrang..................... *Tractus opticus*
- **e** Seitlicher Kniehöcker...... *Corpus geniculatum laterale*
- **f** Sehstrahlung................. *Radiatio optica*
- **g** Sehrinde....................... *Area striata*

Gesichtsfeldausfälle nach Läsionsart:

1 Amaurose (Vollblind): Zerstörung der rechten Hälfte der Sehnervenkreuzung
2 Bitemporale Hemianopsie (Halbseitenblindheit): Zerstörung der Mitte der Sehnervenkreuzung
3 Binasale Hemianopsie: Zerstörung der Ränder der Sehnervenkreuzung
4 Homonyme (rechts oder links) Hemianopsie nach links: Zerstörung des rechten Sehstrangs
5 Homonyme Hemianopsie nach links mit ausgesparter Makula

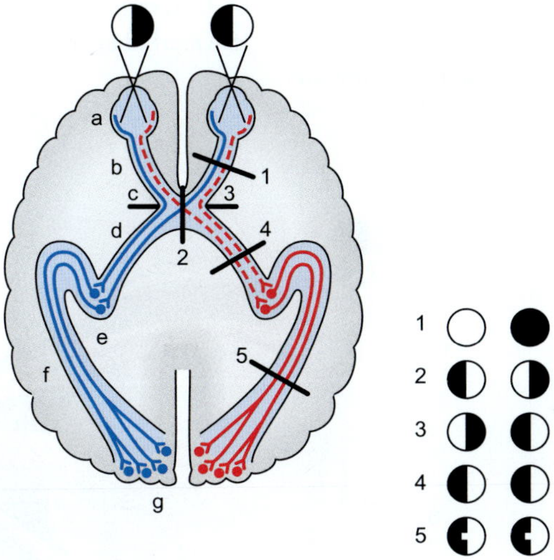

Abb. 19.16 [M431; L106]

➢ Abb. 19.17 Augenmuskeln

Zu sehen sind die Muskeln des linken Auges von der Seite betrachtet. Der obere schräge Augenmuskel ist durch den oberen geraden Augenmuskel verdeckt.

Die Augenmuskeln setzen mit Sehnen an der Lederhaut des Augapfels an. Die vier geraden Augenmuskeln laufen nach hinten in den gemeinsamen Sehnenring (7) aus, der um den Sehnerv herumliegt.

1 Oberer gerader Augenmuskel . . . . *M. rectus superior*
2 Äußerer gerader Augenmuskel . . . . *M. rectus lateralis*
3 Unterer gerader Augenmuskel . . . . *M. rectus inferior*
4 Unterer schräger Augenmuskel . . . . *M. obliquus inferior*
5 Augapfel. . . . . *Bulbus oculi*
6 Hornhaut . . . . *Cornea*
7 Sehnenring . . . . *Anulus tendineus communis*
8 Stirnbein . . . . *Os frontale*
9 Oberkiefer . . . . *Maxilla*
10 Keilbein . . . . *Os sphenoidale*
11 Knochenhaut. . . . . *Periosteum*
12 Unterer Rand der Augenhöhle . . . . *Margo infraorbitalis*
13 Untere Augenhöhlenspalte . . . . *Fissura orbitalis inferior*
14 Unterschläfengrube . . . . . . *Fossa infratemporalis*
15 Oberlidheber . . . . *M. levator palpebrae superioris*

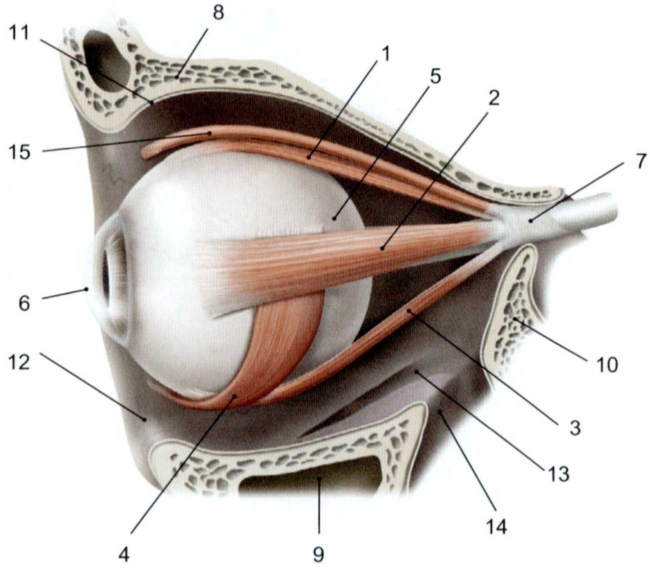

Abb. 19.17 [S007-3-23]

➢ Abb. 19.18 Darstellung der Augenhöhle

Dargestellt ist der Inhalt der Augenhöhle nach Entfernung der Seitenwand. Man sieht eine große Vielfalt von Nerven und Muskeln, größtenteils abgeschnitten.

1 Tränendrüse .... *Glandula lacrimalis*
2 Augapfel .... *Bulbus oculi*
3 Unterer schräger Augenmuskel .... *M. obliquus inferior*
4 Sehnerv (II. Hirnnerv) .... *N. opticus*
5 Augenschließmuskel (Augenringmuskel) .... *M. orbicularis oculi*
6 Augenhöhlenganglion (Ziliarganglion) .... *Ganglion ciliare*
7 Oberer gerader Augenmuskel .... *M. rectus superior*
8 Augenschlagader .... *A. ophthalmica*
9 Obere Augenvene .... *V. ophthalmica superior*
10 Augenbewegungsnerv (III. Hirnnerv) .... *N. oculomotorius*
11 Augenrollnerv (IV. Hirnnerv) .... *N. trochlearis*
12 Drillingsnerv (V. Hirnnerv) ...... *N. trigeminus*
13 Äußerer gerader Augenmuskel .... *M. rectus lateralis*
14 Oberlidhebermuskel ...... *M. levator palpebrae superioris*

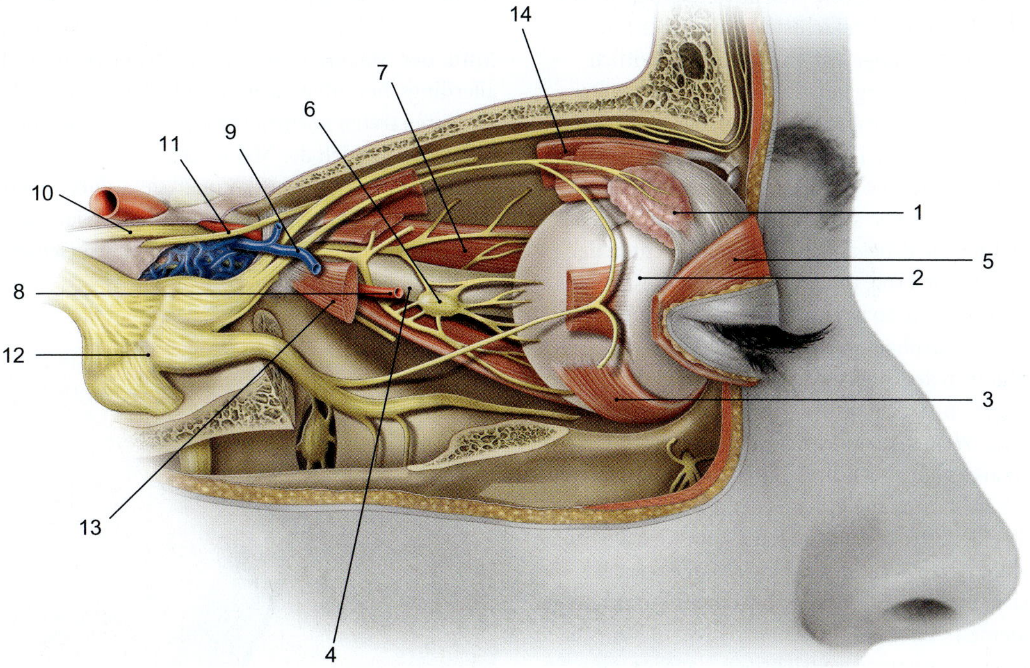

Abb. 19.18 [S007-3-23]

➢ Abb. 19.19 Ophthalmoskop

Mit einem Ophthalmoskop (Augenspiegel) lässt sich der Augenhintergrund des Patienten betrachten. Dazu wird der Raum abgedunkelt.

Untersuchung des Augenhintergrunds Man schaltet die Lampe des Ophthalmoskops ein und wählt den großen Lichtstrahl (siehe auch weiter unten). Dazu wird das Linsenrad in die Stellung 0 Dioptrie gebracht. Man untersucht das rechte Auge des Patienten indem man sein eigenes rechtes Auge für die Untersuchung benutzt und das Ophthalmoskop mit der rechten Hand hält.

- Der Daumen der linken Hand wird auf die Augenbraue des Patienten gelegt. Er dient als Orientierungspunkt, wenn man sich dem Auge des Patienten nähert. Der Patient blickt geradeaus und fixiert den Blick auf einen bestimmten Punkt. Man hält das Ophthalmoskop dicht vor das eigene Auge.
- Nun hält man den Lichtstrahl aus einer Entfernung von ungefähr 45 cm und 15° seitlich der Blickrichtung auf die Pupille. Dabei sollte das eigene Auge entspannt sein, das heißt, man sieht gewissermaßen in die Weite. Nun bewegt man sich auf die Pupille zu, bis man mit dem Ophthalmoskop sehr nahe herangekommen ist. Achten Sie dabei auf ein rotes Aufleuchten der Pupille, den sog. roten Reflex. Fehlt dieses rote Aufleuchten, so weist das auf eine Trübung von Linse, Hornhaut oder Glaskörper hin.
- Die Stirn des Untersuchers berührt nun den Daumen, der auf der Augenbraue des Patienten liegt. Wenn man unter Beibehaltung des 15-Grad-Winkels horizontal an die Pupille herangekommen ist, sieht man die Netzhaut (Retina) im Bereich der Papille, also des blinden Flecks. Nun wird die Papille durch Drehen am Linsenrand scharf eingestellt.

Beachten Sie bitte, dass Sie bei einem kurzsichtigen Patienten eine Minus-Dioptrien-Zahl einstellen müssen, bei einem weitsichtigen dagegen eine Positiv-Dioptrien-Zahl, z. B. +1 oder +2.

Lichtstrahl Die meisten Untersucher bevorzugen den großen runden Lichtstrahl für weite Pupillen und den kleinen runden für enge Pupillen. Der spaltförmige Strahl kann benutzt werden, um die Konkavität der Netzhaut zu beurteilen. Das Gitter dient dazu, Messungen vorzunehmen, der grüne Strahl, kleine Rotläsionen zu finden. Der Anfänger wird sich sinnvollerweise erst einmal in der Anwendung des runden Lichtstrahls üben.

Beurteilung des Augenhintergrunds Achten Sie auf die Schärfe der Begrenzung des blinden Flecks (Papille). Dabei muss beachtet werden, dass die nasale Begrenzung der Papille oft etwas unscharf aussieht. Die Farbe der Papille ist gelblich-orange bis rosa.

Betrachten Sie auch die Stelle des schärfsten Sehens (gelber Fleck, Macula lutea), indem Sie den Patienten bitten, in den Lichtstrahl zu blicken, oder führen sie den Lichtstrahl etwas nach lateral. Der Durchmesser des gelben Flecks ist im Allgemeinen etwas größer als der der Papille. Es handelt sich um ein gefäßloses Gebiet ohne scharfe Begrenzung, das normalerweise gelblich-weiß erscheint. Das Auffinden wird durch einen kleinen Lichtreflex in der Mitte der Makula (Fovea centralis) erleichtert, der allerdings bei alten Leuten fehlt. Bei jugendlichen Patienten treten normalerweise schimmernde Lichtreflexe im Bereich der Makula auf.

Arterien und Venen können sie aufgrund ihrer Größe und Farbe unterscheiden. Arterien sehen hellrot aus und sind etwas kleiner. Venen erscheinen dunkelrot und sind größer.

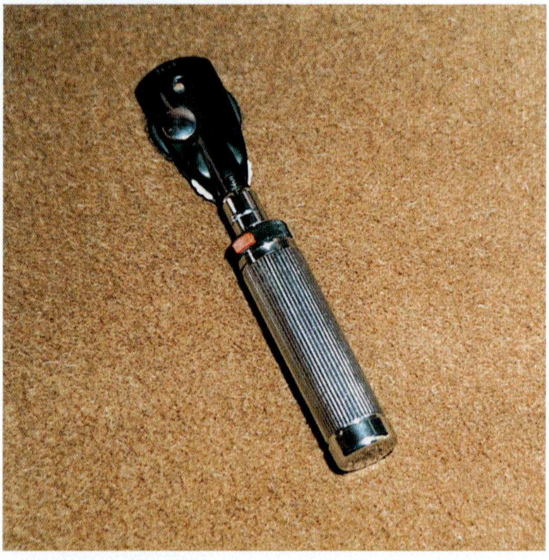

Abb. 19.19 [M553]

➢ Abb. 19.20 Augenhintergrund

Die Abbildung zeigt die Netzhaut des Auges, wie sie mit einem Augenspiegel (Ophthalmoskop) gesehen werden kann. Den blinden Fleck (2) erkennt auch der Anfänger auf Anhieb, da dies die Stelle ist, an der die Gefäße durchtreten.

Beurteilen Sie auch die Beschaffenheit der Gefäße und der Papillenbegrenzung nach Farbe, Schärfe und Pigmentierung.

Manche Veränderungen des Augenhintergrunds sind pathognomisch (kennzeichnend, typisch) für bestimmte Krankheiten. So können Arteriosklerose, Diabetes mellitus, Syphilis, Toxoplasmose und Tuberkulose bestimmte Augenhintergrundveränderungen hervorrufen.

1 Gelber Fleck .... *Macula lutea*
2 Sehnervpapille .... *Discus nervi optici*

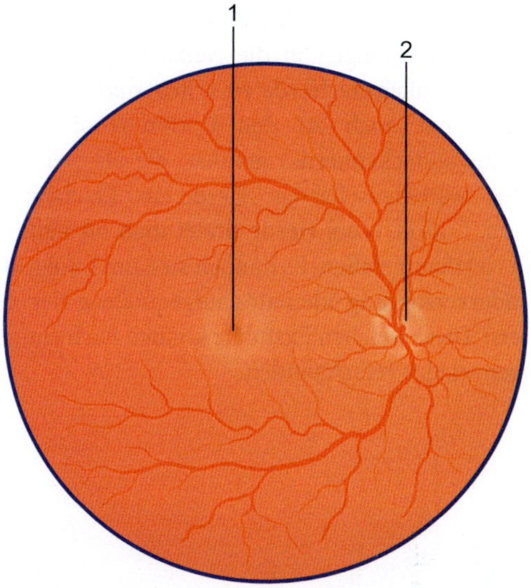

Abb. 19.20 [E580]

➢ Abb. 19.21 Diabetische Retinopathie

Bei Diabetes mellitus kommt es durch die Mikroangiopathien der kleinen Netzhautgefäße zu Aneurysmen (Aussackungen der Blutgefäße). Die Aneurysmen können platzen und so zu Netzhauteinblutungen führen. Durch diese Einblutungen kann das Blut an den betroffenen Stellen nicht mehr zirkulieren und zusammen mit der Abwehrschwäche, die zum Krankheitsbild gehört, gibt es immer wieder entzündliche Veränderungen, die zu Fibrinausschwitzungen und damit zu weiteren Zirkulationsstörungen führen. Alle Netzhautveränderungen zusammen können letztlich zum Erblinden führen.

I Entzündliche Fibrinausschwitzungen (sog. harte Exsudate)
II Netzhauteinblutung
III Mikroaneurysmen
IV Perlschnurartige Venen durch ständige Querschnittsänderungen der Venen (sog. Kalibersprünge der Venen)

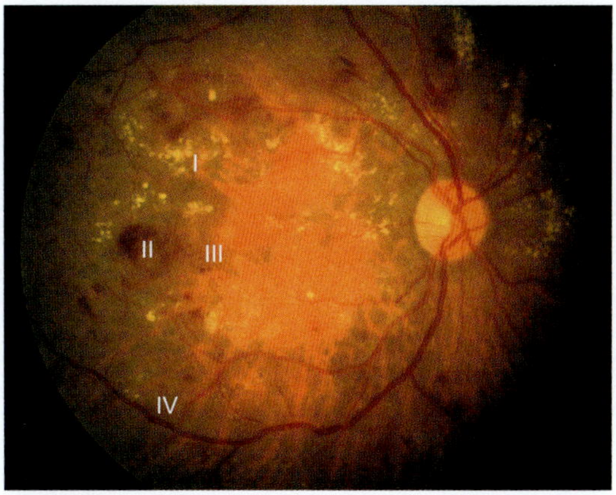

Abb. 19.21 [M433]

➢ Abb. 19.22 Netzhauteinblutungen und Cotton-Wool-Herde

Es ist zu einem Verschluss einer kleinen Vene und damit zum Rückstau des Blutes gekommen. Dies hat zu Einblutungen in die Netzhaut geführt, die hier als dunkelrote Herde zu sehen sind. Der Verschluss hat auch zu den Cotton-Wool-Herden (Baumwollflockenherde) geführt, die als weißlich-gelbe, wattebauschartige Herde in Erscheinung treten. Cotton-Wool-Herde findet man oft nahe an den Netzhautgefäßen. Es handelt sich um infolge der Minderversorgung ödematös aufgequollene Nervenfasern. Diese weichen Exsudate können nach einigen Tagen wieder verschwinden.

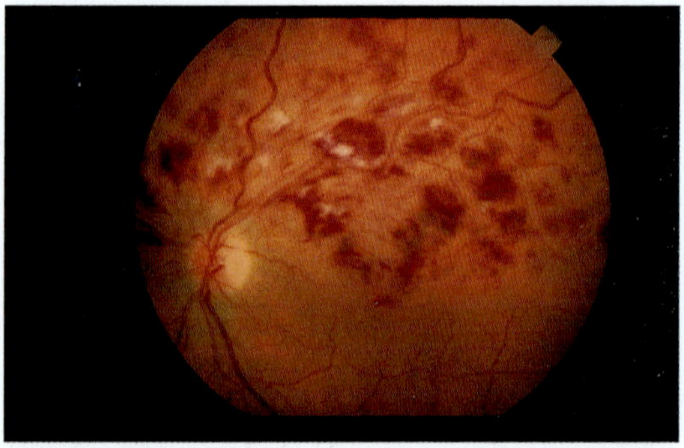

Abb. 19.22 [M433]

➤ Abb. 19.23 Kurz- und Weitsichtigkeit

1 Kurzsichtigkeit Beim Kurzsichtigen ist der Augapfel zu lang. Der Brennpunkt der Lichtstrahlen von weiter entfernt liegenden Gegenständen, liegt vor dem Augapfel.

2 Kurzsichtigkeit Damit der Kurzsichtige auch entfernte Gegenstände scharf sehen kann, muss er eine Zerstreuungslinse tragen. Dadurch wird der Brennpunkt weiter nach hinten verlagert.

3 Weitsichtigkeit Der Augapfel ist zu kurz. Die aus der Ferne kommenden Lichtstrahlen werden nicht stark genug gebrochen, der Brennpunkt liegt hinter der Netzhaut.

4 Weitsichtigkeit Durch eine Sammellinse kann bei zu kurzem Augapfel der Brennpunkt nach vorne verlagert werden. Nun fällt der Brennpunkt genau auf die Netzhaut. Es wird ein scharfes Bild abgebildet.

5 Altersweitsichtigkeit Bei der Altersweitsichtigkeit hat die Linse ihre Elastizität verloren und damit die Fähigkeit, sich abzukugeln. Durch die fehlende Linsenkrümmung liegt der Brennpunkt hinter der Netzhaut.

6 Altersweitsichtigkeit Auch hier führt eine Sammellinse zu einer stärkeren Bündelung der Lichtstrahlen, sodass der Brennpunkt auf die Netzhaut vorverlagert werden kann.

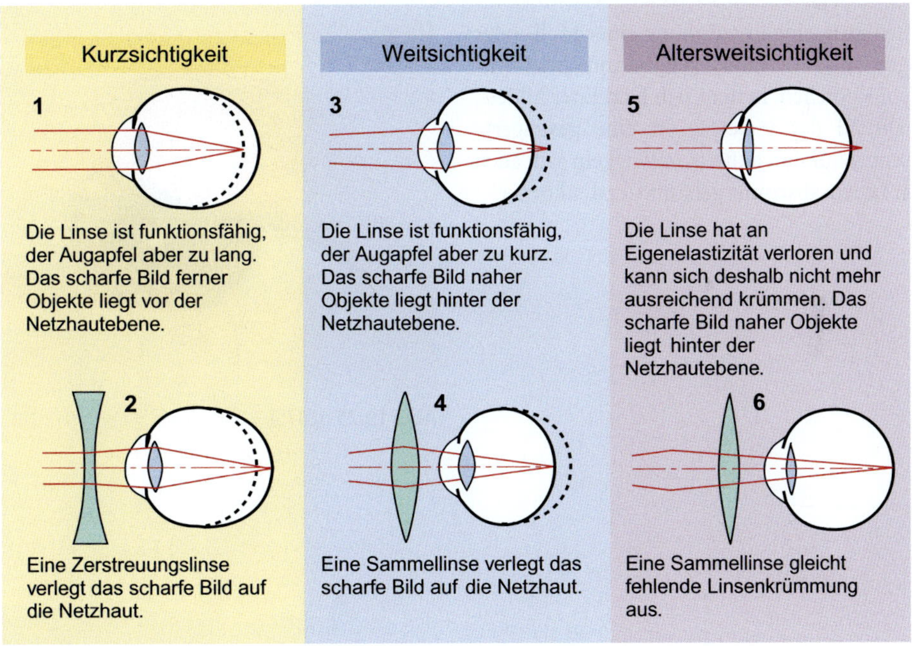

Abb. 19.23 [L190]

➢ Abb. 19.24 Schielen

Beim Schielen weichen die, beim Blick in die Ferne normalerweise parallel gestellten Augenachsen, von der Parallele ab.

Die Abbildung zeigt rechtsseitig ein ausgeprägtes einseitiges Einwärtsschielen (Esotropie, Strabismus convergens).

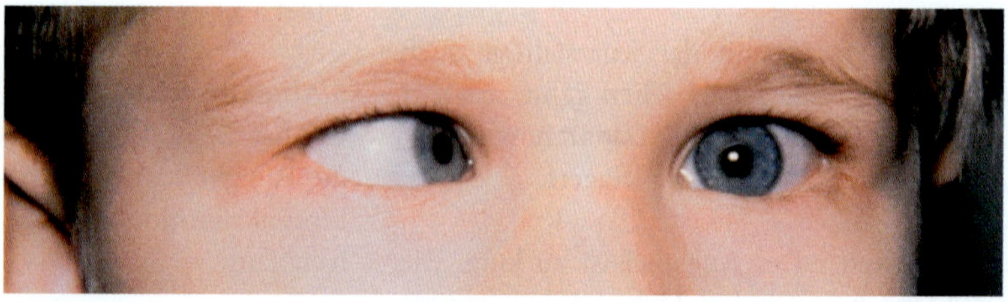

Abb. 19.24 [E792]

➢ Abb. 19.25 Gerstenkorn (Hordeolum)

Ein Gerstenkorn, eine Entzündung einer Moll- oder Zeis-Talgdrüse des Lidrands, beginnt mit einem entzündlichen Knötchen, in dem sich bald Eiter bildet.

Da während der Pubertät oft eine gesteigerte Talgdrüsenproduktion auftritt, entwickeln sich auch in diesem Lebensabschnitt gehäuft Gerstenkörner.

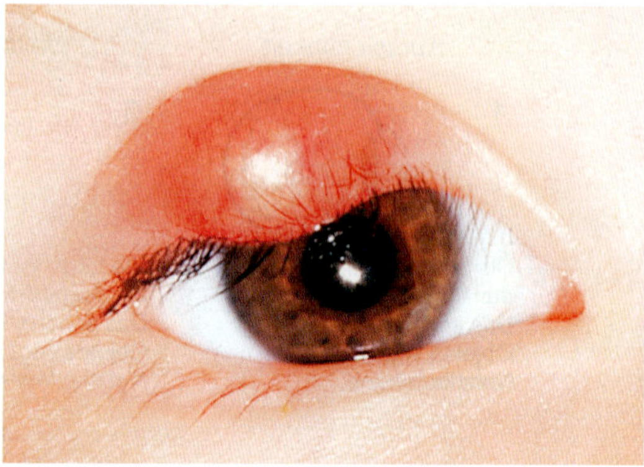

Abb. 19.25 [E475]

➢ Abb. 19.26 Hagelkorn (Chalazion) und Gerstenkorn (Hordeolum)

Bei diesem Patienten haben sich am Lid sowohl ein Hagel- als auch ein Gerstenkorn gebildet.

Am nasalen Anteil (schwarzer Pfeil) sehen Sie ein Hagelkorn, also eine schmerzlose Zyste, die infolge eines Sekretstaus entstanden ist. Am lateralen Lidrand rechts (weißer Pfeil) hat sich ein Gerstenkorn gebildet. Dabei handelt es sich um einen schmerzhaften Abszess. In der vorliegenden Abbildung hat sich der Eiter bereits entleert und das Gerstenkorn ist dabei sich zurückzubilden.

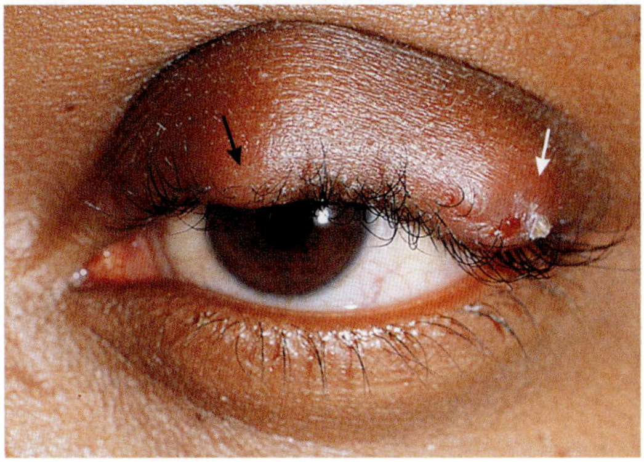

Abb. 19.26 [E394]

➢ Abb. 19.27 Hagelkorn (Chalazion)

Beim Hagelkorn ist es zu einem Sekretstau in der Meibom-Drüse gekommen, der durch chronisch-entzündliche Vorgänge innerhalb dieser Drüse begünstigt wird.

Auf der Abbildung sehen Sie ein Hagelkorn, das sich am zentralen Teil des Oberlids gebildet hat. Ein Kennzeichen des nicht entzündeten Hagelkorns ist, dass sich die darüber liegende Lidhaut gut verschieben lässt. Im abgebildeten Fall hat sich das Hagelkorn jedoch entzündet.

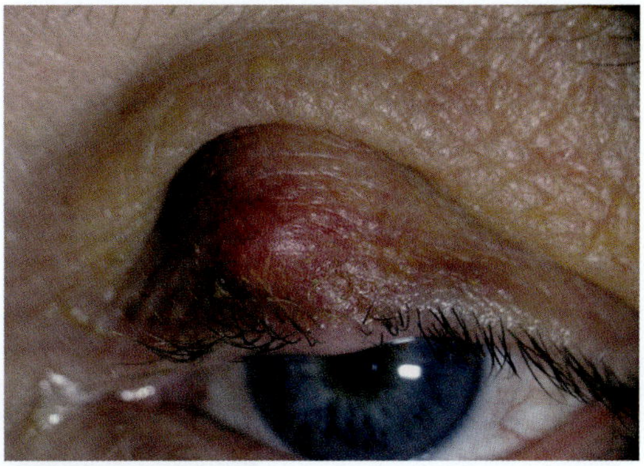

Abb. 19.27 [M431]

➢ Abb. 19.28 Lidrandentzündung

Es ist zu einer eitrigen Entzündung des oberen und unteren Lidrandes gekommen. Man sieht die typischen Entzündungszeichen Rötung und Schwellung. Die Ursache sind hier Staphylokokken.

Beachten Sie bitte, dass die Pupille durch die Verabreichung eines pupillenerweiternden Medikaments (Mydriatikum) zu Untersuchungszwecken stark erweitert ist. Dies bezeichnet man als Mydriasis.

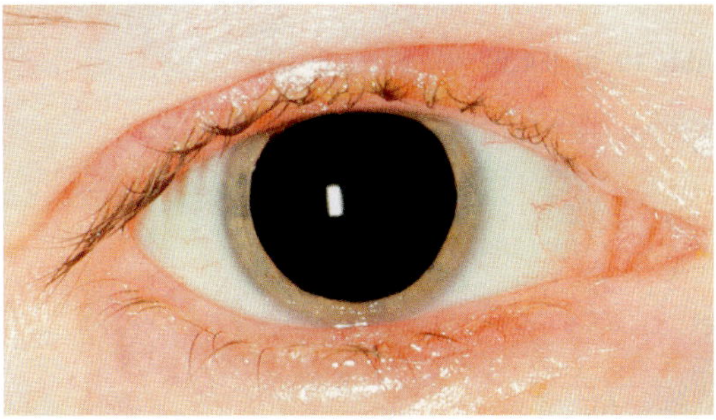

Abb. 19.28 [E790]

➢ Abb. 19.29 Tränensackentzündung (Dakryozystitis)

Bei einer Dakryozystitis kommt es zur Anschwellung im nasalen Bereich. Als weitere Entzündungszeichen sieht man eine Rötung und Eiterbildung. Es besteht (Druck)Schmerz. Ursache der Tränensackentzündung ist fast immer eine Verlegung des tränenableitenden Systems.

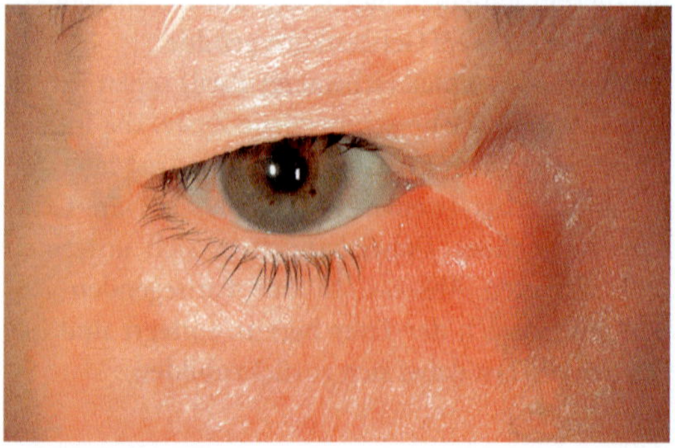

Abb. 19.29 [E791]

➢ Abb. 19.30 Augenbindehautentzündung (Konjunktivitis)

Die Bindehaut kleidet die Ober- und Unterlider von innen her und den vorderen, sichtbaren Anteil der Skleren mit Ausnahme der Hornhaut aus.

Bei einer Bindehautentzündung ist die Rötung typischerweise am stärksten in den Übergangsfalten der Bindehaut von Ober- und Unterlid ausgeprägt. Um die Hornhaut nimmt die Rötung deutlich ab. Man sieht einzelne, kräftig gezeichnete Gefäße. Diese lassen sich mit der Bindehaut verschieben.

Eine Bindehautentzündung geht einher mit Jucken, Brennen und einem Fremdkörpergefühl im Auge. Häufig besteht vermehrte Sekretbildung, die morgens zum Verkleben der Lider führen kann. Die Sehkraft ist in **keinem** Fall beeinträchtigt!

Von den Ursachen her unterscheidet man eine infektiöse, eine nichtinfektiöse und eine allergisch bedingte Bindehautentzündung.

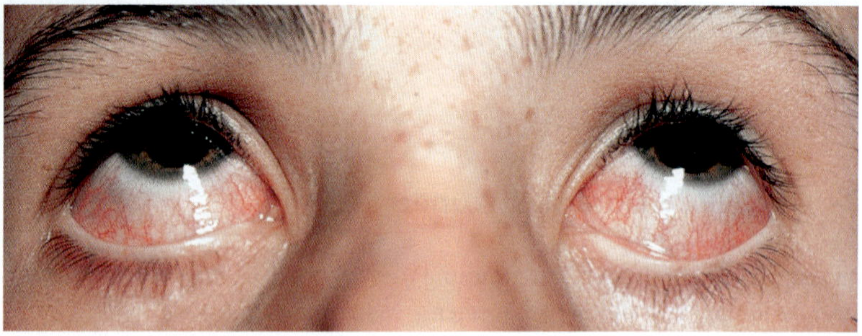

Abb. 19.30 [E426]

➢ Abb. 19.31 Grauer Star (Linsentrübung, Katarakt)

Die Abbildung zeigt eine fortgeschrittene Linsentrübung.

Beim grauen Star, einer Eintrübung der Linse, erscheint die Pupille grau. Je weiter die Trübung fortschreitet, desto stärker ist die Einschränkung der Sehkraft. Das Ausmaß reicht von einer leichten Sichttrübung zu fortgeschrittenen Fällen, in denen nur noch Hell-Dunkel-Sehen möglich ist, bis hin zum „Schattensehen".

Die Erkrankung beginnt meist um das 60. Lebensjahr als sog. Altersstar. Diabetes-mellitus-Kranke haben ein besonders hohes Risiko an grauem Star zu erkranken.

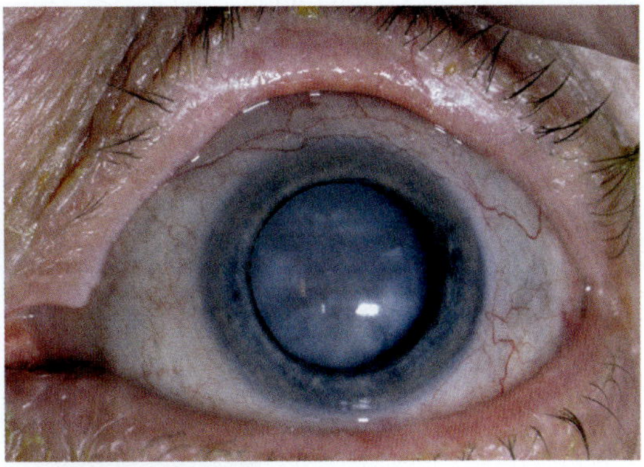

Abb. 19.31 [M432]

➢ Abb. 19.32 Akutes Glaukom (Grüner Star)

Das akute Glaukom, eine plötzliche Erhöhung des Augeninnendrucks, geht mit starken Schmerzen im Auge, Nebel- und Regenbogenfarbensehen, starken Kopf- und Trigeminusschmerzen, heftigen Bauchschmerzen sowie mit Übelkeit und Erbrechen einher. Das Sehvermögen ist beeinträchtigt. Die Abbildung zeigt das typische hochrote Auge des akuten Glaukomanfalls. Beim Abtasten fühlt sich der Augapfel hart an.

Ein akuter Glaukomanfall kann durch starke Gefühlsregungen wie Angst, Schreck und Trauer ausgelöst werden. Betroffen sind vor allem Patienten mit einem anatomischen Kurzbau der Augen mit flacher Vorderkammer und engem Kammerwinkel (Engwinkelglaukom). Beim Weitwinkelglaukom hingegen besteht keine Einengung des Kammerwinkels, sondern hier liegt eine Abflussbehinderung im Schlemm-Kanal in Folge örtlicher oder altersbedingter Veränderungen vor.

Beim akuten Glaukom handelt es sich um einen ophthalmologischen Notfall, der sofortige Einweisung in eine Augenklinik erfordert, damit keine dauernden Schäden am Auge zurückbleiben.

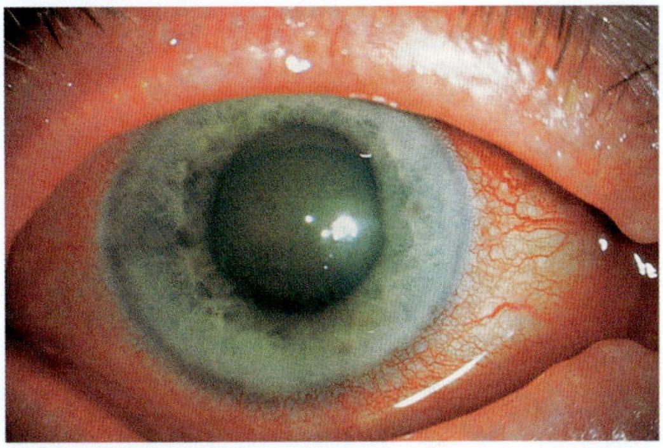

Abb. 19.32 [E527]

19

➢ Abb. 19.33 Horner-Symptom-Komplex

Bei der vorliegenden Abbildung sieht man einen rechtsseitigen Horner-Symptom-Komplex mit Miosis (Pupillenverengung) und Ptosis (herabhängendem Oberlid). Durch die Ptosis und die dadurch verschmälerte Lidspalte sieht es aus, als ob der Augapfel zurückgesunken sei (Enophthalmus).

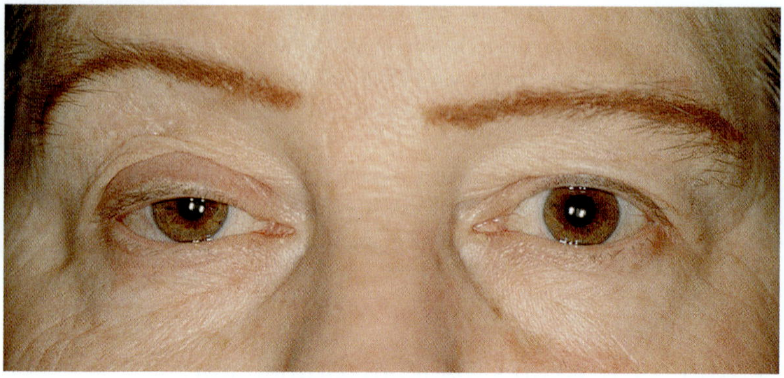

Abb. 19.33 [E394]

KAPITEL

20 Ohr

➢ Abb. 20.1 Rechte Ohrmuschel

Die äußere Ohrmuschel dient dem Auffangen der Schallwellen. Sie besteht aus elastischem Knorpel, der von Haut überzogen ist. Nur das Ohrläppchen ist knorpelfrei. Der elastische Knorpel gewährleistet nicht nur die Biegsamkeit der Ohrmuschel, sondern auch die Fähigkeit, dass sie immer wieder zu ihrer ursprünglichen Form zurückkehrt.

Wichtige Anteile der Ohrmuschel sind Ohrleiste (Helix, 2), Gegenleiste (Antihelix, 1), das Ohrläppchen und der Tragus (4), der Knorpelvorsprung vor dem äußeren Gehörgang.

1 Gegenleiste .... *Antihelix*
2 Ohrleiste .... *Helix*
3 Äußerer Gehörgang .... *Meatus acusticus externus*
4 Tragus (Knorpelvorsprung vor dem äußeren Gehörgang) .... *Tragus*

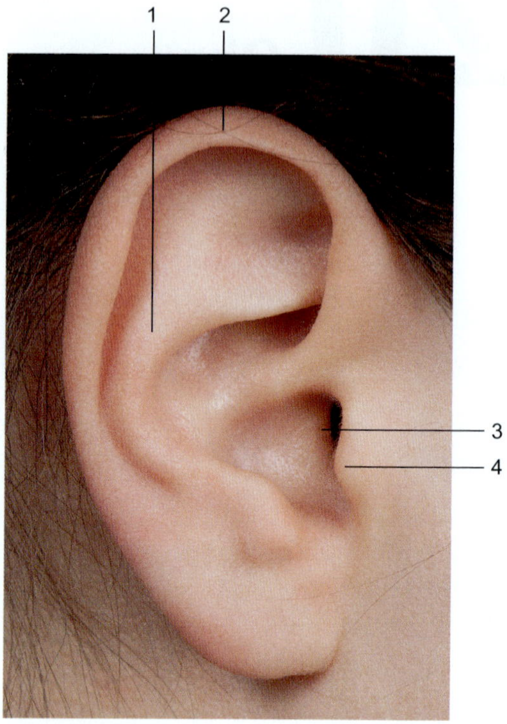

Abb. 20.1 [J787]

➢ Abb. 20.2 Äußeres Ohr, Mittelohr und Innenohr

Am Ohr unterscheidet man:

Äußeres Ohr Zum äußeren Ohr gehören die Ohrmuschel und der Gehörgang.

Mittelohr Das Mittelohr besteht aus der Paukenhöhle mit den drei Gehörknöchelchen Hammer, Amboss und Steigbügel und dem Warzenfortsatz (Processus mastoideus).

Innenohr Zum Innenohr gehört einerseits das Hörorgan mit der Schnecke und andererseits das Gleichgewichtsorgan mit dem Vorhof und den drei Bogengängen.

1 Ohrmuschel. . . . . *Auricula auris*
2 Äußerer Gehörgang . . . . *Meatus acusticus externus*
3 Trommelfell . . . . *Membrana tympanica*
4 Ohrtrompete (Eustachi-Röhre) . . . . *Tuba auditiva*
5 Schnecke . . . . *Cochlea*
6 Bogengänge. . . . . *Canales semicirculares*
7 Hammer. . . . . *Malleus*
8 Schläfenbein . . . . *Os temporale*
9 Paukenhöhle . . . . *Cavitas tympani*
10 Warzenfortsatz . . . . *Processus mastoideus*
11 Griffelfortsatz . . . . *Processus styloideus*

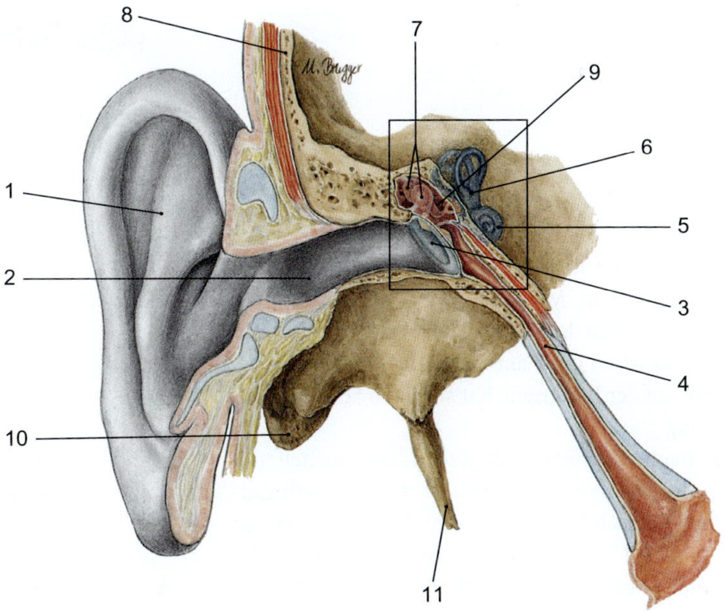

Abb. 20.2 [S007-3-23]

➢ Abb. 20.3 Ausschnitt aus dem äußeren Gehörgang

Dargestellt ist ein Ausschnitt aus dem äußeren Gehörgang in 16-facher Vergrößerung.

1 Ohrenschmalzdrüse.... *Glandulae ceruminosae*
2 Talgdrüse................. *Glandulae sebaceae*
3 Gehörgangsknorpel ... *Cartilago meatus acustici*

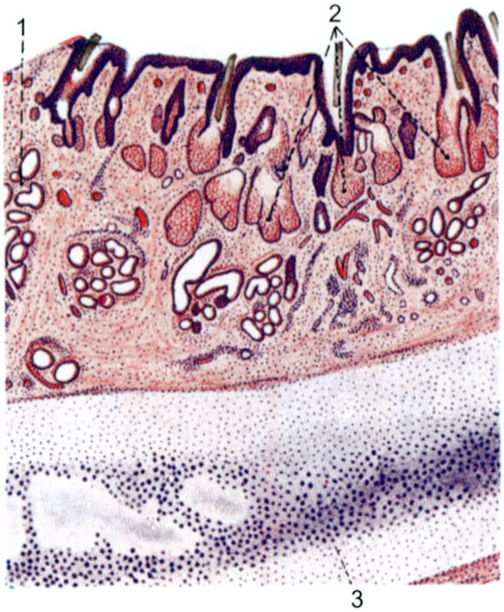

Abb. 20.3 [M375]

➢ Abb. 20.4 Trommelfell

Das Trommelfell bildet die Grenze zwischen äußerem Ohr und Mittelohr. Die ungefähr 0,1 mm dicke Membran hat einen Durchmesser von etwa 1 cm und ist an ihrer äußeren Seite mit Haut überzogen, auf der Innenseite hat sie einen Schleimhautüberzug.

Betrachtet man ein gesundes Trommelfell mit dem Ohrenspiegel (Otoskop), erscheint es perlmuttfarben glänzend. Da der Griff des Hammers am Trommelfell festgewachsen ist, sieht man ihn deutlich durchscheinen. Der Hammergriff zieht das Trommelfell leicht trichterförmig nach innen. Die Mitte dieser Einziehung wird als „Trommelfellnabel" bezeichnet.

1 Schlaffer Teil des Trommelfells .... *Pars flaccida*
2 Seitlicher Hammerfortsatz .... *Processus lateralis mallei*
3 Vordere Hammerfalte .. *Plica mallearis anterior*
4 Hintere Hammerfalte........... *Plica mallearis posterior*
5 Hammergriff.............. *Manubrium mallei*
6 Nabel .... *Umbo*
7 Lichtreflex

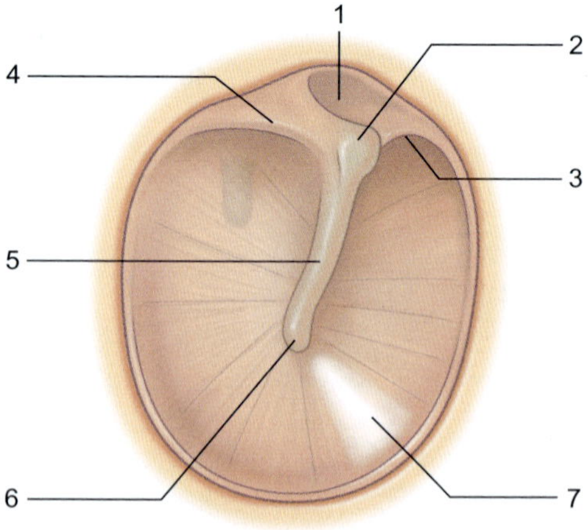

Abb. 20.4 [E580]

➢ Abb. 20.5 Paukenhöhle mit den drei Gehörknöchelchen

Die drei Gehörknöchelchen Hammer, Amboss und Steigbügel sind hellblau dargestellt. Ihre Hauptbewegungsrichtungen sind durch schwarze Pfeile gekennzeichnet. Der Hammergriff ist mit dem Trommelfell verwachsen, der Steigbügel ist mit einem Ringband beweglich im ovalen Fenster aufgehängt. Die Gehörknöchelchen sind durch zwei echte Gelenke miteinander verbunden: dem Hammer-Amboss-Gelenk und dem Amboss-Steigbügel-Gelenk.

1 Äußerer Gehörgang .... *Meatus acusticus externus*
2 Trommelfell .... *Membrana tympanica*
3 Paukenhöhle .... *Cavum tympani*
4 Hammer............................ *Malleus*
5 Amboss .... *Incus*
6 Steigbügel .... *Stapes*
7 Ovales Fenster......... *Fenestra vestibuli ovalis*

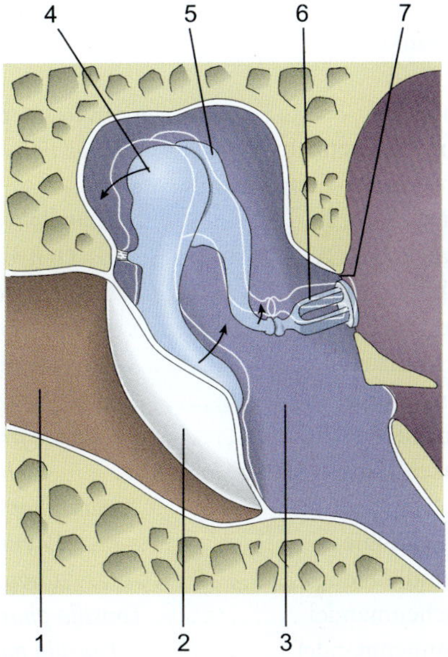

Abb. 20.5 [L190]

➢ Abb. 20.6 Mündung der Ohrtrompete

Die drei Rachenabschnitte und der Kehlkopf sind durch unterschiedliche Farben unterlegt.

Die Ohrtrompete mündet im oberen Rachenanteil auf einer Schleimhautfalte (17). Kommt es im Rachen zu einer Schleimhautentzündung, kann der Eingang zur Ohrtrompete zuschwellen, sodass kein Druckausgleich mehr zwischen Mittelohr und äußerem Luftdruck stattfinden kann. Die Luft im Mittelohr wird langsam resorbiert, das Trommelfell nach innen gedrückt und es kommt zu einem schmerzhaften Druckgefühl in den Ohren mit Höreinschränkungen.

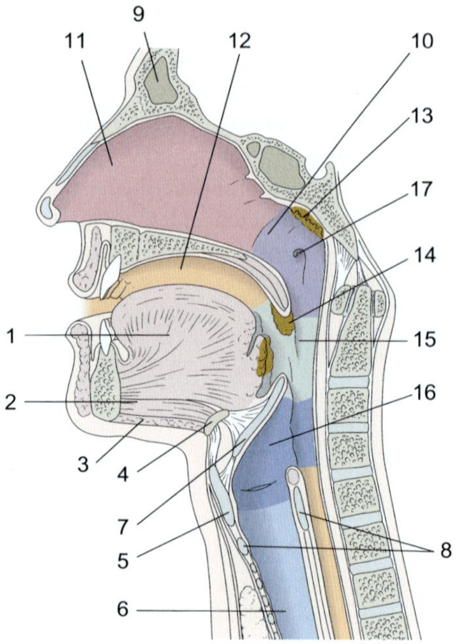

Abb. 20.6 [L190]

1 Zunge . . . . *Lingua*
2 Kinn-Zungenbein-Muskel . . . . *M. geniohyoideus*
3 Unterkiefer-Zungenbein-Muskel . . . . *M. mylohyoideus*
4 Zungenbein . . . . *Os hyoideum*
5 Schildknorpel . . . . *Cartilago thyreoidea*
6 Luftröhre . . . . *Trachea*
7 Kehldeckel . . . . *Epiglottis*
8 Ringknorpel . . . . *Cartilago cricoidea*
9 Stirnhöhle . . . . *Sinus frontalis*
10 Nasen-Rachen-Gang . . . . *Meatus nasopharyngeus*
11 Nasenhöhle . . . . *Cavum nasi*
12 Mundhöhle . . . . *Cavum oris*
13 Rachenmandel . . . . *Tonsilla pharyngea*
14 Gaumenmandel . . . . *Tonsilla palatina*
15 Mund-Rachen-Raum . . . . *Oropharynx*
16 Schlundrachen . . . . *Laryngopharynx*
17 Mündung der Ohrtrompete . . . . *Ostium pharyngeumtubae auditivae*

➢ Abb. 20.7 Innenohr

Das Hörorgan (Schnecke) und das Gleichgewichtsorgan (Vorhöfe und Bogengänge) liegen im Felsenbein (15), einem Teil des Schläfenbeins.

1 Schnecke .... *Cochlea*
2 Vorderer Bogengang ..... *Ductus semicircularis anterior*
3 Seitlicher Bogengang .... *Ductus semicircularis lateralis*
4 Hinterer Bogengang.................. *Ductus semicircularis posterior*
5 Hör- und Gleichgewichtsnerv (VIII. Hirnnerv) .... *N. vestibulocochlearis*
6 Rundes Loch .... *Foramen rotundum*
7 Innere Halsschlagader........ *A. carotis interna*
8 Zerrissenes Loch............ *Foramen lacerum*
9 Großer Felsenbeinnerv ...... *N. petrosus major*
10 Gesichtsnerv (VII. Hirnnerv) .... *N. facialis*
11 Drosselloch .... *Foramen jugulare*
12 Ovales Loch.................. *Foramen ovale*
13 Spindelförmiges Loch ...... *Foramen spinosum*
14 Knochenvertiefung der hinteren Schädelgrube....*Sulcus sinus sigmoidei*
15 Felsenbein .... *Pars petrosa*

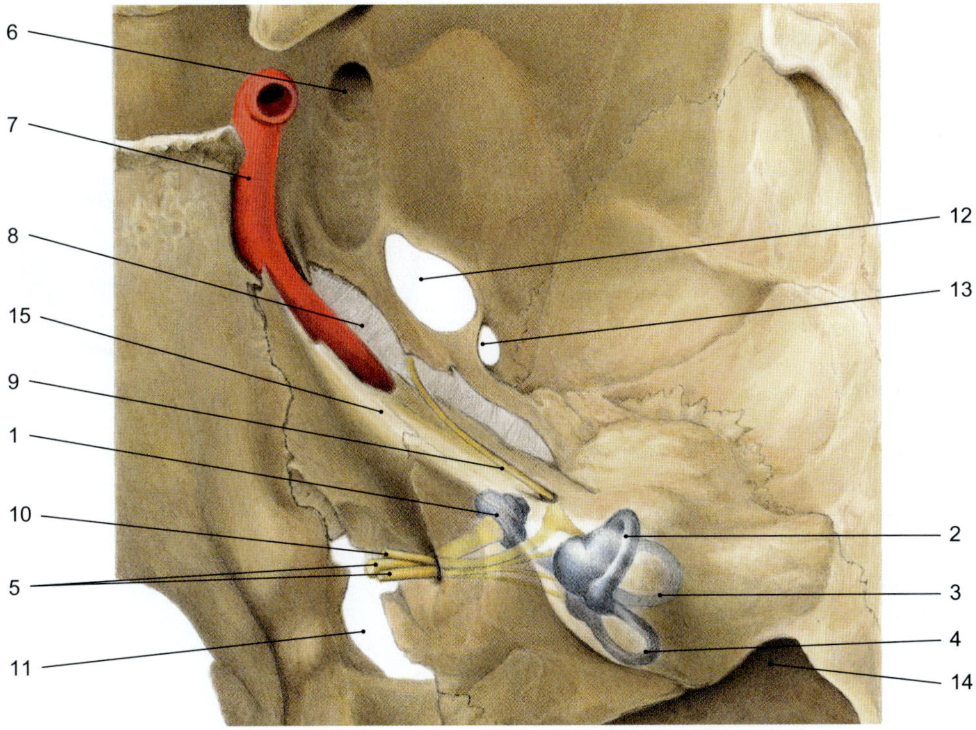

Abb. 20.7 [S007-3-23]

➢ Abb. 20.8 Knöchernes Labyrinth

Zu sehen ist das knöcherne Labyrinth mit Schnecke, Vorhof und Bogengängen.

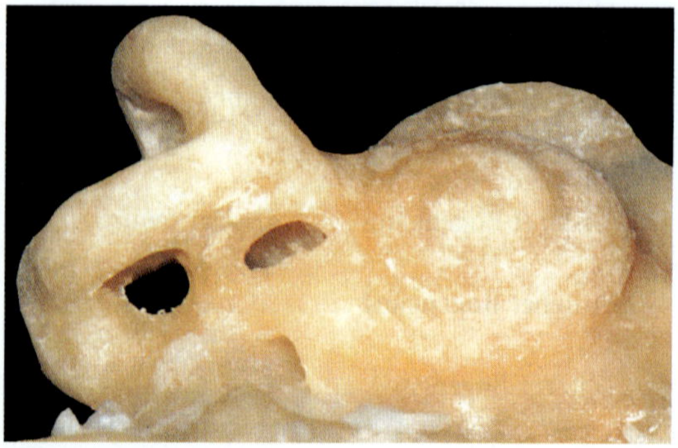

Abb. 20.8 [E179-165]

➢ Abb. 20.9 Knöcherne Schnecke

Die knöcherne Schnecke wurde teilweise eröffnet, um einen Blick in ihr Inneres zu gestatten. Die Schnecke hat 2½ Windungen.

An der Schnecke kann man einen äußeren knöchernen Anteil und einen inneren häutigen Anteil unterscheiden. Zwischen beiden befindet sich die Perilymphe. Innerhalb des häutigen Anteils liegt die Endolymphe. Der Anteil der Perilymphe übersteigt den der Endolymphe um ein Vielfaches.

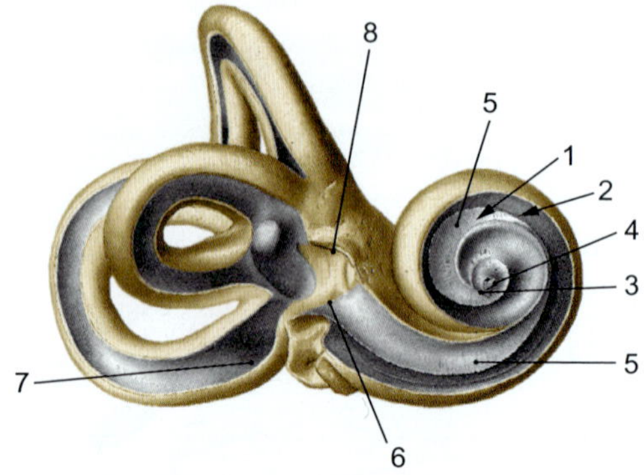

Abb. 20.9 [S007-3-23]

1 Vorhoftreppe. . . . . *Scala vestibuli*
2 Paukentreppe . . . . *Scala tympani*
3 Ende des knöchernen Spiralblatts . . . .*Hamulus laminae spiralis*
4 Schneckenspindel. . . . .*Modiolus*
5 Knöchernes Spiralblatt . . . *Lamina spiralis ossea*
6 Ausbuchtung der Vorhofwand . . . . *Recessus cochlearis*
7 Erweiterung des hinteren Bogengangs. . . . . *Ampulla ossea posterior*
8 Ovales Fenster. . . . .*Fenestra vestibuli*

➢ Abb. 20.10 Häutiges Labyrinth

Innerhalb des knöchernen Labyrinths liegt das mit Endolymphe gefüllte häutige Labyrinth. Die Darstellung zeigt die Schnecke und die Bogengänge mit den beiden Vorhofsäckchen von hinten. Deutlich zu sehen sind auch der Hörnerv und der Gleichgewichtsnerv, die sich zu dem Hör- und Gleichgewichtsnerv (N. vestibulocochlearis) verbinden. Der Endolymphgang (12) dient dem Druckausgleich des Innenohrs.

Das Gleichgewichtsorgan besteht aus den drei Bogengängen und dem Vorhof, der aus dem großen und dem kleinen Vorhofsäckchen besteht. Die drei Bogengänge registrieren Änderungen der Drehgeschwindigkeit, die Vorhofsäckchen Änderungen der geradlinigen Bewegung.

Bogengänge (Canales semicirculares) Die drei Bogengänge stehen rechtwinklig aufeinander, entsprechend den drei Dimensionen des Raums. Jeweils ein Schenkel des Bogengangs ist zu einer Ampulle erweitert, in der Sinneszellen sitzen. Die Schenkel der Bogengänge entspringen aus dem großen Vorhofsäckchen (Utriculus). Allerdings haben der vordere und der hintere Bogengang nur einen gemeinsamen Schenkel, sodass aus dem großen Vorhofsäckchen nur fünf Schenkel entspringen.

Vorhof (Vestibulumlabyrinthi) Das große (Utriculus) und das kleine Vorhofsäckchen (Sacculus) befinden sich zwischen den Bogengängen und der Schnecke. In den Vorhofsäckchen sitzen Sinneszellen, deren Härchen (Zellfortsätze) in eine Gallertschicht eingebettet sind, in die kleine Steinchen (Statolithen) eingelagert sind. Im großen Vorhofsäckchen stehen die Sinnesepithelzellen horizontal, im kleinen Vorhofsäckchen stehen sie dagegen vertikal. Deshalb werden im großen Vorhofsäckchen Änderungen der geradlinigen horizontalen Bewegung registriert und im kleinen Änderungen der geradlinigen vertikalen Bewegung.

1 Schnecke .... *Cochlea*
2 Hörnerv .... *N. cochlearis*
3 Gleichgewichtsnerv .... *N. vestibularis*
4 Kleines Vorhofsäckchen .... *Sacculus*
5 Großes Vorhofsäckchen .... *Utriculus*
6 Vorderer Bogengang .... *Ductus semicircularis anterior*
7 Hinterer Bogengang .... *Ductus semicircularis posterior*
8 Seitlicher Bogengang .... *Ductus semicircularis lateralis*
9 Vordere Ampulle .... *Ampulla membranacea anterior*
10 Seitliche Ampulle .... *Ampulla membranacea lateralis*
11 Hintere Ampulle .... *Ampulla membranacea posterior*
12 Endolymphgang .... *Ductus endolymphaticus*

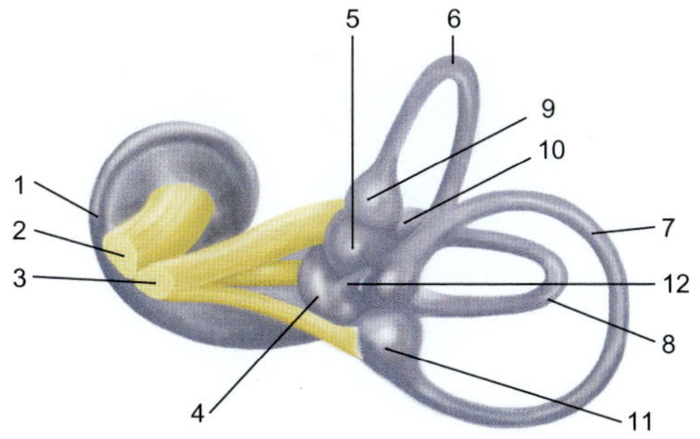

Abb. 20.10 [S007-3-23]

➢ Abb. 20.11 Ausschnitt aus dem häutigen Schneckengang mit dem Corti-Organ

Dargestellt ist der mit Endolymphe gefüllte häutige Schneckengang mit den beiden Membranen, die ihn gegenüber dem Perilymphraum begrenzen, der Basilarmembran (2) und der Reissner-Membran (3).

1 Häutiger Schneckengang...... *Ductus cochlearis*
2 Basilarmembran............. *Lamina basilaris*
3 Reissner-Membran ..... *Membrana vestibularis*
4 Corti-Organ................ *Organum spirale*
5 Deckmembran .... *Membrana tectoria*
6 Vorhoftreppe.................. *Scala vestibuli*
7 Paukentreppe .... *Scala tympani*
8 Hör- und Gleichgewichtsnerv (VIII. Hirnnerv) .... *N. vestibulocochlearis*

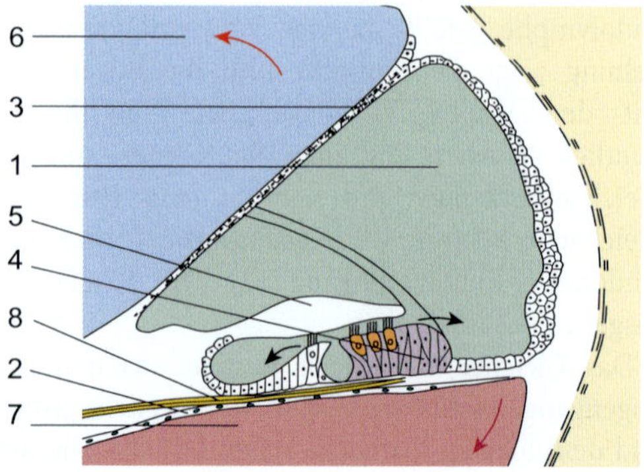

Abb. 20.11 [L190]

➤ Abb. 20.12 Corti-Organ

Das Corti-Organ ist das eigentliche Hörorgan. Es befindet sich im Endolymphraum, der gegenüber den Perilymphräumen durch zwei Membranen abgegrenzt ist.

Der Steigbügel des Mittelohrs leitet die Schallwellen zum ovalen Fenster, von dort werden sie auf die Perilymphe und dann auf die Endolymphe übertragen. Dadurch wird die Basilarmembran in Schwingungen versetzt, was zur Abscherung der Sinneshaarzellen des Corti-Organs führt. Die Abscherung der Hörzellen, deren Härchen in eine Deckplatte eingelagert sind, verursacht die Aussendung eines Nervenimpulses, der vom Hörnerv (N. acusticus, VIII. Hirnnerv) in die Hörregion des Gehirns geleitet wird.

1 Hörzelle .... *Epitheliocytus sensorius pilosus*
2 Deckmembran .... *Membrana tectoria*
3 Basilarmembran............. *Lamina basilaris*
4 Stützzelle .... *Epitheliocytus phalangeus*
5 Hörnerv .... *N. cochlearis*

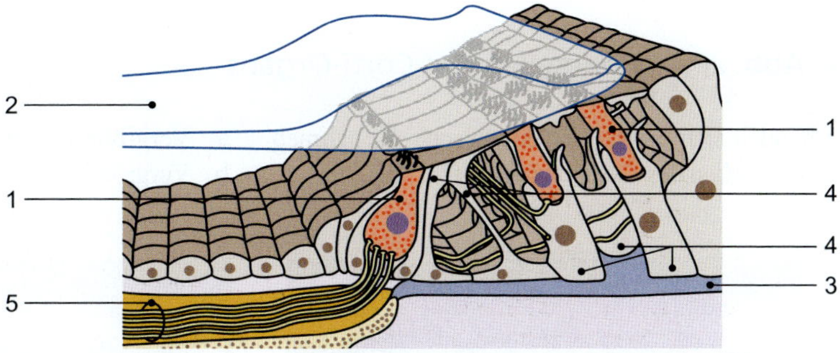

Abb. 20.12 [L141]

➢ Abb. 20.13 Schema der Basilarmembran in der Schnecke mit Angabe der zugehörigen Tonhöhen in Hertz

Hohe Töne werden an der Basis der Schnecke, nahe dem ovalen Fenster registriert. Tiefe Töne werden in der Schneckenspitze wahrgenommen. Dazu laufen die Schallwellen je nach Tonhöhe mit unterschiedlicher Geschwindigkeit durch die Schnecke und treffen an einer bestimmten Stelle der Basilarmembran auf (Wanderwellentheorie).

1 Corti-Organ mit Sinneszellen in der häutigen Schnecke .... *Organum spirale*
2 Ovales Fenster............... *Fenestra vestibuli*
3 Rundes Fenster.............. *Fenestra cochlea, Fenestra rotunda*

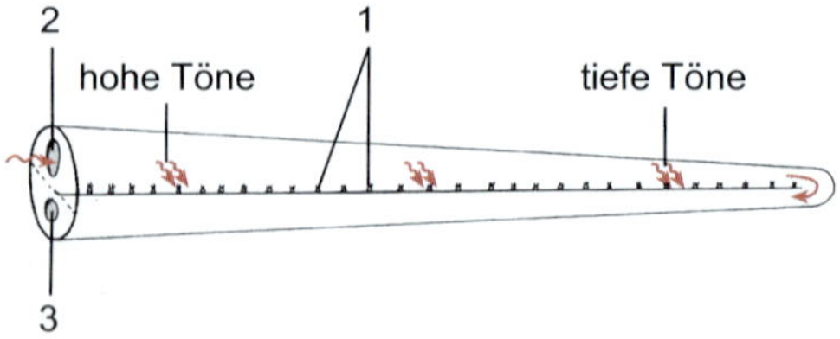

Abb. 20.13 [L190]

➢ Abb. 20.14 Haarzellen des Corti-Organs

Es handelt sich um rasterelektronische Aufnahmen der Haarzellen des Corti-Organs.

a Vergrößerung 1600-fach
b Vergrößerung 2300-fach

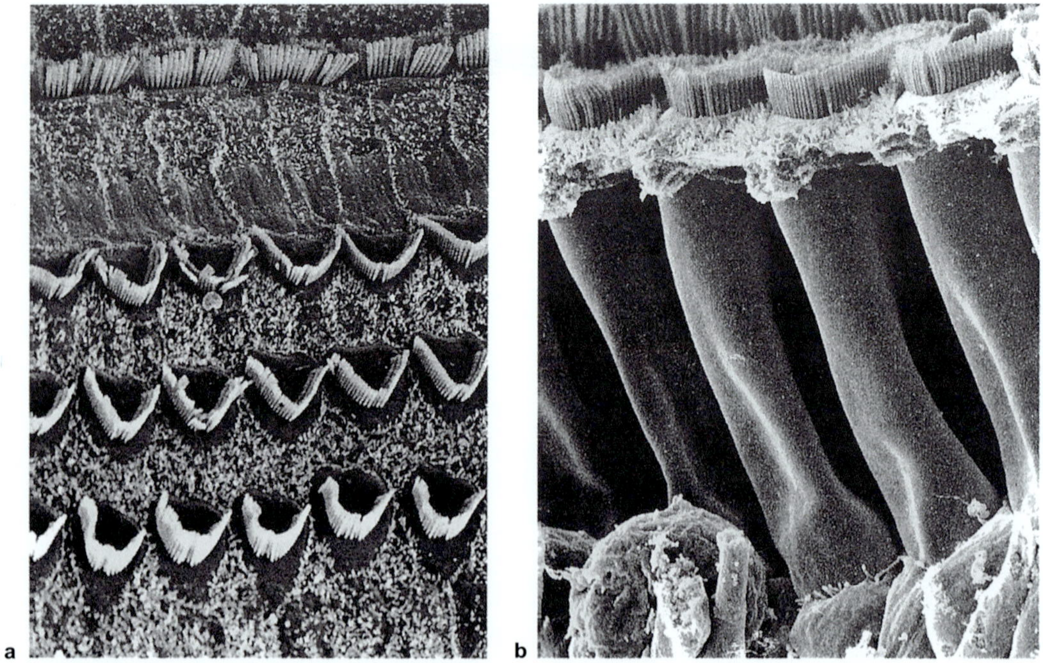

Abb. 20.14 [E179-165]

➢ Abb. 20.15 Steinchen (Statolith) aus der Deckmembran eines Vorhofsäckchens

Es handelt sich um ein rasterelektronisches Bild von Statolithen aus einem Vorhofsäckchen (9800-fache Vergrößerung). Man sieht winzige, mehrschichtige Kalksteinchen. Diese Kalksteinchen sind etwas kleiner als rote Blutkörperchen. Sie üben einen Druck (Schwerkraft) auf die Sinneszellen (Haarzellen) aus. Kommt es zu einer Abscherung der Härchen durch eine Änderung der geradlinigen Geschwindigkeit, so lösen die Sinneszellen einen Nervenimpuls aus.

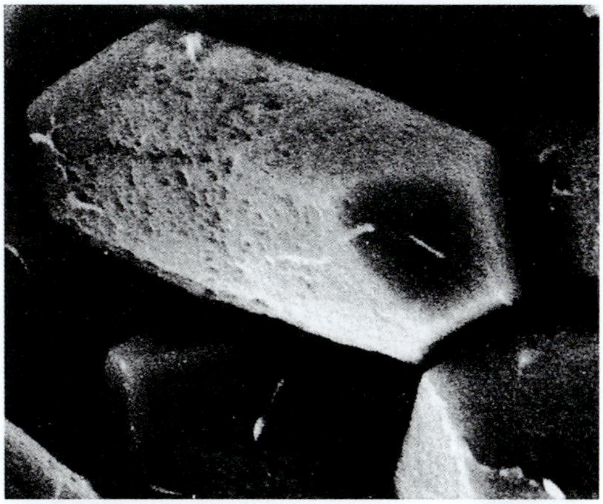

Abb. 20.15 [E179-165]

➢ Abb. 20.16 Otoskop (Ohrenspiegel) mit Beleuchtungsquelle

Achten Sie bei der Untersuchung mit dem Otoskop darauf, dass Sie den größten Vorsatz wählen, der gerade noch in den Gehörgang passt. Neigen Sie dabei den Kopf des Patienten leicht zur Gegenseite. Ergreifen Sie die Ohrmuschel fest, aber ohne weh zu tun und ziehen Sie sie nach oben, hinten und leicht nach außen.

Achten Sie bei der Beurteilung des Gehörgangs auf Ohrenschmalz, Sekretabsonderungen und Fremdkörper. Schieben Sie das Otoskop weiter vor, bis Sie das Trommelfell betrachten können. Achten Sie hier auf Farbe, Zartheit und Glanz des Trommelfells, untersuchen Sie auch auf mögliche Perforationen. Wählen Sie als wichtigen Orientierungspunkt den Hammer, der mit seinem Stiel am Trommelfell festgewachsen ist.

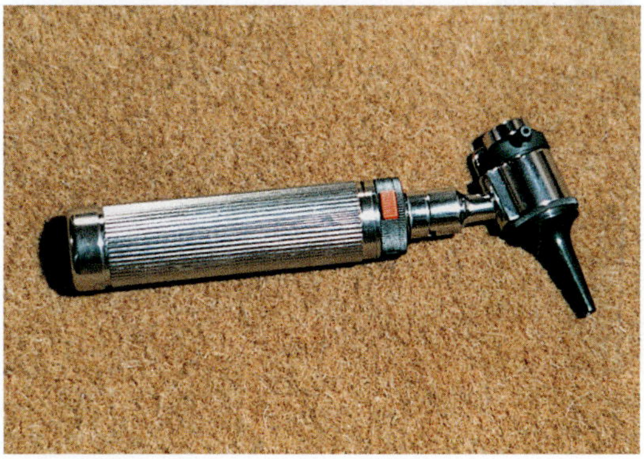

Abb. 20.16 [M553]

➢ Abb. 20.17 Akute Mastoiditis

Bei einer Mastoiditis hat sich die Schleimhautauskleidung der lufthaltigen Hohlräume im Warzenfortsatz (Mastoid, Processus mastoideus) entzündet. Die Entzündung nimmt fast immer von einer Mittelohrentzündung ihren Ausgang. Da das Mastoid schlechter belüftet ist als die Paukenhöhle kann es manchmal sein, dass die Entzündung im Mittelohr ausgeheilt ist, aber im Mastoid noch weiterschwelt.

Bei dem abgebildeten Jungen ist es zu einer akuten Mastoiditis gekommen. Die Anschwellung über dem Mastoid ist so stark, dass es zum erheblichen Abstehen der Ohrmuschel gekommen ist.

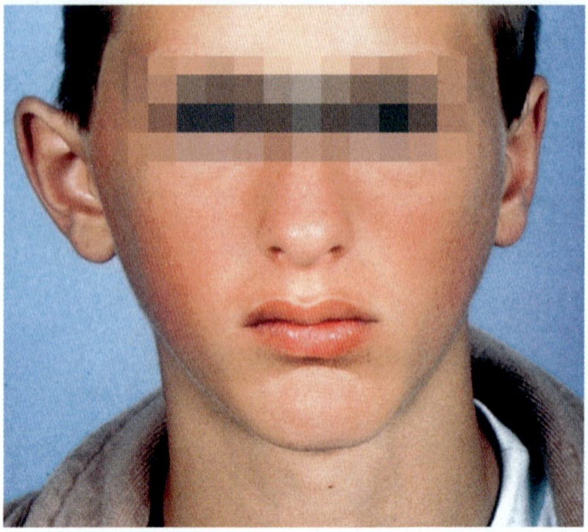

Abb. 20.17 [M117]

➢ Abb. 20.18 Perichondritis

Mit dem Begriff Perichondritis meint man, dass sich die Knorpelhaut – also die Haut, die den Knorpel umgibt – entzündet hat. Eine Perichondritis kann sich nicht nur an der Ohrmuschel abspielen, sondern auch z. B. am Knorpel von Kehlkopf oder Nase.

Da Knorpel schlecht durchblutetes Gewebe ist, ist er anfällig für Entzündungen und die Entzündung heilt nur langsam ab. Dies ist gerade bei der Ohrakupuntur zu bedenken, vor allem wenn Dauernadeln gesetzt werden.

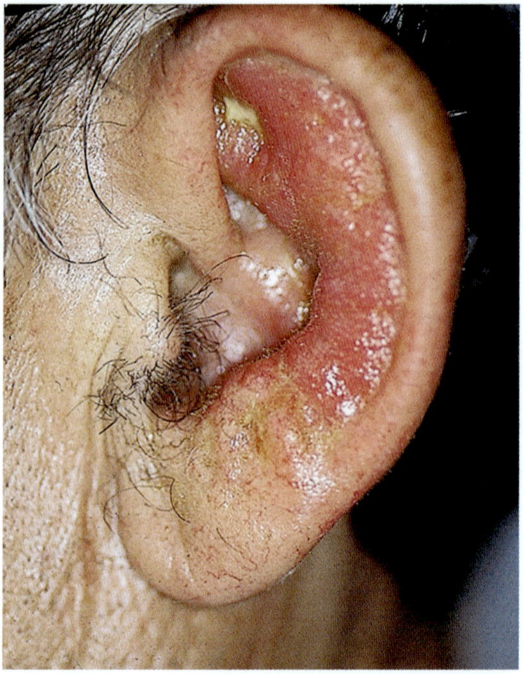

Abb. 20.18 [M477]

KAPITEL 21 Haut

➢ Abb. 21.1 Unbehaarte Haut (Leistenhaut)

Im engeren Sinn wird mit dem Begriff Haut die Oberhaut und die Lederhaut bezeichnet; in einem weiteren Sinn versteht man darunter die Ober-, Leder- und Unterhaut (➢ Abb. 21.2).

a Oberhaut .... *Epidermis*
b Lederhaut .... *Dermis (Corium)*
c Haut .... *Cutis*

1 Hornschicht .... *Stratum corneum*
2 Glanzschicht .... *Stratum lucidum*
3 Körnerzellschicht und .... *Stratum granulosum et*
Stachelzellschicht und ..... *Stratum spinosum et*
Basalzellschicht................ *Stratum basale*
4 Papillarkörper............. *Stratum papillare*
5 Netzschicht .... *Stratum reticulare*
6 Ausführungsgang einer Schweißdrüse .... *Ductus sudoriferus*
7 Haargefäße (Kapillaren) .... *Vasa capillaria*

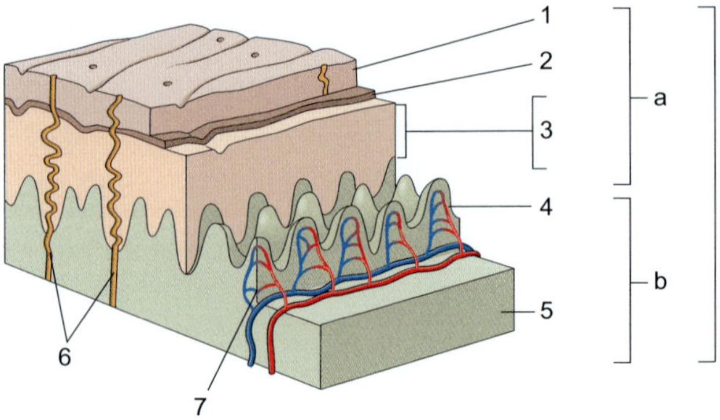

Abb. 21.1 [L190]

➢ Abb. 21.2 Mikroskopisches Bild der Haut (Leistenhaut)

(Vergrößerung 20-fach)

1–2 Haut im engeren Sinn .... *Cutis*
1–3 Haut im weiteren Sinn......... *Integumentum commune*
1 Oberhaut .... *Epidermis*
2 Lederhaut .... *Dermis (Corium)*
3 Unterhaut (Subcutis).......... *Tela subcutanea*
4 Blutgefäß.................. *Vas sanguineum*
5 Vater-Pacini-Lamellenkörperchen .... *Corpusculum lamellosum*
6 Fettgewebe der Unterhaut .... *Panniculus adiposus*
7 Ausführungsgang einer Schweißdrüse .... *Ductus sudoriferus*
8 Papillarkörper............. *Stratum papillare*

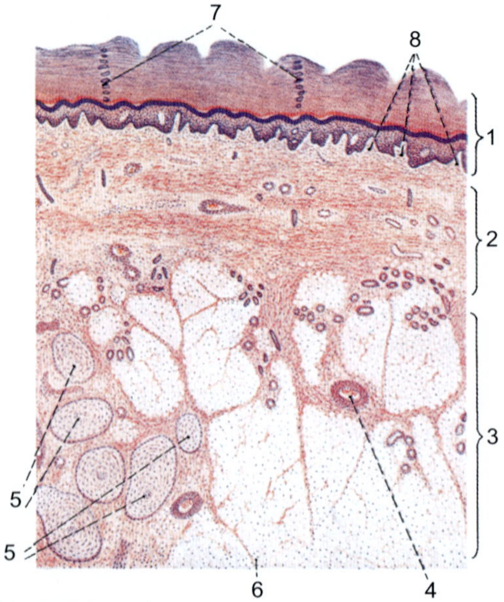

Abb. 21.2 [M375]

➢ Abb. 21.3 Haut mit dicker Hornschicht

Es handelt sich um die mikroskopische Aufnahme eines Schnittbilds durch die Haut der Fingerbeere (in 130-facher Vergrößerung). Es wurde also eine Stelle gewählt, an der die Haut mechanisch stark beansprucht wird und sich deshalb eine starke Hornschicht ausbildet und man eine Glanzschicht (2) vorfindet.

a Oberhaut .... *(Epidermis)*
b Lederhaut .... *(Dermis, Corium)*

1 Hornschicht .... *Stratum corneum*
2 Glanzschicht .... *Stratum lucidum*
3 Körnerschicht .... *Stratum granulosum*
4 Stachelzellschicht .... *Stratum spinosum*
5 Basalzellschicht................ *Stratum basale*
6 Papillarkörper.............. *Stratum papillare*

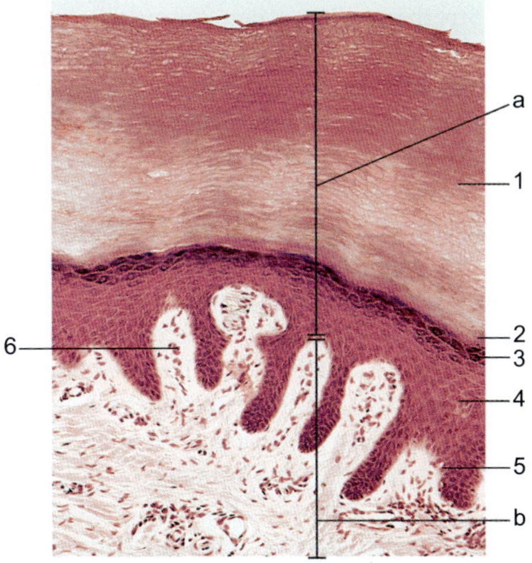

Abb. 21.3 [E793]

➢ Abb. 21.4 „Fingerabdruck"

Damit sich die Oberhaut nicht von der Lederhaut löst, sind die beiden Schichten miteinander durch den Papillarkörper verzahnt. Die Papillarkörper sind in Reihen („Leisten") angeordnet. Diesen Reihen legt sich die Oberhaut an. Das dabei entstehende Muster ist individuell verschieden und kann deshalb zur Identifizierung einer Person mittels eines „Fingerabdrucks" benutzt werden. Hierbei unterscheidet man vier Hauptmuster: Bogen, Schleife, Doppelschleife und Wirbel.

a Wirbel
b Doppelschleife
c Schleife
d Bogen

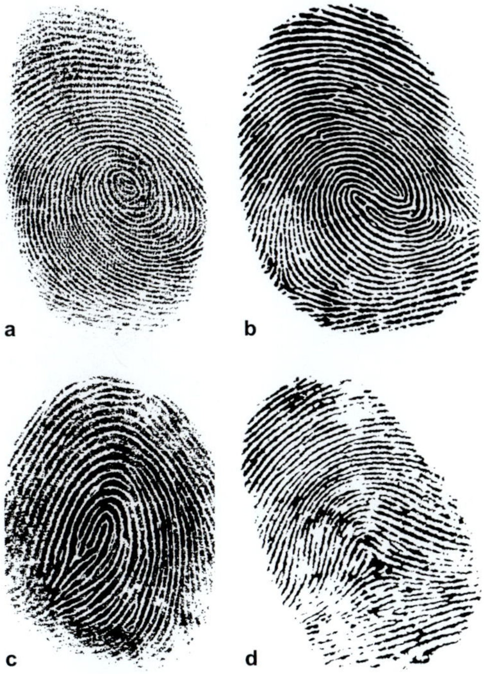

Abb. 21.4 [J787]

➢ Abb. 21.5 Schematische Darstellung eines Haares und einer Schweißdrüse

Die Körperhaare dienen der Wärmeisolierung, da zwischen den Haaren die Luftzirkulation verlangsamt ist. Somit liegt an stärker behaarten Körperteilen gewissermaßen eine Luftschicht um den Körper, die gegen Wärme und Kälte schützt. Zudem wirken Haare wärmeausgleichend, da sie die Verdunstungsoberfläche für den Schweiß vergrößern. Weitere Aufgaben der Haut sind: Sie dienen der Reibungsminderung an Stellen, an denen Haut gegen Haut reibt (z. B. in den Achselgruben) sowie der Berührungsempfindung, da sie mit Haarfollikelrezeptoren verbunden sind. Die geschlechtsspezifische Behaarung von Mann und Frau im Gesicht und am Unterbauch hat auch eine sexuelle Signalwirkung.

Die Schweißdrüsen (7) liegen aufgeknäult im Unterhautfettgewebe. Ein Ausführungsgang (6) transportiert den gebildeten Schweiß zur Körperoberfläche. Seine Mündung ist auf der Hautoberfläche als Pore sichtbar.

1 Oberhaut .... *Epidermis*
2 Haarschaft .... *Scapus pili*
3 Haarfollikel (umgibt den Hornfaden) .... *Folliculus pili*
4 Talgdrüse.................... *Glandula sebacea*
5 Haarmuskel.................... *M. arrector pili*
6 Ausführungsgang der Schweißdrüse .... *Ductus sudoriferus*
7 Schweißdrüse .... *Glandula sudorifera*
8 Haarzwiebel...................... *Bulbus pili*
9 Lederhaut .... *Dermis (Corium)*
10 Subkutanes Fettgewebe............... *Panniculus adiposus*

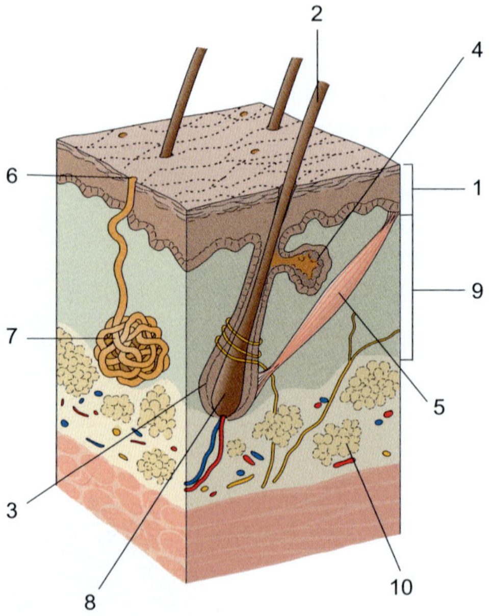

Abb. 21.5 [L190]

➢ Abb. 21.6 Schnittbild durch die Kopfhaut

Sie sehen ein Schnittbild durch die Kopfhaut in 20-facher Vergrößerung.

1 Oberhaut .... *Epidermis*
2 Lederhaut .... *Dermis (Corium)*
3 Unterhaut (Subcutis).......... *Tela subcutanea*
4 Haarschaft........................ *Scapus pili*
5 Haarfollikel .... *Folliculus pili*
6 Talgdrüse................... *Glandula sebacea*
7 Haarmuskel................... *M. arrector pili*
8 Sehnenhaube (Teil der Kopfschwarte)............. *Galea aponeurotica*

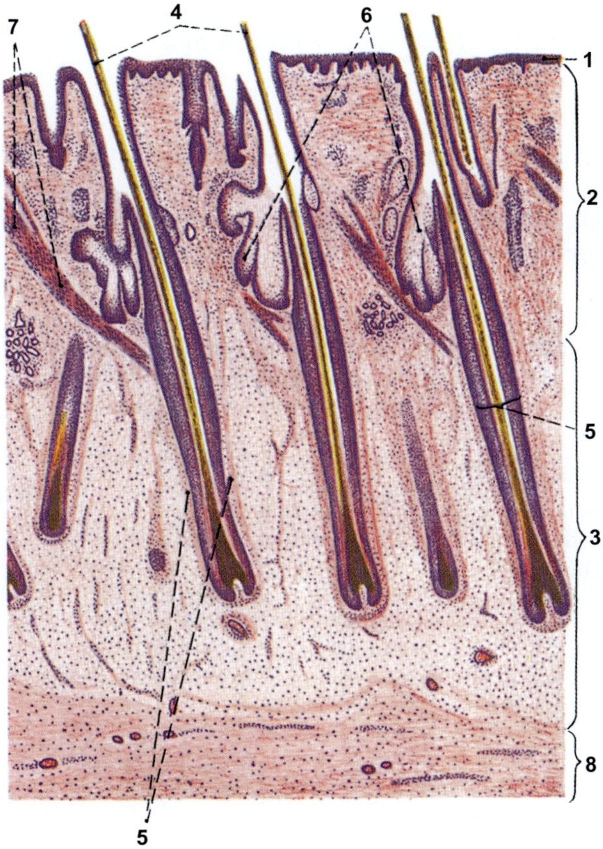

Abb. 21.6 [M375]

➢ Abb. 21.7 Aufbau eines Nagels

Die Entfernung des Nagels lässt das Nagelbett erkennen. Der Nagel wächst lediglich vom Nagelbett des Möndchens aus. Wird dieser Bereich zerstört, kann der Nagel nicht mehr nachwachsen.

1 Nagelwall . . . . *Vallum unguis*
2 Möndchen . . . . *Lunula*
3 Hornplatte . . . . *Corpus unguis*
4 Seitlicher Rand des Nagels . . . . . . *Margo lateralis*
5 Freier Rand des Nagels . . . . *Margo liber*
6 Nagelbett . . . . *Hyponychium*
7 Nagelfalz . . . . *Sulcus matricis*

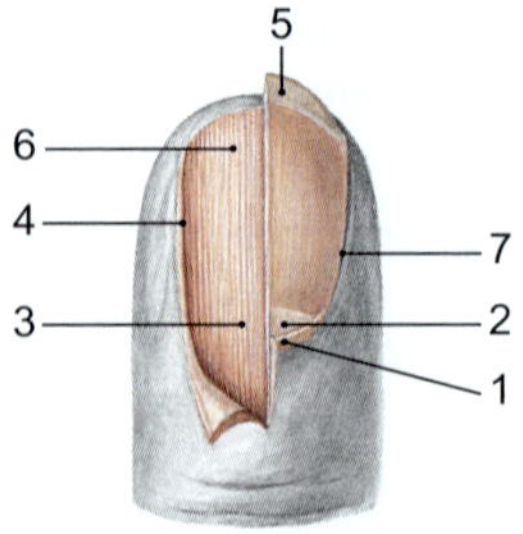

Abb. 21.7 [S007-1-23]

➢ Abb. 21.8 Mikroskopischer Schnitt durch einen Nagel

Dargestellt ist ein mikroskopischer Schnitt durch einen Nagel in 30-facher Vergrößerung.

1 Nagelbett . . . . *Hyponychium*
2 Keimschicht des Nagels . . . . *Stratum germinativum unguis*
3 Papillarkörper der Lederhaut . . . . *Stratum papillare*
4 Hornschicht des Nagelwalls . . . . *Eponychium*
5 Nagelwall . . . . *Vallum unguis*
6 Schweißdrüse . . . . *Glandula sudorifera*
7 Nagelwurzel . . . . *Radix unguis*

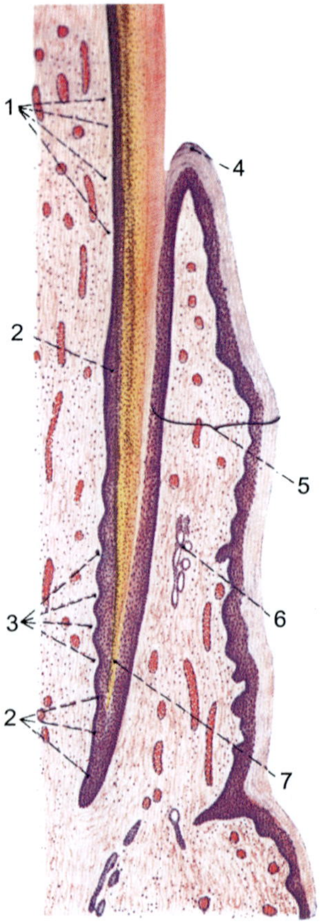

Abb. 21.8 [M375]

➢ Abb. 21.9 Löffelnagel (Koilonychie)

Der Löffelnagel hat eine muldenförmige Eindellung der Nagelplatte und eine erhöhte Brüchigkeit. Auf der Abbildung sind deutlich die konkave Krümmung des Nagels zu sehen und die Einrisse am freien Nagelrand. Eisenmangelanämie ist eine häufige Ursache für die Ausbildung eines Löffelnagels.

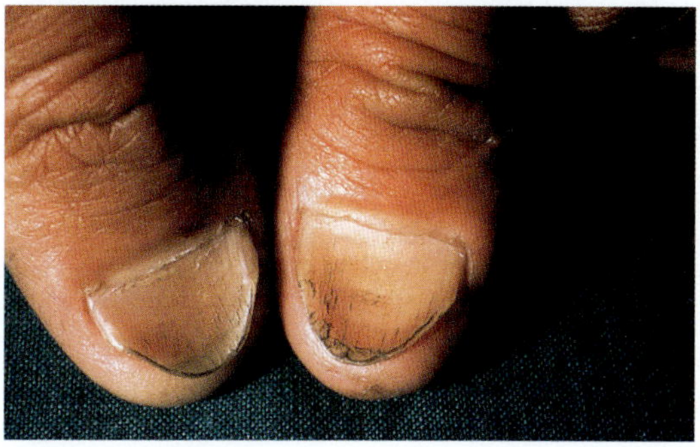

Abb. 21.9 [E273]

➢ Abb. 21.10 Weiße Nagelflecken

Geringfügige Verletzungen der Nagelplatte müssen nicht immer mit einer Blutung einhergehen. Oft bildet sich nur ein umschriebener weißlicher Fleck. Weiße Nagelflecken werden durch fehlerhafte Lufteinschlüsse in der Hornsubstanz verursacht, die auch durch falsche Maniküre hervorgerufen werden.

1 Weißer Nagelfleck

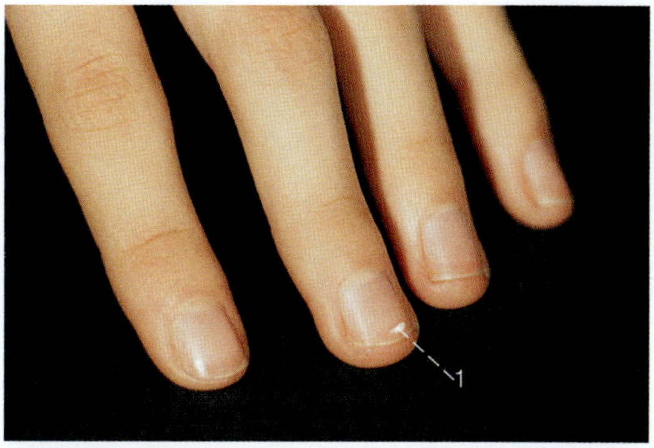

Abb. 21.10 [M553]

➢ Abb. 21.11 Längsrillen

Das wiederholte Zurückschieben des Nagelwalls mittels Stäbchen, Fingernägeln oder Zähnen kann zur Ausbildung von Längsrillen führen, aber auch zu weißen Flecken (➢ Abb. 21.10) oder zu Aufsplitterungen am freien Nagelrand. Längsrillen können auch infolge von Stoffwechselstörungen, bei Magen-, Darm- und Lebererkrankungen und bei Vitamin-A- und Vitamin-B-Mangel auftreten.

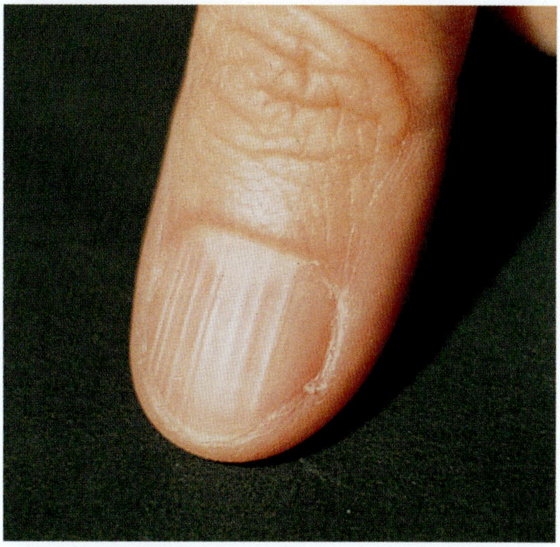

Abb. 21.11 [M553]

➢ Abb. 21.12 Schematische Darstellung wichtiger Hautrezeptoren

1 Hornschicht .... *Stratum corneum*
2 Keimschicht .... *Stratum germinativum*
3 Netzschicht .... *Stratum reticulare*
4 Unterhautgewebe (Subcutis) .... *Tela subcutanea*
5 Merkel-Tastscheiben (Tastscheiben)
6 Meißner-Körperchen (Tastkörperchen)
7 Vater-Pacini-Lamellenkörperchen
8 Haarfollikelrezeptoren................ *Dendrit*

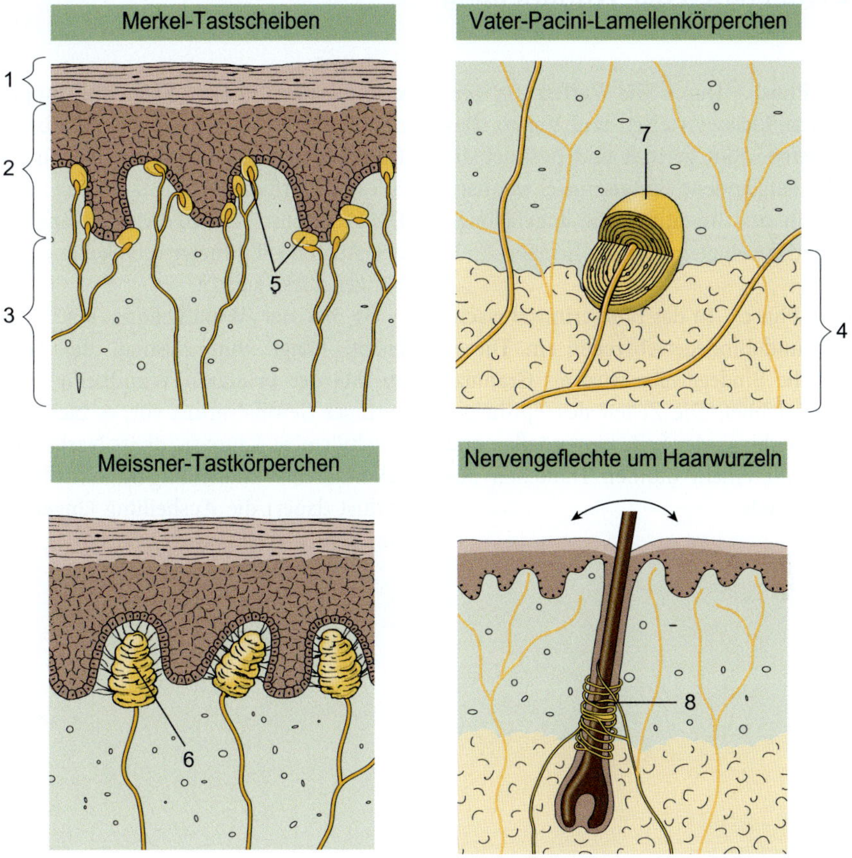

Abb. 21.12 [L190]

➢ Abb. 21.13 Phasen der Wundheilung

a Exsudative Phase Durch die Verletzung zerreißen Kapillaren, kleine Arterien und Venen. Das hierbei ausgetretene Blut gerinnt und beendet die Blutung. In das entstandene Blutgerinnsel wandern Abwehrzellen ein und beseitigen die angefallenen Zelltrümmer und die eingedrungenen Erreger.

b Proliferative Phase In das Blutgerinnsel wachsen Kapillaren und Bindegewebszellen ein. Dieses junge, gefäßreiche Bindegewebe wird als Granulationsgewebe bezeichnet. Die Zellen des Epithelgewebes beginnen sich von der Seite her zu teilen und bedecken bald mit einem dünnen Häutchen aus Deckzellen die Wunde.

c Reparative Phase (Narbenbildung) Das Granulationsgewebe baut sich in Narbengewebe um. Dazu bilden die Bindegewebszellen ungefähr ab dem 5. Tag Gitterfasern, ab dem 20. Tag zugfeste Fasern. Die Lederhaut wird auf diese Art langsam neu gebildet. Auch das Epithelgewebe kehrt wieder zu seiner vorigen Dicke zurück.

Ob bei der Wundheilung eine Narbe zurückbleibt, hängt vom Ausmaß des Gewebeverlusts ab. Bei der primären Wundheilung liegt nur ein geringer Gewebeverlust vor, es bleibt hier nur eine strichförmige, kaum sichtbare Narbe zurück. Bei der sekundären Wundheilung mit erheblichem Gewebeverlust dauert die Ausheilung länger und es bleibt eine deutlich sichtbare Narbe zurück.

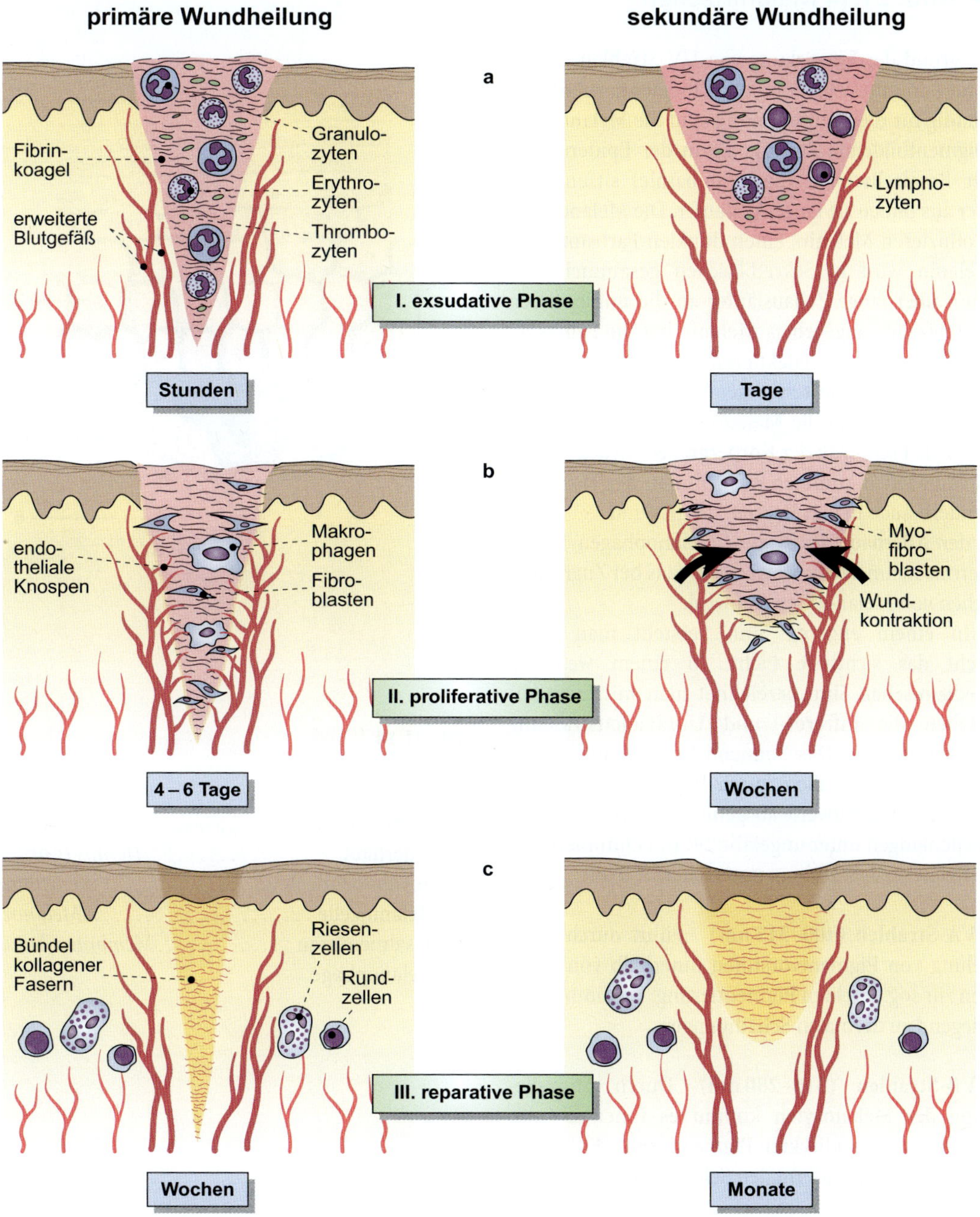

Abb. 21.13 [L106]

➢ Abb. 21.14 Melaninzellen

Aufgrund der Einwirkung von UV-Strahlen auf die Haut kommt es zur Bräunung (Pigmentierung). Zuständig für die Hautbräunung sind die Melanozyten (pigmentbildende Zellen), die in der Epidermis in der Basalzellschicht (Stratum basale) sitzen. Von hier aus bilden sie lange Ausläufer. Die Melanozyten produzieren Melanin, einen dunklen Farbstoff. Das Melanin wird in Sekretbläschen gesammelt und dann über lange Zellausläufer an die umliegenden Epithelzellen abgegeben. Melanin hat die Fähigkeit, UV-Strahlung zu reflektieren und verhindert dadurch, dass diese kurzwelligen Strahlen Körperzellen schädigen, indem die Melaninzellen diese Strahlen möglichst schon an der Körpergrenze zurückwerfen. Melaninzellen kommen nicht nur in der Haut vor, sondern auch in den Haaren, der Iris und der Aderhaut des Auges. Melanophagen in der Dermis nehmen das Melanin auf, das bei Zugrundegehen von Melanozyten frei wird.

In einem engeren Sinn versteht man unter Licht das sichtbare Licht. In einem weiteren, medizinischen Sinn bezeichnet man mit Licht zusätzlich die Infrarot- und Ultraviolettstrahlung (UV-Strahlung). Das Sonnenlicht wird auf seinem Weg zur Erde vor allem durch die Ozonschicht abgeschwächt und teilweise ausgefiltert. So werden UVC-Wellenlängen unter ungefähr 290 nm eliminiert.

Bei der UV-Strahlung unterscheidet man:

UVA-Strahlen (400–315 nm) Führt durch Dunkelung von Pigmentvorstufen innerhalb von Stunden zur sog. direkten Pigmentierung. Es kommt vorwiegend zu dermalen Schädigungen.

UVB-Strahlen (315–280 nm) Durch Stimulierung der Melanozyten kommt es innerhalb von Tagen zur sog. indirekten Pigmentierung. Es kommt vorwiegend zu epidermalen Schädigungen.

UVC-Strahlen (280–200 nm) Wirkung wie bei den UVB-Strahlen. Diese Strahlen kommen in der Regel nur in größerer Höhe, am Meer oder in künstlichem Licht vor.

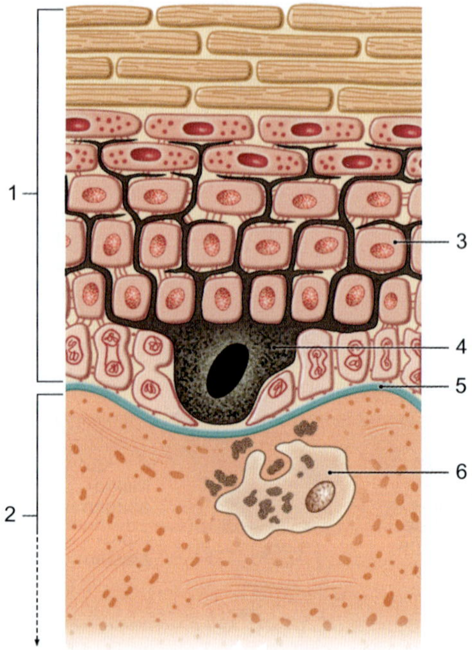

Abb. 21.14 [L238]

1 Oberhaut .... *Epidermis*
2 Lederhaut .... *Dermis (Corium)*
3 Hornbildende Zelle .... *Keratinozyt*
4 Melaninzelle .... *Melanozyt*
5 Basalmembran .... *Membrana basalis*
6 Melanophage

21

➢ Abb. 21.15 Sonnenbrand

Ein Sonnenbrand (Lichtschaden) entwickelt sich aufgrund einer übermäßigen UV-Bestrahlung der Haut entweder durch Sonneneinwirkung oder durch eine Bestrahlung mittels einer künstlichen UV-Quelle. Je nach Intensität der einwirkenden Strahlung entwickelt sich eine schmerzhafte entzündliche Hautrötung bis hin zur Blasenbildung. Dabei erreichen die Hauterscheinungen nach 14–24 Stunden ihren stärksten Ausprägungsgrad, danach erfolgt die Rückbildung mit Abschuppung.

Die Lichteinwirkung kann nicht nur die geschilderten Hauterscheinungen hervorrufen, sondern kann auch zu einer Überwärmung von tiefen Schichten des Körpers führen. Krämpfe entstehen durch einen Natriumverlust, der durch das vermehrte Schwitzen bedingt ist, das wiederum der Abgabe von Wärme dient. Ein Kollaps kann durch ein Versagen des Kreislaufs in Folge des Wasserverlusts und eines gestörten venösen Abflusses eintreten. Die schwerste Form eines Hitzeschadens ist ein Hitzschlag, bei dem es zu einer starken Erhöhung der Körpertemperatur mit auffolgendem Kreislaufversagen kommt.

Auf der Abbildung sind die Hautstellen, die der Sonne ausgesetzt waren, durch folgende Merkmale erkennbar: durch eine rote Verfärbung (Erythem) bei einer gleichzeitigen Vergröberung und Verdickung der Hautfelderung (Lichenifikation). Außerdem schält sich die geschädigte Haut großflächig ab.

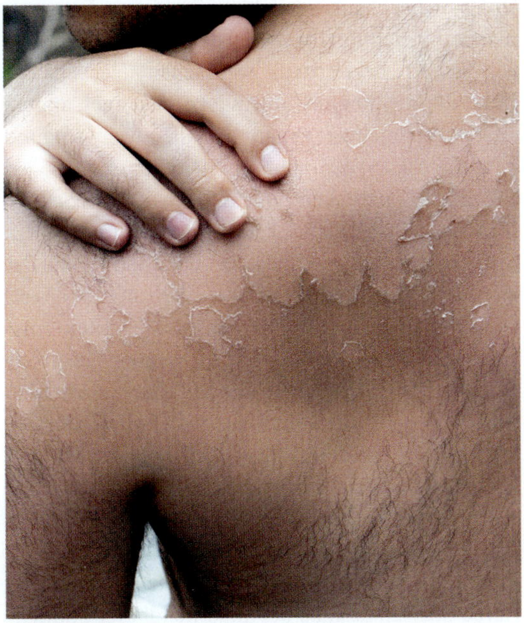

Abb. 21.15 [J787]

➢ Abb. 21.16 Scheckhaut (Vitiligo)

Unter Scheckhaut versteht man einen Pigmentmangel (Melaninmangel), bei dem es zum Auftreten von scharf begrenzten, weißlichen Flecken der Haut kommt. Von der Störung können auch andere melanozytenhaltige Organe befallen werden, und zwar die Augen, die Innenohren und das ZNS.

Zunächst entstehen ungefähr linsengroße, runde Flecken, die scharf begrenzt sind und um die ein hyperpigmentierter Randsaum bestehen kann. Die Haut selbst verändert sich im betroffenen Areal nicht. Danach beginnen sich die Flecken auszudehnen und zu konfluieren. So können sich große depigmentierte Areale bilden. Prädilektionsstellen sind Hände, Gesicht und die analgenitale Region. Die Depigmentierung bildet sich symmetrisch an beiden Körperhälften aus. Es können auch Haare, in Form weißer Strähnen, betroffen sein. Für die depigmentierten Stellen besteht eine deutlich erhöhte Sonnenbrandgefahr. Die depigmentierten Herde müssen deshalb bei unvermeidbarer Sonneneinwirkung wirksam durch Kleidung oder eine entsprechende Lichtschutzcreme geschützt werden.

Vitiligo kann als Begleiterscheinung bei Diabetes mellitus, Über- und Unterfunktion der Schilddrüse, Unterfunktion der Nebenschilddrüse, Lupus erythematodes und perniziöser Anämie auftreten. Die genaue Ursache der Erkrankung ist noch unklar. Es wird ein Autoimmungeschehen vermutet, da man teilweise Antikörper gegen Melanozyten nachweisen konnte. Obwohl Vitiligo zu den erworbenen Erkrankungen zählt, kann man gelegentliche familiäre Häufungen beobachten.

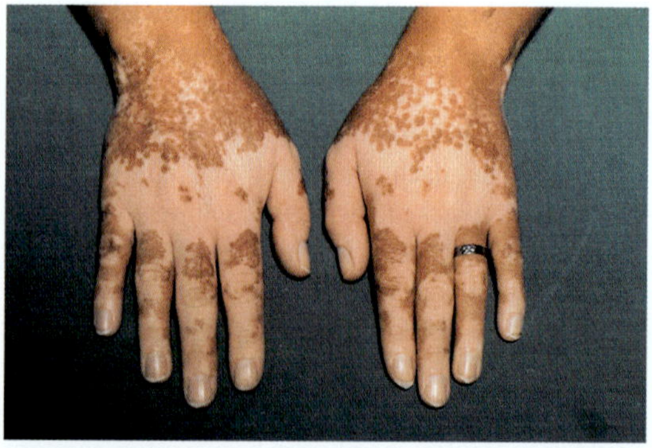

Abb. 21.16 [E273]

➢ Abb. 21.17 Leberfleck (Lentigo simplex)

Zu sehen ist ein linsengroßer, weitgehend regelmäßig begrenzter Fleck, der eine gleichmäßige dunkelbraune Pigmentierung aufweist und eine intakte Oberfläche hat. Es handelt sich um einen Leberfleck (Lentigo, Nävus), eine harmlose Hauterscheinung. Beginnen sich allerdings solche Leberflecken in Form und Größe zu verändern, ist eine Abklärung durch den Hautarzt vorzunehmen, da die Gefahr besteht, dass sie bösartig werden.

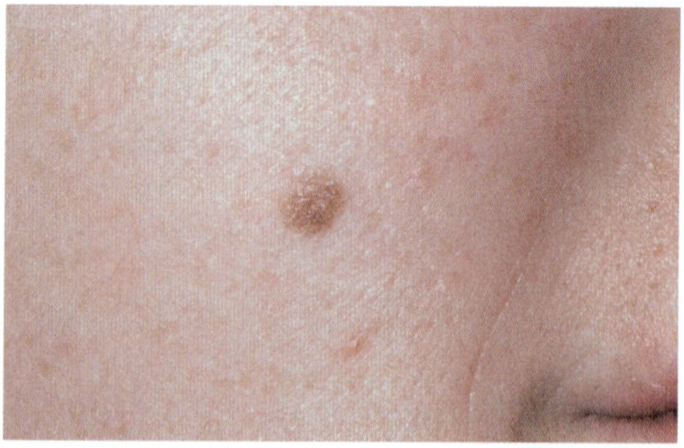

Abb. 21.17 [E433]

21

➢ Abb. 21.18 Feuermal (Weinfleck, Naevus flammeus)

An der rechten Seite des Kinns sind rote Flecken zu erkennen, die sich bis in die Unterlippe hinein erstrecken.

Ein Feuermal tritt meist im Gesicht oder im Nacken auf. Es handelt sich dabei um eine anlagemäßige Erweiterung von Hautgefäßen, die mit anderen Hautfehlbildungen, wie z. B. einem Hämangiom einhergehen kann. Eine Laser-Therapie zeigt in diesen Fällen gute Erfolge.

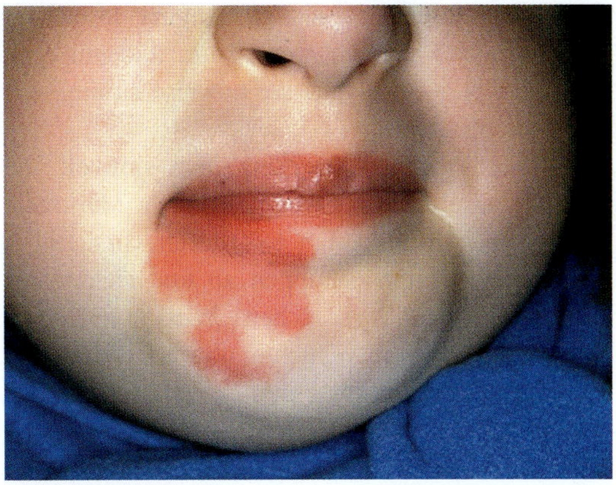

Abb. 21.18 [M123]

➢ Abb. 21.19 Schuppenflechte (Psoriasis vulgaris)

Man sieht einen Psoriasis-Herd am Ellenbogen. Es bestehen scharf umrissene, rötliche Flecken mit silberweißen Schuppen. In Deutschland sind 1–2 % der Bevölkerung von der Psoriasis betroffen. Oftmals tritt die Erkrankung zwischen dem 16. und 20. Lebensjahr zum ersten Mal auf und bleibt dann während des ganzen Lebens in unterschiedlicher Intensität bestehen. Grundsätzlich kann Psoriasis aber in jedem Alter auftreten. Bricht die Erkrankung vor dem 30. Lebensjahr auf, spricht man vom „Frühtyp“, bei Krankheitsausbrüchen jenseits des 50. Lebensjahrs vom „Spättyp“.

Tritt die Erkrankung nur schwächer in Erscheinung, ist ihr bevorzugter Sitz die Ellenbogengegend, die Knie, die Kreuzbeingegend und der behaarte Kopf. Schwere Erkrankungsfälle erfordern ärztliche Behandlung.

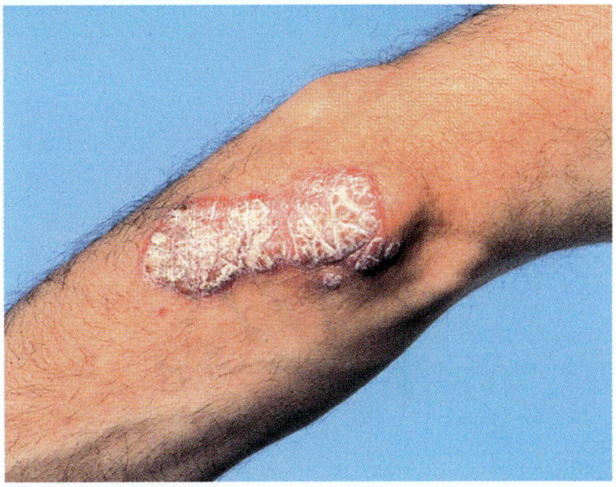

Abb. 21.19 [K183]

➢ Abb. 21.20 Schuppenflechte (Psoriasis vulgaris)

Hier trat nach einer akuten Angina tonsillaris Psoriasis auf. Man sieht am Stamm und am Arm zahlreiche rote Herde, die stellenweise zusammenlaufen (konfluieren).

Zu diagnostischen Zwecken ist es sinnvoll, die Hauterscheinungen auf die folgenden Merkmale hin zu untersuchen: Man löst durch vorsichtiges Kratzen die oberen Schuppen ab und sieht dann ein dünnes Psoriasishäutchen. Wird nun dieses Häutchen auch noch vorsichtig abgehoben, kommt es zum „Phänomen des blutigen Taus", zu punktförmigen Blutaustrittsstellen (Auspitz-Phänomen).

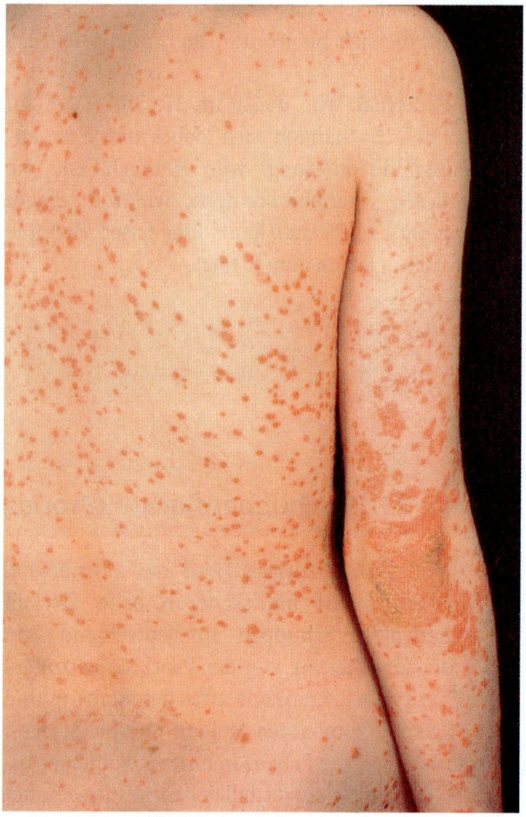

Abb. 21.20 [F398]

➢ Abb. 21.21 Neurodermitis

Bei der Neurodermitis kommt es vorwiegend in den Ellenbeugen und den Kniekehlen zu Rötung, Schuppung, Nässung, Erosionen und Krustenbildung. Es besteht ein quälender Juckreiz, weshalb Kratzspuren mit zum typischen Erscheinungsbild gehören. Die Erkrankung ist nicht auf die Prädilektionsstellen Ellenbeugen und Kniekehlen begrenzt, sondern sie kann sich über den ganzen Körper ausbreiten.

Neurodermitiskranke leiden im Säuglingsalter häufig an Milchschorf, einem krustigem Kopfekzem (➢ Abb. 21.22). Im weiteren Krankheitsverlauf treten häufig Heuschnupfen oder Asthma bronchiale auf.

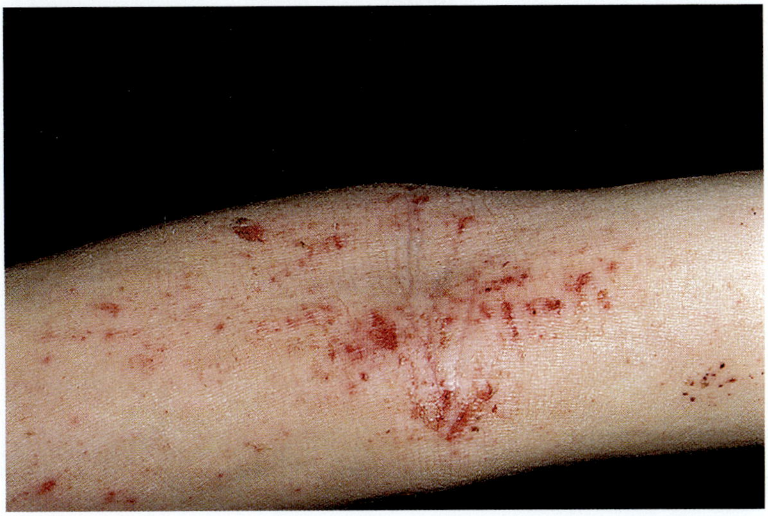

Abb. 21.21 [M551]

➢ Abb. 21.22 Milchschorf

Bei Säuglingen mit Milchschorf tritt meist ab dem 3. Lebensmonat eine kleinschuppige Rötung der Wangen mit nachfolgender Ekzembildung auf. Das Ekzem kann sich von den Wangen auf den Hals und den behaarten Kopf ausbreiten.

Die Abbildung zeigt einen Säugling mit ausgeprägtem Milchschorf. Die Haut ist unterschiedlich stark gerötet.

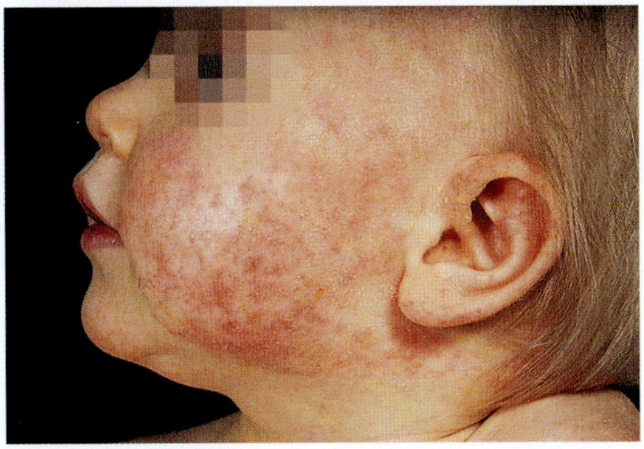

Abb. 21.22 [M551]

➢ Abb. 21.23 Juckflechte, nichtallergisches Kontaktekzem

Ein Ekzem tritt flächenhaft entzündlich auf, zeigt eine unscharf begrenzte Rötung und juckt stark.

Auf der Abbildung ist ein typisches „Hausfrauenekzem" zu sehen. Durch schädigende Reize, beim Hausfrauenekzem durch Putz- und Waschmittel, tritt am Einwirkungsort eine entzündliche Reaktion auf. Bestehen die schädigenden Einflüsse weiter, kann das nichtallergische Kontaktekzem im Laufe der Zeit in ein allergisches übergehen (➢ Abb. 21.24).

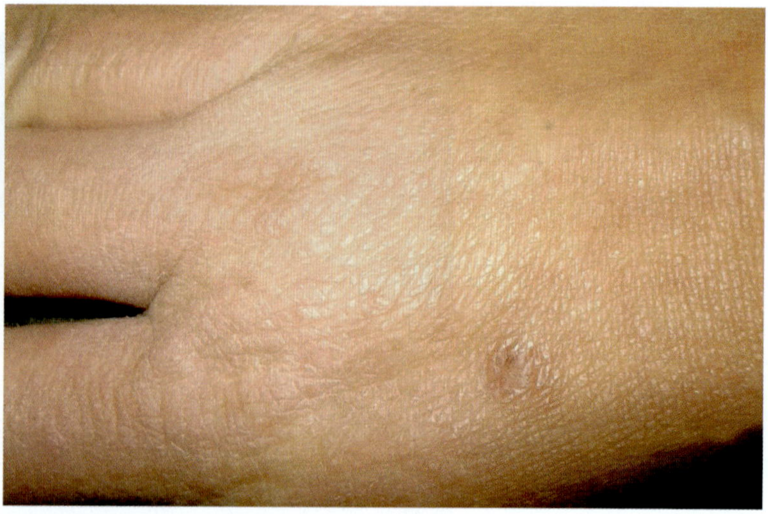

Abb. 21.23 [O618]

➢ Abb. 21.24 Juckflechte, allergisches Kontaktekzem

Allergische Kontaktekzeme kommen als berufsbedingte Schädigungen vor allem bei Hausfrauen, Bauarbeitern, Friseuren und bei Krankenschwestern vor. Sie werden oft auch nach dem Tragen von nickelhaltigem Modeschmuck beobachtet.

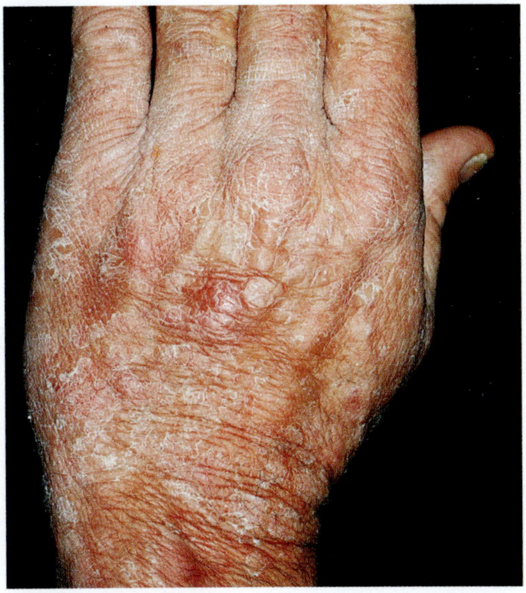

Abb. 21.24 [E577]

➢ Abb. 21.25 Juckflechte, akutes allergisches Kontaktekzem

Bei einem akuten allergischen Kontaktekzem kann innerhalb weniger Stunden eine heftige Rötung mit Bläschenbildung, Nässen und starkem Juckreiz einsetzen. Besteht der Reiz nicht mehr, tritt im Rückbildungsstadium Schuppung und eine noch etwas andauernde Rötung auf.

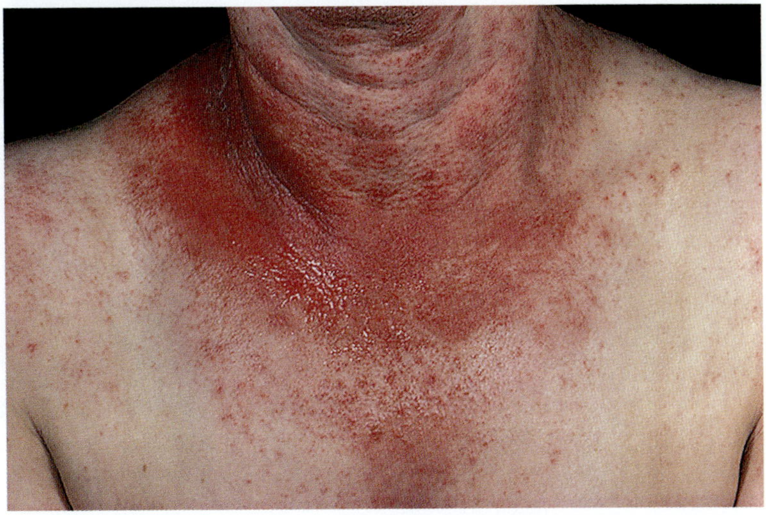

Abb. 21.25 [M551]

➢ Abb. 21.26 Epikutantestung (Läppchenprobe)

Die Epikutantestung dient vor allem der Feststellung von allergischen Kontaktekzemen. Dazu wird ein Testpflaster, das mit der zu prüfenden Substanz beschickt ist, in subtoxischer Konzentration auf die nicht erkrankte Haut des Patienten aufgetragen. Man untersucht nun die so getestete Hautstelle nach 10 Minuten, nach 24 und nach 48 Stunden. Das Testpflaster wird nach 24 Stunden entfernt. Tritt an der geprüften Stelle eine Rötung und/oder Bläschenbildung auf, liegt ein positiver Befund vor, das heißt, dass eine Überempfindlichkeit gegen diese Substanz vorliegt.

Bei Verdacht auf ein berufsbedingtes Kontaktekzem gibt es bereits fertige Testblocks, z. B. für Friseure oder für die Heil- und Pflegeberufe. Die Abgabe über die Apotheke erfolgt nur mit ärztlicher Verschreibung.

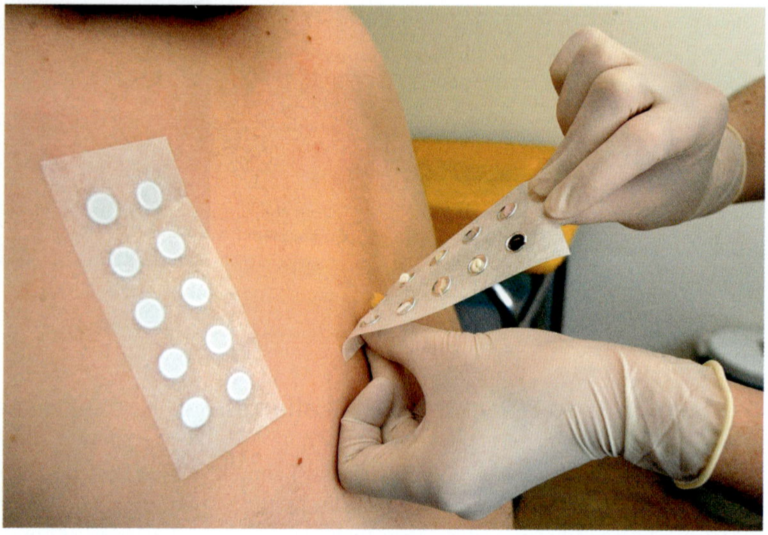

Abb. 21.26 [J787]

➢ Abb. 21.27 Mikrobielles Ekzem

Das mikrobielle Ekzem tritt bevorzugt an Hand- und Fußrücken auf. Es kommt zu mehreren Herden, die ungefähr münzgroß werden und jucken. Als Ursache vermutet man Mikroben (Bakterien), die jedoch nicht im Herdbereich selbst lokalisiert sind, vielmehr können Streuherde bestehen (Sinusitis, Bronchitis, Tonsillitis). Das Ekzem ist in diesem Fall eine allergische Reaktion auf die Bakterientoxine.

Auf der Abbildung sieht man zwei münzgroße Herde.

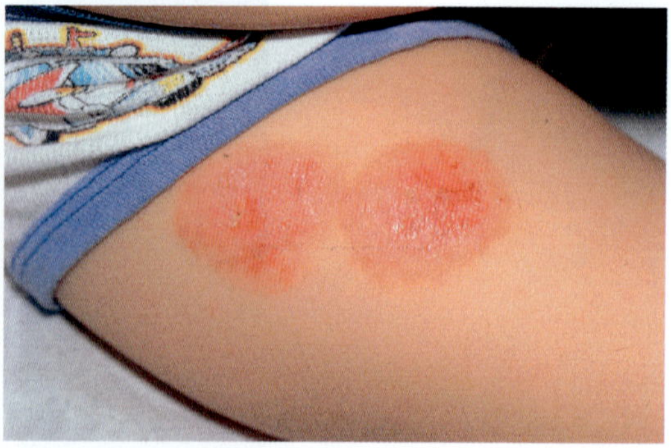

Abb. 21.27 [E422]

➢ Abb. 21.28 Nesselsucht (Quaddelsucht, Urtikaria)

Die Quaddel ist die charakteristische Hauterscheinung bei Nesselsucht. Die Quaddel kann groß oder klein sein und von weißer oder roter Farbe. Die Bandbreite der Erkrankung reicht von einem leichten Befall mit juckenden Quaddeln, die lediglich 20 Minuten lang bestehen, bis hin zu lebensbedrohlichen Schockreaktionen. Auch die auslösenden Ursachen können sehr unterschiedlich sein, z. B. Blütenpollen, Hausstaub, Nahrungsmittel, Insektenstiche, Medikamente und physikalische Ursachen wie Druck und Kälte- oder Wärmereize.

Die Abbildung zeigt eine am ganzen Körper auftretende Nesselsucht. Die Erkrankung trat nach Einnahme von Antibiotika auf.

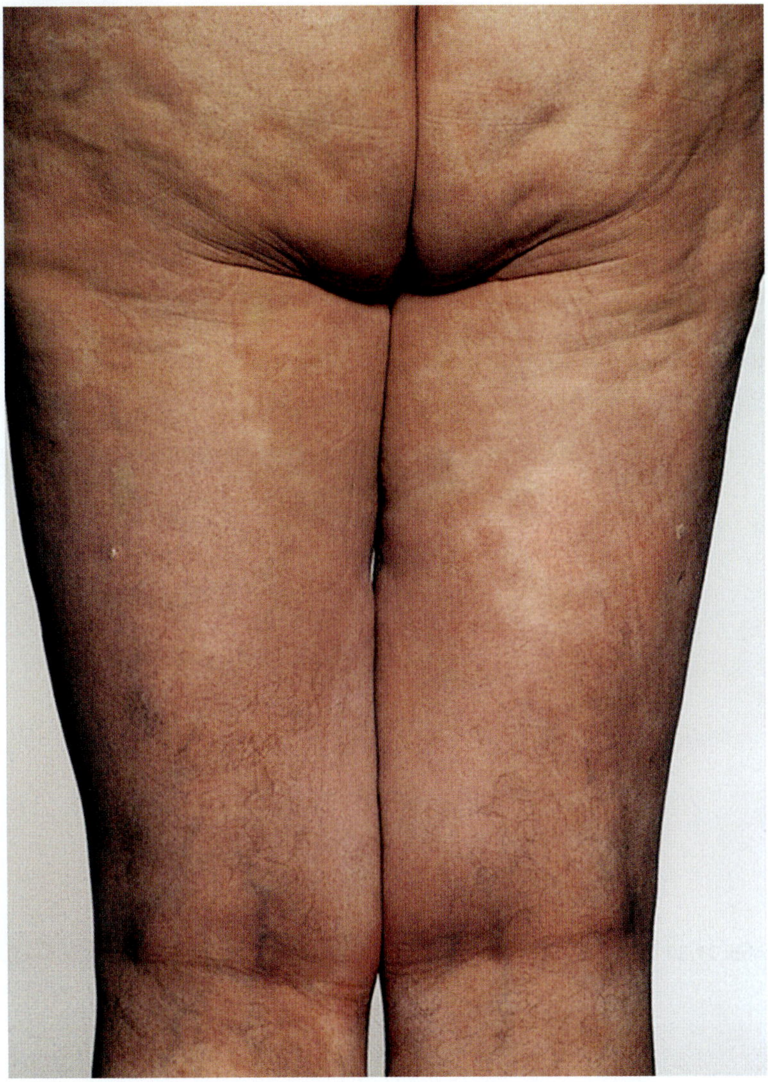

Abb. 21.28 [E273]

➢ Abb. 21.29 Physikalische Nesselsucht (Quaddelsucht, Urtikaria)

Durch Aufdrücken von kalten Metallbuchstaben auf die Haut wurde bei dieser Patientin eine Druck-Urtikaria provoziert.

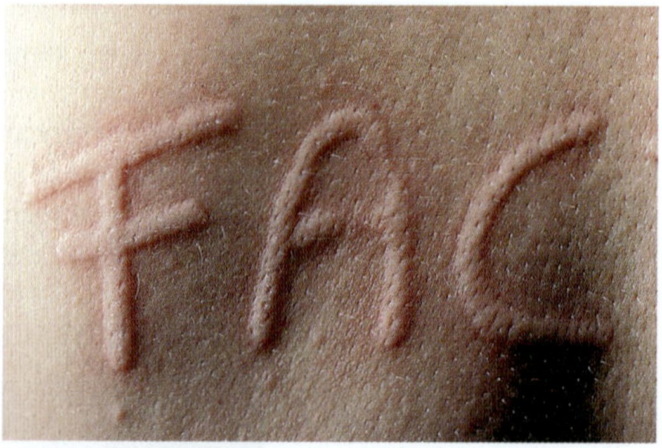

Abb. 21.29 [M551]

➢ Abb. 21.30 Physikalische Nesselsucht (Quaddelsucht, Urtikaria)

Bei diesem Patienten hat sich infolge einer Wärmeeinwirkung mit Schwitzen eine Nesselsucht entwickelt. Dabei treten über den ganzen Körper verteilte, kleine, etwas gerötete Quaddeln auf. Es besteht ein starker Juckreiz.

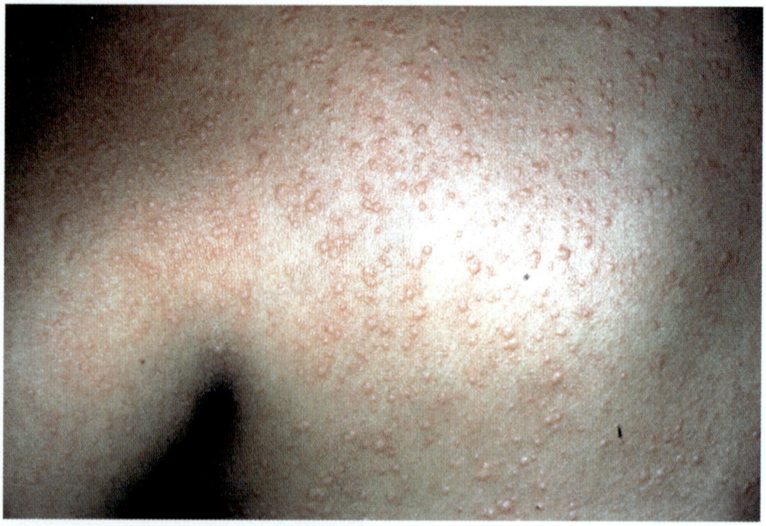

Abb. 21.30 [E794]

➢ Abb. 21.31 Pityriasis versicolor

Pityriasis versicolor wird durch einen Hefepilz hervorgerufen. Dieser Pilz kommt allerdings auch auf der gesunden Haut, als ein Bestandteil der Hautflora vor. Starkes Schwitzen und feucht-heißes Klima fördern seine Ausbreitung.

Man sieht im Brustbereich auftretende, scharf begrenzte, unterschiedlich große, zu Konfluenz neigende Herde. Charakteristisch ist die verstärkte und kleieförmige Schuppung. Die Herde sind hellbraun und heben sich von der weißlichen Haut ab. Liegt allerdings eine starke Sonnenbräunung vor, erscheinen die Herde heller als die Umgebung.

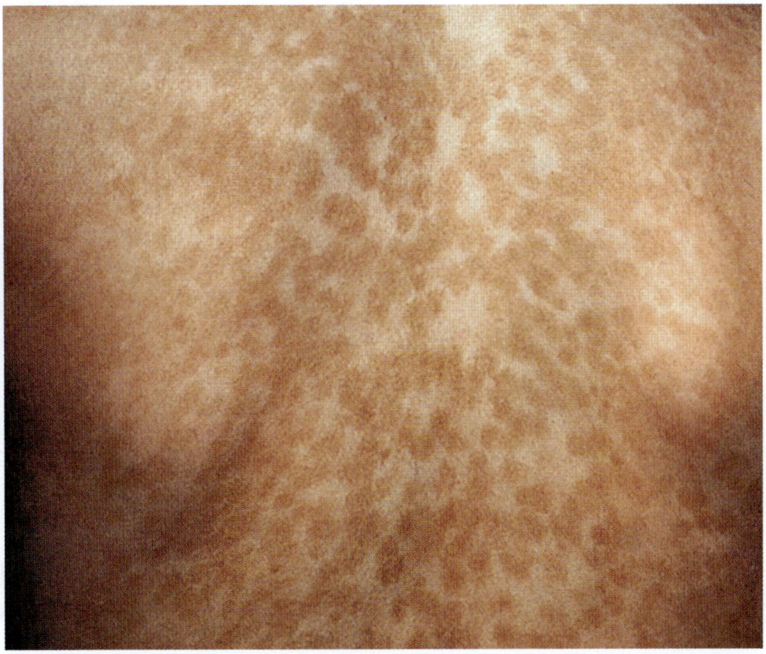

Abb. 21.31 [E273]

➢ Abb. 21.32 Schuppenröschen (Röschenflechte, Pityriasis rosea)

Pityriasis rosea läuft typischerweise in zwei Phasen ab:

Primärplaque (Primärmedallion) Es kommt, häufig am Rumpf zu einem mehrere Zentimeter großen Einzelherd. Dieser ist gerötet und schuppt sich. Er beginnt sich später von seinem Zentrum aus zurückzubilden. Dabei weist er am Rand eine feine Schuppenkrause auf.

Sekundärexanthem Nach einigen Tagen treten am Rumpf und den proximalen Extremitäten kleine Flecken mit aufgerichteten Schüppchen auf. Manchmal besteht Juckreiz.

Die Hauterscheinungen bilden sich spontan nach einigen Wochen zurück.

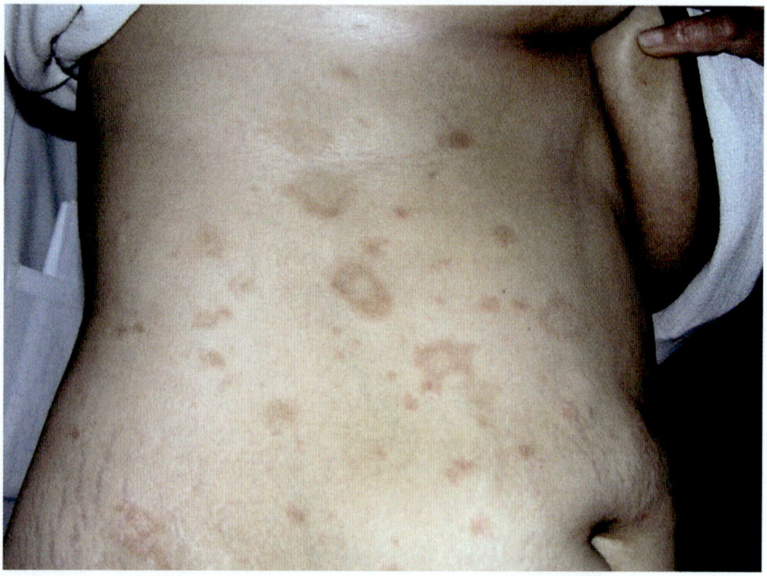

Abb. 21.32 [F399]

➢ Abb. 21.33 „Fischhaut" (Ichthyosis vulgaris)

Bei der „Fischhaut" handelt es sich um eine anlagebedingte Verhornungsstörung der Haut, bei der sich die Hornschuppen nicht von der Haut lösen. Die Hautveränderungen liegen nicht gleich bei der Geburt vor, sondern treten nach dem 1. Lebensjahr auf. Es gibt verschiedene Krankheitsverläufe: Es kommen leichte, „puderförmige" Verhornungsstörungen vor, bis hin zu dicken Hornauflagerungen. Die Krankheit zeigt sich am Stamm und den Extremitäten. Handteller, Fußsohlen, Gesicht und die Beugeseiten der großen Gelenke bleiben im Allgemeinen erscheinungsfrei.

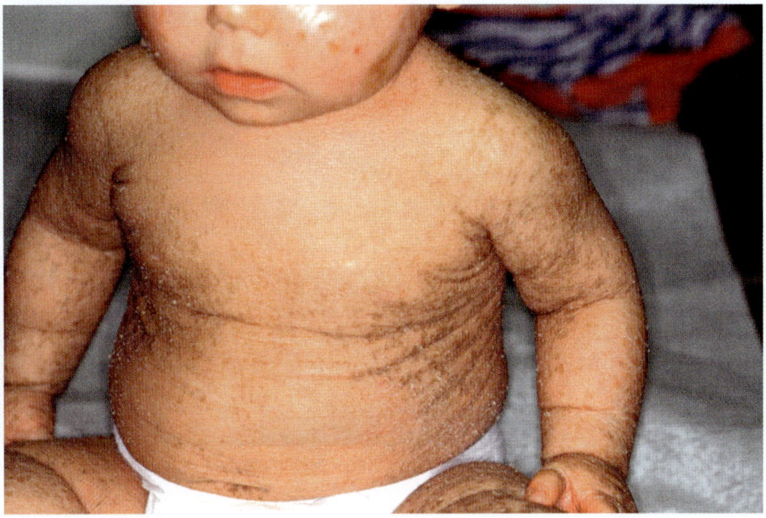

Abb. 21.33 [E503]

➢ Abb. 21.34 „Fischhaut" (Detailbild)

Zu sehen ist eine gräulich-braune, festhaftende Schuppung mit abgehobenem Schuppenrand. Die Bezeichnung „Fischhaut" ist eigentlich nicht zutreffend, da sich die Schuppen nicht überlappen wie bei einem Fisch, sondern pflastersteinartig nebeneinander liegen. Besser würde man von einer „Krokodil-" oder „Reptilienhaut" sprechen.

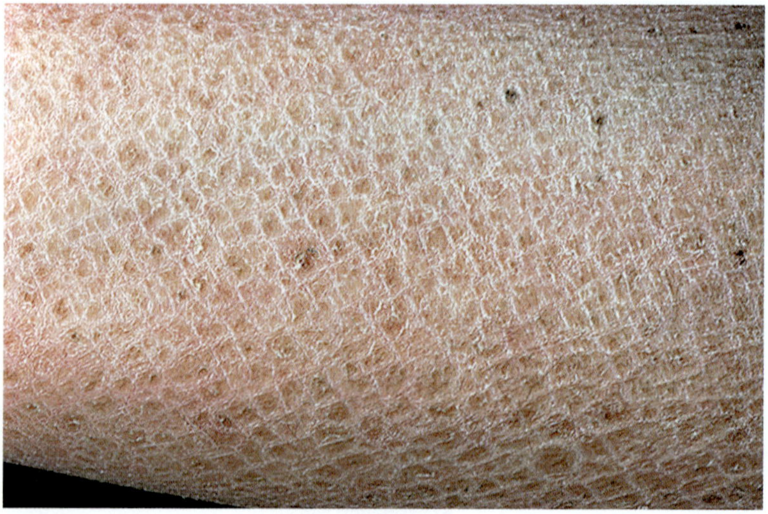

Abb. 21.34 [M551]

21

➤ Abb. 21.35 Knotiges Basaliom

Bei einem Basaliom, der häufigsten Form der Hauttumoren, handelt es sich um einen semimalignen (halbbösartigen) Tumor, der zwar langsam zerstörend in die Umgebung einwächst, aber keine Metastasen setzt. Basaliome treten bevorzugt ab dem 50. Lebensjahr auf. Prädilektionsstelle ist mit 80 % das Gesicht. Selten sind sie am Rumpf und noch seltener am behaarten Kopf und den Extremitäten zu finden.

Basaliome zeigen ein sehr vielgestaltiges Bild; sie können knotig, geschwürig (➤ Abb. 21.36), schuppend-ekzemartig oder sklerodermieförmig wachsen. Dabei können sie pigmentiert sein und / oder Teleangiektasien aufweisen.

Die Abbildung zeigt ein Basaliom mit Schuppung und beginnender Ulzeration.

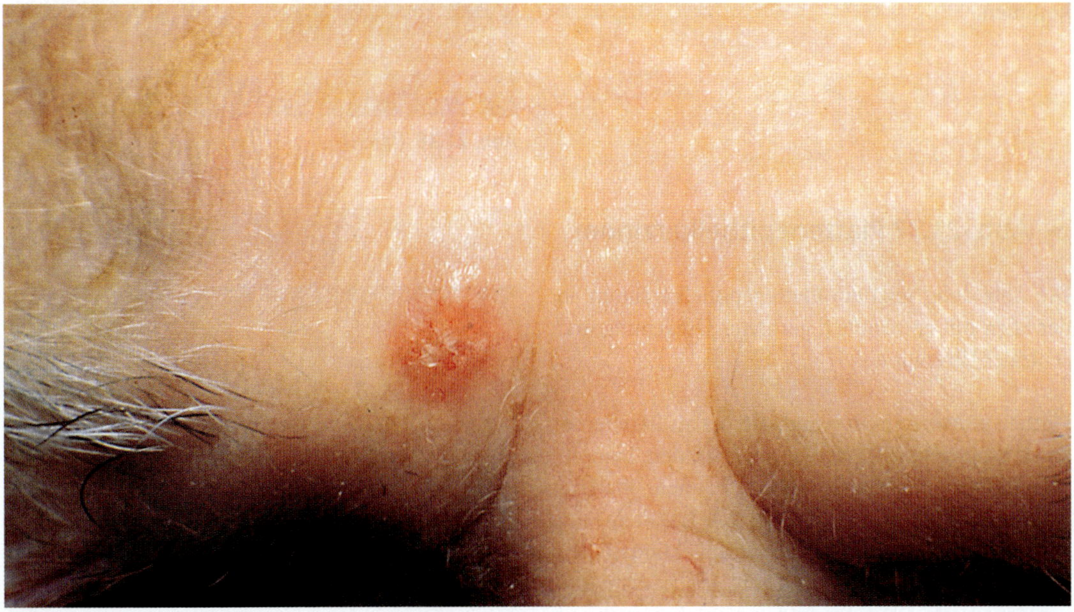

Abb. 21.35 [E273]

➢ Abb. 21.36 Ulzerierendes Basaliom

Die Abbildung zeigt ein knotiges Basaliom mit Teleangiektasien. Zentral sieht man eine ulzerierende Einsenkung.

Je eher ein Basaliom entdeckt wird, umso früher kann es vom Hautarzt durch Exzision (Herausschneiden) entfernt werden. Der Krankheitswert eines Basalioms wird häufig unterschätzt, da es nur langsam wächst. Bei ungünstigem Verlauf kann es jedoch zu einer erheblichen Gewebezerstörung kommen.

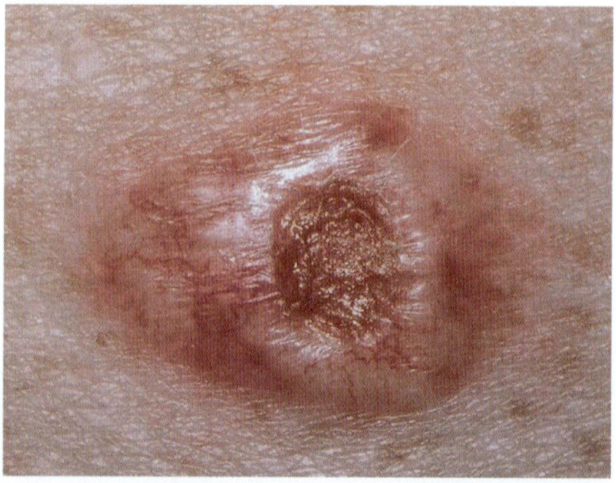

Abb. 21.36 [M551]

➢ Abb. 21.37 Plattenepithelkarzinom

Die Abbildung zeigt ein Plattenepithelkarzinom an der Stirn mit entzündlich geröteter Umgebung und zentraler Ulzeration.

Plattenepithelkarzinome sind seltener als Basaliome, dafür aber gefährlicher, da sie über den Lymph- und Blutweg Metastasen setzen können. Plattenepithelkarzinome treten ebenso wie Basaliome im höheren Lebensalter auf. Ihre Prädilektionsstellen sind chronisch entzündete, strahlengeschädigte und lichtexponierte Haut. Sie bilden sich aber auch auf Narben und an Stellen an denen Haut in Schleimhaut übergeht (Lippenkrebs, Afterkrebs).

Wichtiges Kennzeichen eines Plattenepithelkarzinoms ist eine festhaftende, bräunlich-gelbe Hornschuppe, unter der sich ein harter, schmerzloser Knoten befindet. Wächst das Plattenepithelkarzinom, zerfällt die Tumormitte und es kann sich ein verkrustendes Ulkus bilden. Damit ist jedes krustenbedecktes, hartrandiges Geschwür, das lange besteht, krebsverdächtig!

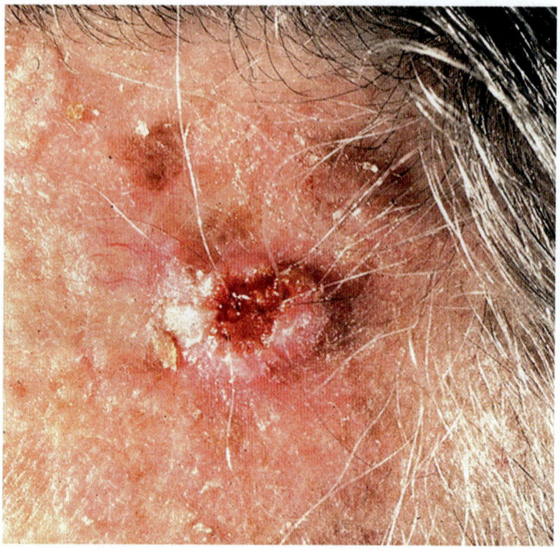

Abb. 21.37 [M123]

➤ Abb. 21.38 Lippenkarzinom

Zu sehen ist ein Plattenepithelkarzinom der Unterlippe. Es hat sich ein verkrustendes Ulkus gebildet. Die schulmedizinische Therapie besteht bei Lippenkrebs im Herausschneiden (Exzision) oder in Röntgenbestrahlung. Auch metastasenverdächtige Lymphknoten werden entfernt.

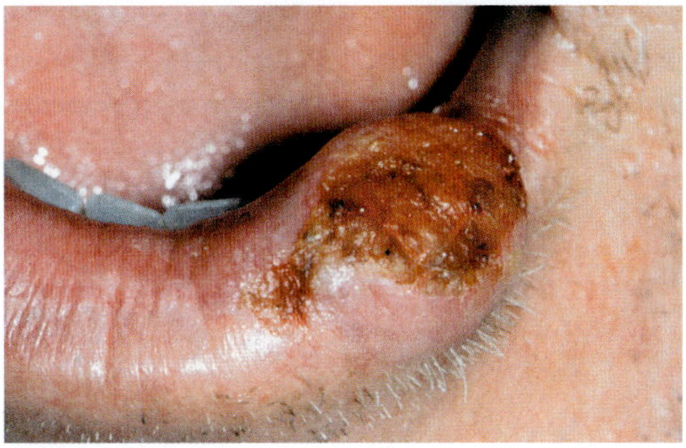

Abb. 21.38 [E433]

➤ Abb. 21.39 Frühes Stadium eines Melanoms

Dieses Melanom zeigt keine regelmäßige Begrenzung mehr, auch ist es nicht gleichmäßig pigmentiert, sondern es hat einen asymmetrischen, schwarzen Anteil mit einer höckrigen Oberfläche.

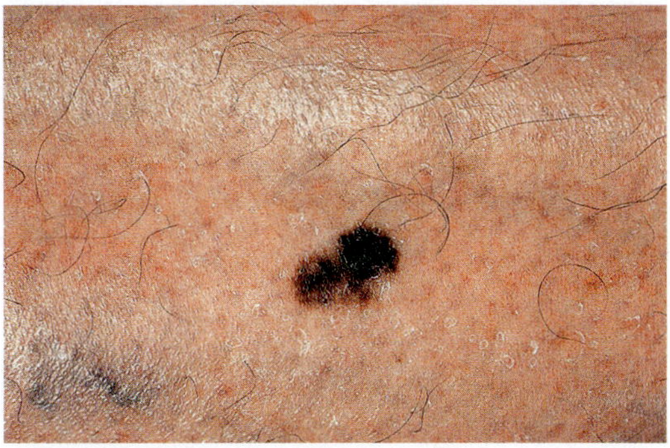

Abb. 21.39 [E795]

➤ Abb. 21.40 Maligne Melanome

Die beiden Abbildungen a und b zeigen knotige Melanome (noduläre Melanome), bei b kann man eine beginnende Ulzeration erkennen.

Fast alle Melanome haben eine dunkelbraune oder eine dunkelviolette bis tiefschwarze Färbung. Melanome setzen sehr frühzeitig Metastasen in die regionalen Lymphknoten. Außerdem kann es vor allem in Lunge, Leber, Gehirn und Haut zur Metastasenbildung kommen.

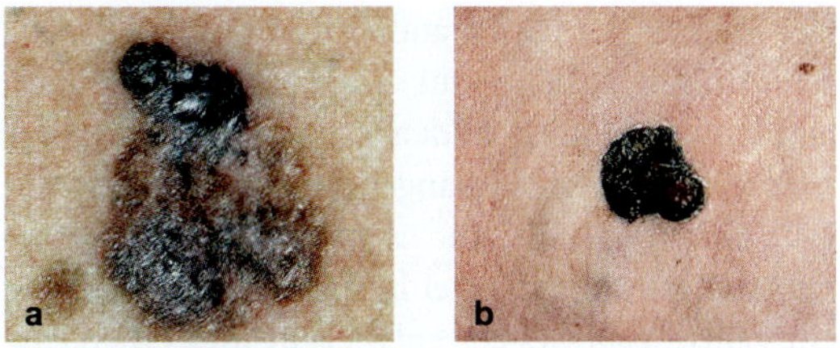

Abb. 21.40 [M551]

➢ Abb. 21.41 Oberflächlich ausbreitendes Melanom (superfiziell spreitendes Melanom, SSM)

An der linken Wange ist ein Melanom zu erkennen. Es ist unregelmäßig und teilweise unscharf begrenzt.

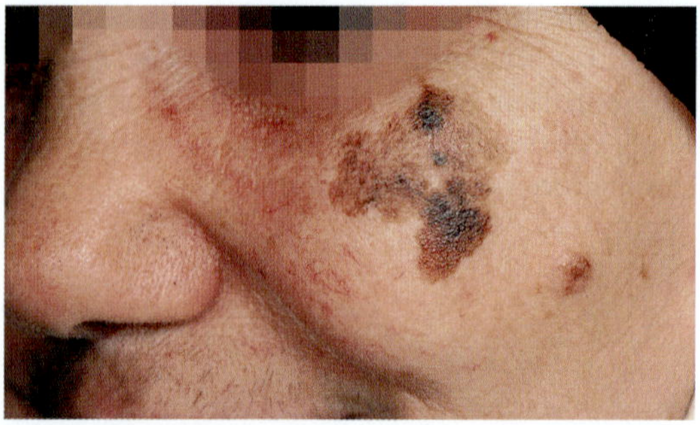

Abb. 21.41 [M551]

➢ Abb. 21.42 Knotiges malignes Melanom (noduläres malignes Melanom)

Die Abbildung zeigt ein geschwüriges, knotiges malignes Melanom mit ungleicher, dunkler Pigmentierung und Ulzeration.

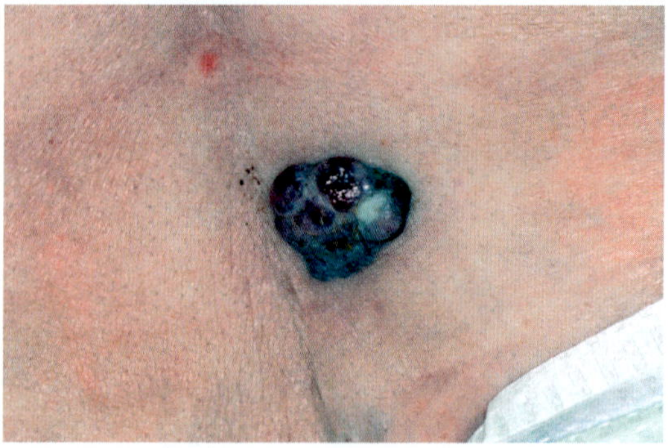

Abb. 21.42 [F404]

➢ Abb. 21.43 Fistel

Der Pfeil zeigt auf eine äußere Fistel, also ein röhrenförmiges Gebilde mit einer eigenen Epithelauskleidung. Fisteln bilden sich bevorzugt in der Analregion. Ihren Ausgang nehmen sie häufig von Entzündungen, die zur Abszessbildung geführt haben. Besteht eine Fistel längere Zeit, so kann sie ein ganzes Gangsystem entwickeln und erhebliche Mengen an Gewebe zerstören.

Als weiteren Befund sieht man bei diesem Patienten Hämorrhoidalknoten, die sich als „innere Hämorrhoiden“ gebildet hatten und nun nach außen getreten sind.

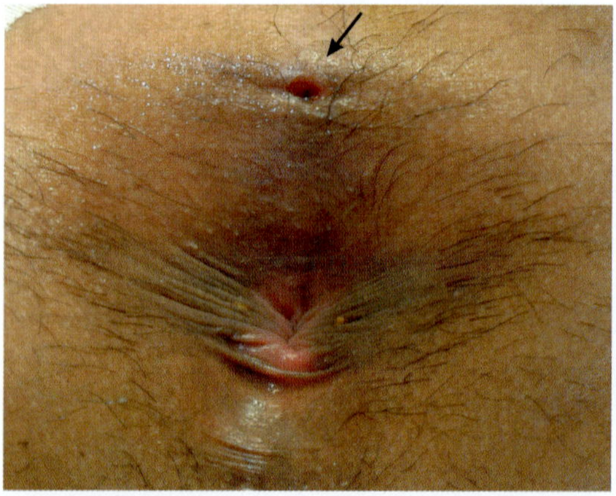

Abb. 21.43 [F400]

➢ Abb. 21.44 Angioödem

Das Angioödem (früher: Quincke-Ödem, angioneurotisches Ödem) ist eine Sonderform der Urtikaria. Es kommt zu umschriebenen ödematösen Hautschwellungen. Meist ist die Gegend um die Augen betroffen, seltener die Lippen, die Genitalien, die Hände oder die Füße. Gefürchtet ist das akute Kehlkopfödem (Glottisödem), oft ausgelöst durch Insektenstiche im Mund-Rachen-Bereich, wodurch es zu Atembeschwerden kommen kann, die sogar zum Ersticken führen können.

Das Angioödem besteht meist zwischen einigen Stunden, bis hin zu 3 Tagen. Ausgelöst werden kann es durch Medikamente, Insektenstiche und bestimmte Nahrungsmittel, vor allem Eier, Schalentiere, Nüsse und Früchte.

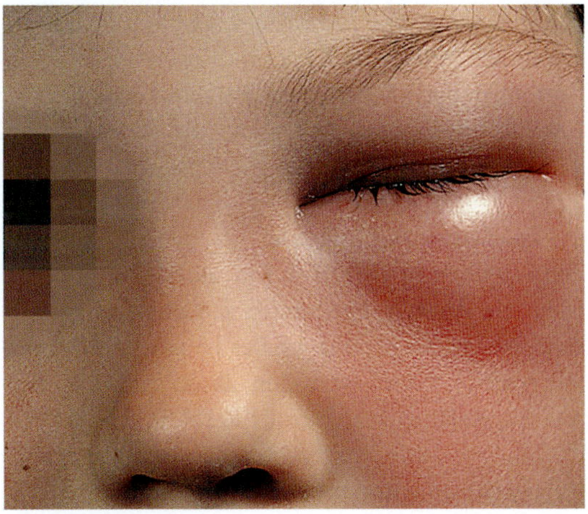

Abb. 21.44 [M551]

➢ Abb. 21.45 Zyste (Epidermoidzyste)

Eine Zyste ist eine Geschwulst, die einen dick- oder dünnflüssigen Inhalt aufweist. Bei der abgebildeten Epidermoidzyste (Atherom) handelt es sich um eine echte Zyste, da sie eine Auskleidung aus Epithelzellen besitzt. Ein Atherom ist mit Talg gefüllt, der nicht nach außen abfließen kann, weil der Ausführungsgang der Zellen, die den Talg produzieren nicht angelegt oder verstopft ist.

Manchmal entwickelt sich eine Epidermoidzyste nach einer Stichverletzung, bei der Epidermiszellen ins darunter liegende Gewebe gelangen (sog. traumatische Epidermoidzyste).

Da Epidermoidzysten eine erhebliche Ausdehnung annehmen können, werden sie als kosmetisch störend empfunden. Sie können operativ entfernt werden. Wird sie lediglich angestochen und der Talg entleert, so füllt sie sich wieder neu.

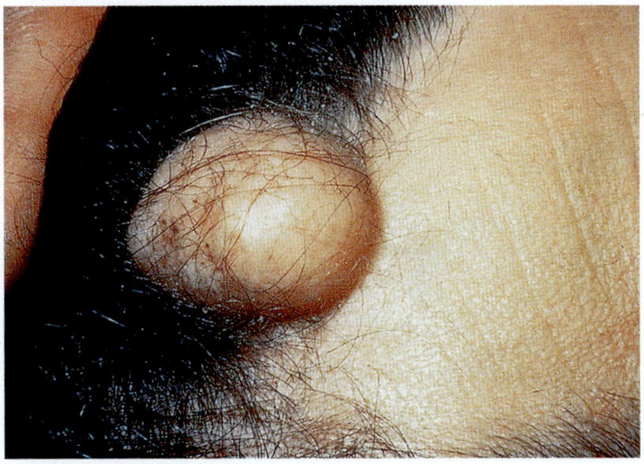

Abb. 21.45 [F403]

➢ Abb. 21.46 Panaritium

Panaritium ist eine Sammelbezeichnung für eitrige (eventuell phlegmöse) Entzündungen an Fingern oder (seltener) Zehen, wie sie meist infolge von Bagatellverletzungen auftreten, die sich infiziert haben.

a Panaritium periunguale Es handelt sich um den Finger eines 6-jährigen Kindes, das Nägel beißt. Über die dadurch entstandenen Hautverletzungen sind Erreger eingetreten und es ist zur Entzündung mir reichlich Eiter gekommen. Zwischen Möndchen und Nagelplatte hat sich eine Eiterblase gebildet.

b Panaritium cutaneum Eine sog. Eiterblase mit Abhebung der Epidermis.

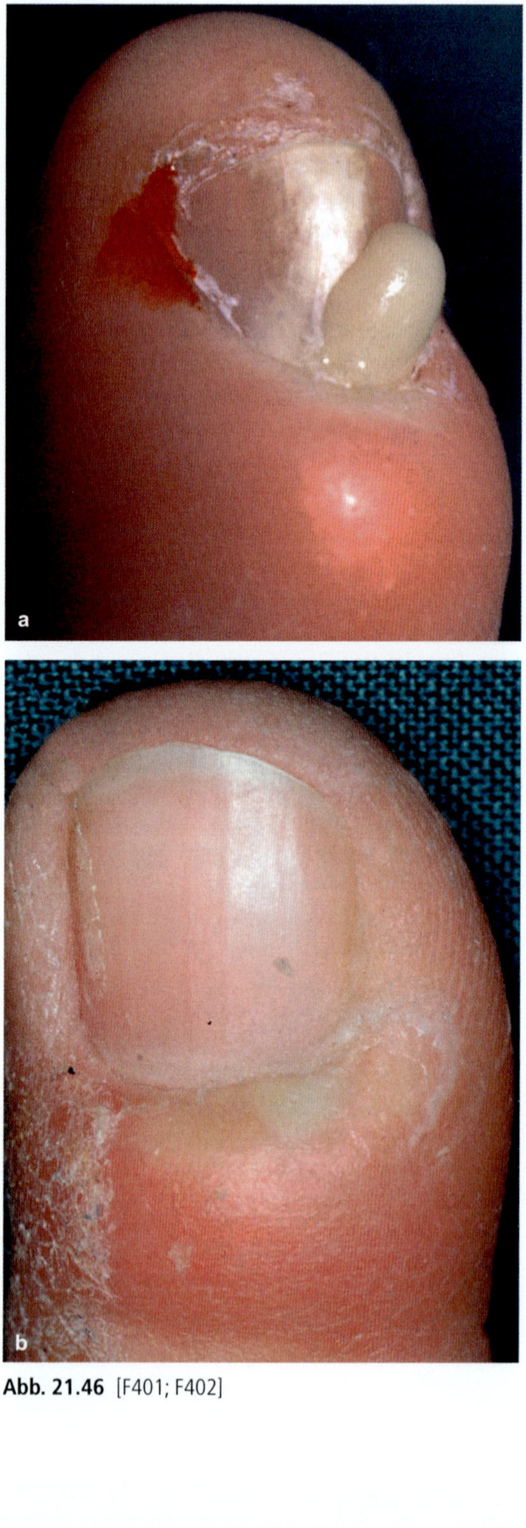

Abb. 21.46 [F401; F402]

➢ Abb. 21.47 Dekubitus

Bei Bettlägerigen ist die Ferse besonders gefährdet. Die Abbildung zeigt Dekubitus im fortgeschrittenen Stadium.

Es gilt, je höher der Druck und je längere Zeit dieser besteht, desto wahrscheinlicher und schwerer wird sich ein Dekubitus entwickeln. Durch den Druck auf das Gewebe kann das Blut nicht mehr ausreichend ins Gewebe strömen. Dies führt zu Ernährungsstörungen (trophischen Störungen). Erschwerend kommt hinzu, dass die Abbauprodukte nicht mehr ausreichend abtransportiert werden können. Diese schädigen das Gewebe zusätzlich, sodass es zur irreversiblen Schädigung der Zelle und damit zum Zelltod (Nekrose) kommt.

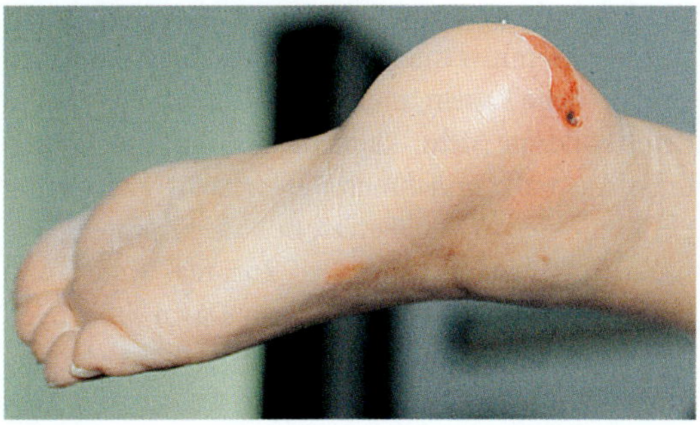

Abb. 21.47 [E371]

➢ Abb. 21.48 Angeborenes Hämangiom

Ein Hämangiom wird umgangssprachlich als Blutschwamm bezeichnet. Die Abbildung zeigt ein kavernöses Hämangiom. Damit meint man, dass es aus kavernenartigen, weiten, blutgefüllten Räumen besteht, die von größeren Blutgefäßen gebildet werden.

Hämangiome findet man häufig bei Neugeborenen, wobei sie manchmal schon zum Zeitpunkt der Geburt vorhanden sind, sie können allerdings auch noch postnatal in den ersten Lebenswochen entstehen. Meist bilden sich die Hämangiome bis zum 7. Lebensjahr zurück, wobei manchmal narbige Hautveränderungen zurückbleiben. Gelegentlich beginnen die Hämangiome jedoch zu wachsen. Dies kann zu jedem beliebigen Zeitpunkt im Leben der Fall sein.

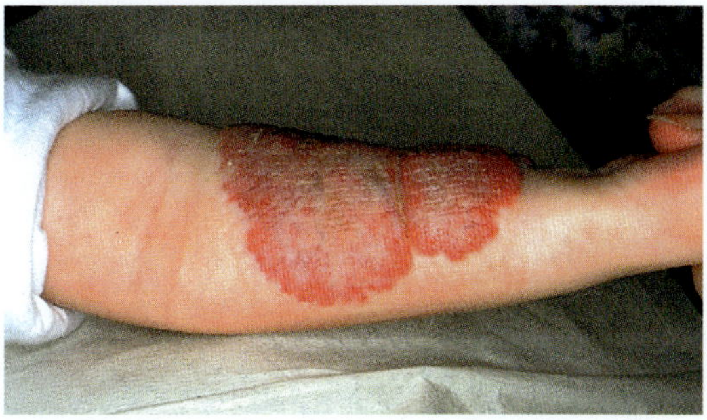

Abb. 21.48 [M123]

➢ Abb. 21.49 Rosazea (Rotfinnen, Kupferrose oder Kupferfinnenkrankheit)

Die Erkrankung beginnt meist um das 50. Lebensjahr herum mit vermehrter Rötung, später kommen entzündliche Papeln und Pusteln hinzu. Wie man in der Abbildung sieht, kann die Erkrankung erhebliche Ausmaße annehmen. Oft besteht gleichzeitig ein Rhinophym (Knollennase).

Zwar ist die Ursache bei Rosazea unbekannt, jedoch können Alkohol, Magen-Darm-Störungen und eine Besiedlung der Talgdrüsen durch eine sonst harmlose Milbe (Demodex follicularis) eine auslösende Rolle spielen.

Beachten Sie eine weitere Abbildung zu Rosazea unter ➢ Abb. 11.11.

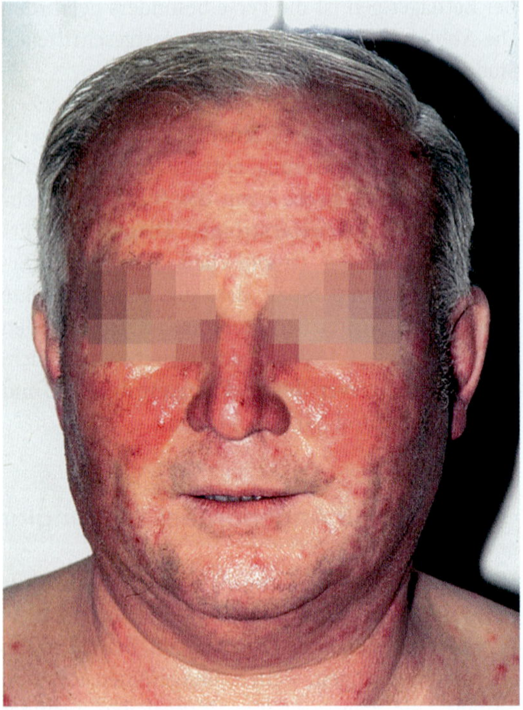

Abb. 21.49 [M123]

➢ Abb. 21.50 Cellulite

Cellulite entwickelt sich vornehmlich bei Frauen, weil bei ihnen das Fettgewebe subkutan eingelagert wird. Mitverursachend ist eine Bindegewebsschwäche, die zu einer mangelnden Spannkraft der elastischen Fasern führt und somit die Dellenbildung verstärkt. Außerdem schwellen zyklusbedingt unter dem Einfluss von Östrogen die bindegewebigen Septen an, die das Fettgewebe durchziehen, und führen somit zum sog. Matratzen- bzw. Steppdeckenphänomen.

a Die Abbildung zeigt eine starke Cellulite vor der Behandlung.

b Gezeigt wird die gleiche Patientin nach 8 Behandlungen mit einem Gerät, das verschiedene nicht-invasive Verfahren wie Radiowellen, Infrarotstrahlung, manuelle Massage und Vakuummassage kombiniert.

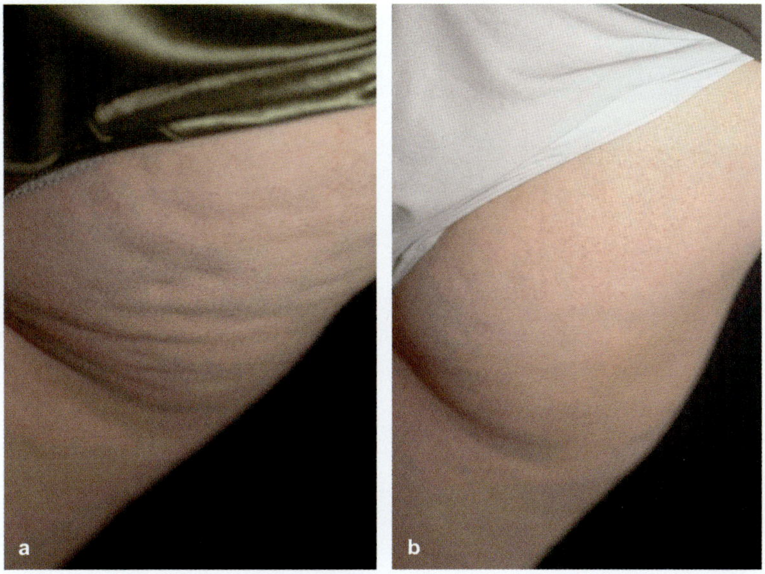

Abb. 21.50 [E1022]

➢ Abb. 21.51 Fibrome

Fibrome bestehen aus Bindegewebe. Man unterscheidet harte (Fibroma durum) und weiche Fibrome (Fibroma molle). Das weiche Fibrom wird auch als gestieltes oder pendelndes Fibrom (Fibroma pendulans) bezeichnet. Weiche Fibrome treten bevorzugt am Hals, in der Achselregion und der Leistenbeuge auf. Bei Adipositas ist das Risiko eines Auftretens erhöht. Die Abbildung zeigt zahlreiche weiche, gestielte Fibrome in der Achselregion.

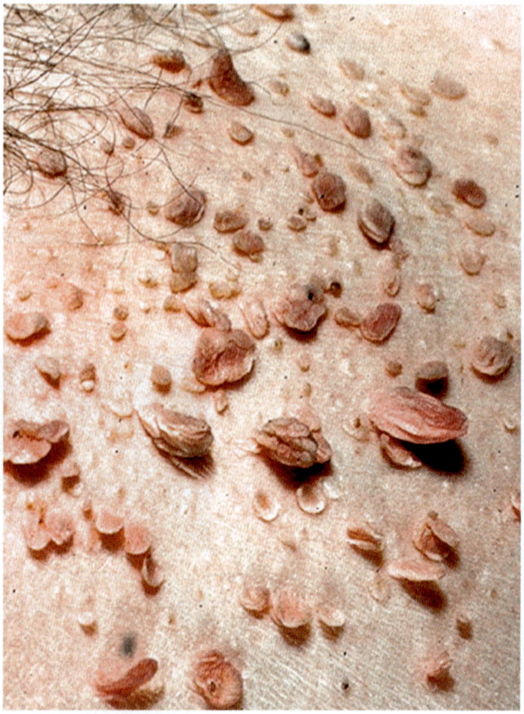

Abb. 21.51 [M123]

KAPITEL

22 Onkologie

➢ Abb. 22.1 Maligne Erkrankungen bei Frauen und Männern

Die Übersicht zeigt die prozentuale Verteilung von malignen Erkrankungen bei Männern und Frauen.

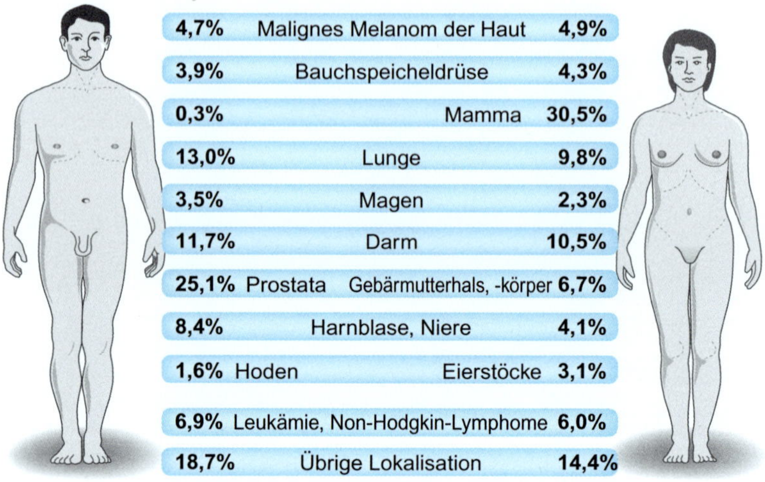

Abb. 22.1 [L106, X221-018]

➢ Abb. 22.2 Verhalten von Tumorzellen

a Carcinoma in situ (Oberflächenkarzinom) Es handelt sich um ein Karzinom, das die Basalmembran noch nicht durchbrochen hat. Im Einzelfall kann nicht vorausgesagt werden, ob und wann ein Oberflächenkarzinom in ein invasives Karzinom übergeht. Es bestehen manchmal lange Latenzzeiten.

b Mikroinvasion (Mikrokarzinom) Bei der Mikroinvasion ist es den Tumorzellen gelungen, die Basalmembran zu durchbrechen. Dazu haben die Krebszellen Kollagenase, ein eiweißabbauendes Enzym produziert. Ist die Basalmembran durchbrochen, haben die Krebszellen Kontakt zum darunter liegenden Stroma bekommen. Laminin- und Fibronektinrezeptoren vermitteln Zell-zu-Zell-Kontakte, wodurch ein Festsetzen der Krebszelle möglich wird.

c Stromainvasion Durch die Produktion zahlreicher Enzyme und aktiver Faktoren (z. B. autokrine Mortalitätsfaktoren, angiogene Faktoren) zerstört der Krebs das Stroma.

d Tiefe Invasion Auf diese Art dringt der Krebs weiter ins Stroma vor, bis er Anschluss an das Gefäßsystem erhält. Die Tumorzelle kann nur über eine geringe Distanz durch Diffusion überleben. Ein weiteres Wachstum setzt die Neubildung von Gefäßen voraus. Dieses Gefäßwachstum wird von der Krebszelle durch angiogene Faktoren angeregt.

Häufig setzen Tumorzellen bestimmte Eiweiße frei, die dann als Tumormarker im Serum erscheinen (CEA, PSA, AFP, Beta-HCG). Im Zentrum des Tumors herrscht eine ungenügende Blutversorgung. Dadurch bilden sich Nekrosen.

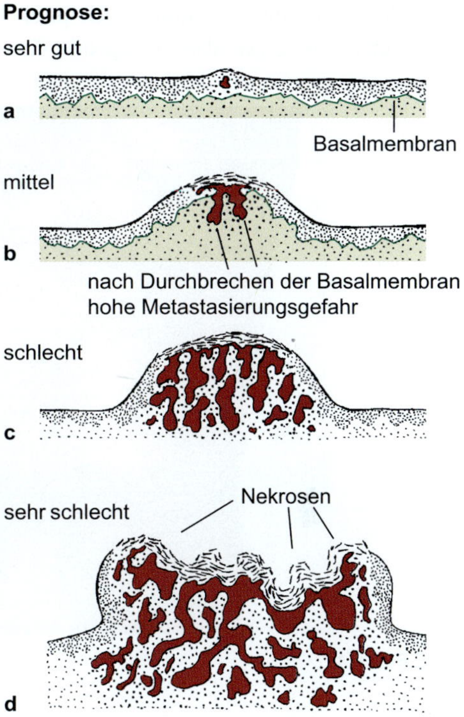

Abb. 22.2 [L190]

➤ Abb. 22.3 Gutartiger Tumor, Lipom

An den Oberschenkeln sieht man mehrere subkutan gelegene Knoten. Sie fühlen sich prall-elastisch an und sind gegen das umliegende Gewebe gut verschieblich. Einige Knoten gibt der Patient als schmerzhaft an.

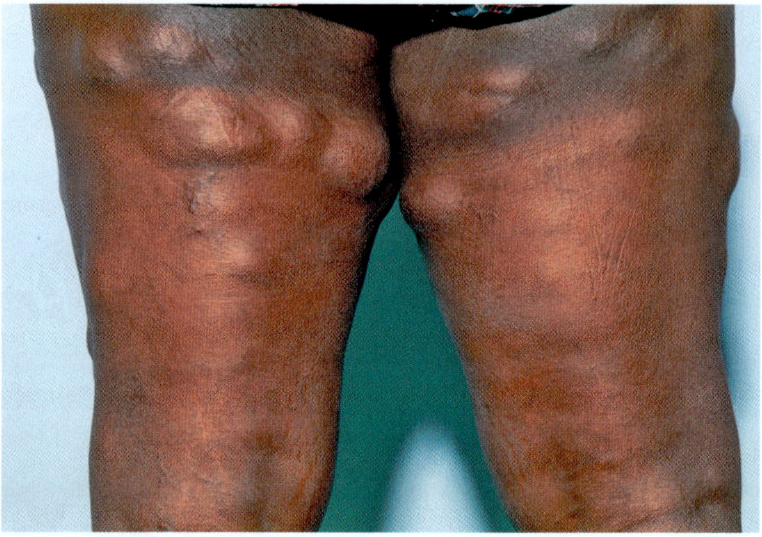

Abb. 22.3 [E414]

➢ Abb. 22.4 Knotige Hautmetastasen

Hautmetastasen können sich bei Hautkrebs oder aufgrund von Tumoren bilden, die außerhalb der Haut liegen. Bei Hautmetastasen unterscheidet man knotige und flächenhafte Hautveränderungen.

Knotige Hautmetastasen Es bilden sich derbe, zunächst meist schmerzlose Knoten, die sich später geschwürig verändern können. Diese entstehen vor allem infolge von Brustkrebs, Magenkrebs, Gebärmutterkrebs, Bronchialkrebs und Rektumkrebs.

Flächenhafte Hautmetastasen (➢ Abb. 22.5). Es kommt zu einer derben, flächenhaften Hautveränderung mit Rötung. Es können sich flammenförmige Ausläufer bilden. Diese Form der Hautmetastasenbildung tritt häufig bei Brustkrebs auf.

Die Abbildung zeigt knotige Hautmetastasen bei einem Patienten mit Magenkrebs.

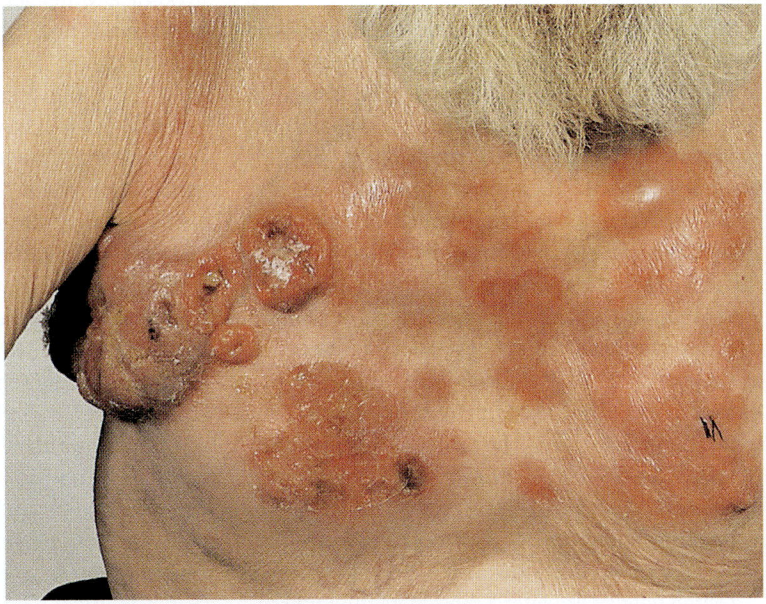

Abb. 22.4 [E719]

➢ Abb. 22.5 Flächenhafte Hautmetastasen

An der linken Brust kam es zu flächenhaften Hautmetastasen im Zuge einer Brustkrebserkrankung.

Die drei Grundsäulen der schulmedizinischen Therapie sind „Stahl und Strahl" und die Chemotherapie.

Operation Soweit möglich, wird die Krebsgeschwulst weit im gesunden Gewebe herausgeschnitten. Wenn es nötig ist, werden auch die regionalen Lymphknoten und Lymphbahnen entfernt.

Strahlentherapie Die Strahlentherapie kann allein oder kombiniert mit chirurgischen oder chemotherapeutischen Maßnahmen eingesetzt werden. Schnell wachsende und entdifferenzierte Tumoren weisen eine höhere Strahlensensibilität auf als gesundes Gewebe. Dies macht man sich bei der Strahlentherapie zunutze, indem man durch eine geeignete Bestrahlungsgeometrie die Strahlungsdosis im Tumorgewebe selektiv erhöht, um das Tumorgewebe durch Bestrahlung maximal zu schädigen und das umgebende gesunde Gewebe bestmöglich zu schonen.

Infolge der Strahlentherapie kann es zu Zellschädigungen kommen. Dabei unterscheidet man Defekte, die die DNS betreffen, von den übrigen möglichen Zellschäden.

- Die Schädigung der DNS ist besonders wichtig, da diese zu Funktionsstörungen der Zelle, zum Zelltod oder zu erneuter Krebsentstehung führen kann. Betrifft die DNS-Schädigung die Keimzellen, so kann dies zu genetischen Schäden der Nachkommenschaft führen.
- Werden andere Strukturen der Zelle geschädigt, so reichen die Schäden von Störungen der Zellarbeit bis hin zum Zelltod. Oft machen sich die Zellschäden erst nach der nächstfolgenden Zellteilung bemerkbar. Bis zu einem gewissen Ausmaß können solche Veränderungen durch zelluläre Reparaturvorgänge wieder kompensiert werden.

Chemotherapie (Zytostatika) In einem weiteren Sinn bezeichnet man mit Chemotherapie jede Behandlung mit chemischen Mitteln. In einem engeren Sinn versteht man darunter die Behandlung mit denjenigen Chemotherapeutika, die die Eigenschaft haben, Krankheitserreger und Tumorzellen weitgehend im Wachstum zu hemmen oder abzutöten. Dabei versucht man, den Wirtsorganismus möglichst nicht zu schädigen. Zu den Chemotherapeutika in diesem engeren Sinn zählt man Antibiotika, Antimykotika, Mittel gegen Parasiten, Tuberkulostatika, Sulfonamide und Zytostatika.

Zytostatika (Tumorhemmstoffe) sind chemische Mittel, die die Fähigkeit haben, die Zellteilung von funktionell aktiven Zellen zu verhindern oder erheblich zu verzögern. Ihr Einsatz in der Krebsbehandlung beruht darauf, dass sich die Krebszelle von der normalen Körperzelle durch eine gesteigerte Zellteilungsrate unterscheidet. Leider wirken die Zytostatika aber nicht nur auf die Krebszelle ein, sondern auch auf gesunde, sich schnell teilende Körperzellen. Davon sind vor allem das blutbildende Knochenmark, die Darmschleimhaut, die Haarfollikel, die Keimdrüsen und die Abwehrzellen betroffen, aber auch embryonales und fetales Gewebe. Diese Wirkungsweise bringt es auch mit sich, dass diese Mittel potenziell karzinogen (krebserzeugend), mutagen (Erbänderungen verursachend) und teratogen (Fehlbildungen hervorrufend) sind. Das physische und psychische Allgemeinbefinden der Betroffenen kann erheblich beeinträchtigt sein. Reversibler Haarausfall und Hauterscheinungen können sich einstellen. Durch die Wirkung auf das blutbildende Knochenmark kann es zu Thrombopenie, Leukopenie und Anämie kommen. Deshalb sind wichtige Komplikationen Infektabwehrschwäche und Blutungen. Des Weiteren kann es zu Schäden an den Nieren, dem Herz, der Lunge, der Leber und dem Nervensystem kommen. Allergische Reaktionen sind selten.

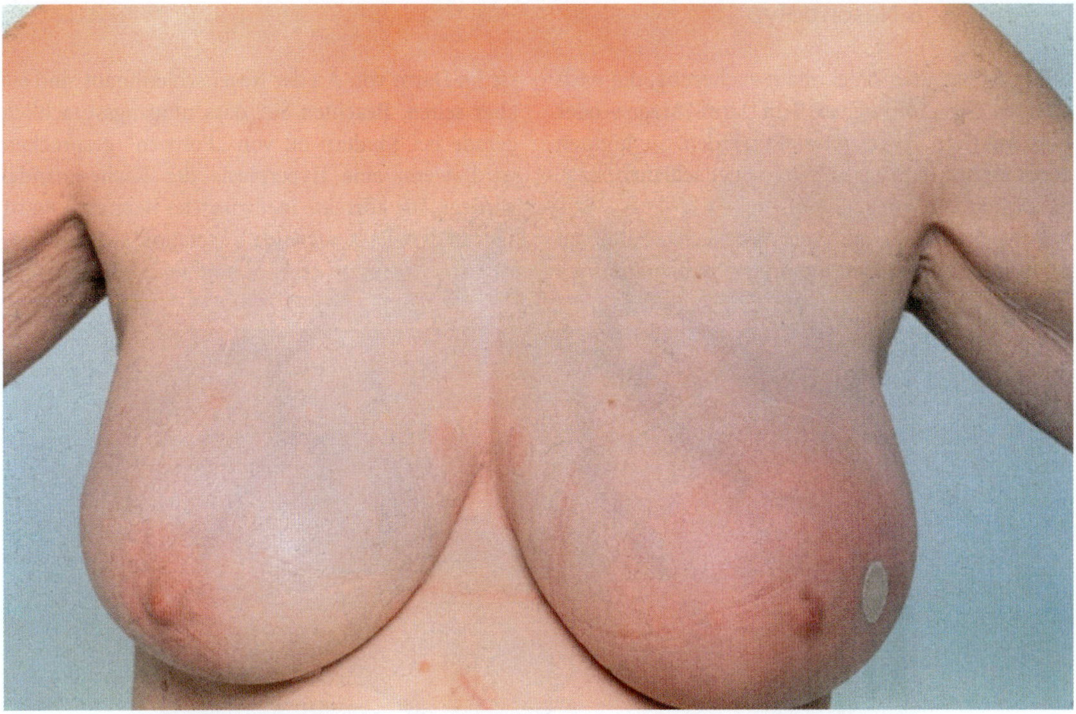

Abb. 22.5 [F405]

➢ Abb. 22.6 Nasenpolyp

Ein Polyp ist eine Schleimhautwucherung, die nach dem Ort ihres Auftretens z. B. in Darm-, Magen- oder Gebärmutterpolypen unterteilt werden. Sie können der Mukosa breitbasig aufsitzen oder schlauch- bzw. pilzförmig sein.

Polypen können sich grundsätzlich überall an der Schleimhaut bilden. Besonders häufig kommen sie im Darm vor. An der Nasenschleimhaut sind sie eher selten. Beachten Sie, dass umgangssprachlich gerade bei Kindern oft von „Polypen" gesprochen wird, wenn eine Hyperplasie der Rachenmandel vorliegt. Die korrekte medizinische Bezeichnung ist aber in dem Fall „adenoide Vegetation".

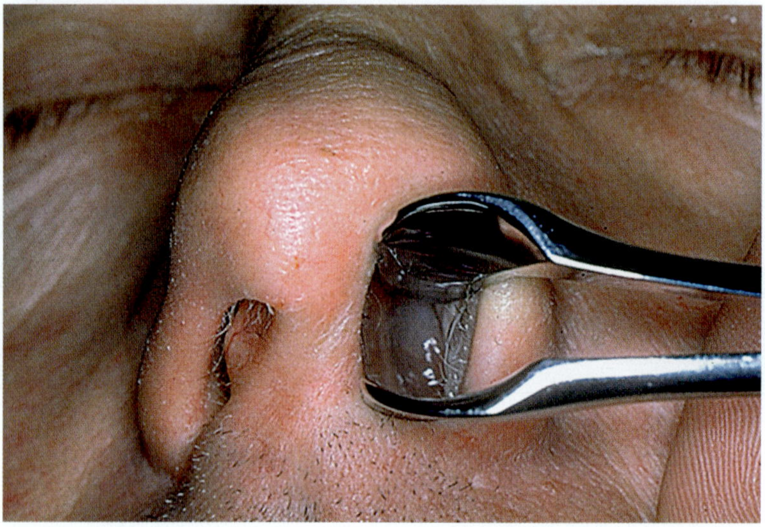

Abb. 22.6 [M117]

KAPITEL

23 Infektionskrankheiten durch Pilze

➢ Abb. 23.1 Fadenpilzerkrankung im Gesicht, Tinea corporis

„Tinea“ bedeutet eine Infektion mit Fadenpilzen. Fadenpilze bilden ein Flechtwerk (Myzel), das Sporen trägt. Fadenpilze können direkt von Mensch zu Mensch oder vom Tier auf den Menschen übertragen werden. Allerdings ist auch eine indirekte Übertragung durch Kontakt mit erregerhaltigen, meist feuchten Gegenständen möglich.

Die Abbildung zeigt eine Fadenpilzinfektion an der rechten Wange. Es besteht ein kreisförmiger, scharf begrenzter Herd, der eine starke Randbetonung aufweist. Das Kind gibt Juckreiz an.

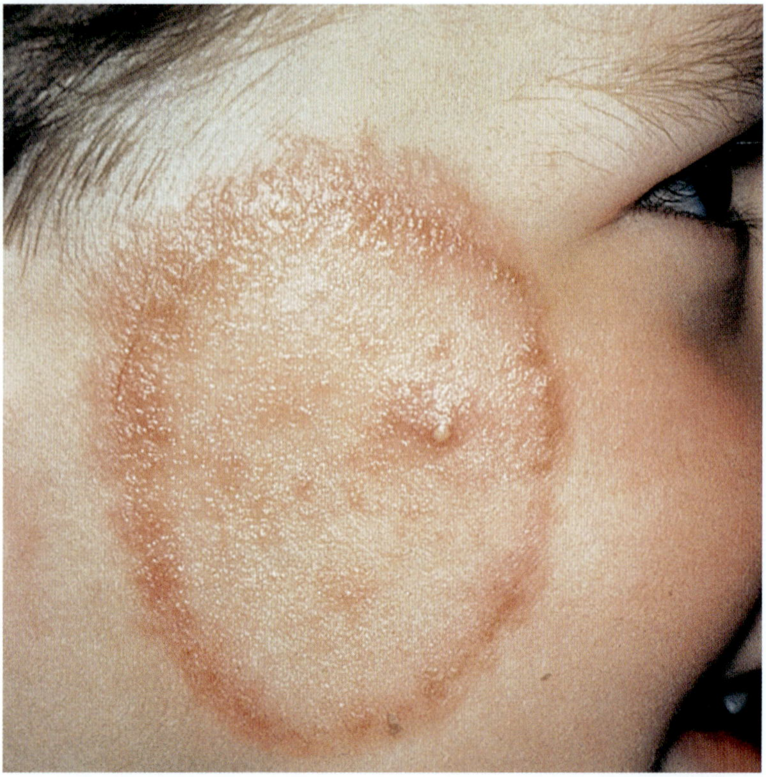

Abb. 23.1 [E273]

➢ Abb. 23.2 Hefepilzerkrankung der Zunge, Candida-albicans-Infektion

Man sieht auf der Zunge einen weißlichen, leicht abwischbaren Belag. Wegen einer äußerlichen Hautinfektion mit Fadenpilzen wurde die Patientin lange Zeit mit Zytostatika und Kortison innerlich behandelt. Daraufhin stellte sich die Hefepilzerkrankung der Zunge ein.

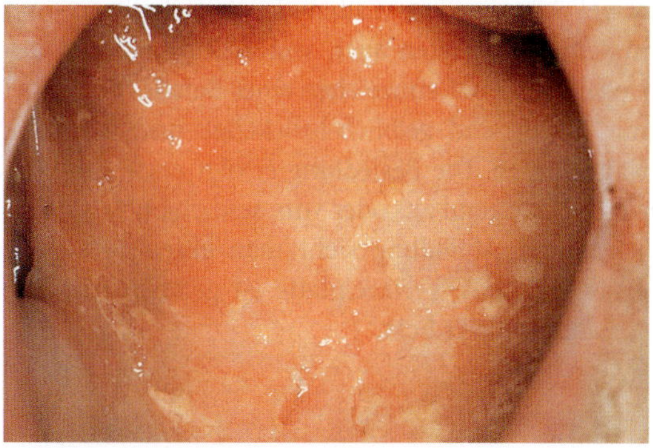

Abb. 23.2 [E273]

➢ Abb. 23.3 Hefepilzerkrankung der Mundhöhle, Candida-albicans-Infektion

Der Hefepilz, Candida albicans, besiedelt vornehmlich die Mundhöhle und die Scheide der Frau, da er ein feuchtes, warmes Klima liebt. An den befallenen Stellen bilden sich leicht abwischbare, weißlich-gelbe Beläge.

Die Abbildung zeigt eine starke Besiedlung mit Candida albicans der gesamten Mundhöhle. Vermutet werden kann als Ursache eine ausgeprägte Abwehrschwäche, z. B. durch AIDS.

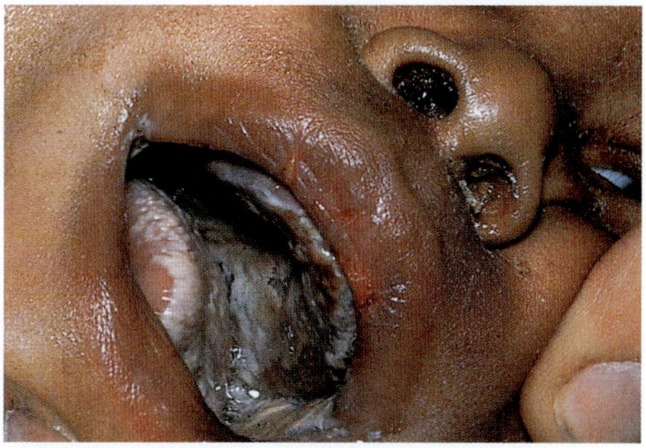

Abb. 23.3 [E383]

➢ Abb. 23.4 Fadenpilz- und Bakterienbesiedlung der Zehennägel

Die Abbildung zeigt verkürzte, gelblich verfärbte und deformierte Zehennägel. Vom freien Nagelrand aus hat eine Besiedlung der Nagelplatte mit Fadenpilzen stattgefunden. Danach kam es zu einer sekundären Bakterienbesiedelung.

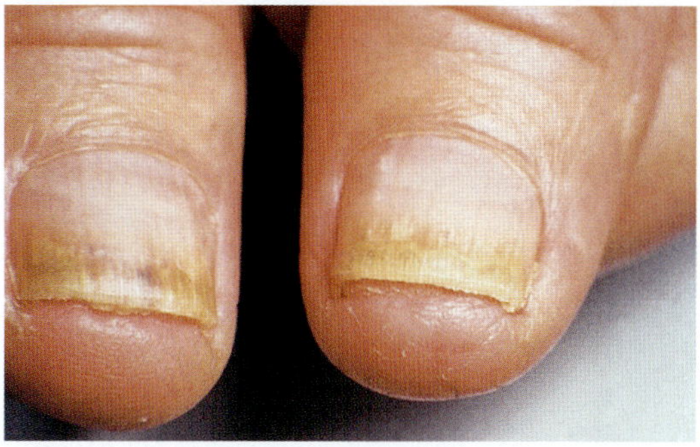

Abb. 23.4 [E273]

➢ Abb. 23.5 Fadenpilzerkrankung des Zehennagels, Onychomykose

Nägel können von Fadenpilzen, Hefepilzen und in selteneren Fällen auch von Schimmelpilzen besiedelt werden. Kennzeichen eines Befalles der Nägel mit Pilzen sind gelblich-bröckelige und verdickte Nagelplatten. Die Besiedlung erfolgt entweder vom freien Nagelrand aus oder vom seitlichen Nagelfalz.

Auf der Abbildung sieht man einen Befall der großen Zehe. Die Nagelplatte ist gelblich verfärbt, verkürzt und verdickt.

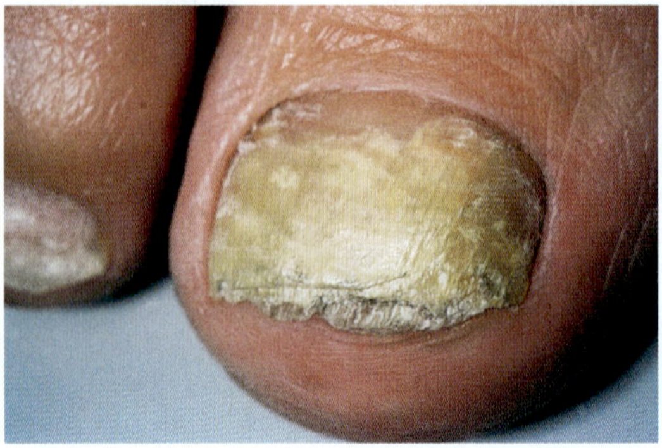

Abb. 23.5 [E273]

KAPITEL

24 Infektionskrankheiten

➢ Abb. 24.1 Cholera, Cholera-Gesicht

Die meisten Cholerainfektionen verlaufen symptomlos. Bei mittelschweren Verläufen kommt es zur Durchfallerkrankung. Schwere Verläufe zeigen reiswasserartige Durchfälle, die nicht schmerzhaft sind. Fieber fehlt bzw. es tritt sogar Untertemperatur auf. Es kann zu Erbrechen ohne Übelkeit kommen.

In Folge der Exsikkose (Austrocknung) entsteht das typische Choleragesicht mit eingefallenen Wangen und tiefliegenden Augen. Bei dem abgebildeten Jungen sieht man außerdem noch, dass eine Hautfalte stehen bleibt, wenn man die Haut zusammenpresst. Meist entwickelt sich auch eine heisere und leise Stimme, die sog. Cholerastimme.

Die Krankheitsdauer beträgt selten länger als 5 Tage. In schweren Fällen kommt es zum Gewichtsverlust.

Für den Heilpraktiker besteht Meldepflicht bei Verdacht, Erkrankung und Tod aufgrund §§ 8, 6 IfSG. Außerdem besteht Behandlungsverbot aufgrund §§ 24, 6, 7, 34 IFSG.

Für Cholerakranke besteht ein Beschäftigungsverbot für das Herstellen, Behandeln oder Inverkehrbringen von Lebensmitteln. Auch dürfen Sie nicht in Küchen von Gaststätten und sonstigen Einrichtungen mit oder zur Gemeinschaftsverpflegung tätig sein.

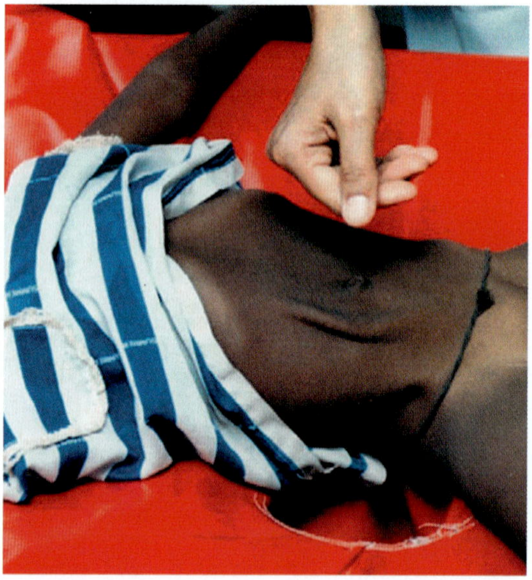

Abb. 24.1 [F406]

➢ Abb. 24.2 Diphtherie

Pseudomembranen sind ein wichtiger diagnostischer Hinweis auf Diphtherie. Typisch für Rachendiphtherie ist ein geröteter Rachen mit grau-weißlichen Pseudomembranen, die nicht auf die Tonsillen begrenzt bleiben, sondern auf Zäpfchen und Rachenwand übergreifen können. Es kommt zu einem süßlichen Mundgeruch. Die lokalen Halslymphknoten sind geschwollen.

- **a** Anfangsstadium mit stark gerötetem Rachen und gerade beginnender Pseudomembranbildung
- **b** Fortgeschrittenes Stadium mit deutlich sichtbaren Pseudomembranen

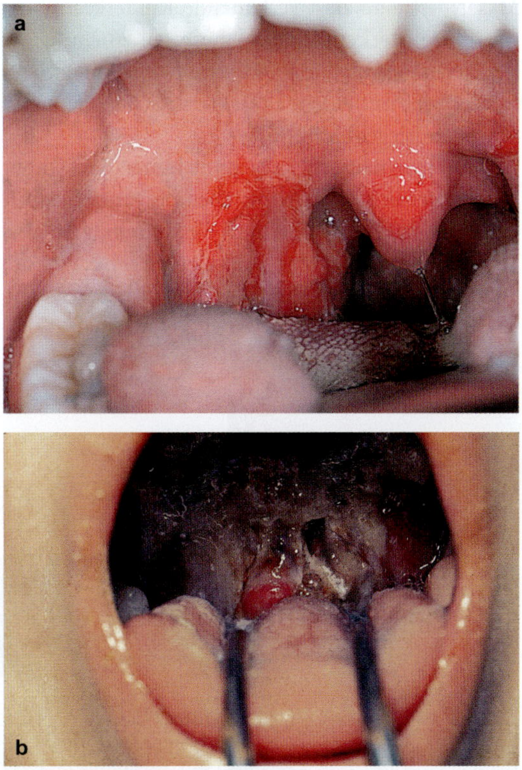

Abb. 24.2 [E508]

➢ Abb. 24.3 Masern

Masern ist eine akut verlaufende Kinderkrankheit, die sehr ansteckend ist. Es kommt zu einem katarrhalischen Vorstadium mit einem zweiten Fieberanstieg, der mit einem charakteristischen Hautausschlag einhergeht.

Der Masernausschlag beginnt hinter den Ohren und breitet sich von hier aus über das ganze Gesicht, den Hals, auf den Rumpf und die Extremitäten aus. Das Exanthem beginnt mit kleinen Flecken, die dann größer werden und zusammenfließen (siehe Abbildung). Bei einem komplikationslosen Verlauf blasst das Exanthem nach ungefähr 3 Tagen ab. Damit verschwinden auch die anderen Beschwerden wie Fieber, Erkältung und Augenbindehautentzündung.

a Konfluierender Hautausschlag
b Maserngesicht, erscheint aufgedunsen. Die Augen sind infolge der Konjunktivitis gerötet.
c Konfluierender Hautausschlag

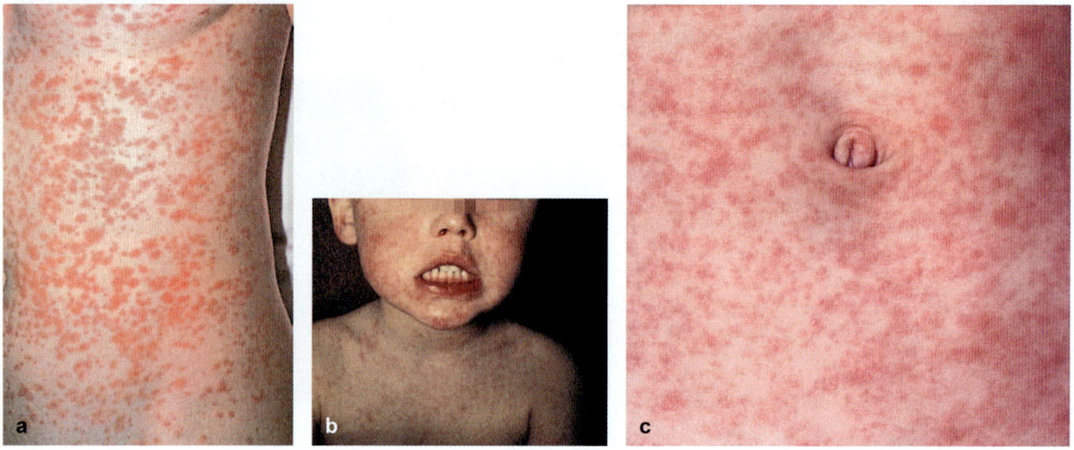

Abb. 24.3 [T351]

➢ Abb. 24.4 Koplik-Flecken bei Masern

Die Koplik-Flecken entwickeln sich bei 70–90 % der Fälle an der Wangenschleimhaut in Höhe der Backenzähne als kleine, weißliche Stippchen mit leicht gerötetem Hof (schwarze Pfeile). Es handelt sich um kleine Epithelnekrosen der Wangenschleimhaut, die sich meist nach 2–3 Tagen zurückbilden. Sie sind vor allem während des Vorläuferstadiums zu sehen. Bitte beachten Sie zum Hautausschlag bei Masern auch die ➢ Abb. 24.3.

Für den Heilpraktiker besteht bei Masern Meldepflicht aufgrund §§ 8, 6 IfSG bei Verdacht, Erkrankung und Tod, außerdem Behandlungsverbot aufgrund §§ 24, 6, 7 und 34 IfSG.

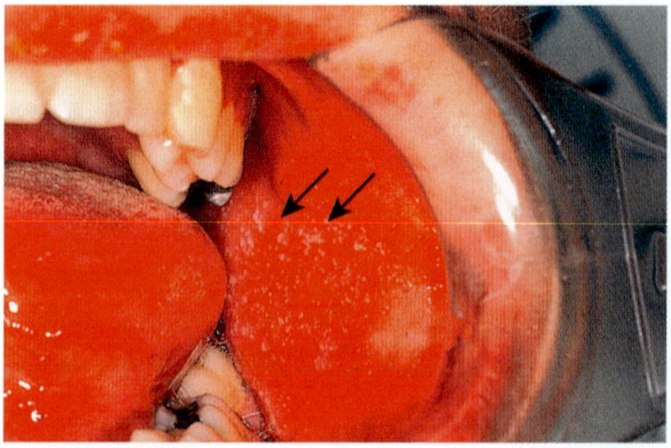

Abb. 24.4 [E527]

➤ Abb. 24.5 Meningokokkensepsis

Bei der Meningokokken-Meningitis handelt es sich um eine durch Meningokokken verursachte Hirnhautentzündung.

Bei dem abgebildeten Kleinkind hat sich eine fulminante (plötzlich auftretende, schnell und heftig verlaufende) Meningokokkensepsis entwickelt. Es ist zur Bildung eines Exanthems und zu Hautblutungen mit Petechien gekommen.

Wegen des für den Heilpraktiker bestehenden Behandlungsverbots und wegen der Schwere der Erkrankung ist es wichtig, dass die Meningitis schon an ihren ersten Anzeichen erkannt wird: Kopfschmerzen, Nackensteifigkeit und Fieber. Im fortgeschrittenen Stadium kommt es auch zu Hyperästhesie, Krämpfen, Opisthotonus (➤ Abb. 24.8), Kahnbauch (kahnförmige Einziehung der Bauchdecke durch Muskelverkrampfung) und Bewusstseinsstörungen.

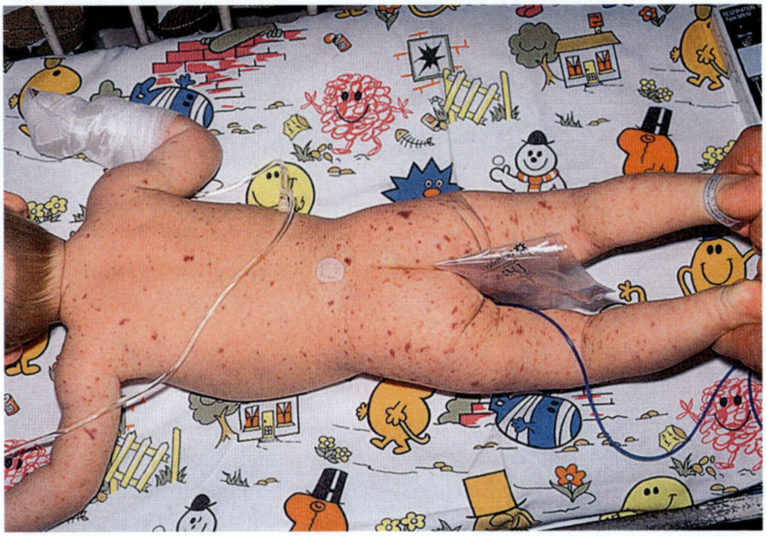

Abb. 24.5 [E325]

➢ Abb. 24.6 Meningokokkensepsis

Bei der hier abgebildeten Meningokokkensepsis ist es zu einer rötlich-bläulichen Verfärbung und zu Hautblutungen an den Waden gekommen. Die Hautblutungen entstanden durch Mikrotrombosierung von Hautgefäßen. Stellenweise sieht man eine beginnende Nekrotisierung der betroffenen Areale.

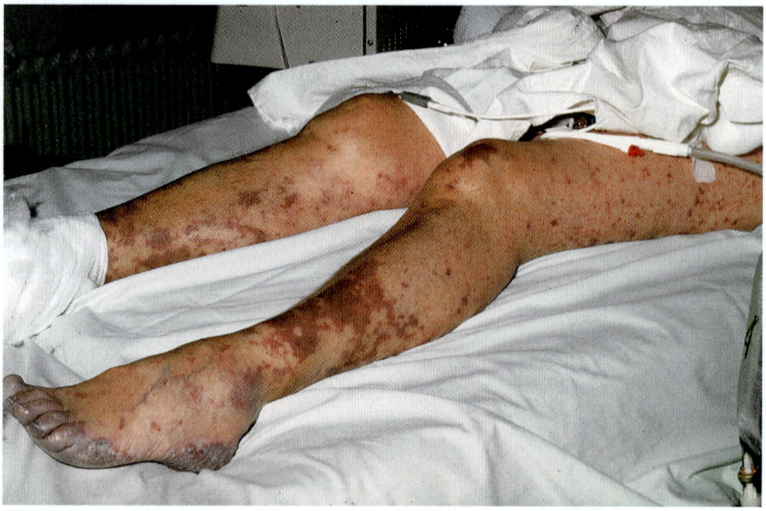

Abb. 24.6 [M107]

➢ Abb. 24.7 Brudzinski- und Lasègue-Zeichen

Leitsymptome der Meningitis sind Fieber, starke Kopfschmerzen und Nackensteifigkeit. Die Nackensteifigkeit kann mittels des **Brudzinski-Zeichens** geprüft werden: Dazu liegt der Patient flach im Bett und der Untersucher schiebt seine Hände unter dessen Kopf und versucht ihn nach vorne zu beugen. Dabei wird auf Schmerz und Widerstand geachtet und auf gleichzeitige Knie- und Hüftbeugung. Ein positives Brudzinski-Zeichen findet man nicht nur bei Meningitis sondern auch bei Subarachnoidalblutung und manchmal bei Enzephalitis.

Zur Prüfung des **Lasègue-Zeichens** legt sich der Patient auf den Rücken. Dann wird das gestreckte Bein angehoben. Beim positiven Befund kommt es im Ausbreitungsgebiet des N. ischiadicus zu Schmerzen.

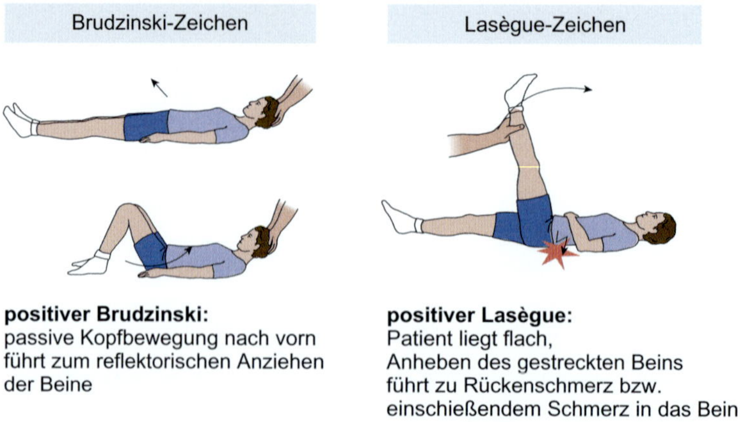

Abb. 24.7 [L190]

➢ Abb. 24.8 Opisthotonus

Beim Opisthotonus handelt es sich um einen Krampf der Rückenmuskulatur, wodurch der Rumpf bogenförmig nach hinten überstreckt wird.

Zum Opisthotonus kann es bei Meningitis, Tetanus, Hirnblutungen und Kleinhirntumoren kommen.

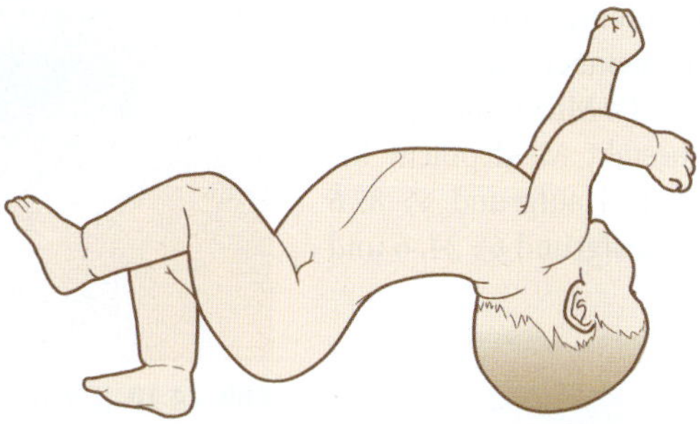

Abb. 24.8 [M143]

➢ Abb. 24.9 Virus-Enzephalitis

Die Abbildung zeigt das aufgeschnittene Gehirn eines an Enzephalitis verstorbenen Patienten.

Man sieht hämorrhagische Nekrosen in der Hirnrinde (weiße Pfeile).

Erreger dieser Enzephalitis war das Herpes-Virus. Eine Herpes-Enzephalitis kann sich infolge einer Infektion mit dem Herpes-Virus entwickeln oder nach einer endogenen Reaktivierung des Virus. Typischerweise kommt es zu einer Temporallappenenzephalitis mit hämorrhagischen Nekrosen. Die Erkrankung beginnt mit Fieber, Kopfschmerzen und anfallsweiser Bewusstlosigkeit. Unbehandelt kommt es bald zu Krämpfen und Koma.

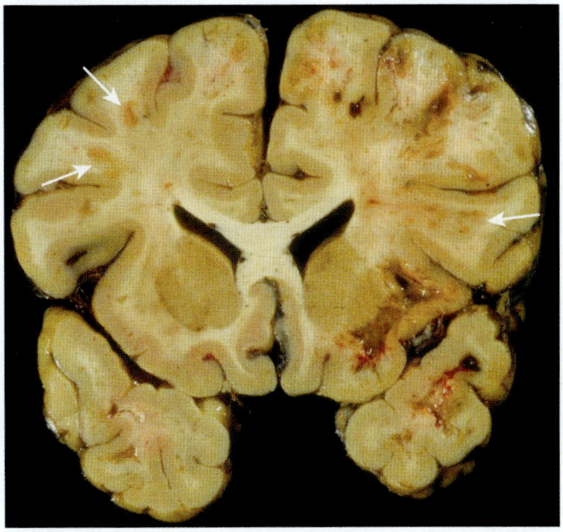

Abb. 24.9 [E677]

➢ Abb. 24.10 Hautmilzbrand

Häufigste Verlaufsform des Milzbrands ist der Hautmilzbrand. Leitsymptom ist der schmerzlose Milzbrandkarbunkel mit seinem charakteristischen schwarzen, nekrotischen Zentrum und rotem, ödematösen Hof. Hautmilzbrand geht meist nur mit geringer Temperaturerhöhung und mit wenig Beeinträchtigung des Allgemeinbefindens einher. Gefürchtete Komplikation ist die Milzbrandsepsis.

Für den Heilpraktiker besteht Meldepflicht bei Verdacht, Erkrankung und Tod aufgrund §§ 8, 6 IfSG und Behandlungsverbot aufgrund §§ 24, 6 und 7 IfSG.

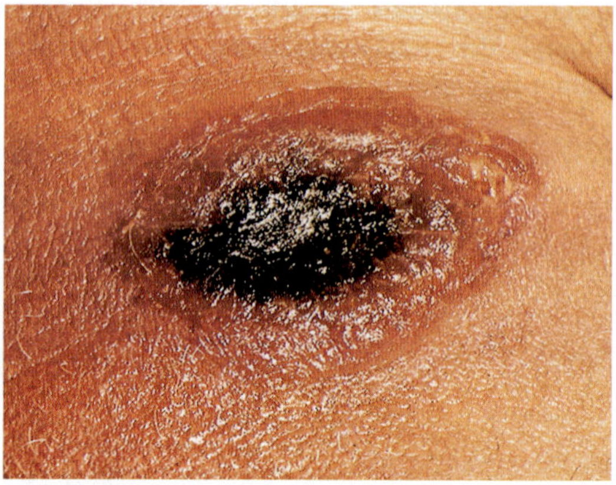

Abb. 24.10 [E383]

➢ Abb. 24.11 Pest, Schwellung der Leistenlymphknoten (Bubonenpest)

Bei der Beulenpest (Bubonenpest), der häufigsten Verlaufsform bei Pest, kommt es zu einem plötzlichen Krankheitsbeginn mit Fieber, Kopfschmerzen, Erbrechen, Durchfällen und Tachykardie.

Auf der Abbildung sieht man, dass die regionalen Leistenlymphknoten schmerzhaft angeschwollen sind. Die betroffenen Lymphknoten können hämorrhagisch-nekrotische Entzündungen zeigen, eventuell auch eitrige Einschmelzungen. Grundsätzlich können die Lymphknoten bis zu Faustgröße anschwellen.

Für Pest besteht für den Heilpraktiker Meldepflicht bei Verdacht, Erkrankung und Tod aufgrund §§ 8, 6 IfSG außerdem besteht Behandlungsverbot aufgrund §§ 24, 6, 7 und 34 IfSG.

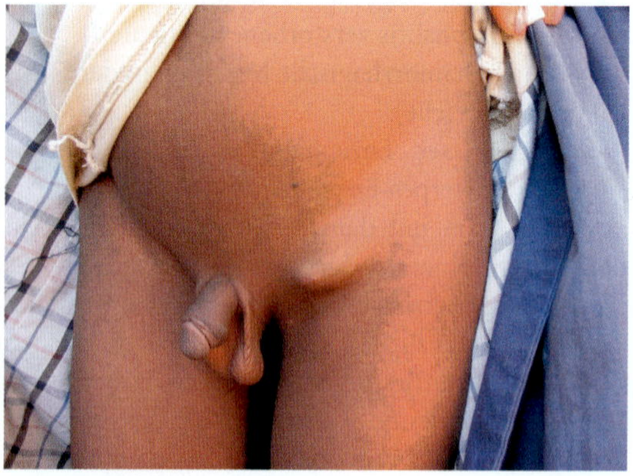

Abb. 24.11 [W829]

➢ Abb. 24.12 Tollwut

Tollwut wird durch das Tollwut-Virus hervorgerufen. Im Vorläuferstadium der Tollwut kommt es zur Temperaturerhöhung oder zu leichtem Fieber, außerdem zu Kopfschmerzen, Krankheitsgefühl, Übelkeit und Erbrechen. Die Betroffenen sind depressiv und ängstlich, außerdem haben sie Beklemmungszustände und Angstträume.

Das nächste Stadium ist das Erregungsstadium (rasende Wut). Es besteht eine starke motorische Unruhe, die dann in eine hochgradige Erregung übergeht mit Wutanfällen, Toben, Schlagen, Spucken, Beißen, Kratzen. In dieser Phase können auch Krämpfe der Rumpf- und Extremitätenmuskulatur auftreten, die schon durch geringfügigste Reize wie Geräusche, Licht, Berührung und Luftbewegungen ausgelöst werden können. Typisch für die „rasende Wut" ist die Hydrophobie (krankhafte Wasserscheu), die sich in heftigen Krämpfen der Schlund-, Kehlkopf- und auch Atemmuskulatur beim Versuch zu trinken, evtl. schon beim bloßen Anblick von Trinkbarem, äußert. Im Erregungsstadium besteht Fieber bis 42 °C. Das nachfolgende Lähmungsstadium tritt nur selten auf.

Für den Heilpraktiker besteht Meldepflicht aufgrund §§ 8, 6 des IfSG bei Verdacht, Erkrankung und Tod, darüber hinaus ist die Verletzung eines Menschen durch ein tollwutkrankes, -verdächtiges oder ansteckungsverdächtiges Tier sowie die Berührung eines solchen Tieres oder Tierkörpers meldepflichtig.

Behandlungsverbot besteht für den Heilpraktiker aufgrund §§ 24, 6, und 7 IfSG.

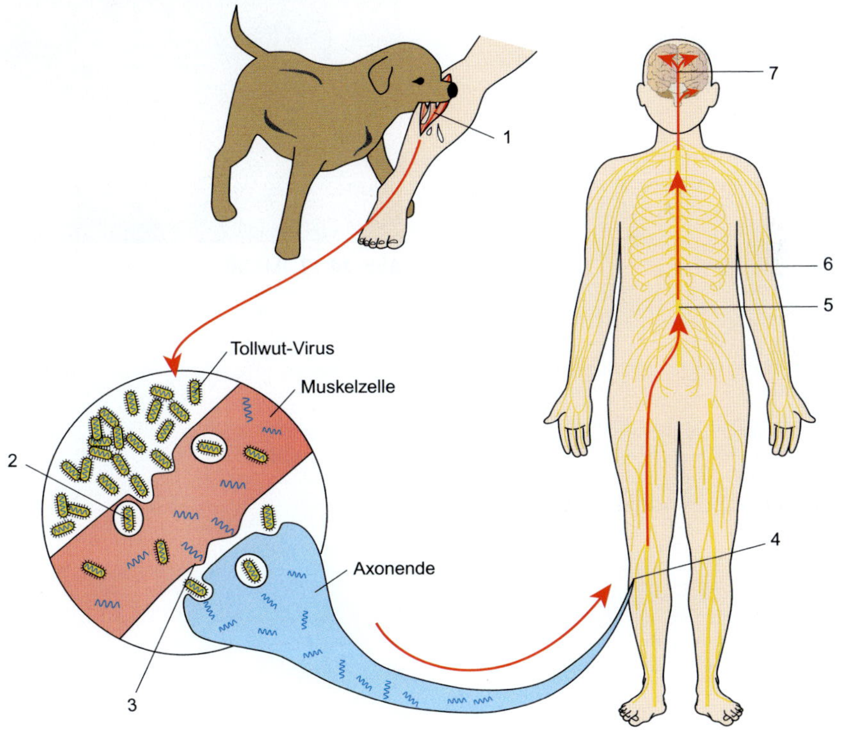

Abb. 24.12 Tollwut-Infektion: 1. Durch den Biss eines infizierten Tieres gelangt das Tollwut-Virus in den menschlichen Blutkreislauf. 2. Das Virus infiziert die durch den Biss geschädigte Muskulatur. 3. Das Virus wird in das Nervensystem übertragen. 4. Entlang der Nervenbahnen (Axone) wandert das Virus zum Rückenmark. 5. Der Erreger gelangt in das Rückenmark und vermehrt sich dort. 6. Über das Rückenmark wird das Virus zum Gehirn transportiert. 7. Das Virus infiziert die Gehirnnerven und vermehrt sich dort. [L143]

➢ Abb. 24.13 Feigwarzen durch Papilloma-Viren

Feigwarzen (Condylomata acuminata) kommen in der Anal-Genital-Gegend vor. Bei ihrer Entstehung spielen Epitheldefekte und Feuchtigkeit eine Rolle. Es handelt sich um eine Abart der vulgären Warze, hervorgerufen durch ein Virus der Papilloma-Gruppe. Feigwarzen können durch Geschlechtsverkehr übertragen werden. Vermutet wird, dass sie das Auftreten von Gebärmutter- und Peniskrebs begünstigen. Es gibt eine Impfung gegen dieses Virus.

Auf der Abbildung zu sehen sind Feigwarzen im Genitalbereich.

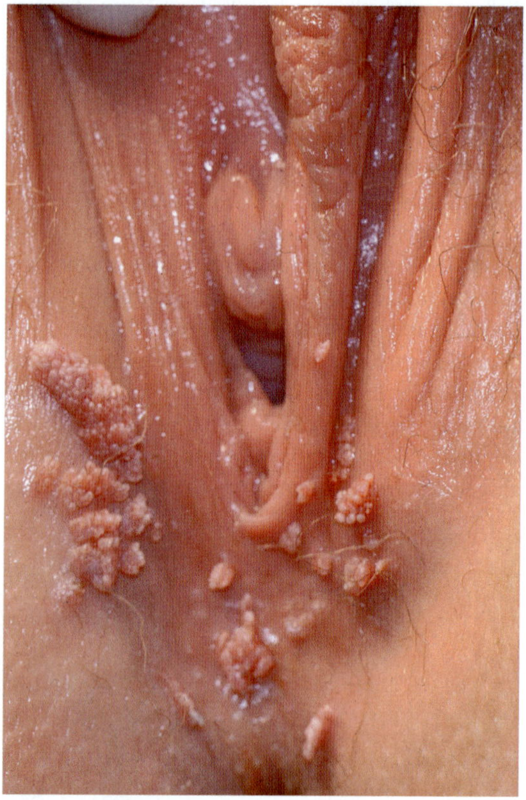

Abb. 24.13 [M448]

➢ Abb. 24.14 Kaposi-Sarkom bei AIDS

Das Kaposi-Sarkom (auch ➢ Abb. 24.15) ist eine bösartige Wucherung aus Blutgefäßen und Endothel. Es kann sich im letzten Stadium der AIDS-Erkrankung entwickeln.

Man sieht auf der Abbildung das Anfangsstadium des Kaposi-Sarkoms mit schmerzhaften, rot-violetten Knötchen, die von Hautblutungen durchsetzt sind. Diese Knoten manifestieren sich bevorzugt an den unteren Extremitäten, können sich dann über die gesamte Haut ausdehnen und auch Schleimhäute und innere Organe (Gehirn, Leber, Milz) befallen.

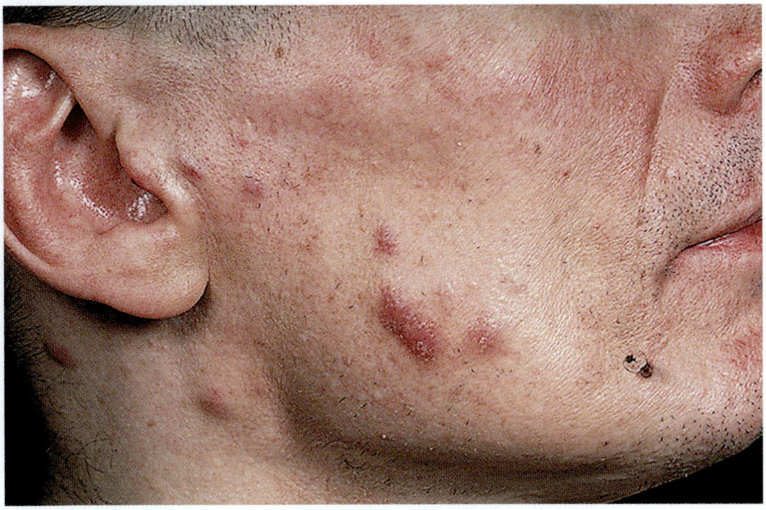

Abb. 24.14 [M551]

➢ Abb. 24.15 Kaposi-Sarkom bei AIDS

Die Abbildung zeigt ein Kaposi-Sarkom (auch ➢ Abb. 24.14) im fortgeschrittenen Stadium am Unterschenkel. Das Kaposi-Sarkom ist ulzerierend ins darunter liegende Gewebe eingewachsen.

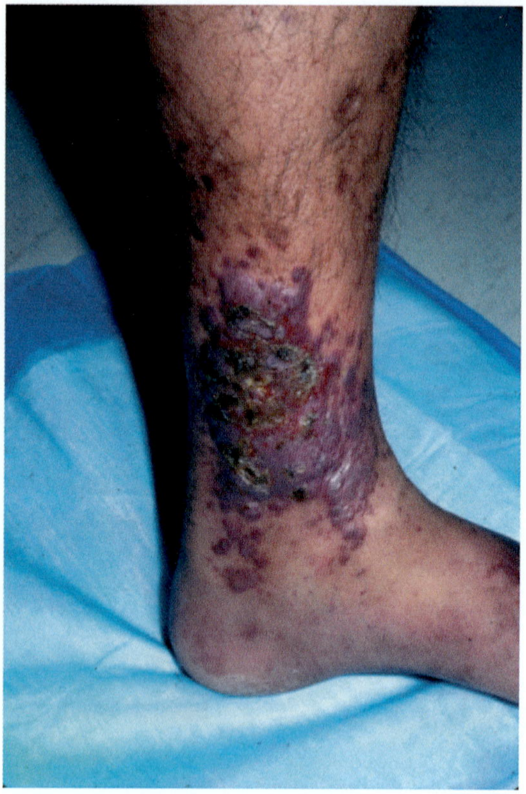

Abb. 24.15 [E355]

➢ Abb. 24.16 Fleckfieber, Exanthem

Fleckfieber tritt vor allem in Notstandsgebieten auf, da es sich um eine durch Läuse übertragene und durch Rickettien ausgelöste Infektionskrankheit handelt. Leitsymptome sind Kontinua-Fieber, Roseolen und enzephalitische Erscheinungen.

Die Roseolen zeigen sich meistens nach dem 5. Krankheitstag, beginnen am Stamm und breiten sich von hier auf die Extremitäten aus. Die Roseolen sind linsengroß und anfangs wegdrückbar, später werden sie hämorrhagisch.

Für den Heilpraktiker besteht bei Fleckfieber Behandlungsverbot aufgrund §§ 24, 7 IfSG.

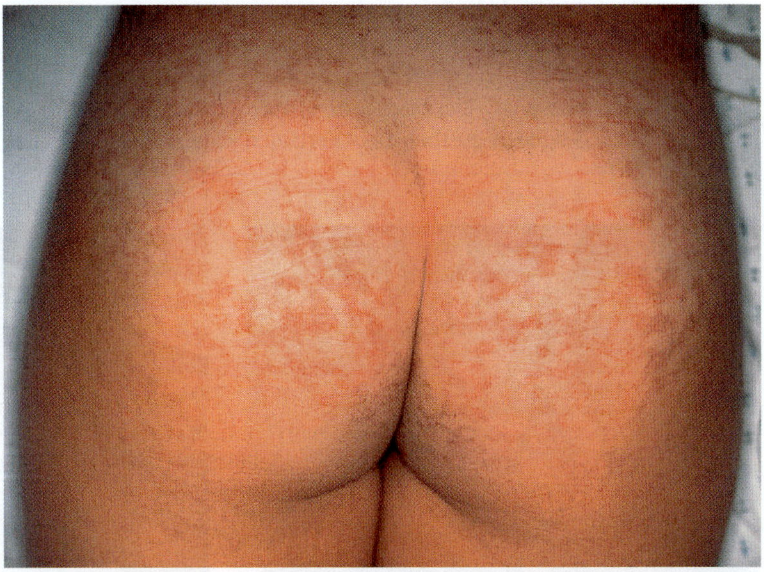

Abb. 24.16 [E478]

➤ Abb. 24.17 Influenza (Virusgrippe)

Die Influenza geht mit uncharakteristischen Allgemeinsymptomen, Fieber sowie mit Erkältungssymptomen einher. Auf der Abbildung ist die hämorrhagische Veränderung der Lunge bei Pneumonie zu erkennen, die als schwerwiegende Komplikation bei Influenza auftreten kann. Durch die extreme Mehrdurchblutung ist die Schleimhaut der Luftröhre hochrot; dagegen ist das Lungenparenchym dunkelrot verfärbt.

Eine solche Pneumonie kann sich bei Kindern einstellen und bei Erwachsenen, bei denen die Lunge bereits vorgeschädigt ist. Allerdings kann es auch bei zuvor völlig Gesunden zu tödlichen Verläufen kommen.

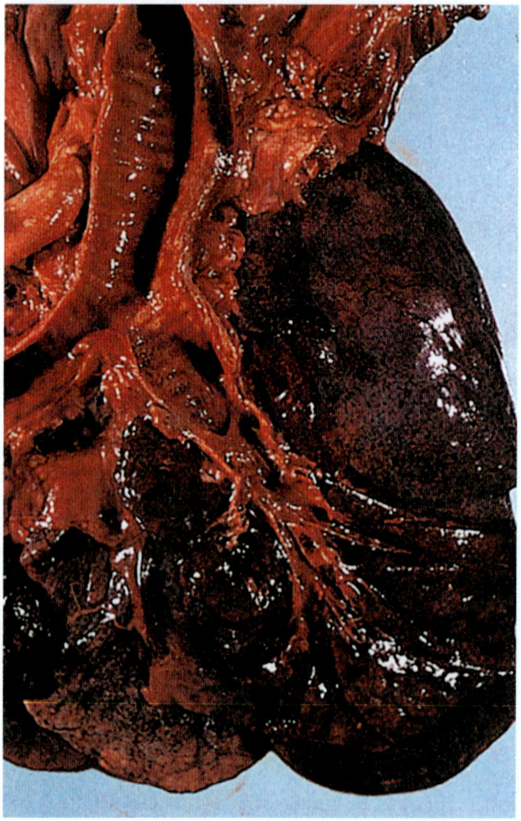

Abb. 24.17 [T478]

➤ Abb. 24.18 Lepra, tuberkuloide Form

Die tuberkuloide Form ist die leichtere Verlaufsform der Lepra. Sie tritt auf, wenn die Abwehrlage gut ist und wenn nur wenige Erreger vorhanden sind. Es kommt zu asymmetrischen, scharf begrenzten Hauterscheinungen, denen bald Sensibilitätsstörungen folgen. Aufgrund dieser Sensibilitätsstörungen kann es zu Verstümmelungen kommen. Innere Organe sind bei dieser Verlaufsform nicht betroffen.

Auf der Abbildung sieht man auf der Brust einen zwar scharf begrenzten, aber trotzdem unregelmäßigen, hypopigmentierten Herd. Beim Abtasten kann man feststellen, dass das Gewebe verdickt ist.

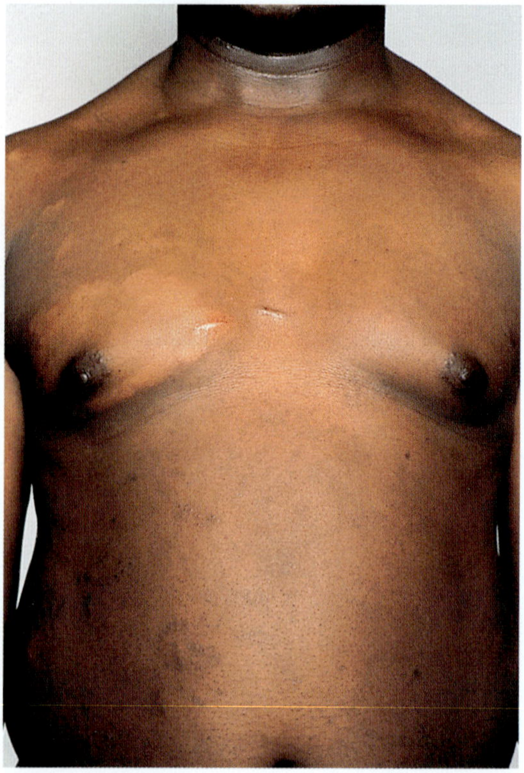

Abb. 24.18 [E273]

➢ Abb. 24.19 Beginnendes Löwengesicht bei Lepra, lepromatöse Form

Die lepromatöse Form ist die schwerer verlaufende Form von Lepra. Sie tritt auf, wenn die Abwehrlage schlecht ist und wenn viele Erreger vorhanden sind. Es kommt zu symmetrischen Hauterscheinungen, aus denen sich die Lepraknoten entwickeln. Es folgen Sensibilitätsstörungen mit Verstümmelungen und Lähmungen. Später kann sich die Erkrankung auf den gesamten Organismus ausbreiten.

Die Abbildung zeigt ein beginnendes „Löwengesicht". Hierbei handelt es sich um im Gesicht auftretende Lepraknoten. Typisch für das Löwengesicht ist es, dass die Lepraknoten auch an den Ohrläppchen, der Nase und den Augenlidern vorkommen. Charakteristischerweise fallen die Augenbrauen aus.

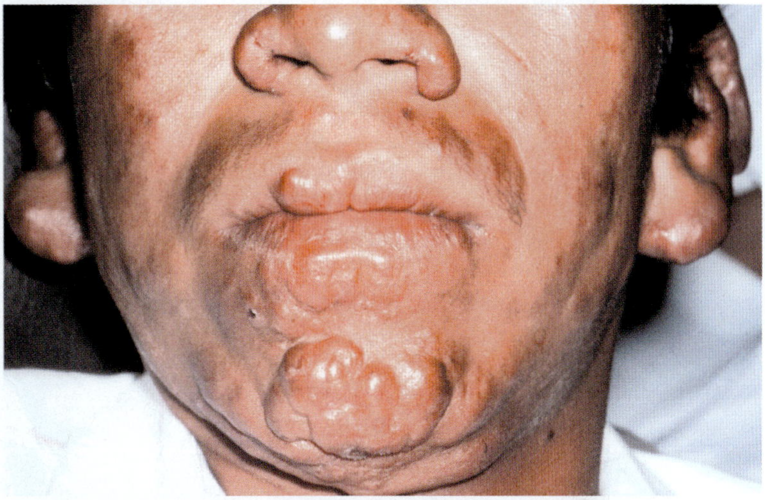

Abb. 24.19 [E433]

➢ Abb. 24.20 Lepra

Stamm und Extremitäten sind von großen hypopigmentierten Arealen übersät. Sie fühlen sich derb und wachsartig an und gehen mit Sensibilitätsstörungen einher.

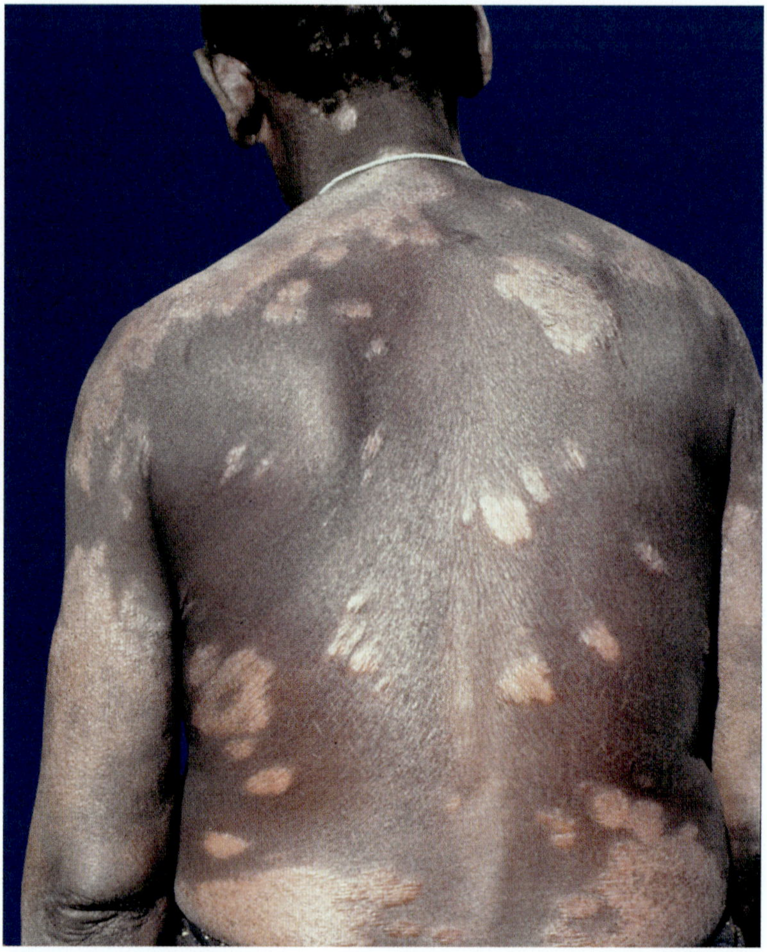

Abb. 24.20 [E385]

➢ Abb. 24.21 Leptospirosen, hämorrhagische Diathese

Leptospirosen können durch unterschiedliche Leptospirenarten hervorgerufen werden und so zur Weil-Krankheit, Canicola-Fieber oder Feldfieber führen.

Gefürchtete Komplikation ist die vermehrte Blutungsneigung (hämorrhagische Diathese), die durch eine Thrombozytopenie verursacht wird. Dabei treten in erster Linie Nasenblutungen und petechiale Hauteinblutungen auf. Außerdem kann es zu Darmblutungen kommen oder, wie in der Abbildung ersichtlich, zu Einblutungen unter die Konjunktiva.

Ein Erkrankungsrisiko besteht vor allem für Tierhalter, Kanalarbeiter, Reisbauern sowie für Freizeitler (verseuchte Gewässer).

Für den Heilpraktiker besteht Behandlungsverbot aufgrund §§ 24, 7 IfSG.

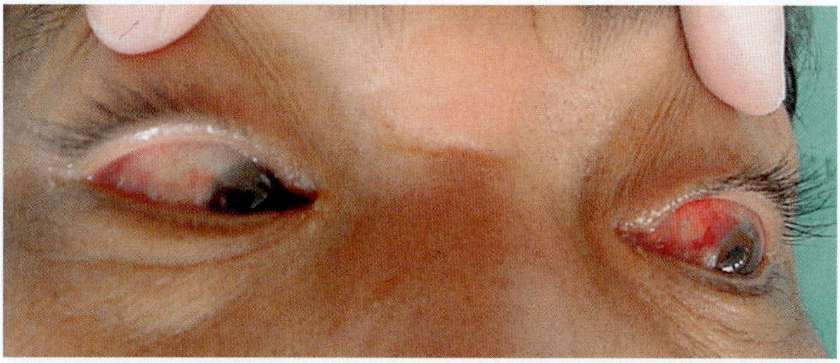

Abb. 24.21 [E321]

➢ Abb. 24.22 Malaria

Eine Milzschwellung (Splenomegalie) ist bei Malaria ein häufiges Symptom, Leberschwellung dagegen tritt weniger oft auf. Als mögliche Komplikation kann es zur Milzruptur kommen. Bei dem Patienten auf der vorliegenden Abbildung hat sich die Milz bis in den Unterbauch ausgedehnt. Der Patient leidet seit längerem an einer chronischen Malaria. Die Vernarbungen sind Folgen lokal angewandter traditioneller Behandlungsmethoden.

Für den Heilpraktiker besteht bei Malaria Behandlungsverbot aufgrund §§ 24, 7 IfSG.

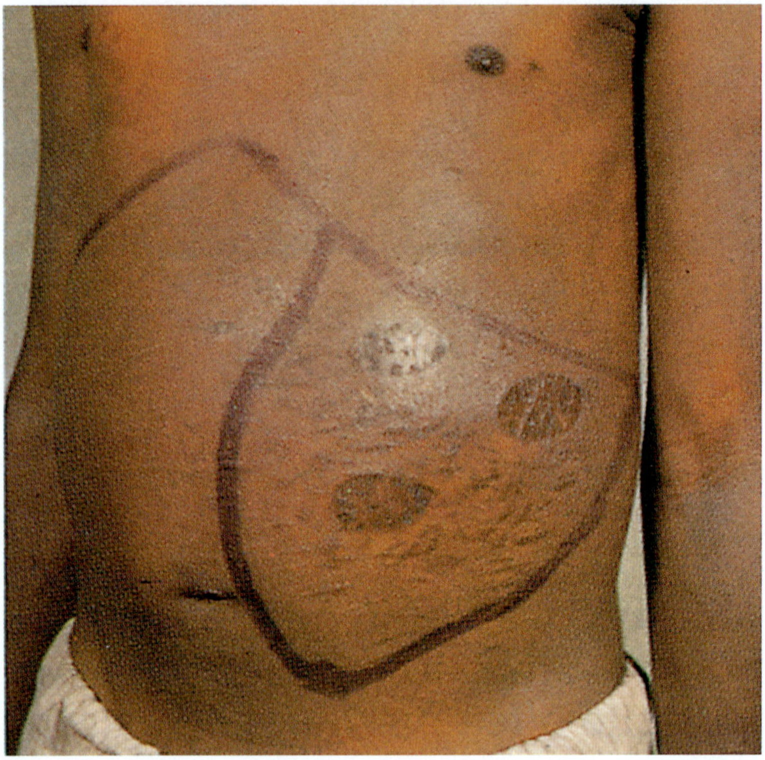

Abb. 24.22 [E316]

➤ Abb. 24.23 Ornithose (Psittakose, Papageienkrankheit)

Die Ornithose ist eine Infektionskrankheit, die von Vögeln, vor allem von Papageien, auf den Menschen übertragen werden kann. Die Erreger sind Chlamydien, die in erster Linie durch eingetrockneten Vogelkot (Staubinhalation) eingeatmet werden. Die Krankheit kann als grippales, pulmonales, typhöses oder enzephalitisches Bild auftreten. Häufig ist die pulmonale Verlaufsform mit Husten und Kontinua-Fieber verbunden.

Die Abbildung zeigt eine Röntgenaufnahme bei Ornithose (Röntgenbefund einer gesunden Lunge ➤ Abb. 17.27). Es ist zu fleckförmigen, über mehrere Lungenabschnitte sich ausbreitenden Infiltraten gekommen, die teilweise konfluiert sind.

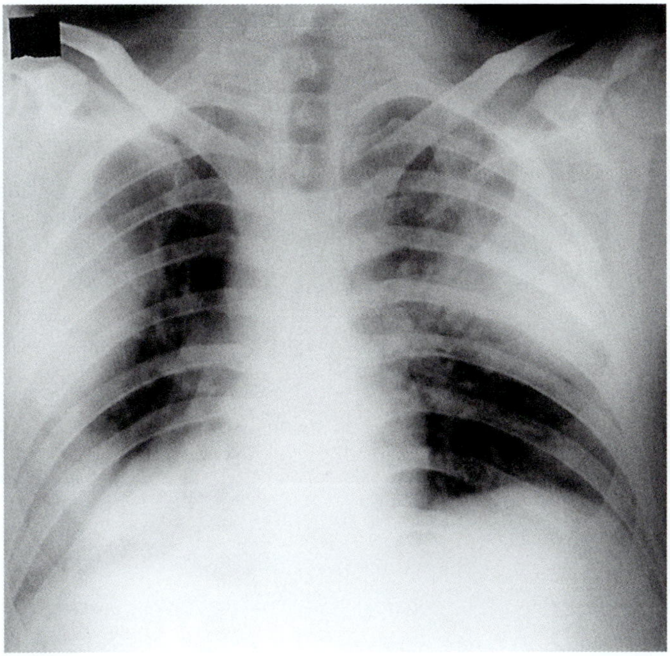

Abb. 24.23 [R132]

➢ Abb. 24.24 Rötelnembryopathie

Steckt sich die Mutter während des 1. Schwangerschaftsmonats mit dem Rötelnvirus an, kommt es in 30–50 % der Fälle zu Fehlbildungen des Kindes. Bei dem Kind auf der vorliegenden Abbildung haben sich eine beidseitige Linsentrübung und eine Mikrozephalie entwickelt. Zudem kann eine Rötelnembryopathie zu Schäden am Herzen, am Ohr, am Gehirn, zur Gaumenspalte, zu Hernien, Schäden an inneren Organen oder zu Abort bzw. Totgeburt führen. Das gleichzeitige Auftreten von Augenfehlbildungen, Innenohrschwerhörigkeit und Herzfehlbildungen wird als Gregg-Trias bezeichnet.

Die Abbildung zeigt eine Rötelnembryopathie mit beidseitiger Linsentrübung, die an der grauen Verfärbung der Pupille ersichtlich ist.

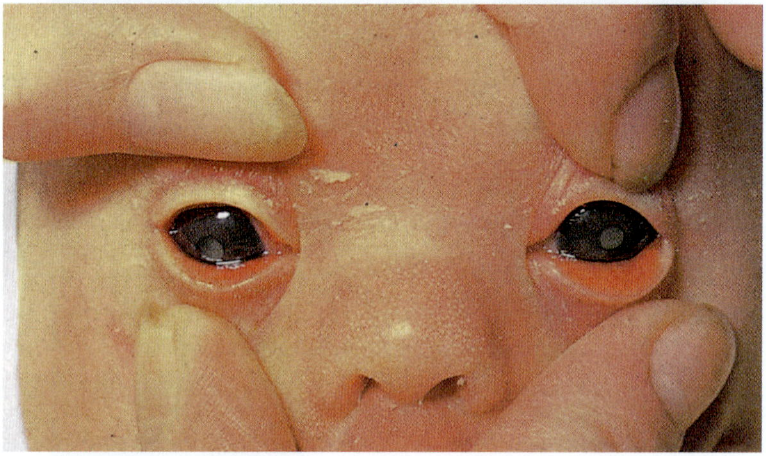

Abb. 24.24 [E316]

➢ Abb. 24.25 Toxoplasmose

Der Erreger der Toxoplasmose ist ein einzelliges Lebewesen (Protozoon), das Toxoplasma gondii. Als Infektionsquelle spielen infiziertes Fleisch von Schlachttieren, Ratten und Katzen eine wichtige Rolle. Die Katzen scheiden mit dem Kot ein infektiöses Parasitenstadium des Erregers (Oozyste) aus. Nach einer Reifungszeit von wenigen Tagen, z. B. im Erdboden, sind die Protozoen (Tachyzoiten) für den Menschen infektiös, wenn sie oral aufgenommen werden, z. B. mit Salaten oder mit Rohkost.

Die Krankheit verläuft meist symptomlos. Nur bei Abwehrgeschwächten oder unter einer Immunsuppressions-Therapie (Medikamente, die das körpereigene Abwehrsystem unterdrücken) kommt es zu Krankheitserscheinungen. Infiziert sich allerdings eine Frau während der Schwangerschaft mit dem Erreger und erfolgt eine Übertragung des Parasiten auf den Feten, so muss mit schweren Komplikationen gerechnet werden. Es kann in diesem Fall zur Früh- oder Totgeburt kommen. Es können auch Gehirnschäden beim Feten auftreten.

Die Erreger vermehren sich innerhalb von Zellen und zerstören diese. Die Parasiten besiedeln bevorzugt Abwehrzellen, können jedoch auch andere Körperzellen befallen.

Als Dauerform bilden die Erreger Zysten, die von einer Wand umgeben sind. In diesen Zysten, die in verschiedenen Organen auftreten können, bleiben die Erreger jahrelang lebensfähig. Bevorzugt kommen sie im Gehirn und in der Muskulatur vor.

Im Fleisch von Schlachttieren sind Zysten eine mögliche Infektionsquelle für den Menschen, wenn dieser das infizierte Fleisch roh oder unzureichend gekocht zu sich nimmt.

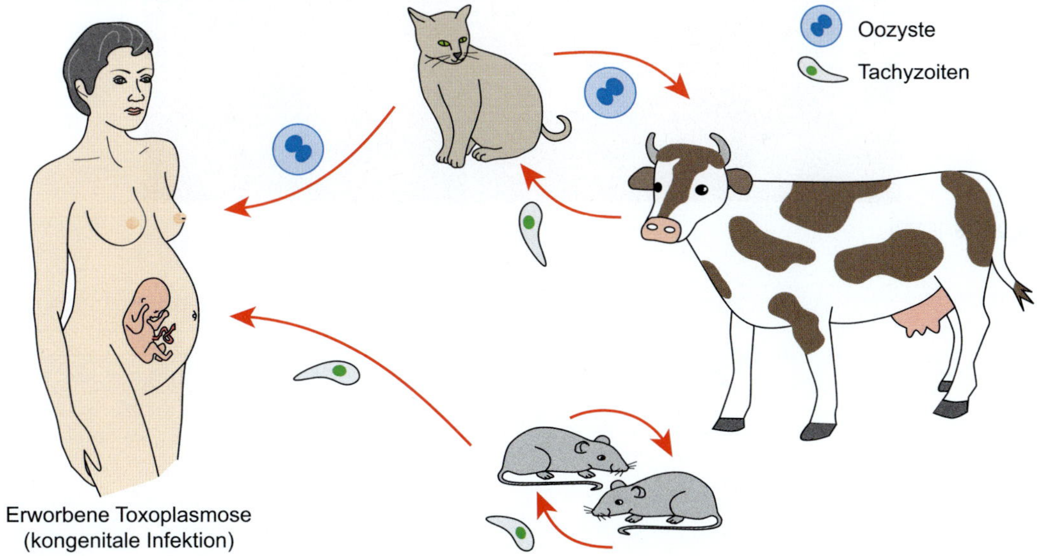

Abb. 24.25 [L143]

➢ Abb. 24.26 Borkenflechte, kleinblasige Form

Die Borkenflechte (Impetigo contagiosa) tritt in erster Linie bei Kindern auf. Der hochansteckende Hautausschlag wird durch Streptokokken oder Staphylokokken hervorgerufen, die Übertragung erfolgt meist durch Schmierinfektion. Die Erkrankung beginnt mit kleinen Bläschen und Pusteln. Wenn diese aufplatzen, entleeren sie ein Sekret. Es bilden sich dann die typischen honiggelben Krusten.

Auf der Abbildung sieht man ein Kind, das an der kleinblasigen Form der Borkenflechte erkrankt ist (zur großblasigen Form ➢ Abb. 24.27). Kleinblasige Formen werden meist durch Streptokokken verursacht. Auf der linken Wange befinden sich konfluierende Erosionen mit kleinen honiggelben Krusten.

Bei Borkenflechte besteht für den Heilpraktiker aufgrund der §§ 24 und 34 IfSG Behandlungsverbot. Meldepflicht besteht nicht.

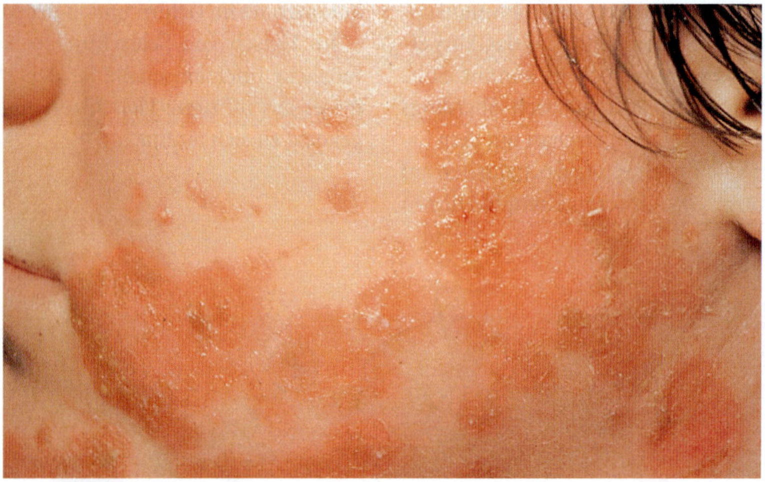

Abb. 24.26 [E273]

➤ Abb. 24.27 Borkenflechte, großblasige Form

Auf der Abbildung sieht man beidseitig an den Unterschenkeln die großblasigen Formen der Borkenflechte. Diese wird meist durch Staphylokokken verursacht. Bitte beachten Sie zur kleinblasigen Form ➤ Abb. 24.26.

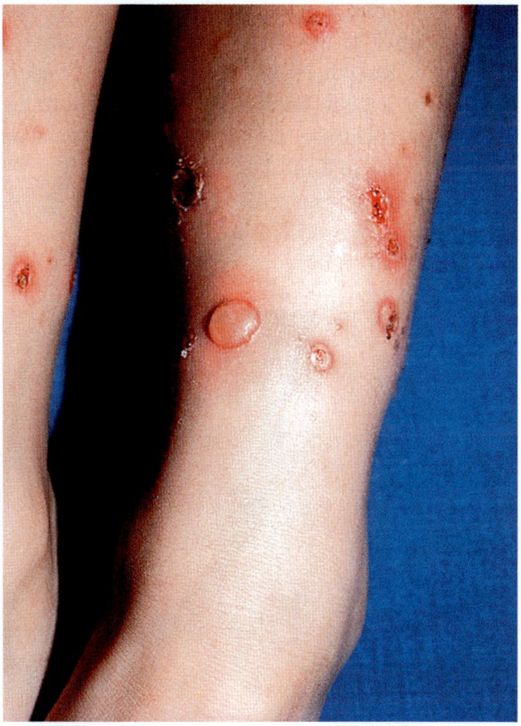

Abb. 24.27 [E414]

➤ Abb. 24.28 Keuchhusten

Beim Keuchhusten treten vor allem abends und nachts die typischen stakkatoartigen Hustenanfälle auf. Dabei handelt es sich um eine Serie (5–10) schnell aufeinander folgender Hustenstöße. Anschließend erfolgt durch die verkrampfte Stimmritze in 50 % der Fälle ein laut hörbares ziehendes Einatmen (inspiratorischer Stridor). Nach dem Hustenanfall folgt eine Schleimentleerung, oft mit Erbrechen. Während des Hustenanfalls kann infolge des Krampfs der Bronchialmuskulatur eine zyanotische Verfärbung auftreten.

Bei dem abgebildeten Kind hat sich durch geplatzte Augengefäße während eines Anfalls eine Konjunktivalblutung (Hyposphagma) im rechten Auge entwickelt.

Bei Säuglingen können anstelle von „Husten und Keuchen" häufig Niesanfälle und lebensbedrohliche Atemstillstände (dabei auch Hirnschädigung möglich) auftreten.

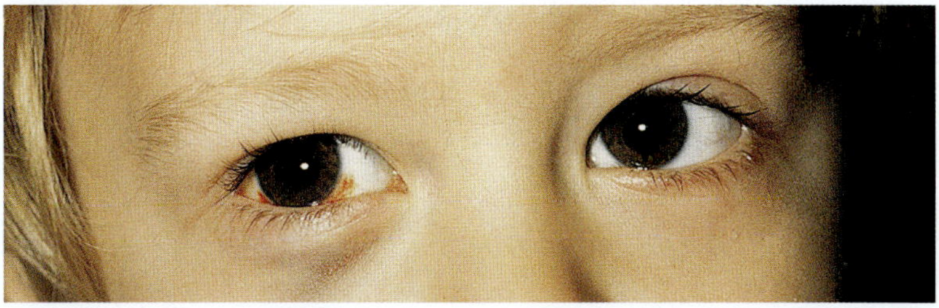

Abb. 24.28 [E316]

➢ Abb. 24.29 Mumps (Parotitis epidemica)

Mumps ist eine Kinderkrankheit, die durch das Mumps-Virus verursacht wird. Meist kommt es zu Fieber, Krankheitsgefühl, Kopf- und Gliederschmerzen. Typisch für Mumps ist die Schwellung der Ohrspeicheldrüse, durch die das geschwollene Ohrläppchen vom Kopf abgehoben wird.

Die Abbildung zeigt einen Jungen mit einer geschwollenen Ohrspeicheldrüse rechts.

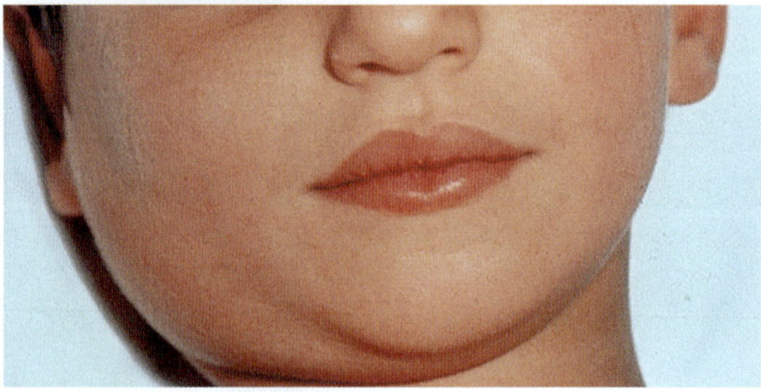

Abb. 24.29 [E273]

➢ Abb. 24.30 Hodenentzündung nach Mumpserkrankung

Bei einem Drittel der Mumpserkrankungen, die nach der Pubertät auftreten, entwickelt sich eine Hodenentzündung (Orchitis, Didymitis), die Sterilität zur Folge haben kann.

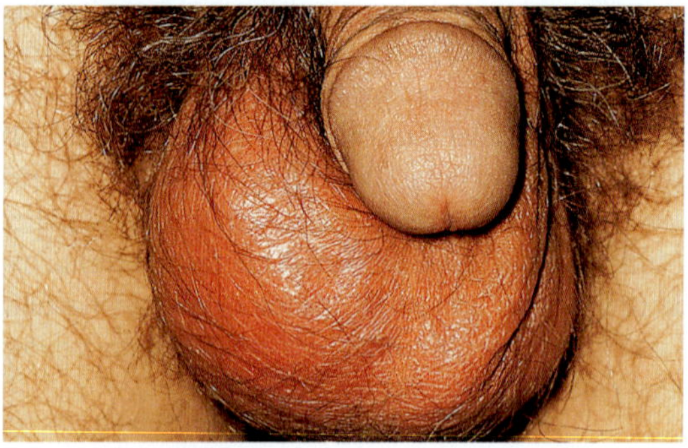

Abb. 24.30 [E316]

➢ Abb. 24.31 Krätze (Skabies)

Die wichtigste Prädilektionsstelle der Krätze sind die Zwischenfingerfalten. Bei dem abgebildeten Patienten sieht man deutliche Kratzspuren. Durch das Kratzen ist es zum Aufkratzen der Milbenhügel und zu Erosionen gekommen. Trotzdem sind die Milbengänge noch deutlich zu erkennen.

Für den Heilpraktiker ergibt sich bei Krätze aufgrund der §§ 24 und 34 IfSG Behandlungsverbot. Es besteht keine Meldepflicht.

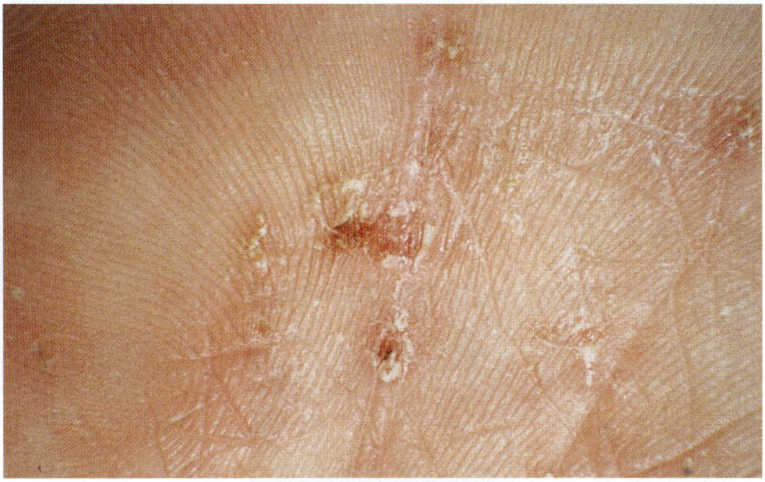

Abb. 24.31 [E273]

➢ Abb. 24.32 Krätze (Skabies)

Die Krätze, eine stark juckende Hautkrankheit, wird durch die Krätzmilbe verursacht. Der Hautausschlag tritt bevorzugt an den Zwischenfingerfalten, Beugeseiten der Handgelenke, Geschlechtsorganen sowie an der vorderen Achselfalte, Nabelregion und am inneren Fußrand auf; bei Säuglingen und Kleinkindern auch im Gesicht und auf der behaarten Kopfhaut.

Auf der Abbildung sind die Papeln auf Glans (Eichel), Penisschaft und Hodensack zu sehen. Der starke Juckreiz besteht vornehmlich nachts, wenn die Milbe in den Gängen herumwandert und ihre Eier und Kotballen ablegt. Die Ansteckung erfolgt meist durch direkten Hautkontakt, gelegentlich indirekt über gemeinsam benutzte Wäschestücke.

Für den Heilpraktiker besteht Behandlungsverbot aufgrund §§ 24, 34 IfSG.

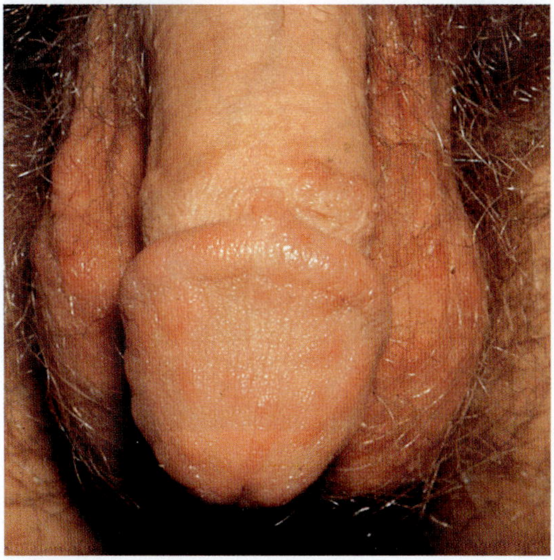

Abb. 24.32 [E273]

> Abb. 24.33 Scharlach, Hautausschlag

Der Hautausschlag bei Scharlach (auch > Abb. 24.34 bis > Abb. 24.36) entwickelt sich ab dem 2. Tag. Meist beginnt das Exanthem nach 2–3 Tagen abzublassen und besteht nach ca. 1 Woche nicht mehr. Manchmal hält der Hautausschlag auch nur wenige Stunden an. Der Ausschlag besteht aus feinen, dicht stehenden, nicht-juckenden Flecken, die sich aufgrund ihrer blassrosa bis hellroten Farbe von der Haut nur schwach abheben. Er beginnt meist im Hals-Brust-Bereich und geht dann auf Rumpf und Extremitäten über. Im Achsel- und Leistenbereich – hier kann er auch beginnen – manifestiert er sich besonders stak.

Für den Heilpraktiker besteht Behandlungsverbot aufgrund §§ 24, 34 IfSG.

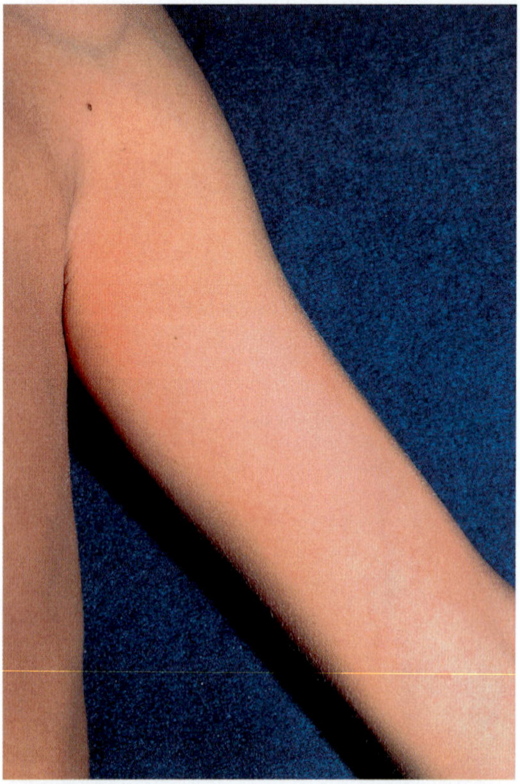

Abb. 24.33 [E422]

> Abb. 24.34 Scharlach, Milchbart

Bei Scharlach (> Abb. 24.33, > Abb. 24.35 und > Abb. 24.36) bleibt das Gesicht meist ausschlagsfrei. Es zeigt allerdings eine fieberhafte Rötung mit einer auffallenden Blässe um den Mund herum, eine periorale Blässe (Milchbart).

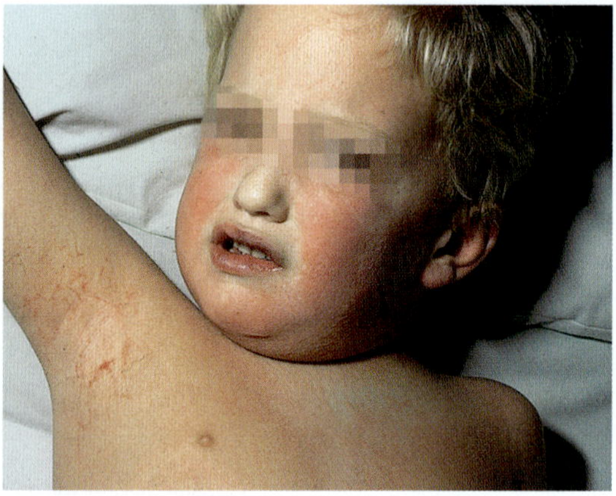

Abb. 24.34 [O530]

➢ Abb. 24.35 Scharlach, Himbeerzunge

Bei Scharlach (➢ Abb. 24.33, ➢ Abb. 24.34 und ➢ Abb. 24.36) ist die Zunge mit Beginn der Erkrankung (1. Tag) weißlich belegt; nach der Abstoßung des Belags entwickelt sich ab dem 4.–16. Krankheitstag aufgrund einer Entzündung der Papillen eine hochrote sog. Himbeerzunge mit geschwollenen Papillen.

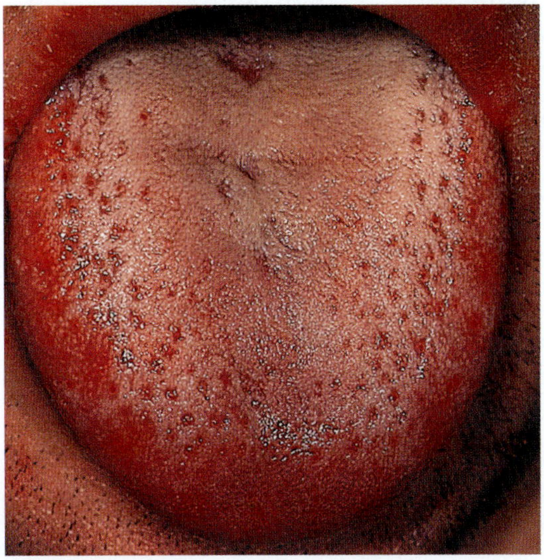

Abb. 24.35 [E570]

➢ Abb. 24.36 Scharlach, Schuppung

Mit Abheilung der Hauterscheinungen (auch ➢ Abb. 24.33 bis ➢ Abb. 24.35) tritt zunächst eine feine Schuppung am Körperstamm und an den Extremitäten auf, die in der 2. Krankheitswoche abgeschlossen ist. Danach setzt eine großflächige Schuppung der Handteller und Fußsohlen ein. Diese Abschuppung tritt auch bei leichtem Krankheitsverlauf auf, bei denen kein Scharlach-Exanthem festzustellen war.

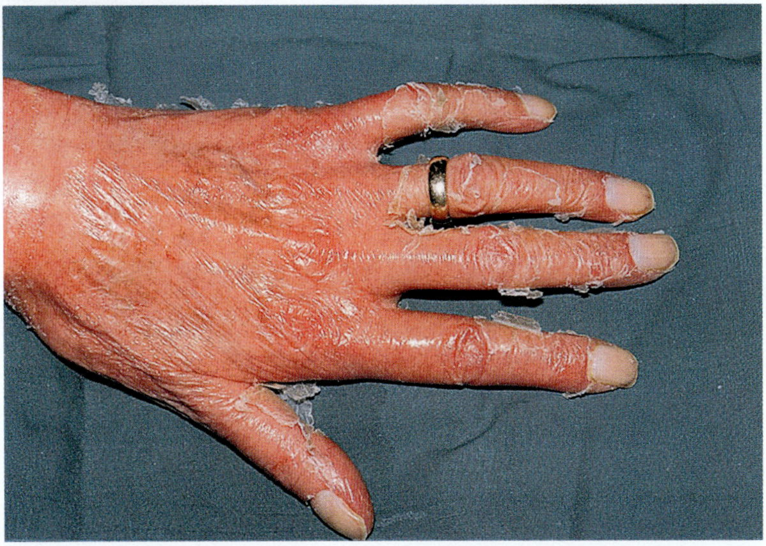

Abb. 24.36 [E325]

➢ Abb. 24.37 Windpocken (Varizellen)

Die Windpocken verlaufen bei ansonsten gesunden Kindern fast immer harmlos. Sie gehen mit Fieber und einem typischen juckenden Hautausschlag einher.

Die drei Abbildungen zeigen Windpockenexantheme im Gesicht und am Rumpf mit Flecken, Papeln, Knötchen, Bläschen, Pusteln und Krusten. Es handelt sich um ein polymorphes Bild („Sternenhimmel"), da mehrere Entwicklungsstadien des Ausschlages gleichzeitig auf der Haut zu sehen sind. Eine häufige Komplikation bei Windpocken sind bakterielle Sekundärinfektionen durch aufgekratzte Bläschen. In diesem Fall kann es nach Abheilung zur Narbenbildung kommen.

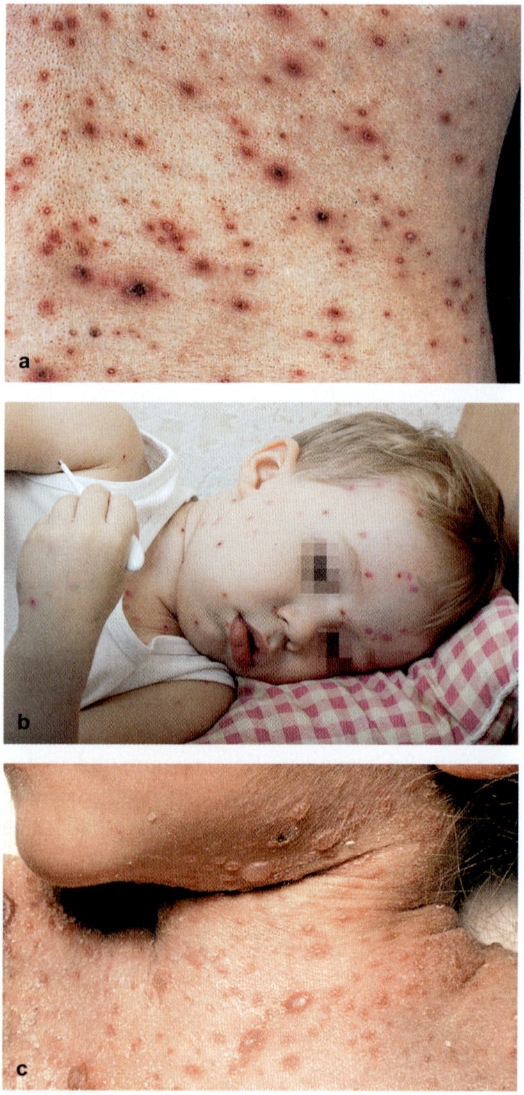

Abb. 24.37 [T351]

➢ Abb. 24.38 Syphilis (Lues)

Man sieht zwei geschwürige Primäraffekte, die sich aus derben, entzündlichen Knötchen entwickelt haben. Während des **Primärstadiums (Lues I)** besteht außerdem eine einseitige schmerzlose Lymphknotenschwellung.

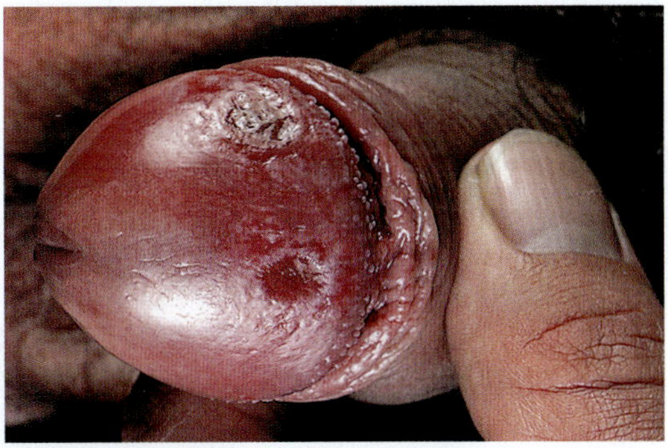

Abb. 24.38 [M551]

➢ Abb. 24.39 Syphilis (Lues)

Im zweiten Stadium der Erkrankung, dem **Sekundärstadium (Lues II),** treten generalisierte Lymphknotenschwellungen, Hautausschläge, Allgemeinerscheinungen wie Fieber, Abgeschlagenheit, Kopf- und Gliederschmerzen auf. Die Hauterscheinungen sind meist zunächst makulopapulös und schuppen. Sie jucken nicht, schmerzen auf Druck und treten bevorzugt an Handtellern und Fußsohlen auf. Später entwickelt sich ein polymorphes Bild am Rumpf. Dabei kann das Hautbild dem der Psoriasis oder Pityriasis rosea ähneln.

Bei dem Patienten auf der Abbildung bestehen am Rumpf etwas erhabene, leicht rötliche Herde.

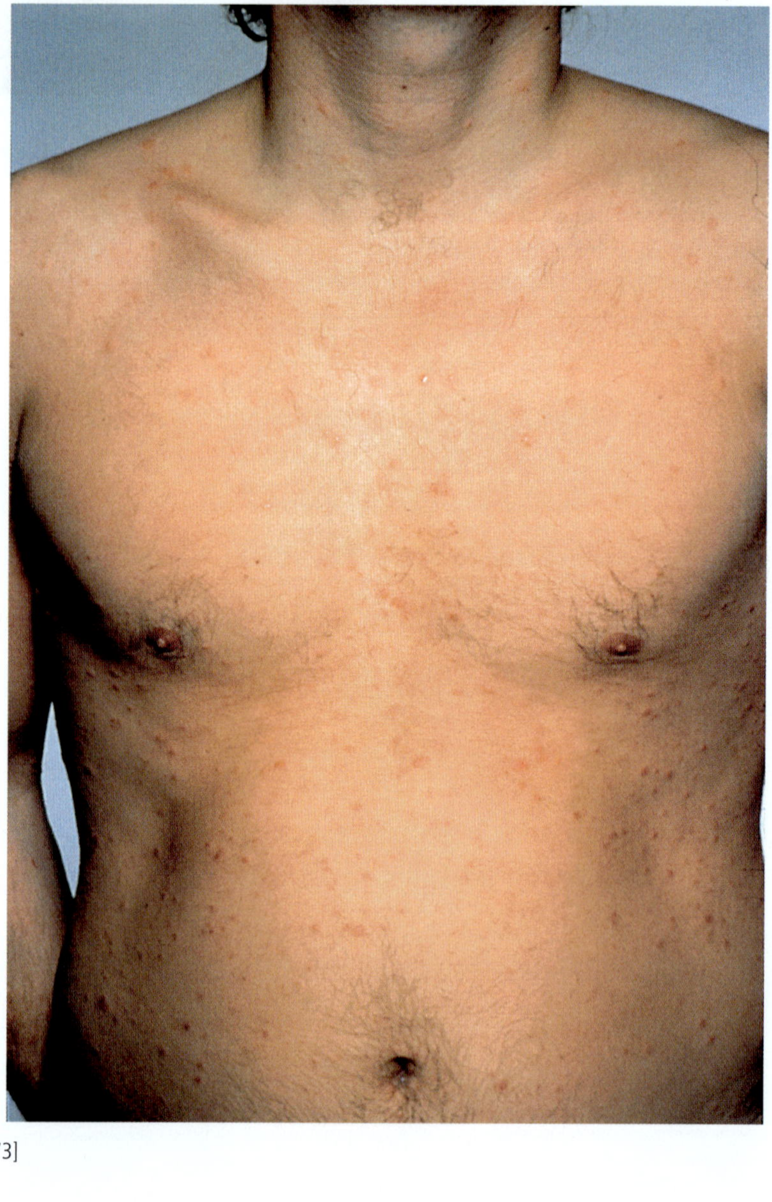

Abb. 24.39 [E273]

➢ Abb. 24.40 Syphilis (Lues)

Auf der Abbildung sind an beiden Handflächen makulopapulöse Hauterscheinungen zu erkennen. Es bestehen überwiegend einzelstehende, rötliche Flecken und Papeln.

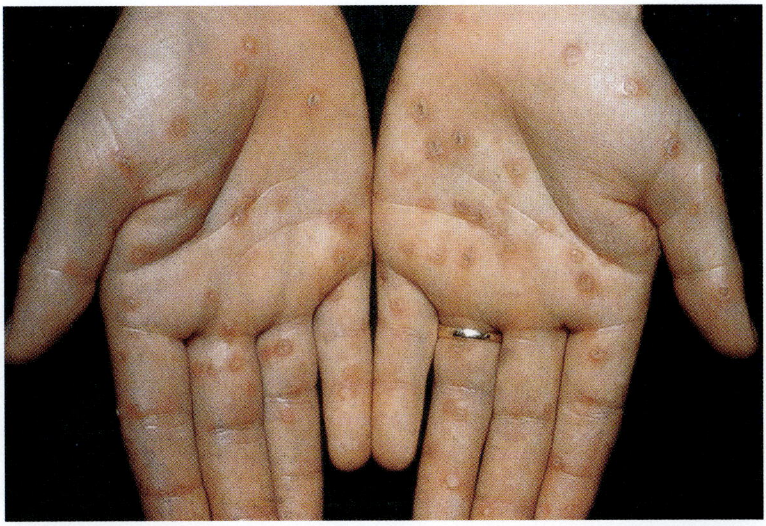

Abb. 24.40 [E273]

➢ Abb. 24.41 Syphilis (Lues)

Im Tertiärstadium **Tertiärstadium (Lues III)** kann es in verschiedenen Organen zur Ausbildung von Gummen kommen: Gummen sind Granulationsgeschwülste, die aus zell- und gefäßreichem aber faserarmem Bindegewebe bestehen, die verkäsen und Gewebsdefekte hervorrufen. Sie brechen nach außen auf und werden geschwürig. Gummen können nicht nur auf der Haut, sondern auch in fast allen inneren Organen wie z. B. Herz, Leber, Nieren, Gehirn lokalisiert sein.

Die Abbildung zeigt ulzerierende Gummen mit scharf begrenzten Rändern. Der Grund ist mit verschorftem Nekrosegewebe ausgekleidet. Die Abheilung erfolgt in diesem Fall unter Narbenbildung.

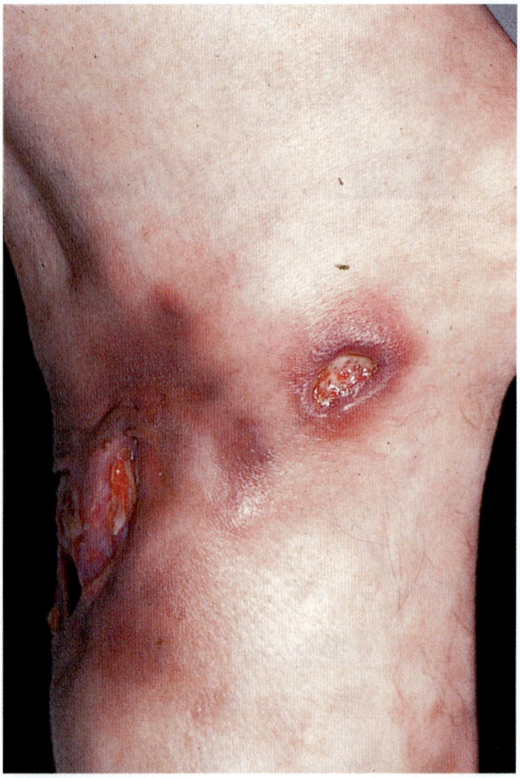

Abb. 24.41 [E316]

➢ Abb. 24.42 Gonorrhö (Tripper)

Bei der Gonorrhö handelt es sich um eine Infektionskrankheit der Schleimhäute des Urogenitaltrakts. Die Erkrankung beginnt beim Mann mit einer akuten Entzündung der vorderen Harnröhre, die zunächst mit einem wässrigen, später eitrigen Ausfluss aus der Harnröhre einhergeht. Von der Harnröhre aus kann sich die Entzündung weiter ausbreiten und zur Entzündung der Prostata, der Bläschendrüse und der Nebenhoden führen.

Auf der Abbildung zu sehen ist eitriger Urethralausfluss.

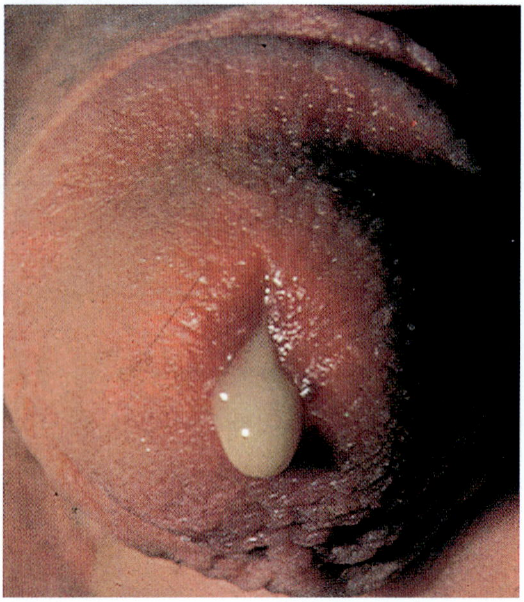

Abb. 24.42 [E316]

➢ Abb. 24.43 Lymphogranuloma inguinale

Bei Lymphogranuloma inguinale kommt es zu einer geringfügigen Primärläsion, in Form von kleinen Knötchen, die sich nach 5–10 Tagen zurückbilden. Zwei bis vier Wochen nach der Ansteckung entzünden sich die regionalen Lymphknoten.

Die Abbildungen **a** und **b** zeigen die einseitig geschwollenen Leistenlymphknoten bei Lymphogranuloma inguinale. Es besteht die Gefahr, dass die befallenen Lymphknoten nach außen aufbrechen und sich schlecht heilende Fisteln bilden.

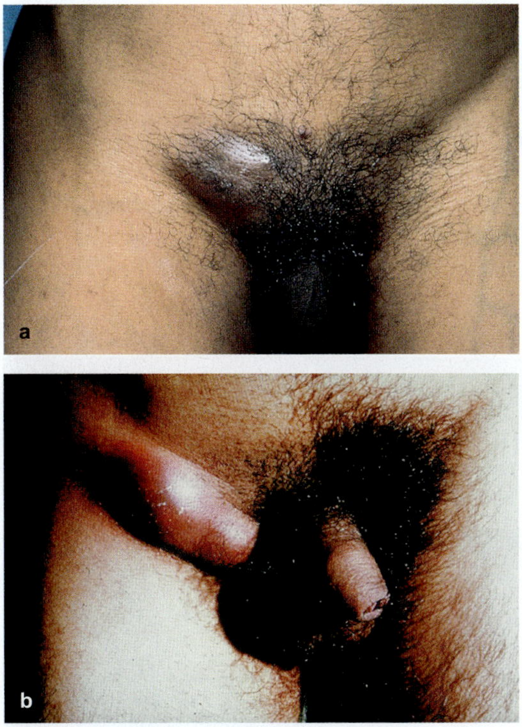

Abb. 24.43 [E273]

➢ Abb. 24.44 Herpes genitalis

Herpes genitalis wird durch das Herpes-simplex-Virus Typ II (genitaler Typ) hervorgerufen.

Die Abbildung zeigt den typischen Herpes-Bläschenausschlag am Glied. Im betroffenen Gebiet kommt es zunächst zu Spannungsgefühl, Juckreiz, Brennen und Rötung. Innerhalb von 1–2 Tagen bilden sich stecknadelkopfgroße, gruppiert stehende Bläschen auf gerötetem Grund. Später brechen die Bläschen auf und entleeren einen wässrigen, infektiösen Inhalt. Danach entwickeln sich Krusten, die innerhalb von 8–12 Tagen abfallen ohne Narben zu hinterlassen.

Zusätzlich können die regionalen Lymphknoten geschwollen sein und Fieber auftreten. Herpes genitalis kann sich auch an Vulva, Scheide, Gebärmutterhals, Damm sowie im Analbereich manifestieren. Die Ansteckung erfolgt meist über Geschlechtsverkehr.

Da es sich um eine sexuell übertragbare Krankheit handelt, besteht Behandlungsverbot aufgrund des § 24 IfSG.

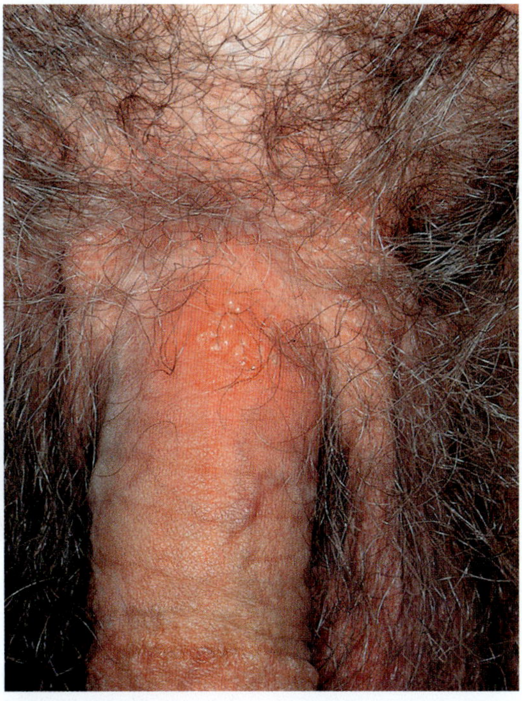

Abb. 24.44 [E414]

➢ Abb. 24.45 Herpes labialis, Lippenherpes

Lippenherpes wird durch das Herpes-simplex-Virus Typ I (oraler Typ), das häufigste Herpes-simplex-Virus, hervorgerufen. Man findet bei 80–90 % der Erwachsenen Antikörper gegen dieses Virus im Blut.

Die Ansteckung erfolgt fast immer im Säuglings- oder Kleinkindalter. Allerdings verlaufen 99 % der Fälle symptomlos. Nur bei 1 % treten Symptome auf. Die Hauterscheinungen entsprechen denen des Herpes genitalis (➢ Abb. 24.44).

Bei Herpes labialis kommt es sehr häufig zu Rezidiven. Fieber, Erkältungskrankheiten, intensive Sonnenbestrahlung, Verletzungen, Magen-Darm-Störungen, Regelblutung, Ekelgefühl sowie Stress wirken hierbei auslösend.

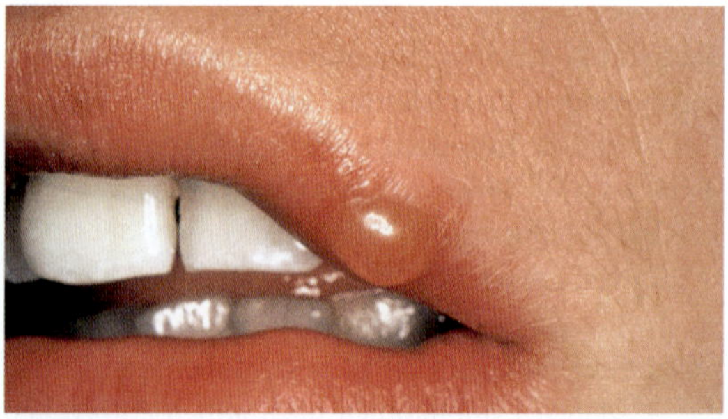

Abb. 24.45 [E273]

➢ Abb. 24.46 Wanderröte (Erythema migrans)

Die Wanderröte beginnt mit einem kreisrunden Fleck oder einem Knötchen. Dann breitet sie sich zentrifugal (radiär) aus. In diesem Fall bildete sich die Wanderröte an der Stelle eines Zeckenbisses. In der Abbildung sieht man, dass sie bereits in der Mitte deutlich abgeblasst ist. Meist verschwindet die Hauterscheinung nach Tagen bis Wochen.

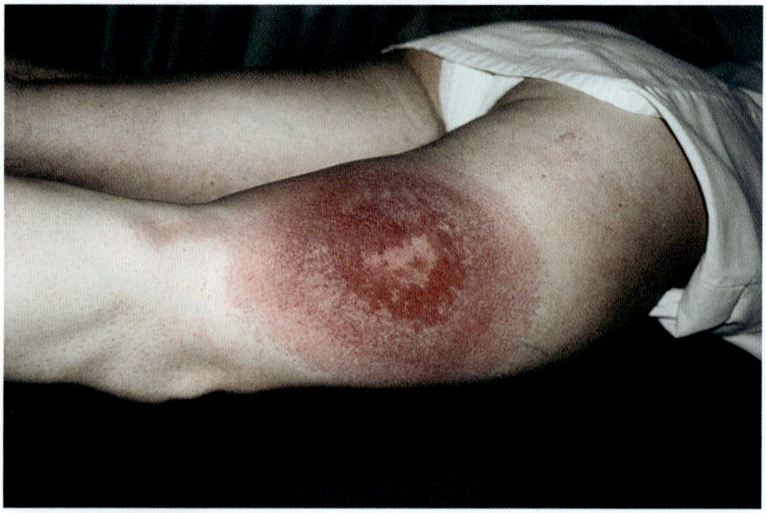

Abb. 24.46 [R246]

➢ Abb. 24.47 Wanderröte (Erythema migrans)

Bei dieser Wanderröte ist keine zentrale Abblassung zu sehen. Auch hier geht die Hauterscheinung auf einen Zeckenbiss zurück. Da die Wanderröte nicht schmerzt und nicht juckt, wird sie oft nicht bemerkt, z. B. wenn die Bissstelle am Rücken liegt.

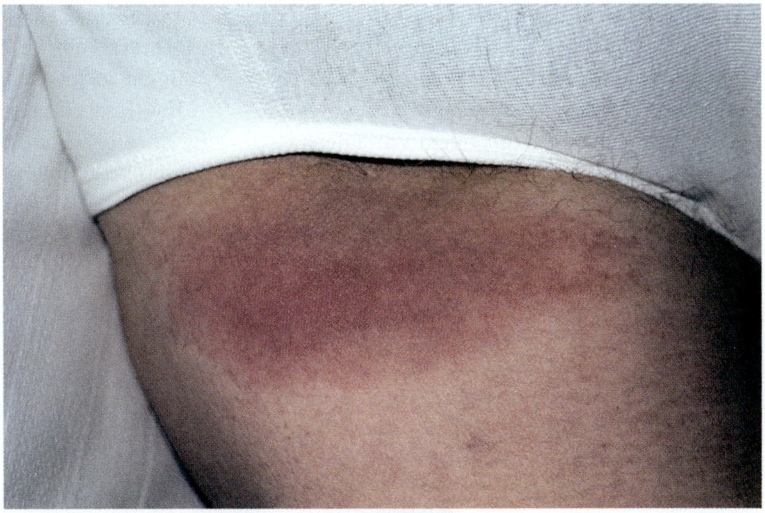

Abb. 24.47 [R246]

➢ Abb. 24.48 Gasbrand / Gasödem, Wundveränderungen

Beim Gasödem kommt es zur Wundanschwellung mit Gasbildung und Absonderung eines blutigen, übelriechenden Exsudats. In der Abbildung ist bereits das Absterben von Gewebe zu erkennen. Es bestehen starke Wundschmerzen.

Für Heilpraktiker besteht kein gesetzlich vorgeschriebenes Behandlungsverbot. Wegen der Schwere der Erkrankung muss der Patient jedoch an den Arzt verwiesen werden, da verschreibungspflichtige Medikamente eingesetzt werden müssen. In diesen Fällen darf der Heilpraktiker begleitend behandeln.

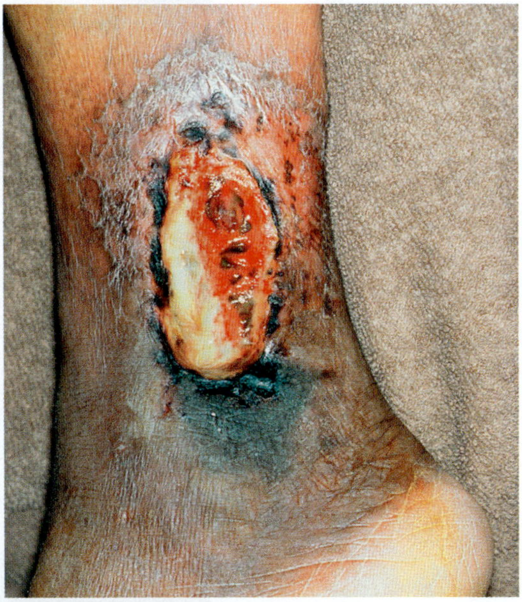

Abb. 24.48 [E414]

➢ Abb. 24.49 Herpes zoster (Gürtelrose)

Der Erreger von Herpes zoster ist mit dem Erreger der Windpocken identisch. Es handelt sich um das Varicella-zoster-Virus. Es kann nach einer Erstinfektion latent in den Nervenzellen verbleiben. Bei erneutem Kontakt mit dem Erreger oder nach schädigenden Einflüssen wie schweren Krankheiten oder Stress kann das Virus reaktiviert werden. Die Abbildung zeigt einen Herpes-zoster-Ausschlag am Rumpf.

- Die Erkrankung kann mit einem Vorläuferstadium mit leichtem Fieber und Abgeschlagenheit beginnen. Typischerweise kommt es in diesem Stadium der Erkrankung in dem Hautbezirk, in dem später der Hautausschlag auftreten wird, zu Kribbeln oder Schmerzen.
- Nach einigen Tagen zeigt sich das charakteristische Exanthem mit Schmerzen im Ausbreitungsgebiet von einem oder mehreren Rückenmarks- oder Hirnnerven. Das betroffene Areal ist überempfindlich. Die sich auf rotem Grund bildenden kleinen Bläschen mit zunächst klarem, später trübem Inhalt trocknen nach einigen Tagen ein und entwickeln sich zu Krusten.
- Die Ausheilung erfolgt ohne Narbenbildung. Vor allem bei älteren Patienten können die Schmerzen noch Wochen, manchmal sogar Jahre in unterschiedlicher Stärke bestehen, obwohl die Hauterscheinungen bereits abgeklungen sind.

Es ist zu beachten, dass Herpes zoster nicht immer auf ein oder mehrere Hautbezirke begrenzt sein muss. Es kann auch zur Generalisation (Zoster generalisatus) kommen.

Es gibt Sonderformen von Herpes zoster: Zoster ophthalmicus (Zoster des ersten Trigeminusastes) und Zoster oticus (Zoster des VII. und VIII. Hirnnervs). Vor allem ältere Menschen, Abwehrgeschwächte (AIDS, Leukämie) und Patienten mit konsumierenden (auszehrenden) Krankheiten (z. B. Karzinom) sind besonders gefährdet, an Herpes zoster zu erkranken.

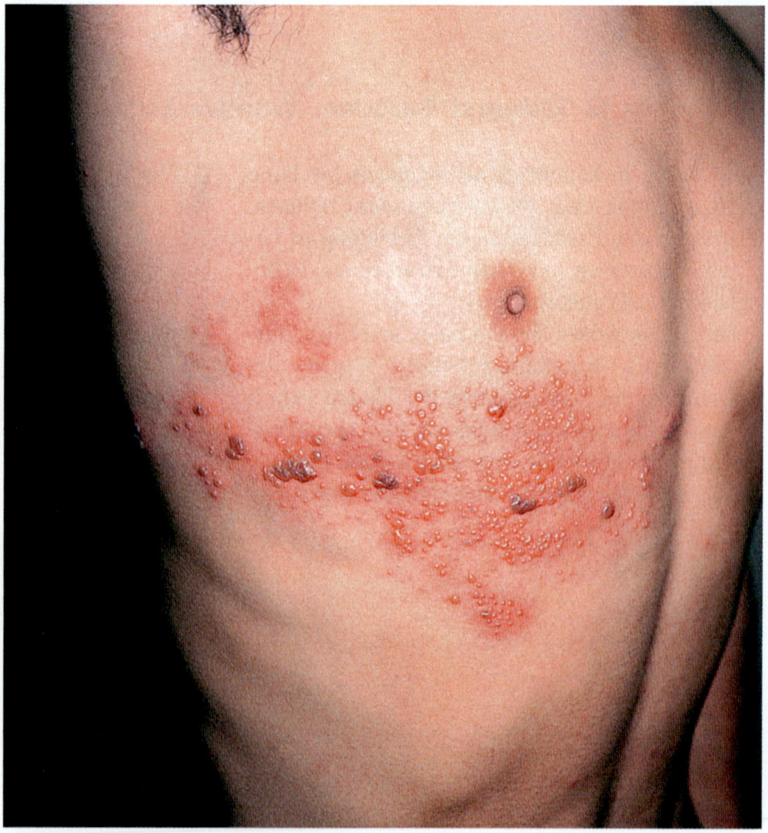

Abb. 24.49 [E414]

➤ Abb. 24.50 Mononucleosis infectiosa

Bei der Mononucleosis infectiosa (infektiöse Mononukleose, Pfeiffer-Drüsenfieber auch ➤ Abb. 24.51) handelt es sich um eine Infektionskrankheit, die mit Fieber, Angina und generalisierter Lymphknotenschwellung einhergeht. Die Lymphknotenschwellung ist wenig schmerzhaft und beginnt meist hinter den Ohren und im Nacken und Hals, wo sie auch am stärksten ausgeprägt ist.

Für Heilpraktiker besteht kein gesetzlich vorgeschriebenes Behandlungsverbot. Bei schweren Verläufen muss der Patient jedoch an den Arzt verwiesen werden, da verschreibungspflichtige Medikamente eingesetzt werden müssen. In diesen Fällen darf der Heilpraktiker begleitend behandeln.

a Gesicht bei Mononucleosis infectiosa Das Gesicht wirkt gedunsen. Es wird mit geöffnetem Mund geatmet, da die Nasenatmung durch eine Schwellung der Rachenmandel und durch eine Rhinitis behindert ist. Deutlich sichtbar ist der geschwollene/entzündete Rachenring.

b Pseudomembranöse Beläge auf den Tonsillen Die Abbildung zeigt stark geschwollene und gerötete Tonsillen, die von weißlich-gräulichen Belägen bedeckt sind. Die Beläge sind abwischbar, hinterlassen dabei keine Blutungen und greifen nicht auf die Umgebung der Tonsillen über. Das sind wichtige diagnostische Unterscheidungsmerkmale zur Diphtherie. Bei dieser sind die Beläge nicht abwischbar. Versucht man es, so kommt es zu Blutungen. Außerdem breiten sich die Beläge von den Tonsillen auf die Umgebung aus.

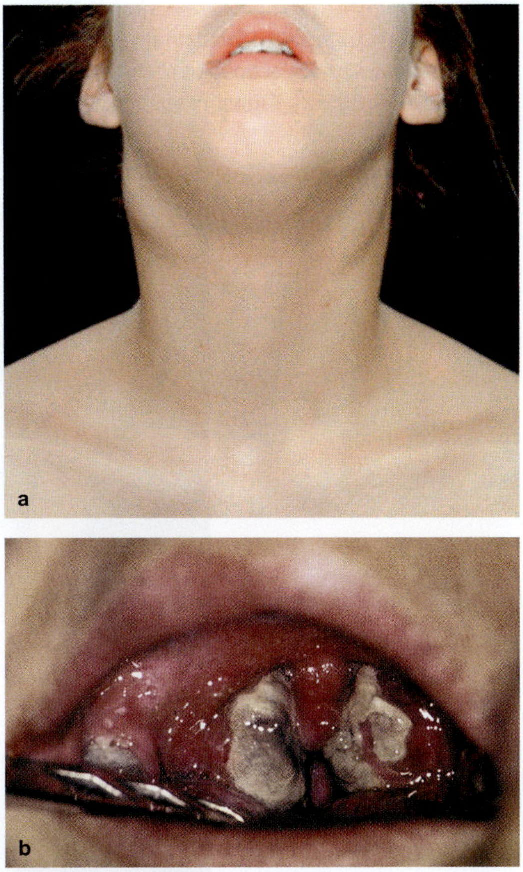

Abb. 24.50 [a: H008-001, b: F407]

➢ Abb. 24.51 Mononucleosis infectiosa (Pfeiffer-Drüsenfieber), Ampicillin-Allergie

Die Gabe von Ampicillin (Breitband-Antibiotikum) ist bei Mononucleosis infectiosa (auch ➢ Abb. 24.50) kontraindiziert, da nach Einnahme häufig allergische Exantheme auftreten.

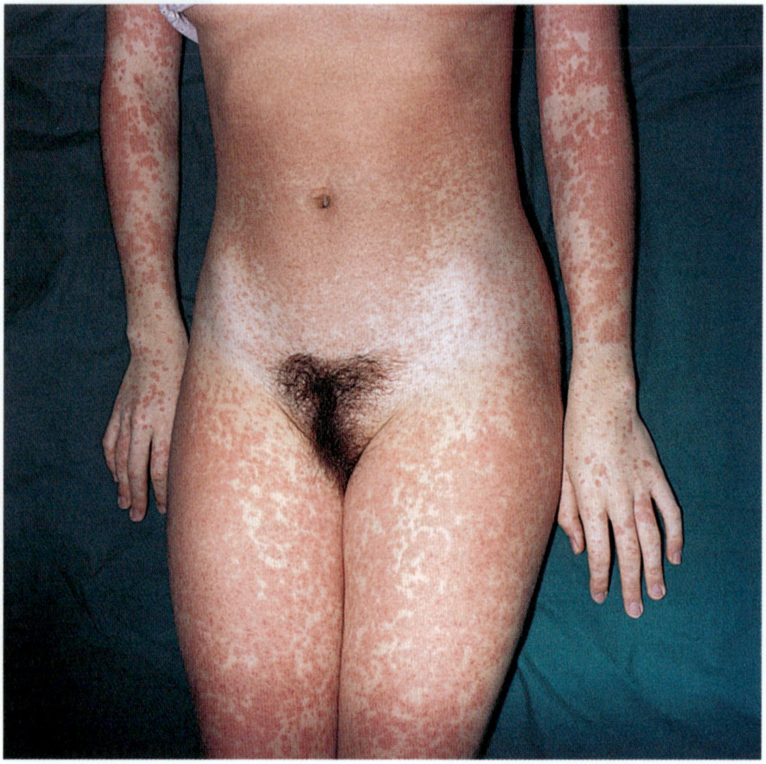

Abb. 24.51 [O530]

➤ Abb. 24.52 Röteln

Röteln ist eine meist harmlos verlaufende Kinderkrankheit, die in der Hälfte der Fälle asymptomatisch verläuft. Wichtigste Symptome sind das Rötelnexanthem und Lymphknotenschwellungen, die bevorzugt im Nacken auftreten.

Beim Hautausschlag handelt es sich um kleine, nur wenig erhabene, rosarote Flecken mit hellem Hof. Die Flecken konfluieren nicht. Allerdings kommen auch Abweichungen von diesen Hauterscheinungen vor.

Infiziert sich eine Schwangere mit dem Rötelnvirus, kann es beim Feten zu schweren Schäden kommen.

Die Schädigungsraten betragen ungefähr 30–50 % bei Infektion im 1. Schwangerschaftsmonat und ungefähr 5–10 % bei Infektion im 4. Schwangerschaftsmonat (➤ Abb. 24.24).

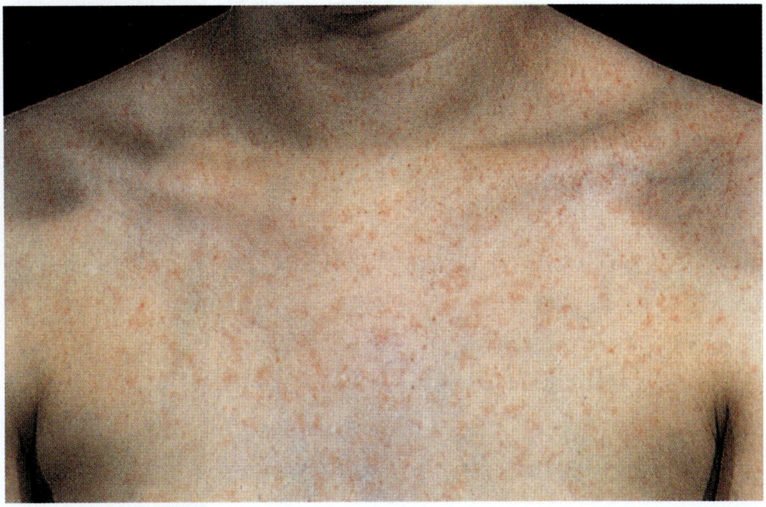

Abb. 24.52 [T351]

➢ Abb. 24.53 Ringelröteln (Erythema infectiosum acutum)

Die Ringelröteln sind eine harmlose, durch Viren hervorgerufene Erkrankung, die meist Kinder zwischen dem 6. und 15. Lebensjahr befällt. Sie werden auch als „Ohrfeigenkrankheit" bezeichnet, weil sie mit einem leuchtend roten Hautausschlag der Wangen beginnt. Es kommt dann zu ring- und girlandenförmigen Flecken an den Extremitäten und am Rumpf. Es besteht zeitweise Juckreiz.

Bei Erwachsenen können manchmal leichte Gelenkschmerzen und -schwellungen auftreten. Infiziert sich eine Frau während ihrer Schwangerschaft mit dem Virus, kann es zu einer Totgeburt kommen.

a Gesicht bei Ringelröteln mit der typischen Wangenrötung

b Hautausschlag, hier allerdings mit einem urtikariaähnlichem Erscheinungsbild

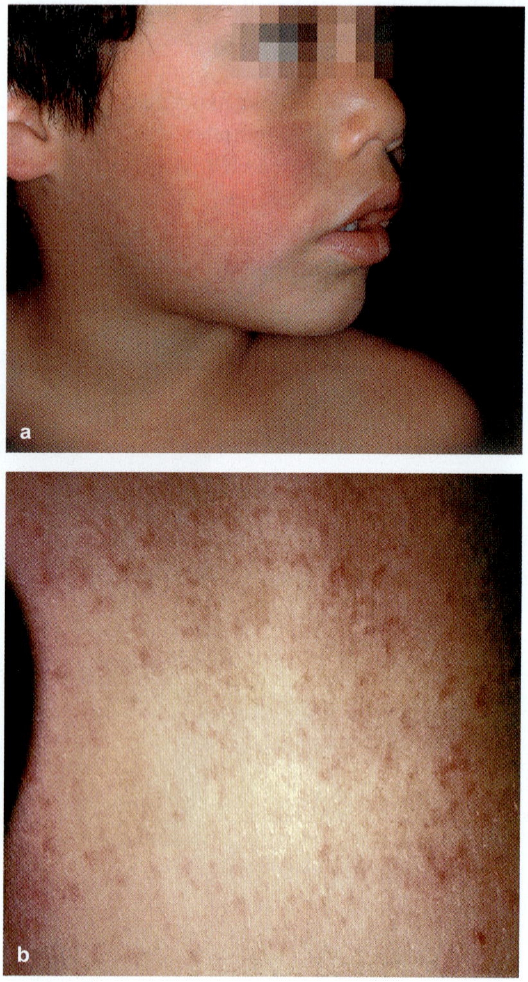

Abb. 24.53 [E422]

➢ Abb. 24.54 Läuse

Bei Befall mit Kopfläusen tritt heftiger Juckreiz auf. Durch die Kratzwunden kann es zu eitrigen Hautausschlägen kommen.

Auf der Abbildung ist ein starker Befall mit Kopfläusen erkennbar. Bereits mit bloßem Auge erkennt man die an den Haaren festhaftenden Nissen. Die Haut ist gerötet und schuppt sich. Es ist zu einer bakteriellen Sekundärinfektion gekommen.

Läuse sind nach § 34 des Infektionsschutzgesetzes keine Krankheit. Deshalb besteht für den Heilpraktiker auch kein Behandlungsverbot.

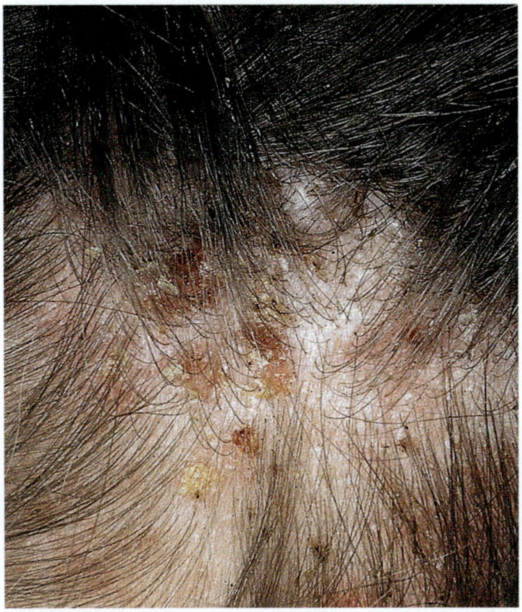

Abb. 24.54 [E385]

➢ Abb. 24.55 Dreitagefieber

Dreitagefieber (Exanthema subitum, Roseola infantum), eine meist harmlose Kinderkrankheit mit Fieber und Hautausschlag, wird durch das Herpesvirus Typ 6 (HHV-6) verursacht.

- Nach der Inkubationszeit von 3–15 Tagen entwickelt sich plötzlich hohes, 3 Tage anhaltendes Fieber, das schnell auf 39–40 °C steigt. Bedingt durch das Fieber können Krämpfe und vorübergehende Paresen auftreten.
- Ebenso rasch wie sich das Fieber entwickelt, vollzieht sich die Entfieberungsphase. Während der Entfieberung zeigt sich ein rötelnähnlicher Hautausschlag. Es handelt sich um hellrote, kleine Flecken, die leicht erhaben sein können und eventuell zusammenfließen (konfluieren). Die Flecken treten bevorzugt am Stamm und Nacken auf, kommen auch an den Extremitäten vor, aber nur selten im Gesicht. Sie verschwinden nach 1–3 Tagen.

Differenzialdiagnostisch muss die Erkrankung gegen Röteln, Masern, Scharlach und Arzneimittelexantheme abgegrenzt werden.

Für Dreitagefieber besteht für den Heilpraktiker kein Behandlungsverbot.

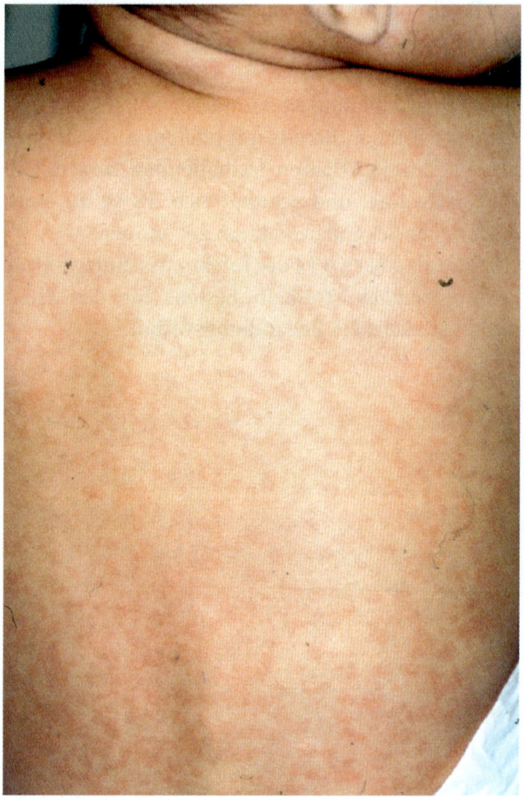

Abb. 24.55 [E475]

➢ Abb. 24.56 Wasserkopf (Hydrozephalus)

Beim Hydrozephalus (➢ Abb. 18.24) liegt eine Erweiterung der Liquorräume vor, die durch das Missverhältnis zwischen Liquorproduktion und Liquorresorption bedingt ist. Man unterscheidet zwischen innerem und äußerem Wasserkopf.

Äußerer Wasserkopf (Hydrocephalus externus)
Hier ist es zu einer Erweiterung des Subarachnoidalraums gekommen. Der Grund liegt in einer Verminderung der Liquorresorption.

Innerer Wasserkopf (Hydrocephalus internus)
Es handelt sich um eine Erweiterung des Ventrikelsystems. Der Grund liegt in einer Störung der Liquorpassage, z. B. durch Aquäduktstenose oder durch eine Stenose beim Übergang des 4. Ventrikels zum Subarachnoidalraum.

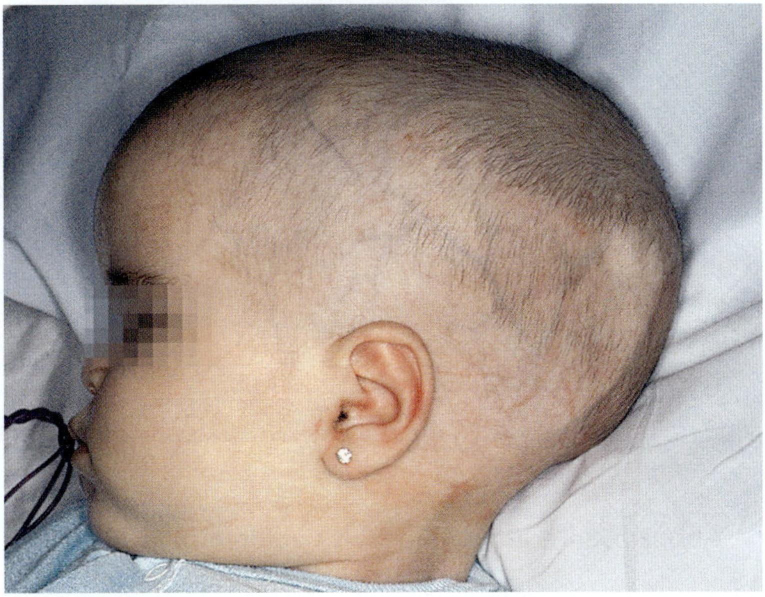

Abb. 24.56 [E797]

➢ Abb. 24.57 Hauttuberkulose

Die Abbildung zeigt eine „fressende Flechte" (Lupus vulgaris) bei Hauttuberkulose. Oft bilden sich zunächst kleine Knötchen, die konfluieren und aufbrechen können.

Allerdings kann die Hauttuberkulose auch ein davon erheblich abweichendes Bild zeigen. Häufig sind blaurote, subkutane Knoten, die sich an Hals und Extremität zeigen. Diese Knoten können nach außen aufbrechen und Fisteln bilden. Es kommt zur Abheilung unter Narbenbildung.

Der abgebildete Fall muss differenzialdiagnostisch gegen Psoriasis abgegrenzt werden.

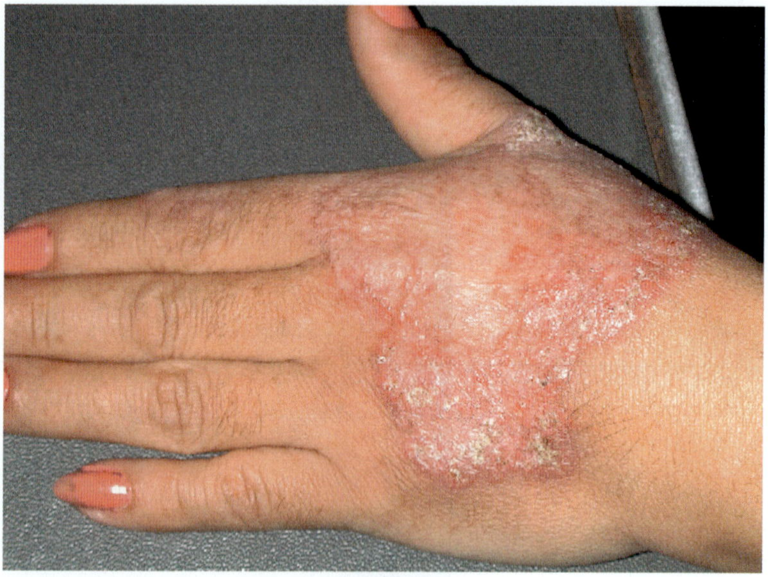

Abb. 24.57 [F408]

➢ Abb. 24.58 Keratoconjunctivitis epidemica

Bei der Keratoconjunctivitis epidemica entzünden sich am Auge die Hornhaut (Kornea) und die Bindehaut (Konjunktiva). Erreger sind Viren, vor allem Adenoviren. Es kommt zu Fremdkörpergefühl, vermehrtem Tränenfluss und einer ausgeprägten Augenbindehautrötung mit -schwellung und Lidödem.

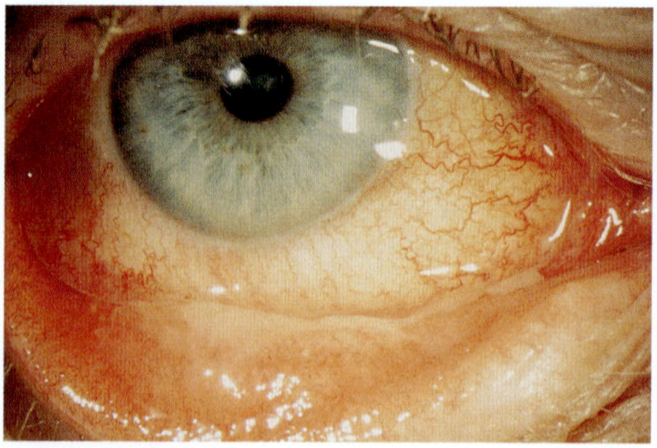

Abb. 24.58 [E394]

➢ Abb. 24.59 Trachom (ägyptische Augenkrankheit, ägyptische Körnerkrankheit, Conjunctivitis granulosa trachomatosa)

Beim Trachom ist es zu einer Entzündung des Auges durch Chlamydia trachomatis gekommen. Diese Erkrankung gilt weltweit als häufigste Ursache für infektiös bedingte Erblindungen. Allerdings ist sie bei uns selten, dagegen kommt sie in Ländern mit niedrigem Hygienestandart häufig vor. Die Erreger können durch Schmierinfektion und durch das gemeinsame Benutzen von Handtüchern und Waschlappen übertragen werden. Auch spielen Fliegen als Überträger eine Rolle.

Die Erkrankung tritt meist schon bei Kindern auf und beginnt als Konjunktivitis (Bindehautentzündung) mit den typischen Symptomen Reiben, Fremdkörpergefühl, vermehrter Tränenfluss und morgendlich verklebten Lidern. Im zweiten Stadium schwillt das Oberlid an und es bilden sich weiß-gelbliche, etwas erhabene Lymphfollikel (siehe Abbildung), die die Innenfläche des Lids rau werden lassen. Dies hat zur Krankheitsbezeichnung Trachom geführt, die aus dem Griechischen stammt und „raues Auge“ bedeutet. Im dritten Stadium platzen die Follikel auf und es bilden sich Narben, die zu Verziehungen führen. Dies kann zur Folge haben, dass sich das Lid nach innen wölbt (Entropium) und nun die Wimpern ständig am Auge reiben. Dies schädigt die Hornhaut und begünstigt zusätzliche Infektionen. Dies führt zur weiteren Vernarbung der Hornhaut und beeinträchtigt die Sehfähigkeit zusätzlich. Letztendlich kann es zur Erblindung kommen.

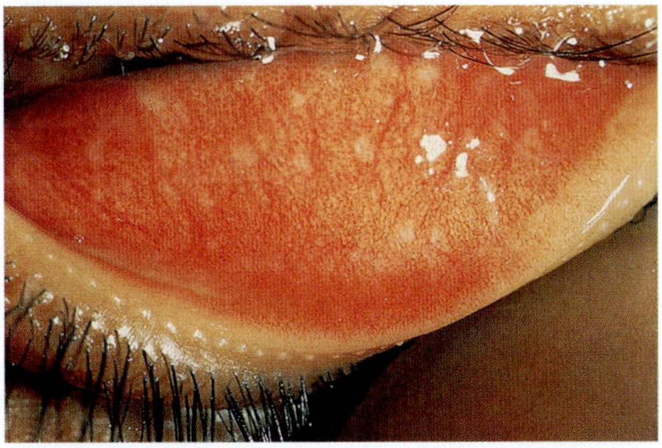

Abb. 24.59 [E570]

KAPITEL

25 Blutentnahme und Injektionstechniken

25

➢ Abb. 25.1 Injektionsarten

Die Abbildung zeigt die verschiedenen Injektionsarten intrakutan, subkutan, intravenös und intramuskulär und ihren Bezug zu den Haut- bzw. Muskelschichten. Wie man aus der Darstellung sieht, tragen diese Injektionsarten ihre Bezeichnungen nach dem Gewebe, in das appliziert wird.

Vorteile einer Injektion, verglichen mit einer oralen Verabreichung eines Medikamentes, sind der schnellere Wirkungseintritt und dass es keinen Wirkstoffverlust bei Mitteln gibt, die im Verdauungstrakt nicht aufgenommen werden können (wie z. B. bei Vitamin B_{12} bei Intrinsic-Faktor-Mangel). Zudem wird dadurch eine äußerst exakte Dosierung möglich und es kann eine Wirkungsverstärkung über besonders wirksame Punkte (z. B. Akupunkturpunkte) erzielt werden. Der Einsatz ist auch im Schock möglich und es können Mittel verabreicht werden, die bei einer oralen Gabe zu gastrointestinalen Beschwerden führen können. Nachteile einer Injektion sind, dass es z. B. zu Unverträglichkeiten bis hin zum Schock kommen kann und bei unsachgemäßer Anwendung zu Abszessen oder dem Anstechen innerer Organe.

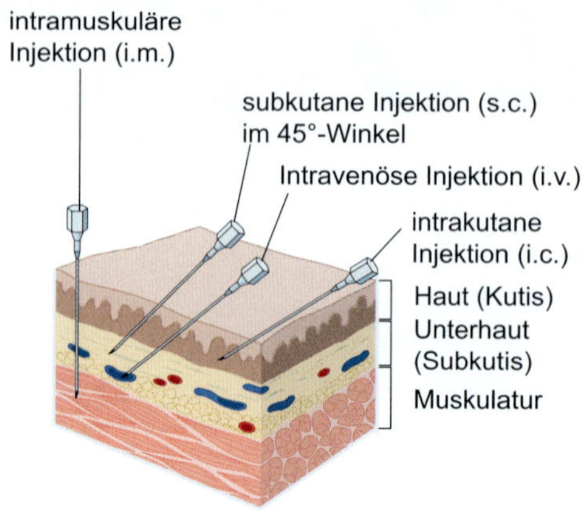

Abb. 25.1 [L190]

➢ Abb. 25.2 Injektionsspritze

Die Injektionsspritze auf der Abbildung hat ein Fassungsvermögen von 5 Milliliter. Die beiden Hauptanteile der Spritze sind Zylinder und Kolben. Oben am Zylinder befindet sich der Konus. Die Abbildung zeigt einen exzentrischen Ansatz. Kleinere Spritzen, z. B. 2 Milliliter, besitzen oft einen zentrischen Ansatz. Auf den Zylinder ist eine Graduierung aufgedruckt, die bei der Dosierung des Medikamentes hilft bzw. bei der Blutentnahme anzeigt, wie viel Blut bisher entnommen wurde.

Zur Blutentnahme wird der Kolben der Spritze herausgezogen, zur Injektion eines Medikaments hineingeschoben.

In der Praxis werden ausschließlich steril verpackte Einwegspritzen eingesetzt.

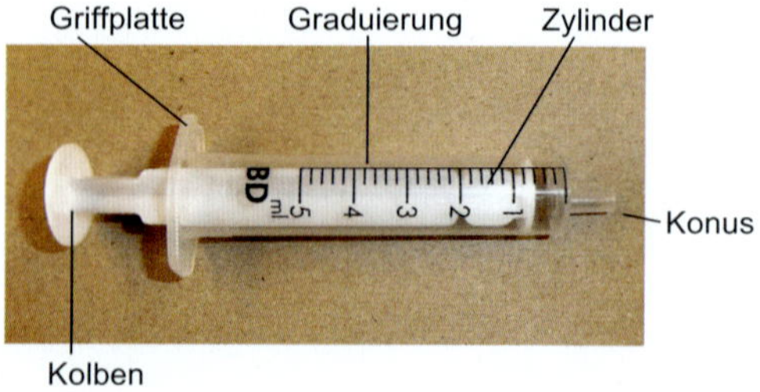

Abb. 25.2 [M553]

➢ Abb. 25.3 Injektionskanüle (Injektionsnadel)

Injektionskanülen werden heute nur noch als Einwegmaterial verwendet. Man unterscheidet Kanülenansatz, -schaft und -spitze. Der Kanülenansatz ist durchsichtig, damit man bei der Aspiration deutlich sehen kann, ob Blut eintritt.

Injektionskanülen gibt es in unterschiedlichen Längen und mit verschiedenen Durchmessern. Sie tragen alle unterschiedliche Farbmarkierungen und können so leicht unterschieden werden.

Allerdings sollten heute nur noch Sicherheitskanülen zum Einsatz kommen.

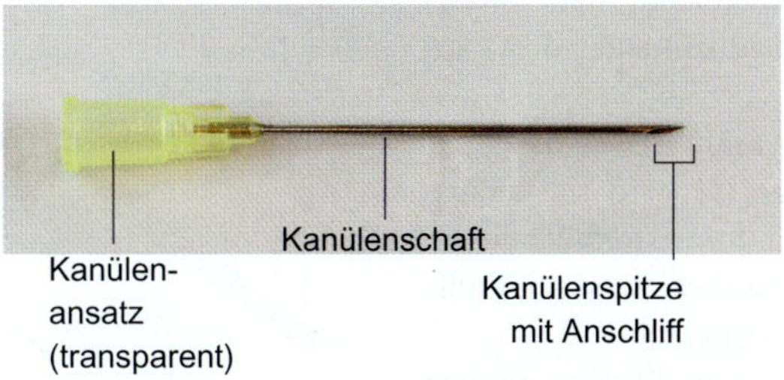

Abb. 25.3 [K183]

➢ Abb. 25.4 Venenverweilkanüle

Venenverweilkanülen (z. B. Braunüle®, Venüle®) können vom Heilpraktiker z. B. in der Schocktherapie eingesetzt werden. Kommt es bei einem Patienten zu einer anaphylaktischen Reaktion mit Blutdruckabfall, so wird eine Verweilkanüle gelegt, denn es könnte sein, dass infolge des Bluldruckabfalls später kein Venenzugang mehr möglich ist. Liegt eine Verweilkanüle, kann der Notarzt problemlos seine Notfallmedikamente dort applizieren.

Die Stahlnadel dient dem Einführen in die Vene. Liegt sie sicher in der Vene, so wird sie herausgezogen, sodass nur noch die Kunststoffhülle in der Vene verbleibt. Vorteil ist, dass diese Kunststoffhülle die Venenwand nicht perforieren kann.

Verweilkanülen finden auch in Kliniken breiten Einsatz und werden verwendet, um Medikamente intravenös zu verabreichen oder Infusionen zuzuführen.

Die am häufigsten gewählten Punktionsorte sind die Ellenbeugenvene (V. cubitalis), die Handrückenvene (Rete venosum dorsalis manus) und verschiedene Unterarmvenen.

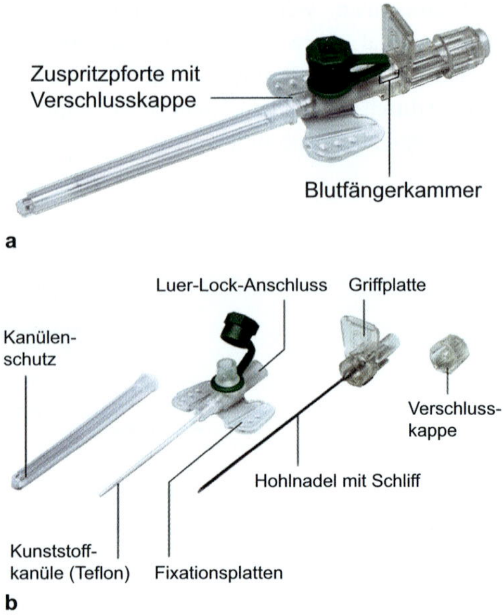

Abb. 25.4 [K183]

a Verweilkanüle (Flügelkanüle) mit flügelartig abstehendem Griff. Die Nadel und die Kunststoffkanüle sind mit einer Kappe verschlossen.

b Zerlegte Verweilkanüle (Flügelkanüle) Die Kappe wurde abgezogen, sodass die in der Kunststoffhülle liegende Stahlnadel (Mandrin) zum Vorschein kam. Dann wurde noch die Stahlnadel aus der Kunststoffhülle gezogen.

➢ Abb. 25.5 Brechampulle

a Brechampulle (Einzeldosisbehälter) mit Kopf und Hals. Brechampullen sind am Ampullenkopf oder -hals mit einem Ring und / oder einem Punkt gekennzeichnet.

b, c Öffnen der Brechampulle Legen Sie zum Öffnen der Ampulle immer (!) einen sterilisierten Tupfer zwischen Ihren Finger und den Ampullenhals, um eigene Schnittverletzungen zu vermeiden.

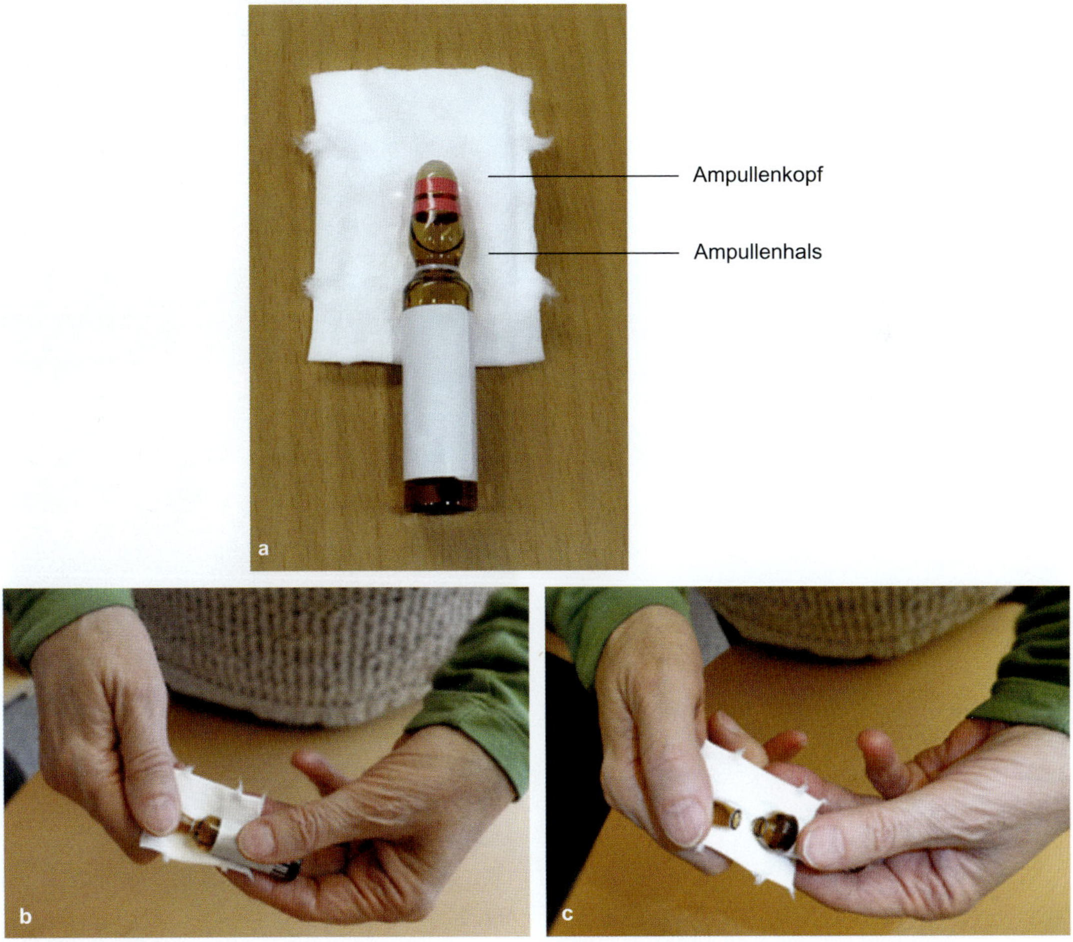

Abb. 25.5 [M553]

➢ Abb. 25.6 Aufziehen des Medikaments aus der Ampulle

Nachdem man die Brechampulle vorschriftsmäßig mithilfe eines sterilisierten Tupfers geöffnet hat, entnimmt man mit einer Aufziehkanüle das Medikament aus der Ampulle. Dazu führt man die Aufziehnadel bis zum Ampullenboden **(a)** und zieht mit Daumen und Mittelfinger den Kolben zurück **(b)**. Der Zeigefinder dient als Widerlager an der Griffplatte der Spritze.

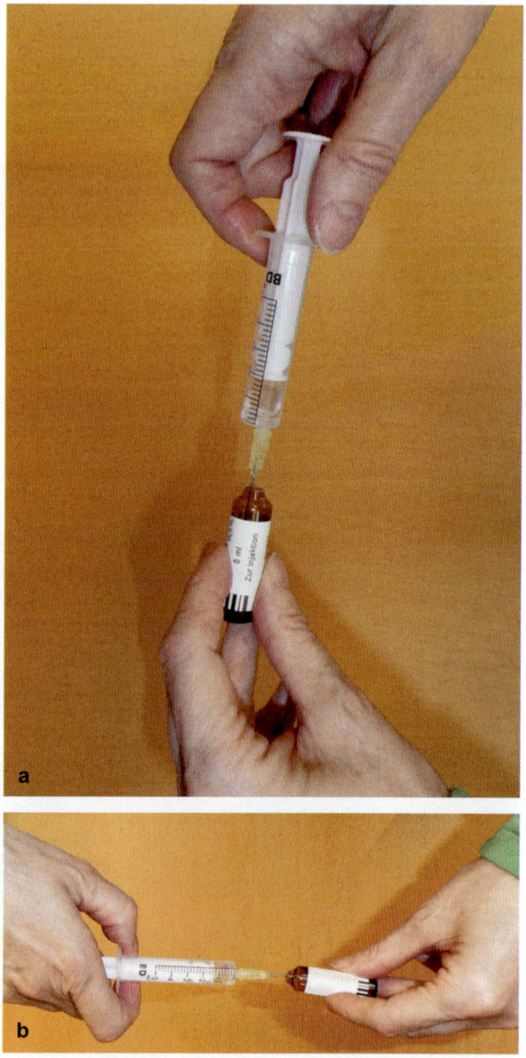

Abb. 25.6 [M553]

➢ Abb. 25.7 Intramuskuläre Injektion in den Oberschenkel

Man wählt den Oberschenkel als Injektionsort nur, wenn eine ventrogluteale Injektion in den mittleren Gesäßmuskel (M. gluteus medius) nicht möglich ist. Das könnte z. B. der Fall sein, weil eine Lähmung vorliegt, weil es im Gebiet zu einer entzündlichen Veränderung gekommen ist oder, weil es sich um ein Kind handelt.

Der richtige Injektionsort liegt im mittleren Oberschenkeldrittel auf der Mitte der vorderen Bügelfalte und seitlichen Hosennaht, also in der Mitte der seitlichen Oberschenkelregion.

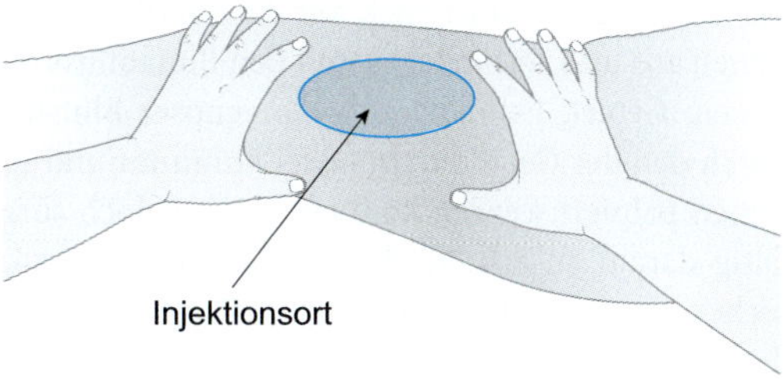

Abb. 25.7 [L255]

➢ Abb. 25.8 Kanülensammler

a Gebrauchte Nadeln gehören ohne Recapping in den Kanülensammler.

b Die Nadel wird mit ihrem Kanülenansatz abgestreift, sodass sie in den Kanülensammler fällt. Ist der Kanülensammler gefüllt, kann er dem Hausmüll zugeführt werden.

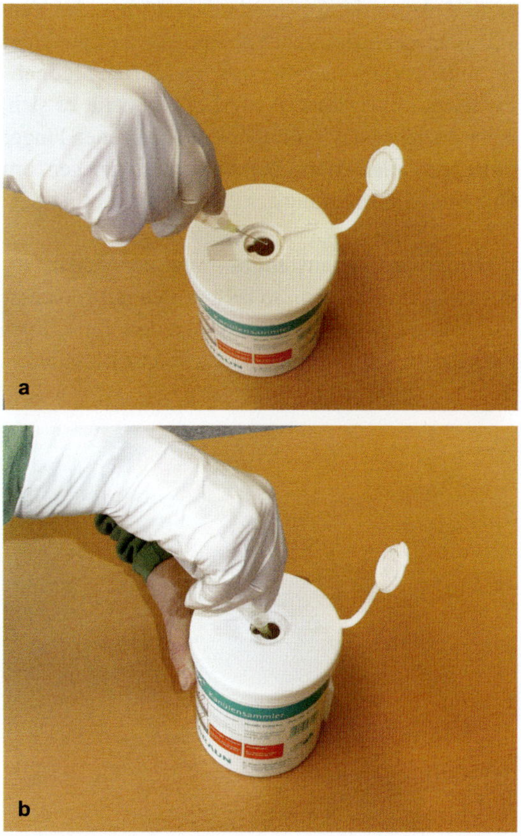

Abb. 25.8 [M553]

Stichverletzung Sollte es in der Praxis doch einmal zu einer Stichverletzung gekommen sein, so könnte evtl. Hepatitis B oder AIDS übertragen werden.

Deshalb muss direkt nach der Verletzung sowohl beim Patienten als auch beim Verletzten ein Untersuchung auf Hepatitis B und AIDS erfolgen. Diese Antikörperbestimmung wird nach 6 Wochen und dann nochmals nach 3–6 Monaten wiederholt.

Eine solche Stichverletzung muss – wie alle anderen Verletzungen am Arbeitsplatz auch – in ein **Verbandbuch** eingetragen werden. Die Führung eines Verbandbuches ist eine Vorschrift der Berufsgenossenschaft für Gesundheitsdienst und Wohlfahrtspflege. Danach muss nicht nur jede Verletzung sondern auch jede geleistete Erste-Hilfe-Maßnahme eingetragen werden. So lässt sich bei Auftreten von Spätfolgen einer Verletzung oder eines Unfalls, genau ersehen, was damals abgelaufen ist. Ein Verbandbuch muss bis 5 Jahre nach der letzten Eintragung aufbewahrt werden.

➢ Abb. 25.9 Anlegen der Staubinde (Venenstauer)

Ein Venenstauer übt Druck auf die oberflächlichen Venen aus und verhindert somit den Blutabfluss aus diesem Gebiet. Es bildet sich ein venöser Blutstau, durch den der Gefäßdurchmesser zunimmt und die Venen palpiert werden können. Es ist jedoch sorgfältig darauf zu achten, dass der ausgeübte Druck nicht so hoch ist, dass er den arteriellen Einstrom in den Arm beeinträchtigt.

a Venenstauer Es gibt verschiedene Modelle mit unterschiedlichen Verschlussmechanismen. Vor dem ersten Einsatz am Patienten macht man sich mit der Mechanik bestens vertraut.

b Richtiger Sitz des Venenstauers Achten Sie beim Anlegen der Staubinde darauf, dass der Verschlussmechanismus nach außen und oben gerichtet ist, sodass er sich nach der durchgeführten Maßnahme leicht öffnen lässt. Weiterhin empfiehlt es sich, beim Zuziehen des Venenstauers den eigenen Finger zwischen Patientenarm und Verschluss zu legen, um eine Hauteinklemmung des Patienten zu vermeiden.

c Öffnen des Venenstauers Sitzt der Venenstauer richtig am Oberarm, so lässt er sich unproblematisch öffnen, denn dann muss man den Verschlussmechanismus nicht umständlich von unten öffnen.

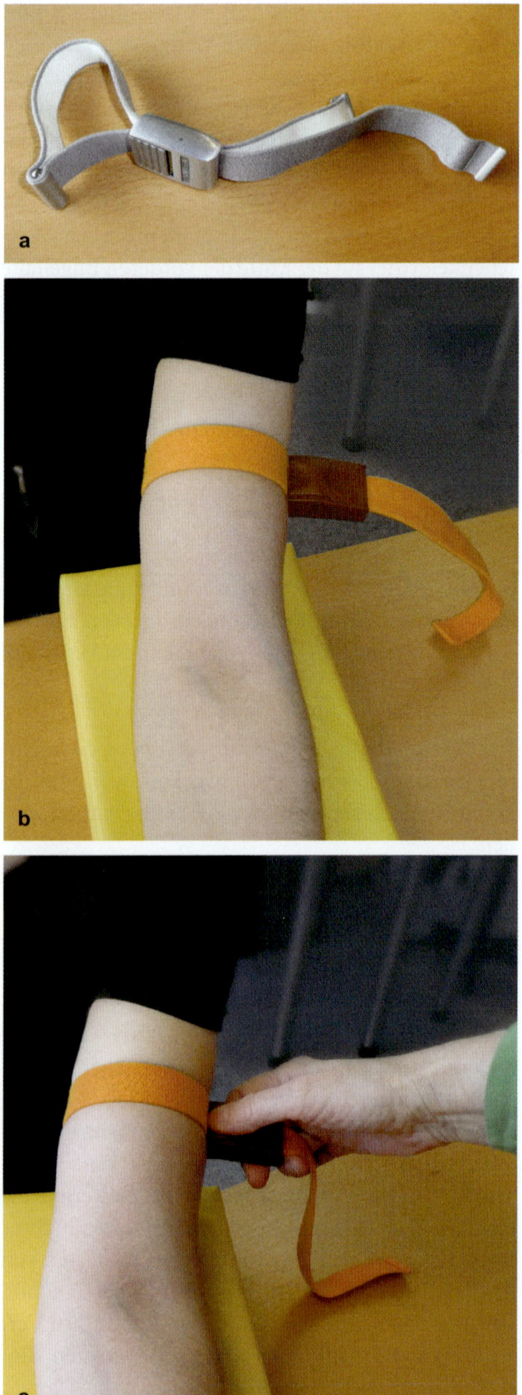

Abb. 25.9 [M553]

➢ Abb. 25.10 Blutabnahme

a Die Staubinde wurde angelegt und die Punktionsstelle vorschriftsmäßig desinfiziert. Beim Zuziehen der Staubinde achtet man darauf, dass die Haut des Patienten nicht eingeklemmt wird. Dazu legt man den eigenen Zeigefinger zwischen Haut und Staubinde.

b Der Arm wird auf einem Polster gelagert und es wird eine Vene ausgewählt. Findet man beim Patienten mehrere Venen, die für eine Blutabnahme infrage kommen, so wählt man die medial gelegene Vene (V. mediana cubiti), da hier die Gefahr am geringsten ist, eine Arterie oder einen Nerv zu verletzen. Gut geeignet ist allerdings auch die radial verlaufende V. cephalica.

c Die Punktion erfolgt direkt über der Vene durch die Haut. Ist man mit der Nadel in die Vene eingedrungen, so muss der Einstichwinkel weiter abgeflacht werden, damit die Nadel gut in die Vene eingeschoben werden kann. Wird die Nadel nach dem Einstich in die Vene nicht abgeflacht, so durchsticht sie auf der gegenüberliegendenen Seite die Venenwand.

d Liegt die Nadel gut in der Vene, dann wird umgegriffen, wobei die Kanülenlage nicht verändert werden darf. Dann wird die benötigte Blutmenge entnommen.

e Nun wird die Staubinde geöffnet. Man legt einen Tupfer auf die Puntionsstelle ohne aufzudrücken und zieht die Nadel heraus. Danach soll der Patient den Arm in der Ellenbeuge strecken und möglichst hoch halten und die Punktionsstelle noch einige Minuten selbst komprimieren.

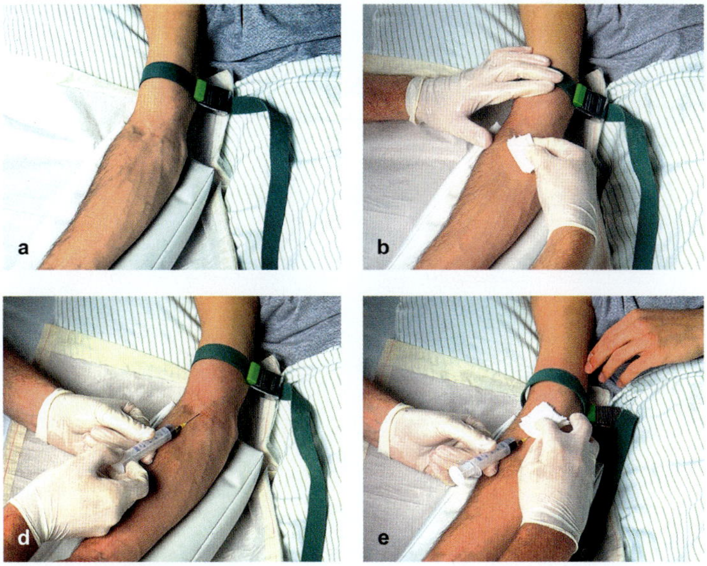

Abb. 25.10 [K183]

➢ Abb. 25.11 Ischiasnerv und Gesäßschlagader bei einer i. m.-Injektion

Der Ischiasnerv (N. ischiadicus) und die untere Gesäßschlagader (A. glutealis inferior) verlaufen etwa in der Mitte der jeweiligen Gesäßhälfte. Deshalb darf keinesfalls in den großen Gesäßmuskel (M. gluteus maximus) injiziert werden.

Eine i. m.-Injektion ist eine risikoreichere Applikationsform als die i. c.- oder s. c.-Injektion. Es ist daher immer sorgfältig zu prüfen, ob die Einnahme des Mittels nicht doch oral erfolgen kann. Mögliche Komplikationen sind anaphylaktische Reaktionen bis hin zum Schock, Ohnmachtsanfälle, Hämatome, Spritzenabszesse und Nervenlähmungen. Zu dauerhaften Nervenschäden kommt es in der Regel aber nicht durch das bloße Anstechen des Nervs, den der Patient als „Peitschenhieb-Schmerz" wahrnimmt, sondern wenn das Medikament in den Nerv oder seine unmittelbare Umgebung appliziert wurde. Je nach Art der Schädigung und Medikament kann es zu reversiblen oder dauerhaften Schädigungen kommen.

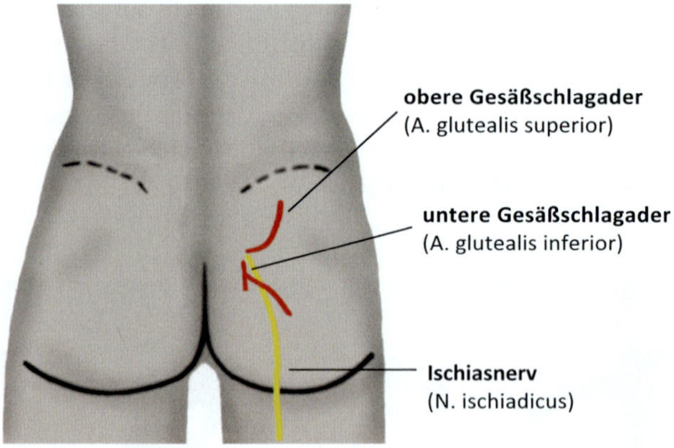

Abb. 25.11 [M533]

➢ Abb. 25.12 Durchführung von i. c.- und s. c.-Injektionen

a Einstichwinkel Wenn Sie eine i. c.-Injektion durchführen möchten, so führen Sie die Nadel in einem sehr flachen Winkel in die Haut ein.

b i. c.-Quaddel Die korrekte Ausführung der i. c.-Quaddelung erkennen Sie am „Apfelsinenhaut-phänomen" der Hautquaddel.

c s. c.-Quaddel Sie sehen eine s. c.-Quaddel: Man sieht kein „Apfelsinenhaut-Phänomen", sondern lediglich eine Hauterhebung.

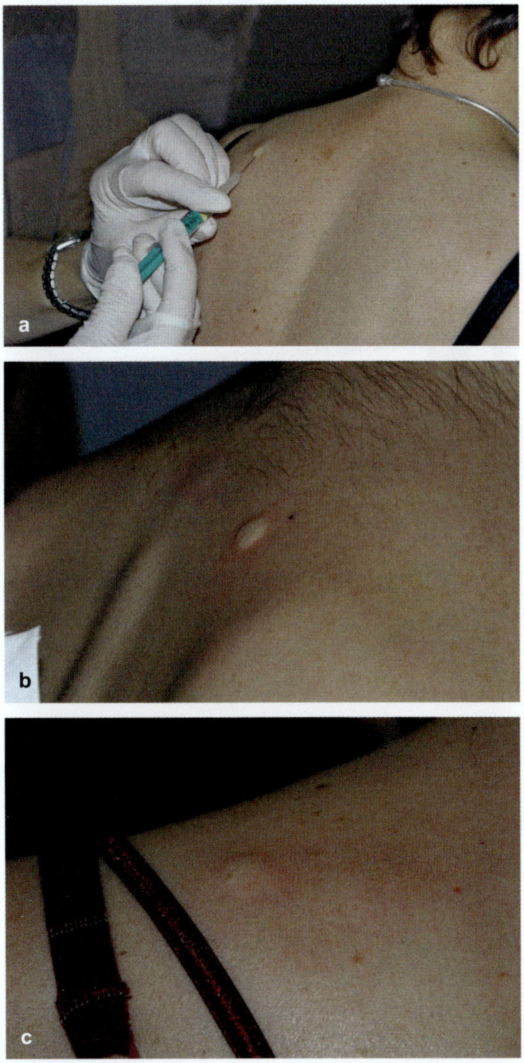

Abb. 25.12 [M553]

➢ Abb. 25.13 Stechhilfen

Stechhilfen ermöglichen eine schmerzarme Entnahme von Kapillarblut. Kapillarblut wird von Heilpraktikern vor allem zur Blutzuckerbestimmung abgenommen.

Bitte bedenken Sie, dass Sie auch vor dem Einsatz einer Stechhilfe das betroffene Areal vorschriftsmäßig desinfizieren müssen.

Übliche Entnahmeorte sind das Ohrläppchen und die seitliche Fingerbeere des Ringfingers. Beim Rechtshänder wählt man die linke und beim Linkshänder die rechte Fingerbeere, damit es bei der Nutzung der Finger zu möglichst wenig Beeinträchtigungen kommt.

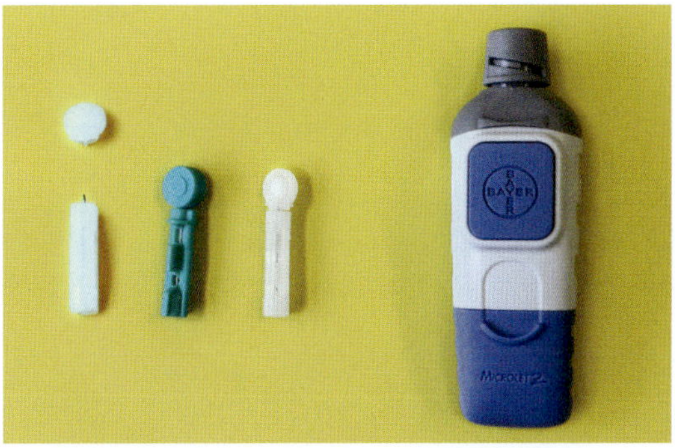

Abb. 25.13 [M553]

➢ Abb. 25.14 Zentrifuge

Abgebildet ist eine große Laborzentrifuge. In der linken Hand hält die Laborantin einen Satz Blutröhrchen, mit dem gerade die Zentrifuge beschickt werden soll.

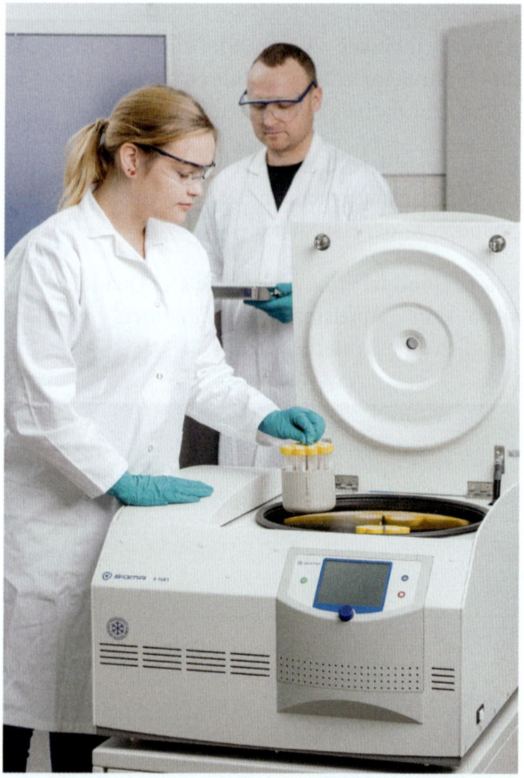

Abb. 25.14 (Mit freundlicher Genehmigung der © Sigma Laborzentrifugen GmbH) [U378]

KAPITEL 26 Untersuchungsmethoden

26

➢ Abb. 26.1 Palpation der Leber

Die Palpation eines gesunden unteren Leberrandes ist nicht einfach, da die Leber von weicherer Konsistenz als die Haut ist. Man legt beide Hände zunächst einige Zentimeter unterhalb des rechten Rippenbogens auf die Bauchdecke. Während der tiefen Einatmung drückt man die Bauchdecke ungefähr 2 cm tief ein und versucht zu erspüren, ob sich der Leberrand unter die Finger schiebt. Mit jedem Einatemzug setzt man die Fingerspitzen etwas näher zum Rippenbogen an. Allerdings ist nur eine krankhaft veränderte Leber gut zu tasten. Einfacher geht die Bestimmung des unteren Leberrandes einer gesunden Leber mithilfe der Kratzauskultation (➢ Abb. 26.2).

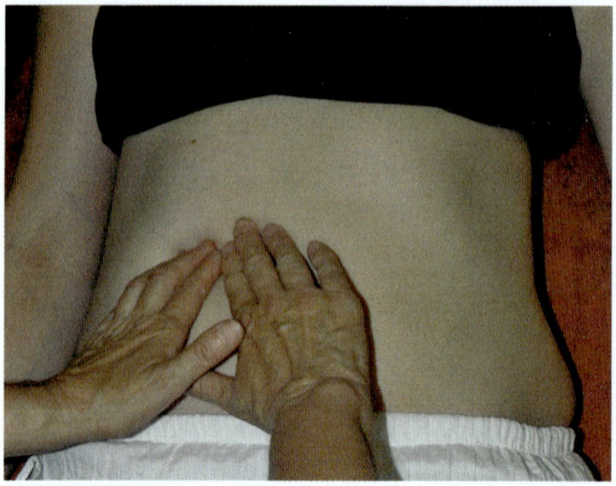

Abb. 26.1 [M553]

➢ Abb. 26.2 Kratzauskultation der Leber

Es handelt sich um ein sehr einfaches Verfahren, das auch dem Neueinsteiger auf Anhieb gelingt. Es werden dazu lediglich ein Stethoskop und ein Spatel benötigt. Das Stethoskop wird im epigastrischen Winkel aufgesetzt. Dabei wird sorgsam darauf geachtet, dass es guten Hautkontakt hat und nicht teilweise dem Rippenbogen aufliegt. Dann beginnt man ungefähr 3 cm oberhalb des Rippenbogens kleine Linien mit ca. 1 cm Abstand parallel zum vermuteten Leberrand nach kaudal zu ziehen. Erreicht man den unteren Leberrand, so hört man im Stethoskop ein eindeutig verändertes Auskultationsgeräusch.

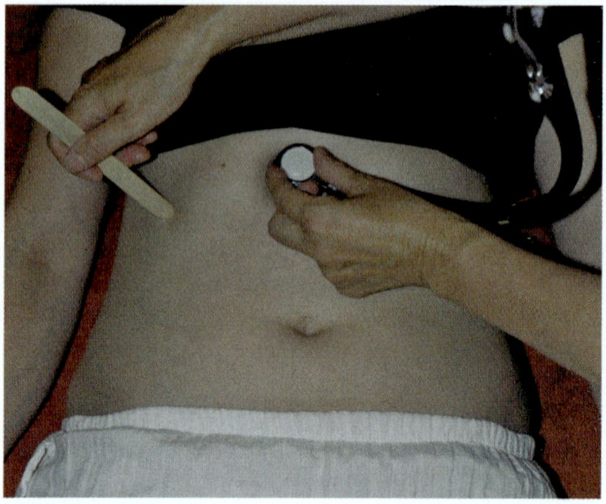

Abb. 26.2 [M553]

➢ Abb. 26.3 Indirekte Perkussion

Bei einer Perkussion beklopft man Körperoberflächen eines Patienten, um über die unterschiedlichen Schallqualitäten Rückschlüsse auf die Dichte des darunterliegenden Organs zu ziehen bzw. auf den Gehalt des Gewebes an Luft oder Flüssigkeit. Bei einer indirekten Perkussion benutzt man den eigenen Finger als Plessimeter, d. h. als Perkussionsunterlage. Im Unterschied dazu wird bei einer direkten Perkussion mit den Fingern direkt auf die Körperoberfläche geschlagen, z. B. über den Nasennebenhöhlen.

Zur indirekten Perkussion mittels der Finger-Finger-Perkussion klopft man als Rechtshänder mit dem Mittelfinger der rechten Hand auf den Mittelfinger der linken Hand (sog. Plessimeterfinger). Es ist darauf zu achten, dass der Plessimeterfinger gut der Hautoberfläche aufliegt.

Die Perkussion findet vor allem im Brust- und Bauchraum Einsatz, um die einzelnen Organe gegeneinander abzugrenzen.

Man unterscheidet:

- **Sonorer Perkussionsklang:** Man hört ihn über der gesunden Lunge
- **Hypersonorer Perkussionsklang:** Man findet ihn z. B. beim Emphysematiker, beim Pneumothorax und während eines Asthmaanfalls.
- **Hyposonorer Perkussionsklang** (Dämpfung, Schenkelschall): Man kann ihn z. B. bei Lobärpneumonie hören.
- **Tympanitischer Klopfschall** (Trommelschall): Er tritt über luftgefüllten Hohlräumen, wie z. B. gasgeblähten Darmschlingen auf.
- **Metallischer Klang:** Dieser wird manchmal als zusätzlicher Klang unterschieden, den man bei einem mechanischen Darmverschluss hören kann.

Typische Perkussionsstellen Die Perkussion wird v. a. durchgeführt, um die Größe und Lage der folgenden Organe zu bestimmen:

- **Herz** (v. a. Größe und Lage)
- **Lunge** (v. a. Größe und zur Aufdeckung einer Lobärpneumonie)
- **Leber** (v. a. Größe und Lage)
- **Niere** (v. a. Lage und Schmerzhaftigkeit)
- **Darm** (v. a. auf Meteorismus)
- **Zwerchfellstand** und **Zwerchfellverschieblichkeit**
- **Dornfortsätze** der Wirbelsäule (v. a. auf Schmerzhaftigkeit)
- **Kalotte** (auf Schmerzhaftigkeit)
- **Mastoid** (auf Schmerzhaftigkeit)
- **Nasennebenhöhlen** (auf Schmerzhaftigkeit)

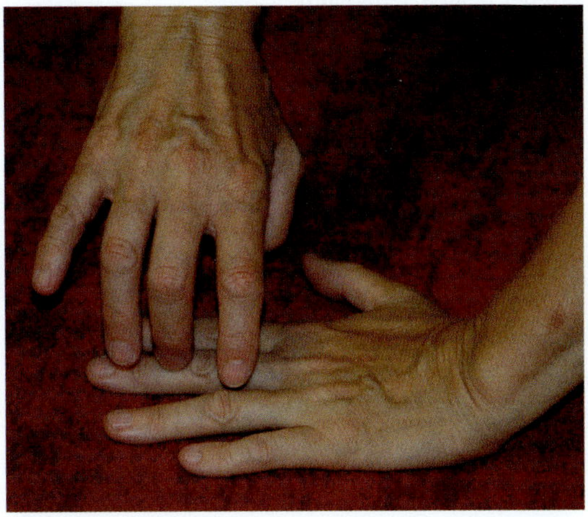

Abb. 26.3 [M553]

➢ Abb. 26.4 Faustperkussion

a Direkte Faustperkussion der Wirbelsäule und der Nierenlager Die Faustperkussion ist eine besondere Technik. Sie wird vor allem zur Untersuchung der Wirbelsäule und der Nierenlager auf Klopfschmerzhaftigkeit eingesetzt. Dazu sitzt der Patient mit leicht geneigtem Oberkörper auf der Untersuchungsliege. Der Untersuchungsschlag wird mit lockerer Faust und ohne Krafteinsatz ausgeführt. Man geht seitenvergleichend vor.

Möchte man die Nierenlager auf Schmerzhaftigkeit prüfen, kann man mit der Faustperkussion zuerst über der Wirbelsäule von oben nach unten beginnen und nach Erschütterungsschmerz in den Nierenlagern fragen. Ergibt dies einen negativen Befund, so können die Nierenlager direkt perkutiert werden. Ist auch dieser Befund negativ, so kann mit der Handkante ein seitenvergleichender Schlag in die Nierenlager ausgeführt werden. Der Patient wird gefragt, ob es einen Unterschied in der Empfindlichkeit der beiden Seiten gibt.

b Indirekte Faustperkussion Hier wird die eigene Hand als Plessimeter eingesetzt. Diese Untersuchung dient vor allem der Aufdeckung von einer Schmerzhaftigkeit der Nierenlager bei einer Pyelo- oder Glomerulonephritis.

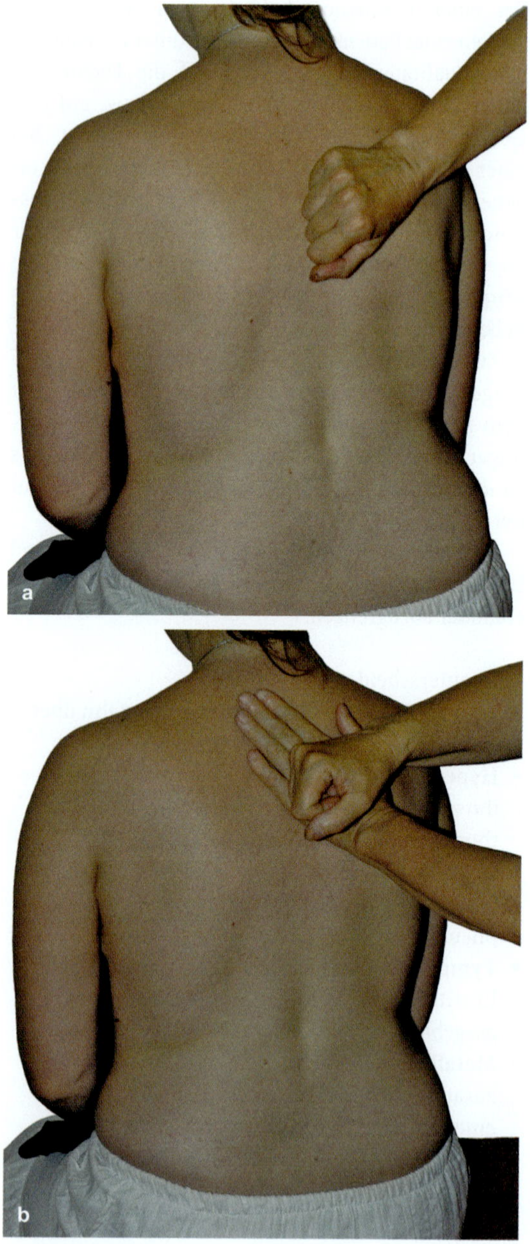

Abb. 26.4 [M553]

➢ Abb. 26.5 Abtastung der Schilddrüse

Der Untersucher steht hinter dem sitzenden Patienten und umfasst die Schilddrüse von hinten. Nun erfühlt man mit den Fingerspitzen die glatte Oberfläche des Schildknorpels des Kehlkopfes. Dann gleitet man mit den Fingerspitzen nach unten bis zur drüsigen Oberfläche der Schilddrüse. Der Patient wird aufgefordert zu schlucken. Dabei spürt man, wie die Schilddrüse unter den Fingern nach oben gleitet.

Danach können Sie Anteile des rechten und linken Schilddrüsenlappens palpieren. Rufen Sie sich ins Gedächtnis, dass große Anteile der Lappen vom Kopfwendermuskel (M. sternocleidomastoideus) überlagert werden. Betrachten Sie dazu die ➢ Abb. 14.3 Nr. 5 und ➢ Abb. 14.5 Nr. 6). Versuchen Sie deshalb mit den Fingerspitzen ein Stück weit unter den Kopfwendermuskel vorzudringen, um möglichst viel Schilddrüsengewebe untersuchen zu können.

Achten Sie bei dieser Untersuchung darauf, dass Sie keinesfalls beidseitigen Druck auf die Karotiden ausüben! Es könnten sonst bedrohliche Herzrhythmusstörungen ausgelöst werden.

Struma Achten Sie bei der Palpation darauf, ob die Schilddrüse insgesamt oder an einzelnen Stellen vergrößert ist. Wie ist ihre Beschaffenheit? Fühlt sie sich weich, derb oder sogar hart an? Gibt der Patient Druckschmerzen an? Mit Ausnahme einer akuten Schilddrüsenentzündung ist eine Struma (Schilddrüsenvergrößerung) nicht druckempfindlich.

Knoten Besonders wichtig ist das Aufspüren von Knoten. Falls Sie einen Knoten finden, so prüfen Sie, ob er weich und verschieblich ist oder ob er sich derb, höckerig und unverschieblich anfühlt. Letzteres ist ein Hinweis auf Bösartigkeit. Grundsätzlich gilt jedoch, dass **jeder** Schilddrüsenknoten klinisch sorgfältig mittels Szintigramm und / oder Ultraschall abgeklärt werden muss.

Ob sich ein Knoten in der Schilddrüse oder in einer anderen Struktur im Hals gebildet hat, erkennen Sie, wenn der Patient schluckt: Befindet sich die Veränderung (z. B. eine Zyste) in der Schilddrüse, so bewegt sich diese dabei mit nach oben. Zysten, die sich in andern Strukturen des Halses gebildet haben, und vergrößerte Lymphknoten verändern ihre Lage beim Schlucken nicht.

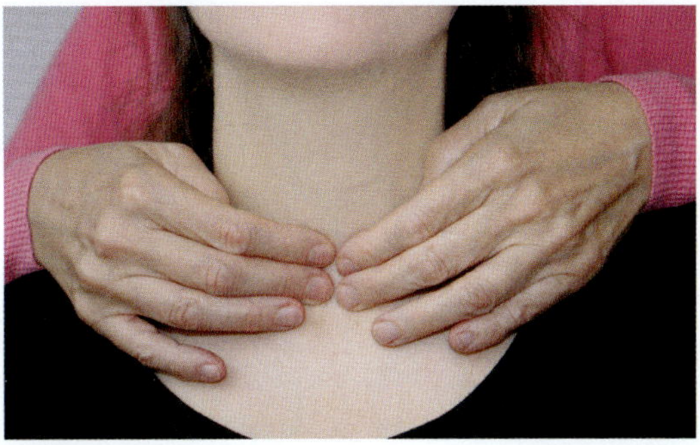

Abb. 26.5 [M553]

➢ Abb. 26.6 Auskultation der A. carotis und der Schilddrüse

Hier wurde das Stethoskop zur Gefäßauskultation auf die A. carotis aufgelegt.

Auskultiert werden können im Halsbereich vor allem die A. carotis und die Schilddrüse. Achten Sie auch darauf, ob Sie ein Nonnensausen (Venensausen) feststellen können. Damit meint man ein kontinuierlich auftretendes Geräusch über der Drosselvene (V. jugularis), das durch eine erhöhte Strömungsgeschwindigkeit des Blutes, vor allem durch Anämie, auftritt. Man findet es allerdings häufig im Kindesalter ohne weitere pathologische Bedeutung.

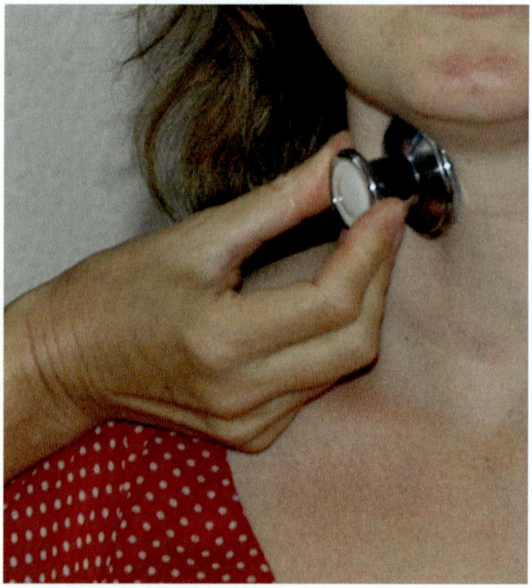

Abb. 26.6 [M553]

➢ Abb. 26.7 Palpation der Lymphknoten

Zur Untersuchung der Lymphknoten legt man die Zeige-, Mittel-, Ring- und kleinen Finger nebeneinander und führt leicht kreisende Bewegungen durch, bei denen man nur einen leichten Druck ausübt.

Man beginnt mit der Untersuchung am Kopf bei den Lymphknoten vor dem Ohr (präaurikulär), dann tastet man hinter dem Ohr (retroaurikulär) und bewegt die Finger weiter zum Kieferwinkel. Anschließend fährt man entlang des Unterkiefers (submandibulär) fort bis unter das Kinn (submental), dann am Hals, entlang des Kopfwendermuskels (M. sternocleidomastoideus), bis zum Nacken an der Schädelbasis (nuchal) und schließlich oberhalb des Schlüsselbeins (supraklavikulär). Achten Sie hier vor allem auf die Schlüsselbeingruben mit den sog. Virchow-Lymphkoten.

Anschließend palpiert man die Achselhöhlen. Dazu schiebt man die Finger in die Axilla und tastet nach allen Richtungen die Achselhöhle sorgfältig aus, zunächst mit oberflächlichem, dann mit tiefem Druck. Diese Untersuchung wird beidseits jeweils mit erhobenem und mit herabhängendem Arm der Patientin durchgeführt. Dieser Technik kommt bei der Untersuchung der weiblichen Brust auf Brustkrebs besondere Bedeutung zu (➢ Abb. 16.31).

Daran schließt sich die Untersuchung der Leistenlymphknoten an.

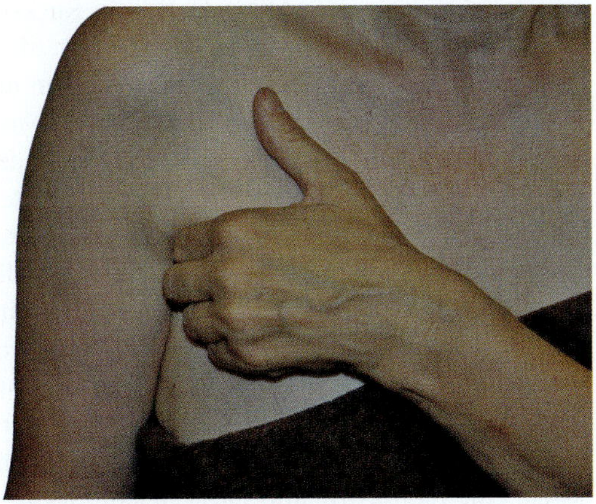

Abb. 26.7 [M553]

➢ Abb. 26.8 Milzpalpation in Rückenlage

Grundsätzlich kann eine Milzpalpation in Rücken- oder Seitenlage des Patienten durchgeführt werden. Zur Palpation in Rückenlage stellen Sie sich an die rechte Seite des Patienten. Umfassen Sie nun mit Ihrer linken Hand den linken Rippenbogen des Patienten und heben ihn leicht an. Mit Ihrer rechten Hand führen Sie die Palpation durch, indem Sie mit Ihrer rechten Hand in Richtung der linken in die Tiefe vordringen. Dabei atmet der Patient tief ein, damit die Milz durch die Zwerchfellabsenkung tiefer tritt und unterhalb des Rippenbogens zum Vorschein kommt. Da die gesunde Milz eine weichere Konsistenz als die Haut besitzt, kann man sie nicht tasten. Eine vergrößerte Milz dagegen kann palpiert werden. Bei bestimmten Erkrankungen, wie z. B. Malaria oder Morbus Hodgkin kann sich die Milz bis in den Unterbauch vergrößern (➢ Abb. 24.22).

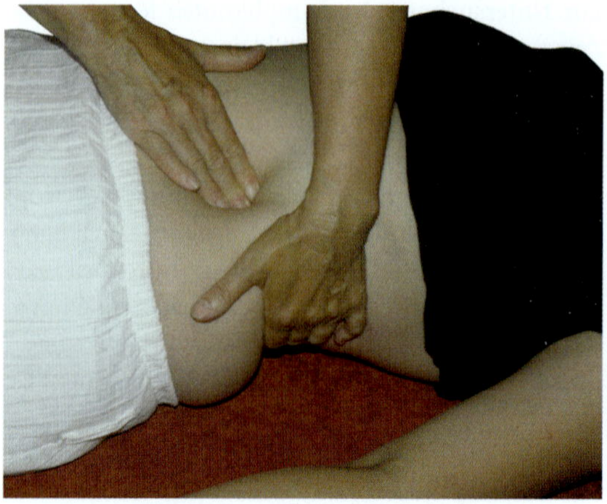

Abb. 26.8 [M553]

➢ Abb. 26.9 Untersuchung auf Aszites durch verschiebliche Dämpfung

a, b Aszites in Rückenlage Befindet sich der Patient in Rückenlage, so fließt aufgrund der Schwerkraft das Wasser in die abhängigen Partien. Somit liegt die Nabelregion frei von Flüssigkeit. Da es bei Aszites typischerweise zu Meteorismus kommt, können Sie nun einen tympanitischen Klopfschall in der Nabelregion hören. Lateral findet man durch die Flüssigkeitsansammlung eine Dämpfung.

c, d Aszites in Seitenlage Legt sich der Patient auf die Seite, so fließt das Wasser in die Seite, die der Liege aufliegt. Deshalb finden Sie hier eine Dämpfung. Auf der zur Liege abgewandten Seite, tritt ein tympanitischer Schall auf.

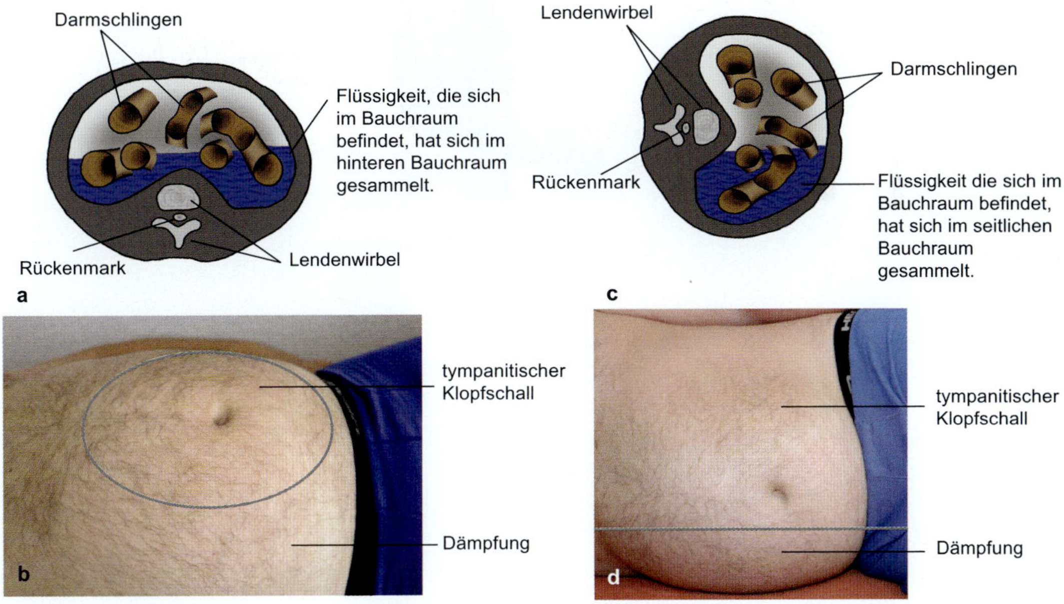

Abb. 26.9 [M553]

➢ Abb. 26.10 Untersuchung auf Aszites in Knie-Ellenbogen-Lage

Mit dieser Untersuchungsmethode kann man schon kleinere Flüssigkeitsmengen ab 200 ml diagnostizieren. Der Patient begibt sich, wie in der Abbildung gezeigt, in die Knie-Ellenbogen-Lage und verbleibt so für ca. 5 Minuten. Während dieser Zeit sammelt sich die Flüssigkeit am tiefsten Punkt. Über diesem tiefsten, flüssigkeitsgefüllten Raum finden Sie bei der Perkussion eine Dämpfung. Im Flankenbereich über den gasgeblähten Schlingen einen tympanitischen Klopfschall.

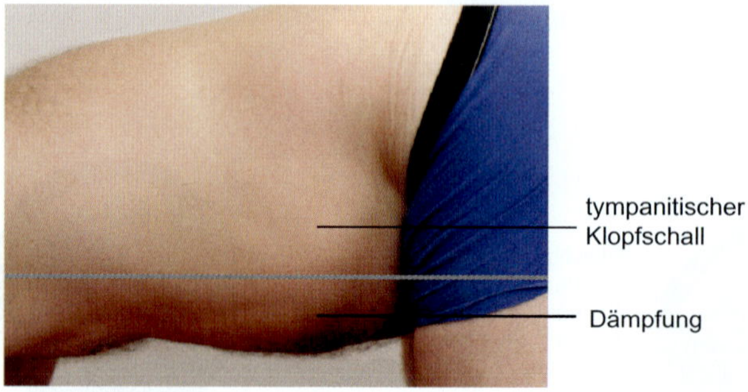

Abb. 26.10 [M553]

➢ Abb. 26.11 Haemoccult®-Testbriefchen

Mittels der abgebildeten Haemoccult®-Testbriefchen (gFOBT-Test, Guajak basierter fäkaler okkulter Bluttest) können Sie eine ganz einfache Untersuchung auf Blut im Stuhl durchführen. Der Patient entnimmt mittels eines mitgelieferten Pappspatels eine erbsgroße Stuhlprobe, die er jeweils auf die beiden Testfelder aufträgt. Dabei sollen die Proben von unterschiedlichen Stuhlstellen entnommen werden, um die Trefferquote zu erhöhen. Dieses Verfahren führt der Patient an drei aufeinanderfolgenden Tagen durch. Danach bringt er die Stuhlproben zum Heilpraktiker zur Untersuchung.

Der Heilpraktiker öffnet die Stuhlprobe auf der Rückseite (untere Bildhälfte links) und gibt auf jedes Testfeld einen Tropfen einer Entwicklerlösung und danach noch einen zweiten Tropfen. Verfärbt sich das Testfeld blau oder eventuell nur Teile des Testfelds, so ist das ein Hinweis auf Blut im Stuhl. In diesem Fall muss eine komplette Untersuchung der Blutungsquelle durch den Arzt erfolgen.

In Arztpraxen wird allerdings heute zur Darmkrebsfrüherkennung lieber der iFOBT-Test (immunochemischer fäkaler okkulter Bluttest) durchgeführt, da ihm eine größere Genauigkeit zugeschrieben wird. Dieser muss allerdings zur Auswertung an ein Labor geschickt werden.

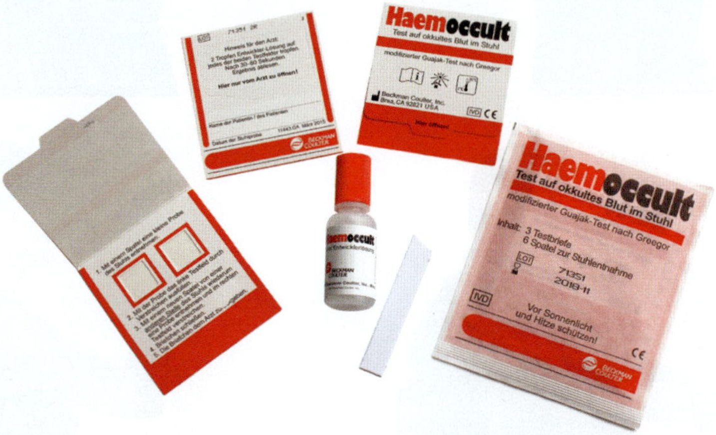

Abb. 26.11 [M553]

➢ Abb. 26.12 Prüfung der Koordinationsfähigkeit

a Finger-zu-Finger-Test Der Patient wird zuerst aufgefordert, mit geöffneten Augen die Zeigefingerkuppen der ausgestreckten Arme zusammen zu bringen. Danach erfolgt der gleiche Versuch mit geschlossenen Augen.

b Finger-zu-Nase-Test Man geht analog zum Finger-zu-Finger-Test vor.

Liegt eine Kleinhirnschädigung vor, so kommt es zu Störungen in der Bewegungskoordination bzw. im Bewegungsablauf.

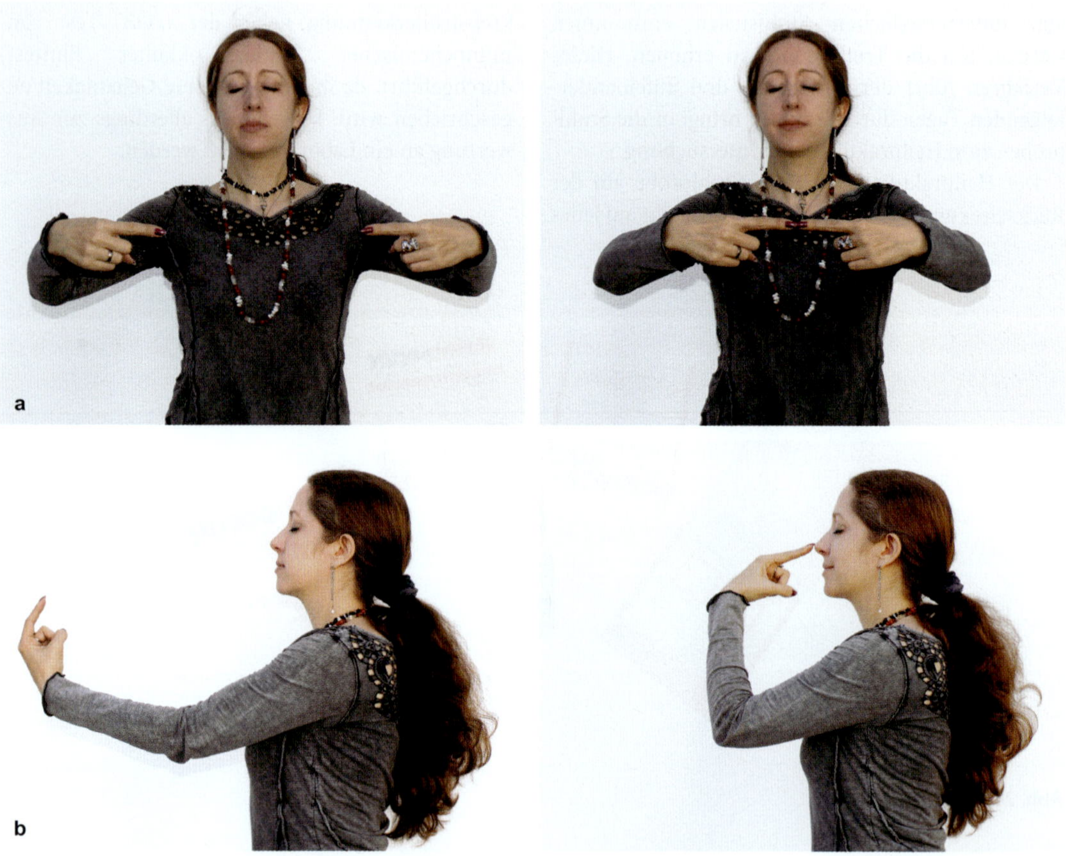

Abb. 26.12 [M553]

➢ Abb. 26.13 Prüfung der Beweglichkeit der Augäpfel

Prüft man die Beweglichkeit der Augäpfel, so prüft man damit den N. trochlearis, den N. oculomotorius und den N. abducens.

Der Patient wird aufgefordert, nach oben, unten, rechts, links, oben außen, unten außen, innen oben und innen unten zu blicken. Um den Patienten diese Blickrichtungen zu erleichtern, können Sie einen Gegenstand (Finger, Stift) in die jeweilige Richtung halten. Man achtet darauf, ob beide Augäpfel diese Bewegungen im normalen Ausmaß durchführen.

In der gezeigten Abbildung war die Patientin nicht in der Lage, mit beiden Augäpfeln dem Zeigefinger bis zur Nasenspitze zu folgen. Ihr linkes Auge wich etwas zur Seite ab. Dies ist ein Hinweis auf eine leichte Muskelschwäche der äußeren linken Augenmuskeln, die den Augapfel bewegen.

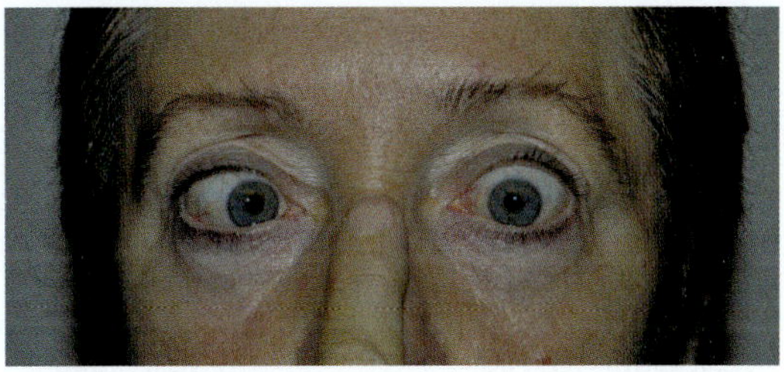

Abb. 26.13 [M553]

Register

O

P

T